国家卫生健康委员会"十四五"规划教材
全国高等中医药教育教材
供针灸推拿学、康复治疗学等专业用

针灸治疗学

第3版

推针
拿灸

主　编　杜元灏　董　勤

副主编　王朝辉　施　静　李晓宁　赵　凌　杨继国

编　委（按姓氏笔画排序）

王　涛（安徽中医药大学）　　　陈　晟（北京中医药大学）

王开龙（广西中医药大学）　　　林　栋（福建中医药大学）

王晨瑶（浙江中医药大学）　　　赵　凌（成都中医药大学）

王维峰（山西中医药大学）　　　施　静（云南中医药大学）

王朝辉（长春中医药大学）　　　袁锦虹（南京中医药大学）

刘世敏（上海中医药大学）　　　莫　倩（贵州中医药大学）

杜元灏（天津中医药大学）　　　董　勤（南京中医药大学）

李晓宁（黑龙江中医药大学）　　惠建荣（陕西中医药大学）

杨继国（山东中医药大学）　　　熊　俊（江西中医药大学）

陈　利（河南中医药大学）　　　黎　波（天津中医药大学）

人民卫生出版社
·北京·

图书在版编目（CIP）数据

针灸治疗学 / 杜元灏，董勤主编 . —3 版 . —北京：
人民卫生出版社，2021.10（2024.1 重印）

ISBN 978-7-117-31541-8

I. ①针… II. ①杜… ②董… III. ①针灸疗法 – 中
医学院 – 教材　IV. ①R245

中国版本图书馆 CIP 数据核字（2021）第 209339 号

人卫智网	www.ipmph.com	医学教育、学术、考试、健康，购书智慧智能综合服务平台
人卫官网	www.pmph.com	人卫官方资讯发布平台

针灸治疗学
Zhenjiu Zhiliaoxue
第 3 版

主　　编：杜元灏　董　勤

出版发行：人民卫生出版社（中继线 010-59780011）

地　　址：北京市朝阳区潘家园南里 19 号

邮　　编：100021

E - mail：pmph @ pmph.com

购书热线：010-59787592　010-59787584　010-65264830

印　　刷：辽宁虎驰科技传媒有限公司

经　　销：新华书店

开　　本：850×1168　1/16　印张：27

字　　数：708 千字

版　　次：2012 年 7 月第 1 版　　2021 年 10 月第 3 版

印　　次：2024 年 1 月第 2 次印刷

标准书号：ISBN 978-7-117-31541-8

定　　价：82.00 元

数字增值服务编委会

主　　编　杜元灏　董　勤

副主编　王朝辉　施　静　李晓宁　赵　凌　杨继国

编　　委　(按姓氏笔画排序)

王　涛(安徽中医药大学)　　　陈　晟(北京中医药大学)

王开龙(广西中医药大学)　　　林　栋(福建中医药大学)

王晨瑶(浙江中医药大学)　　　赵　凌(成都中医药大学)

王维峰(山西中医药大学)　　　施　静(云南中医药大学)

王朝辉(长春中医药大学)　　　袁锦虹(南京中医药大学)

刘世敏(上海中医药大学)　　　莫　倩(贵州中医药大学)

杜元灏(天津中医药大学)　　　董　勤(南京中医药大学)

李晓宁(黑龙江中医药大学)　　惠建荣(陕西中医药大学)

杨继国(山东中医药大学)　　　熊　俊(江西中医药大学)

陈　利(河南中医药大学)　　　黎　波(天津中医药大学)

修 订 说 明

为了更好地贯彻落实《中医药发展战略规划纲要(2016—2030年)》《中共中央国务院关于促进中医药传承创新发展的意见》《教育部 国家卫生健康委 国家中医药管理局关于深化医教协同进一步推动中医药教育改革与高质量发展的实施意见》《关于加快中医药特色发展的若干政策措施》和新时代全国高等学校本科教育工作会议精神,做好第四轮全国高等中医药教育教材建设工作,人民卫生出版社在教育部、国家卫生健康委员会、国家中医药管理局的领导下,在上一轮教材建设的基础上,组织和规划了全国高等中医药教育本科国家卫生健康委员会"十四五"规划教材的编写和修订工作。

为做好新一轮教材的出版工作,人民卫生出版社在教育部高等学校中医学类专业教学指导委员会、中药学类专业教学指导委员会和第三届全国高等中医药教育教材建设指导委员会的大力支持下,先后成立了第四届全国高等中医药教育教材建设指导委员会和相应的教材评审委员会,以指导和组织教材的遴选、评审和修订工作,确保教材编写质量。

根据"十四五"期间高等中医药教育教学改革和高等中医药人才培养目标,在上述工作的基础上,人民卫生出版社规划、确定了第一批中医学、针灸推拿学、中医骨伤科学、中药学、护理学5个专业100种国家卫生健康委员会"十四五"规划教材。教材主编、副主编和编委的遴选按照公开、公平、公正的原则进行。在全国50余所高等院校2 400余位专家和学者申报的基础上,2 000余位申报者经教材建设指导委员会、教材评审委员会审定批准,聘任为主编、副主编、编委。

本套教材的主要特色如下:

1. **立德树人,思政教育** 坚持以文化人,以文载道,以德育人,以德为先。将立德树人深化到各学科、各领域,加强学生理想信念教育,厚植爱国主义情怀,把社会主义核心价值观融入教育教学全过程。根据不同专业人才培养特点和专业能力素质要求,科学合理地设计思政教育内容。教材中有机融入中医药文化元素和思想政治教育元素,形成专业课教学与思政理论教育、课程思政与专业思政紧密结合的教材建设格局。

2. **准确定位,联系实际** 教材的深度和广度符合各专业教学大纲的要求和特定学制、特定对象、特定层次的培养目标,紧扣教学活动和知识结构。以解决目前各院校教材使用中的突出问题为出发点和落脚点,对人才培养体系、课程体系、教材体系进行充分调研和论证,使之更加符合教改实际、适应中医药人才培养要求和社会需求。

3. **夯实基础,整体优化** 以科学严谨的治学态度,对教材体系进行科学设计、整体优化,体现中医药基本理论、基本知识、基本思维、基本技能;教材编写综合考虑学科的分化、交叉,既充分体现不同学科自身特点,又注意各学科之间有机衔接;确保理论体系完善,知识点结合完备,内容精练、完整,概念准确,切合教学实际。

4. **注重衔接,合理区分** 严格界定本科教材与职业教育教材、研究生教材、毕业后教育教材的知识范畴,认真总结、详细讨论现阶段中医药本科各课程的知识和理论框架,使其在教材中得以凸显,既要相互联系,又要在编写思路、框架设计、内容取舍等方面有一定的区分度。

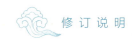

5. 体现传承,突出特色 本套教材是培养复合型、创新型中医药人才的重要工具,是中医药文明传承的重要载体。传统的中医药文化是国家软实力的重要体现。因此,教材必须遵循中医药传承发展规律,既要反映原汁原味的中医药知识,培养学生的中医思维,又要使学生中西医学融会贯通,既要传承经典,又要创新发挥,体现新版教材"传承精华、守正创新"的特点。

6. 与时俱进,纸数融合 本套教材新增中医抗疫知识,培养学生的探索精神、创新精神,强化中医药防疫人才培养。同时,教材编写充分体现与时代融合、与现代科技融合、与现代医学融合的特色和理念,将移动互联、网络增值、慕课、翻转课堂等新的教学理念和教学技术、学习方式融入教材建设之中。书中设有随文二维码,通过扫码,学生可对教材的数字增值服务内容进行自主学习。

7. 创新形式,提高效用 教材在形式上仍将传承上版模块化编写的设计思路,图文并茂、版式精美;内容方面注重提高效用,同时应用问题导入、案例教学、探究教学等教材编写理念,以提高学生的学习兴趣和学习效果。

8. 突出实用,注重技能 增设技能教材、实验实训内容及相关栏目,适当增加实践教学学时数,增强学生综合运用所学知识的能力和动手能力,体现医学生早临床、多临床、反复临床的特点,使学生好学、临床好用、教师好教。

9. 立足精品,树立标准 始终坚持具有中国特色的教材建设机制和模式,编委会精心编写,出版社精心审校,全程全员坚持质量控制体系,把打造精品教材作为崇高的历史使命,严把各个环节质量关,力保教材的精品属性,使精品和金课互相促进,通过教材建设推动和深化高等中医药教育教学改革,力争打造国内外高等中医药教育标准化教材。

10. 三点兼顾,有机结合 以基本知识点作为主体内容,适度增加新进展、新技术、新方法,并与相关部门制订的职业技能鉴定规范和国家执业医师(药师)资格考试有效衔接,使知识点、创新点、执业点三点结合;紧密联系临床和科研实际情况,避免理论与实践脱节、教学与临床脱节。

本轮教材的修订编写,教育部、国家卫生健康委员会、国家中医药管理局有关领导和教育部高等学校中医学类专业教学指导委员会、中药学类专业教学指导委员会等相关专家给予了大力支持和指导,得到了全国各医药卫生院校和部分医院、科研机构领导、专家和教师的积极支持和参与,在此,对有关单位和个人表示衷心的感谢!希望各院校在教学使用中,以及在探索课程体系、课程标准和教材建设与改革的进程中,及时提出宝贵意见或建议,以便不断修订和完善,为下一轮教材的修订工作奠定坚实的基础。

人民卫生出版社

2021 年 3 月

前　言

　　针灸治疗学是针灸学有关理论、技术及临床各学科知识的综合应用,是针灸学专业的主干课程之一,是培养学生掌握针灸临床技能的基础。因此,学好本课程对针灸专业学生步入临床十分关键。针灸治疗学所承载的内容,就是针灸专业学生在临床实践中需要掌握的针灸临床诊疗知识的基本体系,这就需要我们认真思考以下三个问题:一是针灸治疗学的知识体系构建问题,这关系到能否写出实用的贴近临床需要的知识点;二是病种选择问题;三是如何打破刻板、缺乏趣味性的编写方法。针对上述问题,上版("十三五"规划教材)《针灸治疗学》编写组进行了大量的研究,并较好地解决了这些问题。如在知识体系构建上,考虑到针灸临床的实际需要,要求学生具有中西医双重诊断的能力,增加了西医的辨病知识环节,即在中医病名下对针灸临床需要而且针灸疗效好的相关西医疾病诊断要点进行了补充,以加强针灸专业学生诊断疾病的能力。在病种的选择上,主要根据针灸临床实际情况,并参考了历版《针灸治疗学》教材和针灸病谱研究的最新成果,同时对西医院校教材中将针灸疗法作为治疗方法之一的病种进行了收录,最后确定了针灸治疗病种。为了增加教材的趣味性,设立了知识链接和案例分析等模块,这些都为本次教材的修编奠定了基本思路。

　　本教材是在广泛听取了教师和学生们使用"十三五"规划教材反馈意见的基础上,结合有关中医院校的教学经验,对上版教材进行修订,以满足教学改革和中医药高等人才培养的需要。全书在总体结构上仍然与上版保持一致,分为三篇。上篇总论包括绪论、针灸治疗原则与治疗作用、针灸治病特点与临床诊治规律,以及针灸处方与特定穴的临床应用;中篇各论主要分九章,论述针灸治疗各科疾病,分别为头面肢体经络病证、内科病证、妇产科病证、儿科病证、外科病证、皮肤科病证、口腔科及耳鼻喉科病证、眼科病证、其他病证;下篇附论,主要介绍了子午流注针法与灵龟八法、常见激痛点及神经刺激点、针灸病谱等内容,供学生课外学习。

　　本教材在上版教材的基础上,主要修订了以下内容:在总论部分的针灸治疗原则中增加了调气治神;将针灸治病特点修改为激发正气、自身调节,起效快捷、作用安全,适应证广,镇痛优越;将针灸临床诊治规律改为五体辨证、诊疗一体,经络辨证、归经论治、辨病辨证、相互结合,增加了针灸临床特色性诊疗知识即五体诊疗方法;在选穴原则中适当地拓展了现代临床的新方法,如按照解剖学及生理学选穴法、激痛点选穴法和生物全息学说选穴法,体现了时代性。在各论中,重点对第一章头面肢体经络病证进行了知识扩充,如增加了肩痛、膝痛相关疾病的诊疗知识,以适应针灸临床的需要;在第二章内科病证中将脑病独立列为一节;在各论的每章中,对于"治疗"部分的操作,更加细致地进行了描述,对部分有特殊操作要求的腧穴进行了说明,尤其是结合电针时清楚地说明了波形选择以及正负极所接腧穴,提高了可操作性;另外,对部分病证适当增加了参考方法,主要选择比较成熟、有特色的现代治疗方案,集中体现了现代针灸临床的新发展,以期扩大学习者的知识面。在附论部分,增加了现代临床和本教材中常用的激痛点及神经刺激点定位和操作,供学生们自学和参考。

　　本教材由18所院校的针灸学专业教师集体编写而成。上篇总论,中篇第四章及下篇第十四章、第十五章由杜元灏执笔;中篇第五章由董勤、袁锦虹、黎波、王涛、王维峰、王晨瑶、刘世敏、陈晟、陈利、李晓宁执笔,董勤负责初步统稿;第六章由王朝辉、莫倩、林栋执笔,王朝辉负责初步统稿;第七章

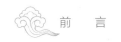

由熊俊执笔;第十一章由施静、王开龙、惠建荣执笔;第十二章由施静执笔;下篇第十三章由惠建荣执笔,施静负责初步统稿;第八章由李晓宁执笔;第九章由赵凌执笔;第十章由杨继国执笔,杜元灏负责初步统稿。另外,中篇各章的参考方法主要由杜元灏执笔。全书最后由杜元灏、董勤负责统稿定稿。

在本教材的编写过程中,我们力求概念准确,强调知识点,处理好继承和发展的关系,体现出科学性、系统性、先进性、时代性和实用性。但由于水平所限,不足和错误之处在所难免,恳请各位读者提出宝贵意见,以便今后修订提高。

编者

2021 年 3 月

◇◇◇ 目　　录 ◇◇◇

上篇　总　　论

中篇　各　　论

下篇　附　论

上 篇

总 论

◇◇ 绪　　论 ◇◇

针灸治疗学是阐述应用针灸等外治技术防治疾病的理论及方法,并探讨其有关规律的一门临床学科,是中医临床学科的重要组成与分支。从针灸学的总体构架上可分针灸理论、针灸技术和针灸应用三部分,而针灸应用即针灸治疗学是针灸学理论、技术及中医学等各学科知识的综合应用,是针灸学专业的主干课程之一,学好本门课程将为进入针灸临床奠定基础。

一、针灸治疗学发展简史

从针灸疗法的起源看,非意识性的体表碰触和火的烘烤减轻病痛是其滥觞,可以说针灸疗法的起源与其缓解病痛的作用是相伴而行的,尽管最初这个不成体系的经验积累经历了漫长的时期,但人类对解除病痛的需求正是针灸疗法不断发展的源泉。随着针灸临床实践的不断深入,针灸学的理论与技术体系逐渐形成并日趋完善,反过来又更加理性地指导着针灸临床实践。

(一) 针灸治疗学的奠基时期

中国古代的医疗技术分为内治法和外治法两大类,针灸是其最主要的外治技术之一,被广泛应用于临床各科,在中医学医疗体系中占有重要地位。《黄帝内经》中记载"微针治其外,汤液治其内"和"当今之世,必齐毒药攻其中,镵石针艾治其外也",均表明针灸治疗与中药同样重要。从现存文献看,春秋战国到《黄帝内经》成书前后,此段时间是针灸治疗学的奠基阶段。此段时期的针灸文献中已有论述针灸治疗的内容,虽尚未形成系统,但为针灸治疗学的建立积累了重要的经验和理论。

马王堆出土的帛书《足臂十一脉灸经》《阴阳十一脉灸经》《五十二病方》《脉法》,其中已记载了采用灸法、砭法治疗疾病,如用砭石直刺皮肤治疗癫痫,用砭石热熨治疗痔疮。在此期多以灸法治疗为主,学者们认为可能与当时针具的生产水平不高及灸法应用更为简单、安全有关。

《黄帝内经》为针灸治疗学的形成奠定了基础,在《黄帝内经》中已有针灸治疗专病的专篇记载,如《素问·刺腰痛》《素问·刺疟》《灵枢·癫狂》等;更为重要的是《黄帝内经》在针灸治疗原则、针灸治疗作用和选穴、配穴方法等方面为针灸治疗学的建立奠定了理论基础。如在治疗原则方面提出了补虚泻实、清热温寒等;对于针灸疏通经络、扶正祛邪、调和阴阳的作用也有了明确认识;对特定穴如下合穴、五输穴等的临床应用进行了论述;在选穴原则方面已经有了局部选穴、远端选穴、循经选穴的实例;配穴上已有左右配穴、表里经配穴、俞募配穴及手足同名经配穴等方法的记载,出现了一批较为精练的针灸治疗处方,如《灵枢·四时气》中有"飧泄,补三阴交,上补阴陵泉,皆久留之"及"腹中常鸣,气上冲胸,喘不能久立,邪在大肠,刺肓之原、巨虚上廉、三里"等记载。这些论述对于针灸治疗学的发展影响深远,至今仍有效地指导着针灸的临床实践,并成为针灸治疗学的主要理论基础。《黄帝内经》中提到的疾病名称达100余种,涉及内、外、妇、儿及五官等各科,均可采用针灸治疗,疾病种类包括经脉病、脏腑病、全身性疾病、多种热病及疟疾、六经病证、急症及神志病等。《黄帝内经》时代针刺治疗开始多于灸法,这可能与冶金技术的进步和九针的成熟制作密切相关。

东汉时期的《伤寒论》中与针灸治疗相关的内容共有69条,尤其是在针药结合治疗疾病方面开了先河,如《伤寒论》中有"太阳病,初服桂枝汤,反烦不解者,先刺风池、风府,却与桂枝汤则愈"的记载。

(二) 针灸治疗学的初步分化与形成期

两晋南北朝是针灸治疗学发展的重要时期。以《针灸甲乙经》为代表的针灸学专著,为针灸治疗学的初步分化与形成奠定了基础。此期临床治疗出现了切脉辨证辨经施治的特点,临床治疗的范围也有所扩大,针灸被列为急症救治的方法之一。

1. 针灸治疗学的初步分化 《针灸甲乙经》中约有三分之一以上的篇幅阐述针灸治疗疾病,共6卷(卷7~12)54篇,是对魏晋以前针灸临床治疗经验的系统总结。书中论述了各科疾病的病因病机、证候、主治腧穴、禁忌和预后等,所述病证涉及内、外、妇、儿、五官等各科的200多种病证,有针灸处方800多个,而且针灸处方中的穴位选用既有单穴,也有多个穴位配合;处方特点是对某一个病症取穴较广,采用依症循经选穴和局部选穴。其中以内伤杂病最多,有38篇,涉及水肿、头痛、心痛、腰痛、癫狂、尸厥、消渴等多种病症;外感病6篇,涉及伤寒热病、寒热发痉、疟疾等;五官科病5篇,涉及耳、目、鼻、喉五官多种病症的病因症治;外科病3篇,涉及痈疽、瘰疬、马刀肿瘘等病;妇科及儿科病各1篇,分别涉及带下病、乳痈、产余疾、乳余疾、难产、阴寒等妇科病和小儿惊痫、飧泄、脐风、食晦等儿科病。《针灸甲乙经》是现存针灸专著中最早系统论述针灸治疗各科疾病的文献,这标志着针灸治疗学的初步形成和学科分化。

2. 脉症辨证辨经施治的提出 《脉经》则首次创立了通过切脉来进行脏腑、经络辨证,确立针灸治疗方法。如将寸、关、尺三部脉分主脏腑,又根据其虚实不同,分别取本经或相表里的经脉腧穴治疗;还依据人体脏腑、经络、阴阳、表里相互配合的关系,将脏腑、经脉与三焦关系相对应,根据寸、关、尺出现的18种脉象,分别按照上、中、下三焦分部取穴为主,所选的20个穴中以俞穴、募穴和会穴为主,进行有关疾病的针灸治疗。如同为浮脉,如出现在寸部,表明病位在心肺,属上焦,宜选用上部腧穴如风池、风府;如出现在尺部,为病位在肾,即下焦,当选下部腧穴如横骨、关元等。另外,也主张采用针、灸、药结合的综合治疗方法,以及对于五脏病证采用四季不同的针灸治法。

3. 针灸防治急症的兴起 针灸用于急症的治疗,可以追溯到《史记》中记载的扁鹊用针刺三阳五会(百会)治疗虢太子的尸厥症;《五十二病方》《黄帝内经》中也有针灸治疗急症的记载。晋代葛洪所撰的《肘后备急方》是一部以治疗急症为主的综合性医著,其中记载了大量的针灸治疗各科急症的方法,如"救卒中恶死方""救卒死尸厥方"等,涉及了尸厥、心痛、中风等多种临床急症。所列针灸医方109条,而灸法就有99条;全书所列的72种病证中有近一半病证采用了灸法,反映了针灸疗法尤其是灸法在古代急症治疗中占有重要地位。

4. 针灸治疗外科病的发展 尽管在《五十二病方》《黄帝内经》等早期文献中已有针灸治疗外科病的记载,但作为现存最早的外科学专著《刘涓子鬼遗方》,其中对于针灸运用的论述,无疑是针灸向专科病治疗方向深化发展的代表。书中在治疗外科病方面,既有内服汤药,也有外用药和手术治疗,同时有用针灸治疗痈疽、发背、瘰疬、鼠瘘等的记述。采用多种隔物灸治疗外科病,如应用隔葶苈灸、隔豆豉灸治疗寒热、瘰疬,隔蒜灸治疗初生痈疽、发背等。提出了当脓肿在浅表者可用排针法来破脓,如果脓肿部位深在则宜采用火针。尤其重要的是提出了痈疽初发宜灸、脓成宜针的治疗原则,体现了中医外科治疗痈疽早期以消散为主,晚期以排脓引流为主的基本法则,这一法则为后世针灸治疗痈疽所遵从。总之,《刘涓子鬼遗方》中有关针灸治疗的内容,为针灸治疗外科病奠定了基础,为针灸学在外科领域的应用和发展做出了贡献。

(三) 针灸治疗学的不断积累与发展期

1. 隋唐时期 隋唐时期中医学及临床各科有了进一步发展,唐代建立了中医学的教育体系,太医署设立针灸专科,促进了针灸临床的发展。

(1) 针灸治疗各科疾病知识的积累:隋代巢元方的《诸病源候论》在应用经络学说解释病因、症状方面有独到之处,如提出妊娠十月诊脉法。陈延之的《小品方》虽然以方药治疗为主,但亦有较多内容是论述针灸治疗学。孙思邈的《备急千金要方》大量收录了唐以前的针灸临床文献,并对各科疾病针灸治疗的临床经验进行总结,提出了自己的见解,对后世针灸临床影响深远。书中收录了400余条针灸治疗处方,涉及各科病证100余种,其许多针灸处方至今仍指导着临床,如治妇人无乳针少泽、液门、天井,催产针肩井,乳痈灸鱼际等。崔知悌的《骨蒸病灸方》为灸法治疗痨病的专著。成书于唐代的《点烙三十六黄经》主要论述了36种诸黄证候及其点烙治疗的穴位处方。王焘的《外台秘要》也保存了大量的古籍内容,收集了各科疾病灸疗的方法。总之,针灸治疗各科疾病得到了进一步的发展,中风、横产等急症有了更为详细的针灸治疗方法;针灸在治疗痔疮、脚气、骨蒸等病方面也有了新的进展。

(2) 保健灸法的兴起:保健灸包括预防疾病的灸法和针对无病或体弱的健身灸法等,早在晋代《范东阳方》中就有用灸法预防霍乱的记载,而在隋唐时期保健灸则更加盛行。《诸病源候论》和《备急千金要方》中分别论述了灸法预防初生儿口疮及疟疾等。隋唐时期提出的保健穴主要有气海、足三里,这也一直为临床所应用。

(3) 热证亦可用灸:张仲景曾提出阴证宜灸,晋代《刘涓子鬼遗方》中则用灸法治疗痈疽,《诸病源候论》也有灸法治疗疮疡的记载,但一般认为所灸之疮为脓未成者,即痈疽之始,正如《小品方》中说:"是以治痈疽方,有灸法者治其始,其始中寒未成热时也……今人多不悟其始,不用温治及灸法也。"但是,孙思邈却在临床实践中不但用灸法治疗痈疽之脓未成者,而且也用灸法治疗已成脓者及热证,如他用灸法治疗肠痈、小肠热满、阴虚内热(虚热闭塞)、黄疸(湿热蕴结)等,丰富了灸法治疗热证的学术思想。

(4) 针灸医案的出现:古代针灸治疗学专著很少,许多针灸治疗学的内容散在于针灸或中医专著之中。承载古代针灸治疗学经验和学术思想的最重要形式即古代针灸治疗医案,迄今为止首例针灸医案为《史记》中记载的扁鹊用针刺三阳五会(百会)治疗虢太子的尸厥

4

症。隋唐以前针灸病案很少,且均出自史书,唐代始有医书记载针灸医案,如《传信方》中记载了灸法治疗痔疮的病案;孙思邈在《千金翼方》中记载了甄权的几个针灸病案;《外台秘要》中记述了张文仲灸至阴穴治疗妇人横产的著名医案,至今艾灸至阴纠正胎位不正为临床所遵从。我国学者通过对自春秋战国到清代的古代针灸医案 521 例的分析,发现涉及病症达 145 种,这些医案为针灸治疗学积累了重要的资料。

2. 宋金元时期　宋金元时代,针灸治疗学也不断深化,宋初的医科分为方脉科、疡科和针科三科,并且已渐具备了医院的诊疗机构形式,这也在很大程度上促进了针灸临床的发展;金代医科已经细化为十科。以窦材、王执中、窦汉卿等为代表的针灸临床学家对针灸治疗学的发展做出了突出贡献。

(1) 经脉病候的补充:元代《丹溪心法》的"十二经脉见证"充实了《灵枢》的经脉病候的内容,尤其是其中提出的"手足阳明合生见证"对针灸临床具有重要的指导意义,因为在临床上一个病证往往由数条经脉共病所致,而并不是简单的一个经脉病变所成,这显示了从临床实践所悟的真知灼见。

(2) 重视灸法助阳补肾、补益脾胃治疗疾病:宋朝的窦材十分重视扶护阳气在防病治病中的作用,他善用于施灸的穴位有 27 个,但用得最多的是胸腹部关元、气海、命关(食窦穴)、中脘 4 个穴位,在治疗伤寒、虚劳、咳喘、疟疾、黄疸、消渴、中风、厥证、噎病反胃、心痛、胁痛、腰痛、暴注、休息痢、半身不遂、淋证、水肿、臌胀、痫证、小儿慢惊风、足痿等病时,均以上述 4 个穴为主。许叔微亦强调用灸肾俞、关元补肾的方法治疗疾病。宋代王执中在《针灸资生经》"肾虚"中说"百病皆生于肾……肾虚亦生百病",他常用灸肾俞、气海等补肾治疗疾病。元代的王好古也以灸脐(神阙)及脐下穴(阴交、气海、石门、关元、中极)温补脾肾治疗阴证。王执中对于虚损诸证以灸法补益脾胃为要,李东垣、罗天益、王国瑞均重视温补脾胃,灸脾胃的俞募穴及腹部诸穴、足三里等温补脾胃的方法具有重要的临床指导意义。

(3) 重视针灸敏感压痛点治疗疾病:王执中临证选穴不拘泥于穴位的分寸,非常重视疾病在人体上出现的敏感压痛点,选此作为治疗的穴位,这是王氏针灸治疗疾病的一大特点,在临床上颇有实际意义。如他在《针灸资生经》中说"凡有哮与喘者,为按肺俞,无不酸疼,皆为缪刺肺俞。令灸而愈,亦有只缪刺不灸而愈","是足之不能行……但按略酸疼,即是受病处,灸之无不效也","背疼乃作劳所致……予尝于膏肓之侧,去脊骨四寸半,隐隐微疼,按之则疼甚,遂以小艾灸三壮,即不疼,它日复连肩上疼,却灸肩疼处愈"。

(4) 痈疽归经灸法的创立:刘完素在前人循经选穴的基础上,创立了痈疽归经灸法,他指出:"凡疮疡须分经络部分,血气多少,俞穴远近。"如疮从背出者,当从足太阳五输穴选穴;从鬓出者,当从足少阳五输穴选穴;从髭出者,当从足阳明五输穴选穴。元代胡元庆在《痈疽神秘灸经》中将发于各种部位的痈疽归于十四经,然后循经选穴施灸。这些论述对于外科病辨证归经治疗具有重要的指导意义。

3. 明清时期　针灸治疗学随着临床实践而不断丰富发展,尤其是明代针灸人才辈出,针灸著作甚多,形成了历史上针灸发展的高潮,各种针法、灸法的出现对丰富针灸治疗学起到巨大的推动作用。清代末期朝廷诏令在太医院废除针灸,对针灸临床有一定影响,但民间的针灸医疗依然兴盛。

(1) 大量临床经验总结的歌赋:针灸歌赋产生于金元,在明代达到了鼎盛,尤其是一批针灸临床治疗经验总结的歌赋对后世影响深远,如徐凤的《针灸大全》载有《席弘赋》《马丹阳天星十二穴并治杂病歌》《四总穴歌》等;高武的《针灸聚英》载有《肘后歌》《百症赋》等,这些针灸歌赋对于推广、普及针灸治疗知识起到了积极作用。

(2) 针灸治疗范围的进一步扩大:此时期有一大批著作对针灸临床经验进行了总结,如

《普济方》卷 417~424 中,收录了各科 194 种病症的针灸治疗处方;《针灸大成》卷 8~9 则分门别类地收录了大量的各科病症针灸治疗方法,为具有代表性的针灸专著。针灸治疗急症和外科病的范围明显扩大,急症可概括为两类,一类为紧急病症,起病突然;一类为慢性病的急性发作。到明清时期,针灸治疗急症的范围包括了中风、厥脱、卒头痛、血崩、中暑、高热、喘促、难产、霍乱、暴聋、肠痈等 50 余种急症。针灸治疗外科病的范围涉及了疮疡类、皮肤病类、肛部疾患、肿瘤类及其他类。经络辨证、针药结合治疗外科病的应用更加成熟。如明代汪机《外科理例》曰:"痈疽初发,必先当头灸之,以开其户;次看所发分野属何经脉,即内用所属经脉之药,引经以发其表;外用所属经脉之俞穴针灸,以泄其邪。内外交治,邪无容矣。"

(四)针灸治疗学的成熟分化期与现代研究

在古代,针灸学基本上以一个学科门类在发展,没有明确将针灸学科进行二级分化。古代针灸学教程一般以医家专著直接作为教材,如《针灸甲乙经》《针灸大成》等。针灸治疗学的学科成熟分化和教育体系的建立则在现代,以承淡安为代表的现代针灸学家和教育家为针灸学科的发展做出了巨大贡献。全国范围内针灸教育体系的建立,以及针灸治疗学真正形成一门完整的学科始于 20 世纪 70~80 年代。当时中医院校创建针灸系,在教学体系中首先开始对针灸学进行二级学科分化,针灸治疗学才真正成为一门独立的二级学科;全国中医药高等院校针灸专业第一版《针灸治疗学》教材的编写,为本学科的教学内容和知识构架奠定了基础;其后经过多版的不断完善,目前针灸治疗学的教学体系已趋于成熟。

近年来,针灸治疗学的研究也取得了较大的发展。针灸治疗痛症以及内、外、妇、儿各科病症的疗效观察、针灸治疗方案的优化以及针灸治病机制的研究极大地推动了针灸治疗学的发展。尤其是针灸镇痛机制的深入研究,为针灸治疗痛症提供了科学依据。研究认为,针刺镇痛是在针刺刺激的作用下,机体内发生的一个从外周到中枢各级水平,涉及神经、体液等许多因素,包括致痛与抗痛两个方面复杂的动态过程;有许多中枢神经递质与针刺镇痛有关,如单胺类递质、内源性阿片样肽、乙酰胆碱和氨基酸类递质等。针灸治疗各系统疾病的机制研究也取得了新进展,研究发现针刺通过调整心血管系统功能对冠心病等发挥治疗作用;针刺对血压具有双向调整作用,可治疗高血压、低血压。针刺可通过降低迷走神经的紧张度,缓解支气管痉挛;并使支气管黏膜的血管收缩,渗出减少,气道阻力减低,改善肺通气功能,可治疗支气管哮喘等呼吸系统疾病。针刺可通过调整胃的运动和胃液的分泌等治疗多种胃病;针刺对胆道口括约肌有明显的解痉作用,且能促进胆总管的收缩和胆汁分泌,有利于胆道结石的排出。针刺对肾与膀胱功能有良好的调整作用,可治疗遗尿、尿失禁、尿潴留、排尿困难等泌尿系统病;针刺可调整子宫的功能,用于催产、引产及分娩镇痛等;尤其是近年来证实了针刺具有调节内分泌功能而治疗多种疾病。针刺对血液成分具有调节作用,对因放疗或化疗引起的白细胞减少症、缺铁性贫血、脾性全血细胞减少症和红细胞过多症等有治疗作用。针刺能提高人体抗病能力及免疫功能,对于病毒或细菌引起的多种疾病有良好的治疗作用,有抗炎退热作用,对发热者有明显降温作用,可治疗感冒、痢疾、肠炎、结膜炎等。

近年来,我国学者在针灸病谱研究方面取得了突破性进展,研究表明国外针灸治疗的病症已涉及 100 多种,我国针灸治疗的病症已达 16 个系统的 500 多种,显示了针灸治疗疾病的广阔前景。我国对偏头痛等多个疾病的循证针灸临床实践指南的制定已走到了世界的前列。另外,随着循证医学的兴起和普及,用循证医学方法开展多中心的针灸疗效观察、对针灸治疗方案的优化、对针灸治疗疾病疗效的系统评价与 meta 分析等也在国内外迅速开展,针灸治疗学面临着良好的发展机遇。

目前,针灸治疗学已经以一个整体学科的面貌迅速发展,成为一门较成熟的中医临床分支学科。针灸治疗学既依赖于传统的中医临床诊疗学的理论基础,又创造性地拓展了自己富有特色的学科领域,成为一门崭新的基于传统中医临床各学科和现代临床学科之上的新学科。

二、针灸治疗学的范畴与研究目标

(一)针灸治疗学的范畴

针灸治疗学的范畴是在中医针灸学的历史发展中逐渐形成,并在临床实践中不断完善和丰富的。总体而言针灸治疗学的范畴包括治疗方式和临床应用两部分。

1. 治疗方式范畴　针灸属于外治法,是中医学最主要的外治技术。正如《黄帝内经》所云:"微针治其外,汤液治其内。"因此,在《黄帝内经》时代,规范的针灸治疗方式的范畴仅仅限于用针(九针)及艾灸治疗疾病,这是针灸治疗方式的基本内涵,也是"针灸"一词产生的基础。随着针灸临床实践的不断深入,针灸治疗方式也有了更为丰富的外延,即将众多作用于体表或经络腧穴的外治方式与方法均纳入针灸治疗的范畴,即针灸治疗方式已经超出了传统的针刺和艾灸方法。如在晋代《肘后备急方》中,葛洪明确提到了"指针",救卒中恶死方有"令爪其病人人中,取醒"的记载。宋代《针灸资生经》提出了"天灸",即用刺激性药物,使局部起疱,是穴位贴敷法的一种。尤其是现代研制的激光针、电针、皮肤针、微波针,以及发明的穴位割治法、埋线法、离子导入法、磁疗法、电热灸等,极大地丰富了针灸治疗方式。随着针灸治疗学的成熟分化,针灸治疗方式已经有了更为宽泛的外延。传统上而言判定一种治疗方法是否属于针灸治疗范畴,应该看治疗是否以针灸疗法的经络学说和腧穴等理论为指导,如拔罐法、刮痧法产生的时代很早,在古代只是属于外治法之一,后世之所以将其归入针灸治疗范畴,正是由于这些外治法离不开针灸经络、腧穴等理论的指导。然而,随着临床实践不断深入和科技的发展,新理论、新治疗技术及器材的不断出现,现代针灸治疗的方式已经包括多种外治方法,而且在理论上也不仅限于传统的经络学说,如现代的微针系统(耳针、头皮针)理论以及按照现代解剖学、生理学指导下的针灸治疗。因此,从现代针灸治疗方式的范畴而言,凡是以刺激体表来治疗疾病的技术、方法,均可归入针灸治疗方法的广义范畴之内。

2. 临床应用范畴　针灸治疗学的临床应用范畴随着临床实践的不断深化而发展扩大,在古代其应用的范畴主要包括治疗疾病和预防保健。根据目前针灸治疗应用的情况,其应用范畴可概括为以下几个方面:

(1)治疗疾病:由于针灸是治疗方式,不像其他学科如内科、外科、妇科、儿科、五官科等以疾病范围命名,因此,临床各科都有大量适宜于针灸治疗的病症,即针灸治疗的病症范围非常广泛。1979年世界卫生组织提出43种疾病,建议各国采用针灸治疗。我国学者近年的研究结果发现,国内临床证据显示针灸可治疗519种病证,国外采用针灸治疗有效的病证也达到了116种,国内外临床证据综合后显示,针灸可对532种病证发挥不同程度的治疗作用。

(2)防病强体:由于针灸具有扶正祛邪作用,可提高机体的免疫功能,增强对疾病的防御能力,调节亚健康状态,自古以来就用于增强体质和预防疾病。如明代《医说》记载:"若要安,三里莫要干。"因此,针灸可应用于保健及预防医学。

(3)针刺麻醉:是在针刺镇痛作用的基础上,依据经络脏腑理论,采取循经、辨证、局部取穴,以及按神经节段、神经干分布取穴的原则进行针刺,或辅以少量药物,在患者清醒状态下施行手术的一种麻醉方法,简称"针麻"。1958年我国研究者公开发表了针刺麻醉的临床研究成果,从而扩大了针灸治疗学的临床应用范畴。目前我国已在100余种外科手术上成功

笔记栏

地应用了针刺麻醉,其中部分手术适宜于单纯针刺麻醉,优越性较明显;有些手术则适宜于针刺麻醉和药物麻醉结合的复合麻醉,以发挥两种麻醉之长。

(4) 美容益颜:在古代应用针灸治疗面部皮肤病症已有明确记载,但运用针灸方法进行美容则是近年来我国及日本等国家新兴起的美容方法之一。通过针灸达到除皱、增加面部皮肤的红润感、消除皮肤的松弛及黑眼袋、鱼尾纹、促进下颌等面部皮肤的紧实感和恢复皮肤弹性等,延缓面部皮肤衰老、美容益颜,都是针灸美容的内容。另外,针灸治疗面部病症,如色素沉着性皮肤病(黄褐斑、雀斑)以及扁平疣等,也常被归入针刺美容的内容,但针灸美容和治疗面部皮肤病有一定区别,针灸美容属于保健医学范畴。

(5) 其他方面:在外科手术前后、肿瘤放疗或化疗后出现的毒副作用以及某些生理过程中应用针灸,是现代针灸治疗范畴扩大的重要方面。针灸可用于手术前精神紧张与焦虑,静脉复合全麻患者术后中枢抑制,手术后疼痛、胃肠道反应以及各种并发症如腹部手术后的肠麻痹、肠胀气、排尿排便困难,乳腺癌及盆腔手术后的肢体淋巴水肿等的治疗。针灸可用于肿瘤放疗或化疗后毒副反应的治疗,如化疗后外周血象异常、胃肠道副反应、恶心呕吐、疲劳等;另外,癌症的高热、潮热、疼痛等也有用针灸治疗的报道。在某些生理过程中应用针灸有很好的作用,如针灸可减轻分娩痛及其导致的不良影响,针刺可提高女性胚胎移植受孕的成功率等。

(二) 针灸治疗学的研究目标

针灸治疗学本身是一门临床学科,其研究目标以提高临床疗效、探索针灸适宜病症和新疗法为中心,以不断优化针灸治疗方案为基础,以解释针灸治病原理和相关科学问题为发展的动力。针灸治疗疾病的疗效评价是针灸治疗学首要研究的目标之一,各科疾病非常复杂,从古到今针灸疗法治疗各科疾病积累了丰富的经验,但由于这些知识的获得都是来源于临床经验,我们需要应用现代科研方法,对针灸治疗疾病的疗效进行科学评价,这样才会得出更加科学的针灸适宜病症。针灸治疗方案的筛选和优化、针灸治病机制的研究、经络辨证论治体系的研究以及针灸治疗学相关的科学问题都是本学科研究的目标和任务。

三、如何学习针灸治疗学课程

1. 理论课程学习与临床实习并重 学习针灸治疗学课程通常分为两个阶段,即课堂理论学习阶段和临床实习阶段,课堂学习阶段要求做到系统学习《针灸治疗学》教材课程,应该按照教学大纲的要求,熟悉掌握针灸临床常见病、多发病的针灸诊疗知识,并配以临床见习加深感性认识。毕业前的临床实习阶段要做到在上级医师的指导下,认真参加针灸门诊、病房的临床诊疗实践,锻炼临床思维能力,培养临床实际工作能力。必须认清临床实习和课堂学习同等重要,缺一不可。

在学习《针灸治疗学》课程的过程中,首先要树立为患者服务的思想,学生必须深刻地认识到,作为一名合格的针灸医师必须具备良好的医德医风和过硬的专业技术知识和技能,才能充分发挥自己的医疗技术水平。要真正做到这一点,就必须在课堂的理论学习阶段扎扎实实地掌握《针灸治疗学》的基础理论和基本知识,一定要认识到课堂学习的理论知识是临床实践前的必要准备和基础。由于医学本身是一门实践性和经验性很强的学科,毕业前的一年临床实习就显得非常重要,在此阶段要学习针灸门诊、病房病历的书写,学会基本的体格检查,认真了解不同疾病患者的病情变化,逐步掌握针灸科常见病的诊断和治疗方法,尤其要重视学习上级医师诊治疾病的思维方法,培养自己理论联系实际的能力。针灸治疗和内服药物治疗最大的不同就是针灸有实际操作的技术部分,而且这往往是影响临床疗效的关键因素之一,因此,培养学生的动手能力至关重要。要善于在为患者服务中学习和练好本领,再用学好的本领服务于患者。

2. 要重视相关专科知识的不断学习和积累　针灸治疗学是一门综合性很强的课程,学习者必须在掌握针灸学理论和技术以及内、外、妇、儿等各科中医基础知识,并且具备西医解剖学等必要的现代学科知识的基础上,才能学好针灸治疗学。因此,针灸治疗所涉及的各临床学科基本知识是针灸医师必须掌握的,这影响着一个针灸医师的临床水平,从这个意义上讲,一个合格的针灸医师首先必须是一个全科医师,否则只能成为一个"针灸匠"。在《针灸治疗学》课程的学习中,涉及的病种和专科比较多,而在有限的学时内课堂教学不可能讲授充足的知识,因此,这就要求学生要有自学的能力。如在学习针灸治疗眼科常见的视神经萎缩一节,学生要在课后认真学习视神经的神经解剖和生理病理知识,要系统学习视神经萎缩发生的病因,了解其预后。这样在学习完视神经萎缩的针灸治疗后,学生就会对本病全面掌握,在今后的临床中就能把握针灸治疗的切入点和时机,灵活地运用针灸治疗,并对预后有更深刻地认识。当然,一个人的精力有限,在理论学习阶段尽可能全面掌握有关知识,在进入临床后可根据实际情况进一步确立自己重点努力的针灸专科方向。

总之,针灸治疗学是综合针灸学理论、技术与内、外、妇、儿等各科知识的课程,要掌握常见病证的病因病机、辨证分型和针灸治疗方法。要重视在实践中学习,在见习、实习课中多动手、勤思考。只有这样才能掌握针灸治疗的知识和技能,为临床工作打下扎实的基础。

（杜元灏）

复习思考题

1. 针灸治疗学的发展大体上经历了哪几个阶段?
2. 针灸治学的临床应用范畴包括哪些方面?
3. 为什么将拔罐法归为针灸疗法范畴?

第一章

针灸治疗原则与治疗作用

> **学习目标**
>
> 　　1. 掌握针灸治疗原则。包括调气治神,补虚泻实(虚则补之、陷下则灸之,实则泻之、菀陈则除之,不盛不虚以经取之)、清热温寒(热则疾之、寒则留之)、治病求本(急则治标、缓则治本、标本同治)和三因制宜(因时、因地、因人制宜)。
>
> 　　2. 掌握针灸治疗作用。包括疏通经络、调和阴阳和扶正祛邪。

第一节　针灸治疗原则

　　针灸治疗原则就是运用针灸治疗疾病必须遵循的基本法则,是指导针灸临床确立治法的总纲和基础。在应用针灸治病时,具体治法多种多样,但从总体上把握针灸治疗原则具有重要的指导意义。针灸治疗原则可概括为调气治神、补虚泻实、清热温寒、治病求本和三因制宜。

一、调气治神

　　调气治神是针灸临床上最重要和具有特征性的治疗原则之一,调气就是调理和疏导脏腑经络之气。《黄帝内经》多篇经文中均强调了针刺调气的重要性,如《灵枢·刺节真邪》中明确指出:"用针之类,在于调气。"《灵枢·终始》云:"凡刺之道,气调而至。"气在中医理论中含义非常广泛,但总体上包括两方面的含义:①指构成和维持人体生命活动的基本物质之一;②人体生理功能活动的总称。因此,针刺调气广义上既指调节人体经络、脏腑的功能活动,也指调理经络、脏腑中"气"的运行和活动。狭义的针刺调气是指调节、疏导经络之气,即调节经气。如针刺之初,用押手在穴位上揉按,具有疏调局部经气的作用,气行则血行,因此可使气血宣散,进针无痛。正如《标幽赋》云:"左手重而多按,欲令气散……不痛之因。"在针刺治疗过程中调气(激发经气活动)更为重要,常是取得疗效的关键环节,如毫针刺入腧穴后,必须通过捻转、提插等各种手法以激发经气,即产生局部得气的感觉,这也是进一步实施各种手法的基础;而通过各种手法使气至病所则是针刺治疗的最重要原则之一,正如《灵枢·九针十二原》所云:"刺之而气不至,无问其数。刺之而气至,乃去之,勿复针……为刺之要,气至而有效,效之信,若风之吹云,明乎若见苍天,刺之道毕矣。"如在临床上,当治疗坐骨神经痛时选环跳穴,就要求激发经气并沿下肢传导;治疗牙痛时选合谷穴,必须使局部产生强烈的得气感;治疗下肢、足部病症选阳陵泉,要求激发经气并沿下肢外侧传导到足部,这样才会取得较好的疗效,等等。当然,调气应贯穿于针刺的全过程,在针刺治病中应充分重视调气的重要意义。

治神是重视和调理神气之意,神在中医理论中有广义和狭义之分,广义的神泛指整个人体生命活动的外在表现,可以说神就是生命活动;狭义的神是指人体的精神、意识、思维活动。《素问·宝命全形论》曰:"凡刺之真,必先治神。"所谓治神,一是在针灸施治前后注重调治患者的精神状态;二是在针灸操作过程中,医者专一其神,意守神气;患者神情安定,意守针感。治神应贯穿于针灸治病的全过程,《灵枢·官能》篇曰:"用针之要,无忘其神……徐语而安静,手巧而心审谛者,可使行针艾。"另外,《灵枢·九针十二原》曰"粗守形,上守神",深刻地表明针灸治病必须重视患者的整体生命活动的外在表现,正确把握其病机,以制定相应的治法。总之,针灸临床的治神包括医患两个方面,医者治神强调集中精神以体会针下反应,密切观察患者的变化,以便适度调整操作手法;又强调针灸治病必须把握患者的整体情况即病机,以制订全面而具有个体化的针对性治法;并应注意调治患者的精神状态。患者治神强调在治疗过程中应集中精力以感知针下反应,及时告知医者;以及通过医患互动达到患者治神,如在施行针灸治疗之前,必须将针灸疗法的有关事宜告知患者,使之对针灸治病有一个全面的了解和正确的认识,以便安定情绪,消除紧张心理,并增加患者战胜疾病的信心,配合医者完成治疗。实践证明,患者治神具有重要的情景效应,可提高针灸疗效。另外,在针灸临床上,重视调节脑神则是治神的重要方法之一,如治疗许多疾病时可根据督脉入络脑的理论,选择有关穴位调理脑神,有助于调气,以增强整体治疗效果。调神止痛法也是针刺治疗痛证的重要方法之一。

调气和治神既有区别,更有联系,并相互影响,神动则气行,神注则气往,意可领气,神可驭气,神可导气,治神有助于调气,调气也有利于治神(如调治患者的精神状态)。《灵枢·行针》云"百姓之血气各不同形,或神动而气先针行;或气与针相逢",就已观察到了神对气具有激发作用。

思政元素

治神中的人文关怀与心理疏导

针灸临床强调治神,其中很重要的一个方面就是要对患者给予人文关怀和心理疏导。所谓人文关怀是指对于人性的关注和理解,其核心在于肯定人性和人的价值,即从人的自身需求、人的欲望出发,满足人的需求,维护人的利益,从而达到对人权的基本尊重。人不仅是一种物质生命的存在,更是一种精神、文化的存在,我们要承认人的价值,尊重人的主体性;关心人多方面、多层次的需要。对于医者而言,具体表现在对患者一视同仁,尊重他们的风俗习惯、隐私权,耐心热情地接诊患者,详尽地介绍他们的病情和回答他们所提出的问题,积极与患者及时沟通,必要时还需进行心理疏导,消除他们的疑虑和对疾病的恐惧感,增强患者战胜疾病的信心。实践证明,给予患者人文关怀和心理疏导,能达到很好的调神效果,产生良好的情景效应,提高针灸疗效。

二、补虚泻实

补虚泻实就是扶助正气,祛除邪气。《素问·通评虚实论》说:"邪气盛则实,精气夺则虚。"因此,"虚"指正气不足,"实"指邪气盛。虚则补,实则泻,是属于正治法则。《灵枢·经脉》说:"盛则泻之,虚则补之……陷下则灸之,不盛不虚以经取之。"在针灸临床上补虚泻实原则

笔记栏

亦有其特殊的含义。

1. 虚则补之,陷下则灸之 "虚则补之"就是虚证采用补法治疗。针刺治疗虚证用补法主要是通过针刺手法的补法和穴位的选择与配伍等而实现的。如在有关脏腑经脉的背俞穴、原穴施行补法,可改善脏腑功能,以达补益阴阳、气血等的目的;另外,应用偏补性能的腧穴如关元、气海、命门、肾俞等穴,也可起到补益正气的作用。"陷下则灸之",属于虚则补之的范畴,也就是说气虚下陷的治疗原则是以灸治为主。气具有固摄作用,当气虚而失于固摄出现脏腑组织陷下、脱垂证候时,应用温灸方法可较好地起到温补阳气、升提举陷的目的。如子宫脱垂灸百会、气海、关元等。

2. 实则泻之,菀陈则除之 "实则泻之"就是实证采用泻法治疗。针刺治疗实证用泻法主要是通过针刺手法的泻法和穴位的选择与配伍等实现的。如在穴位上施行捻转、提插、开阖等泻法,可以起到祛除人体病邪的作用;应用偏泻性能的腧穴如十宣、水沟、素髎、丰隆、十二井穴等,也可达到祛邪的目的。"菀陈则除之","菀"同"瘀",有瘀结、瘀滞之义。"陈"即"陈旧",引申为时间长久。"菀陈"泛指络脉瘀阻之类的病证;"除"即"清除",指清除瘀血的刺血疗法等。因此,对于络脉瘀阻不通引起的病证,宜采用三棱针点刺出血,达到活血化瘀的目的。正如《素问·阴阳应象大论》所说的"血实者决之"及《素问·针解》所云"菀陈则除之者,出恶血也"。如由于闪挫扭伤、丹毒等引起的肌肤红肿热痛、青紫肿胀,即可在局部络脉或瘀血部位施行三棱针点刺出血法,以活血化瘀、消肿止痛。如病情较重者,可点刺出血后加拔火罐,这样可以排出更多的恶血,促进病愈。另外,腱鞘囊肿、小儿疳证分别在局部阿是穴、四缝穴点刺放液治疗也属此类范畴。

3. 不盛不虚以经取之 "不盛不虚",并非病证本身无虚实可言,而是脏腑、经络的虚实表现不甚明显。主要是由于病变脏腑、经脉本身的病变,而不涉及其他脏腑、经脉,属本经自病,治疗应循经常规取穴,正如《灵枢·禁服》所言"不盛不虚以经取之,名曰经刺"。在针刺时,多采用平补平泻的针刺手法。

三、清热温寒

清热就是热性病证治疗用"清"法;温寒就是寒性病证治疗用"温"法。《灵枢·经脉》说:"热则疾之,寒则留之。"这是针对热性病证和寒性病证制定的治疗原则。

1. 热则疾之 即热性病证的治疗原则是浅刺疾出或点刺出血,手法宜轻而快,可以不留针或针用泻法,以清泄热毒。《灵枢·九针十二原》曰:"刺诸热者,如以手探汤。""以手探汤"形象地描述了针刺手法的轻巧快速。例如,风热感冒者,当取大椎、曲池、合谷、外关等穴浅刺疾出,即可达到清热解表的目的。若伴有咽喉肿痛者,可用三棱针在少商穴点刺出血,以加强泄热、消肿、止痛的作用。

2. 寒则留之 即寒性病证的治疗原则是深刺而久留针,以达温经散寒的目的。《灵枢·九针十二原》曰:"刺寒清者,如人不欲行。""人不欲行"则形象地描述了针刺深而久留的状态。因寒性凝滞而主收引,针刺时不易得气,故应留针候气,加艾灸更能助阳散寒,使阳气得复,寒邪乃散。如寒邪在表,留于经络者,艾灸法较为相宜;若寒邪在里,凝滞脏腑,则针刺应深而久留,或配合"烧山火"针刺手法,或加用艾灸,以温针法最为适宜。

四、治病求本

治病求本就是在治疗疾病时要抓住疾病的根本原因,采取针对性的治疗方法。疾病在发生发展的过程中常常有许多临床表现,甚至出现假象,这就需要我们运用中医及有关理论和诊断方法,认真地分析其发病的本质,去伪存真,坚持整体观念,辨病、辨证及辨经等相结合而论治,这样才能避免犯"头痛医头、脚痛医脚"的片面性错误,只有抓住了疾病的本质,才能达到治愈疾病的目的。"标""本"是一个相对的概念,在中医学中具有丰富的内涵,可用以说明病变过程中各种矛盾的主次关系。如从正邪双方而言,正气为本,邪气为标;从病因与症状而论,病因为本,症状为标;从疾病的先后来看,旧病、原发病为本,新病、继发病为标,等等。治病求本是一个基本的法则,但是,在临床上常常也会遇到疾病的标本缓急等特殊情况,这时我们就要灵活掌握,处理好治标与治本的关系。

1. 急则治标　就是当标病处于紧急的情况下,首先要治疗标病,这是在特殊情况下采取的一种权宜之法,目的在于抢救生命或缓解患者的急迫症状,为治疗本病创造有利的条件。例如,不论任何原因引起的高热抽搐,应当首先针刺大椎、水沟、合谷、太冲等穴,以泄热、开窍、息风止痉;任何原因引起的昏迷,都应先针刺井穴、水沟等,开窍醒神;当患者出现小便潴留时,不管何种原因所致应首先针刺中极、水道、秩边等,急利小便,然后再根据疾病的发生原因从本论治。

2. 缓则治本　在大多数情况下,治疗疾病都要坚持"治病求本"的原则,尤其对于慢性病和急性病的恢复期有重要的指导意义,正如《素问·阴阳应象大论》所说"治病必求于本"。正虚者固其本,邪盛者祛其邪;治其病因,症状可除;治其先病,后病可解。这就是"伏其所主,先其所因"的深刻含义。如慢性功能性腹泻,腹泻是其症状为标,肠腑功能失常是其本,治宜选大肠俞、天枢、关元(灸法)、神阙(灸法)等以调节肠腑功能。

3. 标本同治　在临床上也可见到标病和本病并重的情况,这时我们应当采取标本同治的方法。如腰椎间盘突出症引起的坐骨神经痛,下肢疼痛为标,腰部病变为本,治疗应选腰局部的阿是穴及夹脊穴、经穴以治本,同时选环跳、委中、阳陵泉、悬钟等治标,标本同治。

五、三因制宜

三因制宜是指因时、因地、因人制宜,即根据患者所处的季节(包括时辰)、地理环境和个人的具体情况,而制订适宜的治疗方法;因时、因地制宜是中医学整体观念、天人相应思想在治疗中的具体体现。

1. 因时制宜　在应用针灸治疗疾病时,考虑患者所处的季节和时辰有一定意义,因为四时气候的变化对人体的生理功能和病理变化有一定的影响。春夏之季,阳气升发,人体气血趋向体表,病邪伤人多在浅表;秋冬之季,人体气血潜藏于内,病邪伤人多在深部。这就是治疗上春夏宜浅刺、秋冬宜深刺的道理。因此,历代医家根据人体气血流注盛衰与一日不同时辰的相应变化规律,创立了子午流注针法等。另外,因时制宜还包括针对某些疾病的发作或加重规律而选择有效的治疗时机。如精神疾患多在春季发作,故应在春季之前进行治疗;乳腺增生症患者常在经前乳房胀痛较重,治疗也应从经前 1 周开始。

2. 因地制宜　由于地理环境、气候条件不同,人体的生理功能、病理特点也有所区别,治疗应有差异。如在寒冷的地区,治疗多用温灸,而且应用壮数较多;在温热地区,应用灸法较少。正如《素问·异法方宜论》指出:"北方者……其地高陵居,风寒冰冽,其民乐野处而乳食,脏寒生满病,其治宜灸焫。故灸焫者,亦从北方来。南方者……其地下,水土弱,雾露之所聚也,其民嗜酸而食胕,故其民皆致理而赤色,其病挛痹,其治宜微针。"

3. 因人制宜　就是根据患者的性别、年龄、体质等的不同特点而制订适宜的治疗方法,是中医学个体化诊疗思想的特色性体现。由于男女在生理上有不同的特点,如妇人以血为用,在治疗妇人病时要多考虑调理冲脉(血海)、任脉等。年龄不同,针刺方法也有差别。《灵枢·逆顺肥瘦》说:"年质壮大,血气充盈,肤革坚固,因加以邪,刺此者,深而留之……婴儿者,其肉脆,血少气弱,刺此者,以毫针,浅刺而疾发针,日再可也。"患者个体差异更是决定针灸治疗方法的重要因素,如体质虚弱、皮肤薄嫩、对针刺较敏感者,针刺手法宜轻;体质强壮、皮肤粗厚、针感较迟钝者,针刺手法可重些。

第二节　针灸治疗作用

针灸治疗作用是指针灸在治疗疾病时所表现出的基本作用规律,尽管针灸治疗作用是多方面的和复杂的,但从总体上可概括为疏通经络、调和阴阳和扶正祛邪三个方面。

一、疏通经络

疏通经络是指针灸在治疗疾病时所表现出的祛除经络瘀阻而使其恢复通畅的作用,是针灸最基本和最直接的治疗作用。《灵枢·本脏》云:"经脉者,所以行血气……"故运行气血是经脉的主要生理功能之一。经络功能正常时,气血运行通畅,人体通过经络"内属于腑脏,外络于肢节"的联系,使脏腑器官、体表肌肤及四肢百骸得以濡养,从而发挥其正常的生理功能。若经络功能失常,运行气血不利,或气血瘀滞,阻遏经络,均会导致经络的病理变化而引起疾病的发生,因此,各种内外因素引起的经络瘀阻不通是疾病发生的重要病机之一,即所谓经络不通,百病乃生。经络阻滞不通,既可能是内因所致,如脏腑功能失调所产生的病理代谢产物(痰饮、瘀血等)阻遏经络;也可能是外因的直接结果,如外伤、慢性劳损等损伤筋脉,或风寒湿等外邪侵犯经络,均可导致经络瘀阻不通。脏腑功能失调导致经络不通,反过来又可加重脏腑功能的失调;外伤引起局部经筋受损,气滞血瘀,功能障碍,活动受限则使气血运行不畅,又必然使经络更加不通;外邪侵犯经络,经脉不通则局部组织失于气血的温煦与濡养,又减弱了机体抵御外邪的能力,也更加易于再次为外邪所侵犯,从而可能进一步加重局部经络不通,如此便形成了恶性循环。

在针灸临床上,由于脏腑体腔内的经络不通是无法通过肉眼观察到或直接触诊所获得,因此,脏腑功能失调引起的经络不通,仅在相应的体表经络腧穴或有关部位通过寻找反应点、反应区来判断和治疗;而外伤、外邪等所致的体表躯体病则能非常直接地观察和触诊到经络不通的各种表现和体征。经络不通常表现为局部疼痛、麻木、肿胀、青紫等症状,尤其是在体表络脉出现瘀斑、充血以及结节、条索状等阳性反应物等。针灸的疏通经络作用,早在《灵枢·九针十二原》中就有"欲以微针通其经脉,调其气血……"的记载,《灵枢·刺节真邪》说:"用针者,必先察其经络之实虚……一经上实下虚而不通者,此必有横络盛加于大经,令之不通,视而泻之,此所谓解结也。"解结就是疏通经络,使脉道通畅,气血流通的意思。针灸疏通经络主要是根据病变部位及经络循行与联系,选择相应的部位和腧穴,采用毫针泻法、三棱针点刺出血、皮肤针叩刺、拔罐或灸法等方法,使经络通畅,气血运行正常,达到治疗疾病的目的,正如《备急千金要方》所说:"凡病皆由气血壅滞,不得宣通。针以开导之,灸以温暖之。"现代研究证实,针灸可促进血液流动,改善微循环,有利于促进局部瘀血及堆积的代谢产物的清除等,这些都是针灸疏通经络作用的部分机制。

二、调和阴阳

调和阴阳就是应用针灸治疗疾病时所表现出的能使机体从阴阳失衡状态向平衡状态转化的作用,是针灸治疗最终要达到的根本目的。疾病的发生机制是极其复杂的,但从总体上可归纳为阴阳失调;因六淫、七情、饮食、劳倦等内外因素导致人体阴阳及脏腑、经络功能的偏盛偏衰,失去相对平衡,使经络功能活动失常,从而引起疾病的发生,即"阴胜则阳病,阳胜则阴病"。运用针灸方法调节阴阳的偏盛偏衰,可以使机体恢复"阴平阳秘"的状态,从而达到治愈疾病的目的。正如《灵枢·根结》所云"用针之要,在于知调阴与阳,调阴与阳,精气乃光,合形于气,使神内藏"。针灸调和阴阳的作用,主要是通过经络阴阳属性、经穴配伍和针刺手法等完成的。如中风后出现的足内翻,从经络辨证上可确定为阳(经)缓而阴(经)急,治疗时采用补阳经而泻阴经的针刺方法,平衡阴阳;阳气盛则失眠,阴气盛则多寐,根据阳跷、阴跷主眼睑开合的作用,取与阴跷相通的照海和与阳跷相通的申脉进行治疗,失眠应补阴跷(照海)泻阳跷(申脉),多寐则应补阳跷(申脉)泻阴跷(照海),使阴阳平衡。现代研究证实,针灸对脑功能失调及自主神经系统功能失调等具有良性调节作用,这在一定程度上为针灸调和阴阳提供了科学基础。

三、扶正祛邪

扶正祛邪就是应用针灸治病所表现出的扶助机体正气及祛除病邪的作用。疾病的发生、发展及其转归的过程,实质上是正邪相争的过程。《素问·刺法论》说:"正气存内,邪不可干。"《素问·评热病论》说:"邪之所凑,其气必虚。"说明疾病的发生,是由于正气相对不足,邪气相对强盛所致。正胜邪退则病缓解,正不胜邪则病情加重。因此,扶正祛邪既是使疾病向良性方向转归的基本保证,又是针灸治疗疾病的作用过程。在临床上针灸的扶正祛邪是通过补虚泻实原则和适宜的选穴、手法和治疗方式来实现的。现代研究证实,针灸可调节神经-内分泌-免疫网络,提高人体的免疫功能,增强机体的抗病能力和组织修复能力等,这些机制研究都有利于揭示针灸扶正祛邪作用的科学内涵。

总之,疏通经络是调和阴阳和扶正祛邪的基础,即经络畅通有利于调和阴阳和扶正祛邪作用的发挥;扶正祛邪是治疗疾病的作用过程,其目的是要达到阴阳平衡,因此,调和阴阳又常常依赖于扶正祛邪作用。尽管针灸的治疗作用表现为以上三个方面,但并不是完全割裂的,而是相互关联、密不可分的,只是在具体的疾病治疗过程中,以某一作用表现为主和更为明显而已。

●(杜元灏)

复习思考题

1. 如何理解"调气治神"是针灸最重要和最具特征的治疗原则?

2. 如何理解"不盛不虚以经取之"?

3. "菀陈则除之,陷下则灸之"如何指导临床?

4. 因人制宜如何指导针灸的临床应用?

5. 为什么说疏通经络是针灸最基本、最直接的治疗作用?

第二章
针灸治病特点与临床诊治规律

学习目标

1. 掌握针灸临床诊治规律，从而更好地指导临床。针灸临床诊治过程遵循中医临床的一般规律，但有自己独特的诊疗特点，包括五体辨证，诊疗一体；经络辨证，归经论证；以及辨病辨证，相互结合。尤其是五体诊疗和经络辨证方法是针灸诊疗的特色方法。经络辨证主要包括辨候归经、辨位归经和辨经虚实，方法包括经络望诊、经络切诊以及经络穴位的电热测定等；五体诊疗包括皮、脉、肉、筋、骨诊疗方法。

2. 熟悉针灸治病特点。包括激发正气、自身调节，起效快捷、作用安全，适应证广，镇痛优越。

第一节　针灸治病特点

针灸治疗疾病的特点是由其自身的作用性质所决定的，了解其治病特点对于指导临床正确选择适宜病症和针灸疗法，以及预测针灸疗效与患者预后都具有重要的指导意义。

一、激发正气，自身调节

针灸疗法属于外治法，针刺属于机械刺激，艾灸属温热性刺激，这是与内治法即药物疗法的本质性区别之一。不论针刺还是艾灸都是通过刺激体表的经络腧穴或相关部位，以调节机体阴阳气血、脏腑功能及筋肉活动等，达到治疗疾病的目的。因此，针灸治病的属性特点为"刺激属性"或"调节属性"，是通过刺激体表以激发人体正气，促进自身调节功能。针灸所谓的补泻，也主要是通过调节机体的功能状态，包括脏腑的功能、气血的运行等来实现的。尽管中药治病也强调调节阴阳及脏腑功能，但中药是以物质为基础的调节和补泻，因此，与针刺单纯以刺激来调节脏腑、经络功能，达到补泻效应有本质的区别。正如《灵枢·九针十二原》所说"余欲勿使被毒药，无用砭石，欲以微针通其经脉，调其血气……"以及《灵枢·刺节真邪》所云"用针之类，在于调气"，这里的"调"字非常准确地说明了针刺的调节属性。

现代研究表明，针灸治病的本质是由刺激体表相关部位，而引发的机体一系列生理学、生物学等反应性调节效应；因此，针灸的作用实质是"启动""促进""调整"，而不是外源性物质的补充，是依靠促进、激发机体自身的调节功能和自我康复能力，使机体从病态向正常生理状态转归。针灸的作用性质就决定了其作用峰值（最大效能）是有限的，不可能跨越人体自身调节功能的极限值，这就是针灸作用的"效能有限性"。灸法与针刺相较而言，由于灸法存在温热刺激性质,因此,灸法在治疗寒性疾患时,其温热散寒、温通经络和温补脏腑之阳等调整作用要优于针刺。另外,针灸的调节作用还表现出双向良性调节(如兴奋或抑制)、生理性调节及多系统、不同水平上的整体性调节等特点。

二、起效快捷,作用安全

针刺治病起效所需的时程短,疗效快,这是其治病的作用属性所决定的,针刺的这种特点称为"起效快捷"。正如《灵枢·九针十二原》所说"刺之要,气至而有效,效之信,若风之吹云,明乎若见苍天",形象地说明了针刺疗效确切显著而快捷。《马丹阳天星十二穴并治杂病歌》云"疟疾不思食,针着便惺惺",即指针刺内庭穴能泄热、降胃气,患者针后立即感到神清气爽而症状缓解。《肘后歌》曰"腰腿疼痛十年春,应针不了便惺惺",是指久患腰腿疼痛者,针刺治疗未结束而患者已感到轻松。这些论述均描述了针刺治病的快捷效应。如临床上失眠的患者常感到头目胀而昏沉,椎动脉型颈椎病患者出现眩晕等,针刺风池穴持续行针 1~3 分钟,患者常有头目清爽或眩晕即刻减轻的感觉;功能性单纯性胃肠痉挛出现的胃痛、腹痛,针刺足三里常可立即止痛等。

生理学研究表明,人体作为一个有机整体,在病理情况下或失代偿时,机体存在许多反应和自身调节途径,但神经反应和调节机制常常是其他反应和调节的前奏。神经系统是针刺作用发挥所依赖的重要途径之一,具有反应迅速、调节速度快等特点,这正是针刺疗法在治疗疾病时疗效快捷的原因。针刺与内服药物的作用发挥所需时程相较而言,针刺的作用时程显然迅速而快,尤其是任何体内给药必须通过血液循环而把药物输送到病灶部位或一定部位,需要一定时间,而且内服药物还要通过吸收后必须达到一定的血药浓度才能发挥良好的药理学效应,这些过程都需要时间。针刺却可直接通过刺激神经、经络发挥立即或瞬间的反射性调节效应,这正是针刺治疗疾病的优势之一。

药物治疗作为外源性物质的干预,其毒副作用是无法避免的,这是由其作用实质所决定的。由于针灸只能激发人体自身的生理调节功能,促进机体释放某些自身可分泌产生的固有物质(内源性物质),针灸不会使机体产生新的物质,也不是外源性物质的补充,从而避免了对机体的毒性损害,这正是针灸被称为"绿色疗法"的原因所在。美国国立卫生院的评价是针灸疗法对许多疾病具有显著疗效,作用确切而副作用极小,可以广泛应用。针刺引起的副作用极小,如进针时引起的疼痛,偶尔出现的晕针现象等。但是,针灸的一些副作用以及出现的意外事故是操作不当所造成的,通过技能训练是完全可以减轻和克服的。况且针灸的所谓"副作用"与药物的副作用是有本质区别的,对人体的生理状态不会异常扰动,对健康不会产生毒性损害。

三、适应证广,镇痛优越

针灸作为外治法的一种,属于治疗方法范畴,因此,在内、外、妇、儿、五官科等各科中都有其适宜治疗的疾病。从古到今随着针灸临床实践的不断深化,针灸治疗的病症也在不断地扩大,尤其是各科的疼痛性疾病、功能失调性疾病更为适宜。总体而言,凡是依靠促进机体自身调节功能可以实现良性转归的疾病,都是针灸的适应范围。在临床上针灸治疗疾病的效应情况也有差别,某些疾病可单用针灸治疗就可取得良好疗效,部分疾病针灸可作为主要治疗方法,但为了提高疗效有必要结合药物或其他疗法,还有一类疾病针灸只能作为辅助治疗手段,这些都是针灸的适应证,熟悉这些具体情况对于指导针灸临床非常重要。

总之,针灸的效能是建立在人体自我调节功能的基础上,这就是说针灸的作用效价不能离开人体的自我调节功能而独立存在,认识到针灸作用的这一特点就会科学地预测针灸的效能,也就是说要抓住疾病发生发展的过程和阶段,科学而灵活地运用针灸治疗疾病,当疾病处于通过促进自身调节功能难以实现疾病的良性转归时,应及时运用药物或其他疗法,以免延误病情。

痛症是针灸最主要的适应证之一,疼痛情况十分复杂,涉及多种疾病。临床实践表明,针灸对于躯体软组织痛症效果最好,对神经性、心因性、内脏性疼痛也有较好疗效;外周性疼痛疗效优于中枢性疼痛。如果慢性疼痛由神经元胞体所引起,针灸治疗疗效较差;如由神经元突起所引起者疗效较好;如果与没有明显病理基础的传入神经有关,这种疼痛针灸治疗疗效好。因此,在施行针灸治疗之前,认真分析疾病产生疼痛的性质,对于正确把握适应证和发挥针灸疗效至关重要。现代研究证实,针刺可调节疼痛中枢下行调制通路,抑制痛觉的上传,以及在脊髓节段阻滞伤害性信息的传入,促进多种内源性镇痛物质的释放等,发挥着镇痛作用。由于针刺镇痛是调节了人体自身的镇痛功能,因此,避免了镇痛药物所产生的各种副作用和依赖性,具有明显的优越性。

知识链接

疼痛的分类

1. 根据发生的系统和器官分类 ①躯体痛:疼痛部位在躯体表浅部位,多为局部性,疼痛多剧烈而定位清楚,如牙痛、肩周炎、膝关节炎等。②内脏痛:疼痛位于深部,一般定位模糊,可呈隐痛、胀痛、牵拉痛或绞痛,尤其是绞痛是许多内脏痛的特点,如胆绞痛、心绞痛、肠绞痛等。③中枢痛:主要指脊髓、脑干、丘脑和大脑皮质等中枢神经系统疾病所致的疼痛,如脑出血、丘脑病变等引起的疼痛。

2. 据疼痛的性质分类 ①刺痛:又称第一疼痛、锐痛或快痛,痛觉主观体验的特点是定位明确、痛觉产生迅速,消失也快,常伴有刺激的肢体出现保护性反射,一般不产生明显的情绪反应。②灼痛:又称第二疼痛、慢痛或钝痛,特点是定位部明确、往往难以忍受。痛觉的形成慢,消失也慢。③酸痛:又称第三疼痛,特点是痛觉难以描述,感觉定位差,很难确定痛源部位。

3. 根据疼痛的原因分类 ①创伤性疼痛:主要是皮肤、肌肉、韧带、筋膜、骨的损伤所引起的疼痛,如骨折、急性腰扭伤、慢性腰肌劳损、肱骨外上髁炎、烧伤、外伤等。②炎性疼痛:由于生物源性炎症、化学源性炎症等所致的疼痛,如风湿性关节炎、类风湿关节炎、强直性脊柱炎等。③神经病理性疼痛:是指发生于神经系统包括周围神经和中枢神经任何部位的神经病变和损害相关的痛觉过敏、痛觉异常所致的疼痛,如带状疱疹后神经痛、糖尿病性神经病变、三叉神经痛等。④癌痛:因肿瘤压迫使组织缺血、肿瘤浸润周围器官、神经引起的疼痛。⑤精神(心理)性疼痛:主要是由于心理障碍引起的疼痛,往往无确切的病变和阳性检查结果,患者主诉周身痛或多处顽固性痛。常伴有其他心理障碍表现,如失眠、多梦、困倦、抑郁、焦虑等。

4. 根据疼痛持续的时间 ①急性疼痛:疼痛持续时间不超过3个月;②慢性疼痛:指持续时间至少3个月以上。

5. 根据疼痛发生的躯体部位 分为头痛、颌面痛(或头、颜面和脑神经痛)、颈部痛、肩及上肢痛、胸痛、腹痛、腰及骶部痛、下肢痛、盆部痛、肛门会阴痛等。

综上所述,各种分类方法都从不同的角度对疼痛进行了分类,但每种方法既有其侧重点和优点,也有概念界定模糊、相互重叠和不全面的缺点。

第二节　针灸临床诊治规律

针灸临床诊疗过程中所运用的诊治方法,既包括中医临床上的四诊及各种辨证方法,但也更有针灸临床自身独特的方法,体表的望诊和触诊是针灸疗法最重要的诊察环节。辨证论治是中医学的基本特点之一,但针灸诊疗中的辨证论治有其特殊的内涵,而且针灸临床诊疗的思维模式与中医内科大不相同,尤其是在经络学说、五体诊疗等有关理论指导下的经络辨证、辨位与辨经选穴施治规律更是针灸临床的特色和核心所在。机械照搬内科的诊疗方法显然不符合针灸临床的诊疗特点。因此,正确把握针灸临床诊治规律是彰显和提高疗效的关键所在。

一、五体辨证,诊疗一体

五体指皮、脉、肉、筋、骨,五体辨证论治的诊疗体系在《灵枢》中占有重要的地位,也是针灸临床最早和最朴素的诊疗模式,是辨经论证的基础。针灸临床的理论指导体系是多方面的,经络理论是核心,但也包括腧穴理论(俞募穴、八会穴等)、气街理论,以及现代的多种理论体系(如微针系统、解剖学等),都是对经络诊疗体系的补充和完善,尤其是五体层次辨治理论是针灸临床不可或缺的重要组成部分。

中医学认为人体是按一定的层次结构组成的有机体,阴阳、表里、营卫、脏腑以及皮、脉、肉、筋、骨等无不贯穿着层次的理念。其中皮、脉、肉、筋、骨是《黄帝内经》所认识的最基本、最具体的人体组织层次结构。所谓五体是指古人对躯体结构层次的表述,分为皮、脉、肉、筋、骨,以注重和分辨病变的部位及深浅为特点,可以说是古人认识疾病的具体病变层次并论治的理论体系,在这种理论框架下,病变的部位层次是诊疗的核心,将诊疗融为一体。

"皮、脉、肉、筋、骨"是人体的屏障,也是人体脏腑功能外在显现的窗户。《黄帝内经》认为,外邪侵犯人体多按"皮→脉→肉→筋→骨"次序传变,最后侵犯脏腑,故《素问·阴阳应象大论》曰:"故善治者治皮毛,其次治肌肤,其次治筋脉,其次治六腑,其次治五脏。"同时,在疾病传变过程中,留驻于"皮、脉、肉、筋、骨"的病变可内应于相对应的脏腑,如皮之病可内应于肺,脉之病可内应于心等。此外,"有诸内必形诸外",脏腑本身的病变,也必然不同程度地显现于相应的"皮、脉、肉、筋、骨"的特定部位。

1. 五体病的症状各有特点　皮肤的痒、麻、不仁、寒热等属病在皮;肌肉疼痛、不仁、萎废不用等属病在肉;血脉的凝滞不畅、高热狂躁、痈疮等属病在脉;肢体痉挛、疼痛固定不移、筋结、屈伸不利等属病在筋;肢体沉重、骨痛等属病在骨。正如《素问·痹论》所云:"痹在于骨则重,在于脉则血凝而不流,在于筋则屈不伸,在于肉则不仁,在于皮则寒。"

2. 五体分属五脏　五脏的病变亦可累及"皮、脉、肉、筋、骨"而为病。如《素问·痿论》中的五痿之分即属此类:"故肺热叶焦,则皮毛虚弱急薄,著则生痿躄也。心气热,则下脉厥而上,上则下脉虚,虚则生脉痿,枢折挈,胫纵而不任地也。肝气热,则胆泄口苦筋膜干,筋膜干则筋急而挛,发为筋痿。脾气热,则胃干而渴,肌肉不仁,发为肉痿。肾气热,则腰脊不举,骨枯而髓减,发为骨痿。"

3. 五体病治疗各有其方法　对于"皮、脉、肉、筋、骨"不同层次病证的针灸治疗,《素问·刺要论》提出了基本原则:"病有浮沉,刺有浅深,各至其理,无过其道。"《素问·调经论》有更进一步的论述:"经络肢节,各生虚实,其病所居,随而调之。病在脉,调之血;病在血,调之络;病在气,调之卫;病在肉,调之分肉;病在筋,调之筋;病在骨,调之骨。"《灵枢·九针十二原》曰:"皮肉筋脉各有所处,病各有所宜,各不同形,各以任其所宜。"《灵枢·终始》曰:"手屈而不伸者,其病在筋,伸而不屈者,其病在骨,在骨守骨,在筋守筋"。上述经文均强调了五体诊疗辨清部位,有的放矢在针灸治疗中的重要意义。

(1)选用适当的针具:对于"皮、脉、肉、筋、骨"不同层次的疾病,最有效的方法莫过于采用适宜的针具在其相应部位和层次进行治疗,《黄帝内经》中的九针即为不同层次的病变而设。《灵枢·官针》云:"凡刺之要,官针最妙。九针之宜,各有所为,长短大小,各有所施也,不得其用,病弗能移……病在皮肤无常处者,取以镵针于病所,肤白勿取。病在分肉间,取以员针于病所。病在经络痼痹者,取以锋针。病在脉,气少,当补之者,取以鍉针于井荥分输。"《素问·针解》的记载就更为系统:"一针皮,二针肉,三针脉,四针筋,五针骨,六针调阴阳,七针益精,八针除风,九针通九窍,除三百六十五节气,此之谓各有所主也。"

(2)采用适宜的刺灸方法:不同层次的病变,所用的刺灸方法亦当不同,这样才能真正达到"各至其理,无过其道"的目的。《灵枢》中多篇论述了治疗不同层次病变的刺法。如《灵枢·官针》所载的"九刺""十二刺""五刺"等刺法中,多为针对不同层次病变的刺法。如毛刺、直针刺等表浅的刺法,多用来治疗皮病及邪气表浅之证;分刺、浮刺等在肌肉层的刺法,多用来治疗邪在分肉、肌肉之证;络刺、赞刺等以刺络放血为主的刺法,多用来治疗病在血脉之证;恢刺及多针刺、燔针劫刺等以针刺筋结部位的刺法,多用来治疗病邪在筋之证;短刺、输刺等深刺、刺及骨面、磨骨刺等刺法,多用来治疗邪气深入至骨之证。特别是"五刺",该篇则明确指出是用来治疗皮、脉、肉、筋、骨5个层次的病证,即半刺取皮气,豹文刺取经络之血,合谷刺取肌痹,关刺取筋痹,输刺取骨痹。实际上,"五刺"是治疗"皮脉肉筋骨"不同层次病证的刺法原则。

综上所述,五体层次辨病论证是古代针灸学重要的诊疗内容,在《黄帝内经》以针灸(九针)为主要治疗手段的经典中,"皮、脉、肉、筋、骨"层次结构显示了其重要的临床价值和指导意义。《黄帝内经》时代之后,随着方药治疗的广泛普及,针灸从"九针"多手段治疗向毫针为主治疗的逐渐过渡,"皮、脉、肉、筋、骨"层次论治方法渐受忽视,《黄帝内经》时代丰富多彩的针灸术也随之变得单调。但不可否认的是,与方药论治不同,层次始终是针灸及手法治疗的关键环节,也是理解发掘古代针法、总结开发新疗法的基础。如现代创立的骨膜刺激疗法、针刀疗法、皮肤针疗法等都是五体诊疗理论指导下的技术创新。

五体层次理论强调机体表里横向的结构和联系,经络强调机体纵向的结构和联系,经络理论从皮部、络脉、经脉、经筋等方面描述了"皮、脉、肉、筋、骨"自身及其与脏腑器官的联络途径。因此,只有将五体层次横向联系和经络纵向联系有机结合,才能真正反映人体立体的、动态的功能和结构体系,也使经络辨证更具体,有的放矢,更有操作性和针对性。实质上人体的联络是立体的,有纵向、有横向,更有表里内外的层次关系。目前针灸临床常常只注重十二经脉辨证方法,忽视"皮、脉、肉、筋、骨"的层次关系,导致临床只重视疾病的纵向经脉归属,而对疾病在经脉或腧穴的表里层次定位则未能顾及。其结果使针灸施术者在操作时对针具和疗法的选择、针刺深浅判断缺乏重视,很难达到最佳的治疗效果。

五体诊疗理论强调的是针灸部位的精准体表层次诊疗,针至病所,这对于躯体病变显得更为重要,临证应分清病变的具体部位和深浅层次,如骨性关节病属骨病,要深刺至骨膜;肌肉劳损属肌病,可采用合谷刺法刺激肌肉;肌腱末端病属筋病,则在关节附近的筋肉上采用关刺或燔针劫刺等。五体诊疗以局部精准诊疗为重点,在现代临床上仍然具有重要的指导意义,常在体表不同组织层次和位置上寻找阳性反应点(区),如肌肉压痛点、肌筋膜激痛点;或在病变具体部位(如下肢静脉曲张,病在脉,直接在局部静脉点刺放血;皮肤表面的疣,病在皮,直接用火针点刺或毫针刺)选穴治疗等,尤其在治疗躯体病变时常可单独应用就可取得良好疗效。但需指出的是,五体诊疗并非孤立于经络辨证之外的简单的局部治疗,有时也需要结合经络辨证一起运用。因此,临床应根据具体情况灵活应用,或单用五体诊疗,或结合经络论治而联合应用,以提高疗效为终极目标。

二、经络辨证,归经论治

辨经就是按照经脉病候临床表现特征或病变部位进行归经,以及辨别经络虚实的临床辨证方法,是经络辨证的核心内容,是针灸临床上独具特点的辨证方法之一,体现着针灸诊疗的整体性思维,是五体诊疗的重要补充。因此,对针灸临床具有重要的指导意义。辨经的方法主要包括辨候归经和辨位归经。

1. 辨候归经 经脉病候特征性表现主要根据《灵枢·经脉》中记载的十二经脉"是动病"和"所生病"以及《难经》中奇经八脉的病候内容进行辨经。临床上可根据患者所出现的证候,结合其所联系的脏腑,进行辨证归经,如《灵枢·经脉》篇论述手太阴肺经病候为:"是动则病肺胀满,膨膨而喘咳,缺盆中痛,甚则交两手而瞀,此为臂厥。是主肺所生病者,咳,上气喘喝,烦心胸满,臑臂内前廉痛厥,掌中热。气盛有余,则肩背痛,风寒汗出中风,小便数而欠,气虚则肩背痛寒,少气不足以息,溺色变。"即当患者临床表现为上述证候时可辨为手太阴肺经病。《素问·骨空论》曰"冲脉为病,逆气里急","督脉为病,脊强反折"等,这些病候的论述都为督脉、冲脉病证的辨别奠定了基础。另外,《黄帝内经》中还记载了经筋、十五络脉的病候,对于临床辨候归经具有指导意义。

2. 辨位归经 就是按照经络循行特点,对病变部位进行辨经。如头痛,痛在前额者多与阳明经有关,痛在两侧者多与少阳经有关,痛在后项者多与太阳经有关,痛在巅顶者多与督脉、足厥阴经有关,这是根据头部经脉分布特点辨位归经。又如当下肢外侧出现疼痛、麻木时可辨为少阳经病证,后侧出现病痛时则归为太阳经病证;腰痛以脊柱正中为特点时归为督脉病证,若以脊柱两侧疼痛为主或有明显压痛点时可归为足太阳经病证。临床上辨位归经的常用方法包括经络望诊、经络切诊以及经络穴位的电、热测定等。

(1) 经络望诊:是通过医生直接观察经络所过部位的皮表所发生的各种异常变化,对病变进行归经的方法。经络望诊时要全面观察经络腧穴的色泽或形态变化,如色素沉着、皮疹、局部隆起、凹陷或松弛等,根据这些特征性变化所在的经脉可进行归经。

(2) 经络切诊:是在经络腧穴部位上运用按压、触摸等方法来寻找局部的异常反应,如压痛、结节、条索状物或松软、凹陷感等,对病变进行归经的方法。当人体出现疾病时,常在有关经络腧穴按压时出现较敏感的酸、麻、胀或痛感,甚或向远端沿经络走行方向放射,尤其以压痛最常见,在急性疾病时,其明显程度常和病情呈正相关。皮肤下出现结节或条索状物,称为阳性反应物,反应物有多种形态,其大小数目也不同,有梭形、球形、扁平形甚或呈串珠形等,常是疾病的反应点或部位。经络按诊的部位通常在背部穴位、胸腹部的募穴以及四肢部位的原穴、郄穴、下合穴等。经络切诊既有助于病变的归经,又可诊察相关的脏腑病变,同时为针灸临床选穴提供直接的依据。

3. 辨经虚实 辨别经络的虚实有助于判定脏腑的虚实。前文已述,古人可通过观察体表络脉的见与不见、隆起与凹陷情况以及色泽的变化等辨别疾病的虚实寒热。近年来,经络穴位皮肤电、知热感度测定等方法被广泛应用于临床。穴位皮肤电测定是利用经络经穴测定仪检测腧穴部位的电参数,以判断经脉气血盛衰的方法,包括探测经络穴位皮肤导电量的变化和检测经络腧穴上引出电流的大小。测定时多选择各经的原穴,也可同时测井穴、郄穴、背俞穴或募穴。通过对所测定的数据分析,可进行经络或脏腑虚实的辨证。知热感度测定是以线香或其他热源刺激十二井穴或背俞穴以诊察疾病的方法,此方法可测定人体腧穴对热刺激的感受度,比较左右差别,分析各经气血的盛衰。如刺激时间长而数值高时出现痛觉,一般属于虚证,反之则属于实证。如果两侧均高或均低,则提示左右经可能均虚或俱实。

三、辨病辨证,相互结合

辨病和辨证相结合也是现代针灸临床的必然要求,不同的疾病可能有类似的证型,但同一证型的疾病却也存在着各自的特点,这就要求我们针对不同的患者要全面考虑其疾病和证型,以体现个体化治疗。

1. 中医与西医辨病的区别 中医学的特点是辨证论治,但中医并非不辨病,不论辨证还是辨病,都是中医学对疾病的诊断方法。相对而言,辨证诊断侧重于把握一个病的局部阶段病候特征,以及不同疾病的横向联系和共同规律;而辨病诊断则侧重于一个病的个体特征和发生发展的全貌,与辨证诊断比较,辨病诊断往往需要漫长的、完整的观察和探索。如对于肺痨(肺结核)的认识,在《黄帝内经》及《金匮要略》等医籍中并无肺痨病名,大多归到虚劳、虚损一类病症中。晋代《肘后备急方》则已认识到其传染性,唐代《备急千金要方》提出"痨热生虫在肺",明确其病位在肺,为感染"痨虫"所致,因此,辨病是一个逐步深化的过程。

中医学与西医学在对疾病的认识和命名上有明显的区别,这是由于历史条件的限制和中医对疾病认识的方法学所决定的。中医没有也不可能采用如同西医一样的以实验室检查为基础的命名原则,而主要是根据对临床表现的观察来进行命名。因此,中医除有少数的病名与西医病名具有对应性和特异性外,大多数都是临床症状和特征类病名。但是,由于中医学本身固有的特点和认识疾病的方法学,一直将这些症状类病名当作具体的疾病来看待,这是在长期的临床实践中积累的丰富经验,同时在中医理论指导下也逐渐形成了对其病因病机、临床特点、鉴别诊断、发展变化、转归预后的系统认识,并形成了相应的辨证论治方法和体系。中医学的宝贵经验和丰富的学术思想正是通过对这些具体疾病的认识来体现的。长期的临床实践证明,这种以症状和体征命名的疾病,在中医学这个特殊的理论体系中,不仅具有与西医关于疾病概念的同等意义,而且还能有效地指导着中医临床。因此,在临床上我们首先要按照中医学的思维特点和知识对疾病进行辨别和诊断,这对于病因病机分析和辨证论治具有重要的指导意义,是发挥中医特色的具体体现。

2. 辨病因与辨病位 在针灸临床上,按照中医辨病的思维,首先应根据病因分清是外感病还是内伤病、外伤病,外伤病则要分析是急性损伤还是慢性劳损等。外感病是由外感六淫所致,治疗以祛除外邪为主;内伤病是由于七情、饮食劳倦、气血津液输布失常及病理代谢产物蓄积而发病,治疗以调理脏腑功能为主;急性损伤以止痛为要,慢性劳损以通经活血为本。

辨病位内容也十分丰富,前文所述的五体诊疗、经络诊断等都是重要的辨病位内容,不再赘述,在此主要论述针灸临床上更加宏观的辨病位方法。依据针灸疗法(外治法)的特点,可将所有疾病按病位分为三大类,即躯体体表病、体腔内脏病和整体性疾病,具有化烦就简、把握整体诊疗规律的意义。所谓躯体体表类病症就是指病位在躯体浅表部位,可用针灸方法直接触及病变部位及周围来治疗。一般而言躯体体表部病变位置表浅,定位明确;从病机而言,多为经络气血阻滞,或经筋受损、功能失调,表现为疼痛、麻木、肿胀以及肢体运动障碍等;躯体性疼痛定位明显,骨、软组织的病变常呈刀割样、针刺样或酸痛等;神经痛表现为自发的、灼烧样、触痛样、放射性疼痛;血管性疼痛常有搏动性特点等。五体辨证、经络辨证非常适宜,以疏通经络、舒筋活络、活血止痛等为基本的治法。这类病症更加注重局部组织结构的诊疗,局部精准治疗是其最主要的特点,即在骨守骨,在筋守筋,五体诊疗为主,结合经络辨证选择远端穴。体腔内脏病症是指发生在胸腔、腹腔和颅腔内的脏腑病症,由于病位深,这类病无法用针灸直接触及病位;而且内脏病变多表现出复杂的症状和体征,且内脏性疼痛的特点是钝痛、绞榨性痛、定位较模糊;这类病的基本病机是内外因素导致的脏腑功能失调;采用脏腑辨证、经络辨证更为适宜;治疗上以协调脏腑功能、扶正祛邪等为基本治法;常选用相应的俞募穴、下合穴、原穴等特定穴来治疗,尤其对于体腔、腹腔的脏腑病症,俞募穴是重点,并可结合相关经络选穴。但脑腑病是个例外,与其他脏腑不同,常需要选用督脉、心经和头面部、手足远端穴来治疗。整体性病症是指没有具体的局限病位(如疟疾等),或者症状表现为全身性(如发热、肥胖症等),或者病位广泛(如血压异常),或尽管病变的器官较明确(如甲亢、糖尿病)但临床表现呈伴发多系统、多脏器复杂的症状和体征的一类病症,常包括内分泌、免疫、营养代谢障碍、血压异常等疾病。整体性病症情况复杂,在治疗上主要以整体性调节为主,可采用辨病论治、辨证论治、经络论治等多种方法相结合的原则。当然,涉及重点病变脏腑的整体性病症也可结合体腔病症的选穴方法。总之,由于躯体、内脏和整体性病症,在发病机制、辨证方法和治疗上明显不同,因此,辨别病因与病位对于病因病机的分析和确定针灸治法与选穴等具有重要的指导意义。

3. 中西医双重辨病　由于中医学以症状类命名的病名可能包括多种西医的病种,其优点是把握共性、异病同治、化繁就简,但其缺点是对每个疾病的个性认识不足。如呕吐、腹痛、胃痛、黄疸等,这些病名包括了多种西医疾病,不同疾病有其自身的发生发展规律和临床证候学特点,以及不同的预后。因此,辨病是临床上首要的诊疗技能,现代临床上西医的疾病诊断也应该作为中医临床辨病的重要补充。人类对疾病的认识是不断发展的,临床上我们既要有扎实的中医辨病知识和能力,也要吸收西医学的疾病诊断技术,具备中西医双重诊断的能力,这样才能适应临床的需要,对于我们应用针灸治疗疾病有所裨益。例如,面对一个中医诊断为漏肩风的患者,如果经多次针灸治疗毫无效果,我们就有必要给患者进行肩关节的 X 线或 CT 等影像学检查,要排除肺癌等恶性病导致的肩关节粘连;又如对于胃痛的患者,要鉴别是单纯性胃痉挛、胃炎还是消化性溃疡,它们的临床特点和病理机制是不同的,更重要的是要排除胃癌,否则不仅针灸疗效不佳,还可能延误患者的病情。因此,我们要具有中西医双重辨病的能力。

4. 辨证论治　是中医学的基本特点之一,中医临床的辨证方法十分丰富,如八纲辨证、脏腑辨证、气血津液辨证等。在中医临床的发展过程中,经络学说也对中医辨证方法产生着深远的影响,如张仲景在《伤寒论》中创立的六经辨证,以及古人通过体表络脉的形态与色泽变化辨别疾病的虚实寒热等。中医的各种辨证方法,针灸临床也可作为参考,但不能机械照搬。中医辨证方法在中医诊断学中已有详细论述,本节只简要论述八纲辨证对针灸临床的指导意义。

(1) 阴阳:是八纲辨证的总纲,所有疾病都可概括为阴证、阳证两个方面。《伤寒论》中提出了病在三阳多用针刺,病在三阴多用灸法。病在三阳者,多系外邪初中,正气未衰的实证或热证,宜用针刺,以泄热邪;病在三阴者,宜用灸法,以温中散寒、回阳救逆;如果证属阴阳两虚时,也多用灸法,正如《灵枢·官能》云:"针所不为,灸之所宜……阴阳皆虚,火自当之。"

(2) 表里:是辨别病位及病邪深浅的纲领。一般而言,表证宜浅刺,里证宜深刺。如扁平疣病位在表皮,局部穴位可浅刺、围刺、透刺;体表的红丝疗可沿红丝线用三棱针点刺出血;而坐骨神经痛病位较深,针刺环跳穴时宜用长针深刺。外感表证初期可选大椎、肺俞等浅表点刺出血;胃肠等病属里证,可深刺中脘、天枢等。正如《素问·刺要论》云:"病有浮沉,刺有浅深,各至其理,无过其道。"

(3) 寒热:是辨别疾病性质的纲领。寒属阴,多用灸法;热属阳,多用针刺法。《灵枢·经脉》云:"凡诊络脉,脉色青则寒且痛,赤则有热。胃中寒,手鱼之络多青矣;胃中有热,鱼际络赤。

笔记栏

其暴黑者,留久痹也;其有赤有黑有青者,寒热气也;其青短者,少气也。"即古人通过观察络脉的色泽变化可辨别疾病的寒热及虚实属性。

(4)虚实:是辨别疾病正邪盛衰的纲领。实证以邪气盛为主,虚证则以正气不足为临床表现;虚证用补法,实证用泻法。另外,针灸临床上通过观察体表络脉的见与不见、隆起与凹陷情况以及色泽的变化,也有助于辨别疾病的虚实。正如《灵枢·经脉》云:"凡此十五络者,实则必见,虚则必下,视之不见,求之上下,人经不同,络脉异所别也。"

总之,针灸临床上通过五体辨证、经络辨证、辨病与辨证相结合,才能全面地把握疾病的本质和特征,为制定正确的针灸理、法、方、穴、术奠定基础,从而达到提高临床疗效的目的。

————————●(杜元灏)

复习思考题

1. 如何理解针灸治病的调节属性和起效快捷特点?
2. 针灸临床上如何进行五体诊疗?
3. 针灸临床上如何进行辨经?
4. 中医辨病与西医辨病有何异同?

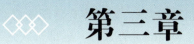

第三章

针灸处方与特定穴的临床应用

学习目标

1. 掌握针灸处方的内容和基本方法。针灸处方包括两大要素,即腧穴和刺灸法。腧穴的选穴原则包括部位选穴(近部选穴、远部选穴)、辨证选穴、对症选穴和按现代有关理论选穴(依据解剖学和生理学选穴,依据激痛点选穴及依据生物全息学说选穴);配穴方法包括按经脉配穴法和按部位配穴法两大类。刺灸法选择包括疗法、刺灸法和治疗时机的选择。

2. 掌握并能正确灵活运用特定穴治疗疾病。特定穴是临床重要的腧穴,临床应用以其主治特点进行选择和配伍。

第一节 针灸处方

针灸处方是在中医理论尤其是经络学说等指导下,结合现代有关理论和知识,在分析病因病机,明确辨证立法的基础上,依据针灸治疗原则、选穴原则和配穴方法,选取腧穴并进行配伍,确立刺灸法而形成的治疗方案。针灸处方包括两大要素,即腧穴和刺灸法。

一、腧穴的选择

腧穴是针灸处方的第一组成要素,腧穴选择是否精当直接关系着针灸的治疗效果。在确定处方腧穴时,我们应该遵循基本的选穴原则和配穴方法。

(一) 选穴原则

选穴原则就是临证选取穴位应该遵循的基本法则,包括部位选穴、辨证选穴、对症选穴以及按西医学理论选穴。

1. 部位选穴 是主要针对病变部位比较明确的疾病,按距离病位的远近而选择腧穴的选穴原则,包括近部选穴和远部选穴。

(1) 近部选穴:就是在病变局部或邻近的范围内选取相关腧穴的方法,是根据腧穴所普遍共有的近治作用特点而选穴,体现了"腧穴所在,主治所在"的腧穴治疗规律。如眼部疾病取睛明,耳疾选听宫、听会,鼻病选迎香,巅顶痛取百会,胃痛选中脘等,均属于局部选穴;面瘫选风池、翳风,耳病选率谷等属于邻近选穴;这两种选穴方法都属于近部选穴。《素问·调经论》中"病在筋,调之筋;病在骨,调之骨"的论述,也体现了近部选穴的原则。当病变局部出现痛点、压痛点时,在局部选阿是穴也是临床上常用的近部选穴方法。

(2) 远部选穴:就是在病变部位所属和相关的经络上,距病位较远的部位选取腧穴的方法,是"经络所过,主治所及"治疗规律的体现。如胃痛选足阳明胃经的足三里,上牙痛选足阳明胃经的内庭,下牙痛选手阳明大肠经的合谷穴等。远部选穴是经络辨证在处方中运用的重要表现形式之一,临床应用十分广泛。在临床上尤其是运用四肢肘膝关节以下的穴位治疗头目、五官、躯干、脏腑病症最为常用,古代"四总穴歌"之"肚腹三里留,腰背委中求,头项寻列缺,面口合谷收"是经典的远部选穴方法。《灵枢·终始》之"病在上者下取之,病在下者高取之,病在头者取之足,病在腰者取之腘"的论述正是体现了远部选穴的原则。临床上常将近部与远部选穴配合应用,如面瘫局部选颊车、地仓、颧髎,邻近部选翳风、风池,远部选合谷等。

2. 对症选穴　是根据疾病的特殊或主要症状而选取腧穴的选穴原则,是腧穴特殊治疗作用及临床经验在针灸处方中的具体运用,如哮喘选定喘穴,虫证选百虫窝,腰痛选腰痛点,落枕颈项强痛选外劳宫,月经过多、崩漏选断红穴等,这是大部分奇穴的主治特点。

3. 辨证选穴　就是根据疾病表现出的证候特点,分析病因病机而依证选取腧穴的选穴原则。临床上有些病证,如发热、多汗或盗汗、虚脱、抽搐昏迷等均无明显局限的病变部位,而呈现全身症状,这时我们采用辨证选穴,如肾阴不足导致的虚热选肾俞、太溪;肝阳化风导致的抽搐选太冲、行间等。另外,对于病变部位明显的疾病,根据其病因病机而选取穴位也是治病求本原则的体现,如牙痛根据病因病机可分为风火牙痛、胃火牙痛和肾虚牙痛,风火牙痛选风池、外关;胃火牙痛选内庭、二间;肾虚牙痛选太溪、行间。

4. 按现代有关理论选穴　就是针对某些疾病按照现代有关理论和知识,如西医解剖学、生理学、肌筋膜激痛点理论、全息学说等进行选取有关腧穴或刺激部位的选穴原则。随着中西医结合现代临床的不断发展,运用西医学和现代有关理论和知识指导针灸临床选择腧穴是近年来针灸选穴原则的新拓展。

(1) 依据神经解剖学和生理学选穴:①神经根、神经干或神经节选穴法:就是针对病变的神经或神经节,或者与疾病相关的神经、神经节,直接选择穴位或刺激点。采用直接刺激神经、神经节的治疗方法,是针刺临床上常用的方法之一。如坐骨神经痛选臀部的环跳穴;上肢病变选臂丛神经刺激点(颈臂穴);针刺蝶腭神经节治疗过敏性鼻炎,正是基于蝶腭神经节内包含有交感神经的认识,能促使血管收缩因而能使鼻黏膜及海绵体内血流量变小、腺体分泌物减少。②节段性选穴法:就是按照脊神经的节段性分布特点,在病变的神经节段区或与病变相应的节段内选取刺激点或穴位的方法,是用神经节段性支配规律来指导选穴的原则之一。方法包括:选取非常接近躯体病变的部位(局部针刺);选择与病变部位具有相同神经分布的躯体神经区。节段性选穴法的针刺既适用于腹侧支,也适用于背侧支,但这种效应的大小可能不同,人们认为由腹侧结构引发的疼痛或者功能失调或许最好按照病变相应的腹侧节段进行治疗,反之亦然。节段性效应是通过脊髓背角(感觉性)水平的刺激所介导的。如带状疱疹、肋间神经痛选取相应的夹脊穴,正是根据脊神经的节段性分布与支配特点;治疗心脏疾患选择 T_1~T_3 夹脊穴,小肠病选 T_9~T_{11} 夹脊,子宫病变选 L_1~L_3 夹脊,膀胱及盆腔疾患选次髎、膀胱俞等,都是基于神经的节段性支配;许多俞募穴都与这种节段性支配相关。③超节段选穴法:包括相邻节段性或对侧节段性选穴法、远端的非节段性选穴法。相邻节段性选穴法就是在病变部位所支配的神经节段区以外的相邻神经节段区域内选穴;对侧节段性选穴就是在病变位置所支配的神经节段的对侧节段区内选穴。这两种方法特别适用于神经病理性疼痛病变,此时直接针刺病变的节段内位点或区域,会产生非常的不适感,甚至可能导致病情的加重。这时可以在病变节段相邻的节段(通常在病变节段的上、下部位)或对侧节段内选择针刺点。另外,在内脏病的治疗中,相邻节段或异节段的选择刺激点也常应用,一般其效应与节段内刺激点的效应正好相反。远端的非节段性选择法就是在病变远隔部位的非节段性支配区域内选择穴位,这种方法目前主要处于经验阶段,传统针灸学在方面积累了丰富的经验,可在临床实践中进行验证和总结。如腰扭伤选择手部刺激点、肩关节痛选择下肢的刺激点等。当然,从某种意义上讲,非节段性方法也是整体性选穴的一种特殊类型,但它仍然带有神经节段性思维的方法,与完全的整体性选穴思路还是有一定的区别。因此,一般将其列在整体性选穴之外而单独作为一种方法。另外,除按照神经解剖学选穴外,临床上也常依据其他组织的解剖学结构特点进行选穴,如选择病变肌肉的肌腹、肌肉起止点、韧带、骨膜等软组织及体表血管、淋巴管等部位作为选穴依据,这些也属于解剖学知识指导下的选穴方法。

(2)依据激痛点选穴:所谓肌筋膜激痛点的临床定义是指骨骼肌内的过度应激点,伴随着紧绷带内可触及的过度敏感结节的出现,当受到压迫时会引起疼痛,并引发特征性引传痛、引传压痛、运动功能障碍和自主神经现象。病原学定义为骨骼肌内一群电活性点,每个点都与一个收缩结和一个功能障碍的运动终板相关。激痛点引起的引传痛,感觉上在远处,通常远离其根源,引传痛模式与激痛点之间的联系是可复现的。激痛点引传痛的分布很少与外周神经或皮区节段的分布相重叠,这是判定激痛点的最重要特征。激痛点内活性点产生的峰电位至少可以沿紧绷带传播 2.6cm 以上;而在激痛点(紧绷带外)两侧 5mm 处未能测到抽搐反应,紧绷带上 1cm 处则反应强度大幅衰减。近年来发现,肌筋膜激痛点是引起疼痛的重要原因,用针刺等方法灭活激痛点有很好的止痛效果。因此,激痛点可作为针灸临床选穴的指导理论之一。如紧张性头痛的激痛点多出现在胸锁乳突肌或斜方肌上;痛经的激痛点多在腹直肌上。激痛点有关知识将在附论部分内容中介绍。

(3)依据生物全息学说选穴:如耳穴、头穴线等微针系统,这些选穴与传统方法明显不同,有关选穴原则在《针灸学》及《刺法灸法学》中有详细论述,在此不再详述。

(二)配穴方法

配穴方法就是在选穴原则的指导下,针对疾病的病位、病因病机等,选取主治作用相同或相近,或对于治疗疾病具有协同作用的腧穴进行配伍应用的方法。临床上穴位配伍的方法多种多样,但总体可归纳为两大类,即按经脉配穴法、按部位配穴法。

1. 按经脉配穴法 是以经脉或经脉相互联系为基础而进行穴位配伍的方法,主要包括本经配穴法、表里经配穴法、同名经配穴法。

(1)本经配穴法:当某一脏腑、经脉发生病变时,即选该脏腑、经脉的腧穴配成处方。如胆经郁热导致的少阳头痛,可近取胆经的率谷、风池,远取本经的荥穴侠溪;胃火循经上扰导致的牙痛,可在足阳明胃经上近取颊车,远取该经的荥穴内庭。

(2)表里经配穴法:本法是以脏腑、经脉的阴阳表里配合关系为依据的配穴方法。当某一脏腑经脉发生疾病时,取该经和其相表里的经脉腧穴配合成方。如风热袭肺导致的感冒咳嗽,可选肺经的尺泽和大肠经的曲池、合谷;《灵枢·五邪》载:"邪在肾,则病骨痛,阴痹……取之涌泉、昆仑。"另外,原络配穴法是表里经配穴法中的特殊实例,在特定穴的临床应用中将详细论述。

(3)同名经配穴法:是将手足同名经的腧穴相互配合的方法,是基于同名经"同气相通"的理论。如阳明头痛取手阳明经的合谷配足阳明经的内庭;落枕取手太阳经的后溪配足太阳经的昆仑。

2. 按部位配穴法 是结合身体上腧穴分布的部位进行穴位配伍的方法,主要包括上下配穴法、前后配穴法、左右配穴法。

(1)上下配穴法:是指将腰部以上或上肢腧穴和腰部以下或下肢腧穴配合应用的方法,

在临床上应用较为广泛。如胃脘痛可上取内关，下取足三里；阴挺（子宫脱垂）可上取百会，下取三阴交；肾阴不足导致的咽喉肿痛，可上取曲池或鱼际，下取太溪或照海；八脉交会穴的配对应用也属本配穴法，具体配伍应用将在特定穴的临床应用中介绍。

（2）前后配穴法：是指将人体前部和后部的腧穴配合应用的方法，主要指将胸腹部和背腰部的腧穴配合应用，在《黄帝内经》中称"偶刺"。本配穴方法常用于治疗脏腑疾患，如膀胱疾患，前取水道或中极，后取膀胱俞或秩边；肺病可前取华盖、中府，后取肺俞；临床上常见的俞、募穴配合应用就属于本配穴法的典型实例。

（3）左右配穴法：是指将人体左侧和右侧的腧穴配合应用的方法。本方法是基于人体十二经脉左右对称分布和部分经脉左右交叉的特点总结而成的。在临床上常选择左右同一腧穴配合运用，是为了加强腧穴的协同作用，如胃痛可选双侧足三里、梁丘等。当然左右配穴法并不局限于选双侧同一腧穴，如左侧偏头痛，可选同侧的太阳、头维和对侧的外关、足临泣；左侧面瘫可选同侧的太阳、颊车、地仓和对侧的合谷。

总之，以上介绍的选穴原则和常见的几种配穴方法，在临床应用时要灵活掌握，因为一个针灸处方常是几种选穴原则和多种配穴方法的综合运用，如上述的左侧偏头痛，选同侧的太阳、头维和对侧的外关、足临泣，既包含了左右配穴法，又包含了上下配穴法。因此，选穴原则和配穴方法从理论上提供了针灸处方选穴的基本思路。

二、刺灸法的选择

刺灸法是针灸处方的第二组成要素，包括疗法的选择、操作方法和治疗时机的选择。刺灸法是针灸疗法的技术范畴，是影响针灸疗效的关键环节之一。相同的选穴可因刺灸法的不同而出现不同的治疗效果，因此，在针灸处方中必须重视刺灸法的标识。

1. 疗法的选择　是针对患者的病情和具体情况而确立的治疗方法，在处方中必须说明治疗采用何种刺灸法，如是用毫针刺法、灸法、火针法，还是用拔罐法、皮肤针法等，均应注明。

2. 操作方法的选择　当确立了疗法后，要对疗法的操作进行说明，如毫针刺法用补法还是泻法，艾灸用温和灸还是瘢痕灸等。对于处方中的部分穴位，当针刺操作的深度、方向等不同于常规的方法时，尤其是某些穴位要求特殊的针感或经气传导方向、目标均要特别强调。此外，针刺治疗疾病可每日1次或每日2次等，应根据疾病的具体情况而定。

3. 治疗时机的选择　治疗时机是提高针灸疗效的重要方面。一般来说，针灸治疗疾病没有特殊严格的时间要求。但是，当某些疾病的发作或加重呈现明显的规律性时，临床上针灸治疗这类疾病在时间上有极其重要的意义，均应在发作或加重前进行针灸治疗，可提高疗效。如痛经在月经来潮前几天开始针灸，直到月经结束为止；女性不孕症，在排卵期前后几天连续针灸；因此，针灸时机（或时间）也应在处方中说明。现将针灸临床上处方常用的符号列表如下（表3-1）：

表3-1　针灸处方上常用的符号

方法	符号	方法	符号	方法	符号	方法	符号
针刺平补平泻法	|	针刺补法	⊤	三棱针点刺出血	↓	针刺泻法	⊥
皮肤针	※	艾条灸	×	艾炷灸	△	温针灸	⇧
拔罐法	○	水针	IM	皮内针	⊙→	电针	IN

笔记栏

第二节　特定穴的临床应用

特定穴的概念和分类在《经络腧穴学》中已有详细论述,本节主要讨论特定穴在临床上的具体运用。

一、五输穴的临床应用

五输穴在临床上的应用非常广泛,是远部选穴的主要穴位。十二经脉中每条经有 5 个穴位属于五输穴,故人体共有五输穴 60 个。五输穴不仅有经脉归属,而且具有自身的五行属性,按照"阴井木""阳井金"的规律进行配属。十二经脉五输穴穴名及其五行属性见表 3-2 及表 3-3 所示。

表 3-2　阴经五输穴表

经脉名称	井(木)	荥(火)	输(土)	经(金)	合(水)
手太阴肺经	少商	鱼际	太渊	经渠	尺泽
手厥阴心包经	中冲	劳宫	大陵	间使	曲泽
手少阴心经	少冲	少府	神门	灵道	少海
足太阴脾经	隐白	大都	太白	商丘	阴陵泉
足少阴肾经	涌泉	然谷	太溪	复溜	阴谷
足厥阴肝经	大敦	行间	太冲	中封	曲泉

表 3-3　阳经五输穴表

经脉名称	井(金)	荥(水)	输(木)	经(火)	合(土)
手阳明大肠经	商阳	二间	三间	阳溪	曲池
手少阳三焦经	关冲	液门	中渚	支沟	天井
手太阳小肠经	少泽	前谷	后溪	阳谷	小海
足阳明胃经	厉兑	内庭	陷谷	解溪	足三里
足少阳胆经	足窍阴	侠溪	足临泣	阳辅	阳陵泉
足太阳膀胱经	至阴	足通谷	束骨	昆仑	委中

根据古代文献和现代临床实际应用情况,五输穴的选用可归纳为以下几个方面:

1. 按五输穴主病特点选用　《灵枢·邪气脏腑病形》说:"荥输治外经",指出了荥穴和输穴主要治疗经脉循行所过部位的病证,这是与下合穴主要治疗内腑病证特点相对而言。《灵枢·顺气一日分为四时》云:"病在脏者,取之井;病变于色者,取之荥;病时间时甚者,取之输;病变于音者,取之经;经满而血者,病在胃及以饮食不节得病者,取之于合。"其后《难经·六十八难》又作了补充:"井主心下满,荥主身热,输主体重节痛,经主喘咳寒热,合主逆气而泄。"综合临床的应用情况,井穴多用于急救,如点刺十二井穴可抢救昏迷;荥穴主要用于治疗热证,如胃火牙痛选胃经的荥穴内庭可清泄胃火。

2. 按五行生克关系选用　《难经·六十九难》提出"虚者补其母,实者泻其子"的观点,将五输穴配属五行,然后按"生我者为母,我生者为子"的原则,虚证用母穴,实证用子穴。这一取穴法亦称为子母补泻取穴法。在具体运用时,分本经子母补泻和他经子母补泻两种方法。例如,肺经的实证应"泻其子",肺在五行中属"金",因"金生水","水"为"金"之子,故可选本经五输穴中属"水"的合穴即尺泽;肺经的虚证应"补其母",肺属"金","土生金","土"为"金"之母,因此,应选本经"土"的五输穴,即输穴太渊。这都属于本经子母补泻法。同样用肺经实证来举例,在五行配属中肺属"金",肾属"水",肾经为肺经的"子经",根据"实则泻其子"的原则,应在其子经(肾经)上选取"金"之"子"即属"水"的五输穴,为肾经合穴阴谷。各经五输穴子母补泻取穴详见表3-4。

表3-4　子母补泻取穴表

		脏						腑					
		金	水	木	火	相火	土	金	水	木	火	相火	土
本经	经脉	肺经	肾经	肝经	心经	心包经	脾经	大肠经	膀胱经	胆经	小肠经	三焦经	胃经
	母穴	太渊	复溜	曲泉	少冲	中冲	大都	曲池	至阴	侠溪	后溪	中渚	解溪
	子穴	尺泽	涌泉	行间	神门	大陵	商丘	二间	束骨	阳辅	小海	天井	厉兑
他经	母经	脾经	肺经	肾经	肝经	肝经	心经	胃经	大肠经	膀胱经	胆经	胆经	小肠经
	母穴	太白	经渠	阴谷	大敦	大敦	少府	足三里	商阳	足通谷	足临泣	足临泣	阳谷
	子经	肾经	肝经	心经	脾经	脾经	肺经	膀胱经	胆经	小肠经	胃经	胃经	大肠经
	子穴	阴谷	大敦	少府	太白	太白	经渠	足通谷	足临泣	阳谷	足三里	足三里	商阳

3. 按时选用　天人相应是中医整体观念的重要内容,经脉的气血运行和流注也与季节和每日时辰的不同有密切的关系。《难经·七十四难》云:"春刺井,夏刺荥,季夏刺输,秋刺经,冬刺合。"这实质上是根据手足三阴经的五输穴均以井木为始,与一年的季节顺序相应而提出的季节选穴法。另外,子午流注针法则是根据一日之中十二经脉气血盛衰开合的时间,而选用不同的五输穴,本针法将在附论部分的内容中介绍。

二、原穴、络穴的临床应用

原穴与脏腑之原气有着密切的联系,《难经·六十六难》说:"三焦者,原气之别使也,主通行原气,历经于五脏六腑。"三焦为原气之别使,三焦之气源于肾间动气,输布全身,调和内外,宣导上下,关系着脏腑的气化功能,而原穴正是其所流注的部位。《灵枢·九针十二原》指出:"五脏六腑之有疾者,皆取其原也。"因此,原穴主要用于治疗相关脏腑的疾病,也可协助诊断。

络穴是络脉从本经别出的部位,络穴除可治疗其络脉的病证外,由于十二络脉具有加强表里两经联系的作用,因此,络穴又可治疗表里两经的病证,正如《针经指南》云:"络穴正在两经中间……若刺络穴,表里皆活。"如肝经络穴蠡沟,既可治疗肝经病证,又可治疗胆经病证;同样胆经络穴光明,既可治疗胆经病证,又可治疗肝经病证。络穴的作用主要是扩大了经脉的主治范围。临床上常把先病经脉的原穴和后病的相表里的经脉络穴相配合,称为原络配穴法或主客原络配穴法,是表里经配穴法的典型实例。如肺经先病,先取其经的原穴太渊,大肠经后病,再取该经络穴偏历。反之,大肠经先病,先取本经原穴合谷,肺经后病,后取该经络穴列缺。十二经脉原穴、络穴见表3-5。

三、背俞穴、募穴的临床应用

背俞穴位于背腰部的膀胱经第1侧线上,募穴则位于胸腹部,故又称为"腹募穴"。由于背俞穴和募穴都是脏腑之气输注和汇聚的部位,在分布上大体与对应的脏腑所在部位的上

表 3-5　十二经脉原穴与络穴表

经脉	原穴	络穴	经脉	原穴	络穴
手太阴肺经	太渊	列缺	手阳明大肠经	合谷	偏历
手厥阴心包经	大陵	内关	手少阳三焦经	阳池	外关
手少阴心经	神门	通里	手太阳小肠经	腕骨	支正
足太阴脾经	太白	公孙	足阳明胃经	冲阳	丰隆
足厥阴肝经	太冲	蠡沟	足少阳胆经	丘墟	光明
足少阴肾经	太溪	大钟	足太阳膀胱经	京骨	飞扬

下排列相接近,因此,主要用于治疗相关脏腑的病变。如肺热咳嗽,可泻肺之背俞穴肺俞;寒邪犯胃出现的胃痛,可灸胃之募穴中脘。另外,背俞穴和募穴还可用于治疗与对应脏腑经络相联属的组织器官疾患,如肝开窍于目,主筋,目疾、筋病可选肝俞;肾开窍于耳,耳疾可选肾俞。根据《难经·六十七难》"阴病行阳,阳病行阴。故令募在阴,俞在阳"及《素问·阴阳应象大论》"从阴引阳,从阳引阴"等论述,脏病(阴病)多与背俞穴(阳部)相关,腑病(阳病)多与募穴(阴部)联系。临床上腑病多选其募穴,脏病多选其背俞穴。当然,这仅是从阴阳理论角度来运用俞、募穴的一种方法,并不是绝对的。《灵枢·卫气》云:"气在胸者,止之膺与背腧。气在腹者,止之背腧……"说明了脏腑之气可通过气街与其俞、募穴相联系。由于俞、募穴均与脏腑之气密切联系,因此,临床上常常把病变脏腑的俞、募穴配合运用,以发挥其协同作用,就是俞募配穴法,是前后配穴法典型的实例。《素问·奇病论》所载"口苦者……此人者,数谋虑不决,故胆虚气上溢而为之口苦,治之以胆募、俞",即最早记载的俞募配穴法。脏腑背俞穴与募穴见表 3-6。

表 3-6　六脏六腑背俞穴与募穴表

六脏	背俞穴	募穴	六腑	背俞穴	募穴
肺	肺俞	中府	大肠	大肠俞	天枢
心包	厥阴俞	膻中	三焦	三焦俞	石门
心	心俞	巨阙	小肠	小肠俞	关元
脾	脾俞	章门	胃	胃俞	中脘
肝	肝俞	期门	胆	胆俞	日月
肾	肾俞	京门	膀胱	膀胱俞	中极

四、八脉交会穴的临床应用

八脉交会穴是古人在临床实践中总结出的可治疗奇经八脉病证的 8 个腧穴,认为这 8 个腧穴分别与相应的奇经八脉经气相通。《医学入门》说:"周身三百六十穴,六十六穴又统于八穴。"这里的"八穴"就是指八脉交会穴,足见古人对其重视。在临床上当奇经八脉出现相关的疾病时,可取对应的八脉交会穴来治疗。如督脉病变出现的腰脊强痛,可选后溪;冲脉病变出现的胸腹气逆,可选公孙。另外,临床上也可把公孙和内关、后溪和申脉、足临泣和外关、列缺和照海相配,治疗有关部位的疾病。古人还以八脉交会穴为基础,创立按时取穴的灵龟八法和飞腾八法,见附论第十三章。八脉交会穴配伍及主治病证见表 3-7。

表 3-7　八脉交会穴及主治表

穴名	主治	相配合主治
公孙	冲脉病证	心、胸、胃疾病
内关	阴维脉病证	
后溪	督脉病证	目内眦、颈项、耳、肩部疾病
申脉	阳跷脉病证	
足临泣	带脉病证	目锐眦、耳后、颊、颈、肩部疾病
外关	阳维脉病证	
列缺	任脉病证	肺系、咽喉、胸膈疾病
照海	阴跷脉病证	

八脉交会八穴歌:公孙冲脉胃心胸,内关阴维下总同。临泣胆经连带脉,阳维目锐外关逢。后溪督脉内眦颈,申脉阳跷络亦通。列缺任脉行肺系,阴跷照海膈喉咙。

五、八会穴的临床应用

八会穴即脏会章门,腑会中脘,气会膻中,血会膈俞,筋会阳陵泉,脉会太渊,骨会大杼,髓会绝骨。这八个穴位虽属于不同经脉,但对于各自所会的脏、腑、气、血、筋、脉、骨、髓相关的病证有特殊的治疗作用,临床上常把其作为治疗这些病证的主要穴位。如六腑之病,可选腑会中脘,血证可选血会膈俞等。《难经·四十五难》说"热病在内者,取其会之气穴也",提示八会穴还可治疗相关的热病。

六、郄穴的临床应用

郄穴是治疗本经和相应脏腑病证的重要穴位,尤其在治疗急症方面有独特的疗效。如急性胃脘痛,取胃经郄穴梁丘;肺病咯血,取肺经郄穴孔最等。脏腑疾患也可在相应的郄穴上出现疼痛或压痛,有助于诊断。各经郄穴见表 3-8。

表 3-8　十六经脉郄穴表

经脉	郄穴	经脉	郄穴
手太阴肺经	孔最	手阳明大肠经	温溜
手厥阴心包经	郄门	手少阳三焦经	会宗
手少阴心经	阴郄	手太阳小肠经	养老
足太阴脾经	地机	足阳明胃经	梁丘
足厥阴肝经	中都	足少阳胆经	外丘
足少阴肾经	水泉	足太阳膀胱经	金门
阴维脉	筑宾	阳维脉	阳交
阴跷脉	交信	阳跷脉	跗阳

七、下合穴的临床应用

下合穴主要用于治疗六腑疾病。《灵枢·邪气脏腑病形》指出:"合治内腑",概括了下合穴的主治特点。六腑即胃、大肠、小肠、胆、膀胱、三焦,其下合穴依次分别为足三里、上巨虚、下巨虚、阳陵泉、委中、委阳。临床上六腑相关的疾病常选其相应的下合穴治疗,如肠痈取上巨虚,泻痢选下巨虚。另外,下合穴也可协助诊断。

八、交会穴的临床应用

交会穴具有治疗交会经脉疾病的特点。如三阴交本属足太阴脾经腧穴,它又是足三阴经的交会穴,因此,它不仅治疗脾经病证,也可治疗足少阴肾经和足厥阴肝经的病证。

历代文献对交会穴的记载略有不同,但绝大部分内容出自《针灸甲乙经》,以下主要根据该书所载列出经脉交会穴(少数参照《铜人腧穴针灸图经》《素问》《针灸大成》《奇经八脉考》)。各经交会穴见表3-9、图3-1~图3-13)。

表3-9 十四经交会穴数目

经脉	交会穴数(个)	经脉	交会穴数(个)
任脉	11	手阳明经	4
督脉	9	足太阴经	5
足太阳经	8	手太阴经	1
手太阳经	4	足厥阴经	2
足少阳经	25	手厥阴经	1
手少阳经	4	足少阴经	14
足阳明经	6	手少阴经	0

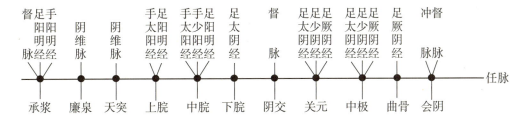

图3-1 任脉与其他经脉的交会穴

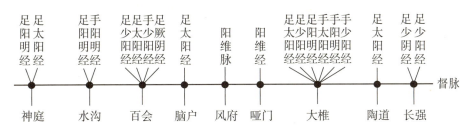

图3-2 督脉与其他经脉的交会穴

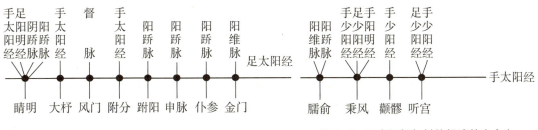

图3-3 足太阳经与其他经脉的交会穴

图3-4 手太阳经与其他经脉的交会穴

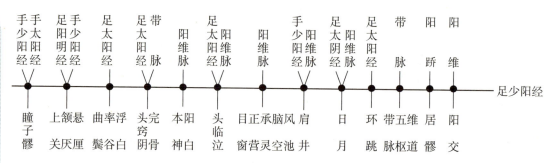

图 3-5　足少阳经与其他经脉的交会穴

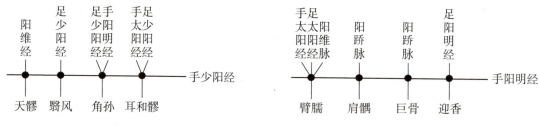

图 3-6　手少阳经与其他经脉的交会穴　　　图 3-7　手阳明经与其他经脉的交会

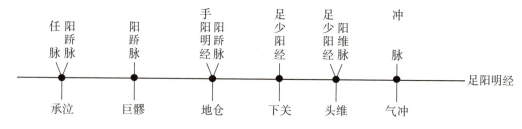

图 3-8　足阳明经与其他经脉的交会穴

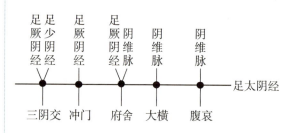

图 3-9　足太阴经与其他经脉的交会穴

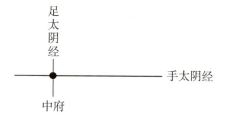

图 3-10　手太阴经与其他经脉的交会穴

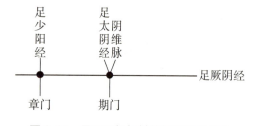

图 3-11　足厥阴经与其他经脉的交会穴

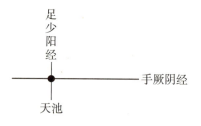

图 13-12　手厥阴经与其他经脉的交会穴

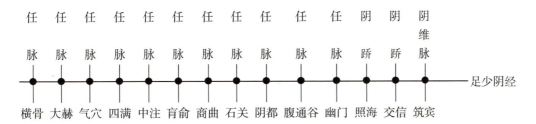

图 13-13 足少阴经与其他经脉的交会穴

（杜元灏）

复习思考题

1. 什么是针灸处方？针灸处方的两大要素是什么？
2. 简述选穴原则包括哪些内容。
3. 特定穴中郄穴的主治特点是什么？八脉交会穴如何成对地进行配伍应用？
4. 交会穴的主治特点是什么？十四经脉中哪条经脉上的交会穴最多？
5. 如何理解"荥输治外经，合治内腑"？
6. 什么是原络配穴法？请举例说明。

中 篇

各 论

PPT 课件

◇◆◇ **第四章** ◇◆◇

头面肢体经络病证

✎ 学习目标

1. 通过本章学习,掌握针灸临床上常见头面肢体经络病证的临床特点、诊断及针灸治疗方法,尤其是五体辨证、经络辨证的应用。

2. 掌握头痛、口眼㖞斜、落枕、项痹、肩痛(粘连性肩关节囊炎、肩袖损伤、肱二头肌长头腱炎)、肘劳、痹证(肢体痹证)、腱鞘囊肿、坐骨神经痛、痿证、慢性腰痛、急性腰扭伤的中医病因病机、辨病、辨经和针灸治疗方法。

3. 熟悉枕神经痛、面痛、面肌痉挛、颞下颌关节功能紊乱综合征、腱鞘炎、足跟痛、急性踝关节扭伤、感觉异常性股痛、体表胁痛、肌筋膜炎、脊神经单神经麻痹(桡神经、正中神经、尺神经、腓总神经、胫神经麻痹)的辨病、辨经和针灸治疗方法。

4. 了解肩痛(肩锁关节痛、冈上肌肌腱炎、三角肌下滑囊炎)、膝关节及其周围软组织损伤所致的膝痛、腘窝囊肿、滑囊炎、膝痛、臂丛神经痛、腓肠肌痉挛与损伤、股神经痛、骶尾痛、纤维肌痛综合征的诊断和针灸治疗方法。

　　头面肢体经络病证是由于外感、损伤(急性损伤或慢性劳损)、内伤等各种因素,导致头面躯体部位经络功能失调,气血运行失常,甚或功能障碍、结构失常的一类疾病。肢体即四肢和外在的躯体,是经络主干循行的主要分野;具有防御外邪、保护内在脏腑组织的作用;在生理上以通为顺,在病理上因瘀滞或失养而发病。头面肢体经络病证的主要特征为病位表浅而明确,多以筋肉疼痛、麻木、肿胀,或经筋拘急、弛缓等运动、感觉障碍为临床表现。这类病证非常适合于五体辨证和经络辨证,而且是针灸治疗的优势病证。本章主要按照病位分类论述。

第一节　头面部病证

一、头痛

　　头痛是最常见的临床症状之一,有近 90% 的男性和 95% 的女性都曾经历过头痛。中医学认为,各种外邪(如风寒、风热、风湿等)或内伤(情志、饮食、体虚久病等)、外伤(瘀血等)等因素使头部经络功能失常、气血失和,脉络不通或脑窍失养等,均可导致头痛。头为"诸阳之会""清阳之府",手、足三阳经和足厥阴肝经均上头,督脉直接与脑府相联系,因此,头痛与上述经脉密切相关。

　　西医学认为引起头痛的病因众多,大致可分为原发性和继发性两大类。前者不能归因于某一确切病因,也可称为特发性头痛,曾称为功能性头痛,常见者如偏头痛、紧张性头痛和丛集性头痛等,约占头痛患者的 90% 以上;后者是由于其他疾病所引起,如颅内病变(脑血管疾病、颅内感染、颅脑外伤或肿瘤等)、全身性疾病(如发热、内环境紊乱、高血压等)以及滥用精神活性药物等所致的头痛,约占头痛患者的 10%,又称为症状性头痛。头痛的种类多,发病机制也非常复杂,但概括而言主要是由于颅内、外痛敏结构内的痛觉感受器受到刺激,经痛觉传导通路到达大脑皮质而引起。本节主要介绍临床上最常见的三种原发性头痛,其他类型的头痛可参照本节进行针灸治疗。

偏头痛是一种周期性发作的单侧头痛(双侧少见),患病率为 5%~10%,它可能起源于儿童时期,但大部分在 30 岁前开始发病,其发作的频率并不固定。60%~70% 为女性,多伴家族史。频繁发作的偏头痛常与镇痛药反弹现象有关。发病病因及机制并不十分清楚,既往认为可能与颅内外血管的异常收缩、舒张有关。但新近影像学研究发现,偏头痛发作时并非一定有血管扩张,因此,学者们认为脑膜和 / 或颅外动脉扩张只是本病发作中的附带现象,并非该病发生的必要条件,也不必然导致偏头痛,故已对血管扩张学说提出质疑。目前多认为,偏头痛患者由于多个易感基因之间、易感基因与环境因素之间复杂相互作用而导致中枢神经系统兴奋 / 抑制平衡功能失调,三叉神经血管通路被反复激活并进而敏化,导致了头痛发作及其他伴随症状。皮质扩散性抑制很可能是先兆症状的发生机制,并激活三叉神经伤害性感受,继而触发头痛。由于女性多发,尤其是青春期多发病,月经前易发作,妊娠期或绝经后发作减少或停止。据统计约 60% 孕龄女性患者在妊娠期发作停止,分娩后可复发,提示内分泌和代谢因素也可能参与本病的发病。另外,环境因素也参与本病的发病;教育程度低、高工作负担也是高发人群。

紧张性头痛是原发性头痛中最常见的一种慢性头痛,全球患病率为 38%,明显高于偏头痛,占头痛患者的 70%~80%,男女患病率之比约 4∶5,发病年龄高峰在 25~30 岁,以后随年龄增长而稍有减少,患病率随教育程度升高而增高。既往认为疼痛是由于头颈部肌肉不自主收缩和头皮动脉收缩导致缺血所引起,但肌电图检测并不支持肌肉收缩机制的假说。目前多认为发病涉及外周与中枢和环境中的多种因素,不同亚型所涉及的因素也不同。越来越多的证据显示,肌筋膜激痛点在发病机制中具有重要作用。目前多数学者认为激痛点及周围神经系统在发作性紧张性头痛,尤其是偶发性紧张性头痛的发病机制中占有主导地位;而慢性紧张性头痛发病则是中枢神经系统起着主导作用,在频发性紧张性头痛的发病中,中枢神经系统也可能占重要地位。三叉神经颈复合体(TCC)二级神经元和 / 或其上级神经元的中枢性敏化,以及脊髓水平以上的痛觉调制系统对 TCC 抑制功能的障碍,共同导致了慢性紧张性头痛的发病。另外,遗传因素也在本病的发病中有一定意义。过去曾认为精神因素与本病发病有关,但目前研究发现两者的因果关系并不明确。精神因素可能在本病患者(尤其是偶发性紧张性头痛)中并不具有重要意义,而在慢性或频发性紧张性头痛患者中,精神因素可能导致恶性循环,但可能并非始发因素。即这类患者易于伴发抑郁、焦虑等精神障碍,进而会促进本病的发作,但这些精神障碍更可能是继发性疾患。

丛集性头痛是三叉神经自主神经性头痛中常见的一种,是指一组三叉神经分布区伴有自主神经症状的具有神经痛性质的发作性头痛疾患,但临床较为少见,在发作期间患者头痛呈一次接一次的成串发作,称丛集期或丛集发作期,故名丛集性头痛。国外患病率为 0.033%~0.4%,我国约为 0.004 8%,男性多发,发病年龄多在 20~40 岁,高峰在 25~30 岁。约 80% 患者每次发作都在同一侧,少数可不固定于同一侧,平均发病年龄较偏头痛晚。发病机制尚不明确,由于本病发作常存在昼夜节律(生物钟现象)和同侧颜面部的自主神经症状,推测可能与日周期节律控制中心和自主神经活动中枢 - 下丘脑的神经功能紊乱有关。因此,

笔记栏

目前认为可能是下丘脑神经功能障碍而启动了丛集性头痛的发作,但什么触发了下丘脑的启动作用仍不清楚。另外,内分泌因素、月经周期可能对女性患者具有保护作用;3%~20%的患者有家族史,提示有一定的遗传因素。

知识链接

头痛疾患的国际分类(2018 年国际头痛协会)

2018 年 7 月国际头痛协会发布了 ICHD-Ⅲ正式版,分类如下:

1. 原发性头痛 包括偏头痛(分为无先兆偏头痛、有先兆偏头痛、慢性偏头痛、偏头痛并发症、很可能的偏头痛、可能与偏头痛有关的发作性综合征)、紧张性头痛(分为偶发性、频发性、慢性和很可能的紧张性头痛)、三叉神经自主神经性头痛(分为丛集性头痛、阵发性偏侧头痛、短暂单侧神经痛样头痛发作、持续偏侧头痛和很可能的三叉自主神经性头痛);其他原发性头痛(原发性咳嗽性头痛、原发性劳力性头痛、原发性性活动相关性头痛、原发性霹雳样头痛、冷刺激性头痛、外部压力性头痛、原发性针刺样头痛、圆形头痛、睡眠性头痛、新发每日持续头痛)。

2. 继发性头痛 包括缘于头颈部创伤的头痛,缘于头颈部血管性疾病的头痛,缘于颅内非血管性疾病的头痛,缘于某种物质或物质戒断性头痛,缘于感染的头痛,缘于内环境紊乱的头痛,缘于头颅、颈部、眼、耳、鼻、鼻窦、牙、口腔或其他面部或颈部构造疾病的头痛或面痛,缘于精神障碍的头痛。

3. 痛性颅神经病变和其他面痛及其他类型头痛 包括缘于三叉神经损伤或病变的疼痛、缘于舌咽神经损伤或病变的疼痛、缘于中间神经损伤或疾病的疼痛、枕神经痛、颈舌综合征、痛性视神经炎、缘于缺血性眼(运)动神经麻痹的头痛、Tolosa-Hunt 综合征、三叉神经交感–眼交感神经综合征、复发性痛性眼肌麻痹神经病、烧灼嘴综合征、持续性特发性面痛、中枢性神经病理性疼痛;其他类型头痛(未分类的头痛、无特征性头痛)。

【辨病、辨经与辨证】

1. 辨病 当患者以头痛为主症时即可诊断为中医的头痛。临床应重点询问头痛的起病方式、发作频率与时间、持续时间,头痛的部位、性质、疼痛程度及伴随症状;注意询问头痛的诱发因素、前驱症状、头痛加重和减轻的因素;还要全面了解患者的睡眠与职业状况、既往病史和伴随疾病、外伤史、服药史和家族史等一般情况对头痛发病的影响。西医诊断应首先分清原发性与继发性头痛,原发性多为良性病程,继发性则为器质性病变所致,任何原发性头痛的诊断必须建立在排除继发性头痛的基础之上。全面详尽的体格检查尤其是神经系统和头颅、五官的检查,有助于发现头痛的病变所在。神经影像学或腰穿脑脊液等辅助检查,能为颅内器质性病变提供客观依据。常见的原发性头痛诊断要点如下:

(1) 偏头痛:多起病于儿童和青春期,中青年期达发病高峰,女性多见,男女患者比例为1∶(2~3),常有遗传背景,约 60% 的患者有家族史。开始常呈激烈的搏动性疼痛,后转为持续性钝痛,中或重度头痛常持续 4~72 小时。临床可分为无先兆和有先兆偏头痛。另外,根据偏头痛的发作持续时间等可分为慢性偏头痛和偏头痛持续状态等。

①无先兆偏头痛:最常见的一型,约占 80%。临床表现为反复发作的一侧额颞部疼痛,

呈搏动性,也有少数呈双侧;常伴有恶心、呕吐、畏声、畏光、出汗、全身不适、头皮触痛等症状。本型女性患者常与月经有明显的关系。②有先兆偏头痛:约占 10%,发作前数小时至数日可有倦怠、注意力不集中和打哈欠等前驱症状;在头痛发作前或发生时,常以可逆的局灶性神经系统症状为先兆,表现为视觉、感觉、言语和运动的缺损或刺激症状,最常见为视觉先兆,如视物模糊、暗点、闪光、亮点亮线或视物变形;其次为感觉先兆,如面 - 手区域分布的感觉障碍。言语和运动先兆少见。先兆症状一般在 5~20 分钟内逐渐形成,持续不超过 60 分钟。③慢性偏头痛:每月发作超过 15 天,持续 3 个月或 3 个月以上,并排除药物过量引起的头痛。④偏头痛持续状态:发作持续时间≥72 小时,而且疼痛程度较严重,但其间可有因睡眠或药物应用获得的短暂缓解。

📖 知识链接

哪些外因可诱发偏头痛的发作?

偏头痛发病的病因可分为内因与外因,内因主要与遗传有关(偏头痛患者其亲属出现偏头痛的风险是一般人群的 3~6 倍。另外,内分泌和代谢因素也可能为内因之一。诱发偏头痛发作的外因包括以下两个方面:

1. 某些食物和药物 如含酪胺的奶酪、含亚硝酸盐的肉类和腌制品、含苯乙胺的巧克力、含谷氨酸钠的食品添加剂及葡萄酒等;药物包括口服避孕药、血管扩张剂(如硝酸甘油等)。

2. 其他因素 如强光刺激、过劳、应激以及应激后的放松、睡眠过度或过少、禁食、紧张、情绪不稳定等。

(2) 紧张性头痛:典型病例多在 20 岁发病,随着年龄的增长患病率增加,两性均可患病,多见于中青年女性。主要为两颞部,部分为枕部、头顶部及全头部的束带样、紧箍感轻中度的持续性钝痛,还有胀痛、压迫感及麻木感,患者常有疼痛围绕头颈部感觉;工作紧张、眼过度疲劳及姿势不正确常可引起,心理因素可加重头痛症状。临床常分为发作性和慢性两大类:①发作性紧张性头痛,包括偶发性和频发性,偶发性指符合紧张性头痛特征的至少 10 次发作,平均每月发作 <1 天,每年发作 <12 天;频发性者平均每月发作≥1 天而 <15 天,至少 3 个月以上,每年发作≥12 天而 <180 天。②慢性紧张性头痛,平均每月发作≥15 天,3 个月以上,每年发作≥180 天。

附:国际头痛协会制定的 ICHD-Ⅲ,根据发作频率和是否有颅周压痛将本病分为 4 大类:①偶发性紧张性头痛(包括伴颅周压痛和不伴颅周压痛);②频发性紧张性头痛(包括伴颅周压痛和不伴颅周压痛);③慢性紧张性头痛(包括伴颅周压痛和不伴颅周压痛);④很可能的紧张性头痛(包括很可能的偶发性、频发性、慢性紧张性头痛)。

(3) 丛集性头痛:平均发病年龄较偏头痛晚,约为 25 岁,部分患者可有家族史。以男性多见,为女性的 3~4 倍。头痛位于一侧眼眶周围、眶上、眼球后和 / 或颞部,呈尖锐、爆炸样、非搏动性剧痛;每次发作持续 15 分钟到 3 个小时。疼痛发作期常在每年的春季(或秋季);发作性质为突然发作性剧烈的爆炸性、不变的疼痛,无先兆,几乎于每日同一时间(生物钟现象),常在晚上发作,使患者从睡眠中痛醒,病程可持续数周至数月(常为 2 周至 3 个月)。伴随症状包括同侧眼结膜充血、流泪、瞳孔缩小、眼睑下垂、鼻塞、流涕或流涎,以及头面部出汗等自主神经症状。临床常分为发作性和慢性两类:①发作性丛集性头痛:至少两次丛集期持

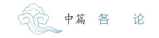

续 7 天 ~1 年,两次丛集期之间无痛的间歇期≥1 个月;②慢性丛集性头痛:丛集期 >1 年,无间歇期或间歇期 <1 个月。

2. 辨经 对于部位明确的头痛,针灸临床常按照部位辨证归经。在临床上可根据头痛具体情况灵活应用辨证、辨经,或两种方法结合应用。

(1) 阳明头痛:疼痛位于前额、眉棱、鼻根部,又称前额痛、正头痛。

(2) 少阳头痛:疼痛位于头侧部,常为单侧,又称侧头痛。

(3) 太阳头痛:疼痛位于后枕部,常连及于项,也称后枕痛、后头痛。

(4) 厥阴头痛:疼痛位于巅顶部,常连及目系,也称巅顶痛、头顶痛。

3. 辨证 头痛从总体上分为外感和内伤头痛。

(1) 外感头痛:以头痛连及项背,发病较急,痛无休止,外感病因或表证明显为主症。兼见恶风畏寒,口不渴,苔薄白,脉浮紧,为风寒头痛;头痛而胀,发热,口渴欲饮,小便黄,苔黄,脉浮数,为风热头痛;头痛如裹,肢体困重,苔白腻,脉濡,为风湿头痛。

(2) 内伤头痛:以头痛发病较缓,多伴头晕,痛势绵绵,时发时止,遇劳或情志刺激而发作、加重为主症。兼见头胀痛,目眩,心烦易怒,面赤口苦,舌红苔黄,脉弦数,为肝阳头痛;头痛头晕耳鸣,腰膝酸软,神疲乏力,遗精,舌红苔少,脉细无力,为肾虚头痛;头部空痛兼头晕,神疲无力,面色不华,劳则加重,舌淡,脉细弱,为血虚头痛;头痛昏蒙,脘腹痞满,呕吐痰涎,苔白腻,脉滑,为痰浊头痛;头痛迁延日久,或头部有外伤史,痛处固定不移,痛如锥刺,舌暗,脉细涩,为瘀血头痛。

【治疗】

1. 基本治疗

治法 疏调经脉,通络止痛。局部穴位为主,配合循经远端取穴。

穴方
阳明头痛	头维	印堂	阳白	阿是穴	合谷	内庭
少阳头痛	太阳	率谷	风池	阿是穴	外关	侠溪
太阳头痛	天柱	后顶	风池	阿是穴	后溪	申脉
厥阴头痛	百会	四神聪	阿是穴	内关	太冲	
全头痛	太阳	百会	头维	印堂	风池	合谷

风寒头痛加列缺、风门;风热头痛加曲池、大椎;风湿头痛加阴陵泉。肝阳头痛加行间、太溪;痰浊头痛加丰隆、阴陵泉;瘀血头痛加血海、膈俞;血虚头痛加气海、足三里;肾虚头痛加太溪、肾俞。紧张性头痛者加阿是穴(枕部、头顶部或在颈项肩部肌肉紧张或压痛处)、神门、安眠、颈夹脊;丛集性头痛者加丝竹空、承泣、迎香;偏头痛者加角孙、完骨、足临泣、中渚。

操作 ①毫针刺:常规操作。头痛急性发作时,可先针刺远端腧穴,强刺激持续行针1~3 分钟,可每日治疗 2 次。②结合电针、三棱针法、拔罐法及灸法:毫针刺基础上,头部穴、肢体穴可加电针,用密波或疏密波交替,每次 20~30 分钟;阿是穴可点刺出血;紧张性头痛在颈项肩部肌肉紧张或压痛处刺络拔罐或用闪罐法。风寒头痛风门加灸;风热头痛大椎点刺出血,或加拔罐;瘀血头痛膈俞刺络拔罐。

方义 头部腧穴可疏导局部经气,调和气血;远端穴均为手足同名经穴相配,一上一下,同气相求,加强疏导经气作用。风池为足少阳与阳维脉交会穴,功长祛风活血、通络止痛;合谷调气活血止痛。

案例分析

古代医案的启示

案例:治一老妇人头痛,久岁不已,因视其手足有血络,皆紫黑,遂用三棱针尽刺出其血,如墨汁者数盏,后视其受病之经灸刺之,而得痊愈(《医学纲目》)。

分析:患者头痛日久,久病多瘀。视其手足血络表现出瘀血特征,为经络诊断中望经络法的具体体现,因此,可诊断为瘀血头痛。刺络放血法可起到活血祛瘀、通络止痛作用。再结合经络辨证,循经选穴行刺灸法。本案提示在针灸治疗头痛时,临证要全面诊察以获得辨证信息,四诊合参,灵活诊治,同时也是辨证辨经相结合治疗头痛的典型案例。

2. 其他治疗

耳穴法　枕、额、皮质下、神门。毫针刺或王不留行籽压丸。顽固性头痛可在耳背静脉点刺出血。

皮肤针法　太阳、印堂及阿是穴。皮肤针叩刺,出血少量,适用于外感及瘀血头痛。

穴位注射法　阿是穴、风池。用1%的盐酸普鲁卡因或维生素B_{12}注射液,每穴0.5~1.0ml,每日或隔日1次,适用于顽固性头痛。

3. 参考方法

(1)偏头痛:①局部痛点、压痛点、颈肌、咀嚼肌激痛点、星状神经节、耳迷走神经刺激点、合谷、太冲。皱眉肌卡压神经时,加皱眉肌刺激点;恶心、呕吐加内关;过敏或食物或饮料过敏诱发的头痛加曲池;与激素有关特别是月经前的头痛加三阴交;有精神紧张、压力因素加百会或四神聪;有视觉症状加睛明、攒竹、承泣、四白和太阳。②眶上神经、滑车上神经、枕大神经、迷走神经、星状神经节刺激点。颞部痛为主加颞浅动脉旁刺激点。

(2)紧张性头痛:局部痛点及压痛点、颞肌、枕下肌、胸锁乳突肌、上斜方肌激痛点、迷走神经刺激点,合谷、太冲;或咬肌、翼状肌、上斜方肌(肩井周围)、夹肌压痛点及激痛点。

(3)丛集性头痛:发作时选枕大神经、耳迷走神经刺激点,合谷、太冲;间歇期或慢性头痛选球后、星状神经节、枕大神经刺激点或C_2横突下刺激点、蝶腭神经节、眶上神经、耳迷走神经刺激点、胸锁乳突肌、颞肌压痛点或激痛点。

【按语】

1. 针灸治疗头痛的效果主要取决于病因和类型,总体上原发性头痛疗效较好,尤其以紧张性头痛、偏头痛效果好。继发性头痛应以原发病治疗为主,针刺只起到辅助的暂时缓解头痛作用。

2. 对于多次治疗无效或逐渐加重的头痛,要查明原因,尤其须排除颅内占位性病变。

【古代文献摘录】

《标幽赋》:头风头痛,刺申脉与金门。

《玉龙歌》:偏正头风有两般,有无痰饮细推观,若然痰饮风池刺,倘无痰饮合谷安。

二、枕神经痛

枕神经痛是枕大、枕小、耳大神经分布区疼痛的总称,三对神经来自颈2、颈3,分布于枕部,故枕神经痛又称上颈神经痛,由于枕大神经行走途径较长,分布范围广,易受颈部多种因素的影响,局部理化环境的任何改变均会影响和刺激枕大神经,产生一系列临床症状。因此,

笔记栏

临床上往往以枕大神经痛为主和多见,可同时累及枕小神经和耳大神经,但亦可出现单个枕神经痛。偶见颈皮神经或锁骨上神经受损亦可引起枕神经痛。不明原因的枕神经痛少见,从病因上可分为原发性和继发性,前者是指细菌病毒感染或中毒,或不良姿势刺激或压迫枕神经等直接引起的枕神经炎,或原因不明者,多发于青壮年,而且发病前大多有受凉、劳累、潮湿、不良姿势的睡眠等诱因;但后者临床多见,为其他疾病造成枕神经的继发性损伤(刺激、卡压或牵拉等),常为上段颈椎病变及颈枕部软组织损伤,这些病理改变将影响枕神经的特殊通道结构,刺激枕神经产生临床症状;另外,也常继发于上呼吸道感染、慢性扁桃体炎,或全身性疾病如感染、风湿病、糖尿病、尿毒症等。由于枕下三角区所处位置较深,范围很小,在椎枕肌群紧张、痉挛及劳损等情况下,特别是在上述感染和全身性疾病时免疫力降低,可导致该区域局部微环境理化性质的改变,如出现无菌性炎症、水肿,区域内张力增高,刺激和压迫相应部位的血管神经,加重头下斜肌、头半棘肌痉挛,压迫枕神经导致恶性循环。男女患病比例0.6∶1,发病高峰年龄在 40~70 岁,职业以体力劳动和文职人员居多,冬春为发病高峰期。

本病属中医学的太阳头痛、后头痛范畴,与足太阳、督脉关系密切,由外感、内伤等因素导致枕部足太阳经气血阻滞不通所致。外感风寒,寒邪阻滞经络,寒性收引,筋脉拘急而痛;枕部外伤,瘀血阻络,血行不畅,瘀血阻滞经脉而痛;或素体虚弱,久病或劳累过度伤及气血,气血不足,筋脉失养而痛。

【辨病与辨经】

1. 辨病 多数患者病前有受凉、感冒或颈枕部劳损、姿势不良病史。疼痛多为一侧,两侧少见,位于枕部和后颈部(枕神经分布区)皮肤表面,疼痛程度轻重不等,多为中等度疼痛,少数患者疼痛剧烈,表现为起源于枕部的疼痛,并可向头顶(枕大神经)、乳突部(枕小神经)或外耳部(耳大神经)放射。疼痛分为发作性和持续性两类,每次发作持续时间从数分钟到数小时不等,性质以持续性钝痛多见,但也可出现尖锐的椎样刺痛或电击样串通、刀割样剧痛等,并伴阵发性加剧,也可呈间歇性发作;沿神经走行的上颈部偶有触痛。部分患者可出现局部皮肤极为敏感,触及毛发即可诱发疼痛。头颈活动、咳嗽时加重,常伴颈肌痉挛。检查枕外隆凸下常有压痛,枕神经分布区常有感觉减退或过敏。

2. 辨经 疼痛起源于枕部并向头顶放射者,为足太阳、足厥阴经证;向乳突部放射者,为足太阳、足少阳经证;向外耳部放射者,为足太阳、手足少阳经证。

【治疗】

1. 基本治疗

治法 活血通络,止痛。

穴方 阿是穴 玉枕 天柱 昆仑 后溪

枕大神经痛加百会、通天、太冲;枕小神经痛加完骨、头窍阴、足临泣;耳大神经痛加角孙、外关。

操作 ①毫针刺:常规操作。②结合电针法:头枕部穴位可加电针,密波或疏密波交替,每次 20~30 分钟。

方义 本病主要属足太阳经病证,玉枕、天柱、阿是穴均为病变局部选穴,可疏导枕部足太阳经气血,活血通络止痛。昆仑、后溪,一上一下,为太阳经同气相求,有助于疏调太阳经气血。

2. 参考方法

(1) 颈椎原因引起的枕神经痛:颈 2、颈 3 夹脊及压痛点、合谷、昆仑。

(2) 周围肌肉引起的枕神经痛:①枕大神经痛:头下斜肌激痛点、枕大神经出口处或压痛点(在斜方肌的起始部,距正中线 2.5cm 处,相对于风池穴或附近)、合谷或外关。②枕小神经痛:胸锁乳突肌或斜方肌激痛点、枕小神经出口处或压痛点(乳突后方的胸锁乳突肌附着点后缘处,相当于翳明穴或附近)、合谷或外关。③耳大神经痛:耳大神经出肌点或压痛点(胸锁乳突肌的后缘中点,即距颈外静脉横越胸锁乳突肌后缘的交点以上1~2cm处)、胸锁乳突肌激痛点、下关、合谷或外关。

(3) 感染引起的枕神经炎:枕大神经、枕小神经、耳大神经出肌点或压痛点,耳迷走神经刺激点、大椎、风门、曲池、耳尖、合谷或外关。大椎、风门、耳尖点刺放血。

【按语】

枕神经痛大多数患者针灸起效快,预后良好;但对于长期不能缓解者,应排除高位颈椎的恶性病变。本病有一定的自限性,但可复发,治愈后要注意坐卧时正确的头颈部姿势、局部保暖,避免使用高而硬的枕头,选择松软舒适的枕头,帽子不宜过紧,尽可能减少局部刺激。减少枕神经痛的诱发因素,如防止受凉、受潮和疲劳、上呼吸道感染等对预防本病的复发至关重要。仅极少数严重的枕神经痛需要手术治疗,但手术成功率并不高。对于针灸治疗效果不佳者,或疼痛严重者,可用卡马西平或苯妥英钠、肌肉松弛药、非甾体抗炎药,或1%~2%普鲁卡因维生素B$_{12}$进行封闭缓解症状。枕神经痛的保守治疗包括针灸治疗,局部理疗如红外线治疗、超短波治疗、药物热敷等。因颈部轻度外伤或增生性颈椎病引起者可加颈椎牵引治疗。

三、面痛

面痛是以眼、面颊部出现的放射性、烧灼样抽掣样疼痛为主要表现的疾病,又称为"面风痛""面颊痛"。中医学认为本病多与外感风邪、情志不调、外伤等因素有关,面部主要归手、足三阳经所主,各种内外因素使面部经脉气血阻滞,不通则痛,导致本病。

本病包括西医学的三叉神经痛、非典型面痛及面部反射性交感神经营养不良等。三叉神经痛表现为其分布区内短暂的反复发作性剧痛,三叉神经分为眼支、上颌支和下颌支,疼痛常自一侧的上颌支(第2支)或下颌支(第3支)开始,眼支起病者极少见;临床以第2支、第3支同时发病者多见。40岁以上患者占70%~80%,女性较多。临床上可分为原发性和继发性。原发性三叉神经痛的病因尚未明确;继发性三叉神经痛多有明确的病因,如颅底或桥小脑角肿瘤、脑膜炎、脑干梗死等,侵犯三叉神经的感觉根或髓内感觉核而引起的疼痛多伴有邻近结构的损害和三叉神经本身的功能丧失,发病年龄常较轻,有神经系统阳性体征。

非典型面痛(又称持续性特发性面痛)表现为持续性烧灼样疼痛,无间歇期,与特殊动作或触发刺激无关。疼痛范围超出三叉神经分布区域,常累及颈部皮肤。本病发病原因尚不十分清楚,有学者认为本病是一种功能性疾病,而也有观点认为是血管因素及三叉神经末梢支受损造成的。

面部反射性交感神经营养不良是面部外伤(如拔牙等)所引起的面部痛症,表现为持续性烧灼痛、触痛,范围常与三叉神经分布区重叠,常有明显的激痛点,潜在心理疾患,出现皮肤黏膜营养的改变,并伴有汗腺调节神经和血管运动神经的改变。发病机制并不十分清楚,主要可能是面部软组织、牙齿或面部骨骼的急性损伤、感染、癌症、关节炎、中枢神经系统损伤等因素引起的交感神经功能失调或障碍,导致面部营养不良而引起复杂的面部痛症。

【辨病与辨经】

1. 辨病　当患者以面部疼痛为主诉即可诊断为中医的面痛,当仅以眉弓部疼痛为主可诊断为眉棱骨痛。中医学面痛主要包括西医学的三叉神经痛、非典型面痛,诊断要点如下:

(1) 三叉神经痛:疼痛局限于三叉神经一或两支分布区,发作时表现为以面颊上下颌部突然出现的闪电样、刀割样、针刺样、火灼样或撕裂样剧烈疼痛,持续数秒或一两分钟,突发突止,间歇期完全正常。患者口角、鼻翼、颊部或舌部为敏感区,轻触可诱发,称为扳机点或敏感点。严重者可因疼痛出现面肌反射性抽搐,又称为"痛性抽搐"。病程呈周期性,发作可为数日、数周或数月不等。随着病程迁延,发作次数逐渐增多,发作时间延长,间歇期缩短,甚至为持续性发作,很少自愈。神经系统检查无阳性体征,患者常因恐惧疼痛发作而不敢刷牙、洗脸、进食。

(2) 非典型面痛:多发于神经质者,年轻者多见;面部疼痛单侧或双侧、深在,范围较弥散,为持续性烧灼样或痉挛性痛,偶有电击样感觉;疼痛的程度呈波动性,有时可波及头、肩部、上肢,没有扳机点,常伴有自主神经症状,如流泪、鼻塞、面部潮红、结膜充血、出汗等。

(3) 面部反射性交感神经营养不良:①面部外伤或拔牙常为原因;面部表现为烧灼痛,疼痛常累及皮肤和黏膜,常有痛觉超敏,但不会出现沿着颅神经或周围神经走行的放射性痛;常有激痛点存在,特别是口腔黏膜;常伴有皮肤、黏膜的营养不良改变。②可出现汗腺调节神经和血管运动神经的变化表现;患者也常伴有明显的睡眠障碍和抑郁。③星状神经节阻滞术后即刻出现疼痛缓解可作为推定诊断。④面部、颈部 MRI 检查,血常规检测、红细胞沉降率和全血生化检测,有助于排除可能引起本病的感染或阻滞伤害等炎症原因。

2. 辨经

(1) 足太阳经证:眉棱骨部位呈电灼样或针刺样疼痛,为三叉神经第 1 支即眼支痛。

(2) 手足阳明及手太阳经证:上颌、下颌部呈电击样疼痛,为三叉神经第 2 支、第 3 支痛。

(3) 手三阳经证:面部范围广泛的弥漫性疼痛,主要为非典型面痛和面部反射性交感神经营养不良。

【治疗】

1. 基本治疗

治法 疏通经络,活血止痛。以面颊局部和手、足阳明经穴为主。

穴方 ① 眼支痛:攒竹 丝竹空 阳白 昆仑 后溪

② 上颌支痛:颧髎 迎香 下关 合谷 内庭

③ 下颌支痛:承浆 地仓 颊车 合谷 内庭

④ 非典型面痛及面部反射性交感神经营养不良:阳白 四白 颧髎 下关 地仓 颊车 合谷 内庭 太冲

非典型面痛等波及头、肩、上肢部加角孙、肩髃、曲池;睡眠障碍和抑郁加百会、神门。

操作 毫针刺,常规操作。面部诸穴可透刺,但刺激强度不宜过大。面痛发作时,首先针刺肢体远端穴,持续捻转行针。

方义 本病以面部穴位为主,可疏通面部经络,活血止痛。足太阳经筋为目上冈,眼支痛远端选昆仑、后溪,旨在疏导太阳经气血;合谷、内庭分属手阳明、足阳明经穴,一上一下,属同名经配穴,可疏导面部经络气血,活血止痛。太冲为肝经原穴、输穴,与合谷配合为四关穴,可祛风通络止痛。

2. 其他治疗

刺络拔罐法 颊车、地仓、颧髎。三棱针点刺,行闪罐法。隔日 1 次。

皮内针法 面部寻找扳机点。将撳针刺入,外以胶布固定。2~3 日更换 1 次。

3. 参考方法

(1) 三叉神经痛:面部的感觉由三叉神经感觉根支配,在面部分为三支,眼支从眶上裂孔处出颅,相当于攒竹穴处,即眶上神经;上颌支从眶下孔出颅,相当于四白穴处,即眶下神经;下颌支在颏孔处分出,相当于夹承浆穴处,即颏神经。因此,分别以攒竹、四白、夹承浆为主穴,可配合远端选穴。

(2) 非典型面痛:面部三叉神经分布区刺激点、蝶腭神经节刺激点、星状神经节、迷走神经刺激点。

（3）面部反射性交感神经营养不良：面部三叉神经分布区任选刺激点、口腔黏膜、咬肌激痛点、星状神经节与迷走神经刺激点。

【按语】

1. 针灸治疗原发性三叉神经痛、非典型面痛有一定的止痛效果，但这两种疾病均较为顽固，需要坚持较长时间的针灸治疗。

2. 对于继发性三叉神经痛，应以原发病治疗为主。对于多次治疗无效或逐渐加重的，应进一步查明病因，以排除颅底或桥小脑角的肿瘤、转移瘤等。

四、口眼㖞斜

口眼㖞斜又称卒口僻、口㖞、吊线风，是以口角歪斜于一侧、目不能闭为主要表现的病症，是一种常见病、多发病，不受年龄限制，无明显季节性，发病急速，以一侧面部发病多见。中医学认为，劳作过度，机体正气不足，脉络空虚，卫外不固，风寒或风热之邪乘虚入中面部经络，或头面部外伤，致气血瘀阻，经筋功能失调，筋肉失于约束，出现㖞僻。《灵枢·经筋》云："足阳明之筋……卒口僻，急者目不合……颊筋有寒，则急引颊移口；有热，则筋弛纵缓不胜收，故僻。"因此，本病主要为足阳明经筋病证，但涉及手足太阳和手阳明经筋。由于足太阳经筋为"目上冈"，故额纹消失、不能上提眼睑为足太阳经筋功能失调所致；口颊部主要为手太阳和手、足阳明经筋所主，因此，口歪主要系该三条经筋功能失调所致。

本病相当于西医学的引起周围性面瘫的疾病，最常见者为特发性面神经麻痹，亦称面神经炎、贝尔麻痹，是因茎乳孔内面神经非特异性炎症所致，发生机制目前并不十分清楚，一般认为是一种非化脓性面神经炎，病因可能有面神经本身或其外周病变。面神经本身的因素认为系受风寒引起局部营养神经的血管发生痉挛，导致神经缺血、水肿及受压迫，也有认为是风湿性或病毒感染所致；外周因素则有因茎乳孔内骨膜炎致使面神经受压或血循环障碍，导致面神经麻痹。早期病理变化主要是面神经水肿、脱髓鞘，晚期可有轴突变性、萎缩等。另外，面部外伤、吉兰-巴雷综合征、耳源性疾病、腮腺病变、颌后区病变或后颅窝病变等也可引起周围性面瘫。本节主要介绍特发性面神经麻痹所致的周围性面瘫，其他原因导致的周围性面瘫可参照本节进行治疗。

📖 **知识链接**

查尔斯·贝尔与贝尔麻痹

查尔斯·贝尔（1774—1842年）是一位英国的外科医生，也是伟大的神经解剖学家，因其在人脑和神经系统领域的开创性贡献而闻名。贝尔-马让迪法则、贝氏神经、贝氏瘫痪都是以他的名字命名的。他出生在一个牧师家庭，他的哥哥约翰也是著名的外科医生和解剖学家。贝尔还是个颇具天赋的艺术家，当他还在爱丁堡学习解剖学和医学的时候就为1798年出版的作品《解剖系统》配画了插图。1802年，他在爱丁堡医院做外科手术助理时，发表了一系列脑和神经系统的版画。2年后，贝尔和约翰合著《人体解剖学和生理学》，对神经系统进行描述，许多续版都包含他们撰述的版本。1824年，贝尔成为英国伦敦皇家外科手术学院解剖学和外科手术教授，4年后又被任命为伦敦大学医学院院长。19世纪20年代，贝尔继续从事神经系统的研究，1830年出版《人体的神经系统》，他首次论述了一种叫做贝氏瘫痪的疾病，发现这种面部的半边瘫痪由第七根面神经的损伤造成。

笔记栏

【辨病、辨经与辨证】

1. 辨病 以一侧口角㖞斜、眼睑闭合不全为主症者,即可诊断为中医的口眼㖞斜。西医诊断应首先分清中枢性面瘫与周围性面瘫,其次确定病因。

(1) 特发性面神经麻痹:面瘫急性发作,在数小时至数天内(一般为48~72小时)达高峰,部分患者在麻痹前1~2日有病侧耳后持续性疼痛和乳突部压痛;患者常在睡眠醒来时,发现一侧面部肌肉板滞、麻木、瘫痪,额纹消失,不能皱眉,眼裂不能闭合或闭合不全。闭眼时可见眼球向外上方侧转动,露出白色巩膜,称为贝尔征。鼻唇沟变浅,口角下垂,露齿时歪向健侧;鼓气、吹口哨漏气;面颊肌瘫痪,食物易滞留病侧齿龈。泪点随下睑而外翻,使泪液不能正常吸收而致外溢。

此外,面神经炎可因面神经受损部位不同而出现一些其他临床表现,如病变在茎乳孔以外及其附近,则舌无味觉障碍,可伴有耳后疼痛;鼓索以上面神经病变,可出现同侧舌前2/3味觉消失;镫骨肌神经以上部位受损,可出现同侧舌前2/3味觉消失及听觉过敏;损害在膝状神经节,除面瘫、同侧舌前2/3味觉消失及听觉过敏,可兼有乳突部疼痛、外耳道与耳郭部的感觉障碍、眼干;损害在膝状神经节以上,如病变在内听道可伴有耳鸣、神经性耳聋,兼有眼干、唾液减少等。

知识链接

特发性面神经麻痹的病程分期

针对特发性面神经麻痹的病程分期目前尚无统一标准。一般可分为:①急性期,或面神经炎性水肿进展期,时间为7天左右;②静止期,为发病后7~20天;③恢复期,发病20天以上到3个月。也有人把上述静止期与恢复期统称为恢复期,而将发病3个月至半年以上称为后遗症期。还有人将面瘫分为初期(发病第1周)、中期(发病2~4周)、后期(发病第5周以后)。尽管各家的分期不尽相同,但将面瘫分为三期以及对急性期(初期或进展期)的认识却是一致的,均定为7天(1周)左右。根据周围神经损伤后的修复周期为4~6个月的特点,将特发性面神经麻痹的病程分为急性期(1周内)、恢复期(7天~6个月)、后遗症期(6个月以上)较为妥当。

(2) Ramsay-Hunt综合征:由疱疹病毒侵犯膝状神经节所致,除上述膝神经节损伤的表现外,以外耳道、鼓膜出现疱疹为特点。

(3) 外伤性周围性面瘫:面瘫有明显的面部外伤史。

辅助检查:一般在病后1~2周进行肌电图的检查,出现纤颤波和正锐波时表明存在面神经失用状况;面神经传导速度测定,对于鉴别面神经是暂时性传导障碍还是永久性失神经支配有帮助,有助于判断疾病严重程度。考虑颅内病变时予以影像学检查。检测面神经兴奋阈值(一般在病后7天内检查,正常情况下双侧面神经兴奋阈值差异不大于2mA)和复合肌肉动作电位(在病后3周内)对于判断疾病严重程度和预后有重要参考意义。

2. 辨经 额部肌肉(上组表情肌)瘫痪、额纹消失、不能皱眉为足太阳经筋证;面颊部肌肉(下组表情肌)瘫痪、鼻唇沟变浅、口角下垂㖞斜为手足阳明及手太阳经筋证。

3. 辨证 以突然出现口眼㖞斜为主症。兼见发病初期,有面部受凉史,舌淡、苔薄白,脉浮紧,为风寒证;发病初期多继发于感冒发热或头面、咽部感染,或耳部出现疱疹等,舌红苔薄黄,脉浮数,为风热证;恢复期或病程较长的患者,可伴倦怠无力、面色淡白、头晕等,脉细或虚弱无力,为气血不足;面瘫后期局部肌肉僵硬不舒,甚至萎缩,或有明显外伤史,舌紫暗,为瘀血阻络。

知识链接

周围性与中枢性面瘫鉴别表

特征	周围性面瘫	中枢性面瘫
面瘫程度	重	轻
症状表现	面部表情肌瘫痪使表情动作丧失	病灶对侧下部面部表情肌瘫痪(鼻唇沟变浅和口角下垂),额支无损(两侧中枢支配),皱额、皱眉和闭眼动作无障碍;病灶对侧面部随意动作丧失而哭、笑等动作仍保存;常伴有同侧偏瘫和中枢性舌下神经瘫
恢复速度	缓慢	较快
常见病因	特发性面神经麻痹	脑血管疾病及脑部肿瘤等

【治疗】

1. 基本治疗

治法　祛风通络,疏调经筋。以局部穴及手足阳明经穴为主。

穴方　阳白　颧髎　牵正　地仓　翳风　合谷

风寒证加风池、列缺;风热证加曲池、外关;气血不足加足三里、气海;瘀血阻络加局部阿是穴。人中沟歪斜加水沟;鼻唇沟浅加迎香;颏唇沟歪斜加承浆;舌麻、味觉减退加廉泉;目合困难加鱼腰、昆仑;流泪加承泣;听觉过敏加听宫、中渚。

操作　在急性期,面部穴位手法不宜过重,针刺不宜过深,取穴不宜过多;肢体远端的腧穴行泻法且手法宜重;一般慎用电针,可配合 TDP 照射、局部热敷等。在恢复期,面部穴位刺激量可适当增加,可进行电针、拔罐或刺络拔罐、灸法等综合运用,亦可配合 TDP 照射、局部热敷等。针灸治疗过程中患者应配合面肌训练,包括抬眉、皱眉、闭眼、皱鼻根、提上唇、示齿、引口角向外上、闭口引口角向后,上下唇撅起等,每日 3~5 次。

①毫针刺:面部穴位采用平刺、斜刺或透刺方法,以平补平泻法为宜;阳白向鱼腰部透刺;牵正在耳垂前 0.5 寸,与耳中点相平处取穴,可与地仓对刺、透刺。合谷选健侧。

②结合拔罐或刺络拔罐、电针及灸法:毫针刺后,可行闪罐法,按照面部肌肉的走行,向上向外闪拔 1~3 分钟,每日 1~2 次,也可用三棱针点刺阳白、颧髎、地仓加拔罐,每周 2 次;面部拔罐时应以适量出血后即移去火罐为宜,避免导致面部出现皮下淤血或水疱,影响面容;可以太阳与阳白,地仓与牵正分为两组,分别接电针,用疏波或疏密波交替,每次 20~30 分钟,强度以患者面部肌肉微见跳动而能耐受为度;如通电后,见牙齿咬嚼者,为针刺过深,刺中咬肌所致,应调整针刺的深度。面部穴位均可用艾条灸、隔姜灸或温针灸法等;针对耳后疼痛者,可在翳风穴施雀啄灸法,每次施灸 30 分钟,以局部出现红晕、潮湿为度。总之,上述操作方法以毫针治疗为基础,可根据患者具体情况,单选或综合选用数种刺灸方法。

方义　面部腧穴可疏调局部筋络气血,活血通络。合谷为循经远端取穴,"面口合谷收",既可祛除面部阳明筋络之邪气而祛风通络,又可调和面部阳明经筋之气血。

2. 其他治疗

皮肤针法 患侧面部,以阳白、颧髎、地仓为重点部位。用梅花针叩刺,以局部潮红为度。适应于恢复期。

穴位注射法 闭眼时患侧口角不自主上提者取患侧巨髎,进食时反射性流泪取患侧颊车。安定注射液 2ml(10mg),直刺 0.3~0.5 寸,待针下有酸胀感后,回抽无出血,将药液缓缓注入,每穴注入 1ml(5mg),5 日治疗 1 次,共治疗 5 次。出针后令其休息片刻,观察局部是否肿胀或面瘫是否加重,如出现以上现象可不做处理,3~4 日能自行恢复。适用于周围性面瘫出现联带运动并发症。

穴位贴敷法 太阳、阳白、颧髎、地仓、牵正。将马钱子锉成粉末 0.3~0.6g,撒在胶布上,然后贴于穴位,5~7 日换药一次。或用蓖麻仁捣烂加少许麝香,取绿豆粒大一团,贴敷穴上,每隔 3~5 日更换 1 次。或用白附子研细末,加少许冰片做面饼,贴敷穴位。适应于恢复期。

3. 参考方法

(1) 毫针特殊刺法治疗方案:主要适用于恢复后期、后遗症期以及顽固性面瘫。①口三针滞针牵拉法:在常规针刺攒竹、四白、牵正、颊车基础上,以地仓、口禾髎、夹承浆等口部腧穴为重点,针尖均向内下方刺入 10mm 后向左捻转针柄,感觉手下沉紧涩滞后向外上方缓慢提拉 5 次后留针 30 分钟,每日 1 次。适应于顽固性面瘫或面瘫后遗症期(6 个月以上)。②经筋透刺法:阳白四透(分别透向上星、头维、攒竹、丝竹空),颧髎透地仓、太阳透地仓,地仓、颊车之间阳明经筋排刺;闭目露睛加四白两透,分别透向目内、外眦;口歪甚者加下关,常规针刺风池、翳风、合谷。适应于恢复后期及后遗症期。

(2) 其他特殊刺灸法治疗方案:主要适用于恢复期。①药棉灸法:在颊车、地仓、下关部位施药棉灸。取艾绒 30g、当归 10g、赤芍 10g、红花 10g,放入适量黄酒中浸泡 1 个月备用。患者侧卧位,将直径为 2cm、厚 0.3cm 的脱脂棉衬里纱布薄垫蘸上适量药液,置于施灸部位,薄垫上放麦粒大小蘸 95% 乙醇的棉球一枚,然后点燃施灸,灸时患者局部有温热感。熄火后原薄垫再蘸少许药液,如上法再灸,每次灸 5 壮,5 次为 1 疗程。②管灸法:亦可在基本治疗基础上,加用耳部管灸法(将筒管状即由普通纸张卷成长 6~7cm,直径约 0.5cm 的管状,灸器一端插入外耳道内,将点燃的艾灸对准另一端口熏灸),每次熏灸 10 分钟左右,始终以患者耳内感温暖舒适为准。适用于恢复期。

(3) 依据面神经和肌肉解剖学及神经生理学选穴的治疗方案:①面瘫急性期:面神经干刺激点(翳风穴),星状神经节,耳迷走神经刺激点,风池、合谷。面神经干刺激点,行艾灸,或点刺放血。②面瘫恢复期:面神经干、面神经分支刺激点,上组表情肌刺激点(额肌、眼轮匝肌),下组表情肌刺激点(口轮匝肌)、颊肌(颧髎)、上唇提肌(巨髎)刺激点,颈阔肌刺激点。面部可用电针(2Hz,刺激 20~30 分钟),并结合闪罐、灸法。治疗期间患者配合皱眉、闭眼、示齿、皱鼻等动作以加强面肌功能训练。

知识链接

面瘫后遗症(倒错现象)

面神经麻痹如恢复不全时,常可出现瘫痪肌的挛缩、面肌痉挛或联带运动,称为倒错现象或面瘫后遗症。表现为病侧鼻唇沟的加深,口角被拉向病侧,眼裂变小,易将健侧误为病侧;病侧面肌不自主抽动,紧张时症状更明显,严重时可影响正常工作。联带运动表现为当患者瞬目时则发生病侧上唇轻微颤动;露齿时病侧眼睛不自主闭合;试图闭目时病侧额肌收缩;少数患者还可出现"鳄泪征",即进食时病侧眼流泪,或颞部皮肤潮红、局部发热、汗液分泌;这可能为面神经修复过程中神经纤维再生时,误入邻近功能不同的神经鞘通路中所致。

【按语】

1. 针灸治疗由特发性面神经麻痹所导致的周围性面瘫有很好的疗效,是目前治疗本病安全有效的首选方法。治疗期间应避免风寒,面部可配合热敷、理疗及按摩;因眼睑闭合不全,灰尘容易侵入,每日点眼药水 2~3 次,以预防感染。

2. 本病预后与面神经损伤程度、瘫痪程度、患者年龄等有密切关系,一般约 80% 的患者可在数周或 1~2 个月内恢复,1 周内味觉恢复提示预后良好,但 6 个月以上无恢复迹象者,预后将较差,大多会遗留后遗症;不完全性面瘫 1~2 个月内可恢复或痊愈,而完全性面瘫一般需要 2~8 个月甚至 1 年时间恢复,且常遗留后遗症;年轻患者预后良好,老年患者伴乳突疼痛或合并糖尿病、高血压、动脉硬化、心肌梗死等预后较差。检测面神经兴奋阈值和复合肌肉动作电位能判断神经损伤的程度和估计预后,如兴奋阈值在正常范围,或健侧与患侧之间的差值在 3~5mA 之间,提示患侧面神经未严重受损,预后良好;兴奋阈值差≥10mA,预后差;兴奋阈值差在 5~10mA,其预后介于两者之间。复合肌肉动作电位(CAMP)波幅测定,如果发病 3 周内患侧波幅下降为健侧的 30% 以上,可能在 2 个月内恢复;下降为健侧的 10%~30%,可能在 2~8 个月恢复;下降为健侧的 10% 以下,恢复较差,需要 6 个月 ~1 年,且常会出现后遗症。病后肌电图多表现为单相波或无动作电位,多相波减少;当出现正锐波和纤颤波时,大部分患者临床症状较重;当肌电图虽然无动作电位,但无正锐波和纤颤波者预后好。如在恢复过程中出现多相波以及再生电位,预后好。有研究显示,若镫骨肌反射在面瘫后始终不消失,则预后良好;若镫骨肌反射已消失,在发病后 2 周内又重新出现,则可能在12 周内面瘫完全恢复;在发病后 4 周内镫骨肌反射出现,则可能于 24 周内恢复;到 4 周镫骨肌反射仍不出现,则面肌功能恢复极不满意。

3. 对于由其他疾病继发的周围性面瘫应在积极治疗原发病的基础上,根据治疗效果再行考虑是否进行针灸康复治疗。

【古代文献摘录】

《针灸甲乙经》:口僻不正……翳风主之。

《玉龙歌》:口眼㖞斜最可嗟,地仓妙穴连频车。

《针灸大成》:中风口眼㖞斜,听会、频车、地仓;凡㖞向左者,宜灸右;向右者,宜灸左;各㖞陷中二七壮,艾炷如麦粒大,频频灸之,取尽风气,口眼正为度。

五、面肌痉挛

面肌痉挛又称面肌抽搐,是指一侧面部肌肉间断性不自主阵挛性抽动或无痛性强直,多限于一侧,两侧受累较少。本病多见于中老年,女性多发。病因未明,一般认为其发生与面神经通路受到机械性刺激或压迫有关,少部分见于面神经麻痹恢复不完全的患者,推测可能由于面神经的异位兴奋或伪突触传导所致。

中医学认为,面肌痉挛属于面部经筋出现筋急的病变。外邪阻滞经脉,或邪郁化热、壅遏经脉,可使气血运行不畅,筋脉拘急而抽搐;阴虚血少、筋脉失养,可导致虚风内动而面肌抽搐。

【辨病与辨经】

1. 辨病 发病早期多为眼轮匝肌间歇性抽搐,后逐渐缓慢扩散至一侧面部其他面肌,以口角肌肉抽搐最为明显,严重时可累及同侧颈阔肌;精神紧张、疲倦和自主运动时抽搐加剧,入睡后停止;晚期少数患者可伴患侧面肌轻度瘫痪。神经系统检查无其他阳性体征;肌电图检查可见肌纤维震颤及肌束震颤波。

2. 辨经

(1) 足太阳、足阳明经筋证:足太阳经筋为目上冈,足阳明经筋为目下冈,以眼轮匝肌抽动为主。

(2) 手足阳明、手太阳经筋证:以面颊、口角部肌肉抽动为主症。

【治疗】

1. 基本治疗

治法 舒筋通络,息风止抽。以局部穴,足太阳及手、足阳明经穴为主。

穴方 ①眼轮匝肌痉挛:攒竹　鱼腰　承泣　瞳子髎　风池　合谷　昆仑
　　　②面颊、口角肌痉挛:阿是穴　颧髎　地仓　颊车　翳风　合谷　太冲

操作 ①毫针刺:合谷选健侧或双侧。面部穴位采用平刺、斜刺或透刺,可行平补平泻法;阿是穴即在肌肉痉挛最初出现跳动感的部位,或发生痉挛的面肌起始端选择一个或几个点,毫针斜刺,朝单方向捻转使肌纤维缠住针体,行雀啄手法1分钟;翳风穴采用提插手法,以患者有强烈的触电感为佳;肢体远端穴位可行较强的捻转或提插泻法。②结合电针及拔罐法:毫针刺基础上,面部腧穴鱼腰或承泣、瞳子髎、颧髎或地仓、颊车,可接电针,密波,强度以患者能够耐受为度,每次20~30分钟;可加拔罐法,以闪罐为主,按照面部肌肉抽搐的相反方向(即向下向内)闪拔1~3分钟,每日1~2次。

方义 眼部、面颊及口角局部选穴,可疏调经筋,活血通络。阿是穴可疏泄病邪,宣泄气血。翳风能疏调面部经筋,息风通络。风池疏散头面部气血,疏风通经。合谷为手阳明经原穴,"面口合谷收"。昆仑为足太阳经的经穴,足太阳经筋为"目上冈",故可疏导眼部经筋气血以止抽。太冲为肝经原穴,配合谷又称为"四关",舒筋通络,息风止抽。

2. 其他治疗

刺络拔罐法 瞳子髎、颧髎、颊车。用三棱针点刺加闪罐法,每周2~3次。

穴位注射法 患侧翳风。用2%利多卡因2ml注入,常规操作,隔日1次。

皮内针法 瞳子髎、颧髎或阿是穴(即在肌肉痉挛最初出现跳动感的部位,或发生痉挛的面肌起始端1个或2个点)。消毒后将撳针刺入,外以胶布固定,2~3日更换1次,注意埋针部位卫生,防止感染。局部出现过敏的患者停用。

3. 参考方法

(1) 眼轮匝肌痉挛:眼轮匝肌刺激点,面神经颞支、颧支刺激点,眶上、眶下神经刺激点,耳迷走神经刺激点及合谷。在病侧眼轮匝肌上于上、下、左、右选4个点,左、右两点直刺,上、下两点可直刺或平刺、斜刺,注意操作时用押手将眼球向远离针刺点方向轻推,勿伤眼球。合谷强刺激。

(2) 眼轮、口轮匝肌痉挛:面神经干刺激点,眼轮匝肌、口轮匝肌刺激点,星状神经节、迷走神经刺激点及合谷。面神经干刺激,患者取仰卧位头转向健侧,在乳突前缘和外耳孔后缘之间,针尖向内向上推进约2cm,针尖即抵达茎乳孔下方,此时患者有内耳疼痛感觉,轻提插1~3次,以出现放射感为佳。或位置在患侧耳垂前耳轮切迹与耳垂根连线之中点,或乳突尖前缘下5mm处,其下为面神经点最近处,约在下颌支后缘后约0.5cm,要求刺中面神经干,当刺中时,患者有强烈的触电感。面部带电针以20~100Hz交替,使肌肉产生明显的抽动感;或以高频为佳(有研究认为100Hz的经皮电刺激可产生抑制运动神经元活动的强啡肽)。

头部选穴毫针透刺结合电针治疗方案 百会透曲鬓、神庭透额厌、头维透悬厘、本神透

率谷。针尖与头皮呈 30° 角快速刺入头皮下帽状膜下层,以快速小幅度捻转,200 转 /min,行针 3 分钟,然后接通电针仪,百会接负极,神庭接正极;头维接负极,本神接正极。采用密波强刺激,以患者能耐受为度,通电 30 分钟,每日 1 次。

【按语】

针灸治疗面肌痉挛能够缓解症状,减少发作次数和减轻抽动程度;对于周围性面瘫后遗症所出现的面肌痉挛疗效不理想;病程较长,或病情较重、针刺治疗无效的患者,可行肉毒素 A 局部注射法。

六、颞下颌关节功能紊乱综合征

颞下颌关节功能紊乱综合征是易发生于颞下颌关节区的一种疾病,以开口和咀嚼时颞下颌关节疼痛、弹响、张口受限为主要表现的病症,多发生在 20~40 岁的青壮年,一般由长期的颞下颌关节劳损而引起关节韧带及关节囊松弛,甚至造成局部纤维组织增生、粘连;也可以是结构紊乱或器质性改变,造成关节功能明显障碍。病期一般较长,经常反复发作,严重者可伴耳鸣、头晕、头痛等症。

本病属中医“颌痛”“颊痛”等范畴,病位在局部经筋。中医学认为风寒外袭面颊,寒主收引,致局部经筋拘急;面颊外伤、张口过度,致颞颌关节受损;先天不足、肾气不充、牙关发育不良等因素均可使牙关不利,弹响而酸痛。

【辨病与辨经】

1. 辨病　颞下颌关节区咀嚼肌区痛,开口痛和咀嚼痛。常为慢性疼痛过程,一般无自发痛、夜间痛和剧烈痛,严重骨关节病急性滑膜炎除外;开口受限,有时为开口过大,半脱位;张闭口时出现弹响和杂音。患者可以有以上 1 个或数个症状,有时可伴有头痛、耳症、眼症,以及关节区不适、沉重感、疲劳感、怕冷等感觉异常。查体可见关节区有压痛,咀嚼肌区压痛或压诊敏感,下颌运动异常。

2. 辨经　病位在颞下颌关节区咀嚼肌区,即下关、颊车附近部,属于足阳明经筋证。

【治疗】

1. 基本治疗

治法　疏调经筋,通利关节。以局部穴及手足阳明经穴为主。对于有关节脱位者,应手法复位,再进行针灸治疗。

穴方　阿是穴　下关　颊车　听宫　合谷

头晕加风池、百会;耳鸣加耳门、太溪。

操作　毫针刺结合电针法。阿是穴在下颌关节局部明显疼痛点选穴,与颊车配合,带电针,疏密波,刺激 20~30 分钟;余穴毫针刺,常规操作。

方义　阿是穴疏调局部经筋;下关、听宫、颊车疏调局部气血,通利关节;面口合谷收,远端选合谷可加强疏调面口部经络气血的作用。

2. 参考方法　咬肌、翼肌激痛点、颞下颌关节囊壁刺激点、关节骨膜刺激点、胸锁乳突肌激痛点、星状神经节及耳迷走神经刺激点。激痛点用滞动针法,关节囊刺激点可用电针 (2Hz)。骨膜用斜刺法直达骨膜,本法是对关节区的骨膜进行快速(2~5 秒)“雀啄”(针不应刺入关节内部,以防引起感染性关节炎)。星状神经节刺激点用快针法,不留针。

【按语】

1. 针刺对本病的疼痛和运动障碍均有疗效,对功能紊乱性的疗效优于颞颌关节器质性损害。

2. 针灸治疗的同时可配合用 TDP 照射、短波辐射、红外线照射等辅助疗法,可以较好地改善局部血液循环、缓解肌肉痉挛,提高临床疗效。

第二节 颈肩部病证

一、落枕

落枕是指突然发生的单纯性颈项强痛,活动障碍,最后可自愈的一种病症,系颈部伤筋,轻者 4~5 日自愈,重者可延至数周不愈。中医学认为,睡眠姿势不正,或枕头高低不适,或因负重颈部过度扭转,使颈部筋络受损;或风寒侵袭颈背部,寒性收引,使筋络拘急,可导致本病。病位在颈项局部之筋肉,与督脉、手足太阳及手足少阳经密切相关;颈部筋脉失和,气血运行不畅是本病总病机。

西医学认为,本病是各种原因导致的颈部肌肉痉挛。由于颈椎关节具有结构较平坦、关节囊松弛、滑动性较大、稳定性差的特点,睡眠时枕头高低不适或睡眠姿势不良,第 3~7 颈椎悬空,头颈部未能被支托,在肌肉完全放松的情况下,因颈部长时间的屈曲或过度拉伸而致关节受损,如同时又感受风寒之侵袭,则更易诱发。尤其是已有椎间盘退变,在睡眠姿势不适或颈部活动突然超出正常范围时更易导致落枕。

【辨病与辨经】

1. 辨病 常发生于睡眠后,突然感觉颈项强痛,活动受限,项背牵拉痛,或头向患侧倾斜,颈项肩部压痛明显。临床上应注意与颈椎病进行鉴别,必要时做颈部 X 线、CT 或 MRI 以排除颈椎病。

2. 辨经

(1) 督脉、足太阳经证:颈背部强痛,低头时加重,项背部压痛明显。

(2) 手足少阳经证:颈肩部强痛,头歪向患侧,向健侧转动时加重,颈肩部压痛明显。

【治疗】

1. 基本治疗

治法 舒筋活血,通络止痛。以局部穴及肢体远端奇穴为主。

穴方 天柱 阿是穴 外劳宫

督脉、足太阳经证加后溪、昆仑;手足少阳经证加肩井、外关。

操作 ①毫针刺:先刺远端穴外劳宫,持续捻转行针,同时嘱患者慢慢活动颈项,一般疼痛即可缓解。再针局部腧穴。②结合灸法及刺络拔罐法:若有感受风寒史,颈部穴位可加艾灸;若由颈项部过度扭转所致可点刺出血,加拔罐。

方义 天柱、阿是穴可疏导颈项部气血;外劳宫又称落枕穴,是治疗本病的经验穴;局部与远端穴位相配,舒筋通络止痛。

2. 其他治疗

拔罐法 患侧项背部。行闪罐法,应顺着肌肉走行进行拔罐。

3. 参考方法 颈 2~3 椎体旁软组织、横突、棘突间或关节突刺激点、压痛点,胸锁乳突肌、斜方肌、大小菱形肌及肩胛提肌压痛点、落枕穴(外劳宫)。远端落枕操作同上,可先刺。肌肉压痛点用滞动针法。局部肌肉刺激点、压痛点可放血加拔罐。

【按语】

1. 针灸治疗本病疗效好,常立即取效,可作为治疗本病的首选方法,针后可配合推拿和热敷。睡眠时应注意枕头的高低要适度,避免风寒。

2. 如果短期内频繁发作落枕,常是颈椎病的早期反应,应注意鉴别诊断。

二、项痹

项痹是因长期低头工作,年老正虚,经气不利等所致,以项部经常疼痛麻木,连及头、肩、上肢,并可伴有眩晕等为主要表现的肢体痹病类疾病。中医学认为,本病发生的内因为筋骨失养及督脉空虚,外因与感受外邪、跌仆损伤、动作失度有关。内、外因素使颈项部经络气血运行不畅,出现颈部疼痛、僵硬、酸胀;瘀滞日久成结,当阻遏颈部血脉时,气血不能上奉,清窍失养,遂出现头痛、眩晕;当瘀结阻滞颈项部有关经络时,则出现肢体疼痛、麻木等症。从五体辨证而言,病位复杂,涉及颈部筋、脉、骨,并主要与督脉密切相关,可涉及足太阳、手太阳及手阳明经。

本病相当于西医学的颈椎病,是指颈椎间盘退行性变及颈椎骨质增生,刺激或压迫了邻近的脊髓、神经根、血管及交感神经,并由此产生颈、肩、上肢一系列症状和体征的综合征。颈椎间盘退行性变是颈椎病发生和发展的最基本原因;急性损伤可使原已退变的颈椎和椎间盘损害加重而诱发颈椎病,慢性损伤对已退变颈椎加速其退变过程而提前出现症状;颈椎发育性椎管狭窄也是发病原因之一。人类脊柱中,颈椎体积最小,强度最差,活动度大,活动频率高,单位面积承重大;随着年龄的增长及各种急性或慢性劳损的累积效应,逐渐导致颈椎间盘髓核脱水、退变,纤维环膨出、破裂,颈椎间隙变窄,椎间韧带损伤、松弛,造成椎体不稳,骨膜受到牵拉和挤压,产生局部微血管破裂与出血、血肿;随着血肿的机化及钙盐的沉着,最后形成骨赘。当突出的椎间盘与增生的骨赘刺激或压迫邻近的脊神经根、椎动脉或脊髓,使其产生损伤、无菌性炎症、修复后反应等,即出现颈椎病的一系列临床症状和体征。总体而言,颈椎运动范围大、易受劳损的节段最易发病,如颈$_{5\sim6}$最常见,颈$_{4\sim5}$及颈$_{6\sim7}$次之。近年来,肌筋膜激痛点与颈椎病的关系日益受到人们的重视,斜方肌、多裂肌、肩胛提肌、颈夹肌、冈下肌是颈椎病颈痛最常见的激痛点发生部位。

【辨病与辨经】

1. 辨病　多起病于中老年,常有颈椎长期劳损或外伤等病史,多见于长期伏案工作者;发病缓慢,呈波浪式发展。临床将颈椎病常分为6型,即颈型、神经根型、椎动脉型、交感型、脊髓型和混合型。本节主要介绍临床常见的前三种类型。

(1) 颈型:枕颈部痛,颈活动受限,颈肌僵硬,有相应压痛点。X线片示颈椎生理弧度在病变节段改变。

(2) 神经根型:颈痛伴上肢放射痛,颈后伸时加重,受压神经根皮肤节段分布区感觉减弱,腱反射异常,可见肌萎缩,肌力减退,颈活动受限,牵拉试验、压头试验阳性。颈椎X线示椎体增生,钩椎关节增生明显,椎间隙变窄,椎间孔变小;CT检查可见椎体后赘生物及神经根管变窄。

(3) 椎动脉型:以头痛、眩晕为主要症状,甚至出现体位性猝倒;有时伴恶心、呕吐、耳鸣、耳聋、视物不清;颈椎侧弯后伸时,症状加重。X线片示:横突间距变小,钩椎关节增生。CT检查可显示左右横突孔大小不对称,一侧相对狭窄。椎动脉造影见椎动脉迂曲,变细或完全梗阻。

2. 辨经　临床上主要对颈型、神经根型颈椎病进行辨经。

(1) 督脉、足太阳经证:颈项、后枕部疼痛,项部僵紧不舒(病变在$C_3\sim C_4$椎间隙以上),多见于颈型颈椎病。

(2) 手太阳经证:颈项部不舒,压痛明显,疼痛可沿前臂尺侧放散,4~5指麻木,为病变在$C_7\sim T_1$椎间隙,损害C_8神经根的表现,见于神经根型颈椎病。

(3) 手阳明经证:颈、肩、臂和上臂的外侧和前臂桡侧的放射性疼痛、麻木,为 C_4~C_5 椎间隙病变损害 C_5 神经根的表现;或疼痛沿患肢桡侧放射至拇指,可伴拇指麻木,为 C_5~C_6 椎间隙病变损害 C_6 神经根的表现;或疼痛扩散至食指和中指,可伴两指麻木,为 C_6~C_7 椎间隙病变损害 C_7 神经根的表现;见于神经根型颈椎病。

【治疗】

1. 基本治疗

治法　舒筋骨,通经络。以颈部穴位为主,配合循经远端取穴。

穴方　① 颈型:颈夹脊　阿是穴　天柱　大椎　后溪

　　　② 神经根型:颈夹脊　颈臂　阿是穴

　　　③ 椎动脉型:颈夹脊　风池　百会　内关

神经根型出现手太阳经证加小海、后溪、少泽、关冲(或第四、五指部十宣穴);手阳明经证加肩髃、曲池、合谷、商阳、中冲(或选食指、中指部的十宣穴)。椎动脉型出现耳鸣、耳聋加听宫、外关。

操作　①毫针刺:局部阿是穴在疼痛部位选穴;颈臂穴采用提插手法,以放电样针感向手指放散为度;椎动脉型颈椎病选风池,应首先持续行针 1~3 分钟;余穴常规操作。②结合刺络拔罐法及灸法:局部阿是穴可刺络拔罐或用灸法;手指麻木可在相应的井穴或十宣穴上点刺出血。

方义　颈夹脊、阿是穴为局部选穴,可疏调颈部气血,舒筋骨,通经络。颈型颈椎病近部选天柱、大椎,配合远端选穴后溪,可加强疏导颈部督脉及膀胱经气血。椎动脉型颈椎病选风池、百会疏导头项部气血以养清窍而定眩,内关降逆止吐。

2. 其他治疗

皮肤针法　颈夹脊、大椎、大杼、肩井。叩刺至局部潮红或微出血,然后加拔罐。

穴位注射法　天柱、大杼、肩中俞、天宗。以 1% 的盐酸普鲁卡因或维生素 B_1、维生素 B_{12} 注射液,每穴注射 0.5~1ml。

3. 参考方法

(1) 颈型颈椎病:病变颈椎节段局部刺激点(棘突间、横突间、椎旁软组织)或胸锁乳突肌、斜方肌压痛点或激痛点,对侧上肢远端刺激点(合谷或外关)。局部穴用滞动针法向上抽提 3~5 次,后留针,可带电针。局部可行闪罐、刺络拔罐。

(2) 神经根型颈椎病:病变颈椎节段局部刺激点(横突、棘突间、椎旁软组织、关节突及骨膜)、斜方肌、多裂肌、肩胛提肌、颈夹肌、冈下肌压痛点或激痛点,椎间孔神经根刺激点或颈臂穴,对侧肢体远端刺激点(合谷、外关)。根据神经根症状,分别选桡神经、尺神经、正中神经刺激点。远端对侧肢体的穴位先刺,强刺激。患肢上的神经区选穴,刺激不宜太强,可有向远端的神经放射,但在 1 次治疗内不宜多次重复,随后可带电针。骨膜刺激点散刺,用雀啄法 3~5 下。颈臂(臂丛神经)穴以提插轻手法使向肩背及上肢末端放射一次,即刻出针,不留针。

(3) 椎动脉型颈椎病:病变颈椎节段局部刺激点(横突、棘突间、椎旁软组织、关节突及骨膜)、椎动脉压痛点(乳突尖和枢椎棘突连线中、外 1/3 交界处的下方及胸锁乳突肌后缘的后方)、星状神经节刺激点。椎动脉压痛点用滞动针法,不可刺穿椎动脉。

【按语】

1. 临床上颈椎病以颈型、神经根型和椎动脉型多见,大多数患者经过针灸治疗可使症状改善或消失,预后良好,但常可反复发作。多数患者有从急性发作到缓解、再发作、再缓解的规律。

2. 病变的类型直接关系着针灸的疗效。颈型颈椎病是最轻的一型,仅有颈椎生理弧度在病变节段的改变,有人认为是颈椎病的前期阶段,针灸对本型的疗效最好,疗程短,可达到临床治愈;神经根型、椎动脉型疗效也较好。

3. 针灸对颈椎病的慢性颈臂疼痛和手指麻木或头痛、头晕等症状,只能改善症状,而不可能改变颈椎的器质性变化。因此,治疗前后不会有 X 线或 CT 影像学的改变。颈椎病的临床症状显然是其局部软组织炎症水肿或骨赘压迫脊神经或椎动脉而引起,颈椎本身的病变只是为该病的发生提供了局部异常的环境和条件,这正是临床看到颈椎本身退行性变化的严重程度和临床症状表现并不完全一致的原因。

三、肩痛

肩痛是针灸临床上常见的症状,涉及多种疾病,如粘连性肩关节囊炎及肩关节周围的单纯性软组织损伤(如肩袖损伤、三角肌下滑囊炎、肩锁关节痛、肱二头肌肌腱炎、冈上肌肌腱炎等),都会出现肩关节部位的疼痛。

1. 粘连性肩关节囊炎　是多种原因致肩盂肱关节囊炎性粘连、僵硬,病位主要在关节囊,常伴有周围肌肉和软组织的炎性病变,但与肩关节周围的肌肉、韧带等软组织的单纯损伤有明显区别;过去曾称为肩关节周围炎、冻结肩,定义不确切,涉及范围广,且与其病理变化有差距,因此,目前以粘连性肩关节囊炎命名较为准确。病因分为肩部原因和肩外因素两个方面,肩部原因以随着年龄增长而出现软组织退行性变,对各种外力的承受能力减弱为基本因素,以长期过度活动、姿势不良等所产生的慢性致伤力为主要的激发因素;另外,上肢外伤后肩部固定过久,肩周组织继发萎缩、粘连,可使发病率上升 5~10 倍;肩部急性挫伤、牵拉伤后因治疗不当等均可导致本病。肩外因素包括颈椎病、心、肺、胆道疾病等发生的肩部牵涉痛,因原发病长期不愈使肩部的牵涉痛导致局部肌持续性痉挛、缺血而形成炎性病灶,转变成真正的粘连性肩关节囊炎;糖尿病(尤其是胰岛素依赖性)、脑卒中、反射性交感神经营养不良、结缔组织病、基质金属蛋白酶减少等均与本病有密切关系。本病好发于 40~70 岁的中老年人,患病率为 2%~5%,女性较男性多见,左侧多于右侧,亦可两侧先后发病(5 年内对侧肩患病率 10%)。由于风寒是本病的重要诱因,故中医称为“漏肩风”;最常多发于 50 岁左右的成人,故俗称“五十肩”;因患肩局部常畏寒怕冷,尤其后期常出现肩关节炎症粘连和肌肉萎缩,肩部呈现固结状,活动明显受限,故又称“肩凝症”“冻结肩”等。

中医学认为本病与体虚、劳损、风寒侵袭肩部等因素有关,病位在肩部之筋,可涉及肉和骨。肩部感受风寒,阻痹气血;或劳作过度,损及筋脉,气滞血瘀;或年老气血不足,筋骨失养,皆可使肩部脉络气血不利,不通则痛。肩部主要归手三阳所主,内外因素导致肩部经络阻滞不通或失养,是本病的主要病机。

2. 肩关节周围的单纯性软组织损伤

(1)肩袖损伤:肩袖是指肩关节周围的一种解剖结构,包括冈上肌、冈下肌、小圆肌和肩胛下肌,在肱骨头前、上、后方形成的袖套样肌样结构,肩袖肌群常在近肱骨大结节止点处融合为一。功能是旋转手臂,并和肩部其他肌肉、肌腱、韧带一起稳定肩关节。由于各种原因所导致的肩袖结构的伤害就叫肩袖损伤,是肩部疼痛和功能障碍的常见原因。肩袖损伤的病因有血运、退变、撞击及创伤等学说,多见于运动健身者做一些力量型的训练而方法不当造成肩袖损伤;还有一部分是老年患者,由于长期缓慢出现的劳损,肩袖的退变引起的肩袖损伤;另外,中风患者常因护理者的不适当外力作用于肩关节部位,常引起肩袖损伤。除急性严重的肩部创伤之外,肩袖损伤在 4 岁之前较少见。实际上肩痛患者中粘连性肩关节囊炎并非常见,肩袖损伤的比例肯定更高。本病常发生于肩部肌肉与肌腱轻度创伤之后,大部分患者是由于长期持续进展的肌腱炎引起。冈上肌和冈下肌肌腱容易因多种原因引起肌腱炎,这是由于肩关节承受大范围的反复性运动;肌肉肌腱单元活动空间受限于喙突肩峰弓,使得此关节在过度运动下可能受到撞击;肌肉肌腱单元的缺血,使微创伤愈合困难。所有这些因素皆会造成肌腱炎,如炎症持续存在,将会发生肌腱周围钙化,使得后续治疗更加困难。滑囊炎也常伴肩袖损伤;如果持续废用肩关节,可能会出现肌肉萎缩,甚至形成"冻结肩"。

(2)三角肌下与肩峰下滑囊炎:三角肌下滑囊位于三角肌与肱骨大结节之间,在三角肌和其下面的关节囊之间向侧旁延伸,它可能是单一滑囊,也可能是多个囊袋串联在一起。该滑囊容易受到急性创伤或反复轻微伤导致损伤。投掷、打保龄球、提沉重公文包、从事高举手臂于身体上方的工作,肩袖损伤或流水线生产工作有关的重复性动作,是导致三角肌下滑囊炎的常见慢性积累性创伤因素。急性创伤常见于患者运动或从自行车上摔下来时,肩部直接受到撞击,使滑囊急性损伤,或慢性轻微的累积性劳损使滑囊受损,均可导致滑囊炎。肩峰下滑囊位于肩峰与冈上肌之间,在肩峰下与三角肌近侧深面,滑囊顶部与肩峰及喙突肩峰弧紧密连接,而底部与肩袖和肱骨大结节相连。肩峰下滑囊炎主要继发于其囊底结构的病理变化,即冈上肌肌腱病变;亦有因滑囊长期反复过度磨损及风湿病所致者。

(3)肩锁关节痛:是指由急性创伤或反复轻微损伤而引起的骨性关节炎或局部软组织(韧带等)损伤而出现的疼痛。急性损伤是由于运动或骑自行车时摔倒后肩部直接撞击地面引起的肩锁关节损伤。慢性损伤者多因投掷或从事高举手臂于身体上方的工作,造成反复劳损可使肩锁关节受到积累性创伤;后期可出现严重的关节结构损伤、骨赘形成等。

(4)肱二头肌肌腱炎:肱二头肌的长头和短头容易产生肌腱炎,尤其是长头。由于长头肌腱经肱骨结节间沟,沟嵴上有横韧带将肌腱限制在沟内,因此,在肩关节活动中,肌腱和肱骨结节间沟反复摩擦,特别是上肢外展位屈伸肘关节时,肱二头肌长头腱在腱沟内对肱骨产生压力,增大摩擦力,这种机械效应对肌腱增加了磨损,导致其发生炎症的概率明显增高。另外,因喙突肩峰处肱二头肌腱受到撞击也是部分肌腱炎发生的原因。总之,本病在肩关节过度使用或不当使用后发生,或反复活动劳损,肌腱遭受创伤、长期磨损以及严重撕脱导致的肌腱发生炎症;常急性发作,如发动锄草机、练习高举于头顶的网球发球,或打高尔夫球时过度挥杆,均可导致肱二头肌的肌肉和肌腱容易受到创伤,引发肌腱炎,损伤严重时可导致肌腱断裂。

(5)冈上肌肌腱炎:是指劳损和轻微外伤后逐渐引起的冈上肌肌腱退行性改变。冈上肌起于肩胛骨冈上窝,肌腱在喙肩韧带及肩峰下滑囊下面、肩关节囊上面通过,止于肱骨大结节,血液供应较差,其作用是固定肱骨于肩胛盂中,并与三角肌协同动作使上肢外展。由于反复机械性外伤,日久形成劳损,或直接机械性外伤使冈上肌肌腱损伤。冈上肌位于肩袖的中央,又是肩部力量之集汇点,当上臂外展起动时,冈上肌则通过肩峰与肱骨头之间的狭小地带,极易受压磨损,导致肌腱无菌性炎症,出现水肿、渗出、粘连甚至纤维化、钙化。另外,在静止状态下,冈上肌仍然承受上肢重力的牵拉,因此,冈上肌常易于受到损伤。

肩袖损伤、肩锁关节痛、肱二头肌肌腱炎、冈上肌肌腱炎及三角肌下滑囊炎均属于中医学的筋伤、筋痹、肩痹等范畴,中医学认为,病位在局部之筋,某些情况下可能涉及肉和骨,主要系慢性劳损或急性损伤、感受风寒等引起的筋脉受损、气血瘀滞、经络痹阻不通,不通则痛。

【辨病与辨经】

1. 辨病

(1)粘连性肩关节囊炎:①起病缓慢,常无明显损伤史。病变过程较慢,初期肩关节部位多表现为酸痛不适,常因上举、外展动作引发疼痛始被注意,可向颈部和上臂放散;随着病情发展,症状逐渐加重,常出现静止痛,表现为日轻夜重,晚间常可痛醒,晨起肩关节稍活动后

58

疼痛可减轻。也有部分患者初期就表现为疼痛较重,进展较快。此期的肩关节活动受限,是由关节囊炎性变化出现疼痛而引起的局部肌肉痉挛和韧带、关节囊挛缩所致,因此,肩关节本身尚能有相当范围的活动度(甚至主动活动范围并不缩小,只是因疼痛而活动范围受限)。当疾病进一步发展出现关节囊的粘连时(甚至周围软组织出现广泛的粘连),会出现典型的肩关节运动障碍,肩各方向主动、被动活动均不同程度受限,以外旋、外展和内旋、后伸最重,内旋、内收动作影响最小,外展及前屈运动时肩胛骨随之摆动而出现耸肩现象;如欲增大活动范围,则有剧烈锐痛或撕裂样痛发生,常出现持续性疼痛;重者患肢不能梳头、洗脸和扣腰带;表现为典型的冻结肩,部分患者可出现废用性萎缩。总之,本病早期以疼痛为主,后期病变组织产生粘连,以功能障碍为主,而疼痛程度可能减轻(但部分患者则进一步加重)。早期的病变在关节囊,后期则波及关节囊以外的肌肉、肌腱等软组织,但两期病理变化之间还存在着复杂的中间变化,且后期疼痛与活动受限的程度并不完全一致。②体检:肩袖间隙区、肱二头肌长头腱部位压痛明显,早期常尚能指出明确的疼痛点,后期范围扩大,甚至感觉疼痛来于肱骨。③病理学检查:肩关节囊及周围肌肉和肌腱、滑囊(三角肌下滑囊、喙突下滑囊)发生慢性损伤和炎症。成纤维细胞和成肌细胞增生,Ⅰ型和Ⅲ型胶原增多使关节囊慢性纤维化而增厚;再加上滑膜充血、水肿,最终导致关节囊腔粘连、狭窄;喙肱韧带呈束带状增厚挛缩(是外旋受限的主要原因)。电镜下可见肩袖间隙处关节囊大量成纤维细胞增生,胶原纤维增粗、排列紊乱、扭曲。总之,早期的病理表现为肩肱关节腔内的纤维素样渗出,晚期出现关节腔粘连,容量缩小。④影像学检查:X线片可见肩关节结构正常,可有不同程度骨质疏松;肩关节腔造影容量 <10ml,多数 <5ml(正常容量 15~18ml);MRI 见关节囊增厚,当厚度 >4mm 对诊断本病的特异性大;肩部滑囊可有渗出。

知识链接

粘连性肩关节囊炎的临床分期

本病的分期尚没有统一的标准,有分为急性期(发病约 1 个月,亦可延续 2~3 个月)、粘连期(约 2~3 个月)、缓解期;也有大体分为早期、后期;亦有分为急性期、慢性期和功能康复期等,但一般通常分为 3 期。国家卫生健康委员会"十三五"规划教材《康复医学》(第 6 版)的分类如下:

根据疾病进展过程分为三个阶段,每个阶段之间常有重叠。

1. 急性期(凝结期) 病变主要位于肩关节囊,肩关节造影常显示关节囊紧缩、关节下隐窝闭塞、关节腔容积减少、肱二头肌肌腱粘连。肱二头肌肌腱伸展时,有不适及束缚感,肩前外侧疼痛,可扩展至三角肌止点。本期症状和体征无明显特异性。

2. 慢性期(冻结期) 随着病变的加剧进入冻结期。此期除关节囊严重挛缩外,关节周围大部分软组织均受累,胶原纤维变性,组织纤维化并挛缩而失去弹性,脆弱而易于撕裂。后期喙肱韧带增厚挛缩成索状。冈上肌、冈下肌、肩胛下肌紧张,将肱骨头抬高,限制其各方向的活动。滑膜隐窝大部分闭塞,肩峰下滑囊增厚,囊腔闭塞,关节囊、肱二头肌肌腱与腱鞘均有明显粘连。此期肩痛为持续性,肩关节外旋、外展和屈曲活动受限此期达到高峰,以外旋为重,可影响穿衣等日常活动。由于长期负痛和制动可出现继发性上臂肌肉失用性萎缩、无力。通常在 7~12 个月(或数年)后疼痛逐渐缓解,进入功能康复期。

3. 功能康复期(解冻期) 发病后 7~12 个月,炎症逐渐消退,疼痛逐渐减轻,肩部粘连缓慢性、进行性松解,活动度逐渐增加。

笔记栏

(2) 肩袖损伤

1) 临床表现:①外伤史:急性损伤史,以及重复性或累积性损伤史,对本病的诊断有参考意义。②疼痛与压痛:常见部位是肩前方痛,位于三角肌前方及外侧。急性期疼痛剧烈,呈持续性;慢性期呈自发性钝痛。在肩部活动后或增加负荷后症状加重。被动外旋肩关节也使疼痛加重。夜间症状加重是常见的临床表现之一。压痛多见于肱骨大结节近侧,或肩峰下间隙部位。③功能障碍:肩袖大型断裂者,主动肩上举及外展功能均受限。外展与前举范围均小于45°。但被动活动范围无明显受限。④肌肉萎缩:病史超过3周者,肩周肌肉有不同程度的萎缩,以三角肌、冈上肌及冈下肌较常见。⑤关节继发性挛缩:病程超过3个月者,肩关节活动范围有程度不同的受限,以外展、外旋及上举受限较明显。

2) 特殊试验和体征:①肩坠落试验:被动抬高患臂至上举90°~120°范围,撤除支持,患臂不能自主支撑而发生臂坠落和疼痛即为阳性。②撞击试验:向下压迫肩峰,同时被动上举患臂,如在肩峰下间隙出现疼痛或伴有上举不能时为阳性。③疼痛弧征:患臂上举60°~120°范围内出现肩前方或肩峰下区疼痛时即为阳性,对肩袖挫伤和部分撕裂有一定诊断意义。④盂肱关节内摩擦音:即盂肱关节在主动运动或被动活动中出现摩擦声或轧砾音,常由肩袖断端的瘢痕组织引起。

(3) 三角肌下滑囊炎:①肩部任何活动都会引起疼痛,尤其是外展动作。疼痛位于三角肌下,常伴有反射痛,位置在肱骨上1/3处,即三角肌附着之粗隆处。患者无法用患侧肩膀侧卧睡觉,并且当肩部外展时有急剧的、被卡住的感觉,特别在刚睡醒活动之时。②查体可见肩峰处三角肌下有压痛点,有时肿胀的滑囊会让患者有一种三角肌水肿的感觉。被动举高和向内侧旋转时患侧肩部会出现疼痛,而肩部外展和向外侧旋转时会遇到阻力,当突然释放阻力时,疼痛会明显加剧。③肩部X线检查:严重者可出现相关结构的钙化征象。

(4) 肩峰下滑囊炎:①肩部疼痛,活动受限,症状逐渐加重,夜间疼痛明显(静息痛),严重者可影响睡眠。②疼痛常位于肩峰下、肩关节深部,可涉及三角肌止点处,亦可向肩胛部、颈、手等处放散;活动时疼痛加剧,尤以外展、外旋(挤压滑囊)时疼痛更甚。③压痛点多在肩关节、肩峰下、大结节等处,可随肱骨的旋转而移位;当滑囊肿胀积液时,整个肩关节区域和三角肌部均有压痛。为减轻疼痛,患者常使肩关节处于内收和内旋位,以减轻对滑囊的挤压刺激。④临床检查时,可见肩外形较圆隆肿胀,按之胀痛,当滑囊肿胀积液时,重者有波动感,或局部温度略高;晚期可出现肌肉萎缩。⑤X线检查,病情日久者可见冈上肌有钙沉着。

(5) 肩锁关节痛:①当手高举过胸时会发生疼痛,患者无法向肩部患侧侧卧睡觉,肩锁关节处常有摩擦的感觉,尤其在刚睡醒活动之时。②查体可见肩锁关节变大、肿胀,压痛明显,将患侧肩部向下牵引或被动内收时可加重疼痛。如出现关节不稳可能有肩锁关节韧带断裂。③X线或MRI检查:急性轻度创伤常表现为局部软组织水肿,严重者可出现肩锁关节分离或脱位、韧带断裂等。病程长者,可见关节狭窄或硬化,或肩锁关节骨性关节炎等表现。

(6) 肱二头肌肌腱炎:①肩部前方的二头肌沟上出现持续而严重的疼痛,伴随着疼痛,关节可能会有一种卡住的感觉;疼痛可向上臂或颈部放射。肩关节活动受限,并在活动时疼痛加重,常将上臂紧贴身体,避免上肢旋转活动,主动或被动牵张肌腱均可引起疼痛。上肢外展上举时,旋外、后伸和伸肘旋外,以及伸肘抗阻力外展时,可诱发疼痛。②查体可见肩前(肱骨结节间沟内的肌腱长头部位)局限性深压痛,肩部肌肉痉挛,外展外旋运动明显受限。肱二头肌抗阻力试验阳性,即抗阻力屈肘旋后时,肩前内侧疼痛。若压住大小结节处之长头腱,再令患者上举时,又可增加上举范围,但范围仍受限。

(7) 冈上肌肌腱炎:①好发于中年,起病缓慢,常有轻微的外伤或受凉史,症状一般不明显,大结节处有压痛,当外展60°~120°时出现明显疼痛,这是冈上肌肌腱碰触肩峰的角度,

笔记栏

即通过肩峰与肱骨头所构成的狭小间隙时遭到挤压的缘故,若越过此范围继续外展上举时则又无痛。反之,上肢由外展上举位落下达 120°~60° 时,又出现剧痛,因此,60°~120° 亦称为"疼痛弧",这是冈上肌肌腱炎典型的特征。②单纯的冈上肌肌腱炎并不会出现肌力丧失现象,轻者仅上肢外展受限,但被动外展并不受限,重者肩部疼痛不能活动,甚至出现肌肉萎缩。③X 线检查:偶见冈上肌肌腱钙化,骨质疏松,为组织变性后的一种晚期变化。

2. 辨经

(1)手阳明经证:大肠经"上肩,出髃骨之前廉",其病"肩前廉痛",本经病以肩前部疼痛为主且压痛明显。

(2)手少阳经证:三焦经"上肩",其病"肩……外皆痛",本经病以肩外侧疼痛为主且压痛明显。

(3)手太阳经证:小肠经"出肩解,绕肩胛,交肩上",其病"肩似拔",本经病以肩后部疼痛为主且压痛明显。

(4)手太阴经证:肺经"从肺系横出腋下",其病"气盛有余则肩背痛,气虚则肩背痛寒",本经病以肩前近腋部疼痛为主且压痛明显。

【治疗】

1. 基本治疗

(1)通治方法

治法 祛风散寒,舒筋活血。以局部穴位为主。

穴方 肩髃 肩前 肩贞 阿是穴 阳陵泉(或条口透承山)

手太阳经证加后溪;手阳明经证加合谷;手少阳经证加外关;手太阴经证加列缺。

操作 ①毫针刺:先刺下肢远端穴,做较长时间较强捻转提插手法,行针时鼓励患者缓缓运动肩关节。阿是穴在肩部压痛点选穴,肩部穴位要求刺入肩关节,有强烈的针感;余穴常规操作。②结合灸法、电针及刺络拔罐法:肩部穴位针刺后可加灸法及电针,选密波或疏密波交替,每次刺激 20~30 分钟;肩部阿是穴(压痛点)可用三棱针点刺或皮肤针叩刺,少量出血,加拔火罐。

方义 肩髃、肩髎、肩贞分别为手阳明经、手少阳经、手太阳经穴,加阿是穴和奇穴肩前,均为局部选穴,可疏通肩部经络气血,舒筋活血止痛;加灸法祛风散寒。阳陵泉为筋会,可舒筋止痛;条口透承山,可疏导太阳、阳明经气。

(2)辨病治疗:由于肩痛涉及上述多种疾病,针灸治疗各有特点,分述如下。

1)粘连性肩关节囊炎:阿是穴(在肩袖间隙区、肱二头肌长头腱处寻找压痛点)、颈臂穴、合谷、条口。局部压痛点可用滞动针法,放血,拔罐。尤其是肩袖间隙区部位,可沿关节囊刺数针,并用电针。远端条口穴,采用强刺激手法,并嘱患者做适度的肩关节运动。颈臂穴以向肩部出现放射感为佳。

2)肩袖损伤:阿是穴(肩峰侧边缘中点为主要压痛点、肩袖部及冈上肌、冈下肌局部选穴)。肩峰侧边缘中点压痛点,用滞动针法,可放血拔罐。另外,肩袖部阿是穴,首先确认肩峰的侧边缘中心点,以稍偏头侧的方向小心进针,穿过皮肤、皮下组织和三角肌,如碰到骨头,将针退至皮下,然后调整为更下方重新进针,行扇形散刺肩袖部及用滞动针法,可带电针,2Hz,30 分钟。冈上肌、冈下肌可寻找压痛点,或在肌肉上选刺激点。

3)三角肌下滑囊炎:阿是穴(肩峰处三角肌下压痛点、滑囊刺激点、肱骨上 1/3 处三角肌止点刺激点)。压痛点用滞动针法,可点刺出血拔罐。三角肌下滑囊刺激点,以肩峰侧面中点为进针点,略向头端进针穿过肩峰囊下方的皮肤和皮下组织,然后进入滑囊,如果碰到骨头,则需退针至皮下组织处,然后略朝下重新进入囊内,在滑囊处进行散刺后接电针,2Hz,30

分钟。

4）肩峰下滑囊炎：阿是穴（肩峰下、大结节压痛点、滑囊刺激点、肱骨上 1/3 处三角肌止点刺激点）。阿是穴用滞针法，可点刺出血拔罐；滑囊刺激点从肩峰与冈上肌之间刺入，进入肩峰下滑囊，在滑囊处行散刺后接电针，2Hz，30 分钟。

5）肩锁关节痛：阿是穴（肩锁关节压痛点、肩锁关节间隙刺激点）。压痛点用滞动针法，放血拔罐。关节间隙刺激点先在肩峰顶部正中部（在其正中点左右约 2.5cm 范围内确定肩锁关节间隙），找到关节间隙，针刺穿过皮肤、皮下组织，当有柔韧感阻力加大时为刺入肩锁韧带，行散刺及滞针法，然后进一步深刺进入关节囊内至关节间隙，如果碰到骨头应将针退至皮下，然后朝更内侧重新进针。进入关节囊、关节间隙后可再行滞针，散刺，并可接电针，2Hz，30 分钟。

6）肱二头肌肌腱炎：阿是穴（肩前部即结节间沟部压痛点及肌腱、肱骨骨膜刺激点）。压痛点用滞动针法，放血拔罐。肌腱骨膜刺激点，患者平躺其手臂外旋约 45°，于肩胛骨喙突外侧缘处进针，当阻力增大时表明进入肌腱和韧带内，用滞针法或散刺法，然后进一步进入碰到骨头，在骨膜上用雀啄法数次，将针再退至肌腱、韧带内。可接电针，2Hz，30 分钟。

7）冈上肌肌腱炎：阿是穴（肩胛冈全长的中、外 1/3 交界点，在该点上方 3cm、肩胛冈前方的凹陷处通常为压痛点，冈上肌刺激点即在肌腹上选穴）。压痛点用滞动针法，并刺络拔罐。

2. 其他治疗

经皮穴位电刺激法　肩髃、肩髎、肩前、肩贞。经皮电刺激，适宜于初期，止痛效果好。

3. 参考方法　肩胛下肌、冈上肌、三角肌激痛点，肩胛骨、肱骨骨膜刺激点，肱二头肌激痛点。激痛点用滞动针法，骨膜刺激用雀啄法。

【按语】

1. 粘连性肩关节囊炎治疗时，首先应排除肩关节结核、肿瘤等疾患。肩部应注意保暖。本病预后与功能锻炼密切相关，因此，不论病程长短、症状轻重，都应每日坚持肩关节的主动活动，活动以不引起剧痛为度。本病有自限性，一般在 12~24 个月可自愈，但 60% 不能恢复到正常功能水平，因此应采取积极主动的治疗措施，早期诊断及时治疗是决定本病预后好坏的关键。通过恰当的治疗，一般能在数月内得以康复，少数患者病期虽达 1~2 年，但最终也能恢复正常。对于严重关节挛缩及关节活动功能障碍，经保守治疗 6 个月以上无明显改善者，可以考虑外科手术治疗。对于肩关节囊粘连严重，治疗难以取效者，应在麻醉下采用手法或关节镜松解粘连，然后再进行针刺治疗。肩外因素所致的粘连性肩关节囊炎除局部治疗外，还需对原发病进行治疗。

2. 大部分肩袖损伤经过正确治疗预后良好。针灸治疗肩袖损伤疗效好，可迅速止痛。治疗期间，应配合肱骨外旋位做肩部活动，可加局部理疗、中药外敷等。严重的损伤必要时进行手术治疗，对于不完全撕裂和完全撕裂尚不考虑手术者，针灸能很好地改善症状。本病需及时治疗，如果持续存在，可能会形成肌肉萎缩、冻结肩，甚至肌腱周围钙化。中风后肩袖损伤，病史超过 3 周者，肩周肌肉有不同程度的萎缩，以三角肌、冈上肌及冈下肌较常见；病程超过 3 个月者，肩关节活动范围有程度不同的受限，以外展、外旋及上举受限较明显。因此，应早期积极治疗。

3. 肩锁关节痛、肱二头肌长头腱炎与三角肌下滑囊炎及冈上肌肌腱炎，一般经过及时正确的治疗，预后良好。但这些疾病均应及时治疗，如果持续时间长，局部炎症刺激可能导致软组织的粘连，甚至肌腱、韧带、滑囊的钙化。

【古代文献摘录】

《针灸甲乙经》：肩重不举、臂痛，肩髎主之。

《玉龙赋》：风湿搏于两肩，肩髃可疗。

《针灸集成》：肩痛累月，肩节如胶连接，不能举，取肩下腋上两间空虚针刺，针锋几至穿出皮外，一如治肘之法，慎勿犯骨，兼刺筋结处，神效。

《循经考穴编》：肩贞，直刺入二寸五分，治肩骨一点大疼，宜单泻之。

第三节　上下肢部病证

一、上下肢部痛证

(一) 肘劳

肘劳是以肘部局限性慢性疼痛为主症的病证，属中医学"伤筋"范畴。一般起病缓慢，常反复发作，多见于从事旋转前臂和屈伸肘关节的劳动者，如木工、钳工、水电工、矿工及网球运动员等。本病病因主要为慢性劳损，前臂在反复地做拧、拉、旋转等动作时，可使肘部的筋脉慢性损伤，迁延日久，气血阻滞，脉络不通，不通则痛。肘外部主要归手三阳经所主，故手三阳经筋受损，筋脉不通，气血痹阻是本病的主要病机。病位在经筋。

本病常见于西医学的肱骨外上髁炎、肱骨内上髁炎和尺骨鹰嘴炎或尺骨鹰嘴滑囊炎等。根据压痛点三种疾病较易区别。临床上肱骨外上髁炎最常见，主要与长期旋转前臂、屈伸肘关节及肘部受震荡等因素有关，导致伸肌肌腱反复微创所引起。肱骨外上髁为前臂腕伸肌总腱（桡侧腕长、短伸肌，指总伸肌，小指固有伸肌和尺侧腕伸肌）的起点，在反复伸腕及旋转时，容易出现肌腱附着处的部分纤维过度拉伸，引起肱骨外上髁骨膜下出血、骨膜炎、钙化及瘢痕形成等病理变化，致使其内穿行的微血管神经受到卡压和激惹。病理生理最初是由于桡侧腕伸肌和尺侧腕伸肌起始处的轻微撕脱所引起，进而持续性过度使用或不当使用前臂的伸肌，使得继发性炎症变为慢性炎症。其受累结构仅包括骨膜、腱膜、关节滑膜等，而骨质并无实质性损害。本病多见于从事网球运动的人群，故称网球肘。

近年来，肱骨内上髁炎也逐渐出现，是肱骨内上髁处附着的前臂腕屈肌腱的慢性损伤性肌筋膜炎。本病好发于经常进行反复屈曲活动的人群（如打高尔夫球、投掷棒球或橄榄球、携带过重的公文包者），尤其多见于打高尔夫球的人群，故又称高尔夫球肘。这些活动的共同之处是反复屈曲腕部及因过度力量或突然停止的动作而使屈肌肌腱产生张力。很多造成网球肘的运动也会造成高尔夫球肘。总之，本病由于前臂的屈肌肌腱受到反复性微创伤而引起，病理生理最初是由位于旋前圆肌、桡侧腕屈肌、尺侧腕屈肌和掌骨长肌的起源处发生轻微撕脱所引起，进而持续性过度或不当使用前臂圆肌，使继发性炎症变成慢性炎症。

尺骨鹰嘴位于肘部后方，突起的这块骨头是肱三头肌肌腱连接的部位。尺骨鹰嘴炎是尺骨鹰嘴处附着肌腱（肱三头肌腱）的慢性劳损或受到暴力后造成肱三头肌腱较大的撕扯所引起的局部炎症；如果局部滑囊出现明显积液，称为尺骨鹰嘴滑囊炎。由于本病好发于伏案工作者（对尺骨鹰嘴处及滑囊反复施压）和平时易过度使用肱三头肌而受到劳累牵拉刺激、磨损或者该处易受到外伤的人群，因此，本病又称为学生肘、矿工肘。尺骨鹰嘴部肌腱和滑囊受到急性创伤或重复性微创时易导致本病。鹰嘴滑囊位于肘关节后方，在尺骨鹰嘴和覆盖在表面的皮肤之间。鹰嘴滑囊可能以单个滑囊囊袋形式存在，部分患者也可以有分隔的多个囊袋形式存在。当使用过度或不当时，局部肌腱可出现慢性劳损性炎症，滑囊可能发生充血、水肿,出现炎症和变大。急性创伤通常是由于肘关节急性损伤所致,如体育运动员在运动过程中受伤(如曲棍球),或摔倒时直接撞到鹰嘴。在倚靠时用肘部关节支撑身体会对鹰嘴处肌腱和滑囊反复施压(如长期伏案工作),可能会导致炎症和肿胀。

【辨病与辨经】

1. 辨病 由于长期慢性劳损使肘关节部位疼痛并有明显压痛,甚或微肿胀者可诊断为中医的肘劳。在临床上应对以下西医常见的三种疾病进行鉴别诊断:

(1)肱骨外上髁炎(网球肘):多起病缓慢,肘关节外上方疼痛,向前臂和上臂放射,持物无力,抗阻力伸腕时疼痛加剧,局部皮肤不红肿无炎症,肘关节活动范围正常。在肱骨外上髁远侧约1cm处约桡侧腕短伸肌起始处压痛,也可出现握力减弱,旋后及伸腕动作受限。"板凳试验"(患者手掌向下提起板凳)及"水杯试验"(患者拿起盛满水的杯子)可引出肱骨外上髁的疼痛。前臂伸肌腱牵拉试验(Mills试验)阳性(屈肘,握拳,屈腕,然后前臂主动旋前同时伸肘,引起肘外侧疼痛)。X线片通常正常,有时(20%的患者)可见钙化阴影、肱骨外上髁粗糙、骨膜反应等。超声可探测到桡侧腕短伸肌肌腱内的异常;MRI结果符合桡侧腕短伸肌的退变,还可探测到外侧韧带复合体的微小撕裂以及肘关节后外侧不稳定;红外线热相图是诊断单侧或双侧网球肘的高度敏感的检查手段,其特异性为94%~100%。

(2)肱骨内上髁炎(高尔夫球肘):疼痛位于肱骨内上髁部位,为持续性,且主动缩紧腕部会使其加重。患者常发现他们无法握住咖啡杯或铁锤,且经常失眠。查体可发现肱骨内上髁或其正下方沿着屈肌肌腱有压痛。许多患者的屈肌肌腱内出现带状增厚。肘关节活动范围正常,但患侧握力减弱,高尔夫球肘试验阳性(先固定患者前臂,让患者紧握拳头,并主动屈曲腕部,然后检查者试着用力将患者的腕部伸展,此时出现剧烈疼痛)。

(3)尺骨鹰嘴炎(学生肘或矿工肘):肘关节的任何活动,特别是在伸展运动时,都会出现肿胀、疼痛,如果出现积液则为尺骨鹰嘴滑囊炎。疼痛位于尺骨鹰嘴区域,肘关节以上区域可出现牵涉痛。患者通常更在意局部肿胀的症状。查体可见鹰嘴处有明显压痛,而滑囊的肿胀范围可能更大。任何给滑囊施压的做法,包括被动伸展和屈曲对抗动作,均会产生疼痛,滑囊感染时常合并发热和寒战。

知识链接

网球肘的临床分型

国外学者从保守疗法角度将本病分为四种类型:①肌腱骨膜型:是指手和手指伸肌在外上髁的韧带附着部分撕裂造成疼痛性瘢痕;与这些肌肉的附着激痛点有关,局部以曲安西龙注射并使上肢肌肉完全休养1周。②肌肉型:与桡侧腕伸肌内的中心激痛点有关,治疗需向肌腹内压痛点精确注射0.5%的普鲁卡因溶液。③肌腱型:为桡骨头处"肌腱体"(很可能是伸肌总腱)内的损伤,对此部位的手术探测和组织切除可发现桡侧腕短伸肌起点处的细微破裂伴顿挫性再生;治疗方法是按摩4~8次,可能与桡侧腕短伸肌内的附着激痛点有关。④髁上型:是指沿髁上嵴的桡侧腕长伸肌起点处出现一个压痛点,与桡侧腕长伸肌的附着激痛点有关,也可通过深层按摩缓解。

2. 辨经 在肘关节外上方,即肱骨外上髁指伸肌腱起点处及周围有局限性压痛,为手阳明经筋证;在肘关节外下方,即肱骨内上髁周围有明显的压痛点,为手太阳经筋证;在肘关节外部,即尺骨鹰嘴处有明显的压痛点,为手少阳经筋证。

【治疗】

1. 基本治疗

治法　舒筋通络,活血止痛。以局部选穴为主,配合远端循经取穴。限制腕关节的活动,尤其是限制用力握拳伸腕动作是治疗和预防本病复发的基本原则,急性期制动 1~2 周。

穴方　阿是穴

手阳明经筋证,加肘髎、曲池、合谷;手太阳经筋证,加小海、阳谷;手少阳经筋证,加天井、外关。

操作　①毫针刺:泻法。在局部压痛点采用多向透刺、围刺或做多针齐刺,针刺应抵达腱止点及腱膜下间隙;围刺时,在痛点 2cm 范围内四周斜刺,针尖要向痛点方向并抵达痛点。余穴常规操作。②结合电针、灸法、刺络拔罐等:毫针刺基础上,局部阿是穴可加电针,阳极应接此点(可很好地促进局部炎症的吸收),上肢选一个穴作为负极,用疏波或疏密波交替,刺激 20~30 分钟;可加温和灸,局部疼痛明显者,用隔姜灸法;局部压痛点可用皮肤针叩刺出血,加拔火罐,2~3 日 1 次。部分患者比较敏感,针刺后可有局部疼痛短时间内加重的反应,可隔日 1 次,或针刺和艾灸交替进行。

方义　阿是穴疏通局部经络气血,舒筋活络止痛。

2. 其他治疗

小针刀疗法　用针刀松解肱骨外上髁、肱骨内上髁部位肌腱附着点的粘连。

3. 参考方法

(1) 肱骨外上髁炎:局部压痛点,外上髁或肱骨或桡骨的骨膜刺激点,肘肌激痛点,旋后肌、肱桡肌、桡侧腕长伸肌、肱三头肌及中指伸肌激痛点。

(2) 肱骨内上髁炎:局部压痛点,肱骨内上髁、肱骨或尺骨骨膜刺激点,肱三头肌激痛点,胸大肌激痛点。

(3) 尺骨鹰嘴炎:局部压痛点或滑囊刺激点,尺骨鹰嘴或尺骨骨膜刺激点,肱三头肌、上锯肌激痛点。对于滑囊炎明显者,用粗针或火针沿刺激点由滑囊后下方斜行刺入,并在囊内以不同方向刺破滑囊壁,放出积液。激痛点均用滞动针法。

📖 知识链接

网球肘与激痛点

国外学者研究发现,肱骨外上髁疼痛时常在肘关节周围肌肉生成激痛点,其生成的顺序大致为:旋后肌、肱桡肌、桡侧腕长伸肌、指伸肌、肱三头肌、肘肌以及二头肌和肱肌。认识到肌筋膜激痛点的因素则有助于对本病病因做出解释。临床观察到,大部分成年人第三指伸肌外侧都生有一个激痛点,这个事实可能与此病有关。目前,人们公认网球肘症状是肌肉肌腱单元受到重复性微创伤而引起的炎性和退行性组织损伤,这种描述与中心激痛点紧绷带长期紧张引起的附着激痛点起止点病相符。因此,如果外上髁出现网球肘的疼痛和压痛症状,除旋后肌作为中心激痛点外,肱三头肌内侧头外缘下部(第二激痛点)、手指长伸肌、桡侧腕长伸肌和腕侧短伸肌及肱桡肌内常生有激痛点,所有这些激痛点消除后,肘肌内的激痛点还可能引起外上髁在叩诊时的疼痛和压痛。作为与旋后肌同属一个功能单元的肌肉,肱肌、肱二头肌(远端 1/3 内的激痛点)和(有时)掌长肌也可能一同受累,但不会向外上髁传导疼痛。需要注意的是冈上肌激痛点除引起肩部疼痛外,有时也有强烈的疼痛会聚集在外上髁部,应鉴别诊断。

【按语】

1. 针灸治疗肘劳有很好的临床疗效,可配合推拿、热敷、药物熏洗或敷贴疗法。疗效是否持续与能否合理限制腕关节活动关系密切,对不能间断训练的运动员应适当减少运动量,应在伸肌上捆扎弹性保护带,以减少腱起点处的牵张应力。

2. 大部分患者预后良好,对于久治不愈、症状顽固者可建议施行手术。

(二) 痹证

痹证是由风、寒、湿、热等引起的以肢体关节及肌肉酸痛、麻木、重着、屈伸不利,甚或关节肿大灼热等为主症的一类病证。古代痹证的概念比较广泛,包括内脏痹和肢体痹,本节主要讨论肢体的痹证。

中医学认为本病与外感风寒湿热之邪和人体正气不足有关。风寒湿等邪气,在人体卫气虚弱时容易侵入人体而致病。汗出当风、坐卧湿地、涉水冒雨等,均可使风寒湿等邪气侵入机体经络、留于关节,导致经脉气血闭阻不通,不通则痛,正如《素问·痹论》所说:"风寒湿三气杂至,合而为痹也。"根据感受邪气的相对轻重,常分为行痹(风痹)、痛痹(寒痹)、着痹(湿痹)。若素体阳盛或阴虚火旺,复感风寒湿邪,邪从热化,或感受热邪,留注关节,则为热痹。总之,一般的外感性肢体痹证,系风寒湿热之邪侵入机体,痹阻关节肌肉筋络,导致气血闭阻不通,产生本病。然而,骨痹和痛风痹的病因病机各有其自身特点。骨痹是指因内外因素导致的以骨病变为特征的关节痹证,可包括脊柱骨关节和肢体骨关节痹证,本节主要论述肢体关节的骨痹,相当于西医的骨关节炎;中医理论认为肾为先天之本而主骨,骨的病变与肾密切相关;因此,骨痹与年老体衰,素体虚弱,肝肾亏虚,气血凝滞,复感风寒湿热有关;邪滞经络气血阻滞,迁延日久,邪实正虚日益加重而形成。痛风性关节炎中医称痛风痹,以正虚为本,常因饮食不节,脾运失调,内生痰湿热浊,浊毒排泄不畅,留滞关节而致病。

风湿性疾病引起的关节及软组织疼痛都属于中医学的肢体痹证范畴,西医学认为风湿性疾病(简称风湿)是一组以内科治疗为主的肌肉骨骼系统疾病,范围极其广泛,广义的风湿病主要包括弥漫性结缔组织病及各种病因引起的关节和周围软组织,包括肌、肌腱、韧带等疾病,风湿一词是指关节、关节周围软组织、肌肉、骨出现的慢性疼痛。风湿病的病理改变为炎症性反应,在不同的疾病中其病变出现在不同的靶组织(损伤最突出的部位);除痛风性关节炎因尿酸盐结晶所致外,其余大部分因免疫反应引起,表现为局部组织大量的淋巴细胞、巨噬细胞、浆细胞浸润和聚集;血管病变是风湿病的另一个常见共同的病理改变,弥漫性结缔组织病的广泛组织损害和临床表现与此有关。因此,风湿病的范围较广。依据相关教材对风湿性疾病的分类,风湿热、类风湿关节炎、痛风和骨性关节炎均属于本病范畴,为本节讨论的重点。

1. **风湿热性关节炎** 风湿热是一种由 A 组乙型溶血性链球菌感染后,引起的一种结缔组织炎症,主要累及到人体的关节、心脏、皮肤以及中枢神经系统,甚至可以累及肺、肾脏等内脏,临床表现主要是以关节炎和心脏炎为主,患者可以伴有发热、皮疹、皮下结节、舞蹈病等。关节游走性疼痛是急性风湿热最常见的关节炎表现,以急性起病为特点,但也有反复发作型、慢性型和亚临床型。

2. **类风湿关节炎** 是一种以关节滑膜炎为特征的不明原因的慢性全身性自身免疫性疾病,免疫反应多发生于关节滑膜,关节腔滑膜炎症、渗液、细胞增殖、肉芽肿形成,软骨及骨组织破坏,最后关节强直及功能障碍;多侵犯小关节,如手、足及腕关节等,常为对称性,呈慢性过程,可有暂时性缓解;起病可缓可急,发病年龄多在 20~45 岁,女性多于男性;目前认为发病可能与感染、免疫功能紊乱及遗传等有关。另外,寒冷、潮湿等环境因素,疲劳、营养不良、创伤、精神因素等,常为本病的诱发因素,但多数患者发病前常无明显诱因。

3. 痛风性关节炎 是由于尿酸盐结晶沉积引起的关节急性炎症反应。痛风是体内嘌呤代谢紊乱引起的疾病,尿酸生成增加和 / 或尿酸排泄障碍,导致高尿酸血症。血液及体液中尿酸浓度过高时,尿酸钠就会在组织中沉积,引起急性炎症性痛风性关节炎、痛风石(长期尿酸盐结晶沉积导致单核细胞、上皮细胞和巨噬细胞浸润,形成异物结节)、与慢性沙砾性痛风性关节炎、尿酸性肾病、尿石症。原发性痛风病因未明者占绝大多数,但常伴有肥胖、血脂质异常、2 型糖尿病、动脉硬化症、冠心病等代谢综合征,极少数为遗传性酶及代谢缺陷。继发性痛风多由于肾脏病、血液病和应用影响肾脏排泄尿酸的药物所致。临床上 5%~15% 高尿酸血症患者会发展为痛风。总之,本病具有一定的家族易感性,由遗传因素和环境因素共同致病。

4. 骨关节炎 是一种以关节软骨退行性变和继发性骨质增生为特征的慢性关节疾病,亦称为骨关节病、退行性关节炎、增生性关节炎等,多见于中老年人,女性多于男性。好发部位为负荷较大的关节,如膝关节、髋关节、脊柱关节及远侧指间关节,以膝关节、髋关节骨关节炎最为常见。西医学认为,本病发病原因不明,一般认为可能是多种致病因素包括机械性和生物性因素相互作用所致,其中主要与年龄增大最为相关,另外,也可与外伤、姿势不正、肥胖、炎症等因素相关,遗传因素对本病也有一定影响。临床可分为原发性和继发性,前者指发病原因不明,多见于 50 岁以上的人群;后者是指因外伤、感染、先天畸形以及代谢内分泌异常、遗传缺陷等所导致者。骨关节炎主要病理改变为软骨退行性变和消失,以及关节边缘韧带附着处和软骨下骨质反应性增生形成骨赘,并由此引起关节疼痛、僵直畸形和功能障碍。

【辨病与辨证】

1. 辨病 以肢体关节肌肉疼痛为主症者可诊断为中医的肢体痹证。临床应注意风湿热出现的关节炎与类风湿关节炎的鉴别。

(1) 风湿热引起的关节炎:典型表现是轻度或中度发热,游走性多关节炎,受累关节多为膝踝、肩、肘腕等大关节,常见由一个关节转移至另一个关节,病变局部呈现红肿、灼热、剧痛。部分患者也有几个关节同时发病,不典型的患者仅有关节疼痛而无其他炎症表现,急性炎症一般于 2~4 周消退不留后遗症,但常反复发作,可影响心脏发生心肌炎甚至遗留心脏瓣膜病变。实验室检查可见抗链球菌溶血素 O 阳性,血沉加快。

(2) 类风湿关节炎:①晨僵:晨起关节僵硬或全身发紧,活动一段时间后可缓解。②初起关节酸痛、肿胀,随着病情发展,疼痛日益明显,反复发作后受累关节附近肌肉萎缩,关节呈梭形肿胀。③受累关节多为双侧性、对称性,掌指关节或近端指间关节常见,其次为手指、腕、膝等关节。④病变持续发展,关节活动受限或畸形。⑤可伴有低热、乏力、全身肌肉酸痛、食欲不振等;在骨突部位,伸肌表面或关节周围有皮下结节(类风湿结节)。⑥70%~80% 的病例类风湿因子阳性,血沉加快,C 反应蛋白增高。⑦放射学检查可见骨质侵蚀或受累关节及其邻近部位骨质脱钙。

(3) 痛风性关节炎:①多以单个趾指关节猝然红肿疼痛,逐渐痛剧,昼轻夜甚,反复发作。可伴发热,头痛等症。多见于中老年男子,可有痛风家族史。常因劳累、暴饮暴食、食用高嘌呤食物、饮酒及外感风寒等诱发。初起可单关节发病,以第 1 跖趾关节为多见。继则足踝、跟、手指和其他小关节,出现红肿热痛,甚则关节腔可渗液。反复发作后,可伴有关节周围及耳郭、耳轮及趾、指骨间出现"块瘰"(痛风石)。②血尿酸、尿尿酸增高。发作期白细胞计数可增高。③必要时做肾 B 超、尿常规、肾功能等检查,以了解痛风后肾病变情况。X 线摄片检查可示软骨缘临近关节的骨质有不整齐的穿凿样圆形缺损。

(4) 骨关节炎:主要症状为关节疼痛,初期为轻微钝痛,以后逐渐加剧,活动多时疼痛加重,休息后症状好转。部分患者在静止或晨起时感到关节疼痛,稍微活动后减轻,称之为"休息痛",但活动过量后,因关节面摩擦可产生疼痛,疼痛可遇天气变化、潮湿受凉等因素诱发。患者常感关节活动不灵活,上下楼困难,晨起或固定某个体位较长时间关节僵硬,稍活动后减轻,关节活动时有各种不同的响声即骨摩擦音,有时可出现关节交锁。晚期多伴有明显滑膜炎症,表现为疼痛加重,关节肿胀、积液,活动明显受限。关节肿胀积液时,膝关节可出现浮髌试验阳性;髋关节内旋角度增大时疼痛加重。X线片示骨赘形成、关节表面不平整,关节间隙狭窄。

2. 辨证　以关节肌肉疼痛、屈伸不利为主症。若疼痛游走,痛无定处,时见恶风发热,舌淡苔薄白,脉浮,为行痹(风痹);疼痛较剧,痛有定处,遇寒痛增,得热痛减,局部皮色不红,触之不热,苔薄白,脉弦紧,为痛痹(寒痹);若肢体关节酸痛重着不移,或有肿胀,肌肤麻木不仁,阴雨天加重或发作,苔白腻,脉濡缓,为着痹(湿痹);关节疼痛,局部灼热红肿,痛不可触,关节活动不利,可累及多个关节,伴有发热恶风,口渴烦闷,苔黄燥,脉滑数,为热痹。

【治疗】

1. 基本治疗

治法　活血化瘀,通痹止痛。以病痛局部穴为主。

穴方　阿是穴

肩关节痛加肩髃、肩髎;肘关节痛加曲池、曲泽、天井;腕关节痛加阳池、阳溪、大陵;髋关节痛加环跳、秩边、阴廉;膝关节痛加犊鼻、内膝眼、血海、梁丘、阳陵泉;踝关节痛加解溪、丘墟。行痹加膈俞、血海;痛痹加肾俞、关元;着痹加阴陵泉、足三里;热痹加大椎、曲池。另可根据病痛部位循经配穴。

操作　①毫针刺:常规操作。②结合灸法、刺络拔罐及电针法:毫针刺基础上,寒痹、湿痹可加灸法;大椎、曲池可点刺出血;局部阿是穴及穴位可加拔罐法、电针法(密波或疏密波交替),或隔姜灸、温针灸。痛风可在痛风结节处点刺放血。

方义　病痛局部循经选穴,可疏通经络气血,使营卫调和而风寒湿热等邪无所依附,痹痛遂解。风邪偏盛为行痹,取膈俞、血海以活血,遵"治风先治血,血行风自灭"之义。寒邪偏盛为痛痹,取肾俞、关元益火之源,振奋阳气而祛寒邪。湿邪偏盛为着痹,取阴陵泉、足三里健脾除湿。热痹者,加大椎、曲池泄热疏风、利气消肿。

2. 其他治疗

刺络拔罐法　关节病痛部位。皮肤针重叩,出血少许,加拔火罐。

穴位注射法　在病痛部位选穴。丹皮酚注射液,或威灵仙等注射液,每穴注入 0.5~1ml,注意勿注入关节腔内。每 2~3 日注射 1 次。

3. 参考方法

(1) 风湿热、类风湿关节炎、痛风性关节炎:局部关节痛点或压痛点或肿胀处,星状神经节、迷走神经刺激点(通过胆碱能途径发挥抗炎作用)、T_{10}~L_2 节段夹脊穴(促进肾上腺素分泌,抗炎)。类风湿关节炎加掌指关节、指间关节及骨膜刺激点、指根神经刺激点。掌指关节、指间关节一般针刺部位以手指背侧为主,在患指指间关节或掌指关节近端刺入皮肤,进入关节。也可沿着病变关节进行围刺。骨膜刺激点以毫针直刺到骨膜上,用"雀啄"法刺激。指根神经刺激点,患者坐位、手平伸、掌心朝下,手指略分开。手持针与手背成45°角进针,刺入 0.3cm 深后捻转刺激背侧神经,再将针抵住指骨根部侧面,滑至掌侧根部,以刺激掌侧神经。局部刺激点可带电针。

(2) 骨关节炎:关节局部痛点、压痛点和骨膜刺激点,髋关节、膝关节、骶髂关节刺激点,星状神经节、迷走神经刺激点,T_{10}~L_2 节段夹脊穴,腰肌、股四头肌刺激点。髋关节刺激点,先取仰卧位,自股骨大转子前方,沿股骨颈方向,以45°角徐徐进针,针贴近骨面,待针尖接近关节外缘处,将针尖略微翘起,与关节囊面平行刺入1.5cm左右,不进入关节腔,在关节周围软组织及肌肉组织做扇形散刺,然后将针退出。再取俯卧位,在大转子后方、转子间嵴处进针,沿股骨颈方向插入后关节囊层,做髋关节周围软组织及肌肉组织刺激。膝关节膝前刺激法,患者取仰卧屈膝,膝下垫枕使关节屈曲(髌尖针刺时取膝关节伸直位);进针点根据病变情况选取,如交叉韧带(髌韧带正中)、半月板(内、外膝眼)、髌上滑囊(髌骨上)、脂肪垫(髌韧带两侧)、内外关节间隙(膝眼)等;经进针点快速进针,向肌腱、韧带的起止点方向,以及病变的滑囊、脂肪垫,膝关节周围软组织、肌肉组织进行散刺。膝关节膝后刺激法:取俯卧位,膝前垫枕,根据压痛部位,或在构成腘窝的诸肌与其肌腱的移行处或止点,如股二头肌止点即腓骨头,半膜肌止点即胫骨内侧髁下缘,腓肠肌内外侧头止点即股骨内、外上髁,经进针点快速进针达病变处,向肌腱、韧带的起止点方向,或病变的滑囊、脂肪垫,关节周围软组织进行散刺。

【按语】

1. 针刺治疗痹证有较好的效果,尤其对风湿热出现的关节炎及慢性风湿性关节炎。由于类风湿关节炎病情缠绵反复,属于顽痹范畴,非一时能获效。在风湿热的急性期要应用西药迅速控制病情,以免心脏出现严重的损伤。对痛风性关节炎也有一定的止痛和促进痛风石消散的作用,本病与过度劳累、过食高蛋白、高嘌呤饮食有关,多饮酒和局部损伤常为诱因,因此,患者必须注意诱发因素的预防,及时治疗。此外应禁用或少用从肾脏排泄尿酸的药物。但上述疾病在治疗中应结合药物治疗。

2. 骨关节炎发病缓慢,大多经过积极治疗可改善关节功能。早期应用针灸和物理治疗就可控制病情,而到关节变形、挛缩,甚至失去功能时,治疗难度较大,部分患者需进行人工关节置换手术。骨关节炎急性发作时,最重要的是受累关节充分休息。关节承受压力或过度活动,易加重关节软骨磨损。一旦关节炎症状消除,应尽快恢复受累关节锻炼。长时间制动可以加重骨钙丢失,肌肉萎缩,促使骨质增生加重。

3. 临床应注意排除骨结核、骨肿瘤,以免延误病情。患者平时应注意关节的保暖,避免风寒湿邪的侵袭。

(三)膝关节及其周围软组织损伤所致的膝痛

膝关节为人体最大且构造最复杂的关节,其关节囊松弛薄弱,关节的稳定性主要依靠韧带和肌肉。膝关节及其周围软组织损伤,属于中医学膝部痹证范畴,病位主要在筋、骨,涉及肉。中医学认为,膝为"筋之府",膝部的急性损伤或慢性劳损,如膝关节过度运动、牵拉或遭受扭、闪、挫伤等外力作用,引起经筋、络脉损伤,以致经气运行受阻、气血壅滞局部,或筋骨失养,出现疼痛、活动受限。

膝关节痛是针灸临床常见的病证之一,除上述的几种炎性关节炎及后述的膝骨性关节炎外,尚有损伤所引起的多种膝关节部位的疼痛性疾病,如半月板损伤、前交叉及副韧带损伤、跳跃者膝、跑步者膝、髌前与髌上及髌下滑囊炎、鹅足滑囊炎、胫骨结节骨垢炎、网球腿等,尤其是膝关节缺血性坏死,临床需鉴别诊断,才能取得良好疗效。

1. 半月板损伤 半月板是一种月牙状纤维软骨,充填在股骨与胫骨关节间隙内,每个膝关节有两个半月板,即内侧和外侧半月板。由于半月板中内1/3无血液供应,其营养主要来自滑液,只有与胫骨缘连接的边缘部分(即外围的10%~30%),能从滑膜直接获得血液供应,因此,供血差使得其破裂后愈合能力极差。由于解剖学特点,外侧半月板的活动度比内侧半月板大。研磨力量是产生半月板破裂的主要原因,膝关节伸直时,两侧副韧带紧张状态,关节稳定,无旋转动作,当膝关节半屈曲时,如足球运动员射门时的状况,股骨髁与半月板的接触面缩小,由于重力的影响,半月板的下面与胫骨平台的接触比较固定,这时膝关节猛烈的旋转所产生的研磨力量会使半月板发生破裂。半蹲或蹲位工作,如矿井下煤矿工人长期蹲位铲煤或抛煤也易导致半月板损伤。总之,造成半月板损伤的四个因素为:膝半屈、内收或外展、重力挤压和旋转力量。

2. 膝部韧带损伤　前交叉韧带从股骨远端的外髁表面通过髁间切迹延伸到胫骨前表面,其作用是限制胫骨向前过度移位,并提供了膝关节位置的本体感觉,因此,易于发生扭伤或断裂;典型表现为膝关节前部疼痛,通常由于高速运动中突然减速造成膝关节过伸、旋转,导致韧带损伤,如足球、篮球、滑雪等运动常造成损伤;临床显示女性发病率更高。膝关节内、外侧各有坚强的副韧带所附着,当膝伸直时侧副韧带较紧张,此时如突然受到外翻或内翻应力,即可引起内侧或外侧副韧带损伤。由于膝关节呈轻度生理性外翻,且膝外侧容易受到外力的冲击,故临床上以内侧副韧带损伤居多。严重的侧副韧带损伤,可伴有膝关节囊、交叉韧带和半月板的损伤。长期从事重体力劳动、剧烈弹跳运动者,很容易损伤膝关节韧带,尤其是运动员。

知识链接

膝关节韧带损伤的分类

1. 依据韧带损伤的程度　分为扭伤(即部分纤维断裂)、部分韧带断裂和完全断裂。

2. 依据韧带损伤的组织群　可分为单一损伤和联合性损伤,如前交叉韧带断裂可以同时合并有内侧副韧带与内侧半月板损伤,成为“三联伤”。

3. 依据韧带断裂的部位　可分为韧带体部断裂、韧带与骨骼连接处断裂和韧带附着处的撕脱性骨折,第一种损伤愈合慢且强度差,以第三种愈合后最为牢固。

3. 跳跃者膝和跑步者膝　跳跃者膝是因跳跃活动引起的髌骨上端或下端疼痛的病症,是反复的压力性病变引起的股四头肌和髌韧带的慢性炎症。约 20% 的跳跃型运动员会在职业生涯中的某一时间内出现该症状,可影响一侧或双侧膝盖,单侧受累时,男性患病率是女性的 2 倍。跳跃者膝通常是由于在坚硬地面跑跳,过度训练,对股四头肌或髌骨韧带的直接创伤(如橄榄球或跆拳道中撞击和踢打动作),造成膝关节过度使用或不当使用的结果。跑步者膝即髂胫束摩擦综合征,是引起外侧膝部疼痛的常见原因之一。髂胫束是阔筋膜的延伸,它的末端附着于胫骨的外侧髁,而髂胫束滑囊位于髂胫束和股骨外侧髁之间。跑步者膝是由于过度使用膝关节而产生的症状,在跑步时由于髂胫束不断在股骨外上髁处摩擦而引起损伤,这种损伤也会刺激下方的髂胫滑囊。如果髂胫束的炎症变成慢性的,可能产生钙化。

4. 髌上、髌前及髌下滑囊炎　是常导致膝痛的病因。髌上滑囊在股四头肌及其肌腱下方沿着髌骨下面向上延伸,滑囊由一小部分股中间肌(膝关节肌)支持。髌前滑囊(又称髌前皮下囊)在皮下组织和髌骨之间,由韧带支持。髌下滑囊分浅层和深层,浅层滑囊(又称髌下皮下囊、胫骨粗隆皮下囊),位于胫骨粗隆上缘,在皮下组织和上方的髌韧带之间,位置处于髌韧带的最下方;深层滑囊(又称髌下深囊、髌下囊),位于髌韧带后面、胫骨前面与髌下脂肪垫的上极之间,即位于髌韧带的中、上 1/3 交界处。这些滑囊易受到急性创伤和反复微创伤。急性损伤常由于患者膝盖受到撞击或髌骨骨折对滑囊的直接创伤所致。在柔软或不平的地面上跑步或需要以膝盖爬行的工作或长时间的跪姿(如铺地毯、擦地板等)可能造成过度使用的伤害,尤其是髌前滑囊炎多发于女性家庭服务人员。如果滑囊炎症变为慢性,可能会发生钙化。

5. 鹅足滑囊炎　该滑囊位于鹅足韧带下方,是缝匠肌、股薄肌和半腱肌的肌腱在胫骨近端内侧面形成的联合止点,该滑囊容易因过度使用、不当使用、直接创伤引起发炎。内侧膝盖受伤时,内侧副韧带和鹅足滑囊常一起受累,但很少发生感染。

6. 胫骨结节骨垢炎　常多发于青少年,13 岁左右为高峰发病年龄。本病的发生与膝关节过度使用或不当使用有关,如跑步、跳跃或在硬地面过度训练以及任何需要反复使用股四头肌的活动,相关的体育活动包括足球、体操、篮球、芭蕾、田径、曲棍球、棒球等。胫骨粗隆是引起本病相关的疼痛和功能障碍的病灶,因通过股四头肌收缩施加于胫骨粗隆的反复应力导致骨突炎和异位骨生长,这种由反复应力引起的损伤最常见于骨骼生长较快的青春期。尽管如此,所有年龄阶段都报道过该疾病。

【辨病】

膝痛的病因非常复杂,临床应鉴别引起膝痛的不同病因,常见以下疾病:

1. 膝关节半月板损伤　部分急性损伤有外伤史,慢性损伤者无明确外伤史;多见于运动员与体力劳动者,男性多于女性。急性损伤后膝关节剧痛,伸不直并迅速出现肿胀,有时可有关节内积血。急性期过后转入慢性阶段,肿胀已不明显,关节功能基本恢复,但总感觉关节疼痛,活动时有弹响。有时在活动时突然听到"咔嗒"一声,关节便不能伸直,忍痛挥动几下小腿,再听到"咔嗒"声,关节又可伸直,即所谓关节交锁现象,可偶尔发生,亦可频繁发生。慢性阶段的体征有关节间隙压痛、弹跳、膝关节屈曲挛缩与股内侧肌的萎缩。①过伸试验:膝关节完全伸直并轻度过伸时,半月板破裂处受牵拉或挤压而产生剧痛。②过屈试验:将膝关节极度屈曲,破裂的后角可被卡住而产生剧痛。③半月板旋转试验:患者仰卧,患侧髋膝完全屈曲,检查者一手放在关节外间隙处作触诊,另一手握住足跟后做小腿大幅度环转运动,内旋环转试验外侧半月板,反之为试验内侧半月板。在维持旋转位置下将膝关节逐渐伸到 90°,若在关节完全屈曲位下触到响声,表明半月板后角损伤;关节伸到 90° 左右时才发生响声,为体部损伤;但逐渐伸直至微屈位时有响声为半月板前角损伤。④研磨试验:患者俯卧,膝关节屈成 90°,检查者将小腿用力下压,并且做内旋、外旋运动,使股骨和膝骨关节面之间发生摩擦,若外旋产生疼痛提示为内侧半月板损伤,反之为外侧半月板损伤。⑤蹲走试验:嘱患者蹲下走鸭步,并不时变换方向,或左或右,出现响声及膝部疼痛不适为阳性,提示半月板后角损伤。MRI 片可清晰地显示出半月板情况,以及韧带损伤、关节有无积液。

2. 膝部韧带损伤

(1) 前交叉韧带损伤:膝关节前部(髌韧带下)疼痛,关节正常活动或被动外翻时疼痛加剧;疼痛表现为持续性,严重时影响睡眠。当发生急性损伤时,可能会关节内弹响,伴膝关节错动感,不敢负重。查体:①压痛点:可见膝关节前部有压痛点,如果韧带在骨止点处撕裂,压痛点可局限于止点处。韧带拉伤者,表现为膝关节前部的弥漫性压痛。②前抽屉试验:患者平卧床上,膝屈曲 90°,双足平置于床上,保持放松。检查者坐于床上,抵住患者双足使之固定,双手握住膝关节的胫骨端,向前方拉小腿,如出现胫骨前移比健侧大 5mm 为阳性,为前直向不稳定,用于检查前交叉韧带的完整性。MRI 检查可清晰地显示韧带损伤及可能出现的关节积液、肿胀情况。

(2) 侧副韧带损伤:有膝部外伤史;膝内侧或外侧副韧带部有明显疼痛、肿胀和压痛,被动内收或外展引起侧副韧带处牵拉痛。如韧带断裂,有向内侧或外侧的异常活动度,膝关节内收位或外展位 X 线正位片可见同侧关节间隙增宽。外侧副韧带损伤主要为膝内翻暴力所致,即膝或腿部内侧受暴力打击或重压,使膝过度内收,压痛点在腓骨小头或股骨外上髁,一般比内侧副韧带损伤要轻。内侧副韧带损伤为膝外翻暴力所致,即膝伸直位,膝或腿部外侧受强大暴力打击或重压,使膝过度外展,压痛点在股骨内上髁。

3. 跳跃者膝与跑步者膝

(1)跳跃者膝:疼痛位于髌骨的上端或下端(或上下两端),并影响股四头肌和髌韧带的内外两侧。患者在走下坡或下楼时疼痛加重;休息和热敷可缓解疼痛,使用膝盖的运动(如跳跃)会加重疼痛。疼痛呈持续性酸痛,可影响睡眠。查体可见股四头肌或髌韧带有压痛,并可出现关节渗出。膝关节做对抗性动作时会产生疼痛。MRI 片可清晰地显示出肌肉、韧带的变化情况。

(2)跑步者膝:疼痛位于股骨远端外侧,围绕股骨外上髁。与髂胫滑囊炎相比,疼痛范围稍大,且基本无渗出。跑步者膝常发生在穿着磨损且缺乏缓冲的鞋子进行长距离骑车或慢跑后。休息和热敷可缓解疼痛,而涉及下肢的运动,特别是需要外展和被动内收的运动,会加重疼痛。许多患者屈曲患侧膝盖时会产生疼痛,常无法下跪或下楼梯,疼痛呈持续性,可能干扰睡眠。查体可见股骨外上髁髂胫束肌腱附着处的上方有压痛点,如并存滑囊炎时滑囊周围可见积液和肿胀。患者屈曲和伸展膝关节时,可能会有弹响或卡住的感觉,主动拮抗下肢外展和被动内收下肢会产生疼痛。在操作过程中,突然释放阻力会明显加重疼痛。当患者用患肢承受身体重量站立时,然后弯曲患侧膝关节 30°~40°,会加剧疼痛。

4. 髌上、髌前及髌下滑囊炎 均可出现膝部的疼痛,患者常无法下跪或下楼梯,也会出现在正常活动范围内有卡住的感觉,特别是晨起时;如果变为慢性,可能会发生钙化。常与关节炎与肌腱炎并存,易混淆临床表现。MRI 可显示滑囊及相关结构的变化、钙化情况。

(1)髌上滑囊炎:膝盖前部髌骨上方疼痛,并可能会放射到大腿远端前部,查体可见在膝盖前部髌骨上方有压痛,患者被动屈曲和主动拮抗伸展膝关节时会产生疼痛,突然释放阻力会明显加重疼痛。触诊髌骨上区域可能会发现肿胀以及松软的感觉;偶尔会感染,引起全身症状(如发热、乏力)和局部症状(如红肿、变色、疼痛)。

(2)髌前滑囊炎:髌骨前方疼痛和压痛,并可能会放射到其上方和下方区域。

(3)浅层髌下滑囊炎:髌骨下方(胫骨粗隆上缘)髌韧带的最下方区域疼痛肿胀、压痛,并可放射至上方和下方区域。

(4)深层髌下滑囊炎:膝盖前部髌骨下方(髌韧带后面、胫骨前面与髌下脂肪垫的上极之间)及髌韧带中上部疼痛肿胀、压痛,并可放散到下方周围区域。患者被动屈曲和主动拮抗伸展膝关节时会产生疼痛,突然释放阻力会明显加重疼痛。髌下部周围常出现肿胀和积液,常和膝关节炎并存,但不像浅层髌下滑囊炎那样容易感染。

5. 鹅足滑囊炎 内侧膝盖疼痛,膝关节被动外翻和外旋会加重疼痛,休息或热敷可缓解疼痛,运动加重;患者通常无法下跪或下楼梯,疼痛呈持续性酸痛,可影响睡眠。查体可见膝盖前部,位于内侧膝关节下方的鹅足韧带附着处有压痛点,滑囊周围可有积液和滑囊肿胀,拮抗膝盖屈曲会产生疼痛,突然释放阻力会明显加重疼痛。

6. 胫骨结节骨垢炎 膝关节前方疼痛,在走下坡或上下楼梯以及任何股四头肌收缩的活动都会导致疼痛加重,活动膝关节也会加重疼痛,休息和热敷可缓解疼痛,疼痛呈持续性。体检可见胫骨粗隆、髌骨肌腱的触诊会引发明显压痛,常可见明显的胫骨粗隆肥大,关节广泛肿胀、髌腱增厚。MRI 有助诊断。

【辨经与辨证】

膝外侧前廉痛属足阳明经筋病证,膝外侧痛属足少阳经筋病证,膝后侧中部痛属足太阳经筋病证,膝内侧前廉痛属于足太阴经筋病证,内侧中部痛为足少阴经筋证;膝前侧痛涉及足阳明及足太阴经筋。如外侧副韧带损伤属于足少阳经证,内侧副韧带损伤属于足太阴经证。

膝关节软组织损伤的辨证主要根据病程进行分期。伤后局部肿胀疼痛,损伤处多呈青紫色,为新伤急性期;如果新伤治疗不当,转入慢性,有的肿胀虽然消退,而肌肉萎缩,有的出现损伤部持久性局部发热、皮肤紫、肿胀等症,为慢性期;多因年老体虚,或早期失治,风寒湿侵袭,肿痛反复发作,时好时差,迁延不愈,为陈伤迁延期。

【治疗】

1. 基本治疗

(1)通治方法

治法 活血通络,舒筋止痛。以局部穴位为主。

穴方 阿是穴 血海 梁丘 足三里

根据具体病症循经加穴,如内侧副韧带损伤加阴陵泉;外侧副韧带损伤加阳陵泉;前交叉韧带损伤加犊鼻等。

操作 毫针刺结合刺络拔罐及灸法。较轻的新伤急性期局部肿胀,毫针刺或皮肤针重叩至微出血,可加拔罐。慢性期和陈伤迁延期,重用灸法。

方义 阿是穴出血可祛除瘀血,消肿止痛。血海、梁丘、足三里为邻近选穴,可疏通经络之瘀滞,恢复气血之流畅,濡养筋脉。

(2)辨病治疗:由于膝痛涉及病种较多,针灸治疗可进一步细化分病治疗。

1)膝关节半月板损伤:内、外膝眼或膝关节间隙及压痛点。患者平卧,膝下垫枕,膝关节稍微屈曲。内、外膝眼进针后,针尖向髌骨下朝着半月板方向刺入。或将拇指放在髌骨外侧(或内侧),并向内(或外)推髌骨,在髌骨内侧处(或外侧处)中点旁边,髌骨与股骨髁之间(膝关节间隙)进针,小心穿过皮肤和皮下组织,然后穿过关节囊进入关节腔,碰到骨质后稍退针,留针。

2)前交叉韧带损伤:①前交叉韧带损伤:膝关节前部(髌韧带下)疼痛点、胫骨前部。体位同上,在髌韧带外侧缘中点进针,针尖向内下方向,朝着髌韧带下面向下斜刺;髌韧带下的胫骨前部,从髌韧带下端外侧进针,向上朝着前交叉韧带方向进针。②内侧副韧带损伤:股骨内侧髁到胫骨附着处压痛点,朝局部压痛点方向点斜刺或平刺。

3)跳跃者膝与跑步者膝:①跳跃者膝:髌韧带上下压痛点、膝部股四头肌肌腱止点(胫骨粗隆部位)及其在髌骨上的肌腱下点、伏兔(股直肌肌腹)、股外侧肌肌腹(梁丘外)和股内侧肌肌腹(血海)。体位同上,股四头肌肌腱下针刺时,确认髌骨内侧上缘,在此点水平进针,进入股四头肌(股直肌)肌腱下方,如遇到骨质,稍退针,然后更朝前些重新进针。髌韧带刺激点,确认髌骨内侧下缘,在此点以和髌骨呈直角进针,可达髌韧带下及其滑囊。其余刺激点常规操作。②跑步者膝:股骨外上髁压痛最明显处及其上 2~4cm 处(髂胫束肌腹上)以与股骨髁成 45° 角进针,穿过皮肤、皮下组织和髂胫束,进入髂胫束滑囊。

4)髌上、髌前及髌下滑囊炎:局部压痛点。针刺从髌骨内侧、外侧上缘上方水平分别进针,进入股四头肌肌腱下方的髌上滑囊;从髌骨内侧、外侧中点水平进针,可达皮下的髌前滑囊;髌骨下端中点以 45° 角向下刺入,或者在髌韧带下端点前部(胫骨粗隆前部),从两侧水平刺入,可到浅层髌下滑囊;从髌骨内侧和外侧下缘与髌骨成直角方向刺入,到达髌韧带下方而进入深层髌下滑囊。接电针,低频或疏密波,20~30 分钟。局部可点刺放血、拔罐、用灸法等。压痛点也可采用毫针围刺法。

5)鹅足滑囊炎:胫骨近端内侧面压痛点(阴谷附近)、半腱肌肌腹(殷门外侧 1~2cm)。通过在对抗阻力情况下嘱患者用力屈曲小腿,以确认鹅足肌腱,鹅足滑囊位于膝关节内侧下端处,鹅足肌腱在胫骨的附着处。在压痛点上以相对于胫骨 45° 角进针,进入滑囊内。接电针,

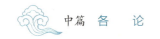

低频或疏密波,20~30分钟。局部可点刺放血、拔罐、用灸法等。压痛点也可采用毫针围刺法。

6) 胫骨结节骨垢炎:胫骨前上端(胫骨粗隆)压痛点、膝部股直肌(髌骨上中点或伏兔)、股外侧肌肌腹(梁丘外)和股内侧肌肌腹(血海)。压痛点针刺参照深部髌下滑囊炎。接电针,低频或疏密波,20~30分钟。局部可点刺放血、拔罐、用灸法等。压痛点也可采用毫针围刺法。治疗期间,夜间用夹板护膝,活动时应使用髌下绷带,可有助于缓解症状。

上述疾病均可接电针,低频或疏密波,20~30分钟;局部可点刺放血、拔罐、用灸法等。压痛点也可采用毫针围刺法。

2. 其他治疗

穴位封闭法 局部阿是穴。用2%普鲁卡因2ml加泼尼松龙0.25ml局部封闭,每周1次。

【按语】

膝关节及其周围软组织损伤所致的膝痛是临床上常见的病症,在治疗前应该明确诊断,尤其是早期确诊或排除骨坏死非常重要。膝关节缺血性坏死容易漏诊,常表现为膝关节疼痛放射至大腿,疼痛剧烈而持续,膝关节活动时常有交锁现象,关节活动范围随着疾病的进展而逐渐受限。膝关节深部触诊会诱发疼痛,主动和被动活动膝关节都会加重疼痛,常可听到骨摩擦音。膝关节的X线及MRI对诊断有决定性意义。如不及时治疗后果严重,可出现严重的骨坏死、肌肉萎缩,甚至瘫痪。

上述这些疾病如果没有及时和正确的治疗,转为慢性可能出现钙化,保守治疗就很难取得好的疗效。因此,早期诊断、及时正确治疗,均可获得较好疗效,一般预后良好。急性期应注意休息,避免过度活动进一步加重病情,必要时可用局部封闭、弹力绷带包扎,或石膏固定3~4周,然后在医生指导下可进行轻微适度的膝关节活动,积极锻炼屈曲活动。治疗期间可结合热敷、关节保暖,可缓解疼痛,有利于恢复。若出现肌腱、韧带完全断裂应及时进行外科手术修补韧带。

(四) 腱鞘囊肿与腘窝囊肿

腱鞘囊肿是指关节附近的腱鞘内滑液增多后发生囊性疝出而形成的囊肿,女性较多,多发于手腕背侧、足背部,手指掌指关节及近侧指间关节处也常见到,病因不甚清楚。一般认为肌腱或关节的长期过度劳损,使滑膜腔内滑液增多而形成囊性疝出;或结缔组织的黏液性退行性变可能是发病的重要原因。目前临床上将手、足小关节处的滑液囊疝和发生在肌腱的腱鞘囊性肿统称为腱鞘囊肿。而大关节的囊性疝又另命名,如膝关节后方的囊性疝出则称为腘窝囊肿,存在混乱之处。

腘窝囊肿也称贝克囊肿,是指发生在腘窝部位的囊性疝出,临床可见圆形隆起,边缘光滑,触之有饱胀、滑动感,其囊液质黏如胶状,随着局部包块的增大,可影响人们的日常活动,给工作、生活带来不便;好发于中青年,女性多于男性。发病由膝关节内压力升高致使关节囊在薄弱的地方突出形成关节疝,西医学认为本病与营养不良造成的胶样变性有关。但也有学者认为,滑囊炎时可产生过多的滑液,聚集在带状囊肿内,因单向阀门效应,此囊肿逐渐增大,因此,腘窝囊肿是滑液在腘窝中异常聚集的结果。

上述疾病可归属于中医学的筋疣、筋瘤、筋结等,中医学认为由于劳损或外伤筋脉,局部气血凝聚,阻滞经络,气血运行不畅,日久湿聚成痰,壅阻于皮肤、经络、筋骨之间而成瘀成结。

【辨病】

1. 腱鞘囊肿 有外伤史或慢性劳损史,好发于腕背及腕掌面的桡侧,掌指关节的掌侧面,足背动脉附近等处,表现为局部肿块,缓慢发生或偶然发现,局部酸胀不适,握物或按压时可有痛感。肿块小至米粒,大至乒乓球大小不等,半球形,光滑,与皮肤无粘连,但附着于深处的组织,活动性较小,有囊性感,有单囊与多囊,穿刺可抽出胶冻样囊液。

2. 腘窝囊肿　腘窝部非炎性、无痛性囊性肿物,走路及膝关节屈伸活动不受影响。肿物在伸直膝关节时明显,屈膝时隐没。穿刺抽出淡黄色黏液,若排除其他致膝关节积液的疾患时考虑此病。B 型超声检查可显示肿物大小及内容物,膝关节造影可显示膝关节滑膜憩室并排除半月板损伤。

【治疗】

治法　祛瘀散结。以局部阿是穴为主。以祛除囊液为关键,放出淤积的囊液,减轻或消除腱鞘内部的压力,促进局部受损软组织的修复。

穴方　阿是穴

腘窝囊肿兼有膝关节疾患者,加犊鼻、内膝眼、血海、梁丘、鹤顶。

操作　①毫针刺:对于病情轻者,局部阿是穴可采用毫针围刺法;余穴常规操作。②三棱针法或火针法:暴露患处,常规消毒,术者以左手拇指、食指挤住囊肿,将内容物推至一边,避开血管及肌腱,使囊肿突起,然后用粗毫针或三棱针自囊肿顶部刺入,并向四周深刺,务使囊壁刺破,迅速用力挤出浓稠胶冻状物体。加压包扎 3~5 天。囊肿较大者,可用注射器抽吸囊液,复针刺数孔,加压包扎。如囊肿再起,1 周后再行针刺;阿是穴或用火针点刺局部,视肿物大小,每次点刺 2~3 针,每周 1 次。③结合艾灸、电针法及拔罐:局部亦可结合艾灸法、电针法(疏波或疏密波交替);腘窝囊肿,针后加拔罐。

方义　局部选穴可祛瘀散结,消肿止痛。

【按语】

1. 腱鞘囊肿预后良好,一般经过 1~3 次治疗,大多在 1~2 周内可治愈。但本病复发率较高。平素应避免反复长期进行某一动作,减少腱鞘受损的机会。

2. 腘窝囊肿在临床上分为三型,针灸治疗 I 型腘窝囊肿治疗效果最佳;II 型腘窝囊肿因与关节腔相通,针灸治疗也可获得较好疗效,但疗效不如 I 型;III 型腘窝囊肿因囊液黏稠,分隔较多,囊内有出血或感染,相对病情较重,故针灸治疗效果不如 I 型、II 型,针灸疗效相对较差。

(五) 腱鞘炎

肌腱在跨越关节处,如转折角度或滑移幅度较大者,都有坚韧的腱鞘将其约束在骨膜上,以防止肌腱像弓弦样弹起,或向两侧滑移。因此,腱鞘和骨形成弹性极小的"骨 - 纤维隧道"。腱鞘炎是指肌腱过度用力在腱鞘内机械性摩擦而引起的慢性损伤性炎症,四肢肌腱凡经过"骨 - 纤维隧道"处,均可发生腱鞘炎。因腱鞘坚韧缺乏弹性,好像是增生、水肿的腱鞘卡压肌腱,故又称为狭窄性腱鞘炎;狭窄性腱鞘炎并非单纯性腱鞘的慢性损伤性炎症,而是肌腱和腱鞘均有水肿、增生、粘连和变性。

本病好发于长期、快速、用力使用手指和腕部的中老年妇女、轻工业工人和管弦演奏者等。在手指常发生屈肌腱鞘炎,又称弹响指或扳机指;拇指为拇长屈肌腱鞘炎,又称弹响拇。在腕部为拇长展肌和拇短伸肌腱鞘炎,又称桡骨茎突狭窄性腱鞘炎。指鞘韧带的直接损伤也可引起本病。此外,产后、病后、风湿或类风湿疾病、先天性肌腱异常也可导致本病。

本病属中医学的伤筋、筋瘤、筋结等,中医认为本病由慢性劳损等原因,损伤经筋,导致局部经脉气滞血瘀,阻滞不通,凝滞筋脉而发为筋结。

【辨病与辨经】

1. 辨病

(1) 屈指肌腱狭窄性腱鞘炎(弹响指、弹响拇):以中、环指最多,示、拇指次之,小指最少。起病缓慢,初时晨起患指发僵、疼痛,缓慢活动后即消失;晚期患指屈伸障碍加重伴明显疼痛,可有"弹响"或一时的"卡住"现象,严重时患指不能屈伸。检查时在掌指关节掌侧压痛,可触及黄豆大小的皮下痛性硬结,手指屈伸时该结节随屈肌腱上、下移动,或出现弹拨现象,并有弹响。

(2)桡骨茎突狭窄性腱鞘炎:发病初起腕关节桡侧酸痛,逐渐加重,无力提物;桡骨茎突处疼痛,可向手及前臂放射,拇指无力,伸拇受限。检查时桡骨茎突处肿胀,明显压痛,有时可触及皮下硬结;桡骨茎突腱鞘炎试验(Finkelstein 征)阳性(即患手拇指屈于掌心握拳,然后将腕关节被动地向尺偏,桡骨茎突部产生疼痛加剧)。

2. 辨经

(1)手太阴、手阳明经筋证:桡骨茎突处疼痛,可向手及前臂放射,以拇展肌腱受累为主,在列缺、阳溪附近有明显压痛。

(2)手厥阴经筋证:当手指屈曲时疼痛、活动受限,甚至出现"弹响"或一时的"卡住"现象,系指屈肌腱受累。

(3)手少阳、手阳明经筋证:当手指伸展时疼痛、活动受限,以拇伸肌腱受累为主,在阳池、合谷附近有明显压痛。

(4)手太阴经筋证:当拇指屈曲时疼痛,以拇屈肌腱受累为主,在鱼际、太渊附近有压痛。

【治疗】

1. 基本治疗

治法 舒筋通络,活血止痛。以局部阿是穴为主。

穴方 阿是穴

屈指肌腱狭窄性腱鞘炎加合谷、内关、外关;桡骨茎突狭窄性腱鞘炎加阳溪、列缺、合谷。也可辨经配穴,手太阴、手阳明经筋证加阳溪、列缺;手厥阴经筋证加大陵;手少阳、手阳明经筋证加阳池、合谷;手太阴经筋证加鱼际、太渊。

操作 ①毫针刺:首先按照受累肌腱进行寻找痛点,阿是穴以压痛点为中心,向四周透刺 2~4 针,或进行围刺法;余穴常规操作。②结合电针、灸法:病变局部阿是穴可用电针,疏波或疏密波交替,刺激 20~30 分钟;可加温针灸法、艾条灸法等。

方义 局部选穴可舒筋活络,活血止痛。

2. 参考方法

(1)桡骨茎突狭窄性腱鞘炎:桡骨茎突压痛点、腱鞘刺激点、骨膜刺激点,如拇长展肌腱受累加局部刺激点(如阳溪);拇短伸肌腱受累时加局部刺激点(如合谷、阳池)。腱鞘刺激点针体与腕平面成 30° 夹角,斜刺向近侧,直达骨膜,少退针使针尖在腱鞘内做扇形散刺。骨膜刺激点以针尖抵达骨膜上用雀啄法散刺。

(2)屈指肌腱狭窄性腱鞘炎:掌指关节压痛点、腱鞘刺激点、骨膜刺激点,如拇屈肌腱受累加局部刺激点(如鱼际、太渊)。腱鞘刺激点沿掌指关节近侧,沿腱鞘纵轴方向将针体刺入腱鞘内,行提插捻转。

【按语】

1. 本病早期出现手指活动不利和酸痛、晨起为重时,采用针灸治疗效果好。如病变到后期,腱鞘纤维性变明显,致腱鞘严重狭窄,患指屈伸障碍加重,严重时患指不能屈伸,局部皮下硬结明显,针灸有一定效果,但远不及早期。

2. 狭窄性腱鞘炎经非手术治疗效果不佳,频繁复发或发生闭锁的患者,应考虑手术治疗,以松解过度狭窄的腱鞘。本病可复发,应避免过度的手工劳动,使休息与活动相结合,可预防和减少本病的复发。

（六）滑囊炎

滑囊炎是急、慢性损伤等因素引起滑囊的无菌性炎症,又称黏液囊肿。滑囊是一种缓冲结构,其外层为纤维结缔组织,内层为滑膜,平素囊内有少量滑液,其作用是促进润滑、减少摩擦、增加运动的灵活性。在骨突与皮肤、肌肉与肌腱、肌腱与肌腱等处,凡摩擦频繁、压力较大处均有滑囊存在;由于关节周围结构复杂,活动频繁,故滑囊多存在于大关节附近。滑囊炎最常见的病因是慢性劳损,临床上以中老年女性坐骨结节滑囊炎(又称编织臀)和足拇趾滑囊炎多见。另外,长期跪位工作者易发生髌前滑囊炎;肘部劳损易发生鹰嘴突滑囊炎(矿工肘)等,前文已述。滑囊炎的病理表现为囊内滑膜水肿、充血、增厚或呈绒毛状,滑液增多,囊壁增厚或纤维化。若为急性损伤则渗出滑液为血性。滑囊炎的发生部位非常广泛,本节主要从总体上阐述滑囊炎的病机和临床特点,常见的具体部位滑囊炎,在其他疾病中有详细介绍。

本病可归属于中医学的筋疣、筋瘤、筋结等,中医学认为由于慢性劳损或外伤筋脉,局部气血凝聚,阻滞经络,气血运行不畅,日久湿聚成痰,壅阻于皮肤、经络、筋骨之间而成瘀成结。

【辨病】

在骨突起部位或关节周围逐渐发生的囊性包块,呈圆形或椭圆形,大小不定,伴有疼痛。表浅者触诊可扪及清楚边缘,有波动感、压痛,皮肤无炎症;部位深在者,边界不清。穿刺抽出液体为清亮(慢性)或血性黏液(急性)。若伴发感染则疼痛剧烈、皮肤发热发红,抽出液为脓性。临床上要注意与结核性滑囊炎、类风湿滑囊炎鉴别。

【治疗】

治法 祛瘀散结。以局部穴位为主,应首先祛除滑囊积液,并进行加压包扎。

穴方 阿是穴

坐骨结节滑囊炎加秩边、会阳;髌前滑囊炎加犊鼻、血海;拇趾滑囊炎加隐白、太白。

操作 ①毫针刺结合拔罐法:在囊性包块处选择1~4个点,用较粗的毫针刺穿滑囊壁,放出黏液,如囊性包块较大可结合拔罐。余穴毫针刺常规操作。②结合灸法、电针法:在上述治疗基础上,局部行灸法、电针法(疏波或疏密波交替)。治疗结束后局部应进行加压包扎。

方义 局部穴位可祛瘀散结,活血止痛。

【按语】

针灸治疗慢性损伤性滑囊炎效果良好,对于伴发感染者应进行抗炎治疗。

（七）腓肠肌痉挛与损伤（网球腿）

腓肠肌痉挛是指突然发生小腿腓肠肌痉挛、疼痛,甚至活动受限的一种症状,俗称小腿抽筋,医学上称之为腓肠肌痉挛。一般而言,腓肠肌痉挛诱发因素包括寒冷刺激、大量排汗、肌肉收缩失调、身体过于疲劳等。冬天运动或游泳时,如果没做热身运动,肌肉遇到冷刺激即会强直性收缩,发生痉挛;在大量运动或劳动中(尤其是在夏天),由于大量排汗,体内氯化钠含量过低,容易引起肌肉痉挛(抽筋);或疲劳过度,局部肌肉易于痉挛,疼痛难忍,肌肉坚硬成块,而且一时不易缓解;在强烈运动中,由于肌肉过于紧张,连续收缩过快,放松时间太短,造成肌肉收缩失调,引起肌肉痉挛。总之,发病原因主要是由于劳累过度、外伤、游泳或感受寒凉或缺钙等,一般认为其发生是由于肌肉营养不良,或夜间活动度减低,导致末梢血管血流减慢,从而引发了小腿腓肠肌痉挛。

腓肠肌肌腱的急性损伤多见于网球运动员,故称为"网球腿"。这种损伤最常发生在足部快速高强度的发力之后,除网球运动员外,尚见于潜水员、跳高运动员、山地步行者和篮球运动员。好发于40~60岁男性,大多继发于膝关节伸直而足背屈时,使腓肠肌处于最大张力

77

状态的急性损伤事件之后。腓肠肌的主要功能为跖屈踝关节,为膝关节后部提供稳定性,腓肠肌起源于内侧股骨髁的后侧,向下移行,与比目鱼肌的肌腱汇合形成跟腱。大多数肌腱的止点位于腓肠肌的腹部,因此,这些止点也是最容易发生撕裂的地方。

本病属中医学筋急、筋伤范畴,各种内外因素导致足太阳经筋拘挛或损伤,气血阻滞,筋脉挛急,均可出现疼痛。

【辨病】

1. 腓肠肌痉挛 ①小腿部肌肉突发性疼痛性不自主地强烈收缩,仅累及腓肠肌,肌肉明显隆起,触之较硬且不能放松,伸展及按摩患部可缓解。②每次发作轻者数秒,重者数分钟乃至3小时左右,日发数次至数十次,多偏侧性,可左右同时或交替发生,可数年至数十年反复发作,无后遗症。③间歇期无不适,多在夜间睡眠时发作,尤其多发于寒冷刺激后。④发作期间无神经肌肉系统的任何阳性体征,实验室检查一般无阳性发现,部分患者可出现血钙降低。仅在发作时肌电图表现为自发性收缩,开放时肌肉出现高频动作电位,可达200~300Hz,明显高于正常收缩电位。

2. 腓肠肌损伤 大多数患者疼痛为急性发作,疼痛非常剧烈,并伴有肌腱撕裂发出的声音。疼痛持续而严重,并局限于小腿后侧。若肌腱完全断裂会出现明显的肿胀、瘀斑、血肿,范围可从小腿内侧至踝关节。体检可见小腿后侧有压痛,患者背屈踝关节或对抗跖屈踝关节可诱发疼痛。

【治疗】

1. 基本治疗

治法 舒筋活血,通络止痛。

穴方 腓肠肌痉挛发作时:隐白 合谷(或) 足三里(或)

腓肠肌痉挛间歇期及损伤:承山 承筋 飞扬 合阳

操作 腓肠肌痉挛急性发作时,隐白或合谷或足三里刺入后,嘱患者背伸大踇趾,或术者握住患者大踇趾向上快速扳伸,可舒展和拉长痉挛部位的肌肉,一般可即刻缓解;间歇期可常规针刺其余穴位,可加灸法、热敷等。对于腓肠肌损伤急性期局部刺激手法宜轻,禁止强刺激和热敷、灸法。

方义 隐白属足太阴脾经穴,足三里属足阳明胃经穴,本病急性发作属足太阳经筋拘挛,因此,两穴可调节下肢太阴、阳明经筋以协调和舒缓足太阳筋急而止痛;合谷强刺激可移神缓急止痛。其余穴均为足太阳经穴,可疏调足太阳经筋气血,活血柔筋,濡养经筋。

2. 参考方法

(1) 腓肠肌痉挛发作期:踇长、短伸肌刺激点,胫前肌刺激点(足三里、丰隆)、对侧腓肠肌刺激点。术者手握患者大踇趾,用力快速被动向上扳伸踇长、短伸肌,或者让患者用力背伸足大踇趾,以拉伸腓肠肌,可迅速缓解痉挛。

(2) 腓肠肌痉挛间歇期及损伤恢复期:腓肠肌肌腹刺激点、踇屈肌和趾屈肌刺激点、腓肠肌激痛点、胫神经刺激点、腓总神经刺激点、S_1~S_2骶神经刺激点。胫神经刺激时,可抬腿后,于刺激点进行快针,提插法使针感向下肢放射,不留针。腓肠肌肌腹可排刺2~3针,可给予轻度电刺激(2Hz)20~30分钟。

(3) 腓肠肌损伤急性期(24~48小时内):腓肠肌压痛点、腓肠肌肌腹,针刺手法宜轻。应休息、抬高患肢、使用弹力压缩绷带,以及冷敷以缓解疼痛,24~48小时内禁止局部热敷。

(八)足跟痛

足跟痛是指跟骨下面、后面的疼痛性症状,主要包括跖筋膜炎、跟部滑囊炎、跟管综合征、跟下脂肪垫不全及跖骨融合等疾病。因此,跟痛症不是单独一个疾病,它是指各种足跟疾病所引起的一种症状,由跟骨本身及其周围软组织疾患所产生。跟痛症的病因很多,如长时间站立、长途步行、长跑竞走或负重行走等,使跖腱膜、趾短肌等在跟骨结节附着处反复牵拉,发生慢性无菌性炎症,若原有扁平足则此处更易劳损;运动中当足中、足后关节先天性纤维连接时,经上述损伤,易于发生小关节炎;随着年龄增长,足跟弹力脂肪纤维垫退行性变,弹力降低,脂肪垫功能不全;胫后神经自跟腱内侧下降至足跟跖腱膜,途中经过一系列的沟和踝管,损伤后发生水肿可卡压,形成瘢痕;跟管内足底神经受压;凡此各种原因均可导致足跟痛。目前,多认为跟骨内高压和跟骨内静脉瘀滞是引起足跟痛的主要原因,因为跟骨主要由海绵样松质骨构成,髓腔内静脉窦很大,且跟骨位于身体最低处,长期站立负重,使跟骨内静脉回流障碍,瘀血或充血,从而产生跟骨疼痛症状。

本病属中医学的痹证范畴,中医学认为因足跟位于人体底部,依赖气血的周流不息而不断得到温煦与濡养,如劳累过度、外伤、劳损,导致筋骨气血失和,或外感风寒湿邪,足跟部气血循行不畅,气血阻滞,不通则痛;或肝肾亏虚,无以充骨生髓,筋脉失养,导致本病。

【辨病与辨经】

1. 辨病　以足跟部痛为主症可诊断为中医的足跟痛。临床应对引起足跟痛的疾病进行鉴别诊断。

(1) 足底筋膜炎　①足跟内侧痛:最显而易见的特征是在一段时间不活动之后的最初几步出现,而且长时间的负重之后也会加重症状;②足跟痛由近期负重活动的增加而诱发;③触诊足底筋膜近端附着点或相关激惹试验重现足跟痛;④Windlass 试验阳性;⑤跗管综合征测试阴性,其他周围神经卡压测试阴性;⑥腰骨盆区域牵涉痛或放射痛测试阴性。

(2) 跖筋膜炎与足跟骨质增生症　①症状:中老年多发,起病缓慢。以足心痛为主要表现,足趾背伸时疼痛明显,跳跃时足底有胀裂感;可有足跟下针刺样疼痛,向前放射,清晨不敢下地行走,活动片刻有所缓解,但走路多时疼痛又加重。②体征:扁平足多见,跟骨前内侧区有深的明显压痛点。如有骨刺,多在跟底结节的前端可触及硬性肿物且有压痛。单纯的跟骨骨刺并不一定有足跟痛,当引起跖筋膜炎无菌性炎症时才发生足跟痛。

(3) 跟下脂肪垫不全(功能缺损)①症状:跟骨脂肪垫功能缺损后,经常感到脚下硌伤而疼痛,疼痛范围较广,急性跟骨下脂肪垫撞击破损时,突然足跟下失去压缩感。跟下脂肪垫炎时,出现足跟下疼痛,可有局部肿胀和表浅的压痛。②体征:触诊跟骨下空虚感,压痛范围较广。

(4) 跟管综合征　①症状:夜间和站立时疼痛明显。跖神经损伤时,从踝至足跖和大趾疼痛;胫神经的跟内侧支受损,出现足跟和足跖内侧痛。②体征:足跟内侧区压痛,叩击受损神经远端,其支配区皮肤感觉异常(称 Tinel sign)。

(5) 跟腱滑囊炎　①症状:一侧跟腱抵止点疼痛、肿胀较多见,站立或行走较多、剧烈活动后可因鞋的摩擦而产生疼痛或疼痛加剧。②体征:跟腱附着处压痛,可触及肿物或有摩擦感。

知识链接

各种可能引起足跟痛的疾病

1. 足底筋膜炎　本病是足跟痛最常见的原因,主要表现为跖后跟内侧的搏动性疼痛,在休息后的第一步会加重。疼痛常在进一步走动后减轻,但可在继续负重时复发。触诊跟骨内侧粗隆和足底筋膜时,通常会引起尖锐的刺痛感。脚部和脚趾的被动背屈也常引起疼痛。

2. 足跟骨刺　影像学检查可明确诊断。

3. 跟骨应力性骨折　由足跟的重复负荷引起,最常发生在距下关节后突的下方和后方。疼痛通常在负重活动增加或行走难度增加后发生。检查时可发现肿胀或瘀斑,骨折部位有压痛。跟骨挤压试验阳性提示本病。

4. 神经卡压(足底内侧或外侧神经、小趾外展神经)　表现为烧灼感、刺痛或麻木感。活动或创伤后疼痛加重。

5. 神经瘤　可伴有烧灼感或刺痛感,触诊时可及疼痛的肿块。

6. 足跟垫综合征　表现为脚跟中部深部疼痛,疼痛类似瘀伤痛或压痛。

7. 跟腱附着点病变　表现为疼痛,偶有剧痛,并随着受损部位活动或压力的增加而加重;偶尔可触及的突出的肌腱增厚,被动背屈会加重。

8. Haglund 畸形(跟骨后上突增生)　表现为跟骨后上部疼痛,结合影像学检查。

9. 足跟骨部滑囊炎　表现为跟腱周围疼痛、红斑和肿胀,触诊时有触痛。

10. 跟骨骨突炎　为青少年疼痛,疼痛可随着日常活动量增加或生长突增而加重;跟腱刺痛;被动背屈和跟骨内侧受压时可伴随出现疼痛。

11. 后胫骨附着点病变　表现为舟骨和内侧楔骨的压痛。

12. 趾长屈肌腱病　压痛位于内踝后方,斜穿过脚底至外侧趾远端趾骨基部。

13. 拇长屈肌腱病　表现为内踝后及大脚趾足底压痛。

14. 跗管综合征　表现为后内侧踝关节和脚后跟(可能延伸至脚趾)的灼烧感、刺痛感,刺痛感和麻木感会随着站立和活动而加重,严重时出现肌肉萎缩。

15. 腓骨肌腱病　表现为外侧跟骨沿第五跖骨基底部的压痛。

16. 跗骨窦综合征　表现为跟骨外侧及踝关节疼痛、脚/脚踝不稳感、运动后或在不平整的地面上症状会加重,可有反复踝关节扭伤史。

2. 辨经　足少阴肾经"循内踝之后,别入跟中",因此,足跟痛主要归属于足少阴经证。

【治疗】

1. 基本治疗

治法　舒筋活血,化瘀通络。以局部及肾经穴为主。减少引起足跟痛的原因,可使用防震鞋垫。

穴方　阿是穴　太溪

跖筋膜炎加照海;跟下脂肪垫不全加仆参;跗管综合征出现跖神经损伤时加照海、然谷、公孙、隐白,胫神经根内侧支受损加大钟、水泉、然谷;跟腱滑囊炎加水泉、昆仑;跟骨骨质增生症加照海、申脉、仆参。

操作　①毫针刺:阿是穴选择压痛点,多向透刺;足跟滑囊炎,可用较粗的毫针穿刺,放出囊内液体(或用注射针抽干积液)。余穴常规操作。②结合电针及灸法:在上述毫针刺基础上,阿是穴可加电针,密波或疏密波交替;可加艾条灸法或温针灸。

方义　阿是穴可疏导局部经气,舒筋活血,化瘀止痛。足跟为肾经所主,太溪为肾经原穴,既可疏通足跟部经络,又可调肾经气血。

2. 其他治疗

小针刀疗法　多数足跟痛患者存在骨刺,痛点周围组织粘连,可用小针刀治疗以剥离粘连组织。

3. 参考方法　局部跟腱、跟骨及骨膜刺激点、外踝刺激点、内踝刺激点,下肢比目鱼肌、跖方肌、蹬外展肌、胫后肌激痛点,胫神经刺激点(承山、三阴交)、腓肠神经刺激点。上述刺激点根据具体情况针对性选用。骨膜用雀啄法,散刺。激痛点用滞针法。局部可带电针(2~10Hz),每次 20~30 分钟,刺激强度不可过强。腓肠神经刺激点,针垂直皮肤进针,在未触及骨质之前出现异感即可。

【按语】

1. 一般而言,外伤、长期负荷过重或韧带松弛、骨质增生、跖筋膜炎、跟部滑囊炎针灸疗效较好。跟下脂肪垫萎缩,其缓冲震荡、防止摩擦的作用减弱,使局部更容易受到损伤而出现疼痛,因此,针灸治疗多难以获得较好疗效,主要通过应用各种足跟垫分散足跟压力,增强足跟的支撑,缓解疼痛症状。

2. 针灸治疗足跟痛的同时,结合足跟部的中药热敷或理疗,可提高疗效。

(九) 急性踝关节扭伤

踝关节扭伤是临床上常见的一种损伤,包括踝关节部位韧带、肌腱、关节囊等除骨折、脱位以外的所有软组织损伤,但主要是指踝关节内侧副韧带、外侧副韧带和下胫腓韧带的损伤。任何年龄均可发生,但以青壮年多见,运动员在进行身体训练时尤易发生;多于跑、跳、踏空、高空坠地或道路不平时,踝关节处于跖屈位,突然遭受内翻或外翻暴力,使踝部韧带过度牵拉,导致韧带部分损伤,甚至完全断裂,也可导致韧带被拉长、撕脱骨折、关节脱位等。临床根据损伤部位分为内翻型和外翻型两种;根据损伤程度分为韧带挫伤、部分撕裂伤和完全断裂三型。若急性韧带损伤修复不好,韧带松弛,易致复发性损伤,导致踝关节慢性不稳定。

中医称本病为踝缝伤筋,认为本病是由外伤引起的踝部经筋、络脉及肌肉损伤,以致经气运行受阻、气血壅滞局部所致。

【辨病与辨经】

1. 辨病　踝关节于扭伤之后出现骤然疼痛、活动受限,或可见局部明显肿胀,活动踝关节疼痛加重,一般 2~3 日可现皮下紫瘀血斑。检查可见伤处有局限性压痛点,踝关节跖屈位加压,使足内翻或外翻时疼痛加重,可诊断为急性踝关节扭伤。对于韧带部分损伤、松弛或完全断裂需进一步确诊。如果韧带完全断裂者,局部可触及凹陷缺损。应做与受伤姿势相同的内翻或外翻位 X 线摄片检查,如损伤一侧韧带完全断裂时,可见患侧关节间隙增宽,如外侧关节间隙显著增宽,或在侧位片上显示距骨向前半脱位,多为外侧副韧带完全断裂;而下胫腓韧带断裂则显示内、外踝间距增宽。踝关节正、侧位摄片可确诊是否存在撕脱骨折。

2. 辨经

(1)足少阳经筋及阳跷脉证:足外踝周围肿胀疼痛或压痛明显(踝关节外侧副韧带损伤),足内翻疼痛加剧。

(2)足太阴经筋及阴跷脉证:足内踝周围肿胀疼痛或压痛明显(踝关节内侧副韧带损伤),足外翻疼痛加剧。

📖 **知识链接**

为什么急性踝关节扭伤多见于跖屈内翻位?

　　临床上急性踝关节扭伤以跖屈内翻位扭伤最为多见,其原因有:外踝细长且靠后,内踝扁宽且靠前,外侧副韧带较内侧副韧带薄弱,这些解剖学特点有效地阻止了距骨的外翻;另外距骨体前宽后窄,当足跖屈时,踝关节间隙增大,距骨体后面进入踝穴,踝关节比较松动;当足背伸时,距骨体前面进入踝穴,踝关节比较稳定,不能左右摇摆。以上原因是踝关节多见于距屈内翻扭伤的内在因素。外侧副韧带损伤中,又以腓距前韧带损伤多见,严重者腓跟韧带亦可断裂,腓距后韧带损伤极为少见。

【治疗】

1. 基本治疗

(1) 急性损伤(扭伤 24~48 小时内)

治法 疏调经筋,缓急止痛。以局部穴及相应同名经腕关节部穴位为主。配合局部冷敷止血,以减少局部出血及肿胀程度。此期针刺法只适用于踝关节韧带的捩伤、部分撕裂伤;韧带完全断裂或兼骨折应进行急性外科处理。

穴方 阿是穴 阳池(或太渊)

足少阳经筋及阳跷脉病证加悬钟、丘墟、申脉;足太阴经筋及阴跷脉病证加三阴交、商丘、照海。

操作 毫针刺。先针刺上肢远端配穴,行较强的捻转提插泻法,持续运针 1~3 分钟,同时嘱患者慢慢活动踝关节;然后针刺局部穴位,局部穴位刺激手法宜轻柔,强度不宜过重。

方义 阿是穴可疏导局部气血,疏调经筋。足少阳经筋证选同名经手少阳经腕关节部位的阳池,足太阴经筋证选同名经手太阴经腕关节部位的太渊,属同名经选穴及上、下肢关节部位对应选穴,针刺既可移神缓急止痛,又加强了疏调足少阳、太阴经气血,同名经同气相求,以达到"通则不痛"。

(2) 恢复期(扭伤 48 小时后)

治法 舒筋活络,消肿止痛。以局部穴位为主。配合局部热敷法以活血,利于血肿吸收。

穴方 阿是穴

足少阳经筋及阳跷脉病证加丘墟、足临泣、申脉;足太阴经筋及阴跷脉病证加商丘、照海、水泉。

操作 ①毫针刺:局部压痛点为阿是穴,毫针用泻法,或在肿胀局部阿是穴行围刺法;余穴常规操作。②结合刺络拔罐、灸法及电针法:局部肿胀、皮下紫瘀血斑明显者,用三棱针点刺出血,或用皮肤针重叩压痛点至微出血,加拔罐;踝关节局部可行悬灸法、温针灸法;电针法(密波或疏密波交替)。

方义 本病以局部取穴为主,通瘀决闭,以疏通经络之瘀滞,恢复气血之流畅,奏舒筋活络、消肿止痛之功,加速受伤经筋络脉的修复,恢复踝关节的功能。

2. 参考方法

(1) 踝关节扭伤 48 小时内:肢远刺激点(如合谷、阳陵泉)、外踝刺激点、内踝刺激点。远端穴持续性强刺激,以兴奋细纤维;边行针边鼓励患者自行轻轻活动踝关节,不可强行剧烈活动;局部穴轻刺激,配合冷敷。

(2) 踝关节扭伤 48 小时后:踝外侧韧带压痛点或踝内侧三角韧带压痛点、踝部骨膜刺激点、胫神经刺激点(承山、三阴交)、腓神经刺激点(阳陵泉)。踝外侧韧带压痛点,自外踝前方皮肤进针,刺向前下方距骨处,轻轻刺激点 3~5 次,为刺激距腓前韧带;然后向后跟骨外缘中部进针,为刺激跟腓韧带。从外踝后方水平方向向后,直达距骨后突外侧,为刺激跟腓韧带后束。胫神经、腓神经刺激点以放射感到达踝关节为佳。骨膜刺激点用雀啄法。

知识链接

急性踝关节扭伤的其他治疗

急性踝关节扭伤除采用针灸方法治疗外,临床上可根据具体情况结合其他方法进行处理或治疗。

①手法治疗:可采用推法、按法、搓法、摇法等,适于损伤较轻微、肿胀不明显、无青紫及瘀斑者。②内服或外敷中药。③如果踝关节韧带损伤轻者或韧带部分断裂者,可用绷带或胶布将踝关节固定于韧带松弛位,即外侧副韧带损伤将足外翻位固定,内侧副韧带损伤将足内翻位固定。④韧带完全断裂者,应手术修补,术后夹板或石膏固定。

【按语】

1. 针灸治疗踝关节扭伤主要针对韧带揿伤及不完全损伤,其他类型的急性踝关节严重损伤应采取综合方法治疗,必要时应进行石膏或绷带固定。对于反复损伤副韧带松弛、踝关节不稳定者,宜长期穿高帮鞋,保护踝关节。

2. 急性期不宜勉强活动患部而宜休息,如需活动,要谨慎小心,避免患踝负重。急性期过后,可做患肢足趾活动,以促进静脉回流而使水肿消退,疼痛减轻。

3. 踝关节固定期间,应抬高患肢,并应坚持做膝关节、跖趾关节、趾间关节等的功能性活动练习;解除固定后锻炼踝关节的伸屈功能,并逐步练习行走。

【古代文献摘录】

《玉龙赋》:商丘、解溪、丘墟,脚痛堪追。

(十) 脊神经单神经痛

I. 臂丛神经痛

臂丛神经由 $C_5 \sim C_8$ 及 T_1 脊神经前根组成,主要支配上肢的运动和感觉,受损时产生神经支配区域疼痛,故称为臂丛神经痛,是临床较典型的神经疼痛。从病因上本病可分为特发性和继发性,特发性病因不明,可能是一种变态反应性疾病,与病毒感染、分娩、外科手术、疫苗接种等有关;继发性多为臂丛神经由邻近组织压迫所致,分为根性和干性,前者主要由颈椎病变、骨折等所致,后者常由胸廓出口综合征、外伤锁骨骨折、转移性肿瘤、肺沟瘤等引起。

本病属中医学的"肩臂痛""腋痛"等范畴。中医理论认为,风寒湿热侵袭,稽留肩臂腋部经络,或跌打损伤等,瘀血阻滞,皆可致经络不通,不通则痛。本病与手三阳、手三阴经关系密切。

【辨病与辨经】

1. 辨病　分为特发性和继发性两类。特发性多见于成人,急性或亚急性起病,病前或发病早期可有发热、乏力、肌肉酸痛等全身症状,继则出现肩、上肢疼痛,数日内出现上肢肌无力、反射改变和感觉障碍。继发性臂丛神经痛表现为肩、上肢出现不同程度的针刺样、烧灼样或酸胀感,始于肩、颈部,向同侧上肢扩散,持续性或阵发性加剧,夜间或上肢活动时明显,臂丛分布区运动、感觉障碍,局限性肌萎缩,腱反射减低或消失。病程长时可有自主神经功能障碍。臂丛神经牵拉试验和直臂抬高试验多呈阳性。

2. 辨经　以肩前部疼痛为主,属手阳明大肠经证;以肩后部疼痛为主,属手太阳小肠经证;以上肢内后廉疼痛为主,属手少阴心经证;以腋下疼痛为主,属手三阴经证。

【治疗】

治法　疏通经络,活血止痛。以局部穴及手少阴、手三阳经穴为主。

穴方 颈夹脊 颈臂 肩髃 曲池 外关 后溪

手太阴经证加尺泽、太渊;手少阴经证加少海、通里;手厥阴经证加曲泽、内关;手太阳经证加肩贞、腕骨;手少阳经证加肩髎、天井;手阳明经证加阳溪。

操作 ①毫针刺:颈臂穴直刺,提插手法,使触电感向手指传导,不留针。余穴常规操作,均用泻法。②结合电针及刺络拔罐法:上肢穴、颈夹脊可分别接电针,密波,刺激20~30分钟;肩部穴位可刺络拔罐。

方义 颈夹脊为局部选穴,可疏导颈项部经络气血;极泉疏通手少阴经气血,肩髃、曲池疏通手阳明气血,外关、后溪分别疏导手少阳、手太阳经气血;颈臂为奇穴,疏通上肢经络。

【按语】

1. 针刺治疗本病有较好的止痛效果,大部分患者经治疗一般疼痛在数日内可减轻或消失,但部分患者可持续数周;肢体运动障碍可从数周到数月好转,最终大都能显著好转。

2. 急性期患者要注意休息,避免提重物。

Ⅱ. 感觉异常性股痛

感觉异常性股痛,也称为股外侧皮神经炎,是由于股外侧皮神经受损而产生的大腿前外侧皮肤感觉异常的综合征,是临床最常见的皮神经炎。股外侧皮神经为纯感觉神经,发自腰丛,由 L_2~L_3 神经根前支组成,穿过腹股沟韧带下方,分布于股前外侧皮肤。常见病因为局部受压、外伤、各种传染病、酒精及药物中毒、动脉硬化、糖尿病、肥胖、腹部肿瘤和妊娠子宫压迫等,部分病因不明。

本病可归属中医学的肌肉痹证范畴。中医学认为,本病的病机为外感风寒湿邪,致营卫不和;或外伤、受压等因素导致经络阻滞,不通则痛;肌肤失养则麻木不仁。

【辨病与辨经】

1. 辨病 常见于男性,多为一侧受累,表现为大腿前外侧下 2/3 区感觉异常如麻木、疼痛、蚁走感等,久站或走路较久后症状加剧。查体可有大腿外侧感觉过敏、减退或消失,无肌萎缩和无力等运动神经受累症状,呈慢性病程,可反复发作。

2. 辨经 本病以大腿前外侧疼痛、麻木等感觉异常为特点,因此,属于足少阳、足阳明经证。

【治疗】

1. 基本治疗

治法 疏通经络,调和气血。以局部穴及足少阳、足阳明经穴为主。

穴方 阿是穴 居髎 风市 中渎 伏兔 梁丘

病变或腰大肌压迫引起者加腰夹脊、大肠俞。

操作 ①毫针刺:局部阿是穴采用围刺法;余穴常规操作。②结合电针法、灸法及刺络拔罐法:毫针刺基础上,局部阿是穴、腰夹脊可分别接电针,疏波或疏密波交替,刺激20~30分钟;或加用隔姜灸;或用皮肤针叩刺,以局部渗血为度,加拔火罐;病程长、以麻木为主者,用三棱针点刺或散刺出血,再加拔火罐。

方义 居髎、风市、中渎可疏通少阳经气血;伏兔、梁丘可疏导阳明经气血;阿是穴可疏通局部经络,活血化瘀。结合灸法及拔罐法。

2. 参考方法 股外侧皮神经干刺激点(于髂前上棘内下方 2cm 处;或髂前上棘下 10cm 处)、股外侧皮神经分布区皮肤刺激点(髀关、伏兔、梁丘等)、L_2~L_3 神经根刺激点(夹脊穴)、胸腰交界处、臀部或尾骨部的髂腰肌刺激点、缝匠肌激痛点。股外侧皮神经刺激点,垂直刺入,缓慢边进针边注意患者反应,一般刺入 2~3cm 时,针尖达筋膜下时可诱发易感,刺激 3~5 下即可;如未诱发出异感时,应在该位置,将针退至皮下,再进行扇形针刺,寻找异感为度。局部皮肤刺激点,平刺或斜刺,浅刺皮下即可。

【按语】

1. 针灸治疗本病有较好的效果。对于有明显的致病因素者,应积极治疗原发病。

2. 患者应注意病变局部的保暖,避免受凉。

【古代文献摘录】

《针灸资生经》:浮郄治髀枢不仁……跗阳治髀枢股痛……膝以上宜灸环跳、风市。

Ⅲ. 坐骨神经痛

坐骨神经发自骶丛,由 L_4~S_3 神经根组成,是全身最长最粗的神经,经梨状肌下孔出骨盆后分布于整个下肢。坐骨神经痛是指多种病因所致的沿坐骨神经通路及其分支区域内(腰、臀、大腿后侧、小腿后外侧及足外侧)的疼痛综合征。

根据病因分为原发性和继发性两大类,原发性也称为坐骨神经炎,原因不明,可能与受凉、感冒、牙齿、鼻窦、扁桃体感染,侵犯周围神经外膜致间质性神经炎有关,常伴有肌炎或纤维组织炎。继发性是坐骨神经通路受周围组织或病变压迫或刺激所致,临床较常见,根据受损部位可分为根性和干性坐骨神经痛,而其中又以根性为多见,根性坐骨神经痛常由椎管内疾病及脊柱疾病引起,以腰椎间盘突出引起者最为多见;干性坐骨神经痛病变部位在椎管外沿坐骨神经分布区,常见于髋关节炎、骶髂关节炎、臀部损伤、盆腔炎及肿物、梨状肌综合征等疾患。

中医学称本病为坐臀风、腿股风、腰腿痛等。《灵枢·经脉》记载足太阳膀胱经的病候"腰似折,髀不可以屈,腘如结,踹如裂",形象地描述了本病的临床表现。中医认为因腰部闪挫、劳损、外伤等原因,可损伤筋脉,导致气血瘀滞,不通则痛。久居湿地,或涉水冒雨,汗出当风,衣着单薄等,风寒湿邪入侵,痹阻腰腿部;或湿热邪气浸淫,或湿浊郁久化热,或机体内蕴湿热,流注膀胱经者,均可导致腰腿痛。本病病位主要在足太阳、足少阳经。

【辨病与辨经】

1. 辨病　坐骨神经痛临床应分清原发性和继发性,区分根性与干性。腰椎 X 线片、肌电图、CT 等检查有助于本病的诊断。

(1) 根性坐骨神经痛:多急性、亚急性发病,疼痛自腰部向一侧臀部、大腿后侧、小腿后外侧直至足背外侧放射,疼痛呈电击样、刀割样、烧灼样持续痛,阵发性加剧。在腰点(L_4、L_5 棘突旁、骶髂旁)有固定而明显的压痛、叩痛;小腿外侧、足背感觉减退,膝腱、跟腱反射减退或消失,咳嗽或打喷嚏等导致腹压增加时疼痛加重。

(2) 干性坐骨神经痛:无腰痛,臀部以下沿坐骨神经分布区放射性疼痛,在臀点(坐骨孔上缘、坐骨结节与大转子之间)、腘点(腘窝中央)、腓点(腓骨小头下)、踝点(外踝后)等处有压痛;小腿外侧、足背感觉减退,跟腱反射减退或消失,腹压增加时无影响。

2. 辨经

(1) 足太阳经证:无明显腰痛,疼痛以大腿、小腿后侧为主,腘窝(委中)及腓肠肌(承山)压痛明显;或自腰部向一侧臀部、大腿后侧放射为主,腰臀部、委中附近有明显压痛。

(2) 足太阳、少阳经证(足阳经太少合病):疼痛自腰部或一侧臀部向大腿后部、小腿外侧、足背外侧放射,委中、阳陵泉、昆仑附近有明显压痛。

【治疗】

1. 基本治疗

治法　通经止痛。以足太阳、足少阳经腧穴为主。

穴方　① 足太阳经证:秩边　殷门　委中　承山　昆仑

② 足太阳、少阳经证:环跳　殷门　委中　阳陵泉　悬钟　丘墟

根性坐骨神经痛有腰骶部疼痛者加腰夹脊、阿是穴。

操作 ①毫针刺:殷门、环跳、委中、阳陵泉均提插泻法,以出现沿臀腿部足太阳经、足少阳经向下放射感为佳。余穴常规操作。②结合电针法、刺络拔罐法:毫针刺基础上,根性取 $L_4 \sim L_5$ 夹脊、阳陵泉或委中;干性取秩边或环跳、阳陵泉或委中,分别接电针,用密波或疏密波交替,刺激量逐渐由中度到强度,刺激 20~30 分钟;腰部穴可加刺络拔罐法。

方义 由于本病病位在足太阳、足少阳经,故循经取足太阳和足少阳经穴以疏导两经闭阻不通之气血,达到"通则不痛"的治疗目的。

2. 其他治疗

刺络拔罐法 腰骶部。用皮肤针叩刺,或用三棱针在压痛点刺络出血,并加拔火罐。适用于根性坐骨神经痛。

穴位注射法 $L_2 \sim L_4$ 夹脊及秩边等穴。用 10% 的葡萄糖注射液 10~20ml,加维生素 B_1 100mg 或维生素 B_{12} 100mg 混合,进行穴位注射,在出现强烈向下放射的针感时稍向上提,将药液迅速推入,每穴 5~10ml。疼痛剧烈时亦可用 1% 普鲁卡因注射液 5~10ml,注射于阿是穴或环跳穴。

3. 参考方法 坐骨神经刺激点(环跳穴)、胫神经、腓神经刺激点。根性坐骨神经痛加 $L_{4\sim5}$ 腰椎旁神经根刺激点、椎旁软组织刺激点;干性由梨状肌卡压所致者,加梨状肌刺激点。神经刺激点均以向下肢放射感为度,并可用电针(2Hz)。

【按语】

1. 针灸治疗坐骨神经痛效果显著,尤其对于原发性坐骨神经痛。对于继发性坐骨神经痛,在针灸治疗的同时应积极治疗原发病,必要时应配合牵引或推拿治疗。

2. 急性期应卧床休息,椎间盘突出者须卧硬板床,腰部宜束阔腰带。

【古代文献摘录】

《针灸甲乙经》:髀痹引膝股外廉痛、不仁、筋急,阳陵泉主之。

[附] 梨状肌综合征

梨状肌综合征是坐骨神经在通过梨状肌出口时受到卡压或慢性损伤引起的一组临床综合征,是临床较常见的周围神经卡压综合征。本病多见于青壮年,男性多于女性,可有臀部外伤史、劳累、受寒湿等诱因。引起梨状肌综合征发生的原因主要包括梨状肌压迫坐骨神经、变异的梨状肌肌腱所致的坐骨神经受压、骶髂关节的病变及梨状肌肌腱止端下方与髋关节囊之间滑液囊的炎症等。腰椎 X 线摄片多无明显病变;超声检查在诊断中有一定价值。

中医学认为,本病由臀部劳损、闪挫、外伤等原因损伤筋脉,导致气血瘀滞,不通则痛;久居湿地,风寒湿邪入侵,痹阻腰腿部;或内蕴湿热,流注足太阳、少阳经脉,均可导致本病。

【辨病】

大腿后侧至小腿外侧或足底有放射性疼痛及麻木感,患肢无力,但腰痛常不明显。检查患肢股后肌群、小腿、足部肌力减弱,重者踝、趾关节活动完全丧失,出现足下垂;小腿外侧及足部感觉减退或消失。可发现梨状肌有痉挛呈条索状或腊肠状,梨状肌有压痛,并向下放射,一般腰椎棘突旁无压痛,脊柱前屈时下肢疼痛加重,后伸时疼痛减轻或缓解。直腿抬高试验多为阳性,端坐屈头无腿痛,将足内旋疼痛出现,并向下放射。

【治疗】

1. 基本治疗

治法 通经活络,舒筋止痛。以局部阿是穴及足太阳、足少阳经穴为主。

穴方 阿是穴 环跳 秩边 殷门 委中 阳陵泉 悬钟

小腿、足部肌力减弱加承山、三阴交、解溪、太冲;足下垂加解溪、丘墟透照海;小腿外侧、足背感觉障碍加足三里、丰隆、昆仑、解溪、八风。

操作　①毫针刺:阿是穴在梨状肌有痉挛呈条索状处、压痛点处选3~5点,刺入梨状肌内,进行围刺;环跳、秩边提插泻法,以针感沿大腿部向下传导为佳。余穴常规操作。②结合电针及刺络拔罐:阿是穴及局部穴,可针后加电针,密波或疏密波交替,刺激20~30分钟;亦可行刺络拔罐。

方义　局部阿是穴重在疏导局部气血,活血化瘀;其余穴位均为足太阳、足少阳经穴,以疏导两经闭阻不通之气血,达到"通则不痛"的治疗目的。

2. 其他治疗

针刀疗法　坐骨神经在梨状肌下孔的体表投影,即髂后上棘与尾骨尖连线的中点与股骨大转子连线的中内1/3的交点处,用龙胆紫做一点状进针标记。选用3号针刀,垂直于局部皮肤,刀口线与坐骨神经走行一致,针刀体与皮面垂直刺入皮肤达皮下组织层,此后要摸索进针刀,先纵行疏通,再予横行剥离。术后无菌敷料覆盖。每5日治疗1次,2次为一疗程,每个疗程间休息2天。

3. 参考方法　梨状肌局部刺激点(于髂后上棘和股骨大粗隆定点做一连线,向下2~3cm做一平行线为梨状肌走行,在其上寻找最明显的压痛点;或上述针刀疗法中的刺激点)、S_1~S_2骶神经前支刺激点(上髎、次髎)、坐骨神经刺激点(环跳穴)。梨状肌局部刺激点行滞动针法,并可用电针(2Hz)。上髎、次髎深入骶后孔内通过前壁,以出现放射感为佳。

【**按语**】

针灸治疗本病的效果取决于疾病的严重程度,总体上对于早期、轻症疗效较好,较严重或保守治疗效果不佳者,应建议手术治疗。梨状肌综合征在临床诊断时需与椎间盘突出症相鉴别。

Ⅳ. 股神经痛

股神经由L_2~L_4神经根前支组成,是腰丛中最长的分支,自腰丛分出沿髂肌表面下行,穿腹股沟韧带并于其下3~4cm股动脉外侧分成前后两股,支配缝匠肌、股四头肌,皮支至股前部及隐神经支配小腿内侧皮肤。股神经痛也称为Wassermann征,常见病因为骨盆股骨骨折、枪伤、刺割伤以及中毒、糖尿病、传染病、盆腔肿瘤及脓肿、静脉曲张和股动脉瘤等。

本病属于中医学的下肢痹证,由外感、内伤或外伤等因素导致经络气血阻滞不通,不通则痛。本病病位主要在足阳明、足太阴经。

【**辨病与辨经**】

1. 辨病　下肢无力,患者尽量避免屈膝的特殊步态,行走时步伐细小,先伸出健脚,再病脚拖曳前行,不能奔跑跳跃,皮支损伤有分布区剧烈神经痛及痛觉过敏。膝反射减弱或消失,大腿前内侧和小腿内侧感觉减退或消失,可伴水肿、青紫等营养性改变。令患者俯卧位,检查者上抬其下肢时出现大腿前面和腹股沟疼痛。

2. 辨经　本病以大腿前内侧及小腿内侧剧烈疼痛及感觉减退为特征,属足阳明、足太阴经证。

【**治疗**】

1. 基本治疗

治法　通经止痛。以局部穴及足阳明、足太阴经穴为主。

穴方　夹脊(L_2~L_4)　冲门　髀关　伏兔　箕门　血海　地机

操作　①毫针刺:夹脊穴向脊柱方向斜刺,余穴常规操作。②结合电针法及刺络拔罐法:病变局部穴,针刺后接电针,用密波或疏密波交替,刺激量逐渐由中度到强度,刺激20~30分钟;用皮肤针叩刺大腿前内侧及小腿内侧,并以局部穴为重点;或用三棱针在局部刺络出血,并加拔火罐。

方义 腰部夹脊穴疏导腰部经气,以助下肢气血之运行。本病病位在足阳明、足太阴经,冲门、箕门、血海、地机疏导足太阴经气血,髀关、伏兔疏导足阳明经气血。

2. 参考方法 股神经刺激点(沿腹股沟韧带中点下方 1~2cm,或股动脉搏动明显处,在其外侧 2cm)、腰 2~4 夹脊穴。

【按语】
针灸治疗股神经痛有较好的止痛效果,并有利于解除粘连,促进神经再生等。

二、上下肢部痿证

(一) 痿证

痿证是指肢体筋脉弛缓,痿软无力,甚则不能随意活动,或伴有肢体麻木、肌肉萎缩的一类病证。临床上以下肢痿弱无力较为多见,古称"痿躄"。中医学认为,本病病因主要包括外邪侵袭(湿热毒邪)、饮食不节、久病体虚等。外感湿热毒邪,或高热不退,或病后余热燔灼,伤津耗气,使肺热叶焦,不能敷布津液;坐卧湿地或冒雨涉水,湿邪浸淫,郁而化热,湿热阻闭经络;饮食不节,脾胃虚弱,气血津液生化不足;或久病体虚,或劳伤过度,精血亏虚。上述因素均可使经络阻滞,筋脉功能失调,筋肉失于气血津液的濡养而成痿证。

从中医学痿证的概念而言,主要包括引起肢体运动无力,甚至软瘫,或伴有肌肉萎缩类的疾病,可见于西医学的多种疾病,主要有运动神经元病(肌萎缩侧索硬化、进行性脊肌萎缩);神经-肌肉接头病(重症肌无力)、肌肉疾病(进行性肌营养不良症、周期性瘫痪)、引起软瘫的中枢神经感染性疾病(脊髓灰质炎后遗症、急性脊髓炎)、脊神经疾病(吉兰-巴雷综合征、多发性末梢神经病及周围神经损伤)、脊髓损伤引起的截瘫及四肢瘫等。本节主要介绍针灸临床上常见的几种属于痿证范畴的西医疾病,由于脊髓损伤情况比较复杂,将在外科病症中单独讨论。

【辨病与辨证】

1. 辨病 以肢体痿软无力,或伴有肌肉萎缩为主症者可诊断为中医学的痿证。临床上应对属于痿证的以下常见疾病进行鉴别诊断。

(1) 肌萎缩侧索硬化:常见首发症状为一侧或双侧手指活动笨拙,无力,随后出现手部小肌肉的萎缩,逐渐延及前臂、上臂和肩胛带肌群。随着病程的延长,肌无力及萎缩可扩散至躯干和颈部,最后为面肌和咽喉肌;可伴有假性延髓麻痹,也有少数患者以此为首发症状。双上肢肌肉萎缩,肌张力不高,但腱反射活跃,霍夫曼征阳性;双下肢则为痉挛性瘫痪。肌电图、肌肉活检有助诊断。

(2) 进行性脊肌萎缩:常见首发症状为双上肢远端肌肉萎缩无力,也可单侧起病,累及双侧,逐渐波及前臂、上臂及肩部肌群。少数患者肌萎缩从下肢开始。肌肉萎缩明显,肌张力降低,腱反射减弱,病理反射阴性。

(3) 重症肌无力:最初常为一侧或两侧的眼睑下垂,于傍晚疲劳时出现,伴有复视,经一夜休息后症状可好转或消失。随后出现颈肌、肩背肌肉、上肢肌、躯干肌和下肢肌无力,腱反射通常不受影响。症状的暂时减轻、缓解、复发和恶化交替出现,是本病的重要特征。

(4) 吉兰-巴雷综合征:急性或亚急性起病,病前 1~3 周常有感染史,首发症状多为肢体对称性无力,自远端渐向近端发展或自近端向远端加重,常由双下肢开始逐渐累及躯干肌、脑神经。多数于数日到 2 周达高峰,严重病例可累及肋间肌和膈肌导致呼吸麻痹。四肢腱反射常减低。实验室检查特征性表现为蛋白-细胞分离即蛋白含量增高而细胞数目正常。

笔记栏

(5) 多发性末梢神经病:常由药物、化学品、重金属、酒精中毒、代谢病等引起,以肢体远端对称性感觉、运动和自主神经功能障碍为特点,早期可出现肢体远端的感觉异常如针刺、蚁行、烧灼、触痛和感觉过度等刺激性症状,逐渐出现肢体远端对称性深浅感觉障碍,呈手套 - 袜套样分布的对称性感觉障碍;肢体远端对称性无力,可伴肌萎缩,四肢腱反射减弱或消失常为早期表现。

2. 辨证　以肢体软弱无力,筋脉弛缓,甚则肌肉萎缩或瘫痪为主症。

(1) 实证:主要见于痿证的初期。发热多汗,热退后突然出现肢体软弱无力,心烦口渴,小便短黄,舌红,苔黄,脉细数,为肺热伤津;肢体逐渐痿软无力,下肢为重,微肿而麻木不仁,或足胫热感,小便赤涩,舌红,苔黄腻,脉细数,为湿热浸淫。

(2) 虚证:主要见于痿证的后期。肢体痿软无力日久,食少纳呆,腹胀便溏,面浮不华,神疲乏力,苔薄白,脉细弱,为脾胃虚弱;起病缓慢,下肢痿软无力,腰脊酸软,不能久立,或伴眩晕耳鸣,甚至步履全废,腿胫肌肉萎缩严重,舌红,少苔,脉沉细数,为肝肾亏损。

【治疗】

1. 基本治疗

(1) 通治方法

治法　调和气血,濡养筋肉。以手足阳明经穴和夹脊穴为主。

穴方　① 上肢:颈臂　肩髃　曲池　合谷　颈胸夹脊
　　　② 下肢:环跳　髀关　伏兔　阳陵泉　足三里　三阴交　腰夹脊

肺热伤津加尺泽、肺俞、二间;湿热浸淫加阴陵泉、大椎、内庭;脾胃虚弱加脾俞、胃俞、关元;肝肾亏损加太溪、肾俞、肝俞。上肢肌肉萎缩加手阳明经排刺;下肢肌肉萎缩加足阳明经排刺。

操作　①毫针刺:颈臂直刺,提插手法,使触电感向上肢、手指传导,不留针;环跳直刺,提插手法,使触电感向下肢传导,不留针;夹脊穴向脊柱方向斜刺;余穴常规操作。②结合电针、刺络拔罐法:毫针刺基础上,夹脊穴、肢体穴可接电针,用断续波,或疏波或疏密波交替,刺激 20~30 分钟;急性期实证,配穴可加点刺出血,或加拔罐;可于手阳明经、足阳明经上行走罐法、闪罐法,或皮肤针叩刺加拔罐。

方义　阳明经多血多气,选上、下肢阳明经穴位,可疏通经络,调理气血。夹脊穴为督脉之旁络,又与膀胱经第 1 侧线的脏腑背俞相通,可调脏腑阴阳,行气血。三阴交健脾益肾,濡养筋脉。筋会阳陵泉,可疏调经筋。颈臂、环跳,疏通上下肢经络。

(2) 辨病治疗:由于痿证所涉及的疾病较多,临床上可根据不同的疾病进行针灸治疗。

1) 肌萎缩侧索硬化及进行性脊肌萎缩:治宜化瘀通络,濡养筋肉,以夹脊穴和手足阳明经穴为主。选夹脊穴、肩髃、曲池、合谷、足三里、三阴交、太冲。

2) 重症肌无力:治宜健脾益气,以足阳明经、任脉为主。主穴选关元、气海、足三里;配穴:眼睑下垂加鱼腰、阳白、风池;颈项无力加风池、颈夹脊;上肢无力加肩髃、曲池、合谷;下肢无力加环跳、伏兔、阳陵泉、太冲。

3) 吉兰 - 巴雷综合征:治宜疏通经络,以手足阳明、足太阴经穴及夹脊穴为主。选颈夹脊、腰夹脊、颈臂、曲池、外关、合谷、八邪、梁丘、血海、委中、足三里、三阴交、解溪、内庭、八风。

4) 多发性末梢神经病:治宜疏通经络、活血化瘀,以局部穴位为主。选内关、外关、合谷、八邪、十宣、三阴交、悬钟、解溪、太冲、八风、足部井穴。可用梅花针在病变部位进行叩刺。

2. 其他治疗

皮肤针法　肺俞、脾俞、胃俞、膈俞和手足阳明经线。用皮肤针反复叩刺背部。隔日 1 次。

3. 参考方法

(1) 多发性末梢神经病:臂丛神经、桡神经、尺神经及正中神经刺激点、上肢皮肤刺激点(手套样感觉障碍区)、坐骨神经、胫神经、腓神经刺激点、下肢皮肤刺激点(袜套样感觉障碍区)、耳迷走神经刺激点。

(2) 吉兰-巴雷综合征:脊神经根刺激点(C_5~T_1,T_{12}~L_5),耳迷走神经、星状神经节刺激点,臂丛神经刺激点,上肢皮肤刺激点(手套样感觉障碍区),坐骨神经、胫神经、腓神经刺激点,下肢皮肤刺激点(袜套样感觉障碍区)。刺激神经干时以出现放电感为宜,皮肤刺激点平刺、斜刺于皮下即可。

【按语】

1. 针灸治疗多种原因引起的痿证可有不同程度的疗效,但因本证疗程通常较长,需耐心施治;配合药物、推拿及康复训练,则疗效更佳。

2. 由于痿证包括的疾病较多,临证需明确其病因和病灶部位以正确诊断,进行必要的检查。

【古代文献摘录】

《标幽赋》:悬钟、环跳、华佗刺躄足而立行。

《针灸逢源》:痿躄,环跳、中渎、足三里;足不能行,三里、三阴交、复溜、行间。

(二) 脊神经单神经麻痹

脊神经属于周围神经,单神经病和神经痛是周围神经最常见的病变。单神经病是指单一神经受损产生与该神经支配范围一致的运动、感觉功能缺失症状和体征。临床表现取决于受累神经及损伤程度,但其共同特征表现为受累神经分布区的感觉、运动及自主神经功能障碍,伴腱反射减低或消失。神经痛是受损神经分布区域的疼痛。病因主要包括创伤、物理损伤、缺血、中毒(乙醇、铅)、代谢障碍及肿瘤浸润等。一般周围神经受损2~3周后,肌电图出现神经源性损害改变,如出现大量纤颤点位及正锐波,肌肉大力运动收缩时运动单位明显减少等;神经传导速度出现不同程度的减慢,动作电位波幅减低或消失。因此,监测神经传导速度对定位、判定神经损伤程度和估计预后有重要意义。

临床上常见脊神经的单神经病包括上肢的桡神经麻痹、正中神经麻痹、尺神经麻痹,以及下肢的腓总神经麻痹、胫神经麻痹等。由于这些病变的针灸治疗具有共同的特点,因此,在辨病、辨经及治疗中一并进行介绍。

1. 桡神经麻痹 桡神经发自臂丛后束,由 C_5~T_1 的神经根纤维组成,运动支主要支配伸肘、伸腕及伸指;感觉支主要支配前臂背侧及手背桡侧半感觉;桡神经是臂丛神经中最易损伤的分支。

2. 正中神经麻痹 正中神经发自臂内侧束及外侧束,由 C_6~T_1 的神经根纤维组成,支配几乎前臂所有屈肌及大鱼际肌;主要功能为支配前臂旋前、屈腕、屈指;在行进过程中以腕部位置最为表浅,易受锐器刺伤或利器切割伤,导致神经麻痹,并常伴屈肌腱受损。

3. 尺神经麻痹 尺神经发自臂内侧束,由 C_8~T_1 神经根纤维组成,主要功能为屈腕使手向尺侧倾斜,小指外展、对掌及屈曲等;感觉支支配腕以下手内侧及小指、无名指尺侧半皮肤;在肘部肱骨内上髁后方及尺骨鹰嘴处神经走行表浅,是嵌压等损伤导致尺神经麻痹的常见部位。

4. 腓总神经麻痹 腓总神经起自 L_4~S_1 神经根,为坐骨神经的主要分支,在大腿下 1/3 处由坐骨神经分出后绕腓骨小头外侧分出腓肠肌外侧皮神经支配小腿外侧面感觉,内侧支分出腓浅神经及腓深神经,支配足背屈、外展、内收及伸趾等运动功能;在绕腓骨颈处最易受损,导致神经麻痹。

5. 胫神经麻痹 胫神经发自 L_4~S_2 神经根,在腘窝上角由坐骨神经分出后,由小腿后方直线下行,支配屈膝、足跖屈、内翻及足趾跖屈等功能及小腿后面、足底、足外侧缘感觉。

脊神经的单神经麻痹,从临床表现上可归属于中医的伤筋、痿证等范畴,中医学认为,外感病邪,或邪毒内停,或跌打外伤,或金刃刀伤等因素,使筋脉受损,气血运行不畅,初起多为气滞血瘀,久则气血渐亏,筋脉失养,经筋功能失常而导致本病。

🔍 知识链接

周围神经损伤的分类

周围神经损伤的分类目前比较常用的有两种,即 Seddon 的三种类型分类法和 Sunderland 的五度分类法。

1. Seddon 于 1943 年提出三种类型。①神经失用:神经保持连续性,无 Waller 变性。神经功能恢复时间从数分钟、数天到数月不等,最长不超过 3 个月。②轴索断裂:神经保持连续性,有 Waller 变性。经过一段时间,轴突再生能使神经功能完全恢复。③神经断裂:神经连续性中断,功能完全丧失,这类神经损伤不可能自发性恢复,需手术修复方能恢复。

2. Sunderland 于 1951 年提出五度分类法。①一度损伤:相当于 Seddon 分类的神经失用,神经功能一般于伤后 3~4 周获得完全恢复。②二度损伤:相当于轴索断裂,神经功能一般随轴突再生并成功抵达效应器而获得恢复。③三度损伤:属神经束内损伤,即神经轴突发生断裂并伴有神经内膜损伤,神经束膜完整,神经轴突退行性变严重。神经功能不能自行完全恢复。④四度损伤:神经束与神经外膜受到广泛、严重破坏,但神经干连续性存在,有严重瘢痕形成。神经功能难以自行恢复,需进行手术。⑤五度损伤:整个神经干完全断裂。神经功能完全丧失,只能进行手术恢复。

【辨病与辨经】

1. 辨病

(1) 桡神经麻痹:以不能伸腕、伸指,前臂不能旋后,伸肌瘫痪出现腕下垂为主要体征。①高位损伤(腋部):累及肱三头肌及内侧感觉支,出现完全性桡神经麻痹,上肢各伸肌完全瘫痪,肘、腕、掌指关节均不能伸直,前臂伸直位旋后不能,手常处于旋前位。②肱骨中 1/3 损伤,肱三头肌功能正常,其他体征同前。③前臂中 1/3 以下损伤,仅有伸指功能丧失而无腕下垂。感觉障碍仅限于手背拇指和第一、二掌骨间隙的"虎口区"。

(2) 正中神经麻痹:以握力、前臂旋前功能障碍为主要体征。①上臂受损:腕外展、屈曲不能,拇、示、中指不能屈曲,握拳无力,拇指不能对掌、外展及屈曲,鱼际肌群萎缩,手掌变平而称平手或猿手。②前臂中 1/3 或下 1/3 受损时,运动功能障碍仅限于拇指外展、屈曲和对掌等。感觉障碍为手掌桡侧半,拇指、中指及示指掌面,无名指桡侧半和示、中指末节感觉障碍,常合并灼性神经痛。

(3) 尺神经麻痹:运动障碍表现为手部小肌肉萎缩,无力,动作减退或不能。尺侧腕屈肌麻痹,桡侧腕屈肌拮抗致手偏向桡侧;拇收肌麻痹,拇展肌拮抗致拇指维持外展位;屈肌减退、伸肌过多收缩,使手掌指关节过伸,末指节屈曲呈"爪形手"。同时伴小鱼际肌及骨间肌萎缩。前臂中 1/3 或下 1/3 受损伤及尺神经时,仅见手部小肌肉麻痹。感觉障碍主要见于手背尺侧、小鱼际肌、小指和无名指尺侧半感觉减退或消失,以小指最为明显。

(4) 腓总神经麻痹:典型症状为足下垂,足、足趾背屈不能,走路呈跨阈步态(患者在行走中为了不使下垂的足尖拖地而用力抬高下肢,使髋关节、膝关节过度屈曲,足尖首先落地,而后外侧缘,最后足掌落地,称公鸡步态或跨阈步态),小腿前外侧及足背感觉障碍。由于患足背屈、外翻及伸趾活动障碍,呈足下垂、内翻。根据损伤程度分为两型:①腓总神经部分性损伤表现为患足自动背伸、外展、外翻,伸趾活动无力,感觉障碍不明显。②腓总神经完全性损伤表现为患足上述运动障碍,并出现感觉障碍。

(5) 胫神经麻痹:足、足趾跖屈不能,屈膝及足内收受限,跟腱反射减低或消失。足外翻外展,骨间肌瘫痪致足趾爪形姿势,行走时足跟着地,不能足尖站立和行走称为跟骨足(或钩子足)。小腿后面、足底、足外侧缘有感觉障碍,偶有足趾、足心疼痛、烧灼感等感觉异常。根据损伤部位分为两型:①胫神经干型:呈上述胫神经完全损伤的表现。②胫后神经型:如在小腿下 1/3 以下发生胫神经损伤,则小腿和足底肌肉功能完好,仅表现为足底外侧感觉障碍。

2. 辨经

(1) 手阳明经证:以不能伸腕,腕下垂,手背拇指和第一、二掌骨间隙的"虎口区"感觉障碍为主症,即桡神经麻痹。

(2) 手厥阴、手阳明经证:以不能屈腕,握拳无力,拇指运动障碍及鱼际萎缩为主症,即正中神经麻痹。

(3) 手少阴、手太阳经证:以屈腕能力减弱,小鱼际肌萎缩,小指运动受限及感觉障碍为主症,即尺神经麻痹。

(4) 足少阳、足阳明经证:以足下垂、内翻,足、足趾背屈不能,小腿前外侧及足背感觉障碍为主症,即腓总神经麻痹。

(5) 足太阳经证:以屈膝受限,足外翻,小腿后面、足底、足外侧缘有感觉障碍为主症,即胫神经麻痹。

【治疗】

1. 基本治疗

治法 疏通经络,活血养筋。以相应夹脊穴及循经取穴为主。

穴方 ① 桡神经麻痹:夹脊($C_5 \sim T_1$) 颈臂 肩贞 臑会 曲池 阳溪 阳池 合谷 鱼际

② 正中神经麻痹:夹脊($C_6 \sim T_1$) 颈臂 极泉 曲泽 内关 合谷 鱼际 劳宫

③ 尺神经麻痹:夹脊($C_7 \sim T_1$) 颈臂 小海 阳谷 后溪 少泽 神门 通里

④ 腓总神经麻痹:夹脊($L_{4\sim5}$) 环跳 阳陵泉 足三里 悬钟 解溪 内庭

⑤ 胫神经麻痹:夹脊($L_4\_L_5$) 环跳 委中 承山 昆仑 申脉 京骨 至阴

手指麻木加十宣(点刺出血);足内翻、足外翻加丘墟透照海。

操作 ①毫针刺:夹脊穴均向脊柱方向斜刺,颈臂、极泉、环跳、委中,提插手法,使触电感向上下肢传导,不留针;阳陵泉提插手法,使针感沿下肢外前侧向足面传导;余穴常规操作。急性神经损伤的急性期,取穴不宜过多,毫针刺提插平补平泻手法,肢体穴位以出现沿经放射感为佳,但手法宜轻柔,刺激量不宜过重。恢复期可加大刺激量。②结合电针及灸法:肢体穴位可用电针,疏波或疏密波交替;可加灸法或采用温针灸,以增行气活血之效,可每日治疗 1~2 次。

方义 督脉主一身之阳气,夹脊穴重在疏导督脉经气,可振奋阳气以促进气血运行。上述其余穴位重在病变部位循经取穴,目的在于疏通其经脉气血,通经活络,使受损经筋得以气血之濡养。

2. 其他治疗

穴位注射法　病变部位选取 3~5 穴。用维生素 B_1、维生素 B_{12} 混合液,每穴注射 1ml。

皮肤针法　损伤神经之走行部位。皮肤针叩刺,使局部皮肤可见隐隐出血。主要适用于有明显感觉障碍。

刺络拔罐法　损伤神经之走行部位。用三棱针点刺出血,并拔火罐。主要适用于有明显感觉障碍或局部肌肉萎缩者。

🔍 知识链接

周围神经的再生和修复

周围神经损伤后的再生和修复主要取决于三个方面的因素:神经元轴突的重新生长、施万细胞的功能状态及细胞基质的协同作用。再生的过程是很缓慢的,其速度取决于损伤程度、损伤部位离神经纤维的远近,以及穿过伤端瘢痕和局部组织营养因素。损伤或断裂修复后的神经,需经 3~4 周的延缓期后神经再生。待神经纤维抵达其供应的肌肉或感觉区域后,还需 2~3 个月的调整期。所以在估计神经恢复所需的时间时,除按每天生长 1~1.5mm 的速度来计算天数外,还需加 3~4 个月的时间。神经恢复一般需 4 个月以上。

【按语】

1. 针灸对周围神经麻痹有很好的疗效,对于促进和及早恢复神经功能具有重要意义。周围神经具有一定的再生和修复能力,现代研究证实针灸对周围神经损伤后的再生和修复确有一定的促进作用。但对于神经损伤较重甚至神经完全断裂者,应及早进行手术治疗,术后康复阶段针灸仍可发挥良好的治疗作用。桡神经有良好的再生能力,治疗后功能恢复较其他上肢神经为佳。

2. 由于周围神经损伤后的变性、坏死需经过一定的时间,失神经表现在伤后 3 周左右才出现,因此,最好在伤后 3 周进行肌电图检测,对于评定失神经的程度、范围具有重要价值。

3. 周围神经损伤治疗的同时应注意保持肢体功能位置,尽早加强肢体功能活动和康复训练,避免肢体发生挛缩畸形。

[附] 腕管综合征

腕管综合征(CTS)又称迟发性正中神经麻痹,是临床最常见的正中神经损伤,属周围神经卡压综合征。腕管是由 8 块腕骨及其上方腕横韧带共同组成的骨性纤维隧道,其间有正中神经与 9 条肌腱通过。由于各种内科疾病使腕管内容物水肿、静脉瘀滞,或手腕部反复用力或创伤等原因,使正中神经在腕管内受压,出现相应的感觉、运动功能异常。患者常以腕痛、指无力、捏握物品障碍及物品不自主从手中掉落为主诉。

【辨病与辨经】

1. **辨病**　桡侧 3 个手指麻木、疼痛和感觉异常,这些症状也可在环指、小指或腕管近端出现;掌部桡侧近端无感觉异常。常有夜间痛及反复屈伸腕关节后症状加重。病变严重者可发生大鱼际肌萎缩,拇对掌功能受限。腕部的不适可向前臂、肘部,甚至肩部放射;当症状进一步加重,出现精细动作受限,如拿硬币、系纽扣困难。物理检查及其他辅助检查具有重要诊断价值。①两点辨别觉:用钝头分规纵向检查(>6mm 为阳性)。②单丝检查:用单丝垂直触压皮肤,检查中患者视野应离开检查手。③振感检查:用256Hz频率的音叉击打坚硬物后,用音叉的尖端置于检查指的指尖,并双手同指对照,观察感觉变化。④Phalen试验:双前臂垂直,双手尽量屈曲,持续60秒手部正中神经支配区出现麻木和感觉障碍为阳性。

2. 辨经 本病主要为手厥阴经证,涉及手阳明经。

【治疗】

1. 基本治疗

治法 行气活血,疏通经络。以局部穴位及手厥阴经穴为主。

穴方 大陵 神门 内关 阳池 阳溪 劳宫 合谷

手指麻木加十宣(点刺出血)、四缝;大鱼际萎缩加鱼际。

操作 毫针刺结合电针、灸法。局部穴位毫针刺入腕管内,提插泻法,加电针(疏波或疏密波交替)、温针灸。余穴常规操作。

方义 以腕周围阳池、阳溪、神门、大陵局部穴位为主,重在疏导局部气血,活血通络。大陵、内关为手厥阴经穴位,深层为正中神经,可疏通经络以治本。针刺以上穴位能缓解韧带、肌腱拘缩,降低肌腱张力;改善局部血液循环,利水消肿,降低腕管内过高的压力,从而达到治疗目的。

2. 其他治疗

穴位注射法 局部阿是穴。用泼尼松25mg加1%鲁米卡因注射液2ml注入。如仍有疼痛,7天后再注射1次。

3. 参考方法 局部正中神经刺激点(如大陵、内关),腕管刺激点,臂丛神经刺激点。腕管刺激点在腕关节内侧面,为腕横韧带覆盖,有4个刺激点。第一个刺激点为桡侧腕屈肌尺侧缘与远侧腕横纹的相交处(相当于大陵穴附近);第二个刺激点为第一个点远侧约2.5cm处;第三个刺激点为指浅屈肌腱尺缘与远侧腕横纹的交点;第4个刺激点为在第三个刺激点远侧2.5cm处。针刺时针尖由浅入深,并向远端以60°角刺入,刺入腕管肌腱鞘时有坚韧感,或穿过腕横韧带时有落空感时再退出少许,采用滞动针法,并可带电针(2Hz)。

【按语】

针灸治疗腕管综合征对于早期、轻症效果较好,对于较严重或是针灸治疗效果不明显者,应建议外科手术治疗。手术治疗的目的是尽早解除压迫,早期恢复神经功能。

第四节 躯干部病证

一、体表胁痛

体表胁痛是外感、内伤或外伤等因素,导致胁肋部经络气血阻滞不通所引起的病症。由于胁肋部归属肝经、胆经所主,因此,各种内外因素使足厥阴、少阳经功能失调,经络气血不通是体表胁痛发生的基本病机。

从胁痛的类型上可分为体表性胁痛和内脏性胁痛两大类,体表性胁痛部位表浅,定位明确,多为肋间神经、肌肉、软骨等病变所引起;肋间神经痛表现为自发的、灼烧样、放电样、触痛样等;骨、软组织的疼痛常呈刀割样、针刺样等。内脏病引起的胁痛常是其一种反应形式,其胁痛的特点是部位较深,定位较为模糊,常由肝炎、胆囊炎、胆石症等引起;疼痛性质为钝痛或绞榨性痛。由于躯体痛与内脏痛在发病机制和治疗上明显不同,故分别论述,内脏性胁痛将在内科病症的肝系病证中进行论述。西医学的肋间神经痛、带状疱疹后遗神经痛、肋软骨炎、运动急性胸肋痛均属于体表胁痛范畴。

1. 肋间神经痛　是指肋间神经支配区即胸部肋间或腹部呈条带状疼痛的综合征，是体表胁痛最常见的疾病，原发性罕见，多为继发性。由胸椎退变、结核、损伤以及胸椎硬脊膜炎、肿瘤、强直性脊柱炎等疾病可继发根性肋间神经痛，病毒感染（如带状疱疹等）、肋骨、纵隔或胸膜病变会继发干性肋间神经痛。总之，肋间神经受到上述因素产生的压迫、刺激，出现炎性反应，均会出现疼痛。

2. 带状疱疹后遗神经痛　带状疱疹的部分患者在皮疹完全消退后（通常4周后）神经痛持续存在，神经痛可达数月至数年，即发生带状疱疹后遗神经痛，好发于老年人及免疫力低下的患者。其发病机制并不清楚，目前认为主要与中枢神经异常（丘脑对疼痛调制环路的调节功能改变，以及中枢敏化可能是导致慢性疼痛的重要原因）、周围神经病变（周围神经干炎症以及神经损伤后传导异常）及精神因素（如失眠、精神痛苦、抑郁、焦虑等）有关。由于老年人失眠较多，这也可能是老年患者发病率高的原因之一。

3. 肋软骨炎　分为感染性和非特异性；感染性肋软骨炎主要表现为局部皮肤红肿热痛，以胸痛为主，原发性感染较为少见，一般经血运途径而感染，其致病菌常为结核杆菌、伤寒杆菌或副伤寒杆菌，胸部外科手术后感染引起的软骨炎较为多见，其致病菌主要为化脓性细菌和真菌；非特异性肋软骨炎是一种非化脓性肋软骨肿大，多病因不明，一般认为与劳损、慢性损伤、病毒感染、局部营养不良、胸肋关节内韧带损伤和局部炎症有关，女性略多，多位于第2~4肋软骨，单侧较多。本节主要讨论非特异性肋软骨炎。

4. 运动急性胸肋痛　又称运动岔气、呼吸肌痉挛，是运动中常见的一种身体反应。原因为大运动量活动前准备不足，人体突然从安静状态进入紧张状态时，无法满足肌肉运动所需的氧气和营养物质；另外，在运动时呼吸频率过快、深度不够，致使呼吸肌连续过急收缩；天气寒冷或者大量出汗使体内氯化钠含量过低等，也易引发岔气。由于该病多发于胸胁部，又称胸胁屏伤或胸胁内伤。中医学认为，本病多由于用力过度或不当，使气聚结于胸肋内，不得消散，气滞而痛。

【辨病与辨经】

1. 辨病

（1）肋间神经痛：疼痛沿一个或几个肋间呈持续性刺痛、灼痛，咳嗽、喷嚏或深吸气时疼痛加重，常有束带感，单侧单支多见，上段的肋间神经痛可向同侧肩背部放散。查体可发现相应肋间皮肤区感觉过敏和肋骨缘压痛或感觉减退。带状疱疹性肋间神经痛，在相应肋间可见疱疹，疼痛出现于疱疹前，疱疹消失后一般可持续一段时间而消失。

（2）带状疱疹后遗神经痛：带状疱疹愈合后，在原皮疹区皮下出现长期的剧烈疼痛，性质多样，可为烧灼痛、针刺样、刀割样或钝痛；同时感觉异常或痛觉异常，如触摸、冷或热刺激可引起疼痛；此外部分患者还伴有难以忍受的瘙痒。患者常出现心态不稳定、寝食不安、烦躁等。临床可分为三型：①痹痛型：以浅感觉减退和痛觉敏感为特征，触痛明显。②激惹触痛型：对痛觉超敏，轻轻触摸即可产生难以忍受的疼痛。③中枢整合型痛：可兼有以上两型的部分或主要表现，由中枢继发性敏化所致。

（3）非特异性肋软骨炎：初期感到胸痛，数日后受累肋软骨部位出现轻度呈梭形肿大隆起，表面光滑，皮肤正常，呈钝痛或锐痛；发生部位多在胸骨旁第2~4肋软骨，以第2肋软骨最常见，偶可发生于肋弓。局部压痛明显，疼痛剧烈时可向后背肩胛部或侧肩、上臂、腋窝处放射，深呼吸、咳嗽、上肢活动或转身时疼痛加剧。本病多侵犯单根肋骨，偶见多根或左右两侧肋骨同时受累。由于病灶在乳房内上方，同侧的乳房也有牵涉性疼痛，女性患者常误以为乳房疼痛而就诊。病程长短不一,可自数月至数年不等,时轻时重,反复发作,常在数月内可自愈,但个别可持续数年。患者可伴有低热。

(4)运动急性胸肋痛:运动中胸肋部突然产生疼痛,闷胀作痛,痛无定处,疼痛面积较大,尤其是在呼吸、咳嗽以及转侧活动时,因牵制胸肋部而痛或窜痛,并有呼吸急促,烦闷不安,胸背部牵引作痛,不敢变换体位,多发生于右下肋部。一般外无红肿、压痛等客观体征。

2. 辨经 以胁肋部疼痛为主症者,属足厥阴、足少阳经证;以胸肋部疼痛为主症者,属足少阳、足太阴、足阳明经证。

【治疗】

1. 基本治疗

(1)肋间神经痛、带状疱疹后遗神经痛

治法 疏通经络,化瘀止痛。以局部穴及手少阳经穴为主。

穴方 阿是穴 支沟 夹脊

操作 ①毫针刺:阿是穴根据局部病痛情况选取1个或数个。在病痛部位采用沿肋间隙平刺法,夹脊穴选与病变部位相应者,向脊柱方向斜刺。余穴常规操作。②结合电针及刺络拔罐法:毫针刺基础上,局部阿是穴之间、阿是穴(主穴接负极)或与相应的夹脊穴(接正极),接电针,密波或疏密波交替,刺激20~30分钟;可于局部刺络拔罐,尤其是带状疱疹后遗神经痛,以刺络拔罐法为主。

方义 局部阿是穴可疏通经络,活血止痛;支沟属手少阳经穴,胸肋部属足少阳经所主,同名经经气相通,可加强疏导少阳经经气,行气止痛;相应夹脊穴以加强调畅患部气血。

(2)肋软骨炎

治法 活血通络,消肿止痛。以局部穴为主。

穴方 阿是穴

低热加大椎、曲池。

操作 毫针刺结合电针及刺络拔罐法。以压痛点为中心,毫针采用围刺法,并结合刺络拔罐、电针法(密波或疏密波交替)。大椎、曲池毫针泻法,或点刺出血。

方义 局部阿是穴重在活血化瘀,疏通络脉,消肿止痛。

(3)运动急性胸肋痛

治法 行气散滞,舒筋止痛。

穴方 阿是穴 阳陵泉 支沟

操作 毫针刺结合刺络拔罐法。先刺健侧阳陵泉,采用较强的刺激手法,同时嘱患者慢慢活动直至恢复正常体位;再针刺支沟穴;最后针灸局部阿是穴,可用拔罐法或刺络放血法。

方义 阳陵泉为足少阳经穴,又为筋会,可疏通胸胁部气血,舒筋止痛;支沟属手少阳经穴,胁肋部属足少阳经所主,同名经经气相通,可加强疏导少阳经经气,行气以消散气滞而止痛。局部阿是穴可疏通经络,活血止痛。

2. 参考方法

(1)肋间神经痛、带状疱疹后遗神经痛:病变局部压痛点或疼痛点,相应神经节段椎旁神经根、肋间神经刺激点。根据局部病痛情况选数个刺激点,采用沿肋间隙平刺法;可于局部刺络拔罐,尤其是带状疱疹后遗神经痛,以刺络拔罐法为主。肋间神经刺激法,进针时针体与肋骨平行,触及肋骨下缘骨面后针尖稍下滑,继续进针0.2~0.3cm,或垂直进针至肋骨外侧面,然后使针尖滑至肋骨下缘,再稍进针0.2~0.3cm,有阻力消失感时,针尖即进入肋间内外肌之间;捻转有异感即可。

（2）肋间神经痛、带状疱疹后遗神经痛较重或急性发作时：病变神经的上、下肋间刺激点，胸背部病变神经的上、下选神经根刺激点，肢体末端刺激点（合谷、太冲等）。肢体远端持续强刺激。

（3）肋软骨炎：局部压痛或肿胀的结节刺激点或胸部肋间肌激痛点、相应肋间神经刺激点、耳迷走神经刺激点。局部刺激点以压痛点为中心，毫针采用围刺法，并结合刺络拔罐、电针。

（4）运动急性胸肋痛：上下肢远端刺激点（如合谷、阳陵泉、支沟），C_3~C_5 神经根刺激点或膈神经刺激点，胸椎旁神经根刺激点或肋间神经刺激点，肋间肌、膈肌激痛点。先刺健侧下肢刺激点，采用较强的刺激手法，同时嘱患者慢慢活动直至恢复正常体位；再针刺支沟穴。膈神经刺激点，先令患者抬头，使胸锁乳突肌显露清楚，在胸锁乳突肌锁骨头的外侧缘，距锁骨 2.5~3cm 处为进针点，于此点外侧后面可触及前斜角肌。针刺时术者用左手拇指、示指捏起胸锁乳突肌，右手持穿刺针经皮沿胸锁乳突肌和前斜角肌的肌间沟平行、缓慢进针，在胸锁乳突肌下面向后内方向刺深度 2.5~3cm，出现刺破浅筋膜的感觉，同时可有阻力消失，寻找异常感即可。

【按语】

1. 肋间神经痛分为原发性和继发性，一般而言原发性针灸疗效优于继发性，尤其是肋间神经受寒冷刺激而出现的神经刺激症状，针灸疗效最好。对于继发性肋间神经痛，由带状疱疹、炎症所致者，针灸也有较好疗效，但由结构畸形、胸髓肿瘤或肋骨肿瘤所致者，非针灸所宜。

2. 岔气针灸治疗效果优越，一般 1 次治疗即愈。带状疱疹后遗神经痛往往病情缠绵，需要长时间的治疗。针灸治疗肋软骨炎也有较好的疗效。

二、慢性腰痛

腰痛也称下背痛、腰背痛、腰脊痛，是疼痛诊疗中最常见的、严重影响劳动能力的病症，但腰痛本身并不是独立的疾病，而是多种疾病的共有症状，临床表现多样化，病因十分复杂，以损伤、退行性病变多见。由于腰痛常引起下肢痛，因此，对于腰及下肢同时疼痛者称为腰腿痛。中医学认为，腰痛主要与感受外邪、跌仆损伤、年老体衰及劳欲太过等因素有关。感受风寒，或坐卧湿地，风寒水湿之邪浸渍经络，经络之气阻滞；或长期从事较重的体力劳动，或腰部闪挫撞击伤未全恢复，经筋、络脉受损，瘀血阻络；上述因素可导致腰部经络气血阻滞，不通则痛。素体禀赋不足，或年老精血亏虚，或房劳过度，损伐肾气，"腰为肾之府"，腰部脉络失于温煦、濡养，可产生腰痛。腰部从经脉循行上看，主要归足太阳膀胱经、督脉、带脉和肾经（贯脊属肾）所主，故腰脊部经脉、经筋、络脉的不通和失荣是腰痛的主要病机。

西医学将腰痛分为急性和慢性两类，持续 12 周以内的称之为急性腰背痛，持续 12 周以上的称之为慢性腰背痛。腰痛分类主要包括脊柱源性、神经源性、牵涉性、精神和环境因素所致和特发性腰背痛。由于脊柱外周肌肉群是带动骨关节运动的动力源，又是加强骨关节稳定的重要因素，其体位关系易受外力作用和自然环境的影响，因此，腰部软组织易受牵拉、受压而损伤、退变。腰部姿势不当或长期过度用力可导致腰部软组织慢性劳损；外力可引起脊柱小关节周围韧带的撕裂、关节损伤，椎间盘脱出或突出；年老腰椎退变常可发生腰椎增生；先天性、退行性变、炎症等引起的椎管狭窄，脊髓在腰 1 椎管水平形成马尾神经，而腰神经则呈一角度向下、后、外经神经根管出椎间孔，因此椎管狭窄可刺激压迫马尾神经、腰神经根出现相应的症状和体征等；这些都是引起腰痛的主要原因。解剖学研究表明脊神经后支卡压是非特异性下腰痛中常见病因,大部分是由于椎间孔以外的支持组织结构紊乱刺激脊神经后支所致。另外,妇女的盆腔疾患及肾脏病变常可放散到腰部引起腰痛;风湿可影响到腰部软组织引起腰痛。

1. 慢性腰肌劳损 是腰部肌及其附着点筋膜、甚或骨膜的慢性损伤性炎症,为腰痛的常见原因,好发于体力劳动者及过度弯腰工作者。躯干在负重活动时,位置越低所承受的重量越大,故腰部受力最大也最集中。躯干的稳定性主要在于脊柱,当脊柱结构失稳时,起辅助稳定作用的腰背肌将超负荷工作,以求躯干稳定。长期如此,肌肉将产生代偿性肥大、增生。此外,长期弯腰工作,腰部肌持续呈紧张状态,使小血管受压,供氧不足,代偿产物堆积,刺激局部而形成损伤性炎症。如一组肌肉发生这种慢性劳损,必将使对应肌产生相适应的变化,以补偿原发部位病变后的功能障碍,称为对应补偿调节;如原发病位的肌肉经过这种调节仍不能维持正常功能时,则可使其上、下或对侧肌肉进行再补偿,称为系列补偿调节;因此,临床可见一个部位腰痛可随时间而向上下或对侧发展。另外,部分患者也可因急性腰部外伤治疗不当,迁延而成慢性腰肌劳损。

2. 棘上韧带损伤 棘上韧带从枕骨隆突到第5腰椎棘突附着在棘突的表面,颈段的棘上韧带宽而厚,称为项韧带,而胸段变得纤细,腰段又较为增宽,因此,中胸段棘上韧带是损伤好发部位。棘间韧带是连接两个棘突之间的腱性组织,由三层纤维组成,纤维之间交叉排列,易产生磨损。这两种韧带主要是防止脊柱的过度前屈,故往往同时发生损伤。由于 $L_5 \sim S_1$ 处无棘上韧带,且处于活动腰椎和固定骶椎之间,受力最大,因此,此处棘间韧带损伤机会也最大。长期埋头弯腰工作,不注意定时改变姿势;或脊柱因伤病不稳定,使韧带常处于紧张状态即可产生小的撕裂、出血、渗出;如伴有退行性变则更易损伤。当这种损伤性炎症分布到韧带的腰神经后支的分支,即可发生腰痛。此外,因暴力所致的韧带破裂,在伤后固定不良而形成较多瘢痕时,也是慢性腰痛的原因。

3. 第三腰椎横突综合征 第三腰椎横突是腰肌和腰方肌的起点,并有腹横肌、背阔肌的深部筋膜附着其上;该横突通常较第2、4腰椎横突长,又居于腰椎中部,故成为腰部活动的力学杠杆的支点,容易受到损伤。第3腰椎横突综合征是指由于第3腰椎横突过长和/或肥大,其周围软组织受损所引起的腰腿痛等一系列症状与体征,又称第3腰椎横突滑囊炎或第3腰椎横突周围炎等。本病多见于从事体力劳动的青壮年,尤以男性多见。目前认为,第3腰椎横突的急性损伤或慢性劳损使局部组织发生出血、充血、肿胀、渗出、水肿等炎性反应,而引起横突周围瘢痕粘连,筋膜增厚,肌腱挛缩,以及骨膜、纤维组织、纤维软骨增生等病理改变,个别还可见到组织内神经纤维变性、钙盐沉着或骨化现象。

4. 腰椎间盘突出症 是因腰椎间盘变性、纤维环破裂、髓核突出刺激或压迫神经根、马尾神经所表现的一种综合征;常见于 20~50 岁的患者,男女比例(4~6):1,20 岁以内占 6%,老年发病率低;以 $L_4 \sim L_5$、$L_5 \sim S_1$ 间隙发病率最高。多有弯腰劳动或长期坐位工作史,亦可有不同程度的腰部外伤史,而首次发病常是半弯腰持重或突然作扭腰动作过程中。也有部分患者可能并无明显的外伤史,多因椎间盘先有退行性变,然后再加上轻微的动作导致纤维环破裂而发生本病。椎间盘的退行性改变是本病的内因和基本因素,由于椎间盘自身没有血液循环,修复能力较弱,退行性改变是一种规律性变化,一般认为以 20 岁为发育高峰,以后就开始了退行性改变。随着年龄的增长,纤维环和髓核含水量逐渐减少,髓核张力下降,弹性减小,椎间盘变薄;30~40 岁时椎间盘蛋白多糖减少,髓核趋向胶原化,失去其弹力及膨胀功能。但最近的研究表明,经 MRI 证实,15 岁青少年已可发生椎间盘退行性变。外因则有损伤、劳损及受寒冷等,积累伤力是椎间盘变性的主要原因,也是椎间盘突出的诱因。腰椎呈生理前凸,椎间盘后薄前厚,弯腰时髓核向后方移动而产生反抗性弹力,其弹力的大小与

笔记栏

负重压力的大小成正比,如果负重压力过大,纤维环的退变及本身已有的缺陷,髓核就有可能冲破纤维环固定而脱出、突出或分离。积累劳损时,髓核长时期不能得到正常充盈,影响纤维环的营养供应,致使纤维环损伤而不易修复,久之使退变的椎间盘薄弱点出现小裂隙。此裂隙多出现在纤维环后部,可涉及纤维环的不同深度,也可出现在软骨板,变成髓核突出的通道。在受外力时,腰椎间盘要受到来自不同方位的应力,最易发生萎缩、弹性减弱等退行性改变。积累伤力中反复弯腰、扭转动作最易引起椎间盘的损伤。另外,有不少患者并无外伤及劳损史,仅有受寒史,寒冷可导致腰椎部的血管和肌肉痉挛,一方面影响血供和营养,另一方面也导致椎间盘的压力增大。妊娠期骨盆、下腰部组织充血明显,各种结构相对松弛,而腰部又承受较平时更大的重力,这也增加了椎间盘损害的机会。本病有一定的遗传因素。腰骶部先天发育异常也会增加椎间盘突出的风险。

5. 强直性脊柱炎 是一种慢性进行性疾病,主要侵犯骶髂关节、脊柱骨突、脊柱旁软组织及外周关节,以中轴脊柱受累为主并可伴发关节外表现。严重者可发生脊柱畸形和关节强直。本病多发于青壮年,男性占90%,女性发病较缓慢及病情较轻。发病年龄通常在10~40岁,20~30岁为高峰,16岁以前发病者称为幼年型,45~50岁以后发病者称晚年型,临床表现常不典型;50岁以后较少发病。本病患病率依种族的不同而有差异,我国患病率在0.25%~0.5%,患者的 HLA-B27 阳性率约为90%,而亚洲普遍健康人群 HLA-B27 阳性率为5%~10%。25%左右的患者有明显家族性聚集患病现象;30%左右的患者可在病程中出现眼部症状,如葡萄膜炎、结膜炎;2%~10%的患者有心血管系统表现,可出现胸闷、心悸等症状,10%~35%的患者可出现肾脏受累,30%~50%的患者可累及髋关节等外周关节。病因及发病机制至今未完全明了,目前认为发病与遗传、感染、环境及免疫等多个因素有关。研究显示遗传因素在发病中占80%~90%的作用,不同地区和种族的患者 HLA-B27 的阳性率也存在差异。

6. 腰椎管狭窄症 是指腰椎的管腔因某些原因导致管腔变窄,卡压了马尾神经或神经根而产生的临床症候群,是导致腰腿痛的常见病因之一。本病由人体老化,或长期慢性劳损,腰椎及所属韧带、关节囊发生退变、增生、肥厚,椎间盘变性或突出,以及椎体移位,导致椎管神经管道狭窄。包括主椎管(中央椎管)、侧椎管(神经根管)因某些原因发生骨性或纤维性结构异常,导致一个节段或多个节段的一处或多处管腔变窄,神经受压而引发腰腿痛等一系列症状。

7. 牵涉性腰痛 是指腹膜尤其是盆腔脏器疾病时引起的腰痛牵涉性疼痛。盆腔疾病常引起腰骶痛,其疼痛部位较模糊,少有神经损害的客观体征,肾结石也常引起腰部的牵涉痛。腹膜、盆腔脏器发生疾病时,刺激传递到脊神经后根或脊髓丘脑束及相应的一、二级神经元,使同一节段的神经元兴奋,在相应的腰部皮肤支配区出现的感觉异常(感觉过敏或痛觉)。

8. 精神性腰背痛 是 ICD-10 中明确提出的一种腰背痛,为一种不能用生理过程或躯体障碍合理解释的、持续而严重的疼痛,发病高峰30~50岁,女性多见。发病机制尚未完全清楚,但与精神心理因素密切相关。本病可归属于慢性非特异性腰背痛范畴,但本类腰背痛又有其特征,即完全与精神因素有关,患者常诉说腰痛很严重,但检查时,患者不能明确指出疼痛的部位,局部也无固定而明确的压痛点,疼痛部位比较弥散,这一点与慢性非特异性腰痛又有一定的区别。

9. 慢性非特异性腰背痛 是指病程至少持续12周,病因不明的除脊柱特异性疾病及神经根性疼痛以外原因所引起的肋缘以下、臀横纹(水平臀肌折纹)以上及两侧腋中线之间区域内的疼痛与不适,伴或不伴大腿牵涉痛。根据病程划分,慢性指病程至少持续12周,对于复发性腰背痛则要求本次发作时间至少已持续 12 周。目前尚无可靠的证据证实非特异性腰背痛的发病率,通常认为其患病率为 23%,有 11%~12% 的患者则由于疼痛而导致运动功能障碍。体力劳动和伏案工作者系高危人群。慢性非特异性腰背痛虽无特异性病理改变,其病因主要可分为机械性因素、化学性因素及社会学心理因素等,都可能导致腰背痛的发生。疼痛—肌紧张—局部血循环障碍恶性循环是其重要的病理机制。

【辨病、辨经与辨证】

1. 辨病 以腰部疼痛为主症者可诊断为中医学的腰痛。引起腰痛的相关疾病非常多,本节主要介绍针灸临床上常见的相关西医疾病。

(1)慢性腰肌劳损:有弯腰工作史的慢性腰部酸胀痛,休息后可缓解,但卧床过久又感不适,稍事活动后又减轻,活动或弯腰过久疼痛又加剧,多不能久坐久立。局部压痛固定而明显,可出现在肌肉起、止点附近,或神经肌肉结合点,最常在腰段骶棘肌中外侧缘处;在压痛点进行叩击时,疼痛反而减轻,这是与深部骨疾患区别之一。有单侧或双侧骶棘肌痉挛,无下肢放射痛等根性定位体征。

(2)棘间、棘上韧带劳损:多无明显外伤史,腰痛长期不愈,以弯腰时疼痛明显为特点,部分患者疼痛可向骶或臀部放射。检查时在损伤韧带处棘突或棘间有压痛,但无红肿;B 超或 MRI 可助诊断。

(3)第三腰椎横突综合征:腰肌酸痛无力,休息可缓解,弯腰、劳累、受风寒时加重。病情重者疼痛持续并可向臀部、大腿外侧、后侧扩散;第 3 腰椎横突尖端明显压痛,有时对侧也有压痛;局部可扪得条索状物,X 线片显示第 3 腰椎横突过长、肥大或有钙化即可确诊。

(4)腰椎间盘突出症:有腰损伤史,腰痛并向下肢放射,少数患者仅有腰痛或腿痛;腹压增高时下肢痛加剧,卧床休息症状减轻;疼痛可反复发作,并伴随发作次数的增加而程度加重、持续时间延长,且发作间隔时间缩短;可伴有小腿外侧、足背皮肤麻木感。突出物大且为中央型时可出现双下肢痛。深压椎间盘突出部位的椎体棘突旁时,局部有明显疼痛并可伴有放射性痛,直腿抬高试验阳性。CT、MRI 可助诊断。

(5)强直性脊柱炎:有明显的家族遗传史,早期患者感觉双侧骶髂关节及下腰部疼痛,腰部僵硬不能久坐,骶髂关节处有深压痛。晨起脊柱僵硬,起床活动后可略有缓解。当累及胸椎和肋椎关节时胸廓活动减少,并有束带状胸痛。晚期脊柱僵硬,致躯干和髋关节屈曲,形成驼背,活动明显受限。实验室检查,HLA-B27 多为阳性,血沉加快。严重者 X 线可出现典型"竹节样"脊柱。

(6)腰椎管狭窄症:长期反复的腰腿痛或麻木无力、间歇性跛行,骑自行车无妨碍。疼痛性质为酸痛或灼痛,有的可放射到大腿外侧或前方等处,多为双侧,可左、右腿交替出现症状。严重者可引起尿急或排尿困难。部分患者可出现下肢肌肉萎缩,膝或跟腱反射迟钝,直腿抬高试验阳性。腰椎 X 线片有助诊断,椎管内造影、CT、MRI 检查,可帮助明确诊断。

(7)牵涉性腰痛:多为盆腔内脏、血管病变及腹膜后肿物引起,其疼痛部位较模糊,少有神经损害的客观体征,但可伴有肌痉挛。

(8)精神性腰背痛:为一种不能用生理过程或躯体障碍合理解释的、持续而严重的疼痛,发病高峰 30~50 岁,女性多见。检查不能发现疼痛部位有相应的器质性变化,病程常迁延并持续 6 个月以上,性质为钝痛、胀痛、酸痛或锐痛,并伴有焦虑、抑郁和失眠,社会功能明显受损。

(9)非特异性腰痛:又称特发性腰痛,患者下腰部疼痛,部分可有向臀部、下肢放散,但不超过膝部,理化检查排除其他器质性病变。

📖 **知识链接**

慢性腰痛与激痛点

慢性腰痛尤其是非特异性慢性腰痛,多能找到激痛点,多与腰方肌、臀中肌、多裂肌、髂腰肌区域有关,而胸最长肌、腹直肌、胸髂肋肌、腰髂肋肌也会牵涉这一区域疼痛。因此,在治疗慢性腰痛时应重视激痛点的探查和应用。尤其在临床上当排除了其他有明确原因和诊断的慢性腰痛诊断之后,更应考虑寻找激痛点,并灵活运用。

非特异性慢性背痛多能在相关肌肉上如斜角肌、背阔肌、菱形肌、上后锯肌、冈下肌、斜方肌及前锯肌等找到激痛点。斜角肌按照生有激痛点的频率排序如下:前斜角肌、中斜角肌、后斜角肌和小斜角肌。菱形肌激痛点由于其被上斜方肌的覆盖而很难触及,除了最下部尾端的纤维外,大菱形肌的其他所有纤维必须透过斜方肌才能触及,而小菱形肌的卫星激痛点可依靠上斜方肌的激痛点来担当。

2. 辨经

(1) 督脉病证:疼痛在腰脊中部,并有固定明显的压痛,多见于棘间、棘上韧带损伤。

(2) 足太阳经证:疼痛部位在腰脊两侧,并有固定明显的压痛,多见于慢性腰肌劳损、第三腰椎横突综合征、腰椎间盘突出症等。当腰痛引起臀及大腿后侧、小腿外侧疼痛者为足太阳、少阳经证。

3. 辨证 腰部有受寒史,值天气变化或阴雨风冷时加重,腰部冷痛重着、酸麻,或拘挛不可俯仰,或痛连臀腿,舌苔白腻,脉沉,为寒湿腰痛;腰部有劳伤或陈伤史,劳累、晨起、久坐加重,腰部两侧肌肉触之有僵硬感,痛处固定不移,舌暗,脉细涩,为瘀血腰痛;腰眼(肾区)或腰背部隐隐作痛,起病缓慢,或酸多痛少,乏力易倦,脉细,为肾虚腰痛。

【治疗】

1. 基本治疗

(1) 通治方法

治法 活血通经,止痛。以局部穴及足太阳经穴为主。

穴方 肾俞 大肠俞 阿是穴 委中

寒湿腰痛加腰阳关;瘀血腰痛加膈俞;肾虚腰痛配悬钟、志室;督脉病证加后溪;太阳经病证加申脉;少阳经证加阳陵泉。

操作 ①毫针刺:常规操作。②结合灸法、刺络拔罐法:寒湿证、肾阳虚腰部腧穴可加灸法;瘀血证局部阿是穴及腰部腧穴加刺络拔罐,委中点刺出血。

方义 阿是穴、大肠俞、肾俞可疏通局部经脉、络脉及经筋之气血,通经止痛。委中为足太阳经穴,"腰背委中求",可疏调腰背部膀胱经之气血。

(2) 辨病治疗:由于腰痛涉及上述多种疾病,针灸治疗各有特点,分述如下:

1) 慢性腰肌劳损:阿是穴、肾俞、三焦俞。局部阿是穴可采用合谷刺法,贯穿肌腹,一针多向透刺;可行刺络拔罐、梅花针叩刺法;可用灸法、电针。

2) 棘间、棘上韧带劳损:阿是穴(在病变部棘突及上下各选一穴)。可行温针灸、电针、隔姜灸法。

3) 第三腰椎横突综合征:阿是穴、腰 2、3、4 夹脊穴、腰阳关、命门。如疼痛向下肢放射可加足太阳经秩边、殷门、承扶、委中或足少阳经环跳、风市、中渎、膝阳关。本病疼痛一般不超过膝部,因此主要选择膝以上的太阳、少阳穴位。取压痛最明显处阿是穴,用毫针以 45°

角进针后,深刺至第三腰椎横突,行"输刺""短刺"。在其上、下各选阿是穴,行"傍针刺",可加电针、行灸法,或刺络拔罐。

4) 腰椎间盘突出症:阿是穴、腰夹脊为主,足太阳经证加秩边、委中、承山、昆仑;合并足少阳经证加环跳、殷门、阳陵泉、悬钟。局部阿是穴、腰夹脊穴也可用梅花针叩刺以潮红为度,也可刺络拔罐,急性期过后肢体穴位可用电针。急性期应制动,睡硬板床 2~3 周,但绝对卧床时间不宜超过 1 周,一般正规保守治疗 6~8 周无症状减轻和缓解,应考虑其他方法。

5) 强直性脊柱炎:督脉大椎穴至腰俞穴,或夹脊穴。夹脊穴向脊柱方向斜刺。可用灸法、皮肤针、电针,或刺络拔罐。或督脉大椎穴至腰俞穴,三伏天采用铺灸法。

6) 腰椎管狭窄症:腰夹脊穴、次髎为主,少阳经证加环跳、殷门、阳陵泉、悬钟;太阳经证加秩边、委中、承山、昆仑。

7) 牵涉性腰痛:应配合腹部选穴,选腰眼、肾俞、大肠俞、关元、归来,有明显肌肉痉挛者局部取阿是穴。

8) 精神性腰背痛:应以调神疏肝、通经止痛为主;选神门、水沟、百会、安眠、肾俞、大肠俞、委中。

9) 非特异性腰痛:阿是穴(一般在 L_3~L_5 双侧脊神经后支体表投影点,棘正中偏外 2.5~3.5cm)、肾俞、关元俞、环跳、委中。

2. 其他治疗

刺络拔罐法　局部痛点或压痛点,腘窝部瘀滞的络脉,以三棱针点刺出血并拔罐,每周 2~3 次。

穴位注射法　局部痛点或压痛点,地塞米松 5ml 和普鲁卡因 2ml 混合液,严格消毒后刺入痛点,无回血后推药液,每穴注射 0.5~1ml,每日或隔日 1 次。

敷灸法　在督脉上敷灸。敷料丁麝粉(丁香 25%,麝香 50%,肉桂 25%)1~1.8g,去皮大蒜捣烂成泥 500g,陈艾绒 200g。在督脉所取穴处常规消毒,涂上蒜汁,在脊柱正中线撒上丁麝粉,并在脊柱自大椎穴至腰俞穴处铺 2 寸宽 5 分厚的蒜泥一条,然后在蒜泥上铺成长蛇形艾炷一条。点燃头、身、尾,让其自然烧灼,燃尽后再继续铺艾炷施灸,一般灸 2~3 壮为宜,灸毕移去蒜泥,用湿热毛巾轻轻揩干。灸后可起水疱,至第 3 天用消毒针引流水疱,涂上龙胆紫,直至结痂脱落止。适宜于强直性脊柱炎。

3. 参考方法

(1) 腰肌劳损:腰部压痛点(腰段骶棘肌中外侧缘处)及骶棘肌刺激点,骶骨、髂骨嵴后面、相应横突部位的骨膜刺激点,或相关肌肉的肌腹刺激点或激痛点,腰椎关节突刺激点,腰椎旁肌刺激点。压痛点、激痛点均用滞动针法,可加拔罐放血,电刺激(2Hz)。腰椎旁肌从棘突间中央部刺入,沿棘突骨面直刺入根部,进行根部椎旁肌刺激,并可做由内向外的扇形刺激。

(2) 棘上、棘间韧带损伤:局部棘突间隙正中线压痛点、损伤韧带上下椎体棘突间及侧面刺激点,棘突骨膜刺激点。椎体棘突侧面刺激点,分别在损伤韧带的棘突侧面向棘突下斜刺;上下椎体棘突之间刺激点可接电针(2Hz)。

(3) 第三腰椎横突综合征:第 3 腰椎横突尖端压痛点和骨膜刺激点,第 2、第 4 腰椎横突刺激点,腰 1~3 脊神经根刺激点。局部压痛点,自骶棘肌外侧缘刺向第 3 腰椎横突,在横突尖的上下及尖端行散刺。骨膜刺激点可在第 3 横突上或尖部骨膜行雀啄法。第 2、第 4 腰椎横突刺激点,斜向刺入第 3 腰椎横突方向,行扇形散刺,分别刺激腰方肌、横突间肌、横突棘肌、骶棘肌、多裂肌及韧带,并带电针刺激(2Hz)。

(4) 腰椎间盘突出症:相应腰椎棘突下、棘突旁压痛点、病变椎间盘上下腰椎骨膜刺激点、相应脊神经根刺激点、病变腰椎旁肌或软组织刺激点,下肢坐骨神经、腓神经刺激点,如出现闭孔神经、股神经痛或尾神经刺激症状,可选闭孔神经、股神经、骶5和尾神经刺激点。局部压痛点、腰椎旁肌刺激点均用滞动针法。骨膜采用雀啄法散刺。腰椎间孔神经根刺激点,先垂直进入刺向横突,进针3~4cm针尖触及横突,然后退针少许,约25°角向上(到上一个椎间孔)或向下(到下一个)并向内侧倾斜约20°角,沿着横突的上缘或下缘进针约1~1.5cm,即达到椎间孔附近,此时如果针尖触及神经根,患者可出现同侧臀部或向下肢放射样异感,治疗本病时以向臀部放射为佳,针刺中可微调针尖使感觉向臀部放射,没有必要出现下肢放射。腰椎旁神经根刺激点,先垂直刺入直到触及同侧椎板外侧部位,一旦触及椎板,退针至皮下,且将针稍向外斜,或将针平行向外移动0.5cm,重新刺透横突韧带,进入椎间孔外侧的椎旁间隙,针尖沿椎板外缘进针超过椎板,进针深度为1~1.5cm,出现向臀部或下肢放射异感为度,也以向臀部反射为佳。压痛点、椎管旁软组织带电针(2Hz)。

(5)强直性脊柱炎:椎体局部刺激点或关节突刺激点、骶髂关节刺激点、耳迷走神经及星状神经节刺激点。椎体局部刺激点沿椎体两侧,针尖斜行刺入椎间小关节部位,并可带电针(2Hz);也可沿脊柱进行灸法。骶髂关节刺激点自髂后上棘内侧骶中线处刺入皮肤,以45°角对准关节后中部缓慢进针至骶髂关节后方,提插刺激3~5下,留针。

(6)腰椎椎管狭窄症:腰骶压痛点、腰神经根刺激点、骶5~尾神经刺激点,椎管部软组织刺激点。骶5~尾神经刺激点,骶角下缘垂直向中间刺入,先进入尾骨刺激尾神经;再将针尖向头侧、稍中线处进针共3cm左右,深达骶骨角外前侧刺激骶5神经;当刺激到神经时会出现异感。

(7)牵涉性腰痛:骶部S_2~S_4刺激点、S_2~S_3皮节区(下肢)刺激点(如承山、昆仑)。常规操作。骶部可带电针(2Hz),20~30分钟。

(8)精神性腰背痛:患者所述的腰痛部位、耳迷走神经刺激点(调节情绪,缓解精神紧张)、合谷、太冲、颈臂(臂丛神经)、腓总神经刺激点。肢体远端刺激点强刺激。臂丛神经、腓神经以上下肢出现放电异感为度(起到暗示作用)。

(9)非特异性慢性腰痛:腰骶区压痛点,腰方肌、臀中肌、多裂肌、髂腰肌等激痛点或背部压痛点,斜角肌、背阔肌、菱形肌、上后锯肌、冈下肌、斜方肌及前锯肌激痛点。用滞针法,可加拔罐,点刺放血,可带电针(2Hz)。

【按语】

1. 腰痛原因非常复杂,针灸的疗效与引起腰痛的原因密切相关。只有准确诊断,包括定性、定位,并依据病情、病因、病程等,确定正确的个体化治疗方案,才能有好的疗效。腰部软组织劳损引起的腰痛针灸疗效较好,脊柱关节病引起的腰痛也有一定疗效。盆腔疾患及肾脏疾患引起的腰痛则应以治疗原发病为主;因脊柱结核、肿瘤等引起的腰痛,不属针灸治疗范围。

2. 对于腰椎间盘突出引起的腰痛可配合推拿、牵引等方法。

三、急性腰扭伤

急性腰扭伤俗称"闪腰",是指在外力作用下或腰部用力不协调,腰部软组织由于过度牵拉,造成肌肉、筋膜、韧带等急性损伤,可伴有椎间小关节错位及其关节周围关节囊嵌顿等,致使腰部疼痛,活动受限,而无骨折、脱臼、皮肉破损等症。多见于体力劳动者及平素缺少体力锻炼者,青壮年男性较多。

本病属于中医的腰部伤筋,中医学认为"腰者,一身之要,仰俯转侧无不由之"。剧烈运动或负重持重时姿势不当,或不慎跌仆、牵拉和过度扭转等原因,引起腰部的筋肉络脉受损,气血瘀滞,经气受阻,经络不通,筋脉拘挛,不通则痛,而成本病。

【辨病与辨经】

1. 辨病 腰部发生扭伤后,立即出现持续性剧痛难忍,呈撕裂痛、刀割样痛、锐痛,丝毫不敢活动,咳嗽、喷嚏疼痛骤然增重;疼痛范围主要在腰背部,可也向臀、腿和/或腹股沟放散。患者处于避免剧痛的特殊体位,惧怕改变其体位,轻微活动使疼痛加剧,表情非常痛苦,需用上肢协助活动,腰部活动明显受限。检查可见损伤部位的肌肉等软组织有明显压痛,出现肌肉痉挛或僵硬即肌紧张,局部也可肿胀、瘀斑。根据腰部受损软组织的部位及压痛点不同分为急性腰肌扭伤、急性韧带扭伤和急性关节扭伤等。

(1)急性腰肌扭伤:腰部撕裂感,剧烈疼痛,腰僵直,疼痛拒按,甚则强迫体位或不能坐立、行走,咳嗽或打喷嚏加重。查体:常在第 3 和第 4 腰椎横突、腰骶关节、髂后上棘等处存在明显压痛点。X 线无明显异常。棘突旁或肌肉压痛表明筋膜损伤。

(2)急性韧带扭伤:常有负重前屈或扭转的外伤史,屈伸和旋转脊柱时腰痛加重。查体:腰肌紧张,棘突或棘间压痛;屈膝屈髋试验阳性。

(3)急性关节扭伤:外伤后腰部剧痛,强迫体位。查体:腰肌僵板,无神经根刺激症状,棘突两侧深压痛。椎间关节损伤,重复向扭伤方向活动时可使疼痛加重;腰骶关节扭伤,局部显著的深部叩击痛,腰骶关节试验阳性。X 线示后关节排列方向不对称,有腰椎后突和侧弯,椎间隙左右宽窄不一。

2. 辨经 疼痛部位或压痛点以腰骶椎旁侧(棘突旁)及腰肌或骶髂关节部位为著,为足太阳经证;疼痛部位或压痛点以腰骶椎正中线(棘间或棘突上)为著,为督脉经证。

【治疗】

1. 基本治疗

治法 导气止痛,舒筋活血。以局部穴及上肢奇穴为主。

穴方 腰痛点 阿是穴

督脉经证加后溪;足太阳经证加委中。

操作 毫针刺结合刺络拔罐法。首先选奇穴手背腰痛点,行较强的捻转提插泻法 1~3 分钟,同时嘱患者慢慢活动腰部,逐渐恢复正常姿势、体位;再让患者俯卧位,在腰骶部寻找压痛点,用三棱针点刺出血,并拔火罐;委中可点刺出血。

方义 急性腰扭伤为急性气滞,筋脉拘挛,痹阻不通,因此,导气止痛为要,远端选手背腰痛点,行强刺激泻法,移神导气,神动则气行,可解除拘挛之经脉,使腰部气畅血通,通则不痛。局部阿是穴行刺络拔罐,可祛瘀通络,舒筋活血。

2. 其他治疗

刺络拔罐法 阿是穴。用皮肤针叩刺疼痛肿胀部,以微出血为度,加拔火罐。适用于新伤局部血肿明显者或陈伤瘀血久留、寒邪袭络等。

艾灸法 阿是穴、肾俞、次髎。用艾条悬灸,灸至皮肤潮红为度,每次 15~20 分钟,常在扭伤后 24 小时以后施灸。适用于素体虚弱的患者。

3. 参考方法

(1)急性腰扭伤(腰肌扭伤):第 3 和第 4 腰椎棘突旁的骶棘肌压痛点、横突或髂后上棘压痛点,手背腰痛点或合谷。急性发生时先刺手部刺激点,行持续强刺激以痛制痛;行针同时鼓励患者缓慢恢复正常体位,轻轻活动腰部。后刺局部压痛点,行散刺法。24 小时后可在局部穴行滞针法或加拔火罐、点刺放血。

(2)急性腰扭伤(腰韧带扭伤):相应腰椎棘突或棘突间压痛点、腰椎棘突骨膜刺激点、手背腰痛点或合谷。先刺手部刺激点,操作同上。骨膜刺激点用雀啄法散刺 3~5 下。局部刺激点 24 小时后可行滞针法,放血拔罐,艾灸及热敷。

（3）急性腰扭伤（关节扭伤）:腰骶关节部压痛点、腰肌及棘突两侧深在压痛点、腰椎关节突及腰骶关节骨膜刺激点、手腰痛点或合谷。先刺手部刺激点,操作同上。关节突刺激点垂直刺入,直至接触关节突关节囊,应在急性腰扭伤后 24 小时使用,确定第 4、第 5 腰椎棘突两侧关节突,针尖触及 L_{4-5} 关节突,再将针尖跨越前下方,直刺向髂嵴部、骶棘肌附着部、髂腰韧带附着部;然后退针少许,将针尖向中线方向的棘突根部及椎旁肌刺激;最后针尖改为刺入横突间。局部刺激点 24 小时后可行滞针法,放血拔罐。

【按语】

1. 针灸治疗急性腰扭伤有较好疗效,一般治疗后可立即见效。但必须排除骨折、脱位、韧带断裂、椎间盘突出、脊髓损伤或肿瘤等情况。

2. 急性腰扭伤一般 24 小时后,可配合推拿、药物熏洗等疗法。如果急性腰扭伤未得到及时有效的治疗,未彻底治愈,可转变成慢性腰痛,因此,应积极治疗。加强腰部的养护和锻炼,搬运重物时宜采取正确的姿势,不宜用力过猛。

【古代文献摘录】

《针灸集成》:落伤打仆伤,各随其经针刺,又取天应穴,针刺后多入艾气,使其瘀血和解。

《玉龙歌》:强痛脊背泻人中,挫闪腰酸亦可攻,更有委中之一穴,腰间诸疾任君攻。

四、肌筋膜炎

肌筋膜炎,又称肌筋膜痛、肌纤维织炎、肌筋膜痛综合征,是致病因子侵犯肌纤维组织,使之产生损伤及无菌性炎症,由此而引起广泛的肌疼痛和痉挛等一组表现的疾病。本病多发生于潮湿寒冷环境下野外工作者,慢性劳损为另一个重要的发病因素,见于腰背部长期超负荷劳动的人群。其他如病毒感染、风湿病的肌肉变态反应及精神因素等都是诱发该病的因素。本节主要讨论颈肌、背肌筋膜炎。

本病属中医学痹证范畴,中医学认为久卧湿地,贪凉或劳累后复感寒邪,风寒湿邪侵入机体,寒凝血滞,使肌筋气血运行不畅,经络痹阻不通;或劳作过度,筋脉受损,气血阻滞脉络;或素体虚弱,气血不足,筋脉失荣,上述原因均可导致本病发生。

【辨病】

1. 颈肌筋膜炎　发病缓慢,病程较长,可持续数周或数月,也有因受凉或头颈长期处于不协调或强迫姿势后而急性发病;自觉颈后部僵硬感、紧束感或有重物压迫之沉重感,致使颈部活动不灵活。不适感及症状只局限于颈后部,严重者可伴有头痛或牵涉一侧肩、背部,但无神经血管症状。肌肉僵硬及压痛的多发部位在枕骨下方,胸锁乳突肌、斜方肌相交的凹陷处（相当于天柱穴）,其深部为枕大神经,故受累后可引起后头及枕部疼痛。检查时在局部可触及皮下深部有硬结,并伴有明显压痛。此硬结常形成触发机构。

2. 背肌筋膜炎　腰背部、臀部等处的弥漫性疼痛,且以腰部两侧及髂嵴上方最为明显。疼痛性质以隐痛、酸痛或胀痛为主,同时可伴有酸沉、僵硬、麻木等其他不适感觉。检查可见腰背部、臀部等处有特定的压痛点,压痛点常可放射;触诊在腰背部可摸到呈弥漫状分布的大小不等的结节或条索状物。0.5% 普鲁卡因做疼痛引发点封闭时疼痛可消失或缓解。

【治疗】

1. 基本治疗

治法　舒筋活络,活血止痛。以局部阿是穴为主。

穴方　阿是穴

颈肌筋膜炎加天柱、肩井、天宗、巨骨、曲垣、肩外俞;背肌筋膜炎加肾俞、大肠俞、腰夹脊、秩边、会阳。

操作 ①毫针刺:局部阿是穴每次取 3~5 穴,采用围刺、透刺等;余穴常规操作。②结合电针法、刺络拔罐及灸法:阿是穴毫针刺基础上,可加电针,密波或疏密波交替,每次 20~30 分钟;阿是穴可加刺络拔罐,或加灸法,如温针灸、隔姜灸,或可用太乙神针、雷火神针灸法。

方义 局部穴位可舒筋活络,活血止痛。

2. 其他治疗

火针法 用触诊法选择压痛点及结节、条索状物,用火针点刺。

小针刀法 选压痛点及结节、条索状物,分离、切断粘连的纤维组织和筋膜、硬结。

3. 参考方法

(1) 颈肌肌筋膜炎:局部痛点、压痛点、阳性结节,斜方肌、多裂肌、肩胛提肌、颈夹肌、冈下肌激痛点,耳迷走神经刺激点、合谷或落枕穴。

(2) 腰背肌筋膜炎:局部压痛点或结节,骶棘肌、臀部激痛点。局部刺激点及激痛点用滞动针法,上提 3~5 次,可刺络放血拔罐,神灯照射,可加电针,远端刺激点强烈捻转手法。

【按语】

1. 本病经过治疗可明显改善或控制症状,大多数患者预后良好。尤其是早期治疗见效更显著。患者应加强项背部功能锻炼,积极参加体育活动,如体操、打太极拳等,增强项背部的肌力和身体素质。避免过度疲劳,适当劳逸结合,注意局部保暖,防止受凉、感冒。

2. 对于深筋膜部的纤维性变,表面出现裂隙,下方的脂肪组织因张力较大而由此裂隙处疝出,经非手术治疗无效,且末梢神经卡压症状明显者,可行脂肪疝摘除术。

五、骶尾痛

骶尾痛是指骶椎、尾椎部急性及慢性软组织或骨损伤、炎症所致的一类疼痛病症,也属于广义的腰痛范畴,只是由于其部位较低,与通常的腰痛有一定的区别,因此单独论述。常见的骶尾痛相关疾病包括骶髂关节炎与扭伤、腰骶韧带劳损、尾痛症等。

骶髂关节位于人体中央的下部,属于脊柱的基底部结构,为人体承受重力很大的关节,由骶骨的两侧面与髂骨上部的内后缘即耳状关节面相连而成,因此常发生病变。骶髂关节炎为各种原因导致的骶髂关节炎症反应,以慢性炎症、骨质破坏及骨质增生为主要特点,可分为原发性和继发性。原发性原因暂不明确,主要与遗传和体质因素相关,多见于中老年人,女性发病率高。继发性的病因主要有强直性脊柱炎(90% 的强直性脊柱炎患者首先表现为骶髂关节炎)等自身免疫疾病,还包括软骨营养、代谢异常;生物力学应力平衡失调;生物化学的改变;酶对软骨基质的异常降解作用;累积性微小创伤;肥胖、关节负载增加等。诱发因素包括:①臀部摔伤:重力作用向下摔伤导致臀部受力,骶髂关节受到外力损伤,容易诱发炎症。②肌腱端炎:附着于骶髂关节处的关节囊、韧带、肌腱发生炎症,容易导致骶髂关节炎。③妊娠:妊娠期间相较于平时负重,更容易诱发骶髂关节炎。④长期不良姿势:长期跷二郎腿等不良坐姿,更容易诱发骶髂关节炎。⑤急性腰扭伤:当弯腰提重物或者体位突然变换时,骶髂关节周围肌肉、韧带受损,容易诱发骶髂关节炎。⑥药物因素:长期使用糖皮质激素引起软骨病变,可能累及骶髂关节,从而诱发骶髂关节炎。

骶髂关节扭伤系因急性扭伤或长时间在不良体位下劳动而引起的骶髂关节损伤,严重者可产生半脱位。骶髂关节是髂骨和骶骨的耳状关节面组成的微动关节,骶骨耳状关节面随骨盆的前倾、后仰,沿髂骨关节面的横轴做一定幅度的旋转活动,可将躯干重力经过骶髂传至两侧下肢,对调整脊柱的重心稳定有一定作用。骶髂关节面上覆有关节软骨,两侧参差不齐的关节面相互交错,借以稳定关节。骶髂关节的前后侧有长短不等的韧带保护,在髂骨粗隆与骶骨粗隆之间有骶骨间韧带加强,因而,骶髂关节只有少量有限的活动、超过生理功能外的扭转活动,则可引起关节扭伤和半脱位。当人体直立时,重力中线经骶髂关节前方对其产生一定扭力;当前屈弯腰时,脊柱前倾,骨盆腘绳肌牵拉固定或后旋,易造成骶髂关节扭伤或劳损。此外,妊娠期可因黄体酮的分泌使韧带松弛及体重增加,致使骨盆向前下方倾斜,引起损伤。中老年人韧带松弛、关节退行性变和慢性劳损,在某些诱因下也易造成关节损伤。

腰骶韧带是一组粗厚的纤维束带,起止于腰、横突的前下面和骶骨的侧面,对于维持关节的稳定性具有重要作用,常发生劳损而引起腰骶部疼痛。

尾痛症主要由急性损伤,使局部渗出、出血、水肿,产生无菌性炎症;或长期坐位姿势压迫尾部、腰骶间盘变性、慢性劳损、尾骨退行性变等使局部组织粘连、纤维化,压迫神经产生疼痛;另外产伤、盆腔感染也常引起尾痛。

中医学认为,骶尾痛主要与感受外邪、跌仆损伤和慢性劳损等因素有关。上述因素可导致骶尾部经络气血阻滞,不通则痛。腰部从经脉循行上看,主要归足太阳膀胱经、督脉,故骶尾部经脉、经筋、络脉不通和失荣是其主要病机。

【辨病与辨经】

1. 辨病

(1)骶髂关节炎:主要表现为腰臀部晨僵、疼痛,稍活动即可缓解,局部肿胀或肿胀不明显,但有固定的压痛点,可伴有坐骨神经样痛,或有骨盆旋移综合征的表现,直腿抬高试验和骶髂关节分离试验(4字试验)可呈阳性。X线片示关节边缘密度增高或减低,或骨的纹理结构紊乱,关节边缘模糊不清或局限性缺损,关节间隙内有异常的物体或密度增高影存在。早期即可出现骶髂关节炎症改变,晚期可见骶髂关节融合。

(2)骶髂关节扭伤:①症状:大多见于剧烈体育活动、外伤或久坐后,少数患者可无明显外伤史。急性发作期,在下腰部关节一侧可出现疼痛,大多较为严重,放射至臀部或腹股沟区;但一般不会放射到坐骨神经的小腿分布区。患者常取侧卧位或俯卧位,翻身时疼痛加剧。拒绝站立,或是下肢取屈曲姿势。步行时,患侧常呈臀沟下垂状跛行步态。②体格检查及影像学检查:骶髂关节处可有局限性压痛,直腿抬高患侧受限,并有骶部疼痛。骨盆分离试验、骶髂关节分离试验(4字试验)、对抗性髋外展试验及俯卧提腿(Yeomen)试验等均为阳性,其他凡可促使髂骨旋转的活动均可引起患肢疼痛,但无神经根性放射痛。X线检查早期常无特异性改变,但后期可出现骶髂关节炎症。

(3)腰骶韧带劳损:常有外伤史、过劳史,腰骶部疼痛反复发作,直立位或腰椎伸屈位痛轻或无痛,腰部前屈则痛甚,有固定深在的压痛点(位于腰骶椎与髂后上棘之间)。腰骶关节试验阳性(患者仰卧,两膝两髋尽量屈曲,医生左手按住其两膝部,右手抓住两足踝部,将患者两足向左右两侧大幅度摇摆,腰骶部疼痛加重即为阳性)。X线片可无明显骨、关节改变,韧带造影可见部分断裂。

(4)尾痛症:有跌倒坐地尾部受撞击史或长期保持坐位姿势,尾部疼痛,不能端坐,大便时尾痛加重。疼痛可向腰骶部或臀部扩散,尾骨触痛明显。X线片一般无特殊发现,但应注意尾骨骨折、脱位移位等情况。

2. 辨经 骶尾部主要归属督脉和足太阳膀胱经,当疼痛及压痛点位于脊柱正中线及其附近则属督脉经证;当疼痛及压痛位于脊柱两侧时属于足太阳经证;当疼痛出现向臀部、下肢放射,以下肢外侧为主属足少阳经证,后侧为主属足太阳经证。

【治疗】

1. 基本治疗

治法 舒筋活络,活血止痛。以局部穴位为主,远端循经配穴。急性期应减少骶尾部运动。

穴方　阿是穴　承山

骶髂关节炎加秩边、会阳、环跳、阳陵泉;腰骶韧带损伤加大肠俞、白环俞、委中;尾痛症加长强、秩边。

操作　①毫针刺:阿是穴根据情况可在痛点及周围选2~3穴,采用围刺或合谷刺;余穴常规操作。②结合灸法及电针法:阿是穴可加灸法,或电针(密波或疏密波交替),或刺络拔罐。

方义　局部选穴可疏导局部气血,舒筋活络,活血止痛。

2. 参考方法

(1) 骶髂关节炎:骶髂关节局部压痛点或局部围刺、骶髂关节刺激点、L₂~S₄神经刺激点、耳迷走神经刺激点。骶髂关节刺激点自髂后上棘内侧骶中线处刺入皮肤,以45°角对准关节后中部缓慢进针至骶髂关节后方,提插刺激3~5下,留针。24小时后骶髂关节部可行滞针法,放血、拔罐。L₂~S₄神经刺激点采用兴奋粗纤维的电刺激参数。

(2) 骶髂关节扭伤:骶髂关节部压痛点、骶髂关节部位刺激点、臀部及腹股沟刺激点、L₂~S₄夹脊穴、合谷。疼痛加重时,可先刺合谷,强刺激,嘱患者缓慢活动骶髂关节。骶髂关节刺激点自髂后上棘内侧骶中线处刺入皮肤,以45°角对准关节后中部缓慢进针至骶髂关节后方,提插刺激3~5下,留针。急性扭伤后24小时后骶髂关节部可行滞动针法,放血、拔罐。L₂~S₄夹脊穴可电刺激。

(3) 腰骶韧带劳损:压痛点、第4~5腰椎棘突两侧关节突(在棘突下0.5cm)处。俯卧位,针尖触及第4~5腰椎关节突后,再将针尖跨越前外方,直刺髂嵴部、骶棘肌附着部及髂腰韧带附着部。然后将针拔出少许,将针尖向中线方向棘突根部及椎旁肌刺激。最后必要时,针尖改刺横突间。

(4) 尾骨痛:尾骨尖端、骶尾部压痛点或尾骨旁软组织刺激点、长强、骶5和尾神经刺激点、骶骨上脂肪垫激痛点、肛提肌、尾骨肌、臀大肌激痛点,S₂~S₃皮节区刺激点(承山、昆仑)。局部穴位针尖向尾骨尖方向斜刺或平刺。可带电针,疏密波,以弱刺激强度,20~30分钟。骶5和尾神经刺激,首先确定骶角下缘,针垂直向中间刺入,当进针抵达尾骨时,再将针向头侧、稍中线处进针,深达骶骨角外前侧。远端穴强刺激手法。

【按语】

骶尾痛针灸治疗有较好的疗效,对于韧带损伤要注意减少腰骶部的活动量,给韧带以修复的时间。在诊疗中,如果多次较长时间治疗没有效果甚或疼痛加重,应做X线诊断,排除肿瘤、结核等恶性病变。

六、纤维肌痛综合征

纤维肌痛综合征(FS)是一种以全身多处肌肉疼痛及发僵为主,伴有疲乏无力等多种其他症状的非关节性风湿病,患病率约为2%,女性为3.4%,男性为0.5%。本病患病率与年龄存在线性增加的关系,平均年龄为49岁,患者中约89%为女性,近年来发病率有增高的趋势。临床上分为原发性与继发性两大类,前者肌肉僵硬和疼痛的发作,多为渐进性和弥漫性,具有酸痛的性质,其诊断是通过识别弥漫性纤维肌痛的典型特征与非风湿病症状(约90%的患者有睡眠障碍,表现为失眠、易醒、多梦、精神不振、焦虑、疲乏、肠道过敏症状等),排除其他全身性疾病;继发性多见于外伤、骨关节炎、类风湿关节炎及多种非风湿病。

本病的病因和发病机制尚不清楚,目前认为可能与睡眠障碍、神经内分泌异常、氨基酸浓度改变及心理因素等有关。有研究证明,本病患者肌肉的疼痛来源于神经末梢,即疼痛感受器。机械性的牵拉、挤压、P物质、缓激肽、钾离子等化学刺激及缺血性肌肉收缩都会刺激神经末梢,引起肌肉疼痛。临床发现过重的体力劳动、精神紧张、睡眠不足、外伤及潮湿、寒冷等均能引起本病或使其加重;风湿痛、病毒或其他全身感染(如莱姆病)也能诱发。

本病属中医的痹证范畴,由于禀赋素虚,气血不足,营卫不和,或者肝郁脾虚,以致风寒湿热之邪乘虚内侵而致病。痹病初犯人体,多留于肌表,阻于经络,气血运行不畅,不通则痛,故见全身多处肌肉触压痛、僵硬等症。素体虚弱,脏腑亏虚,正气不足,阴阳失调是本病的主要内因,其中又以肝脾肾亏虚为主。肝肾亏虚,脾失健运,气血生化乏源,气血不足则营卫失调,腠理不固,卫外不密,风湿寒三邪乘虚而入,发为痹病。痹病为络脉之病,既可以是久病入络,也可以是新病入络。

【辨病、辨经与辨证】

1. 辨病

(1) 周身弥漫性疼痛病史,包括身体两侧肩胛带和骨盆带、腰的上下部、中轴骨骼(颈椎或前胸或胸椎或下背),病史至少在 3 个月以上。所有患者都具有的症状为广泛存在的压痛点,这些压痛点存在于肌腱、肌肉及其他组织中,往往呈对称性分布;常伴发主观上的关节肿胀和肌肉晨僵感,但无阳性体征;多数患者有睡眠障碍和疲劳感。

(2) 按压力为 4kg,按压 18 个压痛点中至少有 11 个或以上压痛。18 个压痛点如下:①枕部(双侧枕骨下肌肉附着处);②下颈部(双侧 $C_{5\sim7}$ 横突间隙前侧);③斜方肌部(双侧斜方肌上缘中点);④冈上肌部(双肩胛冈内缘冈上肌起点);⑤第二肋骨部(双侧第二肋骨与肋软骨连接部上面);⑥肱骨外上髁部(双侧肱骨外上髁下缘 2cm 处);⑦臀部(双侧臀外上象限,臀肌前皱襞处);⑧大转子部(双侧大转子突起的后缘);⑨膝部(双侧膝关节间隙上方内侧脂肪垫处)。

> **知识链接**
>
> ### 纤维肌痛综合征与肌筋膜痛综合征的比较
>
> | | 纤维肌痛综合征 | 肌筋膜痛综合征 |
> | --- | --- | --- |
> | 性别 | 女性多见 | 无性别差别 |
> | 疼痛分布 | 全身 | 局部 |
> | 僵硬感 | 全身 | 局部 |
> | 疲乏 | 常见 | 不常见 |
> | 压痛 | 区域广泛 | 局部 |
> | 醒后困乏感 | 有 | 有时继发于疼痛 |
> | 治疗 | 多种治疗 | 单纯肌筋膜治疗 |
> | 预后 | 易复发 | 可治愈 |

2. 辨经　本病疼痛部位较多,主要属足三阳及手阳明经证。

3. 辨证　以全身多处肌肉酸痛、触压痛,晨起僵硬感为主症。兼见全身多处肌肉触压痛较为剧烈,遇寒加重,得热痛减,昼轻夜重,苔薄白,脉浮紧或沉紧,为风寒阻络;失眠、面色无华,伴有心悸自汗、头晕乏力、情志抑郁、食少纳差,舌质淡,苔薄白,脉细弱为气血亏虚;畏寒怕冷、腰膝酸软、失眠健忘,伴神倦懒动、头晕耳鸣、盗汗、焦虑,舌淡红,脉沉细数,为心肾不交;痛如针刺、痛处固定,伴肢体活动不利、头痛头晕、面色灰暗,唇舌紫暗,脉沉或细涩为

笔记栏

气滞血瘀;全身多处肌肉触压痛、酸痛、痛处固定,或有肿胀、肌肤麻木、天气转冷或阴雨天加重、食欲不振、大便稀软,甚则溏泄、失眠健忘、焦虑易怒,舌苔白腻,脉缓,为肝郁脾虚。

【治疗】

1. 基本治疗

治法 疏通经络,活血止痛。以局部阿是穴及手足阳明经穴为主。配合心理治疗和健康教育。

穴方 阿是穴(局部触发点、压痛点) 合谷 委中 阳陵泉 足三里

气血亏虚加脾俞、胃俞;心肾不交加肾俞、心俞;气滞血瘀加膈俞、内关、血海;风寒阻络加风池、外关、风门、腰阳关;肝郁脾虚加脾俞、肝俞、太冲。睡眠障碍加神门、安眠、四神聪;精神紧张不安加神门、印堂、百会、心俞、胆俞。

操作 ①毫针刺:阿是穴可用围针刺法,针尖向中心点斜刺;余穴常规操作。②结合电针法、刺络拔罐法及灸法:毫针刺基础上,阿是穴可用电针,密波或疏密波交替,每次刺激20~30分钟;阿是穴可用刺络拔罐法;风寒阻络,阿是穴、腰阳关可加灸法。

方义 阿是穴可疏通局部经络,调理局部气血而活血止痛。合谷、足三里为阳明经穴,阳明经多血多气,可行气活血,疏通经络。委中、阳陵泉分属足太阳、足少阳经穴,可疏调两经气血,活血止痛。

2. 参考方法 局部压痛点、激痛点、耳迷走神经及星状神经节刺激点、T_{10}~L_1、L_2 节段椎旁夹脊穴、合谷、太冲。肢体远端穴持续强刺激。局部压痛点或激痛点可用滞动针法,或带电针(100Hz)。

🔍 **知识链接**

关于纤维肌痛综合征的治疗

尚无任何药物得到美国食品与药物管理局(FDA)批准用于治疗 FS。当前证据提示,小剂量三环类抗抑郁药、心血管运动锻炼、认知行为治疗和患者教育有效。许多 FS 中常用的其他治疗方法如触发点注射尚未得到充分评估。他们提供的关于 FS 的治疗指南中,将疗效证据级别分为 3 级:强证据为荟萃分析的结果阳性或 1 项以上随机对照临床试验(RCT)的结果一致为阳性;中证据为 1 项随机对照临床试验的结果阳性或多项 RCT 的结果主要为阳性或多项非 RCT 研究的结果一致为阳性;弱证据为描述性研究和病例研究的结果阳性,RCT 结果不一致,或同时两者。非药物疗法中,中等强度证据表明,耐力训练、针灸、催眠疗法、生物反馈、按摩和热水浴有效。

【按语】

1. 由于纤维肌痛综合征病因不明,因此,尚无特异的治疗方法。国内外均有针灸治疗部分患者有效的报道。目前西医的治疗方法是减轻精神压力和对症止痛,改善睡眠状态,减低痛觉感受器的敏感性,改善肌肉血流等。纤维肌痛综合征并不会造成残疾,更不会危及生命,经过积极治疗后多数患者有较好的预后。

2. 治疗上首先要消除患者的精神压力,以解除焦虑和抑郁。有精神或情绪创伤诱因的应予以排解。对 FMS 患者进行合适的心理治疗和健康教育可明显改善疼痛、睡眠和疲乏,增强自信心,提高生活质量。

(杜元灏)

复习思考题

1. 经络辨证中的少阳头痛(侧头痛)与西医的偏头痛有何异同? 紧张性头痛在主穴的基础上,应加哪些腧穴? 加这些腧穴的意义是什么?

2. 简述落枕的经络辨证及针灸治疗方法。

3. 项痹发生的中医病因病机是什么? 临床上主要分为哪几型? 简述如何进行经络辨证和针灸治疗。

4. 漏肩风如何进行经络辨证? 简述针灸治疗的方法。

5. 简述口眼㖞斜的诊断要点,并说明面神经受累部位不同的临床表现特点。口眼㖞斜的针灸治法、主穴和配穴各是什么?

6. 肘劳常见于哪些西医疾病? 如何进行经络辨证和针灸治疗?

7. 痹证的中医病因病机是什么? 简述如何应用"治风先治血,血行风自灭"理论指导本病的针灸治疗?

8. 简述腱鞘囊肿的针灸治疗方法和操作要点。

9. 针灸治疗坐骨神经痛的治法和主穴是什么? 如何根据部位辨经?

10. 痿证常见于哪些西医疾病? 分述痿证常见的西医疾病的针灸治疗方法。

11. 体表胁痛与内脏性胁痛有何区别? 两类病证针灸治疗的共同点与区别是什么?

12. 慢性腰痛与急性腰扭伤有何区别和联系? 慢性腰痛常见于哪些西医疾病? 急性腰扭伤、慢性腰肌劳损、第三腰椎横突综合征、棘间韧带损伤如何应用针灸治疗?

第五章

内 科 病 证

第一节　脑 系 病 证

一、晕厥

晕厥属中医学"厥证"范畴,是以突然昏倒,不省人事,四肢厥冷,少时苏醒,醒后无后遗症为主要表现的一种病证。中医学认为,晕厥发生与暴怒惊恐、跌仆创伤、气血不足等因素有关。大凡气盛有余者,气逆上冲,血随气逆,或夹痰夹食,壅滞于上,以致气机逆乱,阴阳不相顺接,清窍闭塞,不知人事,发生厥证;或气虚不足者,清阳不升,气陷于下,血不上达,以致脑海失养,神明失主,而致厥证。病位在脑,涉及五脏六腑,与心、肝关系尤为密切。基本病机为气机逆乱,神窍受扰,或气血不足,脑窍失养。

西医学认为,晕厥是指一过性全脑血液低灌注导致的短暂意识丧失,特点为发生迅速、一过性、自限性并能够完全恢复。发作时因肌张力降低,不能维持正常体位而跌倒。晕厥发作前可有先兆症状,如黑矇、乏力、出汗等。晕厥不是一个单独的疾病,可有多种病因和机制同时存在,是多种病因引起的一个综合征,尤其是老年患者。

知识链接

常见的晕厥原因

正常脑血流量为 100g 脑组织每分钟 45~50ml,当脑血流量下降到 30ml/min 时即可发生晕厥。晕厥病理生理改变的核心是血压下降,导致全脑灌注降低。常见原因包括以下 5 类:

(1) 反射性晕厥:①血管迷走性晕厥是最常见晕厥类型,多由交感或迷走神经反射异常引起周围血管扩张和 / 或心动过缓造成；②情境性晕厥与特定的动作有关，如咳嗽、喷嚏、吞咽或排便、排尿、运动后、大笑、吹奏管乐器等；③颈动脉窦综合征多见于老人、转头动作、局部肿瘤、剃须、衣领过紧等，与颈动脉窦受压相关；④不典型反射性晕厥，如无前驱症状、无明显诱因、不典型临床表现。

（2）心源性晕厥：包括心律失常（窦性心动过缓、多种传导阻滞、室性 / 室上性心动过速等）或器质性心血管疾病（心肌梗死、瓣膜狭窄、心房黏液瘤、主动脉夹层、肺栓塞等）所致晕厥，为第 2 位常见原因，危险性最高、预后较差。

（3）直立性低血压：①药物因素最常见，如血管扩张剂、利尿剂；②血容量不足，如出血、腹泻等；③神经源性，原发性自主神经功能障碍（多系统萎缩、帕金森）及继发性自主神经功能障碍（糖尿病、血管淀粉样变性、脊髓损伤）。

（4）脑源性晕厥：见于严重脑动脉闭塞、主动脉弓综合征、高血压脑病、基底动脉型偏头痛等。

（5）其他：包括哭泣性晕厥、过度换气综合征、低血糖性晕厥、严重性贫血晕厥及高原型晕厥等。

【辨病与辨证】

1. 辨病 ①晕厥前期：晕厥发生前数分钟通常会有一些先兆症状，如乏力、头晕、恶心、面色苍白、大汗、视物不清、恍惚、心动过速等，可持续数秒至数十秒；②晕厥期：多数患者感眼前发黑，继之出现短暂意识丧失而倒地，持续数秒至数十秒（多在 5 秒内），伴有血压下降、脉弱、心动过速转变为心动过缓、瞳孔散大，有时可有尿失禁；③恢复期：发作后多数患者在数秒后恢复意识，可有头晕、头痛、恶心、面色苍白及全身无力症状，经休息后症状可完全消失，不留任何阳性体征。

临床应进一步分清导致晕厥的原因和分类。①反射性晕厥：多有明显诱因（如站立、坐位或情绪刺激、疼痛、医疗操作等）；典型症状为出汗、皮肤发热、恶心、脸色苍白；发作时伴低血压和 / 或心动过缓；意识恢复后常伴疲劳感，多为血管迷走性晕厥。转头动作、局部肿瘤、剃须、衣领过紧等诱发可能是颈动脉窦综合征；咳嗽、喷嚏、排尿等与特定动作有关的多为情境性晕厥。②心源性晕厥：前驱症状短暂（心悸）或无，与体位关系不大，可在运动中发生，无相关的情境因素诱发，患各种心脏病是独有的特点。③直立性低血压：从卧位或坐位突然直立时（体位改变时收缩压下降≥20mmHg、舒张压下降≥10mmHg，或收缩压降至 <90mmHg）出现的晕厥，多为直立性低血压晕厥。当站立时出现头晕、心悸、震颤、全身乏力、视野模糊、运动不能耐受等，或从卧位转为站立位时心率加快≥30 次 /min，并持续 30 秒以上，多为体位性心动过速综合征。④脑源性晕厥：多有颈部大血管闭锁病史，或晕厥于头痛后发生者考虑为基底动脉型偏头痛，如血压突然升高、头痛头晕而引起晕厥者为高血压脑病。⑤其他类型晕厥：如婴幼儿多见于哭泣性晕厥；过度换气综合征、低血糖、重症贫血等均有明确的基础病。

2. 辨证 晕厥的发生，常有明显的诱因。辨证过程中对病史的了解极为重要。

（1）气厥：实证多于大怒或剧烈疼痛、精神紧张后发生晕厥，口噤拳握，呼吸气粗，或四肢厥冷，脉伏或沉弦；虚证多属平素体质虚弱、过度疲劳、睡眠不足、饥饿受寒等诱发晕厥，面色苍白，呼吸微弱，汗出肢冷，舌质淡，脉沉微。

（2）血厥：实证多有瘀血内停，发生晕厥，牙关禁闭，面赤唇紫，舌红，脉多沉弦；虚证则与失血有关，常于大出血、月经过多或分娩之后发生晕厥，面色苍白，口唇无华，目陷口张，自汗肢冷,呼吸微弱,舌质淡,脉芤或细数无力。

(3)痰厥:素有咳喘,多湿多痰,恼怒或咳嗽后突然晕厥,喉有痰声,呼吸气粗,苔白腻,脉沉滑。

(4)食厥:暴饮过食之后,突然晕厥,气息窒塞,脘腹胀满,苔厚腻,脉滑实。

【治疗】

1. 基本治疗

(1)发作期

治法 苏厥醒神。以督脉及手厥阴经穴为主。在患者出现先兆症状或发生晕厥时,无论何种原因,要立即将患者就地平放,保持脑血流最大的体位,卧位抬高双足过胸,解开衣扣,部分患者无需再特殊处理即可恢复,同时可针对引起晕厥的病因进行必要的处理。

穴方 水沟 百会 内关

操作 ①毫针刺:水沟、内关提插手法,持续行针直至苏醒;百会常规操作。②指针法:紧急情况下用拇指重力掐按水沟、内关,以患者苏醒为度。

方义 本病病位在脑,督脉入络于脑。水沟居任督交接之处,百会为督脉穴,督脉入脑上巅,取之以接续阴阳经气,有开窍醒神之功;内关为心包经之络穴,可调心之气血,以促神醒。

(2)间歇期

治法 调和气血,升清养脑。以督脉、手厥阴经穴为主。

穴方 百会 关元 风池 内关

气厥实证加太冲、膻中,虚证加气海、足三里;血厥实证加膈俞、血海,虚证加脾俞、肝俞;痰厥加丰隆、中脘;食厥加中脘、四缝。血管迷走性晕厥加神门、心俞、颈夹脊;颈动脉窦性晕厥加人迎、扶突、颈夹脊;直立性低血压性晕厥加关元、气海、足三里;咳嗽性或吞咽性晕厥加天突、廉泉;排尿性晕厥加中极、膀胱俞;心源性晕厥加心俞、大陵;脑源性晕厥加天柱、四神聪、合谷、太冲或头针晕听区;过度换气综合征性晕厥加肺俞、定喘、心俞、膻中;重度贫血性晕厥加脾俞、肝俞、膈俞;低血糖性晕厥加足三里、悬钟、脾俞。头晕头痛加太阳、头维;恶心加中脘、足三里;全身乏力加足三里、脾俞。

操作 ①毫针刺:常规操作。②结合灸法:在毫针刺基础上,虚证者关元、气海等可加艾灸法,或隔姜、隔附子饼灸。

方义 百会、风池疏调头部经络气血,百会又有升清养脑之功;关元培补先天,内关调心气以行血,有助于养脑。

2. 其他治疗

三棱针法 大椎、百会、太阳、委中、十宣。点刺出血。适用于实证晕厥。

耳穴法 心、神门、皮质下、肾上腺。每次选2~3个穴,毫针刺法。

案例分析

古代医案的启示

案例:一日治悲笑欲死,四肢冷,气欲绝,身口温,可针人中三分,灸百会三壮,即苏。(《针灸甲乙经》)

分析:悲笑欲死乃情绪激动过于极端,五志失和,气机逆乱,脏腑失调,而致气血不能温布柔润四肢,躯干口唇尚存温热,但四肢厥冷,气微欲绝,有濒死感甚至昏仆不醒。百会、水沟均属督脉,刺水沟重在醒脑开窍,百会能息风开窍,更是升阳固脱、回阳救逆之要穴,施以灸法。此案体现了针灸在急救中的作用,急则治标,突出重点,穴少效优,针和灸运用得当。

【按语】

1. 晕厥发作时针灸可迅速开窍复苏,恢复期后应根据病因、辨证治疗以治本。总体上看,针灸对于神经源性晕厥疗效较好,心源性、直立性低血压、脑源性及其他晕厥,针灸可作为临时促醒方法,应针对引起晕厥的原发病进行综合治疗。

2. 对于多次治疗无效或发作频率增加的晕厥,应进一步查明原因,鉴别高危患者,以采用相应治疗措施。

3. 老年人晕厥时由于摔倒可导致骨折或其他创伤,要做好必要的防护措施。

【古代文献摘录】

《扁鹊心书》:气厥、尸厥,灸中脘五百壮。

《针灸大成》:吐血昏晕、不省人事,肝俞二穴、膈俞二穴、通里二穴、大敦二穴。

《类经图翼》:厥逆,人中(灸七壮,或针入至齿妙)、膻中(二十一壮)、百会(暴厥逆冷)、气海。

二、中风

中风是以猝然昏仆、不省人事,伴口角㖞斜、语言不利、半身不遂等为主症的一类疾病;轻者可无昏仆,仅以口角㖞斜、半身不遂等为临床主症。因发病急骤,症见多端,病情变化迅速,与风之善行数变特点相似,故名中风。

中风急性期若以半身不遂、口舌歪斜、肌肤不仁为主症而无神昏者,为病在经络,伤及脑脉,病情较轻,为中经络;若初起即见神志昏蒙或谵语者,为病入脏腑,伤及脑髓,病情较重,为中脏腑。如果起病时神清,但三五日内病情逐渐加重,出现神志昏蒙或谵语者,则是病从经络深入脏腑,病情由轻转重。反之亦然。另外,中腑则见二便闭塞不通,虽有神志障碍,但常为昏蒙、嗜睡等神识欠清或昏糊;而中脏则肢体不用,昏不知人。因此,中脏病情更重。

中医学认为,中风的发生是多种因素所导致的复杂的病理过程,常与饮食不节、五志过极、年老体衰等因素有关,风、火、痰、瘀为主要病因。若肝肾阴虚,水不涵木,则肝风妄动;五志过极,肝阳上亢,引动心火,风火相煽,气血上冲;饮食不节,恣食厚味,痰浊内生,气机失调,气滞而血运不畅,或气虚推动无力,日久血瘀。上述因素使机体产生风、火、痰浊、瘀血等病邪,上扰清窍,使脑脉痹阻或血溢于脑脉之外,可导致中风。本病病性为本虚标实,肝肾阴虚为致病之本,风、火、痰、瘀为致病之标。基本病机为脏腑阴阳失调,气血逆乱,窍闭神匿,神识昏愦或昏蒙(中脏腑),或脑神失司,神不导气(中经络)。病位在脑,与心、肝、脾、肾等脏腑和督脉、厥阴经等经脉关系密切。

中风相当于西医学的脑卒中,即脑血管意外,是指突然发生的、由脑血管病变引起的局限性或全脑功能障碍,持续时间超过 24 小时或引起死亡的临床综合征,总体上可分为缺血性和出血性两大类,缺血性占全部脑卒中的 70%~80%。本病发病率和病死率均较高,常留有后遗症,是危害中老年人健康和生命的常见病。我国城乡脑卒中年发病率为 200/10 万,年病死率为 80/10 万 ~120/10 万,存活中有 70% 以上有不同程度的功能障碍,其中 40% 为重度残疾,脑卒中复发率高达 40%。世界卫生组织总结了脑卒中有关的主要危险因素,包括高血压、糖尿病、心脏病、TIA 和脑卒中史、高血脂、肥胖、血小板集聚性高、高尿酸血症、感染、酒精中毒、吸烟、遗传或家族史等。

根据病程一般将脑卒中分为三期:急性期指发病2周内;恢复期指发病2周以上到半年;后遗症期指发病半年以上。另外,也有将急性期定为发病后1~3周;恢复期为发病后3周~6个月(恢复早期或称亚急性期为发病后3~4周;恢复中期为发病后4~12周;恢复后期为发病后4~6个月);发病后6~12个月,但多在发病后1~2年内定为后遗症期。本节将按急性期、恢复期与后遗症期及其并发症分述。

(一)中风急性期

中风急性期通常指发病后2周以内,病情危急凶险,由于脑血流中断30秒即发生脑代谢改变,1分钟后神经元功能活动停止,超过5分钟即可造成脑组织梗死。因此,急性期及时正确的治疗对于抢救生命,改善受损的功能,减轻致残率,以及本病的恢复至关重要。

【辨病与辨证】

1. 辨病 当患者以突发半身不遂、口角歪斜,或伴语言謇涩、偏身麻木,甚至出现昏迷等为主症者,可诊断为中医的中风。西医学将中风主要分为两大类,包括缺血性和出血性中风,结合临床表现和头颅CT及MRI可进行确诊和进一步分类。

(1)缺血性中风

1)脑血栓形成:中年以上的高血压及动脉硬化患者,静息状态下或睡眠中急性起病,局灶性脑损害的症状和体征(偏瘫、失语等)在发病后10余小时或1~2天达到高峰,并能用某一动脉供血区功能损伤来解释,临床应考虑急性脑血栓形成。CT或MRI检查发现梗死灶可明确诊断。临床症状体征取决于梗死灶的部位和大小,一般意识清楚,当发生基底动脉血栓或大面积梗死时可见意识障碍。多数脑梗死患者在发病后24小时可经CT确诊,MRI与CT相比有显示病灶早的优点。

2)脑栓塞:青壮年多见,多在活动中骤然起病,数秒至数分钟达到高峰,出现偏瘫或伴失语等局灶性神经功能缺损,既往有栓子来源的基础疾病如心脏病、动脉粥样硬化等病史。CT和MRI可确定脑栓塞部位、是否伴发出血,有助于明确诊断。

3)腔隙性脑梗死:中老年发病,有长期高血压史,急性起病,出现局灶性神经功能缺损症状,CT或MRI检查证实有与神经功能缺失一致的脑部腔隙病灶,少数患者隐匿起病,无明显临床症状,仅在影像学检查时发现。梗死灶呈不规则形,直径在0.2~20mm,多为2~4mm。

(2)出血性中风

1)脑出血:中老年患者,多有高血压史,多在情绪激动或活动中突然发病,发病后病情常于数分钟至数小时内达到高峰。发病后多有血压明显升高,由于有颅内压升高,常有头痛、呕吐和不同程度的意识障碍,如嗜睡、昏迷等。结合头颅CT可见出血灶即可确诊。

2)蛛网膜下腔出血:突然剧烈头痛、呕吐,脑膜刺激征阳性,伴或不伴意识障碍,检查无局灶性神经系统体征,应高度怀疑本病。同时,CT证实脑池、蛛网膜下腔高密度征象,或腰穿示压力增高和血性脑脊液即可确诊。

2. 辨证 分中经络和中脏腑。

(1)中经络:以突然出现半身不遂,口舌㖞斜,或有舌强语謇等为主症,而无意识障碍。兼见急躁易怒,头痛,眩晕,面红目赤,口苦咽干,尿赤,便干,舌红少苔或苔黄,脉弦数,为风阳上扰;肌肤不仁,肢体麻木或手足拘急,头晕目眩,苔腻,脉弦滑,为风痰阻络;肢体麻木,手足拘挛,眩晕耳鸣,舌红,苔少,脉细数,为阴虚风动。

(2)中脏腑:以突然昏仆,或神志恍惚,迷蒙,嗜睡,或昏睡,甚者昏迷,半身不遂等为主症,可分为闭证与脱证。闭证以牙关紧闭,口噤不开,肢体拘急、抽搐,两手握固,为基本表现,兼见面红气粗、躁动不安,身热面赤,气粗鼻鼾,痰声如拽锯,便秘溲黄,舌红绛干,甚者舌体卷缩,苔黄腻,脉弦滑有力,为阳闭,主要为瘀热痰火,常属痰热腑实证(兼有腹胀、便干或便秘)和痰火瘀闭证;面白唇紫或暗,痰涎壅盛,四肢不温,静而不烦,舌质暗淡,苔白滑腻,脉沉滑,为阴闭,主要为寒湿痰浊之征,常属痰涎瘀闭证。在中脏腑主症基础上,兼见面色苍白,瞳神散大,手撒口开,二便失禁,气息短促,多汗腹凉肢冷,脉沉细微欲绝或浮大无根,或散,为脱证。

【治疗】

中风急性期不论是中经络还是中脏腑,尤其是中脏腑病情更为危急,均应以内科常规治疗为基础,抢救生命,稳定病情为主要治疗方法。针灸可作为临时急救的辅助治疗方法之一,尤其当病情稳定时,应尽早应用针灸治疗。

治法　醒脑调神,息风通络。以督脉头面部穴及手足阳明经穴为主。

穴方　水沟　百会　风府　风池　内关　合谷　足三里

风阳上扰加太冲、太溪;风痰阻络加丰隆、太冲;阴虚风动加太溪、三阴交。中脏腑之闭证加十二井穴、太冲;痰热腑实加曲池、内庭、丰隆、支沟、天枢;痰火瘀闭加内庭、丰隆、太阳、耳尖;寒湿痰浊加阴陵泉、丰隆、中极。脱证加气海、神阙。

操作　①毫针刺:水沟用雀啄手法;余穴常规操作。②结合三棱针及灸法:毫针刺基础上,十二井穴、太阳、耳尖点刺出血;气海用大艾炷灸法,神阙用隔盐灸法。

方义　水沟、百会、风府为督脉穴,督脉入络脑,三穴可醒脑调神;内关为心包经络穴,可调心气,促进气血运行,配风池疏调头部气血,以助通脑络复脑神。合谷、足三里疏导阳明经气血,促进肢体功能恢复。

【按语】

1. 中风急性期针灸只能作为综合治疗中的一种辅助方法,通常主张在生命体征稳定48小时后,原发神经病学疾患无加重或有改善的情况下及早介入针灸治疗。试验研究表明,针刺在中风急性期可促进侧支循环,在一定程度上能改善脑循环和脑代谢。因此,中风急性期针刺当以头面部穴位为重点,以改善脑循环为核心。现代研究发现三叉神经的半月神经节及面神经的蝶腭神经节节后神经纤维均以骑跨的方式包绕在脑血管上,并释放肽能神经递质,可舒张脑血管,改善和调节脑循环,因此分别被称为三叉神经 - 脑血管系统和脑血管的面部舒张中枢,另外,颈神经节的节后神经纤维也分布在脑血管上,这些都为针刺头面、项部穴位改善脑循环提供了神经解剖学依据。另外,针刺肢体穴位可通过深浅感觉刺激有助于局部肌肉的收缩和血液循环,从而促进偏瘫肢体肌张力的恢复和主动活动的及早出现。

2. 本病重在预防,平素应注意血糖、血脂、血压等中风危险因素的控制。尤其是短暂性脑缺血发作(TIA),每次发作常持续数分钟至1小时,最长不超过24小时即完全恢复,但常有反复发作,俗称"小中风",被公认为缺血性卒中最重要的危险因素,近期频繁发作的TIA是脑梗死的特级警报,4%~8%完全性卒中患者发生于TIA之后,应积极防治。

【古代文献摘录】

《肘后备急方》:救卒中恶死方……以爪爪人中,取醒。

《针灸大成》:凡初中风跌倒,卒暴昏沉,痰涎壅滞,不省人事,牙关紧闭,药水不下,急以三棱针刺手十二井穴,当去恶血……但未中风时,一两月前或三四月前,不时足胫上发酸重麻,良久方解,此将中风之候也。便宜急灸三里、绝骨四处,各三壮……中风,左瘫右痪,三里、阳溪、合谷、中渚、阳辅、昆仑、行间。

《神应经·诸风部》:不识人,水沟,临泣,合谷。

(二)中风恢复期和后遗症期及其并发症

中风恢复期一般指发病2周以上到半年,是脑卒中后各种功能恢复的重要时期。部分患者由于脑损害严重,或未及时进行早期规范的治疗,或治疗方法与功能训练指导不合理产生误用综合征,危险因素控制不理想导致原发病的加重或复发,以及患者不能积极配合治疗与功能训练等,都可导致受损功能在相当长的时间内不会明显改善,此时为进入后遗症期,一般为发病后的半年以上,但从临床看多在发病后 1~2 年。

脑卒中时脑损伤的部位、大小和性质等不同,其临床表现非常复杂,常出现多种功能障碍及并发症。常见的功能障碍包括:①肢体运动功能障碍:最常见的是病变半球对侧肢体的中枢性偏瘫,部分患者也可出现单瘫、截瘫、四肢瘫等;②中枢性面神经麻痹:眶以下的面肌瘫痪,常伴舌肌瘫痪;③语言障碍:包括失语症(运动性、感觉性、命名性、传导性和皮质性失语等)和构音障碍(发音异常和构音不清,早期常伴有吞咽功能障碍);④认知障碍,主要表现在记忆、注意、定向、思维和解决问题等能力的障碍及失认等;⑤吞咽功能障碍,属于功能性吞咽障碍或神经性吞咽障碍;⑥感知觉障碍,包括偏身感觉(浅感觉和深感觉)障碍、一侧偏盲和感知觉障碍,实体感缺失等;⑦心理障碍,表现为焦虑、抑郁等;⑧肩痛:常并发肩部疼痛。因此,恢复期及后遗症期分别以各种功能障碍和并发症进行分别论述,在临床上应根据患者具体情况,可将以下分述的针灸治疗方法进行合理组合。临床实践表明,针灸对中风有较好疗效,尤其是神经功能的康复,如肢体运动、语言、吞咽功能等有促进作用。

Ⅰ. 半身不遂(偏瘫)

半身不遂是中风最常见的临床表现,也是影响中风患者运动功能和生活质量的最主要原因。中医又称为"偏枯""偏风""身偏不用""风痱"等,西医学称偏瘫。中医学认为,脑脉痹阻或血溢于脑脉之外,导致痰瘀等病邪阻滞脑络,使脑府功能受损,神不导气而表现为肢体不遂;当肢体失用时,气血运行不畅,久之又可导致痰瘀阻滞肢体经络,气血不能濡养经筋,肢体肌肉萎缩(失用性肌萎缩),如此形成恶性循环,加重了肢体的功能障碍,因此,尽早促进肢体运动功能恢复对于降低中风的致残率,改善患者生活质量至关重要。

西医学认为,中风后脑皮质区支配肢体运动的神经元或其下行通路的损害,均可导致肢体运动功能障碍,属于上运动神经元性瘫痪。

【辨病与辨证】

1. 辨病　中风最严重的功能障碍即肢体瘫痪,以病灶对侧偏瘫最常见,但临床上也可见到单瘫、截瘫和四肢瘫和交叉瘫等。中风后肢体瘫痪的发生、发展和恢复通常有比较复杂的过程。急性期(2周左右)及恢复早期可出现一段时间的弛缓性瘫痪期(由锥体束传导障碍所致),表现为肌张力低下、腱反射降低或消失,肢体无主动运动等,或者肌张力稍有恢复,出现弱的主动运动,肢体以软弱无力性瘫痪为特点,又称为软瘫期。其后进入恢复早期(3~4周),随着肌张力开始恢复,瘫痪肢体从弱的屈肌与伸肌共同运动到痉挛明显,肢体僵硬,腱反射活跃或亢进,表现为典型的上运动神经元瘫痪症状,称为痉挛性瘫痪期,又称硬瘫期。当进入恢复中期(4~12周),偏瘫肢体从肌肉痉挛明显不能主动运动,逐渐过渡到肌肉痉挛减轻,开始出现选择性肌肉活动。恢复后期(4~6个月),大多数肌肉活动为选择性的主动运动,分离运动平稳,协调性良好,但速度较慢。当脑损害导致的功能障碍经过各种治疗,受损功能在相当长时间内不会有明显的改善,即进入后遗症期,最常见的后遗症为偏瘫侧上肢运动控制能力差和手功能障碍、偏瘫步态、患足下垂(足内翻)、行走困难等。

中风后肢体瘫痪还具有一些特点,如瘫痪时肢体远端肌肉受累较重,尤其是手、指和面部等,而肢体近端症状较轻,这是由于肢体近端的肌肉多由双侧支配而远端多由单侧支配;上肢伸肌群比屈肌群瘫痪严重,外旋肌群比内收肌群重,手的屈肌比伸肌重,而下肢恰好与上肢相反,屈肌群比伸肌群重。总之,中风后多数患者肢体运动时出现病理模式或协同运动,表现为上肢以屈肌张力增高为主,下肢以伸肌张力增高为主。

知识链接

中风导致肢体瘫痪的最常见动脉闭塞和脑出血部位

偏瘫:①颈内动脉闭塞导致远端大脑中动脉血液供应不良(对侧偏瘫、偏身感觉障碍和/或同向性偏盲)。②大脑中动脉闭塞:主干闭塞(三偏症状);皮质支上部分闭塞(下肢瘫痪较上肢轻,足部不受累);深穿支闭塞(最常见纹状体内囊梗死,均等性轻偏瘫、偏身感觉障碍)。③基底节区出血:壳核出血最常见,系豆纹动脉尤其是其外侧支破裂所致(对侧偏瘫、偏身感觉缺失和同向性偏盲)。④脑叶出血:顶叶最常见(轻偏瘫、偏身感觉障碍),其次为颞叶、枕叶、额叶出血(可有偏瘫、尿便障碍)。

单瘫:大脑前动脉的皮质支闭塞(对侧下肢瘫);深穿支闭塞(上肢近端轻瘫,伴中枢性面舌瘫)。

截瘫:大脑前动脉闭塞,如果发生在分出前交通动脉前主干部位,且当双侧动脉起源于同一个大脑前动脉时,可造成双侧大脑半球的前、内侧梗死(截瘫、二便失禁、意志缺失、运动性失语综合征和额叶人格改变)。

四肢瘫:基底动脉或双侧椎动脉闭塞可引起脑干梗死(四肢瘫、眩晕、呕吐、共济失调等);脑干部脑桥大量出血(可出现四肢瘫)。

交叉性瘫痪:脑干部小量出血所致。

---

2. 辨证　中风急性阶段经抢救治疗,神志渐清,饮食稍进,渐入恢复期以及后遗症期。临床主要以半身不遂、口歪及/或语言謇涩为主症。兼见肢体麻木,舌紫暗或有瘀斑,苔滑腻,脉弦滑或涩,为痰瘀阻络;肢体软弱,手足肿胀,面色淡白,气短乏力,心悸自汗,舌暗,苔白腻,脉细涩,为气虚血瘀;肢体僵硬拘急或变形,或肌肉萎缩,眩晕耳鸣,腰膝酸软,舌红,苔少,脉沉细,为肝肾亏虚。

【治疗】

1. 基本治疗

治法　调神导气,疏通经络。以督脉、手阳明、足三阳经穴为主。

穴方　①头颈:百会　神庭　印堂　顶颞前斜线　风池　颈臂
　　　②上肢:肩髃　臂臑　天井　手三里　外关　合谷　八邪
　　　③下肢:环跳　髀关　伏兔　委中　阳陵泉　悬钟　解溪　太冲

痰瘀阻络加内关、丰隆;气虚血瘀加气海、血海;肝肾亏虚加肝俞、太溪。痉挛性瘫痪期,加颈夹脊、腰夹脊。头晕加完骨、天柱;足内翻加丘墟透照海;偏盲或复视加球后、睛明。

操作　①毫针刺:顶颞前斜线按照头针的常规操作,以200次/min的高频率持续行针2~3分钟,留针期间间歇行针3~5次为佳。颈臂、环跳、委中均采用提插手法,使肢体有抽动,且触电感向肢体远端放射,不留针;阳陵泉提插手法,使针感向下肢及足面部传导,留针。余穴常规针刺。②结合电针法:在毫针刺基础上,可加用电针。顶颞前斜线在其两端各进一针,接电针,以疏波较强刺激20~30分钟。肩髃、臂臑,或天井、手三里为一组,伏兔、足三里,或阳陵泉、太冲,或伏兔、太冲为一组。软瘫期肌张力不高时采用断续波或疏波,电针以强刺激为佳;硬瘫期肌张力过高时肢体穴位可用密波,但刺激强度不宜过强,以患者肌肉微颤为度,如果下肢频繁抽搐则不宜用电针,而给予颈夹脊、腰夹脊电刺激,可用密波、断续波,以强刺激为宜。

方义　脑为元神之府,督脉入络脑,百会、神庭、印堂为督脉穴,配顶颞前斜线,可调理脑神,神动则有助于气行。风池疏导头部气血,活血通络。颈臂为经外奇穴,可疏导上肢经络气血。其余上下肢腧穴均可疏通肢体经络气血。

2. 其他治疗

头针法 顶颞前斜线、顶旁 1 线及顶旁 2 线。毫针平刺入头皮下,快速捻转 2~3 分钟,每次留针 30 分钟,留针期间反复捻转 2~3 次。行针后鼓励患者活动肢体。

3. 参考方法

(1) 分期针刺治疗方案:中风弛缓期(发病病情稳定后 1~2 周),相当于 Brunnstrom Ⅰ~Ⅱ期,以五脏背俞穴和从 T_3~L_2 的夹脊穴为主,夹脊穴斜刺 1~1.5 寸,针刺得气后接电针,每次 30 分钟;痉挛期(发病后 2 周至 3 个月)相当于 Brunnstrom Ⅲ~Ⅳ期,以头针为主,接电针,每次 30 分钟;共同与联合运动期、分离期以针刺与康复训练相结合的方法,可根据临床具体情况常规选穴。

(2) 拮抗肌电针方案:由于恢复期患者上肢以屈肌张力增高为主,下肢以伸肌张力增高为主,因此治疗上重点针对偏瘫侧上肢的伸肌(肱三头肌和前臂伸肌),改善伸肘、伸腕、伸指功能;偏瘫下肢的屈肌(股二头肌、胫前肌和腓骨长短肌),改善屈膝和踝背屈功能。上肢可采用背伸肌拮抗电针疗法,选取天井 - 手三里,曲池 - 列缺,四渎 - 外关,支正 - 后溪,接电针疏波,每次 30 分钟,以上肢伸肌收缩、小臂外旋、腕部及手指背伸为宜;下肢选取髀关 - 伏兔,阳陵泉 - 悬钟,解溪 - 太冲,接电针疏波,每次 30 分钟,以下肢屈肌收缩、足背屈、外旋为宜。

(3) 神经刺激治疗方案:臂丛神经、坐骨神经、腓总神经、桡神经、星状神经节刺激点。毫针提插法,以出现放电感为度。快针法,不留针;或将针上提少许,分上下肢接通电针。

【按语】

1. 针灸对中风后神经功能的康复,尤其是肢体运动功能的恢复有良好的促进作用,是针灸发挥主要治疗作用的良好时期。针刺可反射性地调节脑细胞功能,并重在提高瘫痪肢体的肌力,恢复伸肌与屈肌的协调功能,抑制共同运动,促进分离运动恢复,减轻或抑制肌肉痉挛(肌张力增高),从而有利于偏瘫肢体功能的改善。一般而言,针灸越早效果越好。目前脑卒中强调康复训练,常用神经发育和运动再学习疗法,因此,针刺治疗期间宜配合功能康复训练。一般说来,越灵活的肢体部分的运动功能恢复越难,所以肢体远端功能的恢复比近端为慢;上肢比下肢功能恢复为慢;上肢中又以手运动的恢复最难。

2. 脑卒中后偏瘫 3 周内,约有 90% 的患者出现肢体痉挛即肌张力增高,主要为上运动神经元受损后引起的牵张反射亢进所致,表现为上肢屈肌和下肢伸肌的肌张力增高,出现共同运动模式,严重妨碍肢体功能活动的完成,是导致患者生活不能自理的最重要原因,也是治疗的重点,必要时可加服肌肉松弛药。

3. 中风患者康复过程中应注意加强护理,防止压疮、下肢静脉血栓形成及坠积性肺炎等并发症的发生。

【古代文献摘录】

《扁鹊神应针灸玉龙经》:中风半身不遂,左瘫右痪,先于无病手足针,宜补不宜泻;次针有病足手,宜泻不宜补;合谷一、手三里二、曲池三、肩井四、环跳五、血海六、阳陵泉七、阴陵泉八、足三里九、绝骨十、昆仑十一。

《证治汇补》:平人手指麻木,不时眩晕,乃中风先兆,须预防之,宜慎起居,节饮食,远房帏,调情志。

Ⅱ. 口角歪斜

口角歪斜是中风常见的临床表现之一,属于中枢性面瘫,常伴有中枢性舌下神经瘫痪,

120

因此常称为中枢性面舌瘫。还有部分脑干病变的患者可出现同侧周围性面瘫伴舌下神经瘫痪。中医学认为,脑府受损,神不导气,使面部阳明经筋失于脑神的主宰,而发生筋肉弛缓不用。

【辨病】

中风后出现病灶对侧的面部下组表情肌(眶以下的面肌)瘫痪,表现为鼻唇沟变浅,口角下垂,伸舌时歪向患侧。由于面神经的额支(双侧中枢支配)无损,皱眉、皱额和闭眼动作无障碍。发生中枢性面舌瘫的脑血管病常见类型为大脑中动脉主干、皮质支闭塞,大脑前动脉的深穿支闭塞等,而当基底动脉短旋支闭塞时导致的脑桥腹内侧综合征可出现同侧的周围性面瘫和对侧的偏瘫。

【治疗】

治法　调神导气,疏理经筋。以督脉及手足阳明经穴为主。

穴方　百会　风府　顶颞前斜线(下 2/5)　翳风　风池　牵正　地仓　合谷

舌瘫加上廉泉、金津、玉液、舌面阿是穴、通里。

操作　①毫针刺:顶颞前斜线沿线平刺,以 200 次/min 的高频率持续捻转 2~3 分钟;牵正透地仓,或毫针对刺;上廉泉向舌根方向斜刺深刺,提插手法,以针感达舌根为宜;金津玉液、舌面阿是穴用长毫针进行点刺不留针;余穴常规操作。②结合电针法:在毫针刺基础上,牵正与地仓,百会与风府,顶颞前斜线(下 2/5)两个端点各进一针,分别接电针仪,用疏波连续波或断续波,刺激 30 分钟。

方义　百会、风府调理脑神以助气行;牵正、地仓疏通经筋;翳风、风池息风通络,疏导头面部气血;合谷行气活血,疏通经络。顶颞前斜线下 2/5 为治疗中枢性面瘫的头针穴线。

Ⅲ. 语言不利

中风后语言不利,归属于西医学的语言障碍,包括失语症和构音障碍。所谓失语,是指神志清楚,意识正常,发音和构音没有障碍的情况下,大脑皮质语言功能区病变所导致的言语交流能力障碍,包括运动性、感觉性、命名性、传导性和皮质性失语等。本节主要讨论失语症。当中风患者的优势半球受损,涉及语言相关皮质或皮质下结构,可导致失语。失语症是中风常见的主要症状之一,据统计有 21%~38% 的中风患者可出现不同程度的失语。构音障碍是指由于发音器官神经肌肉的功能性病变而引起发音器官的肌肉无力、肌张力异常以及运动不协调等,产生发音、共鸣、韵律等言语运动控制障碍,以发音异常和构音不清为特点,早期常伴有吞咽功能障碍,因此,构音障碍将在吞咽困难节讨论。

本症中医学称为风懿、舌喑、不能言、中风不语、语言謇涩等,若伴舌活动不利者,称为舌强语謇。脑为元神之府,舌为心之苗,因此,失语症与脑、心关系最为密切。各种因素导致痰浊瘀血,阻滞脑络与舌窍,使脑府受损,舌窍受阻,神机失用,语言謇涩或不能语。

【辨病】

中风发生后患者出现语言障碍,临床上最常见的失语有运动性、感觉性、命名性以及混合性失语。

1. 运动性失语　又称表达性失语,由优势半侧额下回后部梗死或出血引起,以口语表达障碍最突出,讲话费力,找词困难,只能讲一两个简单的词,且用词不当,或仅能发出个别的语音。

2. 感觉性失语　又称听觉性失语,由优势半侧颞上回后部梗死或出血所致,以严重听理解障碍为特点,患者听觉正常,但不能听懂别人和自己的讲话。

3. 命名性失语　又称遗忘性失语,由优势侧颞中回后部梗死或出血引起,以命名不能为特点,患者好像将词"遗忘",多数是物体名称,尤其是那些极少使用的东西。如令患者说出指定物体的名称时,仅能叙述其性质和用途。

4. 混合性失语:即多种失语同时存在,也称完全性失语,是最严重的一种类型,以所有语言功能均严重障碍或几乎完全丧失为特点。

【治疗】

治法 调理脑神,通络利窍。以督脉、手少阴经及舌局部穴为主。

穴方 哑门 风池 金津 玉液 廉泉 通里

运动性失语加顶颞前斜线下 2/5、颞前线;感觉性失语加言语三区(晕听区中点向后引 4cm 长的水平线;从耳尖直上 1.5cm 处,向前及向后各引 2cm 的水平线即为晕听区);命名性失语加言语二区(相当于顶叶的角回部在头皮的投影区,从顶骨结节后下方 2cm 处引一平行于前后正中线的直线,向下取 3cm 的长直线)。

操作 ①毫针刺:哑门针刺时头微前倾,项部放松,针尖向下颌方向缓慢刺入 0.5~1 寸,用轻柔的捻转提插手法为宜,不可向上深刺,以免刺入枕骨大孔伤及脊髓;风池针尖微下,向鼻尖方向斜刺 1 寸,捻转手法使局部产生较强针感;金津、玉液用毫针点刺 3~5 次,不留针;廉泉向舌根方向斜刺 1.5 寸;通里向上斜刺 1 寸。头针均按常规操作,以 200 次/min,持续捻转 3~5 分钟,每隔 5 分钟行针 1 次。②结合电针、三棱针法:在毫针刺基础上,头针均在穴线的两端各刺 1 针,接电针,用密波或疏密波交替连续刺激 20~30 分钟;金津、玉液可用三棱针点刺出血,每周 2 次。

方义 督脉入络脑,哑门为督脉穴,可调理脑神而开音复言;风池疏通头部气血,以通脑络;舌为心之苗,金津、玉液、廉泉疏通舌窍,通里调心气以助开舌窍。

【按语】

中风后语言障碍的恢复较为困难,针灸治疗的同时应早期进行言语功能训练,以提高患者的交流能力。

【古代文献摘录】

《玉龙歌》:中风不语最难医,发际顶门穴要知,更向百会明补泻,即时苏醒免灾危。

Ⅳ. 轻度认知障碍

认知是指人脑接收外界信息,经过加工处理,转换成内在心理活动,从而获取知识或应用知识的过程。它包括记忆、语言、视空间、执行、计算和理解判断等方面。认知障碍是指与学习记忆以及思维判断等上述认知能力有关的大脑高级智能加工过程出现异常。由于大脑的功能复杂,且认知障碍的不同类型互相关联,即某一方面的认知问题可以引起另一方面或多个方面的认知异常,如有注意力和记忆方面的缺陷,就会出现解决问题的障碍。因此,认知障碍是脑疾病诊断和治疗中最困难的问题之一。据统计中风患者认知障碍的发生率达 37.1%,不同形式、不同程度的认知功能障碍使患者生活能力受限,生活质量降低。轻度认知障碍被认为是介于正常衰老与痴呆之间的一种中间状态,是一种认知障碍综合征,被认为是痴呆的临床早期。认知障碍的程度不同、类型众多。本节将主要讨论中风引起的轻度认知障碍。

轻度认知障碍可归属中医学的健忘、呆病等范畴,中医学认为,脑为元神之府,灵机、记忆皆生于脑;心主神明,与精神、意识、思维相关。因此,中风后脑络不通,痰瘀阻滞,导致脑府神机失用,心神受损,影响灵机、记忆,发为本病。

【辨病】

轻度认知障碍的核心症状是认知功能的减退,根据病因和大脑损害部位的不同,可以累及记忆、执行功能、语言、运用、视空间结构技能等其中的一项或一项以上,导致相应的临床症状。临床上最常见的症状是记忆力减退,思维能力下降等。

【治疗】

治法 调神益智,通络活血。以督脉、手厥阴及足少阳经穴为主。

穴方 四神聪 太阳 印堂 头维 风池 劳宫 悬钟

操作 ①毫针刺:常规操作。②结合电针法:针刺后,太阳分别与同侧的四神聪左右两个穴,头维与风池分别接电针,以疏波或疏密波交替,刺激20~30分钟。

方义 四神聪、印堂健脑益智;太阳、头维、风池疏调头部气血,以通脑络;劳宫为心包经穴,可益心神;悬钟为髓之会,补益脑髓。现代研究表明,脑的颞叶前部及内侧面均与记忆、联想及高级精神活动有关,因此,通过太阳与四神聪、头维与风池的电刺激,可兴奋颞叶的大脑皮质。

【按语】

1. 卒中后认知障碍发生率较高,严重影响患者的恢复和生活质量。目前对于痴呆没有根治措施,如能有效干预轻度认知障碍,可能对中风后痴呆的防治和延缓起到积极作用。

2. 针刺对卒中后轻度认知功能障碍有较好的疗效,可明显改善患者的记忆、思维等能力。

Ⅴ. 吞咽障碍

吞咽障碍是指由于下颌、双唇、舌、软腭、咽喉、食管等器官结构和/或功能受损,不能安全有效地把食物输送到胃内的过程。广义的吞咽障碍概念应包含认知精神心理等方面的问题引起的行为和行动异常导致的吞咽和进食问题,即摄食吞咽障碍。西医学根据食团在吞咽时所经过的解剖部位,将吞咽全过程分为4期:①摄食期:也被称为认知期,此阶段人们会对食物性状产生一种认识,并刺激其对食物的食欲,决定是否继续进食,同时决定其吞咽的速度和摄取量,在大脑中形成吞咽启动准备。②口腔准备期和口腔期:此期为自主控制的活动。当食物送到口唇时,三叉神经支配舌骨肌和二腹肌完成张口运动,食物进入口腔,咀嚼肌(以三叉神经支配)咀嚼食物,形成团块状,通过舌肌的搅拌形成食团,食团刺激舌背和咽喉部的神经,兴奋舌基底部和口腔底部肌肉,使舌向上顶住硬腭向后推移,把食团挤进咽。③咽期:此期为非自主性活动,食团进入咽,刺激咽弓前部及舌的底部,诱发吞咽反射,当食团进入咽时刺激黏膜神经末梢,使软腭上抬与鼻咽壁接触防止食物进入鼻腔;使声带和会厌关闭喉前庭防止食物进入气管;使食管上括约肌松弛,咽部肌收缩,食团被挤入食管。④食管期:此期为非自主性活动,食团刺激食管壁神经末梢,腭咽闭合、食管肌性收缩蠕动把食团推送至贲门,贲门括约肌松弛,食团通过并进入胃部。每期的功能障碍均可出现不同程度和特点的吞咽障碍。

临床上除口、咽、食管疾患外,脑神经、脊髓病变、假性延髓麻痹、锥体外系疾患、肌病均可引起吞咽障碍,因此,西医学将吞咽障碍分为两大类。由相关器官解剖结构异常改变所致者为器质性吞咽障碍;而由中枢神经或周围神经系统损伤、肌病等引起运动功能异常,无器官解剖结构改变者为功能性吞咽障碍。从引起功能性吞咽困难的病位而言,可分为上运动神经元性和下运动神经元性两大类;正常情况下吞咽的完成受第5、7、9、10、11、12六对脑神经以及C_1~C_4、T_1~T_{12}节段的脊神经分别支配参与吞咽活动的相关肌肉,因此,上述神经部位受损均可引起下运动神经元性吞咽障碍;而病变发生在这些下运动神经元以上的部位(脑桥或脑桥以上),造成其失去上部之神经支配者即导致上运动神经元性吞咽障碍。

知识链接

吞咽障碍的分类

按有无解剖结构异常将吞咽障碍分为两大类：神经性吞咽障碍和结构性吞咽障碍两大类。

（1）神经性吞咽障碍：是指由神经性疾病引起的吞咽障碍，目前临床上最常见的是脑卒中后继发的吞咽障碍。此类型的吞咽障碍解剖结构没有异常，属于口咽、食管运动异常引起的障碍。多由中枢神经系统及末梢神经系统障碍、肌肉病变等所导致。包括：①中枢神经系统疾病，如脑卒中、帕金森病、放射性脑病、脑外伤、脑瘫、严重认知障碍或痴呆等。②脑神经病变，如多发性硬化、运动神经元病、吉兰-巴雷综合征等。③神经肌肉接头疾病，如重症肌无力、肉毒毒素中毒、Lambert-Eaton 肌无力综合征等。④肌肉疾病，如多发性肌炎、硬皮病、代谢性肌病、张力性肌营养不良、环咽肌痉挛、口颜面或颈部肌张力障碍等。

（2）结构性吞咽障碍：是口、咽、喉、食管等解剖结构异常引起的吞咽障碍。常见有吞咽通道及邻近器官的炎症、损伤或肿瘤，头颈部的肿瘤，外伤手术或放射治疗等。

本节主要讨论功能性吞咽障碍，即中风后真性延髓麻痹和假性延髓麻痹，其他功能性吞咽障碍可参照治疗。脑卒中常出现功能性吞咽障碍，据统计在脑卒中急性期吞咽障碍的发生率高达 40%~50%，主要由假性或真性延髓麻痹（球麻痹）所致，以前者多见。延髓内的运动神经核团，或来自延髓的脑神经（包括舌咽神经、迷走神经和舌下神经），因各种病因引起麻痹时，就会出现一组症状群，主要表现饮水进食呛咳，吞咽困难，声音嘶哑或失音等。凡是病变直接损害了延髓或相关的脑神经者，称为真性球麻痹；而病变在脑桥或脑桥以上部位，造成延脑内运动神经核失去上部之神经支配而出现的延髓麻痹，称为假性球麻痹。卒中患者出现的吞咽困难，常需要插鼻饲管而保证饮食的摄入量，患者较为痛苦，且极易引发吸入性肺炎，导致住院时间延长，甚至危及生命。

中风后吞咽障碍可归属中医学的类噎膈、瘖痱等范畴。中医理论认为，脑为元神之府，舌、咽诸窍机关的正常活动需要脑神导气以调节，若痰浊、瘀血等阻滞脑络，则致舌、咽诸窍失灵，吞咽、言语等功能障碍而发生本病。

【辨病】

1. 真性球麻痹　主要是延髓的疑核、舌下神经核、舌咽神经核及迷走神经核或其下运动神经元损害所致，引起唇、腭、舌和声带麻痹或肌肉本身的无力。临床表现为吞咽困难，唇、腭、舌和声带麻痹，病侧软腭下垂，发音时不能抬高，悬雍垂偏向健侧；患侧咽反射消失或非常弱，咽侧壁"窗帘运动"消失；声带固定位，处于外展和内收中间，构音障碍为迟缓型（呼吸音、鼻音过重，辅音不准，单音调音量降低，气体由鼻孔逸出而语句短）；舌肌纤颤及萎缩，锥体束征(-)。急性脑血管病所致者常为脑干部位的梗死或出血，导致相关脑神经的下运动神经元损伤。

2. 假性球麻痹　是两侧皮质延髓束损害所产生的症状，其表现为延髓神经所支配的肌肉呈上运动神经元性瘫痪或不完全性瘫痪。急性脑血管病所致者常为双侧大脑半球的梗死或出血，常有脑血管病反复发作病史。另外，可见于肌萎缩性侧索硬化、梅毒性脑动脉炎等病。临床表现为咀嚼、吞咽困难，饮水咳呛，软腭、咽喉肌、舌肌、咬肌或面肌运动障碍；构音障碍为痉挛型（辅音不准、单音调，刺耳音、紧张窒息样声音、鼻音过重、偶尔音调中断，言语缓慢无力、音调低、语句短);无舌肌萎缩及纤维性震颤,咽反射存在,但迟钝或协调性差,有时甚至亢进,常伴下颌反射活跃、强哭强笑、表情淡漠及双侧锥体束征(+)。检查体感诱发电位可有异常。

📖 知识链接

真性球麻痹与假性球麻痹的鉴别要点

鉴别点	真性球麻痹	假性球麻痹
病理	下运动神经元性障碍	上运动神经元性障碍
病变部位	疑核、Ⅸ、Ⅹ、Ⅻ脑神经,在延髓多为一侧性损害(迷走神经核及核下纤维病损为双侧)	双侧皮质延髓(脑干)束
病史	多为首次发病	多为2次或多次卒中发作,且在不同侧,或一次多发性两侧梗死或出血
咽反射	消失或非常弱	存在,但迟钝或协调性差,甚至出现亢进
吞咽障碍的运动部位	咽期	准备期、口腔期
强哭强笑	-	+
舌肌纤颤及萎缩	+	-,舌肌不能从一侧伸向另一侧
掌颌反射	-	亢进
下颌反射	无变化	多有
锥体束征	多无	多有(双侧呈阳性)
排尿障碍	无	多有
脑电图	无异常	可有弥漫性异常

附吞咽障碍各期的临床表现:①摄食期吞咽障碍:主要表现为对食物的信息判断能力和认识能力减退,认知能力减退,出现摄食开始困难、没有进食欲望或没有下咽的意识、不能纳食等症状。②口腔准备期/口腔期吞咽障碍:常见于大脑皮质受损的患者,主要表现为咀嚼、吞咽困难,饮水咳呛,软腭、咽喉肌、舌肌、咬肌或面肌运动障碍,流涎,食物或水从一侧口角漏出;进餐时间延长或口内食物残留,分次吞咽;鼻反流,软腭上抬功能差,构音障碍为痉挛型等。③咽期吞咽障碍:常见于脑干受损的患者,主要表现为吞咽困难,唇、腭、舌和声带麻痹,病侧软腭下垂,发音时不能抬高,悬雍垂偏向健侧;患侧咽反射消失或非常弱,咽侧壁"窗帘运动"消失;声带固定位,处于外展和内收中间,构音障碍为迟缓型等。

📖 知识链接

假性、真性球麻痹摄食-吞咽障碍的特点

①假性球麻痹:在摄食-吞咽障碍主要在口腔准备期与口腔期障碍严重,咀嚼、食块形成、食块移送困难。但吞咽反射仍有一定程度的存留,虽然移至咽部期后吞咽反射表现迟缓,然而一旦受到诱发,其后的吞咽运动会依次进行。这种时间差会引发误咽。

由于常并发高级脑功能障碍,其症状有不知进食顺序,重复相同动作,进食中说话使误咽危险加大,容易忽略餐桌一侧的食物,舌部和咬肌功能正常却无法吞咽塞满口内的食物。②真性球麻痹:由损害脑干部延髓吞咽中枢的病灶引起,摄食-吞咽障碍主要发生在咽部期,吞咽反射的诱发极其微弱甚至消失。在准备期甚至口腔期没有障碍或障碍轻微。往往误咽情况突出。代表性疾病是 Wallenberg Syndrome。由于喉部抬高不够,且食管入口处扩张状况不好,环状咽肌不够松弛,导致食块在咽部滞留,常发生吞咽后的误咽。

【治疗】

1. 基本治疗

治法　调神导气,通关利窍。以督脉、任脉及局部选穴为主。

穴方　① 真性球麻痹:风池　风府　翳明　廉泉　人迎　颈夹脊　阿是穴(软腭、咽侧壁、舌根部、喉结上缘部)

　　　② 假性球麻痹:水沟　百会　翳风　颊车　地仓　廉泉　金津　玉液　阿是穴(舌面、舌根部、软腭)

操作　①毫针刺:水沟雀啄法,廉泉、翳风向舌根部斜刺,震颤徐入 1.5~2 寸,提插手法;风池针尖微下,向鼻尖方向斜刺 1 寸,捻转手法使局部产生较强针感;金津、玉液及其余阿是穴(真性球麻痹的咽侧壁、软腭和舌根部均选病变侧)用毫针点刺 3~5 次,不留针,而喉结上缘部直刺 0.5 寸,提插手法,留针;颊车、地仓对刺或透刺;余穴常规操作。②结合电针:毫针刺基础上,风池(接正极)、翳明,廉泉(接正极)、喉结上缘部阿是穴,颈夹脊分别接电针,疏波,刺激 20~30 分钟;百会(接正极)、水沟,廉泉(接正极)、翳风,颊车、地仓,分别接电针;假性球麻痹百会、水沟用疏波,其余用密波,真性球麻痹均用疏波,每次 30 分钟。

方义　水沟、百会、风府调神导气;廉泉、人迎、金津、玉液及阿是穴为局部选穴,风池、翳风、翳明、颈夹脊为近部选穴,可疏导局部气血,通关利窍;颊车、地仓疏通面口经筋。

2. 分期治疗

(1) 摄食期吞咽障碍:"三区三线"头针:"三区"即顶区(百会穴向后区域)、顶前区(百会穴到前神聪穴区域)、额区(前神聪穴到神庭穴区域);"三线"即督脉、足太阳膀胱经、足少阳胆经;头针穴位,即选取三区与三条经脉相交的九个穴位点进行针刺。

(2) 口腔准备期/口腔期吞咽障碍:风池、供血、下关、地仓、颊车、迎香、夹承浆、廉泉、外金津玉液、头针额区、运动区下 1/3,舌面点刺(供血在风池直下 1.5 寸,平下口唇处;外金津玉液指金津、玉液在颈部的投射部位)。

(3) 咽期吞咽障碍:风池、供血、提舌骨 1、2 穴、提喉骨 1、2 穴、环咽肌穴,头针运动区下 1/3(提舌骨 1 穴位于颈部,前正中线旁开 1 寸,下颌骨下方凹陷处;提舌骨 2 穴位于颈部,舌骨大角后凹陷处;提喉骨 1 穴位于颈部,喉结直下 0.5 寸,甲状软骨下缘,前正中线旁开 1 寸;提喉骨 2 穴位于颈部,甲状软骨前正中线中点旁开 2 寸;环咽肌穴位于颈部,环状软骨弓前正中线中点旁开 0.2 寸)。

操作　①摄食期吞咽障碍:头针进针至帽状腱膜下,向前或向后透刺,快速捻转行针,200 次/min,捻转 5 分钟,连接电针仪,用疏波(2Hz),刺激 30 分钟。②口腔准备期/口腔期吞咽障碍:廉泉、外金津玉液、舌面点刺,行针各 15 秒后出针。头针额区和运动区下 1/3、面部穴通以电针疏波。③咽期吞咽障碍:提舌骨 1、2 穴、提喉骨 1、2 穴,环咽肌穴针刺得气后出针,不留针。头针运动区下 1/3、风池、供血,施以电针,用疏波(2Hz),刺激量达到头部前后抖动,患者耐受为度。其中提舌骨1穴,直刺0.5~0.8寸,针刺时注意角度,以免伤及面动脉;提舌骨2穴,押手避开颈内动脉,向舌骨大角侧直刺0.3~0.5寸,注意避开颈内动脉;提喉骨1穴,向外上方斜刺30°,0.5~0.8寸,不宜深刺,以免伤及甲状腺上动脉,形成血肿,发生呼吸困难;提喉骨2穴,向外上方斜刺30°,0.5~0.8寸,不宜向外侧深刺,以免伤及甲状腺上动脉及颈动脉;环咽肌穴,向外倾斜30°,针刺0.5~0.8寸,注意避免伤及甲状腺上动脉和颈动脉。

方义 廉泉、金津、玉液、阿是穴为局部选穴,风池、供血为近部选穴,可疏导局部气血,通关利窍;颊车、地仓,疏通面口经筋。提舌骨1穴位于心经线上,针刺可恢复心神之司,以充元神;提喉骨1穴、环咽肌穴位于肾经线上,针刺可恢复肾气司舌骨抬举和会厌开阖之功能;提喉骨2、提舌骨2穴位于胃经线上,有降胃气之功效,诸穴合用能够调和脏腑气血。

【按语】

1. 针灸治疗本病效果较好,但应注意针刺的深度和手法刺激量,如果针刺深度不够,手法操作刺激量不足,疗效差。真性的吞咽困难在咽期明显,假性的在口腔期明显,治疗时应侧重治疗。临床上有时会有真性与假性混合的患者,治疗时需按真性与假性的治法同时进行。

2. 吞咽障碍的进食体位宜选正坐位,吞咽时取低头姿势(因颈前屈易引起咽反射),有助于食物顺利通过咽喉部。食物首选糊状易消化之品,从半流质到固体食物逐渐过度,以防窒息。治疗期间应配合唇、舌、颜面肌和颈部屈肌的主动运动和肌力训练;一般先用糊状或胶状食物进行训练,少量多次,逐步过渡到进食普通食物训练;软腭、咽后侧壁可行冰刺激。练习饮水,可选用带刺激性的饮料,可有利于吞咽反射形成。吞咽功能的测试一般都以饮水试验来判定,一般饮10小勺水,有2~3次呛咳,即可进半流食,或进成形食物,呛咳反而会减轻,因为水及流食流速快,吞咽反射完成得慢,出现时间差所致,很多患者能进食后,饮水可能仍有呛咳。

3. 导致皮质延髓束损伤的原发病稳定并逐渐恢复时,预后良好。原发病的加重和反复发作,预后不佳。

Ⅵ. 感觉障碍(偏身麻木)

脑卒中后常伴随出现面部及偏身的感觉障碍,根据脑损伤部位的不同可将其分为脑干型、丘脑型、内囊型和皮质型感觉障碍。

中风后感觉障碍,中医学称肌肤不仁、麻木不仁、手足麻木等,认为中风后脑络不通,神不导气,气血不通,经络失畅,或久病气血虚弱,肌肤失于濡养所致。

【辨病】

1. 皮质型感觉障碍 大脑皮质感觉中枢在中央后回及旁中央小叶附近(第3、1、2区)。它们支配躯体的关系与中央前回运动区类似,也是自下而上依次排列,即口、面、手臂、躯干、大腿以及小腿,小腿和会阴部的感觉支配位于半球内侧面。因皮质感觉区范围广,病变只损害其中一部分,因此感觉障碍只局限于对侧的一个上肢或下肢的感觉减退或缺失,称单肢感觉减退或缺失。皮质型感觉障碍的特点是出现精细性感觉(复合感觉)的障碍,如实体觉、图形觉、两点辨别觉、定位觉、对各种感觉强度的比较等。皮质感觉中枢的刺激性病灶可引起感觉型癫痫发作。

2. 脑干型感觉障碍 当延髓外侧病变损害了脊髓丘脑侧束、三叉神经脊束与脊束核时,产生交叉性的感觉障碍,即同侧面部和对侧半身痛觉、温度觉缺失,常由小脑后下动脉、椎动脉闭塞引起,是脑干梗死最常见的类型,被称为延髓背外侧综合征或Wallenberg综合征。当一侧脑桥和中脑病变,可引起对侧偏身和面部的感觉障碍,常伴有受损平面的同侧脑神经下运动神经元性瘫痪。

3. 丘脑型感觉障碍 丘脑为深浅感觉的第三神经元所在部位。丘脑病变引起对侧偏身感觉减退或缺失。浅感觉减退较触觉、深感觉障碍为轻,但可伴有比较严重的自发性疼痛和感觉过度,后两者多见于血管病。

4. 内囊型感觉障碍 内囊受损时对侧偏身(包括面部)深浅感觉减退或消失,常伴有偏瘫和偏盲(三偏症状)。

【治疗】

1. 基本治疗

治法 调神导气,活血通络。以督脉及手阳明、足少阳经穴为主。

穴方 ① 头部:百会 风府
② 上肢:颈臂 曲池 外关 合谷 十宣
③ 下肢:环跳 阳陵泉 三阴交 太冲 井穴

皮质型加顶颞后斜线;脑干型加颈夹脊、风池;丘脑型自发性疼痛及感觉过度加神庭、神门;内囊型伴有面部感觉障碍加地仓、颊车;躯干感觉障碍加胸腰部夹脊。

操作 ①毫针刺:颈臂、环跳提插手法,使放电样感觉向肢体末端传导,不留针;十宣、下肢井穴用短毫针点刺出血。余穴常规操作。②结合电针、皮肤针法及刺络拔罐法:针刺后上肢曲池、合谷,下肢阳陵泉、太冲,分别接电针,疏波,刺激 20~30 分钟;可用皮肤针(梅花针)叩刺肢体穴位,以潮红为度;肢体穴位可行拔罐或闪罐法,或用三棱针点刺出血加拔罐;手足麻木严重者,亦可用三棱针于十宣、下肢井穴点刺出血,每周 2 次。

方义 百会、风府疏通脑络,调神导气;肢体穴位疏通经络,行气活血,以濡养肌肤。

2. 其他治疗

皮肤针法 上下肢经络。用皮肤针(梅花针)沿上肢、下肢经络进行叩刺,以皮肤潮红为度,隔日 1 次。主要适用于肢体皮肤感觉减退者。

拔罐法 上下肢经络。沿肢体经络进行闪罐后,在肩髃、臂臑、曲池、秩边、环跳、风市、伏兔、阳陵泉等穴留罐。

电针法 上肢麻木选颈胸夹脊,下肢麻木选腰夹脊。同侧首尾夹脊穴分别接电针,疏波,刺激 20~30 分钟。

Ⅶ. 中风后抑郁

脑卒中后抑郁的发生率为 30%~60%,近年来人们越来越重视中风后情感变化对中风患者的影响,其中最受关注的就是中风后抑郁。患者常哭泣、悲伤、沉默寡言,几乎每天感觉疲倦或乏力、失眠或睡眠过多,注意力和判断能力降低,自我责备和自卑感,严重者可有自杀念头,常不同程度地损害社会功能,给患者造成痛苦和不良后果。

中风后抑郁属中医学中风后郁证范畴,中医学认为痰瘀内阻,脑络不通,脑神失调,肝失疏泄是其基本病机。

【辨病】

患者中风后,出现持续的情绪低落,兴趣缺乏,快感缺失,至少发作持续 2 周。可伴有思维迟缓,精神病性症状(幻觉、妄想),自杀观念和行为,以及躯体症状(如睡眠障碍、食欲减退、性欲降低、体重下降、躯体疼痛、乏力等)。轻中度抑郁一般不会出现精神病性症状,但常有躯体症状。

【治疗】

1. 基本治疗

治法 调神通络,疏肝解郁。以督脉及手足厥阴经穴为主。

穴方 水沟 印堂 神庭 百会 风府 风池 神门 太冲

操作　①毫针刺:常规操作。②结合电针:毫针刺基础上,印堂、神庭,百会、风府,分别接电针,疏波,刺激 20~30 分钟。

方义　督脉入络脑,水沟、百会、神庭、风府、印堂均属督脉穴,重在疏通脑络,调理脑神;风池疏导头部气血;神门调理心神;太冲疏肝解郁。

2. 其他治疗

耳穴法　枕、皮质下、心、肝、神门。毫针刺或压丸法。

Ⅷ. 中风后肩部并发症

中风患者在发病 1~3 个月,有 70% 左右发生肩痛及其相关功能障碍,限制了偏瘫侧上肢功能活动和功能的改善,常见的并发症有肩手综合征、肩关节半脱位和肩部软组织损伤等。

肩手综合征

肩手综合征又称反射性交感神经营养不良综合征,表现为肩痛、手指疼痛以及手指、腕部肿胀,皮肤变薄,出汗,感觉异常等自主神经症状,以及关节活动受限,后期出现手部肌萎缩,手指关节挛缩畸形。常因疼痛较重而出现挛缩,成为肢体功能恢复的主要障碍。本病既可以是原因不明的原发性,也可以为其他疾病所诱发。中风后偏瘫患者并发肩手综合征的发生率为 12.5%~24.0%,其发生机制并不十分清楚,一般认为是病变部位刺激脊髓,通过反射途径使交感神经功能受损,导致血管舒缩功能改变引起肩手疼痛、营养不良及功能障碍;也有人认为一些疾病引起肢体血液循环改变导致本病。

本病归属中医学的肩痹、痹证等范畴。中医理论认为,中风发生后,神不导气,气血不畅,加之痰瘀阻滞肢体经络,不通则痛;血不利则为水,可产生上肢尤其是手部肿胀疼痛;后期筋肉失于气血的濡养而致萎缩。

【辨病】

以一侧肩、手疼痛,皮肤潮红,皮温上升,手指屈曲受限,早期可有手部肿胀明显等为主要临床表现,排除局部感染以及周围血管病。一般可分为三期:①第一期:又称急性发作期,典型表现为手背突发弥漫性水肿、触痛,手掌血管有舒缩现象,伴肩、手疼痛,且伴有关节活动障碍。早期手部 X 线征象显示患手散在点状骨质疏松。②第二期:又称营养障碍期,肿胀、关节活动障碍、疼痛等进一步加重或减轻,上肢皮肤变薄,局部皮温降低或正常,同时可出现明显萎缩的手部小肌肉,肥厚的手掌筋膜。③第三期:又称后遗症期,手的肿胀、触痛与疼痛均减退或完全消失,但手部及肩部关节功能障碍严重,由于手指变僵直,掌面纤维化屈曲挛缩,手的运动明显受限,X 线显示广泛骨质疏松。

【治疗】

1. 基本治疗

治法　活血通经,利关消肿。以手阳明经穴为主。

穴方　颈臂　肩髃　肩前　肩贞　曲池　阳池　大陵　合谷　八邪　十宣

操作　①毫针刺:颈臂直刺,提插手法,以放电感向手指传导为宜,不留针;十宣点刺出血;余穴常规操作。②结合电针、三棱针、拔罐法:毫针刺基础上,肩髃、曲池、阳池、大陵、八邪分别接电针,疏波,刺激 20~30 分钟;肩部穴、曲池、阳池可拔罐或闪罐;手肿胀严重者,十宣点刺出血,每周 2~3 次。

方义　颈臂疏通上肢经络,活血通经;肩部腧穴、曲池、阳池、大陵分别位于上肢三个关节部位,意在通关利节,疏通经络;合谷、八邪、十宣,疏导手部经气,活血消肿。

2. 参考方法　肩部压痛点、臂丛神经、星状神经节,或颈 4~6 颈神经根刺激点、迷走神经刺激点、手部刺激点。臂丛神经刺激点以向上肢放射感为佳;颈神经根刺激一般先进针 2~3cm,患者多有酸胀感,将针退出 2~3mm,再沿椎体后结节向前呈 15°~30° 角缓缓进针 5mm,如接近或刺中神经根会出现明显异感,为刺激成功,缓缓点刺数次,留针 10~20 分钟。手指刺激点,如指尖可点刺放血。

【按语】

1. 中风后肩手综合征宜尽早针灸治疗,可获得良好疗效,在 1 期、2 期疗效好,当进入 3 期时将难以取效。

2. 治疗期间,应配合抬高偏瘫侧上肢,腕关节背屈,鼓励主动运动,活动受限或无主动运动时加用被动活动,向心性气压治疗或线缠绕加压治疗,手部冷疗等。

肩关节半脱位及软组织损伤

肩关节半脱位,又称不整齐肩,在偏瘫患者中常见,据报道其发生率高达 30%~50%;可合并臂丛神经损伤,是上肢预后差的标志,可能与偏瘫患者的肩痛有关。卒中患者肩关节半脱位的病因尚不十分清楚,目前认为主要包括:①以三角肌,尤其是以冈上肌为主的肩关节周围起稳定作用的肌肉瘫痪、肌张力低下被认为是肩关节半脱位的最重要的原因。②肩关节囊及韧带的松弛、破坏及长期牵拉所致。③肩胛骨周围肌肉的瘫痪、痉挛及脊柱直立肌的影响等所致的肩胛骨向下旋转。中风后偏瘫患者肩关节半脱位属于中医学的筋不束骨、脱臼、脱髎等范畴,中医学认为中风后,神不导气,肢体失于脑神支配而失用,经络气血运行失畅,肩部筋肉失于气血濡养,加之外力牵拉,导致筋肉弛缓不收,遂发生肩关节的脱臼。

肩关节的软组织损伤表现为肩部主动或被动运动时疼痛,后期可有局部肌萎缩。中风后由于肩关节的运动障碍,早期做患肢肩关节被动运动时,若用力方向不正确,用力过度时,最容易导致肩关节的软组织损伤,如肩袖损伤、滑囊炎、腱鞘炎等,尤其是中风后肩袖损伤最常见,主要为被动运动导致的创伤。中风后肩部软组织损伤,归属中医学肩痹、痹证、筋伤等范畴,中医理论认为,中风后神不导气,经络气血运行不畅,筋肉失养而弛缓无力,不当的被动运动使肩部筋肉受损,血瘀阻络,不通则痛。本节主要论述肩关节半脱位,肩部软组织损伤可参见肢体经络病证部分。

【辨病】

肩关节半脱位是中风后偏瘫患者常见的并发症之一,主要临床表现为肱骨头在关节盂下滑,肩峰与肱骨头之间出现明显的凹陷,肩部活动受限,局部出现肌萎缩等。肩关节半脱位并非偏瘫后马上出现,多于病后头几周开始坐位等活动后才发现,早期患者可无任何不适感,部分患者当患侧上肢在体侧垂放时间较长时可出现牵拉不适感或疼痛,当上肢被支撑或抬起时,上述症状可减轻或消失,随着时间的延长可出现较剧烈的肩痛,合并肩关节受限者较无半脱位者多。

【治疗】

治法 活血通络,疏调经筋。以局部穴为主。

穴方 肩髃 肩部阿是穴

操作 ①毫针刺结合电针:肩髃直刺;阿是穴在肩峰与肱骨头之间出现明显凹陷的边缘,沿肩关节排刺两行,两行排刺的阿是穴之间跨凹陷处分别加 3~4 组电针;在三角肌、冈上肌的肌腹选 2~3 个阿是穴,并接电针;用疏波或断续波,强刺激,使局部肌肉出现颤动为度,每次 30 分钟。②结合拔罐法:上述操作之后,肩部阿是穴拔罐或行闪罐法,闪罐以向肩峰方向上提为原则,禁止向反方向闪罐。

方义 本病以局部治疗为主,选肩部肩髃及阿是穴重在疏通局部气血,疏通经筋,使其恢复约束关节之功。

【按语】

1. 针灸治疗本病可取得一定疗效。治疗期间,应配合纠正肩胛骨的后缩,刺激三角肌和冈上肌的主动收缩(如关节挤压、局部拍打或冰刺激),可佩戴肩托。

2. 由于软瘫期维持肩关节于正常位置的唯一组织是关节囊及韧带,在上肢重力的持续牵拉下,尤其是外力的牵拉下易拉长、松弛,甚至破坏,从而出现肩关节半脱位,一旦出现肩关节半脱位,恢复困难较大,故早期加以保护、积极预防更为重要。多主张使用安置在轮椅上的支撑台或采取良好的放置姿势。

3. 在对偏瘫患者的护理中,严禁剧烈及粗暴地牵拉患者的患侧上肢,否则容易造成肩部软组织损伤甚至导致肩关节半脱位的形成。

三、痫病

痫病是一种发作性神志异常的疾病,又称痫证,俗称"羊痫风",以猝然仆倒,昏不知人,强直抽搐,两目上视,口吐涎沫,醒后如常人为临床特点。活动性癫痫的平均患病率 7.2‰,我国患者近千万,每年新发病人数 40 万~60 万,由于癫痫猝死的存在,因此也是一种潜在的致死性疾病,癫痫人群的死亡率为普通人群的 3 倍。癫痫可发于任何年龄,儿童、老年是发病的高峰时期。癫痫病患者中大约有 25% 为难治性癫痫,70% 患者通过治疗可控制发作,其中 50% 以上患者终身不再发病。

中医学认为本病多与先天因素、精神因素、脑部外伤及六淫之邪、饮食失调等有关。母孕受惊或高热、服药不慎,或胎儿头部受损;情志刺激,心神不宁,肝郁不舒,肝、脾、肾等脏气机失调,骤然阳升风动,痰气上壅;上述因素可导致痰浊壅阻清窍,壅塞经络,气机逆乱,扰乱清窍神明,元神失司,产生痫证。病位在脑,与心、肝、脾、肾密切相关。基本病机为风痰火瘀,蒙蔽清窍,扰乱神明,元神失司。需要指出的是中医古代文献中记载的痫病主要指典型的癫痫全面性发作,而癫痫的发作形式多种多样,西医学的癫痫范畴远比中医学痫病的概念和范围广泛,因此,中医的痫病概念应扩展,应包括各种类型的癫痫发作形式。

西医学认为,癫痫是多种原因导致的脑部神经元高度同步化异常放电的临床综合征,临床表现具有发作性、短暂性、重复性和刻板性的特点。由于异常放电神经元的位置不同及其波及的范围差异,因而导致患者的发作形式不一,可表现为感觉、运动、意识、精神、行为、自主神经功能障碍或兼有之。癫痫的病因非常复杂,总体上可分为三大类:①症状性癫痫:由各种明确的中枢神经系统结构损伤或功能异常所致,如脑血管病、脑外伤、神经系统变性疾病、药物或毒物等;②特发性癫痫:病因不明,未发现脑部足以引起癫痫发作的结构性损害或功能异常,与遗传因素密切相关,常在某一特定年龄段发病,具有特征性临床及脑电图表现,如家族性颞叶癫痫等;③隐源性癫痫:临床表现提示为症状癫痫,但目前的检查手段不能发现明确的病因,占全部癫痫的 60%~70%。过去习惯按病因将癫痫分为原发性和继发性两大类,原发性癫痫是指未能确定脑内有器质性病变者,但随着神经影像学和分子遗传学的发展,发现越来越多的诊断为原发性癫痫的患者脑内存在器质性病变,因此,目前已不用此种疾病分类方法。总之,癫痫的分类复杂,一般根据其发作类型、病因等进行详细的分类,可参见国际癫痫联盟的分类方法。

📖 知识链接

国际癫痫联盟对癫痫的分类

癫痫的临床表现形式多种多样,分类也非常复杂,1981 年国际癫痫联盟根据临床和脑电图特点,将癫痫发作分为部分性发作、全面性发作、不能分类的癫痫发作。1989年国际癫痫联盟增加了癫痫综合征分类,将癫痫和癫痫综合征分为与部位相关(局灶性、局限性和部分性)的癫痫、全面性癫痫及综合征、不能确定为部分性或全面性的癫痫或癫痫综合征、特殊综合征等四大类。2001年国际癫痫联盟将癫痫发作分为自限性发作(全面性、部分性发作)、持续性癫痫状态(全面性、部分性癫痫持续状态)和反射性癫痫;提出癫痫和癫痫综合征的8种分类,即特发性婴儿和儿童局灶性癫痫、家族性(常染色体显性遗传)局灶性癫痫、症状性(或可能为症状性)部分性癫痫、特发性全面性癫痫、癫痫性脑病和可不诊断为癫痫的癫痫发作(如良性新生儿癫痫发作、高热癫痫等)。

【辨病与辨证】

1. 辨病 以猝然昏倒,强直抽搐,两目上视,口吐涎沫,醒后如常人为主症者即可诊断为中医的痫病。临床应按西医学对癫痫的分型进一步进行诊断。

癫痫临床表现多样,但都有共同特点。①发作性:即症状突然发生,持续一段时间后迅速恢复,间歇期正常;②短暂性:即发作持续时间非常短,通常为数秒钟或数分钟,除癫痫持续状态外,很少超过半小时;③重复性:即第一次发作后,经过不同间隔时间会有第二次或更多次的发作;④刻板性:指每次发作的临床表现几乎一致。脑电图检查可见尖波、棘波、尖 - 慢波或棘 - 慢波等。癫痫的分型非常复杂,以下仅概要介绍癫痫发作的常见类型。

(1)部分性发作:指源于大脑半球局部神经元的异常放电,包括单纯部分性、复杂部分性、部分性继发全面性发作三类。单纯部分性发作时程短,一般不超过1分钟,发作起始与结束均较突然,无意识障碍,包括部分运动性、部分感觉性、自主神经性和精神性发作。后两者放电从局部扩展到双侧脑部,出现意识障碍。

(2)全面性发作:发作起源于双侧脑部,多在发作初期就有意识丧失。①全面强直 - 阵挛发作:意识丧失、双侧强直后出现阵挛。②强直性发作:表现为全身骨骼肌强直性收缩,常伴面色苍白,发作时处于站立位剧烈摔倒,发作持续数秒至数十秒,典型发作期EEG为暴发性多棘波。③阵挛性发作:多见于婴幼儿,特征为重复阵挛性抽动伴意识障碍,之前无强直期。④失神发作:突然短暂的(5~10秒)意识丧失和正在进行动作的中断,双眼茫然凝视。⑤肌阵挛发作:快速、短暂、触电样肌肉收缩,可遍及全身,也可局限于某个肌群或肢体。典型发作期EEG为多棘慢波。⑥失张力发作:是姿势性张力丧失所致。部分或全身肌肉张力突然降低导致点头、张口、肢体下垂(持物坠落)、跌倒,持续数秒至1分钟,发作后立即清醒和站起。EEG为多棘慢波或低电位活动。

2. 辨证

(1)发作期:①阳痫:突然昏仆,不省人事,面色潮红、紫红,继之转为青紫或苍白,口唇青紫,牙关紧闭,两目上视,项背强直,四肢抽搐,口吐白沫,或喉中痰鸣,或发怪叫,甚则二便自遗,移时苏醒如常人;病发前多有眩晕,头痛而胀,胸闷乏力,喜伸欠等先兆症状,平素多性情急躁,心烦失眠,口苦咽干,便秘尿黄等症;舌质红,苔白腻或黄腻,脉弦数或弦滑。②阴痫:突然昏仆,不省人事,面色晦暗青灰而黄,手足清冷,双眼半开半合,肢体拘急,或抽搐时作,口吐涎沫,一般口不啼叫,或声音微小,醒后周身疲乏,或如常人;或仅表现为一过性呆木无知,谈话中断,持物落地,不闻不见,不动不语,数秒至数分钟即可恢复,恢复后对上述症状全然不知,多一日数次或十数次频作;平素多见神疲乏力,恶心泛呕,胸闷咳痰,纳差便溏等症;舌质淡,苔白腻,脉多沉细或沉迟。

(2)间歇期:平素急躁易怒,面红耳赤,心烦失眠,咳痰不爽,口苦咽干,便秘溲黄,发作时昏仆抽搐,吐涎,或有吼叫,舌红,苔黄腻,脉弦滑而数,为肝火痰热;平时神疲乏力,少气懒言,胸脘痞闷,纳差便溏,发作时面色晦滞或㿠白,四肢不温,蜷卧拘急,呕吐涎沫,叫声低怯,舌质淡,苔白腻,脉濡滑或弦细滑,为脾虚痰盛;痫病频发,神思恍惚,面色晦暗,头晕目眩,伴两目干涩,健忘失眠,腰膝酸软,大便干燥,舌红,苔薄黄少津,脉沉细数,为肝肾阴虚;平素头晕头痛,痛有定处,常伴单侧肢体抽搐,或一侧面部抽动,颜面口唇青紫,舌质暗红或有瘀斑,舌苔薄白,脉涩或弦,多继发于脑中风或脑外伤、产伤、颅内感染性疾患后,为瘀阻脑络。

【治疗】

1. 基本治疗

(1) 发作期

治法 开窍醒神,息风止痉。以手厥阴经、督脉及足少阴经穴为主。

穴方 水沟 百会 内关 后溪 涌泉

阳痫苏醒后加合谷、太冲、丰隆;阴痫苏醒后加神门、足三里、丰隆。

操作 毫针刺,水沟针尖朝向鼻中隔方向刺入,以持续的雀啄手法,强刺激至苏醒为度;余穴常规操作。

方义 水沟、百会为督脉穴,后溪通督脉,督脉入络脑,故针刺可醒脑开窍。内关为心包经络穴,可调理心神,开心窍。涌泉为肾经井穴,可激发肾气,促进脑神的恢复。

(2) 间歇期

治法 化痰息风。以督脉、任脉及手足厥阴经穴为主。

穴方 印堂 鸠尾 间使 太冲 丰隆 腰奇

肝火痰热加行间、内庭;脾虚痰盛加脾俞、足三里;肝肾阴虚加太溪、三阴交;瘀阻脑络加风池、膈俞、内关。

操作 ①毫针刺:常规操作。②结合三棱针法及灸法:毫针刺基础上,行间、内庭可点刺出血;膈俞可刺络拔罐;脾俞、足三里可用灸法。

方义 印堂可调神通络,通脑窍;鸠尾为任脉络穴,任脉为阴脉之海,可调理阴阳,平抑风阳;间使为心包经穴,可通心窍,为治疗癫痫的效穴;太冲平息肝风;丰隆豁痰化浊;腰奇(位于尾骨端直上 2 寸,骶角之间凹陷处)为主治癫痫的奇穴。

2. 其他治疗

埋线法 ①根据脑电图提示致痫灶位置,给予其头皮对应投影区域进行皮下埋线。②四神聪。在癫痫发作间歇期,埋线治疗。

3. 参考方法 耳甲腔及三角窝(耳迷走神经区)刺激点。每次选 2 个穴点,刺激强度均为 1mA,频率为 20~30Hz,脉冲持续时间≤1ms,每次 30 分钟,每日 2 次。迷走神经刺激法是美国 FDA 推荐的难治性癫痫的物理治疗方法。

【按语】

1. 针灸治疗癫痫能改善临床症状,可降低发作频率、持续时间及改善生活质量。对于症状性癫痫须详细询问病史,做专科检查,明确诊断,积极治疗原发病,患者应做神经影像学及脑电图等常规检查。

2. 癫痫单次发作多有自限性,发作(强直 - 阵挛)时可助患者卧倒、防止跌伤或伤人。衣领、腰带解开,以利呼吸通畅。抽搐发生时,在关节部位垫上软物可防止发作时的擦伤;不可强压患者的肢体,以免引起骨折和脱臼。发作停止后,可将患者头部转向一侧,让分泌物流出,防止窒息。一次发作时间超过 5 分钟以上,则考虑癫痫持续状态,应及时给予药物干预。

【古代文献摘录】

《医家心法》:痫证阴多阳少,虚多实少,法当温补而宁神镇惊,佐以消痰顺气,再加以灸法,渐可见效。

《针灸大成》:风痫,神庭、素髎、涌泉。食痫,鸠尾、中脘、少商。猪痫,涌泉、心俞、三里、鸠尾、中脘、少商、巨阙。

《医学纲目》:癫痫,鸠尾、后溪、涌泉、心俞、阳交、三里、太冲、间使、上脘。

四、颤证

颤证又称震颤、振掉、颤振,是以头部或肢体摇动、颤抖为主要临床表现的病证。轻者仅有头摇或手足微颤,尚能坚持工作和自理生活;重者头部震摇大动,甚至有痉挛扭转样动作,双手及肢体抖动不已,或兼有项强、四肢拘急。老年人发病较多。中医学认为,本病病因与年老体虚、情志过极、饮食不节及劳逸失当等有关;上述病因导致气血阴精亏虚,阴血暗损,不能濡养筋脉,虚风内动;或痰浊、瘀血壅阻经脉,气血运行不畅,筋脉失养;或热甚动风,扰动筋脉,发为颤证。本病病位在脑,涉及筋脉,与肝、肾、脾等脏密切相关;基本病机为肝风内动,筋脉失养。

西医学的锥体外系疾病所致的不随意运动属于颤证范畴,是一组以随意运动迟缓、不自主运动、肌张力异常和姿势步态障碍等运动症状为主要表现的神经系统疾病,大多与基底节病变有关。以震颤为主要临床表现的疾病较多,如震颤麻痹又称为帕金森病,是一种常见于中老年人的神经变性疾病,我国65岁人群患病率为1 000/10万,男性稍多于女性,主要由各种因素导致黑质-纹状体多巴胺能通路变性而发病,早期预测和诊断帕金森病前驱期患者并及时进行干预是延缓乃至阻断患者发病的关键。特发性震颤以震颤为唯一表现,又称原发性震颤、老年性震颤,病因未明,约1/3患者有阳性家族史,呈常染色体显性遗传,其发病机制和病理变化尚不清楚。另外,肝豆状核变性、小脑病变的姿势性震颤等均属于颤证范畴。本节主要介绍常见的特发性震颤、帕金森病,其他疾病出现以震颤为主症者,可参照本节进行针灸治疗。

【辨病与辨证】

1. 辨病 以头部或肢体摇动、颤抖为主要临床表现者可诊断为中医学的颤证。临床需对相关的西医疾病进行鉴别诊断。

(1)特发性震颤:隐匿起病,缓慢进展,也可自行长期缓解,多见于40岁以上中老年人;主要表现为姿势性震颤和动作性震颤,往往见于一侧或双侧上肢,头面部也常累及,下肢较少受累。震颤频率为6~12Hz,部分患者饮酒后震颤可暂时减轻,情绪激动或紧张、劳累、寒冷可使震颤加重。

(2)震颤麻痹:又称帕金森病,多见于60岁以后发病,偶有40岁以下发病者,隐匿起病,缓慢进展,主要临床表现为运动症状和非运动症状,其核心必备症状为运动迟缓,主要是动作速度缓慢和幅度减小;并同时存在静止性震颤或/和肌强直。①静止性震颤,拇指与屈曲的食指间呈"搓丸样"动作,安静或休息时明显,随意运动时减轻,入睡后消失。②肌强直表现为屈肌和伸肌同时受累,肢体被动运动时阻力增加,类似弯曲铅管的感觉,故称为"铅管样强直";伴有震颤者可感到均匀的阻力中出现断续的停顿,如转动的齿轮感,称为"齿轮样强直"。③运动迟缓表现为随意动作减少,各种动作起始困难和运动迟缓,面肌活动减少表现为表情呆板,双眼凝视、瞬目减少,称为"面具脸";手指做精细动作如扣纽扣等困难;书写时字越写越小,呈现"写字过小征"。④姿势步态障碍,表现为步态不稳,易跌跤,随着病情的进展可出现"冻结"现象和慌张步态。

2. 辨证

(1)实证:见于疾病初期,本虚之象不著,以震颤有力而较剧,肢体僵硬为主症。兼见肢体颤动粗大,不能自制,心情紧张时颤动加重,伴烦躁易怒,口苦咽干,眩晕耳鸣,面赤流涎,或有肢体麻木,语声沉重迟缓,尿赤便干,舌红苔黄,脉弦,为风阳内动;头摇不止,肢麻震颤,重则手不能持物,头晕目眩,胸脘痞闷,口苦口黏,甚则口吐痰涎,舌胖大有齿痕,舌质红,苔黄腻,脉弦滑数,为痰热风动。

(2) 虚证:见于病程较长,年老体衰,以头摇肢颤,抖动无力为主症。兼见面色㿠白,表情淡漠,神疲乏力,言迟语缓,动则气短,心悸健忘,眩晕纳呆,舌质暗淡,苔白,脉沉细无力,为气血亏虚;持物不稳,步履疾趋,筋脉拘急,肌肉𥆧动,伴腰膝酸软,失眠心烦,头晕耳鸣,舌体瘦、少津,舌质红,苔薄白,或红绛无苔,脉细数,为阴虚风动;筋脉拘挛,畏寒肢冷,四肢麻木,心悸懒言,动则气短,自汗,小便清长或自遗,大便溏,舌质淡,苔薄白,脉沉细无力,为阳气虚衰。

【治疗】

1. 基本治疗

治法 柔肝息风,宁神定颤。以督脉、手阳明及足少阳经穴为主。

穴方 百会 四神聪 风池 曲池 合谷 阳陵泉 太冲

风阳内动加行间、侠溪;痰热风动加中脘、内庭;气血亏虚加气海、膈俞;阴虚风动加三阴交、太溪;阳气虚衰加气海、命门。颤抖甚加后溪、三间;汗多加肺俞、脾俞;口干舌麻加廉泉、承浆。

操作 ①毫针刺:常规操作。②结合电针、三棱针及灸法:毫针刺基础上,四神聪两侧的穴位分别与同侧的风池接电针,疏波;肢体曲池、合谷,阳陵泉、太冲分别接电针,密波,通电20~30分钟;行间、侠溪、内庭可点刺出血;气海、命门可行艾条温和灸法。

方义 百会、四神聪疏调头部气血,宁神定颤;风池、太冲息风止颤;曲池、合谷疏通上肢阳明经气血,与筋会阳陵泉配合,可舒调肢体经筋。

2. 其他治疗

头针法 ①国际标准头针:顶颞前斜线,慌张步态加双侧枕下旁线。将1.5寸毫针刺入帽状腱膜下层,以200次/min的速度捻针,每穴持续1分钟,留针30~60分钟;或加电针(疏波)。②焦氏头皮针:舞蹈震颤控制区,点头、流涎者加双侧运动区下1/5。

耳穴法 皮质下、神门、枕、颈、肘、腕、指、膝、肝、脾、肾、心。每次选用3~5个穴,毫针轻刺激。亦可用埋针或用王不留行籽贴压。

3. 参考方法

(1) 特发性震颤:颈部高位颈节区刺激点、臂丛神经、迷走神经、尺神经刺激点、桡神经刺激点。提插法,以神经出现放电感为度。颈部穴位加电针,频率2Hz,每次30分钟。

(2) 震颤麻痹:头面部三叉神经区刺激点、高位颈节区刺激点、星状神经节、臂丛神经、迷走神经、桡神经、坐骨神经、腓总神经刺激点。颈部穴位带电针(2Hz),轻中度刺激20~30分钟。

【按语】

1. 针灸治疗本病应早筛查、早诊断、早治疗,一旦确诊即应在配合药物基础上开始治疗,争取掌握疾病治疗的时机。针灸在改善震颤麻痹症状方面,如姿势平衡、吞咽障碍、便秘、失眠抑郁等方面有一定疗效;且在减少西医用量和副作用方面有一定意义,但难以根治。相对而言,针灸治疗老年性震颤疗效优于震颤麻痹。

2. 该病是一种慢性进展性疾病,随时间推进渐进性加重,无法治愈,发病数年后逐渐失去工作能力,至疾病晚期活动困难而卧床,死亡的直接原因主要是肺部感染、跌伤后骨折等并发症。

【古代文献摘录】

《针灸大成》:手腕动摇:曲泽。

五、睡眠障碍

睡眠是人类为适应自然昼夜变化所形成的休息和活动规律,是生命所必需的过程和机体复原、整合和巩固记忆的重要环节,是健康不可缺少的组成部分。正常人对睡眠的需求因年龄、个体差异而不同。新生婴儿每天平均睡眠 16 个小时,儿童一般为 10 个小时,成人为 6~8 个小时,老年人则睡眠明显减少。睡眠质量对健康的影响较睡眠时间更为重要。睡眠障碍主要包括失眠症、嗜睡症、睡眠-觉醒节律障碍及睡眠中异常活动和行为(睡行症、夜惊、梦魇)等。

中医学认为,睡眠是自然之昼夜阴阳交替作用于人体的反映,与营卫之气的运行和调和与否有关。失眠是各种原因导致的阳盛阴虚,卫不能入于营的表现;嗜睡是阴盛阳虚,卫不能出于营的表现。阴跷、阳跷二脉上达于目,可调节阴阳平衡;督脉入络于脑,总督一身之阳气,其循行经过印堂即两目之间;任脉总督一身之阴,手少阴心经、足厥阴肝经均与目系相连,上述经脉均与睡眠密切相关。

(一) 失眠症

失眠症是睡眠的启动与维持困难,致使睡眠质量不能满足个体需要的一种状况,是最常见的睡眠障碍,也是人类除疼痛以外最常见的临床症状,在女性和老年人中较为多见,患病率为 10%~20%。失眠有多种形式,包括入睡困难、睡眠维持困难(睡眠不实即觉醒过多过久,睡眠表浅即缺少深睡,醒后难以再次入睡,早醒,睡眠时间不足等),以入睡困难最多见,其次是睡眠表浅和早醒等睡眠维持困难,两种情况可单独存在,但通常并存,并且两者可以相互转变。长期严重的失眠常给患者的躯体、心理、生活、工作等带来负面影响,精神活动效率明显下降,甚至导致恶性意外事故的发生。西医学认为引起失眠的因素众多,如常与心理社会、环境、生理、精神疾病、药物与食物、睡眠节律变化、躯体疾病、生活行为及个性特征等因素有关。失眠的发生机制尚不十分清楚,目前比较公认的有"过度觉醒假说"和"3P 假说"等。

中医学称失眠症为"不寐""不得眠"等,认为凡思虑忧愁,操劳太过,损伤心脾,气血虚弱,心神失养;或房劳伤肾,肾阴亏耗,阴虚火旺,心肾不交;或脾胃不和,湿盛生痰,痰郁生热,痰热上扰心神;或抑郁恼怒,肝火上扰,心神不宁或脑之元神受扰均可导致失眠。

总之,失眠主要与饮食不节、情志失常、劳逸失调、病后体虚等因素有关;其主要病机为脏腑阴阳失调,气血失和,阳不入阴,阴不涵阳,神不守舍,或神失所养;或跷脉功能失调,阳盛阴衰,阴不制阳,阴阳失交。病位在脑,与心、肝、脾、肾、胆、胃等脏腑密切相关。

💻 知识链接

失眠障碍的病因与发病机制

1. **失眠障碍的病因** ①心理社会因素:如生活和工作中的各种不愉快事件;②环境因素:如环境嘈杂、不适光照、过冷过热、空气污浊、居住拥挤或突然改变睡眠环境等;③生理因素:如饥饿、过饱、疲劳、性兴奋等;④精神疾病因素:如焦虑与抑郁障碍时;⑤药物与食物因素:如咖啡因、茶碱、甲状腺素、皮质激素、抗震颤麻痹药、中枢兴奋剂等使用时间不当或过量,药物依赖戒断时或药物不良反应发生时等;⑥睡眠节律变化因素:如夜班和白班频繁变动或到有较大时差的异地等;⑦躯体疾病因素:如疼痛类等疾病⑧生活行为因素:如日间休息过多、睡前运动过多、抽烟等;⑨个性特征因素:

如过于紧张、敏感、焦虑、强迫的人格特征。

2. 失眠的发病机制 ①过度觉醒假说:认为失眠是一种过度觉醒的障碍,患者皮质和皮质下某些脑区(如杏仁核、海马、扣带回、岛叶、额叶、顶叶)存在结构、功能或代谢异常,体现在躯体、情感、认知不同水平上,不仅仅是夜间睡眠的缺失,而且是横跨24小时的个体高度觉醒状态。②3P假说:认为易感因素(包括年龄、性别、遗传及性格特征,使患者对失眠易感)、促发因素(如生活事件及应激等,引起失眠的急性发作)和持续因素(包括应对短期失眠所导致的不良睡眠行为如延长卧床时间,以及有短期失眠所导致的焦虑和抑郁症状等,使失眠得以持续)的三个因素(即3P),若积累超过了发病所需要的阈值将会导致失眠的发生和维持;该学说是用来解释失眠的发生、发作和持续的认知行为学假说,也是目前被广泛应用的认知行为治疗的理论基础。③其他学说:如刺激控制假说、认知假说和快速眼动睡眠不稳定假说等。

【辨病、辨证与辨经】

1. 辨病 失眠症的诊断包括以下要点。①患者主诉有失眠:包括入睡困难(卧床30分钟不能入睡)、易醒(超过2次)、多梦、早醒或醒后超过30分钟才能再次入睡,总睡眠时间不足6个小时。有上述情况1项以上,同时伴有多梦、醒后有头晕、乏力等不适症状。②社会功能受损:白天有头晕、乏力、精力不足、昏昏欲睡及注意力不集中等症状,严重者出现认知能力下降从而影响工作和学习。③上述情况每周至少3次,持续至少1个月。④排除各种神经、精神和躯体疾病导致的继发性失眠。⑤多导睡眠图检测:睡眠潜伏期超过30分钟,实际睡眠时间每夜少于6小时,夜间觉醒时间超过30分钟。

在国际失眠障碍分类中,将失眠分为慢性失眠障碍、短期失眠障碍和其他失眠障碍。①慢性失眠障碍:失眠和日间功能损害每周至少出现3次,至少持续3个月。②短期失眠障碍:失眠和日间功能损害少于3个月并且没有症状出现频率的要求,许多患者的失眠症状可随时间而缓解,部分患者可逐渐发展为慢性失眠障碍。③其他失眠障碍:是指未分类的其他一些睡眠减少。

2. 辨证 以轻者入寐困难或寐而易醒,醒后不寐,重者彻夜难眠等为主症。兼见多梦易醒,伴心悸、健忘、头晕目眩、神疲乏力、面色不华,舌淡、苔白,脉细弱,为心脾两虚;心悸胆怯,善惊多恐,夜寐多梦易惊,舌淡、苔薄,脉弦细,为心胆气虚;心烦不寐,或时寐时醒,手足心热,头晕耳鸣,心悸、健忘,颧红潮热,口干少津,舌红、苔少,脉细数,为阴虚火旺;心烦不能入睡,烦躁易怒,胸闷胁痛,头痛眩晕,面红目赤,口苦,便秘尿黄,舌红、苔黄,脉弦数,为肝郁化火;睡眠不安,心烦懊恼,胸闷脘痞,口苦痰多,头晕目眩,舌红、苔黄腻,脉滑数,为痰热内扰。

3. 辨经 阳跷脉亢盛,阴跷脉失于对其制约,阴不制阳而失眠,为阳跷脉证。

【治疗】

1. 基本治疗

治法 调和阴阳,安神利眠。以督脉、手少阴经及八脉交会穴之通跷脉穴为主。

穴方 百会 印堂 四神聪 安眠 神门 照海 申脉

心脾两虚加心俞、脾俞;心胆气虚加心俞、胆俞;阴虚火旺加三阴交、太冲;肝郁化火加风池、行间;痰热内扰加丰隆、内庭。噩梦多加厉兑、隐白;头晕加风池、悬钟。

操作 ①毫针刺:百会向后平刺,留针时间宜长。补照海、泻申脉,以睡前2小时、患者处于安静状态下治疗为佳。余穴常规操作。②结合电针、灸法及三棱针法:头部穴可加电针,

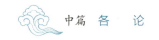

密波,刺激 20 分钟;背俞穴可加灸法;行间、内庭可点刺出血。

方义 失眠一症,主要因为阴阳失调,心神不宁。百会、印堂为督脉穴,督脉入络脑,配四神聪可调神安神、清利头目;心经原穴神门宁心安神;照海通于阴跷,申脉通于阳跷,补阴泻阳以调和阴阳;安眠穴安神利眠,为治疗失眠的经验效穴。

2. 其他治疗

皮肤针法 印堂、百会、颈项部及腰骶部背俞穴。用皮肤针轻叩刺,每次 5~10 分钟,以局部皮肤潮红为度。

拔罐法 沿背部足太阳经、夹脊穴进行拔罐或走罐法。

耳穴法 心、脾、神门、皮质下、交感。每次选 2~3 穴,轻刺激,留针 30 分钟。

3. 参考方法

(1)夹脊穴为主治疗方案:颈及胸上段夹脊穴、风池、神门、照海。夹脊穴向脊柱方向斜刺,行捻转平补平泻法,或加走罐法;或加电针,密波,刺激 20 分钟。风池直刺 1 寸,行捻转泻法 1~3 分钟,使局部产生强烈的酸胀感;照海用补法;神门平补平泻法。

(2)依据解剖学及生理学选穴治疗方案:耳迷走神经、星状神经节刺激点、头面部三叉神经区刺激点、背部胸腰段皮节刺激点。背部皮节刺激点可带电针,用强刺激以抑制交感神经活动为宜。星状神经节采用快频率持续刺激,产生抑制作用为佳。

【按语】

1. 针灸治疗失眠有较好的疗效,但在治疗前应做各种检查以明确病因。如由发热、咳喘、疼痛等其他疾病引起者,应同时治疗原发病。

2. 因一时情绪紧张或因环境吵闹、卧榻不适等而引起失眠者,不属病理范围,只要解除有关因素即可恢复正常。老年人因睡眠时间逐渐缩短而容易醒觉,如无明显症状,则属生理现象。

3. 针灸治疗本病同时,应指导患者养成良好的睡眠习惯,识别导致失眠的心理障碍,排除心理压力。患者宜配合适度的体育锻炼。

【古代文献摘录】

《针灸甲乙经》:隐白、天府、阴陵泉,治不得卧。

《备急千金要方》:气海、阴交、大巨,主惊不得卧。

《铜人腧穴针灸图经》:神庭,主惊悸不得安寝。

《针灸经验录》:惊悸不得安卧,取神庭、气海、阴交、大巨……不嗜卧,取公孙……心热不寐,泻解溪,补涌泉。

(二)嗜睡症

嗜睡是指白天过度睡眠,又称原发性过度睡眠,西医认为可能与间脑睡眠觉醒调节功能的可逆性障碍、下丘脑、中脑网状结构的功能低下、大脑边缘系统下丘脑 - 脑干网状结构的功能失调有关,病因尚不明确。

嗜睡症属于中医学"多寐""嗜卧"的范畴,是多种原因导致的阴盛阳衰,卫不能出于营的表现。或因痰湿等阴浊之邪阻遏气机,浊阴蒙困清窍,清阳不振,脑神不伸;或是慢性疾病、长期劳损导致气血亏损,脑髓失荣,脑神不振;或跷脉功能失调,阴盛阳衰,阳不制阴,阴阳失交,均可导致嗜睡。病位在脑,与脾肾功能失调相关,尤以脾虚湿盛为关键。

【辨病、辨证与辨经】

1. 辨病 在安静或单调环境下,经常困乏嗜睡,并不分场合甚至在需要十分清醒的情况下,也出现不同程度、不可抗拒的入睡,几乎每天发生,并至少已持续 1 个月;并非因为睡眠不足、药物、酒精、躯体疾病所致,也非某种精神障碍(如神经衰弱、抑郁症)所致。过多的睡眠引起显著痛苦或影响社会功能;常伴有记忆减退、思维能力下降、学习新事物出现困难,情绪低落。

2. 辨证　以睡眠节律紊乱而时时欲睡为主症。兼见终日昏昏欲睡,头目昏沉,少气懒言,身体重着,形体肥胖,时有冷感,舌胖大而淡,边有齿痕、苔白腻,脉濡或细滑,为湿浊困脾;嗜睡多卧,睡则多梦,眩晕头重,神疲乏力,面色萎黄,动则汗出,爪甲不荣,形体消瘦,唇淡无华,舌淡、脉细弱无力,为气血亏虚;昏昏欲睡,神疲乏力,耳鸣目眩,健忘,腰膝酸软,腰骶部发凉,小便频数,舌淡、苔白,脉沉细或弱,为肾精不足。

3. 辨经　阴跷脉亢盛,阳跷脉失于对其制约,阳不制阴,鼓动无力,而致嗜睡,为阴跷脉证。

【治疗】

1. 基本治疗

治法　升阳醒脑,理气化湿。以督脉穴为主。

穴方　百会　印堂　至阳　丰隆　照海

湿浊困脾加脾俞、三阴交;气血亏虚加气海、心俞、脾俞;肾精不足加关元、肾俞。

操作　①毫针刺:常规操作。照海用泻法。②结合灸法及电针法:在上述毫针刺基础上,百会加艾灸,至阳可以灸法为主;百会、印堂可加电针,疏波,刺激20分钟。

方义　百会位于头颅之巅,为升阳醒脑之要穴;印堂为督脉穴,重在调脑神;至阳可振奋督脉阳气;丰隆调理中焦、和胃化痰,调畅气机;照海可泻阴跷脉气之过盛。

2. 其他治疗

耳穴法　皮质下、枕、内分泌、脾、肝、神门。每次选3~5穴,毫针浅刺,或王不留行籽贴压。

艾灸法　百会、涌泉、神门、三阴交。施行温和灸法。

【按语】

嗜睡症对人体健康影响一般不会太大,但对工作和生活带来一定影响,一般经过治疗预后较好。目前从临床观察来看针灸治疗嗜睡效果显著,但对症状严重者应配合药物治疗,并制定个性化治疗方案,如肥胖患者鼓励减肥。在治疗的同时应给予患者及时、适当的解释并鼓励患者做一定强度的功能锻炼。

(三) 睡眠 - 觉醒节律障碍

睡眠 - 觉醒周期紊乱(睡眠 - 觉醒节律障碍),指睡眠 - 觉醒节律与常规不符而引起的睡眠紊乱。患者的睡眠 - 觉醒节律与所在环境的大多数人所要求的节律不一致,使患者在主要的睡眠时段内失眠,在该清醒时段出现嗜睡。本病多见于成年人,儿童期或青少年期发病者少见。本病主要与生活节律失常使生物钟、大脑动力定型改变和紊乱,以及心理社会压力导致焦虑情绪而使整个节律结构紊乱等有关。中医学认为,本病主要与跷脉功能失调有关。

【辨病与辨经】

1. 辨病　睡眠 - 觉醒节律紊乱、反常,可有睡眠时相延迟,凌晨入眠,下午醒来;或入睡时间变化不定,总睡眠时间也随入睡时间的变化而长短不一;有时可连续2~3天不入睡,有时整个睡眠时间提前,过于早睡和早醒;多伴有忧虑或恐惧心理,并引起精神活动效率下降,妨碍社会功能。

2. 辨经　阳跷脉与阴跷脉司眼睑开合,"阳气盛则瞋目,阴气盛则瞑目",因此,睡眠 - 觉醒节律障碍为阴阳跷脉功能失调所致,属于跷脉病证。

【治疗】

1. 基本治疗

治法　调理跷脉,协调阴阳。以跷脉相关穴为主。

穴方 四神聪 风池 睛明 承泣 照海 申脉

辨证配穴参照失眠症。忧虑加肝俞、心俞、脾俞;恐惧加胆俞、心俞。

操作 ①毫针刺:平补平泻法为宜。②结合电针及灸法:在毫针刺基础上,两侧风池、四神聪(风池接负极,以四神聪的左右两穴作为参考电极接正极)、照海与申脉接电针,疏密波,刺激20分钟;背俞穴可加灸法。

方义 照海、申脉为八脉交会穴,分别与阴跷和阳跷脉相通,睛明为阴、阳跷脉与足太阳经交会穴,承泣为阳跷脉与足阳明经交会穴,风池为阳跷脉与足少阳经相合之处,因此,上述穴位配合可调理跷脉,协调阴阳。四神聪调理脑神,有助于跷脉功能的恢复。

2. 其他治疗

耳穴法 皮质下、交感、内分泌、肝、神门。毫针浅刺,或王不留行籽贴压。

【按语】

睡眠 - 觉醒周期紊乱主要由生活节律失常所致,因此,重在预防,平时应建立良好的作息习惯。针灸治疗本病有较好的疗效。

六、痴呆

痴呆是指较严重的、持续的认知障碍,多伴有不同程度的人格改变。本病主要发生于老年期,且年龄愈大,患病率愈高。痴呆常见于阿尔茨海默病(AD),占痴呆病例的60%~70%;其次是血管性痴呆,约占20%,其他原因所致的痴呆占10%左右。AD是一组病因未明的原发性退行性脑变性疾病,多起病于老年期,隐匿起病,病程缓慢且不可逆;血管性痴呆则是由脑血管病变所致的痴呆;其他原因引起的痴呆指许多躯体疾病及脑部病变引起痴呆的征象,如维生素B_1缺乏、恶性贫血等,以及其他脑原发性退行性病变所致的痴呆如帕金森病等。

🔍 知识链接

认知及认知障碍

认知是机体认识和获取知识的智能加工过程,涉及学习、记忆、语言、思维、精神、情感等一系列随意、心理和社会行为。认知障碍指与上述学习记忆以及思维判断有关的大脑高级智能加工过程出现异常,从而引起严重学习、记忆障碍,同时伴有失语,或失用,或失认,或失行等改变的病理过程。

轻度认知障碍是介于正常老化和痴呆之间的一种过渡阶段的认知障碍。处于这个阶段的个体存在超出其年龄所允许的记忆或其他认知领域的损害,但仍能维持功能完好,且达不到痴呆的诊断标准。轻度认知障碍在一定程度上可以代表AD的临床前期。正确诊断和识别轻度认知障碍,对于早期干预、防止痴呆的发生有着特别重要的意义。

中医学认为,引起痴呆的基本原因是禀赋不足、劳伐过度等导致原气、精血亏虚,肝肾不足、髓海不充。也可因脏腑功能失调导致痰浊瘀血阻碍气机,或痰瘀互结阻滞经络,导致原气、精血的化生输布障碍。痴呆病位在脑,病机责之于心、肝、脾、肾等脏功能失调,气血痰瘀互阻,髓海不充,甚至髓海空虚而表现为脑神失养。病机特点为本虚为主,兼有标实。痴呆的病位在脑,经络涉及与脑髓有直接联络的督脉等。

1. 辨病

(1) 阿尔茨海默病:常隐匿起病,病程为持续进展性,无缓解。以认知功能减退及其伴随的生活能力减退症状和非认知性神经精神症状为主要表现。①轻度:以记忆障碍为主,先出现近期记忆减退,随着病情发展出现远期记忆减退,面对生疏和复杂事情易疲劳、焦虑和消极情绪,还会出现如自私、多疑、易怒、暴躁等人格改变。②中度:除记忆障碍加重外,可出现思维和判定力障碍、性格改变和情感障碍,工作和学习能力下降,后天获得的知识衰退,抽象、理解及推理能力、计算力下降,常有外出不能找回家。③重度:除上述症状逐渐加重外,还有感情淡漠、哭笑无常、言语能力丧失,不能完全自理日常生活事项,终日无语卧床,与外界丧失接触能力,四肢可出现强直或瘫痪,括约肌功能障碍等。典型的组织病理改变以神经炎性斑(嗜银神经轴索突起包绕 β 淀粉样变性而成)、神经原纤维缠结、神经元缺失和胶质增生为特点。

(2) 血管性痴呆:患者常有高血压或脑动脉硬化史,并伴有卒中发作史,起病相对较急,常发生在脑血管病后 3~6 个月以内,病程呈波动或阶梯性进展,其认知障碍主要表现在执行功能受损,如制定目标、计划和抽象思维及解决冲突的能力下降,常有近期记忆力和计算能力减低,可伴有表情淡漠、少语、焦虑、抑郁或欣快感等精神症状,人格相对保持完整。

2. 辨证 阿尔茨海默病以虚证居多,血管性痴呆则多表现为虚实夹杂之证。

(1) 实证:表情呆板,行动迟缓,终日寡言,坐卧不起,记忆力丧失,二便失禁,舌胖嫩而淡、边有齿印、苔白厚而腻,脉滑,为痰浊闭窍;神情淡漠,反应迟钝,常默默无语,或离奇幻想,健忘易惊,舌质紫暗,有瘀点或瘀斑,脉细涩,为瘀血阻络。

(2) 虚证:记忆力减退,暴发性哭笑,易怒,易狂,伴有头昏眩晕、手足发麻、震颤、失眠,重者发作癫病,舌质红、苔薄黄,脉沉细或弦数,为肝肾亏虚;行为表情失常,终日不言不语,或忽笑忽歌,喜怒无常,记忆力减退甚至丧失,步态不稳,面色淡白,气短乏力,舌淡、苔白,脉细弱无力,为气血不足。

【治疗】

1. 基本治疗

治法 通督补肾,益智健脑。以头部穴及督脉、足少阴肾穴为主。

穴方 百会 风府 四神聪 神庭 风池 悬钟 太溪

肝肾亏虚加肝俞、肾俞;气血不足加气海、足三里;痰浊闭窍加丰隆、中脘;瘀血阻络加膈俞、委中。阿尔茨海默病痴呆加水沟、天柱、完骨;血管性痴呆加肩髃、曲池、合谷、阳陵泉、解溪。易怒、易狂加心俞、神门;哭笑不休加神道、陶道;手足麻木加十二井穴;二便失禁加中极、曲骨、大肠俞、膀胱俞。

操作 ①毫针刺:四神聪刺向百会;余穴常规操作。②结合电针、灸法及刺络拔罐法:在上述毫针刺基础上,四神聪、神庭、百会、风池,可加电针,连续波(疏波),刺激 20 分钟;百会、气海可加灸法;膈俞可刺络拔罐。

方义 百会、风府、神庭为督脉要穴,可疏通督脉,调理脑神;四神聪位于巅顶,可健脑益智;风池疏通头部气血,活血通络;肾生髓,脑为髓海,太溪为肾经原穴,悬钟为髓之会,两穴可以补肾养髓,健脑益智。

2. 其他治疗

头针法 顶中线、额中线、颞前线、颞后线。每次选 2~3 穴,毫针强刺激;可配合电针,连续波(疏波)或疏密波,中强度刺激。

【按语】

1. 针灸治疗本病以早期效果较好,晚期疗效较差。有明确病因者在针灸治疗的同时还应积极治疗原发病。本病治疗周期较长,应告诉患者或家属做好长期治疗的准备。

2. 治疗期间应戒酒,少用安眠镇静的药物。本病防重于治,老年人应保持健康生活习惯,勤于动手、动脑,以延缓智力衰退。

笔记栏

【古代文献摘录】

《玉龙歌》:神门治呆痴之笑咷。

《针灸大成》:呆痴,神门、少商、涌泉、心俞。

七、癫狂

癫狂包括癫病和狂病,癫病以精神抑郁、表情淡漠、沉默痴呆、语无伦次、静而少动为特征;狂病以精神亢奋、躁扰不宁、打人毁物、动而多想为特点。两者在病因和病机方面有相似之处,又可以相互转化,故临床上常癫狂并称。本证多见于青壮年,与先天禀赋和心理素质有密切关系,与家族遗传亦有一定关系,多以强烈的精神刺激为诱因。中医学认为,癫病的发生乃阴气过旺,即所谓"重阴则癫",多因情志所伤、思虑太过、所愿不遂,以致肝气郁结,心脾受损,脾失健运,痰浊内生,痰气上逆,蒙蔽心神,神明失常;狂病的发生是由于阳气暴亢,即所谓"重阳则狂",恼怒悲愤,伤及肝胆,不得宣泄,郁而化火,煎熬津液,结为痰火,痰火上扰,蒙蔽心窍,神志逆乱,狂躁不宁。临床可见有两者症状夹杂出现或相互转化。总之,癫狂的病理因素不离乎痰,癫因痰气,狂因痰火。

西医学的精神分裂症、偏执性精神障碍、急性短暂性精神病性障碍及狂躁症等属本证范畴。临床以精神分裂症多见,以基本个性改变,思维、情感、行为具有非现实性,不易理解和彼此分离不协调为特点,其确切的发病机制尚不清楚;近来发现与脑内一些神经递质如儿茶酚胺、5-羟色胺等多种物质代谢可能有关。从临床症状看,抑郁类的精神分裂症属癫证,狂躁类的精神分裂症属狂证。

🔍 **知识链接**

精神分裂症发病的素质应激模式

精神分裂症确切的病因学模式不明,而素质应激模式则为大多数学者认可。该模式认为,精神分裂症是由于个体的易感因素与环境因素相互作用的结果。这些易患性因素可概括为四个方面:

1. 遗传易感因素由多个基因控制,暂时尚无法改变。

2. 神经发育易感素质可以通过产前、产后保健及各种治疗来减少。

3. 生活应激易患型可通过帮助高危个体应付应激、获得自信和自尊,提高生活技能等措施来降低。

4. 躯体易患性如脑外伤、物质滥用、中毒等,这些因素也可通过适当的方式来减少。

如个体具有遗传和/或神经发育的易感素质,又遇到生活应激和/或躯体等易感因素,就极有可能发病。新近研究认为,易感人体在一些特定年龄阶段对易感因素最为敏感,在青春期前这些易患性几乎没有意义,而在成年早期或青壮年期达到作用高峰,以后逐渐减退。环境因素影响基因表达的机制不明,可能是与 DNA 的甲基化有关,DNA 的甲基化可能包括基因的异常表达和染色体组的不稳定而成为复杂疾病如精神分裂症的病因之一。

【辨病与辨证】

1. 辨病 本病症状复杂,与西医多种精神疾病具有一定的相关性,临床应注意加以辨别。

（1）精神分裂症：是一组病因未明的精神病，多在青壮年发病，起病往往较为缓慢，临床表现复杂多样，可出现思维、情感、行为等多方面的障碍以及精神活动的不协调。临床可分为单纯型、青春型、紧张型及偏执型。

（2）偏执性精神障碍：是指一组病因未明，以系统妄想为主要症状的精神病。本病发展缓慢，多不为周围人所察觉。逐渐发展为一种或一整套相互关联的妄想，内容以被害、嫉妒、诉讼、钟情、夸大、疑病等常见，内容比较固定，具有一定的现实性，伴有社会功能受损。

（3）急性短暂性精神病性障碍：是一组起病急骤、缓解彻底、持续时间短暂的精神病性障碍。应激因素、躯体素质因素可能在发病中起重要作用，患者通常在2周内或更短时间内出现急性的精神病状态，表现为片段的妄想或幻觉，亦可表现为言语和行为紊乱。病程一般为1个月内，少部分可达3个月。

（4）躁狂症：典型临床症状是情感高涨、思维奔逸、活动增多等，可伴有夸大观念或妄想、冲动行为等。发作应至少持续一周，并有不同程度的社会功能损害，或给别人造成危险或不良后果。

2. 辨证

（1）癫病：以精神抑郁，多疑多虑，焦急胆怯，自语少动，悲郁善哭，呆痴叹息等为主症。兼见神志呆钝，胸闷叹息，忧虑多疑，自语或不语，不思饮食，舌苔白腻，脉弦滑，为痰气郁结；神志恍惚，言语错乱，心悸易惊，善悲欲哭，夜寐不安，食少倦怠，舌淡苔白，脉细弱，为心脾两虚。

（2）狂病：以精神错乱，哭笑失常，妄语高歌，狂躁不安，不避亲疏，打人毁物等为主症。兼见彻夜不眠，头痛躁狂，两目怒视，面红目赤，甚则狂乱莫制，打人毁物，逾垣上屋，高歌狂呼，舌质红绛、苔多黄腻或黄燥，脉弦大滑数，为痰火扰神；狂躁日久，病势较缓，时而烦躁不安，时而多言善惊，恐惧不安，形瘦面红，舌红少苔，脉细，为火盛伤阴；躁扰不安，恼怒多言，甚则登高而歌，或妄闻妄见，面色暗滞，胸胁满闷，头痛心悸，舌质紫暗或有瘀斑，脉弦数或细涩，为痰热瘀结。

【治疗】

1. 基本治疗

（1）癫病

治法　理气化痰，清心开窍。以督脉、手少阴及足阳明经穴为主。

穴方　百会　印堂　内关　神门　丰隆　太冲

痰气郁结加膻中、中脘；心脾两虚加心俞、脾俞。幻听加上星、听宫；幻视加神庭、太阳。

操作　①毫针刺：常规操作。②结合电针及灸法：在上述毫针刺基础上，百会、印堂、内关、神门、丰隆、太冲，可分别接电针，疏波，强刺激20分钟。心脾两虚者心俞、脾俞可加灸法。

方义　脑为元神之府，督脉入络脑，百会、印堂可调理脑神，有助于清心开窍；百会又为手足三阳、督脉之会，可升清阳以化浊，振奋神机；心为神之舍，内关宽胸理气、清心开窍，神门调养心神以复神机；胃之络穴丰隆健脾胃、化痰湿以治其本；太冲疏肝理气、调畅气机。

（2）狂病

治法　清心降火，宁神定志。以督脉、手厥阴及足阳明经穴为主。

穴方　水沟　神庭　中冲　劳宫　大陵　丰隆　内庭

痰火扰神加中脘、神门；火盛伤阴加行间、太溪；痰热瘀结加中脘、膈俞。兴奋躁动加合谷、太冲；狂走怒骂不避亲疏者加十宣。

操作　①毫针刺：水沟雀啄泻法，余穴常规操作。②结合电针及三棱针法等：在毫针刺

笔记栏

基础上,水沟、神庭、丰隆、内庭,可分别接电针,密波,强刺激20分钟;中冲、内庭、行间及十宣可点刺出血;膈俞可刺络拔罐。

方义 水沟、神庭属督脉,督脉为阳脉之海,又与脑相通,可醒脑调神定志;劳宫、大陵、中冲清心包而泻心火,安神定志;丰隆、内庭为足阳明络穴、荥穴,泄热化痰以助清心降火。

2. 其他治疗

耳穴法 心、皮质下、肾、肝、枕、神门。每次选用3~5个穴,毫针刺或用压丸法。

3. **参考方法** 孙真人十三鬼穴方案。孙思邈治疗精神疾患所采用的13个穴位,即水沟、少商、隐白、大陵、申脉、风府、曲池、颊车、间使、上星、承浆、舌缝、会阴(女为玉门头)。水沟、承浆均采用透刺法;申脉、曲池用火针法;颊车用温针灸,会阴用灸法3壮;少商毫针刺3分,隐白刺2分,大陵刺5分。

◇ 思政元素

孙思邈与大医精诚

　　孙思邈是唐代伟大的医药学家,被后人尊称为"药王"。他医术高超,创新和成就颇多;医德高尚,强调对患者要"皆如至尊",对前来求医的人,不分高贵低贱、贫富老幼、亲近疏远,皆平等相待。他处处为患者着想,认为医生须以解除患者痛苦为唯一职责,即所谓"人命至重,有贵千金",一切以治病救人为先。他出诊不分昼夜,不避寒暑,不顾饥渴和疲劳,全力以赴;诊疗时精神集中,认真负责,不草率从事,不考虑个人得失,不嫌脏臭污秽,专心救治。他强调医生要"无欲无求",不能借机索要财物。他身体力行,不慕名利,用毕生精力实现了自己的医德思想,是中国医德思想的创始人。在《备急千金要方》中,孙思邈把"大医精诚"的医德规范放在了极其重要的位置上来专门立题,重点讨论。孙思邈不用动物入药,他说:"自古名贤治病,多用生命以济危急,虽曰贱畜贵人,至于爱命人畜一也。损彼益己,物情同患,况于人呼!夫杀生求生,去生更远。吾今此方所以不用生命为药者,良由此也。"孙思邈以德养性,以德修身,德艺双馨,千余年来,一直为中国人民和医学工作者所称颂。

【按语】

1. 针灸治疗本病有较好的效果,一般急性起病者疗效较好。但在治疗过程中,要对患者进行严密的监护,必要时配合西医治疗,防止患者自杀以及伤人毁物。

2. 本病易复发,尤其在精神刺激及春季时更易复发,应在病症缓解后的间歇期继续治疗,以巩固疗效。在治疗过程中,家属应积极配合对患者加强护理,结合心理治疗,以提高疗效。

【古代文献摘录】

《针灸甲乙经》:癫疾,上星主之,先取谚语,后取天牖、风池……身热狂走,谵语见鬼,身柱主之……狂疾,液门主之,又侠溪、丘墟、光明主之。

《千金翼方》:狂走癫厥如死人,灸足大敦九壮……狂鬼语,针其足大拇指爪甲下,入少许即止。

《针灸大全》:发狂不识人,取巨阙……心悸发狂、不识亲属,取内关、少冲、心俞、中脘、十宣。

《神应经》:癫疾,上星、百会、风池、曲池、尺泽、阳溪、腕骨、解溪、申脉、昆仑、商丘、然谷、通谷、承山,针三分,速出,灸百壮……发狂,少海、间使、神门、合谷、后溪、复溜、丝竹空。

《针灸大成》:癫疾,百会、经渠、前谷。

八、郁证

郁证是以心情抑郁、情绪不宁、胸部满闷、胁肋胀满,或易怒易哭,或咽中如有异物梗塞等为主症的一类病证。郁证临床症状多种多样,中医文献中记述的"梅核气""脏躁"等病证都属本证范畴。本病是内科常见的病证,近年来随着现代社会的竞争和精神压力的增大,发病率不断上升,多发于青中年女性。中医学认为,本病主要与情志内伤和脏气素弱有关。情志不遂,肝失疏泄,气机不畅,肝气郁结,而成气郁;气郁日久化火,则肝火上炎,而成火郁;思虑过度,精神紧张,或肝郁横犯脾土,使脾失健运,水湿停聚,而成痰郁;情志过极,损伤心神,心神失守,而成精神惑乱;病变日久,损及肝、肾、心、脾,使心脾两虚,或肝肾不足,心失所养。总之,当肝失疏泄,脾失健运,脏腑阴阳气血失调,而使心神失养或被扰,气机失畅,均可出现郁证。郁证的病因总属情志所伤,发病与肝的关系最为密切。病位在脑,涉及肝、心、脾、肾,以情志怫郁、气机郁滞为基本病机。

西医学的抑郁症、癔症、广泛性焦虑症等属于郁证范畴。本类疾病多由精神因素诱发,多见于神经类型抑制性者,患者有特殊的性格特征,如胸襟狭隘、理智缺乏,易感情用事,感情反应强烈而不稳定等,症状复杂,发病多因遭受过度刺激而致皮质和皮质下相应关系的失调及功能障碍。抑郁症以持久的心情低落为主要表现,病程迁延常伴有焦虑、躯体不适和睡眠障碍,好发于女性;发病机制尚无定论,可能与 5-HT 神经递质含量减少、HPA 轴功能亢进、海马神经元结构可塑性的丧失、中枢和 / 或外周的前炎症细胞因子分泌增加有关,与遗传、心理因素、社会因素密切相关。癔症的特点是丧失了对过去的记忆、身份意识、即刻感觉以及身体运动控制四个方面的正常整合,临床表现多种多样,但无阳性体征,常具有发泄特点的情感暴发,多见于女性;多数学者认为文化落后、经济状况差的地区患病率较高,发病与遗传、心理因素及社会文化因素有关。广泛性焦虑症的基本特征是泛化且持续的焦虑,不局限于特定的外部环境;症状高度变异,但以精神紧张、不安等为主;女性多见,并常与应激有关,病程不定,但趋于波动并成为慢性;本病与遗传因素、神经生物学因素(如 NE、5-HT 系统等)及心理因素有关。

【辨病与辨证】

1. 辨病　当患者以忧郁不畅,情绪不宁,胸胁胀满疼痛,或有易怒易哭,或咽中如有物梗塞,吞之不下、咯之不出等特殊症状为主症时,即可诊断为中医的郁证。多数患者有忧愁、焦虑、悲哀、恐惧、愤懑等情志内伤的病史,病情的反复与情志因素密切相关。其中,梅核气多见于中青年女性,因情志抑郁而起病,自觉咽中有物梗塞,但无咽痛及吞咽困难,咽中梗塞的感觉与情绪波动有关,在心情愉快或工作繁忙时,症状可减轻或消失,而当心情郁闷或注意力集中于咽部时,梗塞感觉加重;咽部检查,食道 X 线及内镜检查,常无异常发现。脏躁多发于中年妇女,在精神因素的刺激下呈间歇性发作,主要表现有精神恍惚,心神不宁,多疑易惊,悲忧善哭,喜怒无常,或时时欠伸,或手舞足蹈等,不发作时可如常人,其临床表现与西医的癔症关系密切,临床表现多种多样,但同一患者每次发作多为同样几种症状的重复。临床应对属于中医郁证范畴的西医常见疾病进行分别诊断。

(1)抑郁症:以心情低落,兴趣丧失,无愉快感,精力减退或疲乏感为主要表现,并已持续 2 周以上。患者有精神运动性迟缓或激越,常自我评价过低、自责,或有内疚感;联想困难或自觉思维能力下降;多伴有睡眠障碍、食欲降低或体重明显减轻、性欲减退。严重者可反复出现轻生的念头或有自杀、自伤行为。社会功能受损,常给本人造成痛苦或不良后果。排除器质性精神障碍，或精神活性物质和非成瘾物质所致的抑郁。临床可分为原发性和继发性两类，前者是指没有明显的病因与之相关的抑郁症，后者指继发于或与某些疾病密切相关的抑郁症，如卒中后抑郁等。

（2）癔症：常有心理因素作为诱因，症状丰富但无特异性。临床可分为：①分离性遗忘：突然出现的不能回忆自己重要的事情，遗忘可以是部分性和选择性。②分离性漫游：突然离开一个不能耐受的环境，到以往熟悉或有情感意义的地方，清醒后对经过不能完全回忆。③分离性木僵：长时间内维持固定的姿势，完全或几乎没有言语及自发的有目的运动，一般数十分钟即可自行转醒。④出神与附体：暂时性地同时丧失个人身份感和对周围环境的完全意识，患者的举止就像被另一种人格、神灵所代替。⑤分离性运动和感觉障碍：临床表现复杂多样，但症状和体征不符合神经系统解剖生理特征，症状在被观察时加重。A. 分离性运动障碍：如肢体瘫痪、震颤或失音症。B. 分离性抽搐：类似于癫痫发作状态，但没有相应的临床特征和电生理改变。C. 分离性感觉障碍：如感觉丧失或过敏，但不符合神经分布区域特点；咽部出现异物感或阻塞感，但咽部检查无异常，称为癔症球；视觉障碍可突然弱视、失明、管窥、视野缩小等；听觉障碍可为突然的听力丧失，但电测听和听觉诱发电位正常。

（3）广泛性焦虑症：起病缓慢，以经常或持续存在精神上的过度担心为核心症状，表现为对未来可能发生的、难以预料的某种危险或不幸事件经常担心；运动性不安表现为搓手顿足、不能静坐，不停地来回走动，无目的小动作增加；主观上的胸部、颈部及肩背部肌肉紧张，甚至感觉肌肉酸痛或紧张性头痛；可伴有自主神经功能紊乱，如心动过速、胸闷气短，皮肤潮红或苍白、口干等；常有疲劳、抑郁、强迫、恐惧、惊恐发作及人格解体等；患者社会功能受损、因难以忍受、无法解脱而感到痛苦，上述临床症状至少已 6 个月。应排除躯体疾病、药物所致及其他精神障碍伴发的焦虑。

2. 辨证

（1）实证：精神抑郁，情绪不宁，可伴胸部满闷，胁肋胀痛，痛无定处，脘闷嗳气，不思饮食，大便不调，舌苔薄腻，脉弦，为肝气郁结；性情急躁易怒，胸胁胀满，可伴口苦咽干，或头痛，或嘈杂吞酸，大便秘结，舌质红，苔黄，脉弦数，为气郁化火；咽中如有物梗塞，吞之不下，咯之不出，伴精神抑郁，胸部满闷，胁肋胀满，苔白腻，脉弦滑，为痰气郁结(主要见于梅核气)。

（2）虚证：多思善疑，头晕神疲，伴心悸胆怯，失眠健忘，纳差，面色不华，舌质淡，苔薄白，脉细，为心脾两虚；情绪不宁，惊悸多梦，五心烦热，盗汗，口咽干燥，舌红少津，脉细数，为心肾阴虚；精神恍惚，心神不宁，伴多疑易惊，喜悲善哭，或时时欠伸，或手舞足蹈，骂詈喊叫，舌质淡，苔薄白，脉弦，为心神失养(主要见于脏躁)。

【治疗】

1. 基本治疗

（1）通治方法

治法　调神疏肝，理气解郁。以督脉及手足厥阴经穴为主。

穴方　印堂　百会　风府　内关　神门　太冲

肝气郁结加期门、肝俞；气郁化火加膻中、行间；痰气郁结加膻中、丰隆；心神失养加水沟、心俞；心脾两虚加心俞、脾俞；心肾阴虚加心俞、太溪。较重的郁证加水沟、中冲，失眠较重加四神聪、安眠。

操作　①毫针刺：常规操作，可结合暗示方法。对于重症者以强烈的刺激为佳。②结合电针及灸法：在毫针刺基础上，百会、印堂、内关、神门可加电针，疏波或疏密波交替，刺激 20 分钟；心脾两虚，心俞、脾俞可加灸法。

方义　脑为元神之府，督脉入络脑，取百会、印堂、风府可调神解郁。心藏神，心包代心

146

受邪,神门、内关可调理心神而解郁,内关还可宽胸理气;太冲疏肝理气解郁。

（2）辨病治疗

1）抑郁症:调神疏肝。以头部督脉及足厥阴经穴为主。选百会、四神聪、印堂、风府、肝俞、太冲为主穴。重症加水沟;睡眠障碍加安眠、神门、夹脊穴。百会、印堂,四神聪、风府分别加电针,疏波或疏密波交替,刺激 20 分钟;睡眠障碍时四神聪分别与两侧安眠穴接电针,密波或疏密波交替。

2）癔症:醒脑调神,疏肝解郁。以头部督脉及手足厥阴经穴为主。选水沟、中冲、太冲为主穴。分离性遗忘加四神聪、百会、神庭;分离性漫游加百会、志室、神堂;分离性木僵加颈臂、环跳、涌泉;出神与附体加大陵、神门、神堂;分离性运动障碍,上肢加肩髃、曲池、合谷,下肢加环跳、阳陵泉、三阴交;失音症加廉泉、天突、通里;分离性感觉障碍加阿是穴及上下肢经穴;癔症球(梅核气)加咽后壁阿是穴、廉泉、天突、风池、神门、通里;视觉障碍加睛明、承泣、光明;听力障碍加听宫、听会、中渚。要进行暗示性治疗,针刺操作务必要求强烈的针感。

3）广泛性焦虑症:安神定志。以督脉、手少阴经穴及背俞穴为主。选百会、神庭、四神聪、心俞、胆俞、神门为穴。兼见紧张性头痛加阿是穴(枕部、项肩部肌肉紧张或压痛处)、太阳、安眠、颈夹脊;心悸、胸闷气短加内关、厥阴俞、膻中;惊恐、恐惧加神堂、大陵;噩梦加厉兑、印堂。头部腧穴可加电针,密波,刺激 20 分钟。

4）脏躁症:滋阴降火,养心安神。以督脉、手足少阴经穴为主。选百会、神庭、神门、劳宫、太溪、照海、三阴交为主穴。重症加水沟;心中烦乱加心俞、膻中;失眠加四神聪、安眠。头部穴位可加电针,密波或疏密波交替,刺激 20 分钟。

2. 其他治疗

耳穴法 心、枕、皮质下、肝、内分泌、神门。每次选 3~5 穴,毫针浅刺或加电针,用强刺激手法,留针 20 分钟。恢复期可用埋针法或王不留行籽压丸。

3. 参考方法 耳迷走神经,耳甲腔内可选两个刺激点,电针(2Hz)轻中度刺激,每次 20 分钟。或头面部三叉神经区刺激点(百会、神庭、印堂)、头颈部 $C_1 \sim C_3$ 节段刺激点(风池、完骨、天柱)、星状神经节刺激点,头部可带电针。

【按语】

1. 针灸对郁证的疗效较好。因本病是一种心因性疾病,治疗时应结合语言暗示、诱导,可提高疗效。对郁证患者应注重精神安慰工作,帮助患者正确认识、对待疾病,增强治愈疾病的信心。

2. 一般认为癔症预后良好,有 60%~80% 的患者可在 1 年内再发,经过及时治疗可以取得戏剧性的变化,立即好转,症状消失,但易于反复,每次发作时症状较为相似,发作后不留后遗症,应积极做好心理治疗,必要时联合药物治疗。

【古代文献摘录】

《针灸甲乙经》:心澹澹而善惊恐,心悲,内关主之。

《针灸资生经》:善悲太息,商丘、日月。

《神应经》:喜哭:百会、水沟。

《针灸大成》:咽中如梗,间使、三阴交。

九、幻肢痛

幻肢痛(PLP),又称肢幻觉痛,是指主观感觉已被手术移除的肢体仍然存在,并有不同程度和不同性质疼痛的幻觉现象。据统计,截肢患者中幻肢痛的出现率可达 50%,研究还发现截肢前的疼痛会明显增加残肢痛和幻肢痛的出现率(可高达 70%)。多数情况下,幻觉几乎总是在肢体的远端最明显,并逐渐地感觉到幻手或幻足的位置同解剖学上的位置相比,越来越接近残留肢端,称为"套管伸缩"现象;幻肢的感觉常伴有截肢残端的疼痛,并进展到幻肢痛。

中医无此病名,总体上可归属为中医学的痛证范畴。本病系由于外伤切割肢体或截肢术后等,伤及经脉,气血瘀阻,加之心神、脑神受惊,经络不通与神府失调相互影响,出现幻觉性的肢痛。

知识链接

幻肢和幻肢痛概念的提出

幻肢是在感觉的来源(肢体)毁坏后,感觉上幻想出的肢体,1551 年法国外科军医 Ambrose Pare 首次对其进行了描述。1871 年外科医师 Silas Weir Mitchell 首次明确提出了"幻肢"(phantom limb)一词,来描述他在退伍兵身上所看到的截肢所造成的无法改变的结局:失去的肢体不停地似幽灵般出现。此后才有了幻肢痛概念,幻肢被认为仅与创伤有关。尽管为了阐明幻肢痛的理论基础,人们进行了大量的努力,但幻肢痛的发病机制仍不清楚。幻肢痛的机制曾经被认为是一种精神及心理疾病,但随着研究的深入,中枢机制以及外周机制的共同作用逐渐被多数学者所认可,即认为其是一种神经病理性疼痛。外周机制认为是由于残端神经异常冲动增强所引起,中枢机制则认为与脊髓敏化学说、皮质重组理论、机体图式、神经基质及本体感觉记忆假说等有关。

【辨病】

疼痛常出现在截肢后的最初数日内,其性质被描述成麻刺感、麻木感或沉重麻木感及痒感。这些感觉中的多数是短暂的,大多持续数秒或数分钟,持续数小时或数天罕见;多达一半的患者至少 1 天出现一次。虽然绝大多数患者的幻肢痛通常在 6 个月后减弱以及发生的频率降低,但仍有 10%~20% 的患者随时间的推移疼痛恶化并持续发生,且呈发作性加重,疼痛性质有多种,如电击样、切割样、撕裂样或烧灼样。幻肢痛患者还常伴发身体其他部位的疼痛,如头痛、关节痛、咽喉痛、胃痛及背痛等。残肢痛通常与幻肢痛一起出现,所有幻肢痛患者的残肢都会出现不同程度的异常感觉区,无论他们在截肢时是否诉有疼痛。

【治疗】

1. 基本治疗

治法　调神止痛。以督脉、心包经穴及阿是穴为主。应配合心理疏导方法,尽早给患者安装假肢,解除其精神压力和转移对自身的注意力。

穴方　风府　神庭　百会　阿是穴(残肢远端)　神门

根据幻肢痛的位置选择夹脊穴,上肢配胸夹脊穴,下肢配腰夹脊穴;可配合疼痛残肢远端局部的经穴;疼痛甚者加水沟、合谷、太冲。

操作　①毫针刺:肢体穴位的选择应根据具体情况,若残肢上有所需的选穴,可选病侧肢体的腧穴;如果残肢上已无该穴位,应选正常肢体上的穴位。亦可均选正常肢体的穴位,采用"巨刺"之法。②结合灸法、电针法:残肢远端阿是穴、经穴可单用灸法或针后加灸,以灸至患者局部有温热感,皮肤潮红为度;亦可加用电针,密波(频率为 200 次 /min),电流强度以患者能忍受为度,刺激 30~40 分钟。

方义　幻肢痛与神关系密切,心主神,脑为元神之府,督脉入络脑,因此,督脉穴风府、神庭、百会,心经原穴神门均可调理脑神及心神,以宁心安神定志而止痛;局部阿是穴可疏通经络,活血止痛。

2. 其他治疗

头针法 幻肢对侧顶旁 1 线、顶旁 2 线,或顶颞前斜线、顶颞后斜线。常规毫针刺法或用电针。

皮肤针法 运用皮肤针在头部健侧顶颞后斜线及健侧肢体对应部位进行散叩,采用轻叩手法。每次 20 分钟,每日 1 次。

火针法 选用残肢远端穴或疼痛部位对应的健侧 3~5 穴(一般不用趾指端穴),用细火针,操作时将火针烧白,疾速刺入 2~3 分(肌肉肥厚处可刺入 3~5 分),速刺不留针。不同腧穴交替选择,每周 1~2 次。

【按语】

1. 研究表明,本病的发生与精神心理因素密切相关,如有关对战争退伍兵的研究表明,精神上积极的截肢者,出现幻肢感和幻肢痛的情况较少。因此,截肢者在术前对术后结局有正确的认识,并有积极乐观态度,不仅可减少幻肢痛的发生率,而且若出现幻肢痛时症状也较轻,经治疗效果亦较好。反之,较为消极的患者不仅出现幻肢痛的发生率较高,而且症状也较重、病程长、治疗效果亦较差,并易于诱发抑郁情绪而进一步加重症状。此外,本病在寒冷、不良情绪、多梦、不戴假肢及其他疾病等因素影响下易于加重。

2. 针灸治疗幻肢痛有较好的疗效,这不仅是基于心理因素的影响,而且针刺治疗对于神经调节、脑皮质功能重组、疼痛脱敏等也发挥着积极的作用。对截肢手术后最初几天出现的幻肢痛,早期针灸可有效减轻疼痛,因此,针灸治疗介入越早,治疗效果越显著。针刺治疗幻肢痛已经被纳入美国军队残肢患者的常规治疗中。

十、竞技紧张综合征

竞技紧张综合征包括比赛紧张综合征和考场紧张综合征,是在竞技前或竞技过程中由于精神紧张出现的神经、消化、心血管等系统的一系列症状,常见于运动员和学生。其发生的机制主要是个人心理压力和社会环境影响等多因素的刺激,使心理失衡,情绪变化,并通过自主神经、内分泌系统的作用而引起人体一系列的生理异常变化。

本病属于中医学"心悸""不寐""晕厥"等范畴,病因病机为七情内伤,情志失调,忧思太过,气血逆乱,从而引起脏腑功能失调,尤其是素体心胆气虚者,易于发生本病。

【辨病】

竞技前出现头痛,头晕,心悸,失眠,纳差,腹痛,泄泻,出冷汗,气急,烦躁,手抖,肌肉震颤,倦怠乏力,注意力不集中,甚则运动员在比赛中出现血压升高、晕厥;学生在考前或考试中出现记忆力下降、书写困难、视力模糊、尿频尿急、晕厥等。

【治疗】

1. 基本治疗

治法 补益心脾,宁神定志。以督脉、手少阴及足太阴经穴为主。

穴方 百会 四神聪 胆俞 神门 三阴交 足三里

头痛、头晕加印堂、太阳;烦躁、手抖加水沟、合谷;心悸加内关;肌肉震颤加太冲、阳陵泉;书写困难、视力模糊加刺风池,或灸百会;血压升高加大椎、人迎;晕厥时加素髎、水沟。

操作 ①毫针刺:百会朝四神聪方向以苍龟探穴术沿皮刺,或四神聪由前、后、左、右向百会沿皮刺;人迎避开颈动脉直刺,稍提插,不留针;风池穴朝鼻尖方向刺入 1 寸左右;余穴常规操作。②结合灸法、电针法:百会、足三里针刺后可加灸法;百会、四神聪可加电针,用密

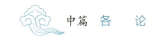

波或疏密波,刺激 20 分钟。

方义 百会属督脉,与四神聪、胆俞配合可安神定志;神门可补养心血、镇静宁神;三阴交为足三阴经交会穴,有健脾、益肾、疏肝之功效;足三里调节全身气血,振奋精神。

2. 其他治疗

耳穴法 神门、心、皮质下、交感、枕、脑、脾、肝。毫针刺或用王不留行籽贴压。

头针法 额中线、额旁 2 线、颞后线。常规毫针刺,留针 30 分钟,每隔 5 分钟快速捻转 1 次;或接电针治疗仪,连续波之密波或用疏密波,刺激 30 分钟。

皮肤针法 运用皮肤针在头部和督脉散叩,或取百会、心俞、厥阴俞、肝俞、脾俞进行穴位叩刺,采用轻叩手法。每次 20 分钟,每日 1 次。

3. 参考方法 耳部迷走神经刺激方案:耳甲腔及三角窝(耳迷走神经区)刺激点。每次选 2 个穴点,刺激强度均为 1mA,频率为 20~30Hz,脉冲持续时间≤1ms。每次 30 分钟,每日 2 次。

【按语】

1. 针灸对竞技紧张综合征疗效确切,耳穴应用更为方便,可在竞技前施行耳穴药丸按压治疗,考试或比赛过程中如果出现紧张症状时可自行按压耳穴以加强刺激,增强镇静安神效果。

2. 竞技紧张综合征由精神紧张引起,因此除了上述治疗外,可配合心理疏导,提高自信心。音乐、合理的饮食调节及体育锻炼对预防竞技综合征有良好的效果。

知识链接

检测 HRV 的意义

心理学认为,心理紧张水平与活动效果呈倒"U"字曲线关系。紧张水平过低和过高,都会影响成绩。2006 年美国一项研究表明,61% 的美国学生有不同程度的考试紧张,其中 26% 为严重考试紧张。考试紧张严重影响了考生的成绩,尤其是数学和语言科目。女生患严重考试紧张症的人数是男生的 2 倍。人的心率大体是恒定的,但是事实上每个脉搏间时间长短存在细微的波动,是不完全相同的。健康人的平均心率为 72 次 /min,平均心跳间距为 833ms,而其标准偏差约为 40ms。此心跳间距之标准偏差即为心率变异性(HRV)。它源于自主神经系统对心脏窦房结的调节,代表着自主神经系统协调的功能。HRV 越高,表明协调功能越好。HRV 与年龄有极大的关联性。检测 HRV 可以了解考生的压力和抗压能力。

第二节 肝 系 病 证

一、眩晕

眩晕是以头晕眼花为主要临床表现的一类病证,眩即眼花或眼前发黑,视物模糊;晕是指头晕或者感觉自身或外界景物旋转。两者常同时并见,故统称眩晕。临床上有经常性与发作性眩晕及轻重之不同。轻者发作短暂,平卧闭目片刻即安;重者如乘坐舟车,旋转起伏不定,以致难于站立,伴恶心呕吐、面色苍白等症状。中医学认为,本病多与忧郁恼怒、恣食厚味、劳伤过度及外伤跌仆、头脑外伤等有关。情志不舒,气郁化火,风阳升动,或急躁恼怒,肝阳暴亢,而致清窍被扰;嗜食肥甘厚味,脾胃健运失司,聚湿生痰,痰湿中阻,清阳不升,浊阴上蒙清窍,即"无痰不作眩";素体虚弱,或病后体虚,气血不足,清阳不展,清窍失养,或过度劳伤,肾精亏耗,脑髓不充等,即"无虚不作眩";以及损伤跌仆、头脑外伤,瘀血阻窍,均可导致眩晕。总之,眩晕的病位在头之清窍,与肝最为密切,涉及脾、肾;其基本病机虚证为气血不足、清窍失养;实证为风、痰、瘀干扰清窍所致。

西医学认为,眩晕是一种主观运动幻觉或错觉,是机体对空间关系的定向和平衡障碍。可由前庭系统、眼、本体感觉疾病,或心血管疾病、脑血管疾病、贫血、中毒、内分泌疾病及心理疾病等多种病因引起。临床上按眩晕的性质可分为真性与假性眩晕,存在自身或外界环境空间位置的错觉,即患者自身或环境有旋转感,为真性眩晕;而仅有一般的晕动感,并无对自身或外界环境空间位置错觉称假性眩晕,患者以头晕、头昏眼花,或感头重脚轻,或站立不稳,无自身或环境旋转感为特征,很少伴有恶心、呕吐。根据病变的解剖部位又分为系统性眩晕和非系统性眩晕,前者由前庭神经系统病变引起,后者由前庭系统以外的病变所致。系统性眩晕是眩晕的主要病因,属于真性眩晕,临床常以脑干前庭神经核为界,将前庭系统划分为前庭周围系统和前庭中枢系统,对应不同的临床表现,又分为周围性与中枢性眩晕。周围性眩晕由前庭器官及第8对颅神经病变引起,眩晕感严重,持续时间短,常见于梅尼埃病、良性发作性位置性眩晕、前庭神经元炎、突发性耳聋伴眩晕等病;中枢性眩晕主要为前庭中枢性结构病变引起,包括前庭神经核以上传导通路,多位于脑干和小脑,眩晕感可较前者轻,但持续时间长,常见于脑干或小脑梗死或出血、前庭性偏头痛等。非前庭系统性头晕/眩晕多由眼源性、本体感觉性、精神心理性、全身疾病性和药源性所导致,属于假性眩晕,临床表现为头晕眼花、站立不稳,通常无外界环境或自身旋转感或摇摆感,很少伴有恶心、呕吐;常由眼部疾病(眼外肌麻痹、屈光不正、先天性视力障碍)、心血管系统疾病(高血压、低血压、心律不齐、心力衰竭)、内分泌代谢疾病(低血糖、糖尿病、尿毒症)、中毒、感染、脑动脉硬化症及贫血等引起。

本节主要介绍临床常见的系统性眩晕相关疾病,其他类型的眩晕可参照本节进行针灸治疗。

【辨病与辨证】

1. 辨病 当患者以眩晕症状为主症即可诊断为中医学的眩晕。临床应进一步分清系统性眩晕和非系统性眩晕,系统性眩晕又当鉴别是中枢性还是周围性眩晕。以下介绍临床常见的系统性眩晕相关疾病。

(1) 前庭中枢性眩晕:主要由后循环(椎基底动脉和大脑后动脉)障碍及前庭中枢部位病变所致,最常见于脑干、小脑病变,如脑干、小脑的梗死或出血等,也可见于多发性硬化、相关部位的肿瘤、感染和组织变性等。临床表现为急起的眩晕,常为首发症状,伴恶心、呕吐、平衡障碍、站立不稳等。绝大多数的脑干和/或小脑病变同时伴随中枢神经系统损害的其他表现,如偏身运动及感觉障碍、吞咽与构音障碍、动眼神经麻痹、锥体束征或共济失调等典型表现,常同时可见中枢性眼震等。神经影像等检查常能帮助确定病变的性质。

(2) 前庭周围性眩晕:①前庭神经元炎:呈急性起病,多继发于上呼吸道或胃肠道感染1~2周后,病原体通常为病毒;持续时间较长,数周至数月内自行缓解,很少复发,一侧或双侧前庭功能减退,位听神经通常不受累,故不伴耳蜗功能损害的症状及体征;常存快相偏离患侧的眼震。②梅尼埃病:中医称为耳眩晕,系内耳的膜迷路发生水肿所致,呈突然发作性眩晕,常伴恶心、呕吐、出汗、面色苍白、耳鸣和进行性的感音神经性耳聋,持续数小时至2

天,自行缓解,易反复发作,检查可见一侧前庭功能减低和听力下降。③良性位置性眩晕:是一种临床上常见的周围性前庭疾病,是最常见的源于内耳的眩晕病,系内耳机械性疾患,常在头位变化后1~4秒钟才出现眩晕。当头部运动到某一特定位置时可诱发短暂的眩晕,眩晕持续时间一般不超过1分钟,当改变体位后很快缓解,但易复发,并伴有眼震和自主神经症状。可见于各年龄段,老年人多见,通过手法复位可减轻症状,位置训练可防止复发。

知识链接

系统眩晕周围性与中枢性的鉴别

临床特点	周围性眩晕	中枢性眩晕
病变部位	前庭感受器及前庭神经颅外段(未出内听道)	前庭神经颅内段、前庭神经核、核上纤维、内侧纵束、小脑、大脑皮质
常见疾病	良性发作性位置性眩晕(耳石症)、迷路炎、中耳炎、前庭神经元炎、梅尼埃病、乳突炎、咽鼓管阻塞、外耳道耵聍等	椎-基底动脉供血不足、小脑或脑干病变、听神经瘤、颞叶癫痫或肿瘤、第四脑室肿瘤等
眩晕程度及持续时间	发作性、症状重、持续时间短、起病急缓,多为急性或发作性	症状轻、持续时间长可为急性、发作性或慢性
眼球震颤	幅度小、多水平或水平加旋转、眼颤快相向健侧或慢相向病灶侧	幅度大、形式多变、眼颤方向不一致
平衡障碍	倾倒方向与眼颤相一致、与头位相关	倾倒方向不定、与头位无一定关系
前庭功能试验	无反应或反应减弱	反应正常
听觉损伤	常有,伴耳鸣、耳堵、听力减退	不明显
自主神经症状	恶心、呕吐、出汗、面色苍白等	少有或不明显
脑功能损害	无	脑神经损害、瘫痪和抽搐等

2. 辨证 以头晕眼花、头重脚轻,或视物旋转(眩晕)伴恶心欲吐,甚则昏眩欲仆为主症。

(1)实证:眩晕兼见耳鸣,头痛且胀,每因烦劳或恼怒而发,头痛加剧,面时潮红,肢体震颤,急躁易怒,少寐多梦,口苦,舌质红,苔黄,脉弦,为肝阳上亢;头重如裹,胸闷恶心,呕吐痰涎,食少多寐,苔白腻,脉弦滑,为痰湿中阻;多有脑外伤史,头痛眩晕,健忘,精神不振,面唇紫暗,舌暗有紫斑,脉涩或细涩,为瘀血阻窍。

(2)虚证:眩晕动则加剧,劳累即发,面色苍白,唇甲不华,发色不泽,心悸少寐,神疲懒言,纳差食少,舌质淡,脉细弱,为气血亏虚;迁延日久,精神萎靡,少寐多梦,健忘,腰膝酸软,两目干涩,耳鸣,舌红,苔薄,脉弦细,为肾精不足。

【治疗】

1. 基本治疗

(1)通治方法

治法 清利头目,息风定眩。眩晕发作时息风定眩,和胃降逆治标;缓解期平肝潜阳,益精养脑治本。以头部及手厥阴经穴为主。

穴方 百会 风池 头维 内关 太冲

肝阳上亢加行间、太溪;痰浊中阻加丰隆、中脘;瘀血阻窍加阿是穴、膈俞;气血亏虚加足三里、气海;肾精不足加肾俞、悬钟。

操作　毫针刺,常规操作。眩晕发作时,内关、风池可持续行针 1~3 分钟,直至眩晕减轻。眩晕重症可每日治疗 2 次。

方义　百会、头维位于巅顶,可清利头目、止眩晕;风池可疏调头部气血,与太冲上下配合,息风定眩;内关既可调心气以助气血运行,又可和胃降逆止吐。

(2) 辨病治疗:由于眩晕涉及病种较多,针灸治疗可进一步细化分病治疗。

1) 后循环卒中性眩晕:颈夹脊、风池、完骨、天柱、内关、太冲。眩晕发作时,风池持续性行针 1~3 分钟。留针期间,风池与同侧的颈夹脊可接电针,疏波,刺激 20~30 分钟。

2) 梅尼埃病的眩晕:风池、翳风、率谷、耳门、听宫、听会、内关、中渚、足临泣。眩晕发作时,内关持续性行针 1~3 分钟;余穴常规操作。

3) 前庭神经元炎出现的眩晕:风池、翳风、听宫、液门、肺俞、大椎、关冲、足窍阴。大椎、肺俞刺络拔罐;关冲、足窍阴点刺出血。

4) 良性位置性眩晕:百会、风池、听宫、完骨、后溪。常规操作。

5) 脑动脉硬化症出现的眩晕:百会、四神聪、风府、风池、人迎、内关、劳宫、悬钟。常规操作,四神聪的两侧穴分别与同侧的风池接电针,疏波,刺激 20~30 分钟。

6) 眼部疾患引起的眩晕:风池、头维、睛明、球后、太阳、外关、光明、太冲。常规操作。

2. 其他治疗

耳穴法　枕、皮质下、脑干、额为主,肝阳上亢加肝、胆;气血亏虚加脾、胃;肾精不足加肾;痰浊中阻加脾;耳源性眩晕加内耳;低血压眩晕加肾上腺、交感;高血压眩晕加降压沟、耳尖;晕动病加神门、胃;每次取一侧 3~5 穴。毫针中等刺激。亦可用王不留行籽贴压。

头针法　颞后线、枕下旁线。中等刺激。

案例分析

古代医案的启示

案例:东垣治参政年近七十,春间,病面颜郁赤,若饮酒状,痰稠黏,时眩晕,如在风云中,又加目视不明。李诊两寸洪大、尺弦细无力,此上热下寒明矣。欲药之寒凉,为高年气弱不任。记先师所论,凡治上焦,譬犹鸟集高巅,射而取之,即以三棱针于巅前眉际疾刺二十余出紫黑血约二合,许时觉头目清利,诸苦皆去,自后不复作。(《名医类案》)

分析:本案患者面赤、痰稠、时眩晕,为肝阳上亢证。因年老肝肾亏虚,肝阳亢逆无制,气血上冲,故面赤、时眩晕;阴虚内热,炼液为痰,则见痰稠黏;两寸洪大、尺弦细无力,为上盛下虚之征。因此,可诊断为肝阳上亢证。在巅前眉际用三棱针点刺放血可起到平肝潜阳、清利头目的作用。本案提示三棱针点刺出血方法在治疗眩晕时有较好疗效。

【按语】

1. 针灸对系统性眩晕有较好的疗效,非系统性眩晕应以原发病治疗为主。尽管引起眩晕的病因病机不同,但在眩晕发作的急性期,均应以抗眩晕、缓解恶心呕吐为主以治标,缓解期再辨证治疗以治本。

2. 恶性眩晕(中枢性眩晕)可能对患者造成严重后果甚至危及生命,应尽早做鉴别和筛查。对于反复发作、多次治疗无效或进行性加重的眩晕,应进一步查明病因,排除占位性病变。

【古代文献摘录】

《针灸大全》:痰厥头晕及头目昏沉,外关、大敦、肝俞、百会。

《针灸聚英》:头眩,夹痰气,虚火动其痰,针上星、风池、天柱。

[附] 晕动病

晕动病是指乘车船等交通工具时,由于交通工具的加速或频繁突然减速,或颠簸震动,刺激前庭迷路而出现的以自主神经功能紊乱为表现的系列综合征。本病主要发生于乘车、船、飞机途中或其后,可因情绪抑郁、精神紧张、过度饥饿、过度疲劳及嗅吸异常气味而诱发。

本病中医称为"注车""注船",其发生多与先天禀赋有关,尤其在体虚、疲劳、情绪不佳、闷热、饥饿或饱食情况下,经旋转、摇摆、颠簸等刺激,而致气机逆乱,清阳不升,浊阴不降,出现头晕目眩、恶心呕吐等。

【辨病】

乘坐舟车或飞机时,因摇摆、颠簸、旋转等加速运动后所诱发,既往有反复多次类似发作史。一般在停止运行或减速后数十分钟到几小时内消失或减轻;初时有恶心、胃部不适、困乏、全身不适、气味敏感、唾液分泌增加及吞咽动作增多,继有恶心呕吐、面色苍白、出冷汗、头晕;严重者可有血压下降、呼吸深而慢等。

【治疗】

1. 基本治疗

治法　和胃降逆,安神定眩。以心包经、心经及督脉穴为主。

穴方　内关　神门　百会　风池

面色苍白、四肢冰冷加水沟、关元。

操作　毫针刺,内关、风池可持续行针 1~3 分钟,余穴常规操作。

方义　内关、神门安神止呕;百会、风池可疏调头部气血,安神定眩。

2. 其他治疗

耳穴法　胃、枕、神门、皮质下、交感。将贴有 100 高斯定向磁粒或王不留行籽的 0.5cm×0.5cm 的方形胶布贴于耳穴后稍加按压,并嘱患者在旅途中经常按压,每穴 1~3 分钟,以耳部感觉疼、胀、热为度,可用于预防性治疗。

头针法　晕听区。按头针常规操作。

埋针法　内关。于出发前严格消毒后行皮内针埋穴,并用创可贴固定。

穴位贴敷法　神阙、翳风。于出发前 30 分钟或 1 小时,敷贴晕车贴或生姜片。

【按语】

1. 本病以预防为先,出行前可根据患者体质特点,进行相应的针灸治疗,旅行途中若无针灸条件,可采用穴位指压法以缓减症状。

2. 对有晕动病史的患者,在乘坐交通工具时,应避免环顾周围环境,经常进行体育锻炼和旅行锻炼,如脱敏性适应方法包括渐进性暴露于诱发环境及渐进性的驾车训练等,可提高机体对不规则运动的适应能力。

二、胁痛

胁痛是以一侧或两侧胁肋部疼痛为主要表现的病证。胁,指侧胸部,为腋以下至第 12 肋骨部的总称。中医认为,胁痛的发生常与情志不遂、饮食所伤、外感湿热、劳欲久病等因素有关。胁肋部为肝胆经络所过之处,故其病位主要在肝、胆,又与脾、胃、肾有关。病机多为气滞、血瘀、湿热等邪阻闭,肝胆脉络不通,或阴血亏虚,肝络失养。

前面已经介绍了躯体部胁痛的有关病症,本节以内脏胁痛为主,疼痛部位在胁下内部,与体表胁痛明显不同,常见于急性或慢性胆囊炎、胆石症、胆道蛔虫症、急性或慢性肝炎等疾病。临床以各种原因引起的胆绞痛为主,属于急性胁痛,以上腹部或右上腹疼痛为主症,胆囊点多有明显的压痛。肝炎的胁痛以慢性隐痛为主,部位以上腹部肝区为主,范围较大而模糊。

【辨病与辨证】

1. 辨病 以胁部疼痛为主症者可诊断为中医的胁痛。内脏胁痛常见于肝胆疾病,诊断要点如下:

(1) 胆囊炎:①右上腹部疼痛,进食脂肪餐后加剧,并向右肩及肩胛部放射,墨菲征阳性;②急性胆囊炎多发生于胆囊结石后,呈持续性剧痛,伴发热、恶心呕吐,外周血白细胞计数增高;③超声检查与CT检查有助于确诊。

(2) 胆石症:①临床表现与结石所在部位、大小、性质、动态和并发症相关;②胆绞痛是最常见的主诉,表现为右上腹或上腹部持续疼痛伴阵发性,可放射致右肩背区,严重伴恶心、呕吐;③影像学检查可证实结石存在。

(3) 胆道蛔虫症:①突然发生剑突下钻顶样绞痛,可向右肩部或左肩部放射,一般无特殊阳性体征;②疼痛难忍,时发时止,无一定规律性,剧烈腹痛与腹部体征不符;③B超检查显示胆总管内蛔虫影。

(4) 慢性病毒性肝炎:①由乙、丙、丁型肝炎病毒所致,分为轻、中、重度;②以右上腹持续性疼痛,伴乏力、食欲减退、腹胀、溏泄等为主症,重型肝炎可有黄疸、蜘蛛痣或肝外表现;③肝功能变化、病原学检查为重要的诊断依据。

2. 辨证 以一侧或两侧胁肋部疼痛为主症。兼见胁肋胀痛,走窜不定,疼痛每因情志变动而增减,胸闷,喜叹息,嗳气则舒,苔薄白,脉弦,为肝郁气滞;胁肋胀痛灼热,口苦口黏,胸闷纳呆,恶心呕吐,小便黄赤,或有黄疸,舌红苔黄腻,脉弦滑数,为肝胆湿热;胁肋刺痛,痛有定处,入夜尤甚,胁肋下或见癥块,舌质紫暗,脉沉涩,为瘀血阻络;胁肋隐痛,绵绵不已,遇劳加重,口干咽燥,头晕目眩,舌红、少苔,脉细弦而数,为肝阴不足。

【治疗】

1. 基本治疗

治法 疏利肝胆,通络止痛。以俞募穴及手足少阳经穴为主。

穴方 期门 肝俞 胆俞 阳陵泉 支沟

肝郁气滞加膻中、太冲;肝胆湿热加行间、侠溪;瘀血阻络加膈俞、阿是穴;肝阴不足加肾俞、三阴交。胆病胁痛加日月、丘墟;胆道蛔虫加迎香透四白;胆绞痛急性发作加胆囊穴。恶心呕吐加内关、中脘。

操作 ①毫针刺:疼痛发作较重时,先刺阳陵泉、支沟、胆囊等肢体远端穴,强刺激,持续行针1~3分钟,延长留针时间。如胁痛因胆道蛔虫症所致,双侧迎香穴直刺或微斜刺进针,以有酸胀感为度,然后将针斜向外上方透刺四白穴,捻转行针强刺激,使局部有麻胀感,适当延长留针时间1~2小时,甚至12~24小时,留针时可用胶布固定针柄。伴发热、黄疸者,12小时之后再行针刺,留针时间相同。行间、侠溪可用短毫针点刺出血。余穴常规操作。②结合电针及三棱针法:毫针刺基础上,肝俞、期门、胆俞、日月、阳陵泉、胆囊穴,分别接电针,用密波或疏密波交替,强度以患者能耐受为宜,刺激30分钟;肝胆湿热较重者,用三棱针点刺出血。

方义 肝俞、期门为肝之俞募穴,期门位居胁肋部,两穴既可疏肝理气,又可宣利局部气血以止痛;胆俞、阳陵泉为胆之俞穴与下合穴相配,通利胆腑,合以手少阳经穴支沟,同名经相配,疏泄少阳经气,解痉止痛。

2. 其他治疗

耳穴法 胆、肝、胃、十二指肠、神门、交感、皮质下。毫针刺法或压丸法。多用于胆囊炎、胆石症。

【按语】

1. 针灸治疗本病止痛效果较好,尤其对胆囊功能异常所致的胁痛多能迅速缓解疼痛。对胆石症引起者,除可缓解胆绞痛外,亦有一定的排石作用。

2. 胁痛可见于多种疾病,临床应注意鉴别诊断,并重视病因治疗。重症胁痛如急性化脓性或坏死性胆囊炎、胆囊穿孔等引起者需及时采取手术等综合措施。饮食宜清淡,忌肥甘厚味。注意调畅情志,情绪稳定。

【古代文献摘录】

《素问》:肝病者,两胁下痛引少腹。令人善怒……取其经,厥阴与少阳。

《标幽赋》:胁疼肋痛、针飞虎(即支沟)。

《肘后歌》:伤寒痞结胁积痛,宜用期门见深功。

《医学入门》:胁痛只须阳陵泉,专治胁肋痛满欲绝及面肿。

《针灸集成》:胁肋下痛:外关、行间、中封、支沟、阳陵泉、章门、期门。

第三节 心 系 病 证

一、心血管神经症

心血管神经症,又称心脏神经官能症、心脏神经症,是以心血管疾病的有关症状为主要表现的临床综合征,属于功能性神经症的一种类型。多见于 20~50 岁青壮年,女性较男性多见。本病虽然预后良好,但对患者精神状况等产生影响,尤其是长期症状较重的患者可明显影响正常的工作和生活。随着社会竞争的激烈和工作压力的增加,该病发病率逐年升高。本病病因尚不明确,可能与神经类型、环境因素和性格有关。患者类型常为抑郁型、焦虑型、忧愁型,当精神上受到外界环境刺激,如工作紧张、压力较大,难以适应时可能导致发病。部分患者缺乏对心脏病的认识,对疑似症状过度忧虑,可诱发本病。器质性心脏病患者也可同时伴有神经症。本病发病过程常伴有神经系统、内分泌系统功能失调,交感神经功能亢进或与副交感神经功能失衡。

本病属于中医"心悸","心痛""脏躁"等范畴。本病与体质、情志、劳逸等因素密切相关。多因素体心气不足,又因长期紧张焦虑,忧思恼怒,导致胸部气机升降失常,气滞血瘀,心脉不畅,心不藏神,出现胸闷、心悸气短等症。若日久不愈,导致肝、脾、肺多脏腑功能失调,气瘀痰阻,诸症丛生。本病基本病机为胸部气机不畅,病位在心,涉及肝、脾、肺等脏腑。

【辨病与辨证】

1. 辨病 本病起因多有焦虑、紧张、精神创伤或过度劳累等,症状繁多易变,主观感觉多,缺乏客观证据,症状之间缺乏联系。通常以下述心血管病症状为主,可伴有其他神经症症状,如失眠多梦、焦虑、急躁易怒、心烦、食欲不振、头晕耳鸣等。①心悸:自觉心悸、心慌,常在紧张、疲劳时加重。②呼吸困难:胸闷、呼吸不畅,常感空气不足需打开窗户,或要求吸氧,常做深呼吸或叹息样呼吸以缓解症状。③心前区痛:部位不固定,多为心前区,疼痛发作与劳力活动无关,多数在静息状态时发生;疼痛性质被描述为针刺样、牵扯样或刀割样;持续时间长短不一,一般较长,但含服硝酸甘油不能缓解疼痛。④自主神经功能紊乱症状:多汗、手足发凉、双手震颤、尿频、大便次数增多或便秘等。体格检测缺乏有重要意义的阳性体征;可有心率快,心音增强,可有短促收缩杂音或期前收缩,血压轻度升高,腱反射较活跃。心脏 X 线、心脏超声检查、心电图等客观检查无明显异常。心电图检查大致正常或有非特异性 ST-T 波改变,可有窦性心动过速、窦性心律不齐、房性或室性期前收缩。

知识链接

心脏神经症的西医学认识

现代医学认为,心脏神经症的病因主要是由于中枢神经功能失调,影响自主神经功能,造成心脏血管功能异常,血管系统受神经和内分泌系统的调节,其中自主神经系统的调节起主导作用,通过交感神经和迷走神经相互拮抗又相互协调的作用来调节心血管系统的正常活动。由于各种刺激导致大脑皮质兴奋与抑制过程产生障碍,中枢神经功能失调,自主神经功能紊乱,造成交感神经张力过高,从而导致心血管功能异常。因此,治疗上常给予镇静剂、β- 受体阻滞剂及营养神经药物等以调节自主神经功能,必要时给予抗抑郁药物等。

---

2. 辨证 心悸时发时止,烦躁不宁,胸闷胁胀,头晕失眠,时作叹息,或喉中似有物梗阻,吞吐不去,口干口苦,舌苔黄腻,脉滑数,为肝气郁结;心悸怔忡,短气喘息,胸闷不舒,心痛时作,爪甲唇舌紫暗,舌有瘀点,脉沉迟涩或结代,为心脉瘀阻;心悸健忘,失眠多梦,疲乏无力,面色无华,纳呆腹胀,或面足轻度浮肿,女子可伴月经失调,舌淡苔薄白,脉细弱,为心脾两虚。

【治疗】

1. 基本治疗

治法 宽胸理气,宁心安神。以心俞募穴及手厥阴、手少阴经穴为主。

穴方 膻中 心俞 巨阙 神门 内关 太冲

肝气郁结加肝俞、期门;心脉瘀阻加厥阴俞、郄门;心脾两虚加脾俞、足三里。失眠加印堂、四神聪;头痛、头晕加百会、风池。

操作 ①毫针刺:膻中向下平刺;巨阙向下斜刺 0.5~1 寸,不可深刺,以免伤及肝脏;余穴常规操作。②结合电针、灸法及刺络拔罐:毫针刺基础上,内关、神门可接电针,疏密波刺激 20 分钟;膻中可单用隔姜灸 3~5 壮,或针后加灸;心脉瘀阻,厥阴俞、心俞可加刺络拔罐。

方义 膻中位居胸中正中,为气之会,心俞、巨阙为心之俞募穴,三穴联用以宽胸理气,调畅心胸气机。神门为心之原穴,宁心安神;内关通于阴维脉,又为厥阴心包经之络穴,配肝经原穴太冲,善于宽胸理气。诸穴相配,使胸部气机调和,血脉畅通,心神得宁。

2. 其他治疗

耳穴法 心、神门、交感、皮质下、内分泌。每次选 2~3 穴,交替使用,毫针刺每日或隔日 1 次。

皮内针法 心俞、厥阴俞、膻中、巨阙、三阴交。皮肤消毒,将颗粒式皮内针平行或微斜刺入穴位皮下 0.5~1cm,使针刺的方向与经脉循行方向呈十字交叉状,然后用小块胶布固定于皮肤上,埋针 3 天。局部不得沾水,3 天后取出再次埋针。每天按压施针部位 3 次,每次 2 分钟左右,使局部产生微痛感为宜。

3. 参考方法　颈迷走神经干刺激点、耳郭迷走神经分支、C_1~C_3感觉区皮肤刺激点、头面部三叉神经区刺激点,或 T_7~T_{12} 皮肤区(异节段选穴,抑制心交感神经活动)、正中神经刺激点(内关、间使)。C_1~C_3感觉区皮肤刺激点可带电针,上肢刺激点刺入肌肉内,用低强度至中等强度的低频(2~20Hz)电脉冲刺激骨骼肌的传入神经(Ⅲ类传入纤维),以引起中枢性抑制心交感神经活动。

【按语】

1. 针灸治疗本病具有较好疗效,但需先明确病因。临床可配合胸背部按摩,或指导患者自我拍打对治疗有一定的帮助。患者坚持力所能及的体力劳动,避免过度紧张,不宜从事长时间高度紧张的工作。

2. 鼓励患者进行适度体育锻炼,如六字诀、太极拳等,以增强体质,提高身心素质。

二、心悸

心悸是指患者自觉心中悸动、惊惕不安,甚则不能自主的一种病证。临床一般多呈发作性,每因情志波动或劳累过度而发作,常伴胸闷、气短、失眠、健忘、眩晕、耳鸣等症。心悸可分为惊悸与怔忡,前者多为功能性,病情较轻;后者多为器质性病变所致,病情较重,可呈持续性。中医学认为,心悸的病位主要在心,与肝、脾、肾、肺四脏密切相关。其发病多因体质虚弱、饮食劳倦、七情所伤、感受外邪及药食不当等因素,导致气血阴阳亏虚,心神失养,发为心悸;或痰、饮、火、瘀,阻滞心脉,扰乱心神,心神不宁,而发本病。

心悸可见于西医学的某些功能性或器质性疾病,如各种心律失常、冠心病等心脏病变,以及贫血、低钾血症、心脏神经症等。心悸最常见于心律失常,正常人的心律起源于窦房结,频率为 60~100 次 /min;心电图显示窦性心律的 P 波在Ⅰ、Ⅱ、aVF 导联直立,aVR 导联倒置,PR 间期 0.12~0.20 秒;心律失常是指心脏起搏和传导功能紊乱而发生的心脏节律、频率或激动顺序异常。本篇主要介绍常见的心律失常,其他原因引起的心悸,可参考本节辨证施治。

【辨病与辨证】

1. 辨病　以自觉心跳异常、慌乱不安为主症,可伴有脉象结、代、数或迟、缓等,可诊断为中医的心悸。心悸又分为惊悸与怔忡,病情较轻,可由突然受惊等情绪诱发,多为阵发性者属于惊悸;病情较重,无精神等因素影响亦可发生,发作呈持续性者属于怔忡。临床应进一步分析病因,并分清是否属于心律失常。

心律失常临床表现,轻者可无症状,或有心悸、心跳暂停感、头晕不适等;严重者可出现胸闷、气促,甚至晕厥,可诱发或加重心绞痛、低血压、心力衰竭等症状;心电图、动态心电图、临床电生理检查等有助于明确诊断。临床常见的心律失常诊断要点如下:

(1) 窦性心动过速:心电图符合窦性心律的特征,成人窦性心律的频率超过 100 次 /min,心动过速通常逐渐开始和终止。

(2) 窦性心动过缓:成人窦性心律的频率低于 60 次 /min,常同时伴有窦性心律不齐(不同 PP 间期的差异大于 0.12 秒)。

(3) 期前收缩:又称过早搏动,是起源于窦房结以外的异位起搏点过早发出的激动引起的心脏搏动。根据激动起源部位的不同,可分为房性、房室交界区性和室性期前收缩。

(4) 阵发性心动过速:是一种阵发性快速而规则的异位心律,实际上是 3 个或 3 个以上连续发生的期前收缩。根据异位节律点发生的部位,可分为房性、房室交界区性、房室折返性及室性阵发性心动过速。

(5) 非阵发性房室交界区性心动过速:心动过速发作起始与终止时心率逐渐变化,有别于阵发性心动过速,故称为"非阵发性"。其发生机制与房室交界区组织自律性增高或触发活动有关。最常见的病因为洋地黄中毒等。

2. 辨证 以自觉心中悸动、惊惕不安,甚则不能自主为主症。兼见善惊易恐,坐卧不安,少寐多梦而易惊醒,恶闻声响,舌淡,苔薄白,脉弦细,为心虚胆怯;气短头晕,失眠健忘,面色无华,倦怠乏力,舌淡红,苔薄白,脉细弱,为心血不足;胸闷气短,动则尤甚,面色苍白,形寒肢冷,舌淡苔白,脉虚弱,或沉细无力,为心阳不振;心烦失眠,五心烦热,口干盗汗,伴耳鸣腰酸,头晕目眩,急躁易怒,舌红少津,苔少或无,脉细数,为阴虚火旺;胸闷不舒,心痛时作,痛如针刺,唇甲青紫,舌质紫暗,或有瘀斑,脉细涩或结代,为心脉瘀阻;心悸时发时止,胸闷烦躁,失眠多梦,口干苦,大便秘结,小便短赤,舌红,苔黄腻,脉弦滑,为痰火扰心;胸闷痞满,渴不欲饮,小便短少,或肢面浮肿,下肢为甚,形寒肢冷,伴恶心吐涎,舌淡胖,苔白滑,脉弦滑或沉细而滑,为水饮凌心。

【治疗】

1. 基本治疗

治法 调理心气,安神定悸。以手厥阴、手少阴经穴及心包之俞募穴为主。

穴方 膻中 心俞 厥阴俞 内关 神门

心虚胆怯加神道、胆俞;心血不足加鸠尾、脾俞;心阳不振加督俞、神道;阴虚火旺加阴郄、少府;心脉瘀阻加通里、膈俞;痰火扰心加丰隆、劳宫;水饮凌心加水分、三焦俞。

操作 ①毫针刺:先刺内关,持续行针1~3分钟;背俞穴向脊柱方向斜刺1.5寸;余穴常规操作。实证、急性发作时以泻法为主,可每日治疗2次。②结合灸法及刺络拔罐法:在毫针刺基础上,虚证(除阴虚火旺)背俞穴及背部膀胱经穴可加用灸法,水饮凌心可重灸;心脉瘀阻者背部穴可加刺络拔罐。

方义 心俞为心之背俞穴,厥阴俞、膻中为心包之俞、募配穴,可益心气,宁心神;心包经络穴内关,功在疏调心气,活血通络;心经原穴神门,可宁心安神以定惊悸。

2. 其他治疗

耳穴法 交感、神门、皮质下、心、脾、肝、胆、肾。毫针轻刺激,留针中行针2~3次。亦可用撳针埋藏或用王不留行籽贴压。心脉瘀阻可加耳尖放血。

3. 参考方法

(1)心动过速:颈迷走神经干、耳郭迷走神经分支;或T_1~T_5以外节段区(异节段性刺激,抑制心交感神经)、正中神经刺激点。上肢刺激点刺入肌肉内,用低强度至中等强度的低频(2~20Hz)电脉冲刺激骨骼肌的传入神经,可减慢心率。

(2)心动过缓:T_1~T_5夹脊穴或节段内皮肤区域刺激点、正中神经刺激点。肢体刺激点用高频电刺激(50~100Hz)。

【按语】

1. 针灸治疗心悸的效果较好,但以功能性心悸效果最好。心悸可因多种疾病引起,针灸治疗前必须明确诊断,针对病因进行治疗。

2. 针灸治疗心悸时,如患者症状持续不能缓解,病情加重出现心衰倾向时,应及时采用综合治疗措施,以免延误病情。

【古代文献摘录】

《备急千金要方》:通里……主心下悸。

《针灸大全》:心脏诸虚、怔忡、惊悸,阴郄、心俞、通里。

《神应经》:心惊恐,曲泽、天井、灵道、神门、大陵、鱼际、二间、液门、少冲、百会、厉兑、通谷、巨阙、章门。

三、胸痹

胸痹是指以胸部闷痛,甚则胸痛彻背,喘息不得卧为主症的病证。轻者仅感胸闷如窒,呼吸欠畅,重者则有胸痛,严重者心痛彻背,背痛彻心。中医学认为,胸痹的病位在心,但与肺、肝、脾、肾有关。其发生多与寒邪内侵、饮食失调、情志失节、劳倦内伤、年迈体虚等因素有关。病机总属本虚标实,发作期以标实为主,缓解期以本虚为主,虚则为气虚、阴伤、阳衰,肺、脾、肝、肾亏虚,心脉失养;实则为寒邪、血瘀、气滞、痰浊,痹阻胸阳,阻滞心脉。其病机转化常可因实致虚,亦可因虚致实。

本病可见于西医的冠状动脉粥样硬化性心脏病(冠心病)、心肌梗死、心包炎、二尖瓣脱垂综合征、病毒性心肌炎、肺心病、慢性阻塞性肺气肿等。胸痹主要见于冠心病心绞痛,西医分为稳定型和不稳定型心绞痛两类,前者又称稳定型劳力性心绞痛,是冠状动脉在固定性严重狭窄的基础上,由于心脏负荷的增加引起心肌急剧的、暂时的缺血与缺氧的临床综合征;后者是一种冠心病的急性心脏事件,是急性冠状动脉综合征的重要组成部分,是介于慢性稳定型心绞痛和急性心肌梗死之间的中间临床综合征。本症患者男性多于女性,多数患者年龄在 40 岁以上。

本节主要介绍冠心病心绞痛,其他原因引起的胸痹可参考本节辨证论治。

【辨病与辨证】

1. 辨病 以胸部闷痛,甚则胸痛彻背,喘息不得卧为主症可诊断为中医的胸痹。临床应进一步分清病因及疾病类型。临床常见于冠心病心绞痛,分为稳定型和不稳定型心绞痛。

(1) 稳定型心绞痛:以发作性胸痛为主要临床表现,疼痛特点为:①部位:主要在胸骨体中段或上段后方,可放射至左肩、左臂内侧达环指和小指,或至颈、咽或下颌部。②诱因:体力劳动、情绪激动、饱食、寒冷、心动过速等可诱发。③性质:常为压迫、憋闷、紧缩感。④持续时间:一般 3~5 分钟内逐渐消失,很少超过 15 分钟。⑤缓解方式:去除诱因和/或舌下含用硝酸甘油可迅速缓解。平时一般无异常,发作时常见心率加快、血压升高、表情焦虑、皮肤湿冷、出汗等。有时可出现第四或第三心音奔马律;暂时性心尖部收缩期杂音。发作时心电图可见以 R 波为主的导联中,ST 段压低,T 波平坦或倒置,发作过后数分钟内逐渐恢复。

(2) 不稳定型心绞痛:胸痛的部位、性质与稳定型心绞痛相似,还具有以下特点:①诱发心绞痛的体力活动的阈值突然或持久降低;②心绞痛发作的频率、严重程度和持续时间明显增加;③胸痛放射至附近或新的部位;④发作时伴有相关特征,如恶心、呕吐、出汗、心悸或呼吸困难;⑤硝酸类药物缓解作用减弱。

知识链接

稳定型心绞痛的加拿大心血管学会(CCS)分级

按心绞痛的严重程度及其对体力活动的影响分为以下 4 级:

Ⅰ级:一般体力活动如步行或上楼不引起心绞痛,但可发生于费力或长时间用力后。

Ⅱ级:体力活动轻度受限。心绞痛发生于快速步行或上楼、餐后步行或上楼,或者在寒冷、顶风逆行、情绪激动时。平地行走 200~400m,或以常速上行相当于 3 楼以上的高度或坡度时,能诱发心绞痛。

Ⅲ级:日常体力活动明显受限。在正常情况下以一般速度平地步行 100~200m 或常速上行相当于 3 楼以下的高度时可发作心绞痛。

Ⅳ级:极轻微活动或休息时即可出现心绞痛症状。

2. 辨证

（1）实证：心胸疼痛，如刺如绞，痛有定处，入夜为甚，伴有胸闷心悸，面色晦暗，舌质紫暗，或有瘀斑，脉沉涩或结代，为心血瘀阻；心胸满闷，隐痛阵发，痛有定处，时欲太息，遇情志不遂时容易诱发或加重，或兼有脘腹胀闷，得嗳气或矢气则舒，苔薄或薄腻，脉弦细，为气滞心胸；胸闷痛如窒，痰多气短，倦怠乏力，肢体沉重，形体肥胖，遇阴雨天易发作或加重，纳呆便溏，舌淡胖边有齿痕，苔浊腻或白滑，脉滑，为痰浊内阻。

（2）虚证：胸痛受寒加剧，胸闷气短，心悸，甚则喘息不得卧，面色苍白，四肢厥冷，舌质淡，苔白滑，脉沉紧或沉细，为阳虚寒凝；心胸隐痛，时作时休，心悸气短，面色苍白，倦怠乏力，遇劳加甚，舌红或有齿痕，苔少或薄白，脉细弱或结代，为气阴两虚；心胸憋闷或灼痛，心悸心烦，不寐，盗汗，腰膝酸软，头晕耳鸣，面部烘热，口干便结，舌红少津，苔薄或剥，脉细数或促，为心肾阴虚。

【治疗】

1. 基本治疗

治法　行气宽胸，活血止痛。以手厥阴、手少阴经穴及心、心包之募穴为主。

穴方　膻中　巨阙　内关　阴郄

心血瘀阻加膈俞、心俞；气滞心胸加鸠尾、太冲；痰浊内阻加丰隆、阴陵泉；阳虚寒凝加关元、命门；气阴两虚加气海、太溪；心肾阴虚加劳宫、太溪。

操作　①毫针刺：心胸痛发作时，先刺内关、阴郄，持续捻转行针1~3分钟，至疼痛减轻为佳。余穴常规操作。②结合刺络拔罐及灸法：心脉瘀阻，膈俞、心俞刺络拔罐；阳虚寒凝，膻中、关元、命门加灸法。

方义　内关为心包经络穴及八脉交会穴之一，可调理心气，活血通络，为治疗胸痹的特效穴；阴郄为心经郄穴，可缓急止痛；膻中、巨阙分别为心包、心之募穴，可调理心气，活血通络止痛；膻中又为气会，可疏调气机，治疗心胸疾患。

2. 其他治疗

耳穴法　心、小肠、交感、神门、内分泌。毫针刺，亦可埋针或王不留行籽压丸。

刮痧法　背部两肩胛内侧之膀胱经及督脉，凡士林或万花油涂抹后，用刮痧板进行刮痧，以出痧点为度。

3. 参考方法　颈部迷走神经、耳甲腔迷走神经刺激点、高位颈髓（C_1~C_3）支配区皮肤、T_7~T_{12}区域皮肤刺激区（节段外选穴，抑制交感神经过度活动，降低心肌活动和耗氧量，反射性改善心肌血供）、正中神经刺激点（内关）。

【按语】

1. 针刺治疗胸痹尤其是在及时缓解症状方面有较好的疗效。临证时胸痹首先要明确诊断，针灸治疗时，如果出现胸痛剧烈、汗出肢冷、口唇发绀等严重症状，应争分夺秒采取综合抢救措施，挽救患者生命。

2. 患者应尽量避免诱发因素，注意休息，低盐低脂饮食，保持恬淡乐观的心态，勿过度劳累。冠心病心绞痛患者，应长期配合抗凝及降脂治疗，可稳定斑块，降低心绞痛及心肌梗死的发病率。

【古代文献摘录】

《神应经》：胸痹，太渊。

《针灸大成》：气攻胸痛，通里、大陵。

四、低血压

低血压是指成年人的肱动脉血压低于 12/8kPa（90/60mmHg），常伴有头晕头痛、心悸，甚则晕厥等症状，以及某些基础疾病。低血压根据起病形式分为急性和慢性两大类。急性低血压是指患者血压由正常或较高的水平突然而明显下降；慢性低血压是指血压持续低于正常范围的状态。西医将低血压常分为体质性、体位性、继发性三类。体质性低血压最常见，一般与体质、年龄或遗传等因素有关；体位性低血压与患者体位变化（尤其直立位）有关；继发性低血压则由神经、内分泌、心血管等系统疾病及某些药物引起。

本病归属于中医学"眩晕""虚损"的范畴。中医学认为，凡禀赋不足，后天失养，病久体虚，积劳内伤等均导致脏腑气血阴阳亏损，脾气不足则气血化生无源，心气不足则血行无力，肾精不足则脑髓失养，均可导致本病；本病主要涉及心、脾、肾等脏。本节主要介绍临床上常见的体质性和体位性低血压，其他类型的低血压可参照本节进行针灸治疗。

> **知识链接**
>
> 低血压的分类
>
> 目前低血压的诊断尚无统一标准，一般认为成年人肱动脉血压低于 12/8kPa（90/60mmHg）即为低血压。低血压根据其产生的原因分为以下两大类：
>
> 1. 生理性低血压状态　是指部分健康人群中，其血压测值已达到低血压标准，但无任何自觉症状，经长期随访，除血压偏低外，人体各系统器官无缺血和缺氧等异常，也不影响寿命。
>
> 2. 病理性的低血压　除血压降低外，常伴有不同程度的症状以及某些疾病。可分为：
>
> （1）原发性低血压：指无明显原因的低血压状态。
>
> （2）继发性低血压：指人体某一器官或系统的疾病所引起的血压降低。又根据起病形式分为：①急性低血压：指低血压在短期内迅速发生，以致出现脑、心、肾等重要脏器缺血等症状，如虚脱和休克的征象。②慢性低血压：指血压持续低于正常范围的状态，分为体质性、体位性和继发性三类：其中多数与患者体质瘦弱、年龄或遗传等因素有关，称之为体质性低血压；部分患者的低血压发生与体位变化（尤其直立位）有关，称为体位性低血压；而与神经、内分泌、心血管等系统疾病有关的低血压称之为继发性低血压。

【辨病与辨证】

1. 辨病　当成年人肱动脉血压低于 12/8kPa（90/60mmHg），并伴有临床症状，或兼有某些基础疾病者，即可诊断为低血压。临床应分清原发性、继发性低血压。

（1）原发性低血压：①体质性：多见于 20~50 岁的女性或老年人，轻者可无症状或易晕车船，重者出现疲乏、健忘、头晕、头痛、心慌甚至晕厥或有心前区压迫感等症状；夏季气温较高时更明显。②体位性：患者从卧位到坐位或直立位时，或长时间站立出现血压突然下降（收缩压超过 20mmHg 或／和舒张压超过 10mmHg），并伴有明显症状，如头昏、头晕、视力模糊、乏力、恶心、心悸、认知功能障碍等。

（2）继发性低血压：除低血压及常见症状外，并伴有明确的心血管或其他系统疾病及临床表现,或由药物等因素所致。

2. 辨证 以头昏眼花、心悸怔忡、神疲乏力,甚则晕厥等为主症。兼见头晕,精神萎靡,失眠多梦,面色萎黄,食欲不振,腹胀便溏,嗜睡,神疲乏力,甚者面色苍白,舌淡嫩苔白,脉细弱,为心脾两虚;头晕耳鸣,腰膝酸软,心悸怔忡,畏寒肢厥,或蒙眬欲睡,或小便不利,肢面浮肿,下肢为甚,夜尿多,性欲减退,甚则晕厥,舌淡暗或青紫,苔白滑,脉沉微细,为心肾阳虚;头晕,面色苍白,恶心呕吐,汗出肢冷,步态不稳,神志恍惚,甚则晕厥,舌淡,脉沉细无力,为阳气虚脱。

【治疗】

1. 基本治疗

治法 健脾益气,补益心肾。以督脉、任脉穴及背俞穴为主。

穴方 百会 气海 心俞 脾俞 肾俞 足三里

心脾两虚加神门、三阴交;心肾阳虚加关元、命门;阳气虚脱加神阙、关元。头晕头痛加太阳、印堂;心悸怔忡加内关、神门;失眠健忘加四神聪;恶心呕吐加内关、中脘;晕厥加水沟、内关。

操作 ①毫针刺:背俞穴均向脊柱方向斜刺1.5寸,余穴常规操作,毫针刺补法为宜。②结合灸法:主穴及辨证加穴均可针后加灸,或可单用灸法。施灸法时,百会宜先行施艾条悬灸,灸至局部有较强热感为佳,再灸其他腧穴;气海、足三里可常年施灸。

方义 百会属于督脉,位于巅顶,为诸阳之会,内络于脑,善升提阳气;气海补益元气;心俞、脾俞、肾俞调补三脏,与足三里相配,生化气血,升压益脑。

2. 其他治疗

耳穴法 额、枕、颞、皮质下、肾上腺。头晕耳鸣加肝、肾;心悸失眠加神门、心;神疲乏力加脾、胃。每次选3~4个穴,毫针刺或埋针或王不留行籽压丸。

隔物灸法 神阙。隔姜灸或隔盐灸,每次5~10壮。

3. 参考方法 星状神经节刺激点、T_1~T_5交感神经节或节段内刺激点、肢体桡神经与腓神经刺激点,肢体刺激点接电针,参数为高频(100Hz),强度刺激量(使肌肉强直收缩反应),每次30分钟。

【按语】

1. 针灸对任何类型的低血压均有一定的升压治疗作用。对继发性低血压应以治疗原发病为主;晕厥时可用针刺急救处理。

2. 应加强营养;体位变化宜动作和缓,切忌过猛起立。

五、高血压

高血压是一种在安静状态下体循环动脉血压持续升高(收缩压≥140mmHg 和／或舒张压≥90mmHg)为主要表现的伴或不伴有多种心血管危险因素的临床综合征。高血压是多种心、脑血管疾病的重要病因和危险因素,常引起重要脏器如心、脑、肾和血管等器官功能性或器质性改变。高血压有原发性高血压和继发性高血压之分,原发性高血压的病因尚未十分明确,主要与遗传、年龄及性别、饮食、长期工作紧张、精神刺激和环境等因素有关;继发性高血压是由某些确定的疾病或病因引起的,如原发性醛固酮增多症、嗜铬细胞瘤、肾血管性高血压、肾素分泌瘤等,可通过手术得到根治或改善,约占所有高血压的5%。本病发病率较高,且有不断上升和日渐年轻化的趋势。

中医学无"高血压"病名,但可归属于"眩晕""头痛""肝风"等范畴。中医学认为,本病的病因病机主要由于情志失调、饮食失节和内伤虚损等导致肝肾阴阳失调。其病位在肝肾,病本为阴阳失调,病标为内生风、痰、瘀,又可互为标本。本节主要介绍临床上最常见的原发性高血压,继发性高血压以治疗原发病为主,可参照本节进行针灸治疗。

知识链接

血压水平的定义和分类

2017 年,美国心脏学会等 11 个学会提出了新的高血压诊断(≥130/80mmHg)和治疗目标值(<130/80mmHg),这对高血压的早防早治具有积极意义。目前我国血压水平的定义和分类如下:

1. 正常血压　收缩压 <120mmHg 和舒张压 <80mmHg。

2. 正常高值　收缩压 120~139mmHg 和 / 或舒张压 80~89mmHg。

3. 高血压

(1) 1 级高血压(轻度):收缩压 140~159mmHg 和 / 或舒张压 90~99mmHg。

(2) 2 级高血压(中度):收缩压 160~179mmHg 和 / 或舒张压 100~109mmHg。

(3) 3 级高血压(重度):收缩压 ≥180mmHg 和 / 或舒张压 ≥110mmHg。

单纯收缩期高血压指收缩压 ≥140mmHg 和舒张压 <90mmHg。

注:若患者的收缩压和舒张压分属不同级别时,则以较高的分级为准;单纯收缩期高血压也可按照收缩压水平分为 1、2、3 级。

【辨病与辨证】

1. 辨病　主要根据在未使用降压药的情况下非同日 3 次血压测量值收缩压高于 140mmHg 和 / 或舒张压高于 90mmHg 而诊断。排除症状性高血压;明确高血压的程度,对高血压进行分期、分级;明确心、脑、肾、眼底等重要脏器的损伤情况。高血压早期约半数以上患者无明显症状,常在体检测量血压时偶然发现。如血压波动幅度较大时可出现症状,常见眩晕、头痛、耳鸣、眼花、心悸、失眠、健忘等,常在紧张或劳累后加重。随着病情发展,则可发生心、脑、肾、眼底等并发症。

2. 辨证

(1) 实证:眩晕,头目胀痛,面红目赤,烦躁易怒,惊悸,口苦,尿赤便秘,舌红、苔干黄,脉弦,为肝火亢盛;眩晕头痛,头重如裹,胸闷,呕恶痰涎,食少纳呆,舌淡略胖、苔白腻,脉滑,为痰湿壅盛。

(2) 虚证:眩晕头痛,面色萎黄,心悸怔忡,气短乏力,纳差,唇甲青紫,舌紫暗或有瘀点,脉细涩,为气虚血瘀;眩晕头痛,头重脚轻,耳鸣,心悸失眠,健忘,五心烦热,舌红、苔薄白,脉弦细数,为阴虚阳亢;眩晕头痛,面色晦暗,耳鸣,心悸,动则气急,甚则咳喘,腰腿酸软,失眠多梦,夜间多尿,时有浮肿,舌淡或红、苔白,脉细,为阴阳两虚。

【治疗】

1. 基本治疗

治法　平肝潜阳,调和气血。以督脉、手阳明及足厥阴经穴为主。

穴方　风池　人迎　曲池　合谷　三阴交　太冲

肝火亢盛加行间、侠溪;痰湿壅盛加中脘、丰隆;气虚血瘀加气海、膈俞;阴虚阳亢加太溪、行间;阴阳两虚加关元、命门。眩晕头痛加太阳、印堂;心悸失眠加神门、内关。

操作　①毫针刺:人迎避开颈总动脉,直刺 0.5~1 寸,提插泻法,余穴常规操作,毫针刺泻法为主。②结合灸法及点刺出血:在上述毫针刺基础上,痰湿壅盛、气虚血瘀、阴阳两虚,可加用灸法;曲池、太冲、行间、侠溪、膈俞可点刺出血。

方义　风池为胆经穴,位于头部,与肝经太冲配合,以泻亢阳之气,平降肝阳,清利头目;人迎为足阳明经穴,为降压的经验效穴;曲池、合谷清泄阳明,调和气血;三阴交为足三阴经交会穴,调和肝、脾、肾,以治其本。

2. 其他治疗

耳穴法　耳背沟、耳尖、皮质下、交感、神门、肝、肾等。每次选 3~4 个穴,毫针刺或埋针或王不留行籽压丸。血压过高或高血压危症者,可在耳背沟(对耳轮后面上 2/5 处寻找可见的静脉)和耳尖,以三棱针点刺出血。

皮肤针法　头项后、督脉、膀胱经第一侧线,或根据辨证取四肢部经络及腧穴。用皮肤针叩刺,刺激量依病情虚实和体质强弱而定。

三棱针法　耳尖、大椎、太阳、曲池、印堂。每次选 1~2 个穴,点刺出血 3~5 滴,每周治疗 2~3 次。

3. 参考方法

(1) 人迎毫针特殊刺法治疗方案:又名窦刺,其穴在颈外动脉窦处。令患者仰卧,头部低位。先用手按压之,如感眩晕,则不宜针刺。针刺时左手指固定其下动脉,右手持 1.5 寸毫针,针刺在动脉壁上,不可过深,以针后针柄微颤为度,不用手法,10 秒后起针,留针最长不宜超过 2 分钟。主要适用于原发性高血压。

(2) 依据解剖学及神经生理学选穴治疗方案:颈部迷走神经干、耳甲腔内迷走神经分支刺激点、颈动脉窦刺激点;或肢体桡神经、腓神经刺激点。神经干毫针刺入提插法,以出现异感为度;耳甲腔内任选两个点,电针刺激,低频,每次 20 分钟。颈动脉窦刺激法,仰卧位,头略向后,先找到颈动脉,颈动脉位于下颌角下方,喉部甲状软骨外侧和胸锁乳突肌内侧之间,摸到搏动的颈动脉后,然后把手指移到甲状软骨上缘,以此为颈内动脉和颈外动脉的分叉处,即为颈动脉窦的位置,用细毫针提插法,术中应密切观察患者变化。肢体刺激点,接电针,参数为低频(10Hz)以内,轻中度刺激量(使肌肉有轻度收缩反应),每次 30 分钟。

【按语】

1. 针灸治疗原发性高血压有一定疗效,对各期高血压均有降压作用,其中对 1 期高血压疗效明显。

2. 对于多次治疗无效或逐渐加重的高血压,要查明原因。注意原发性高血压与继发性高血压鉴别,继发性高血压应以治疗原发病为主,针刺可起到暂时缓解症状的作用。

3. 长期服用降压药物时,针灸治疗阶段不要突然停药。应治疗一段时间,待血压降至正常或接近正常,自觉症状明显好转或基本消失后,再逐渐减小药量。

六、多发性大动脉炎

多发性大动脉炎,又称"无脉症""缩窄性大动脉炎",是一种较为常见的累及主动脉及其大、中分支的慢性进行性且常为闭塞性非特异性炎症性血管疾病。本病病因未明,多认为与遗传因素、内分泌异常、感染(链球菌、结核分枝杆菌、病毒等)后机体发生免疫功能紊乱以及细胞因子的炎症反应有关。病变侵犯不同部位大动脉可引起不同的症状,其中以头和臂部动脉受累引起的上肢无脉症最常见。本病多见于年轻女性,男女之比 1:8,发病年龄多为 20~30 岁。

本病属中医学"臂厥""骭厥""脉绝""脉痹"等范畴。中医学认为,本病因先天禀赋不足,或后天脾胃失调,以致气血亏虚,复因六淫侵袭(尤以寒湿为最),致使血瘀阻脉;或因脾肾阳虚,不能温煦,寒凝脉滞;或为肝肾阴虚,筋脉失之濡养,脉涩为痹。诸多因素终致血脉瘀涩,脉道不通,血瘀为标,正虚为本,而致无脉。邪侵形成急性活动期的表现;酿成病损后病变进入慢性炎症中间期即稳定期,以气血虚弱或肝脾肾亏虚为主要表现;晚期随着脉痹血瘀进一步损害则以血瘀阻络为主,甚则形成瘢痕损害。本节主要介绍临床上最常见的头臂动脉型和胸、腹主动脉型的大动脉炎,其他类型可参照本节进行针灸治疗。

【辨病与辨经】

1. 辨病 以一侧或双侧患肢发麻、发凉、疼痛,甚或萎软无力,脉搏微弱或缺失为主症。发病缓慢,在发病早期或疾病活动期,可有发热、全身不适、食欲不振、出汗、皮肤苍白等表现,可伴有关节炎和结节性红斑以及血管杂音、血沉加快。根据受累动脉的不同分为头臂动脉型、胸腹主动脉型、肺动脉型及混合型,以下介绍临床常见的头臂动脉型和胸腹主动脉型。

(1) 头臂动脉型:颈动脉和椎动脉狭窄引起头部缺血,表现为眩晕、头痛、视物昏花、咀嚼无力等,甚则反复晕厥、抽搐、失语、偏瘫;上肢缺血出现单侧或双侧上肢无力、发凉、酸痛、麻木。查体:颈动脉、桡动脉、肱动脉搏动减弱或消失,颈部及锁骨上、下窝可闻及血管杂音。患侧上肢动脉血压低于健侧 10mmHg 以上。

(2) 胸腹主动脉型:下肢缺血出现双下肢无力、发凉、酸痛、易疲劳和间歇性跛行等;肾动脉开口处狭窄,表现为高血压、头痛、头晕。查体:背部、腹部闻及血管杂音,下肢血压低于上肢血压。

2. 辨经 对于脉搏微弱或缺如的多发性大动脉炎,针灸临床常按照部位辨证归经。以一侧或双侧寸口脉、神门脉搏微弱或缺如,伴上肢厥冷乏力,不任握物为主症,属手太阴经、手少阴经证(臂厥);以一侧或双侧气冲脉、跌阳脉搏微弱或伏而不见,下肢厥冷、痿躄,不任步履为主症,属足阳明经证(骭厥)。

【治疗】

1. 基本治疗

治法 活血通络,通痹复脉。以手三阴或任脉、足阳明经穴为主。

穴方 ① 臂厥:人迎 极泉 尺泽 内关 太渊 神门
② 骭厥:气海 关元 气冲 足三里 解溪

急性期热毒阻络、发热加大椎、风池、曲池;稳定期、晚期,臂厥加患侧上肢部心经、肺经排刺;骭厥加下肢部脾经、胃经排刺。阴虚内热加太溪、行间;阳虚寒闭加大椎、命门;气血两虚加脾俞、三阴交;脉痹瘀阻加血海、膈俞。

操作 ①毫针刺:极泉、尺泽提插手法,使针感向上肢放射;气冲直刺 1.5~2 寸,提插手法使针感向下肢放射;余穴常规操作。上、下肢排刺时,针距 1~2 寸,直刺 1 寸,平补平泻法。②结合电针、三棱针及灸法:在上述毫针刺基础上,上肢尺泽、太渊,下肢气冲、解溪,分别接电针,疏波或疏密波交替,每次 20 分钟。急性期大椎、曲池、尺泽可加点刺出血;稳定期、晚期,阳虚寒闭、气血两虚者,可加温针灸、隔附子灸法或艾条灸法;脉痹瘀阻者血海、膈俞点刺出血加拔火罐。

方义 臂厥属手少阴、手太阴经证,骭厥属足阳明经证,因此,以上述经脉肢体部穴位为主,为循经选穴,尤其是太渊、神门、气冲、解溪分别为寸口脉、神门脉、气冲脉、跌阳脉所现处,针灸可活血通络,通痹复脉。臂厥也兼见人迎脉沉伏,因此,选人迎通络活血;内关调心气以助血行而复脉。骭厥选气海、关元可益气养血,以助通调血脉。

2. 其他治疗

皮肤针法 上肢手太阴、手少阴经循行线,下肢足太阴、足阳明经循行线,用皮肤针轻叩刺。

穴位注射法 曲池、手三里、内关、足三里、三阴交。用红花注射液每穴1~2ml,隔日1次。

【按语】

1. 针灸治疗多发性动脉炎有较好疗效,治疗后寸口、趺阳脉搏动增强或血压可以测出。患者应避免外邪侵袭,预防感冒,劳逸适度。注意保护患肢,避免外伤、烫伤等。

2. 本病多缓慢起病,受累动脉易形成侧支循环,因此只要不累及重要脏器供血,多数患者预后良好。5年生存率为93.85%,10年生存率为90.9%,常见死因为脑出血,其次为手术并发症、肾衰竭及心力衰竭。

【古代文献摘录】

《类经》:手太阴脉由中府出于腋下,行肘臂间,故为臂厥。手少阴循臂内后廉出小指之端,故为臂厥……骭,足胫也。阳明之脉自膝髌下胫骨外廉,故为胫骭厥逆。

七、雷诺病

雷诺病是指因受寒冷或情志紧张刺激后,肢端细动脉痉挛,使手指(足趾)皮肤突然出现苍白,相继出现皮肤变紫、变红,伴局部发冷、感觉异常和疼痛等短暂的临床现象。本病病因尚不明确,多有寒冷、情绪激动及其他诱发因素;多发于秋冬季节,常反复发作;以20~30岁女性多见,多数患者仅见于手指,也可合并足趾,但单纯足趾发病者少见。本病常找不到任何潜在病因,仅为局部血管功能异常。目前认为,交感神经功能紊乱、血管敏感性增加和血管内皮细胞功能异常是本病的病理基础。

本病属中医学的"血痹"范畴,认为脾肾亏虚,寒湿客于脉络,血行凝涩而阳气不达四末;或肝失条达,气血运行失调,血脉痹阻,同时外感风寒之邪发为本病。本节主要介绍临床上常见的雷诺病,雷诺现象可参照本节进行针灸治疗。

> **知识链接**
>
> ### 雷诺综合征
>
> 雷诺综合征包括雷诺病和雷诺现象,是指小动脉阵发性痉挛,受累部位程序性出现苍白及发冷、青紫及疼痛、潮红后复原的典型症状,常于寒冷刺激或情绪波动时发病。通常将单纯由血管痉挛引起,无潜在疾病的称为雷诺病;继发于其他疾病的肢端动脉痉挛称为雷诺现象,雷诺现象常见于血栓闭塞性脉管炎、自身免疫性疾病(如硬皮病,皮肌炎、系统性红斑狼疮、类风湿关节炎及结节性动脉炎等)、脊髓空洞症、前斜角肌综合征、腕管综合征和铅、砷中毒性周围神经炎的患者,也可见于吸烟、手足外伤、长期劳损(如经常使用震动工具作业的工人)、长期接触某些化学品(如聚氯乙烯)以及应用某些药物(如β受体阻滞剂、麦角胺和化疗药物)的人群。雷诺现象常以30~40岁男性多见。

【辨病与辨证】

1. **辨病** 在寒冷刺激或情绪激动时,肢端皮肤出现有规律性的颜色变化,由苍白→发绀→潮红→正常;一般发作持续10多分钟,约1/3病例持续1小时以上,有时必须将患肢浸于温水中方可缓解。以上发作往往从某一手指开始,逐渐在其余手指出现类似症状。雷诺病的典型发作可分3期:①缺血期:指早期表现,一般好发于手指、足趾远端皮肤,出现发作性苍白、僵冷,伴出汗、麻木或疼痛,多对称性自指端开始向手掌发展,但很少超过手腕。②缺氧期:受累部位继续缺血,毛细血管扩张淤血,皮肤发绀而呈紫色,皮温低,疼痛,此时自觉症状一般较轻。③充血期:一般在保暖以后,也可自动发生。此时血管痉挛解除,动脉充血,皮肤潮红,皮温回升,可有刺痛,肿胀及轻度搏动性疼痛。当血液灌流正常后,皮肤颜色和自觉症状均恢复正常。

2. 辨证　肢体厥冷,肢端皮色苍白,发作频繁,遇冷皮色变苍白,遇温则诸证减轻,以冬季为甚,伴畏寒喜暖,舌淡苔薄白,脉沉迟细,为阴寒内盛,见于雷诺病早期;肢端皮色青紫、针刺样痛,情志刺激或遇冷加重,伴精神抑郁易激动,皮色变化与精神紧张焦虑烦躁有密切关系,舌暗红或青紫有瘀点,苔白,脉涩,为气滞血瘀,见于雷诺病的中后期;病程日久,发作呈持续状态,肢端溃疡经久不愈,甚则肢端坏疽,伴面色少华,气短懒言,肢端干燥、萎缩或增厚,舌质淡嫩,脉微或沉迟无力,为气血虚弱,见于雷诺病后期并发溃疡;腰膝酸软、形寒肢冷、面色晦暗、女子闭经、阴冷、舌淡苔白,脉细,为肾阳不足;肢端局部溃疡甚或坏疽,疼痛难忍,伴肢端红肿、指尖破溃,或有全身发热,舌红苔黄腻,脉滑数,为湿热瘀毒证,见于雷诺病并发肢端缺血性坏疽或并发感染。

【治疗】

1. 基本治疗

治法　温经通脉,行气活血。上肢以手太阴、手阳明、手厥阴经穴为主,下肢以足阳明、足太阴、足少阳经穴为主。

穴方　①上肢:太渊　外关　内关　合谷　八邪　阿是穴

②下肢:悬钟　三阴交　解溪　太冲　八风　阿是穴

阴寒内盛加列缺;气滞血瘀加血海;湿热瘀毒加曲池、大椎;气血虚弱加足三里、气海;肾阳不足加肾俞、关元。

操作　①毫针刺:常规操作。在病变部位选2~3个点作为阿是穴。②结合电针法、灸法及点刺出血法:在毫针刺基础上,上肢选内关、外关与八邪,下肢选三阴交、太冲,分别接电针仪,疏波刺激20分钟;主穴均可针后加灸法,或单用灸法;阴寒内盛、气血虚弱及肾阳不足证,均可加灸法,气海、关元宜麦粒灸。指(趾)端瘀血者,八邪、八风点刺出血;湿热瘀毒者,大椎、曲池点刺出血或加拔火罐。

方义　主穴均按病变部位循经选穴,上肢太渊为肺经腧穴,且为脉之会穴,肺朝百脉,可活血通脉;内关、外关分属手厥阴、手少阳经,心包主血,三焦主气,可疏调气血;阳明经为多气多血之经,合谷疏调手部经脉气血;八邪为奇穴,配合手部阿是穴,可疏调经络,活血止痛。下肢解溪为趺阳脉所现之处,又属足阳明经,可通调足部气血;三阴交、悬钟分属足太阴、足少阳经,分别位于下肢近踝关节之内外侧,可疏通经络;八风为奇穴,配合太冲均为局部选穴,以调和足部气血,活血止痛。

2. 其他治疗

电针法　颈髓段 C_5~C_6 夹脊穴、外关、合谷。针刺得气后,用疏密波刺激15~20分钟,强度以患者舒适为度。

穴位注射法　曲池、足三里、三阴交、血海、阳陵泉。红花注射液、当归注射液或维生素 B_{12} 注射液,每穴 0.5~1.0ml,隔日 1 次。

火针疗法　上肢取曲池、上廉、温溜、外关、八邪、近端指关节背侧;下肢取足三里、丰隆、悬钟、解溪、八风、近端趾关节背侧。3~5 穴,用细火针,将针烧白,疾速刺入2~3分(肌肉肥厚处可刺入 3~5 分),速刺不留针。每次选不同腧穴,每周 1~2 次。

3. 参考方法　肱动脉、桡动脉、尺动脉刺激点、星状神经节刺激点、迷走神经刺激点、臂丛神经刺激点。操作:星状神经节以持续强刺激,抑制其功能活动过度亢奋。臂丛神经刺激使放电感到手指为度。

【按语】

1. 针灸治疗雷诺综合征有一定效果,总体上雷诺病疗效较好,雷诺现象应以治疗原发病为主。可配合药物熏洗和外敷。

2. 本病预后相对良好,约15%患者自然缓解,30%逐渐加重。长期持续动脉痉挛可致动脉器质性狭窄,但极少(小于1%)需要截指(趾)。患者宜避免情绪激动、寒冷刺激、忌烟、远离吸烟场所。保持四肢末端皮肤清洁、避免受伤,注意保暖,如有溃疡或坏疽,应综合治疗,防止感染。

【古代文献摘录】

《金匮要略》:问曰:血痹病从何得之? 师曰:夫尊荣人,骨弱肌肤盛,重因疲劳汗出,卧不时动摇,加被微风,遂得之。但以脉自微涩在寸口,关上小紧,宜针引阳气,令脉和紧去则愈。

八、虚脱

虚脱是以面色苍白、神志淡漠,或昏迷、肢冷汗出、血压下降为特征的危重证候。多由大量出血、大吐、大泻,或因六淫邪毒,情志内伤,药物过敏或中毒,久病虚衰等严重损伤气血津液,致脏腑阴阳失调,气血不能供养全身所致。甚者导致阴阳衰竭,出现亡阳亡阴之危候。

虚脱主要见于西医学的休克,是指在各种强烈致病因素作用下,机体循环功能急剧减退,组织和细胞的血液灌注虽经代偿仍受到严重的限制,从而引起全身组织和脏器的血液灌注不良,导致组织缺氧、微循环瘀滞、重要生命脏器功能障碍和细胞的代谢功能异常等一系列危重的病理生理改变,是临床各科严重疾病中常见的并发症。休克的发病规律一般是从代偿性低血压(组织灌注减少)发展到微循环衰竭,最终导致细胞膜损伤和细胞的死亡。休克最常见的原因有血容量降低、严重的大面积烧伤、严重感染、神经性刺激与损伤、心脏泵功能障碍等。

【辨病与辨证】

1. 辨病 虚脱的临床表现常因病因和休克的轻重程度不同而异。按程度大致可分为早、中、晚3期。

(1) 早期:休克代偿期(缺血缺氧期),表现为交感神经活动兴奋,如面色苍白,口唇、肢端轻度发绀,冰冷,脉速,烦躁,精神紧张等,血压正常或偏低,尿量减少。部分患者可表现为暖休克。

(2) 中期:休克进展期(淤血缺氧期),意识尚清醒,表情淡漠,表浅静脉萎陷,口渴,心音低钝,脉细速,收缩压8.0~10.7kPa(60~80mmHg),呼吸浅表,急促,尿量每小时小于20ml。

(3) 晚期:休克难治期(微循环衰竭期),意识和表现由兴奋转为抑制,甚至昏迷,面色青灰,口唇及肢端发绀,皮肤湿冷和出现花斑,脉细弱或触摸不到,收缩压小于8.0kPa(60mmHg)或测不出,脉压显著缩小,尿闭,呼吸急促或潮式呼吸,可发生DIC、出血倾向、酸中毒以及心脑肝肾等重要器官功能衰竭。

🔍 **知识链接**

临床上休克的分类

1. 低血容量性休克 大量失血、失液引起。失血是否发生休克取决于失血量和失血速度,若患者既往无贫血相关病史,30分钟内出血量不超过全身血量的20%时,机

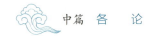

体常可得到代偿而不发生休克;出血量达到 30% 时,将超过机体的代偿能力发生休克;出血量达 50% 时,常迅速发生严重失血,发生休克而死亡。剧烈呕吐、腹泻、大量出汗、高渗脱水以及液体大量进入第三间隙如肠梗阻、炎症渗出等导致有效循环血量快速下降而发生休克。

2. 心源性休克　心脏泵血功能障碍引起。急性心脏泵血功能的严重障碍可引起心输出量急剧减少导致休克,常见于急性大面积心肌梗死、急性心肌炎、严重心律失常及心脏压塞等心脏疾患。

3. 分布性休克　是一种由血管收缩舒张异常引起的以循环容量改变为早期表现的一种常见的休克。包括感染性休克、神经源性休克和过敏性休克。①感染性休克由严重感染导致,在革兰氏阴性杆菌导致的休克中,细菌所释放的内毒素发挥重要的作用,而革兰氏阳性细菌的外毒素在休克的致病中亦发挥着重要作用。②神经源性休克由神经性刺激与损伤引起,剧烈疼痛、高位脊髓麻醉或损伤,导致血管运动中枢抑制或交感缩血管纤维功能障碍引起血管扩张,使血管容积增加,血容量相对减少,发生休克。③过敏性休克是具有过敏体质的人接受某些过敏原(如药物、血清制剂及外界过敏物质等)时,使机体产生Ⅰ型变态反应,促进机体细胞合成和释放组胺等血管活性物质,引起血管扩张或微血管通透性增加,导致血管容积增加和血容量减少,可引起休克。

4. 梗阻性休克　是指大循环中血流梗阻引起的休克。特点为心脏舒张期充盈异常和后负荷过高,是休克中的少见类型,其血流动力学变化急剧、发展迅速。包括缩窄性心包炎、心脏压塞和肺栓塞等疾病。

另外,还有分离性休克和混合性休克。

2. 辨证　以面色苍白或发绀,神志淡漠,反应迟钝或昏迷,或烦躁不安,尿量减少,张口自汗,肢冷肤凉,血压下降,脉微细或芤大无力为主症。兼见呼吸微弱,唇发紫,舌质胖,脉细无力,为亡阳;口渴,烦躁不安,唇舌干红,脉细数无力,为亡阴。若病情恶化可导致阴阳俱脱之危候。

【治疗】

治法　回阳固脱,苏厥救逆。以督脉及手厥阴经穴为主。

穴方　素髎　百会　神阙　关元　内关

亡阳加气海、足三里;亡阴加太溪、三阴交。神志昏迷者,加中冲、水沟。

操作　毫针刺结合灸法。素髎、内关毫针强刺激,中冲用毫针点刺,不留针;百会、神阙、关元、气海用灸法。余穴毫针刺,常规操作。

方义　素髎属督脉穴,有升阳救逆,开窍醒神之功,急刺可使血压回升。内关属心包经穴,可调补心气,助气血之运行以养神窍。百会、神阙、关元用灸法,三穴合用,回阳固脱。

【按语】

1. 虚脱可由多种原因引起,发病突然,病情复杂,须针对原因采取不同治疗方法,针灸可作为辅助的抢救措施之一,或应急措施而为进一步治疗争取宝贵的时间。

2. 各型休克均可采取平卧位,但可略有不同。如失血失液性休克可采取头和躯干抬高 20°~30°,下肢抬高 15°~20°,心源性休克伴心力衰竭者可采取半卧位等。患者保持安静,避免搬动。患者暂予禁食。根据患者具体病情和室温采取降温或保温措施,感染性休克的高温患者,采用物理降温,慎用药物降温。要维持通气功能、给予吸氧,注意生命体征的监测,对体温、血压、脉搏、呼吸、血氧饱和度、血糖、神志、皮肤、尿量等进行监测,是简便实用的手段,可间接反映循环、肺、脑、肾等重要脏器的灌注及功能。

第四节 肺 系 病 证

一、咳嗽

咳嗽是指肺失肃降,肺气上逆作声,咯吐痰液而言,是肺系疾病常见的证候之一。临床将咳嗽分为外感和内伤两大类。外感咳嗽常由风寒热燥等外邪从口鼻、皮毛侵袭肺卫,肺失宣肃而引起;内伤咳嗽常因饮食、情志失调、体虚等引起的脏腑功能失调所致。病位主脏在肺,与肝、脾有关,可涉及肾;基本病机为邪犯于肺,肺气上逆。

西医学认为,咳嗽是呼吸系统病的常见症状,可由呼吸系统的炎症、过敏及物理或化学等因素而引起,常见于上呼吸道感染、气管-支气管炎症、肺炎、肺结核、支气管扩张等,其他疾病如左心衰竭、胸膜炎、胃食管反流等也可引起咳嗽。据统计慢性咳嗽的发病率为3%~5%。本节主要介绍临床上最常见的上呼吸道感染、慢性支气管炎及过敏性咳嗽等,其他疾病以咳嗽为主症时也可参照本篇进行治疗。

📖 知识链接

咳嗽的分类

中华医学会呼吸病学分会发布的"咳嗽的诊断与治疗指南"(2015 版),将咳嗽按时间分为三类:急性咳嗽、亚急性咳嗽和慢性咳嗽。急性咳嗽时间 <3 周,亚急性咳嗽为3~8 周,慢性咳嗽 >8 周。咳嗽按性质又可分为干咳与湿咳。不同类型的咳嗽具有不同的病因分布特点。慢性咳嗽病因较多,通常根据胸部 X 线检查有无异常分为两类:一类为 X 线胸片有明确病变者,如肺炎、肺结核、支气管肺癌等;另一类为 X 线胸片无明显异常,以咳嗽为主症或唯一症状者,即通常所说的慢性咳嗽。

【辨病与辨证】

1. 辨病 当患者以咳嗽为主症即可诊断为中医的咳嗽。临床应进一步明确引起咳嗽的病因及疾病,常见引起咳嗽的呼吸系统疾病诊断要点如下:

(1)上呼吸道感染:以咳嗽为主症时,可伴有鼻塞流涕、喷嚏、咽痒等肺系局部症状,或伴有恶寒发热、无汗或少汗、头痛、肢体酸楚等全身症状。

(2)慢性支气管炎:起病缓慢,病程长,主要症状为咳嗽、咳痰,或伴有喘息。咳嗽、咳痰连续 2 年以上,每年累积或持续至少 3 个月,并排除其他引起慢性咳嗽的病因。咳嗽、咳痰一般晨间明显,咳白色泡沫痰或黏液痰,加重期亦有夜间咳嗽,睡眠时有阵咳或排痰。

(3)过敏性咳嗽:又称咳嗽变异性哮喘,是哮喘的一种特殊表现,主要症状为咳嗽持续或反复发作超过 1 个月,常伴夜间或清晨发作性咳嗽,痰少,运动后加重,可伴喷嚏、流涕、鼻痒、眼痒等。咳嗽发作与气候、环境、生活习惯的变化有关。

2. 辨证

(1)外感咳嗽:以咳嗽、咳痰,多伴有表证为主症。兼见咳声重浊,气急咽痒,咯痰稀薄色白、鼻塞、流清涕、恶寒重发热轻、无汗,苔薄白、脉浮紧,为风寒袭肺;咳痰不爽,痰黄或稠黏,气粗或咳声音哑,鼻流黄涕,口渴,恶寒轻发热重,苔薄黄,脉浮数,为风热犯肺;干咳无痰或少痰,咽干鼻燥,咳甚胸痛,或痰黏不易咯出,初起可有恶寒、身热头痛等证,舌红少津,苔薄黄,脉浮,为风燥伤肺。

(2) 内伤咳嗽:以反复咳嗽、咳痰,病程较长,或伴有喘息等为主症。兼见咳嗽痰多、色白黏稠,易于咯出,咳声重浊,胸脘痞闷,纳呆腹胀,舌淡苔白腻,脉濡滑,为痰湿阻肺;干咳,咳声短促或痰中带血,潮热颧红,午后加剧,手足心热,形体消瘦,舌红少苔,脉细数,为肺阴亏耗;咳嗽气喘,动则尤甚,痰液清稀,面白肢冷,或面肢浮肿,小便不利,舌淡苔白,脉沉细,为脾肾阳虚;气逆咳嗽,引胁作痛,可随情绪波动增减,痰少而黏,甚则痰中带血,面赤咽干口苦,舌边尖红,苔薄黄,脉弦数,为肝火犯肺。

【治疗】

1. 基本治疗

治法 宣肃肺气,化痰止咳。以手太阴肺经穴及肺俞募穴为主。

穴方 天突 肺俞 中府 太渊

风寒袭肺加风门、合谷;风热犯肺加大椎、尺泽;风燥伤肺加太溪、照海;痰湿阻肺加足三里、丰隆;肺阴亏耗加膏肓、太溪;脾肾阳虚加脾俞、命门;肝火犯肺加行间、鱼际。过敏性咳嗽加迎香、百会、气海。胸痛加膻中;胁痛加阳陵泉;咽喉干痒加太溪;痰中带血加孔最;盗汗加阴郄;面肢浮肿、小便不利加阴陵泉、中极;气短乏力加足三里、气海。

操作 ①毫针刺:胸背部腧穴采用平刺、斜刺方法,按穴位局部解剖特点严格掌握针刺深度。余穴常规操作。②结合灸法、拔罐法及三棱针法:在毫针刺基础上,风寒袭肺、脾肾阳虚者可加灸法;风寒证可加拔罐(风门、肺俞等穴);风热犯肺、肝火犯肺者,大椎、尺泽、行间可点刺出血或刺络拔罐。

方义 天突能疏导咽喉部气血,利咽止咳以治其标;肺俞、中府俞募相配,太渊为肺经原穴,三穴配合可宣肃肺气,化痰止咳以治本。

案例分析

古代医案的启示

案例:有一男子咳嗽,忽气出不绝声,病数日矣。以手按其膻中穴而应,微以冷针频频刺之而愈。(《针灸资生经》)

分析:"微以冷针刺之",指不加艾火的毫针浅刺法。咳嗽而气出不绝声,乃肺气上逆之甚所致。膻中为气海,又是任脉与其他经脉的交会穴,能宽胸理气,止咳平喘,具有调理人身气机之功能,能用于治疗一切气分之病,故按之而应,刺之而效。此案也体现了医者取穴精当、重视穴位在疾病状态下的特殊感应等特点,值得临证借鉴。

2. 其他治疗

皮肤针法 颈背部督脉、膀胱经、喉两侧。用梅花针轻或中度叩刺,每日或隔日1次。

穴位敷贴法 定喘、肺俞、膏肓、脾俞、大椎、中府、膻中。用白芥子、甘遂、细辛、延胡索等药为细末,姜汁搅拌成糊,取蚕豆大一团,贴敷穴上,每次酌取3~4个穴,每次贴0.5~2小时(夏季、过敏体质及儿童贴敷时间酌减),待所贴之处有痒痛、灼热感时取下。10天1次,共治疗3~5次。慢性咳喘者可于夏季三伏天施用。本方适用于内伤咳嗽者。

3. 参考方法 耳迷走神经刺激点、颈部喉上神经、舌咽神经刺激点。常规操作。

笔记栏

【按语】

1. 针灸对于咳嗽有一定疗效,临证必须明确诊断,必要时配合药物治疗。

2. 平时注意锻炼身体,增强体质,提高机体防御疾病的能力,做好防寒、防尘、防大气污染工作。因过敏而发作者宜查找过敏原,避免接触。严禁吸烟,禁食辛辣、油腻及海腥发物。

【古代文献摘录】

《灵枢·五邪》:邪在肺,则病皮肤痛,寒热,上气喘,汗出,咳动肩背。取之膺中外俞,背三节五脏之旁,以手疾按之,快然乃刺之,取之缺盆中以越之。

《补辑肘后方·治卒上气咳嗽方》:治卒咳嗽方:灸两乳下黑白肉际各百壮,即愈。亦治上气。灸胸前对乳一处,须随年壮也。又方:从大椎下第五节下、六节上空间,灸一处,随年壮。并治上气。

《备急千金翼方》:肝咳刺足太冲;心咳刺手神门;脾咳刺足太白;肺咳刺手太渊;肾咳刺足太溪。

《针灸玉龙经·玉龙歌》:咳嗽喘急及寒痰,须从列缺用针看。太渊亦泻肺家疾,此穴仍宜灸更安……伤风不解咳频频,久不医之劳病终。咳嗽须针肺俞穴,痰多必用刺丰隆。腠理不密咳嗽频,鼻流清涕气昏沉,喷嚏须针风门穴,咳嗽还当艾火深。

二、哮喘

哮喘是指以呼吸急促,喉间哮鸣,甚者张口抬肩,不能平卧为主症的一种反复发作性疾病。"哮"以呼吸急促、喉间有哮鸣音为特征;"喘"以呼吸困难、甚则张口抬肩为特征。临床上哮必兼喘,但喘未必兼哮。本病一年四季均可发病,尤以寒冷季节和气候急剧变化时多发,常在夜间及清晨发作或加重,伴干咳或咯大量白色泡沫痰,甚至出现发绀等,多有家族史或过敏史。

中医学认为,本病发生多为宿痰伏肺,因外感等因素而诱发。平素外感风热或风寒,肺气不宣,寒凝津液或热蒸津液成痰;饮食失节,或嗜酒伤中,脾失健运,痰湿内生,上干于肺,痰湿久蕴化热,痰热交阻;情志失调,忧思气结,肝郁气滞,肺气痹阻,宣降失常,而生痰饮;久咳伤肺,气失所主,久病及肾或年老肾虚,或劳欲伤肾,肾失摄纳,或肾阳衰微不能化气行水,水饮内停;上述因素均可导致痰饮伏肺。每当气候突变、情志变化、过分劳累,或食入海腥发物、吸入花粉、烟尘等均可引动体内蕴伏痰饮,痰随气升,气因痰阻,相互搏结,壅塞气道,肺气宣降失常而发为哮喘。发作期因气阻痰壅,阻塞气道,表现为实证;如反复发作,必致肺气耗损,久则累及脾肾,故在缓解期多见虚象。病位在肺,与肾、脾、心有关。基本病机为宿痰伏肺,遇感而发,痰饮阻塞气道,肺失宣肃。

西医学的支气管哮喘简称哮喘,是一种复杂的具有多基因遗传倾向的疾病,并且与环境因素密切相关,包括变应原性因素,如室内变应原(尘螨、宠物、蟑螂等)、室外变应原(花粉、草粉)、职业性变应原(油漆、活性染料)、食物(鱼虾、蛋类、牛奶)、药物(阿司匹林、抗生素),以及非变应原性因素(如大气污染、吸烟、运动、肥胖等)。发病机制并不十分清楚,目前认为是气道免疫-炎症机制、神经调节机制及其相互作用的结果,是由多种细胞(如嗜酸性粒细胞、肥大细胞、T淋巴细胞、中性粒细胞、气道上皮细胞等)和细胞组分参与的气道慢性炎症性疾病,常存在气道高反应性和广泛多变的可逆性气流受限。由于支气管受自主神经的调节,当神经调节障碍使支气管舒张和收缩平衡失调时,则引起平滑肌的收缩;且神经源性炎症能通过局部轴突反射释放感觉神经肽,而引起哮喘发作。支气管哮喘患者大都存在过敏现象或者有过敏性鼻炎等,也有一类临床上并没有哮喘症状的不典型哮喘,患者可表现为发作性咳嗽、胸闷或其他症状,分别称为咳嗽变异性哮喘、胸闷变异性哮喘。另外,慢性喘息性支气管炎可出现喘息或气急症状,也可伴有支气管哮喘;心源性哮喘则是在左心衰基础上出现的喘息或气急、呼吸困难。这些病可归属为中医学的哮喘范畴,但临床应进行鉴别。

【辨病与辨证】

1. 辨病　以发作时呼吸急促,喉间哮鸣,甚者张口抬肩,不能平卧为主症,呈反复发作性,多突然发生,数小时至数天后缓解,可诊断为中医学的哮喘。临床应注意分辨支气管哮喘、慢性喘息性支气管炎及左心衰竭引起的喘息样呼吸困难。

(1) 支气管哮喘:发作性伴有哮鸣音的呼气样呼吸困难或发作性胸闷、咳嗽,严重者被迫采取坐位或端坐呼吸,干咳或咳大量白色泡沫痰,甚至出现发绀。有时咳嗽为唯一的症状(咳嗽变异性哮喘)。哮喘症状可在数分钟内发作,经数小时至数天自行缓解,或用支气管扩张药缓解,部分患者可在缓解数小时后再次发作。在夜间和凌晨发作加重常是哮喘的特征之一。部分青少年患者可在运动后出现胸闷、咳嗽、呼吸困难,称运动性哮喘。多与接触变应原、冷空气、物理、化学性刺激、病毒性上呼吸道感染、运动等有关。发作时在双肺可闻及散在或弥漫性、以呼气相为主的哮鸣音,呼气相延长。支气管激发或运动激发试验、支气管舒张试验均为阳性;昼夜最高呼气流量变异率≥20%。

(2) 慢性喘息性支气管炎:以咳嗽、咳吐白色黏液、浆液泡沫性痰等为主,兼见喘息或气急,早期多无异常体征。急性发作期在背部、双肺底可闻及干、湿啰音,咳嗽后可减少或消失。

(3) 左心衰竭引起的喘息样呼吸困难:夜间阵发性呼吸困难、发绀、咳嗽、咳白色或粉红色泡沫痰,有心脏病变。两肺可闻及广泛的湿啰音和哮鸣音,左心界扩大,心率加快,心尖部可闻及奔马律。胸部 X 线检查时,可见心脏增大,肺淤血征。

2. 辨证

(1) 实证:以病程短,或当发作期,哮喘声高气粗,呼吸深长有余,呼出为快,体质较强,脉象有力为主症。兼见喉中哮鸣如水鸡声,痰多色白,稀薄或多泡沫,伴风寒表证,舌淡、苔薄白而滑,脉浮紧,为风寒外袭;喘促气粗,咳痰黄稠,心胸烦闷,口干而渴,伴风热表证,舌红,苔薄黄,脉浮数,为风热犯肺;喉中痰鸣如吼,胸高气粗,咳痰黄稠或白,黏着稠厚,伴口渴,便秘,舌红,苔黄腻,脉滑数,为痰热壅肺。

(2) 虚证:以病程长,反复发作或当缓解期,哮喘声低气怯,气息短促,深吸为快,体质虚弱,脉弱无力为主症。兼见喘促气短,动则加剧,喉中痰鸣,痰液清稀,自汗畏风,神疲倦怠,纳呆,便溏,舌淡,苔薄白,脉濡弱,为肺脾气虚;短气而喘,咯痰黏少,头晕耳鸣,口干咽燥,腰膝酸软,潮热盗汗,舌红苔少,脉细数,为肺肾阴虚;气息短促,呼多吸少,倚息难以平卧,咳痰稀白,畏寒肢冷,尿少浮肿,面唇青紫,舌淡暗,苔白,脉沉细,为心肾阳虚。

【治疗】

1. 基本治疗

(1) 发作期

治法　降气定喘。以任脉、背俞穴及奇穴为主。急性发作时,急则治标,迅速缓解哮喘持续状态。

穴方　天突　肺俞　定喘
心源性哮喘加心俞、内关。

操作　①毫针刺结合刺络拔罐法:天突行提插泻法;肺俞、定喘,用三棱针点刺出血,拔火罐,出血 3~5ml;以哮喘缓解为度。②指针法:以拇指指腹在穴位上用力向下切按,使局部产生明显酸胀感并向内渗透。持续按压 3~5 分钟,交替按压穴位,直至哮喘发作状态得以缓解。

方义　天突为局部选穴,疏导肺系气血;肺俞、定喘具有降肺气而定喘之功。

（2）缓解期

治法　理肺降气，固肾纳气。以背俞穴、手太阴经穴及奇穴为主。缓解期辨证施治以治本。

穴方　肺俞　定喘　膻中　中府　太渊　太溪

风寒外袭加风池、风门；风热犯肺加大椎、尺泽；痰热壅肺加丰隆、曲池；肺脾气虚加气海、脾俞；肺肾阴虚加膏肓俞、太溪；心肾阳虚加心俞、命门。

操作　①毫针刺：肺俞向脊柱方向斜刺，余穴常规操作。②结合灸法及刺络拔罐法：虚证哮喘及风寒外袭者，肺俞、气海（或关元）、脾俞、心俞、命门、风门均可针后加灸，或单用灸法。定喘可单用或针后加用刺络拔罐法（每周2~3次）；风热犯肺、痰热壅肺者，肺俞、大椎可点刺出血或加拔罐。

方义　肺俞为肺之背俞穴，中府为肺之募穴，俞募相配以调理肺脏功能，宣肺降气；定喘为治疗喘证之奇穴；膻中为气之会穴，可宽胸理气，舒展气机；太渊为肺经原穴，疏调肺气。太溪益肾纳气。

2. 其他治疗

穴位贴敷法　肺俞、膏肓、肾俞、膻中、定喘、涌泉。用炒白芥子20g、甘遂15g、细辛15g共为细末，用生姜汁调药粉成糊状，制成药饼如蚕豆大，上放少许丁桂散或麝香，敷于穴位上，用胶布固定。贴30~60分钟后取掉，以局部有红晕微痛为度。若起疱，消毒后挑破，保持局部干燥，防止感染。一般常在"三伏天"贴敷，即所谓冬病夏治。

穴位埋线法　肺俞、定喘、膻中、肾俞。常规消毒后，用一次性埋线针"生物蛋白线"埋于穴位下肌肉层，15天左右线完全吸收后，再行下一次治疗。

耳穴法　对屏尖、肾上腺、肺、神门、皮质下。每次取2~3穴，捻转法用中、强刺激，适用于哮喘发作期。

3. 参考方法

（1）支气管哮喘发作期：T_2~T_5交感神经节刺激点，或背部T_1~T_9节段感觉神经区刺激点、颈部两侧牵涉痛区域刺激点、星状神经节刺激点。背部可刺血、拔罐，以加强体表刺激效应。

（2）支气管哮喘间歇期：迷走神经刺激点、星状神经节刺激点、T_1~T_9节段感觉神经区刺激点。

【按语】

1. 针刺对缓解哮喘发作有一定疗效，对于发作严重或哮喘持续状态，经针灸治疗不能及时缓解者，应立即配合药物迅速缓解症状。平时积极锻炼身体，增强体质，提高抗病能力。气候变化时应注意保暖。过敏体质者，注意避免接触致敏源及进食易致过敏的食物。

2. 临床要注意辨别左心衰引起的喘息样呼吸困难，本病为左心衰时，由于左心室舒张末压增高，肺静脉回流不畅，使肺静脉压、肺毛细血管压也随之升高，导致肺淤血、肺水肿而引起，属于危重急症，要综合治疗。忌用肾上腺素或吗啡，以免抑制呼吸，造成生命危险。

【古代文献摘录】

《针灸资生经》：凡有喘与哮者，为按肺俞无不酸痛，皆为缪刺肺俞，令灸而愈。

《针灸聚英》：喘，灸中府、云门、天府、华盖、肺俞。

《针灸大成》：哮吼嗽喘，俞府、天突、膻中、肺俞、三里、中脘……复刺后穴：膏肓、气海、关元、乳根。

《针灸玉龙经·玉龙歌》：哮喘一症最难当，夜间无睡气惶惶。天突寻得真穴在，膻中一灸便安康。气喘吁吁不得眠，何当日夜苦相煎，若取璇玑真个妙，更针气海保安然。哮喘咳嗽痰饮多，才下金针疾便和，俞府乳根一般刺，气喘风痰渐渐磨。

笔记栏

第五节 外感病证

一、感冒

感冒是风邪侵袭人体所致的常见外感病,以鼻塞、流涕、咳嗽、头痛、恶寒发热、全身不适等为主症。本病四季均可发生,尤以秋、冬两季为多。病情轻者多为感受当令之气,以鼻咽部症状为主,称为伤风、冒风、冒寒;重者多为感受非时之邪,常有高热、全身酸楚等较重的全身症状,称为重伤风。若在一个时期内广泛流行、病情类似者,称为时行感冒。中医学认为,感冒是以风邪为主的六淫邪气、时行疠气,在人体正气不足,卫外功能失司时,从皮毛、口鼻入侵肺卫,出现的一系列肺卫症状。以风邪为主的外邪侵袭为外因,体虚正气不足为内因。病位在肺卫,基本病机为卫阳被遏,肺失宣肃。由于四时六淫邪气之不同以及患者素体禀赋之差异,临床有风寒、风热、暑湿感冒等多种类型。尚可见到体虚感冒,治疗时需兼顾。

本病属于西医学的急性上呼吸道感染,认为当人体在淋雨、受凉、过度劳累、气候突变等因素诱发下,使全身或呼吸道局部防御功能降低,原已存在于呼吸道或从外界侵入的病毒、细菌迅速繁殖,以鼻咽部炎症为主要表现,可伴全身中毒症状。时行感冒即西医学的流行性感冒,是流感病毒引起的急性呼吸道传染病,危害性较大,临床需注意鉴别。

🔍 知识链接

流行性感冒

流行性感冒(简称流感)是由流行性流感病毒引起的急性呼吸道传染性病。临床特征是起病急,高热、头痛、乏力、眼结膜炎和全身肌肉酸痛等中毒症状明显,而呼吸道卡他症状轻微。主要通过接触及空气飞沫传播。发病有季节性,北方常在冬季,而南方多在冬夏两季。流感病毒可分为甲(A)、乙(B)、丙(C)三型,甲型病毒经常发生抗原变异,传染性大,传播迅速,极易发生大范围流行。历史上最严重的一次是1917—1919年在欧洲暴发的西班牙流感,导致约2000万人死亡。西医对流感的治疗方案要点是:①隔离;②对症治疗;③抗病毒治疗;④支持治疗和预防并发症。

【辨病与辨证】

1. **辨病** 有受寒史,起病较急,喷嚏、鼻塞、流清涕,也可表现为咳嗽、咽干、咽痒或烧灼感,甚至鼻后滴漏感,2~3天后鼻涕变稠,可伴咽痛、头痛、流泪、味觉迟钝、呼吸不畅、声嘶等,有时由于咽鼓管炎致听力减退。检查可见鼻腔黏膜充血、水肿,有分泌物,咽部可为轻度充血。自然病程为3~7天,伴并发症者可致病程迁延。病毒感染者白细胞计数一般正常或偏低,伴淋巴细胞比例升高;细菌感染者可有白细胞计数与中性粒细胞增多和核左移现象。

2. **辨证** 以恶寒发热、头痛、鼻塞流涕、脉浮为主症。兼见恶寒重,发热轻,无汗,头痛,四肢酸疼,鼻塞,喷嚏,流清涕,咽痒,咳嗽,痰液清稀,口不渴或渴喜热饮,舌苔薄白,脉浮紧,为风寒证;身热重,微恶风,有汗,头胀痛,面赤,鼻塞而干,少涕或流浓涕,咽喉肿痛,咳嗽,痰黏或黄,口干渴欲饮,舌苔薄黄,舌边尖红,脉浮数,为风热证;身热不扬,微恶风,汗出不畅,肢体酸重或疼痛,头昏重胀痛,口渴心烦,或口中黏腻,渴不多饮,咳声重浊不扬,胸闷脘痞,

笔记栏

纳呆,腹胀,大便溏泄,小便短赤,舌苔薄黄而腻,脉濡数,为暑湿证。

【治疗】

1. 基本治疗

治法 祛风解表。以督脉、手太阴及手阳明经穴为主。

穴方 风池 大椎 太阳 列缺 合谷

风寒感冒加风门、肺俞;风热感冒加曲池、外关;暑湿感冒偏湿盛加中脘、阴陵泉,偏暑盛加委中。头痛加头维;鼻塞加迎香;咽痛加少商;发热较甚加耳尖;全身酸楚加身柱;邪盛体虚者加足三里。

操作 ①毫针刺:泻法为主,浅刺为宜。合谷、风池、大椎等穴均应获得较强针感;体虚者足三里用补法。②结合灸法、拔罐法及三棱针法等:在毫针刺基础上,风寒感冒可于大椎、风门、肺俞用灸法,艾条温和灸每穴10分钟,或温针灸;或加拔罐,治疗后患者有出汗反应为佳。风热感冒或暑热较盛者,大椎、太阳、委中点刺出血,或加拔罐,一般出血3~5ml为宜;少商、耳尖点刺出血。体虚感冒者足三里可用灸法。

方义 感冒由风邪侵犯肺卫所致,风池为治风要穴,是足少阳与阳维脉的交会穴,阳维主一身之表,"阳维为病苦寒热",故该穴功善疏风祛邪解表,又与太阳相配可清利头面;大椎灸可通阳散寒,刺络出血可清泄热邪。列缺、合谷表里经相配,以宣肺解表。

2. 其他治疗

拔罐法 项背部足太阳膀胱经(从大杼至肾俞)及督脉(从大椎至命门)。行走罐法,左右两侧交替进行3~5遍,至皮肤潮红或发紫,以患者能耐受为度;然后在大椎、风门、肺俞等处留罐10分钟。

穴位贴敷法 大椎、肺俞、风门、脾俞、肾俞、足三里。用甘遂、延胡索、白芥子、细辛等药按1:2:2:2比例共研为末,生姜汁调和制成药饼,于"三伏天"进行穴位贴敷治疗,每伏贴1次,共贴3次。每次贴敷时间小儿为1~2小时,成人为4~6小时,以患者局部皮肤发热而能耐受为度。适用于防治反复感冒、体虚感冒患者。

穴位注射法 足三里。用卡介菌多糖核酸注射液1ml,每次注射一侧穴位,左右交替,每周注射2~3次,1个月为一疗程。适用于防治体虚感冒。

3. 参考方法

(1)毫针疾刺结合排罐治疗方案:督脉大椎,足太阳膀胱经大杼、风门、肺俞、肝俞、胆俞、脾俞、胃俞、大肠俞、小肠俞、白环俞,手太阳小肠经天宗、秉风、肩中俞和手阳明大肠经曲池、合谷。以毫针"半刺"法,疾刺以上穴位,得气后不留针,随即以大椎为起点沿督脉向下至腰俞排列拔罐8个,然后以大椎为中点,沿督脉垂线方向,经过肩中俞向外排罐,双侧各2个,再以肩中俞为起点,沿督脉平行线至秩边拔罐,双侧各7个,最后从肩部向下过秉风至京门连线排列拔罐,双侧各5个。留罐以皮色紫红或紫黑为宜,最长不超过6分钟。适用于流行性感冒及症状较重的普通感冒。

(2)依据解剖学及生理学选穴治疗方案:蝶腭神经节、咽后壁、舌咽神经、星状神经节、迷走神经刺激点,头痛加局部刺激点(太阳、印堂等),发热加耳尖或耳后静脉或手指刺激点。蝶额神经节用毫针轻柔提插刺激,以鼻腔有酸胀放射感为度或鼻塞症状即刻缓解为度;咽后壁用长毫针点刺数下;舌咽神经、星状神经节均用提插法刺激;均不留针。耳尖或耳后静脉或手指,点刺出血。

【按语】

1. 针灸治疗感冒能迅速缓解鼻塞、流涕、头项强痛等症状,并有良好的退热作用。灸法对预防感冒有独特优势,体虚易感冒者可长期艾灸足三里、大椎、关元等穴,感冒流行期亦可灸之,以提高机体免疫力,增强抗御病邪的能力。

2. 注意休息,多喝温水,饮食宜清淡。保持室内空气流通,在感冒流行期间,佩戴口罩,少去公共场所或人群密集处。针灸治疗期间,若出现高热持续不退,咳嗽加剧等病情加重情况时,宜尽快采取综合治疗措施。

3. 感冒与流脑、乙脑、流行性腮腺炎等传染病的早期症状相似,应作鉴别。

【古代文献摘录】

《伤寒论》:太阳病,初服桂枝汤,反烦不解者,先刺风池、风府。

《针灸摘英集》:伤寒在表,发热恶寒,头项痛,腰脊强,无汗,脉浮,刺合谷。

二、疟疾

疟疾是感受疟邪引起的以寒战、壮热、头痛、汗出热退而休作有时为临床特征的病症。中医学认为,本病的发生主要是感受疟邪、瘴毒,但与正虚抗病能力下降有关,兼感风、寒、暑、湿时令邪气,或复加饮食劳倦等诱发,尤以暑湿诱发多见。发作时寒热往来的称为正疟,但寒不热者称为牝疟,但热不寒者称为瘅疟,热多寒少者称为温疟。疟疾的病位总属少阳,感邪之后,邪伏于半表半里,出入营卫之间,正邪交争则发作;正邪相离,疟邪伏藏,则发作休止。休止时间的长短与疟邪伏藏的深浅有关,如每日发、间日发者,邪留尚浅;三日发者,邪留较深。若疟疾屡发不已,气血耗伤,正虚邪恋,则成劳疟;若血瘀痰凝,胁下结块,则形成疟母。

西医学认为,疟疾是经蚊虫叮咬等而感染疟原虫所致,在肝细胞和红细胞内寄生增殖,红细胞周期性大破坏而发病。临床以周期性寒战、发热、头痛、出汗和贫血、脾肿大为特征,可分为间日疟、三日疟、卵形疟、恶性疟等。儿童发病率高,大多于夏秋季节流行。在热带及亚热带地区一年四季都可发病,且易流行。

【辨病与辨证】

1. 辨病　以周期性发冷、发热、出汗和间歇期症状消失为主要临床特点,反复发作后可有脾脏肿大。在流行季节中,患者常有居住或去过流行地区的病史,或输入过疟疾患者的血液后发病。有疟疾病史的患者当出现不明原因的发热时,应考虑复发的可能。典型的疟疾发作时,血液涂片或骨髓涂片可发现疟原虫,血白细胞总数正常或偏低。

2. 辨证　以寒战、壮热、头痛、汗出热退,休作有时为主症。兼见先有呵欠乏力,寒战鼓颔,肢体酸楚,寒去则内外皆热,头痛面赤,烦渴引饮,继则汗出热退,身凉,苔白腻或黄腻,脉弦,为正疟;兼见热多寒少,汗出不畅,口渴欲饮,大便干结,小便短赤,舌红苔黄腻,脉弦滑,为温疟;寒多热少,口不渴,胸胁痞闷,时有呕恶,神疲乏力,面色少华,舌淡苔薄白,脉弦迟,为寒疟;每逢劳累或饮食不当而作,寒热不甚,自汗,面色萎黄,倦怠乏力,食少,大便或干或溏,舌淡苔薄,脉细弱,为劳疟;左胁下有痞块,隐隐作痛,或寒热时作,肌肉瘦削,神疲倦怠,甚则唇甲色白,舌质淡,脉多弦细,为疟母;如感受疟邪深重,正不胜邪,内陷心包,引动肝风者,可见神昏谵语、痉厥等危候。

【治疗】

1. 基本治疗

治法　和解少阳,截疟祛邪。以督脉及手少阳经穴为主。

穴方　大椎　陶道　中渚　间使　后溪

温疟加曲池、外关;寒疟加至阳、期门;劳疟加脾俞、足三里、三阴交;疟母加痞根、章门、太冲。高热加十宣、委中;神昏谵语加水沟、中冲、劳宫、涌泉。

操作　在发作前1~2小时进行治疗。①毫针刺:泻法为主,以较强针感为宜,留针期间多行针。脾肿大时,肿块处腧穴不可直刺或深刺,以防刺伤脾脏。②结合三棱针、灸法等:重症或发热明显者,大椎、陶道、委中用刺络拔罐,十宣点刺出血。寒疟、劳疟和疟母可针后加艾条灸,大椎、陶道行雀啄灸法,使穴周皮肤潮红,且微微出汗为佳。余穴常规毫针刺法。

方义 大椎属督脉,为诸阳之会,合陶道能振奋阳气,为截疟要穴;疟邪客居少阳则寒热往来,休作有时,故取手少阳经穴中渚,配表里经手厥阴经穴间使,以疏理气机,和解少阳之邪;后溪宣发太阳经气,引邪外出。

2. 其他治疗

皮肤针法 大椎、陶道、身柱、风府、间使、合谷、太冲、大杼、第5胸椎至第5腰椎旁的夹脊穴。发作前1小时反复叩刺至皮肤潮红。

穴位注射法 大椎、陶道、间使、合谷、太冲、曲池。发作前1~2小时,每穴注1ml注射用水。

【按语】

1. 针灸治疗本病有一定疗效,尤其是间日疟疗效较好,恶性疟应配合药物治疗。

2. 发作时应卧床休息,做好降温、补液、抗休克和预防并发症等对症治疗。恶性疟中的脑型疟疾病情凶险,病死率高,且易留后遗症,应及时采取综合措施救治。

3. 控制传染源,及时发现和治疗所有疟疾患者及无症状原虫携带者。加强防蚊、灭蚊措施,减少接触机会,进入疫区者应预防性服药。也可在高发季节用艾条灸足三里、关元、气海等穴,每次10分钟;或用大艾炷灸,每穴3~5壮。每日1次,有一定的预防作用。

【古代文献摘录】

《素问·刺疟论》:凡治疟,先发如食顷乃可以治,过之则失时也……一刺则衰,二刺则知,三刺则已。不已,刺舌下两脉出血;不已,刺郄中盛经出血;又刺项以下夹脊者,必已。

《针灸资生经》:有人患久疟,诸药不效,或教以灸脾俞,即愈。更一人亦久患疟,闻之,亦灸脾俞而愈。

《针灸聚英》:疟,先寒后热,绝骨、百会、膏肓、合谷;先热后寒,曲池、绝骨、百会;热多寒少,后溪、间使、百劳、曲池;寒多热少,后溪、百会、曲池。

三、中暑

中暑是指高温环境或机体散热不良所致的体温调节中枢功能障碍,以汗腺功能衰竭和水、电解质丢失过多为特点的一种急性疾病。在气候炎热下劳动,或在高温环境、通气不良及湿度较高的环境下,过度体力劳动,则易发生中暑。颅脑疾患的患者、老弱及产妇等耐热能力差者,尤易中暑。中暑是一种威胁生命的急病,若不迅速给予有力的治疗,可引起抽搐、永久性脑损害或肾脏衰竭,甚至死亡。根据临床症状的轻重,中暑可分为先兆中暑、轻症中暑和重症中暑。

本病属于中医学暑证范畴,主要由于夏日天气炎热,曝晒劳作,暑热之邪内侵,或酷暑夹湿伤人,逼汗出而伤阴,导致本病。暑为火邪,若暑热入营,逆犯心包,则可出现高热烦躁,甚则神昏谵语之危候。本病发生的内因为正气不足、体虚劳倦、脾胃虚弱,或素体湿邪较重,易于感受暑热。

知识链接

中暑的发病机制及分类

根据发病机制和临床表现不同,通常将中暑分为热痉挛、热衰竭和热(日)射病三类:

1. 热痉挛 高温环境中,人的散热方式主要依赖出汗。一般认为1日的最高生理限度的出汗量为6L,但在高温中劳动者的出汗量可在10L以上。汗中含氯化钠0.3%~0.5%。因此大量出汗会导致水和盐过多丢失,肌肉痉挛,并引起疼痛。

2. 热衰竭 由于人体对热环境不适应,引起周围血管扩张、循环血量不足,发生虚脱;热衰竭亦可伴有过多的出汗、失水和失盐。

3. 热射病 由于人体受外界环境中热源的作用和体内热量不能通过正常的生理性散热以达到热平衡,致使体内热蓄积,引起体温升高。初期,可通过下丘脑体温调节中枢以加快心输出量和呼吸频率,皮肤血管扩张,出汗等提高散热效应。而后,体内热进一步蓄积,体温调节中枢失控,心功能减退、心输出量减少、中心静脉压升高,汗腺功能衰竭,使体内热进一步蓄积,体温骤增。体温达42℃以上可使蛋白质变性,超过50℃数分钟细胞即死亡。早期受影响的器官依次为脑、肝、肾和心脏。

【辨病与辨证】

1. 辨病 在高温环境中生活和劳动时突然出现体温升高、肌肉痉挛和/或晕厥,伴恶心呕吐,并排除其他疾病后即可诊断为中暑。临床根据病情轻重可分为先兆中暑、轻度中暑和重度中暑。

(1) 先兆中暑:在高温环境下,有全身疲乏无力,头昏,耳鸣,胸闷,恶心,心悸,口渴,大量汗出等症状。体温正常或略升高,但一般不超过38℃。

(2) 轻症中暑:有先兆中暑症状,体温在38.5℃以上,并伴有面色潮红、皮肤灼热,或面色苍白,恶心呕吐,大汗淋漓,皮肤湿冷,脉搏细数等。

(3) 重症中暑:多数患者突然剧烈头痛,眩晕,以致谵妄或出现昏厥,抽搐,皮肤干燥,灼热无汗,体温在40℃以上,呼吸急促,脉率增快。

2. 辨证 以高热环境下出现头晕乏力、心慌恶心、发热汗出,甚则烦躁、神昏、抽搐等为主症。兼见头痛、全身疲软,心烦胸闷,口渴多饮,汗多,发热面红,溲赤,脉洪大,舌质红而少津,为中暑阳证(阳暑)。暑热伤气耗液,可转化为中暑阴证(阴暑);最初表现为身热汗出,精神衰惫,四肢困倦,头晕嗜睡,胸闷气短,恶心欲吐,渴不欲饮,脉洪缓,为气阴两虚(以气虚为主);若暑热大汗不止,或呕吐腹泻不止,则可出现四肢厥逆,冷汗自出,面色苍白,烦躁不安,呼吸浅促,脉微欲绝,甚则昏迷,不省人事,为气阴两脱。高热烦躁,汗出胸闷,猝然倒仆神昏,不省人事,脉洪数,舌质红绛,为暑热蒙心(暑厥);在暑热入营神昏的情况下,见抽搐痉挛,为暑热生风(暑风)。

【治疗】

1. 基本治疗

(1) 轻症(无神志异常)

治法 清泄暑热。以督脉及手厥阴、手阳明经穴为主。

穴方 大椎 曲泽 合谷 内关 耳尖

中暑阳证者加风池、曲池、列缺、外关;中暑阴证(以气虚为主)者加气海、足三里、三阴交,气阴两虚者加百会、气海、太溪。头痛头晕者加风池、太阳;恶心呕吐者加中脘、足三里。

操作 ①毫针刺:以泻法为主,强刺激;耳尖以短毫针点刺放血3~5滴。②结合三棱针、拔罐及灸法:大椎、曲泽可毫针刺行泻法后不留针,再用刺络拔罐法,出血5~10ml;耳尖可用三棱针点刺放血。中暑阴证者气海加灸法。

方义 大椎可清泄一身之阳热,具有清泄暑热作用;曲泽清热安神,合内关以除烦躁;合谷疏调气血,以助泄暑热;耳尖点刺出血,泄热和营。

(2) 重症(有神志异常)

治法 开窍醒神。

穴方 水沟 内关 中冲 涌泉

气阴两脱加神阙、关元、气海;暑热蒙心加十宣或十二井穴、通里、委中;暑热生风加风池、曲池、十宣或十二井穴、合谷、太冲。

操作 ①毫针刺:水沟、涌泉、内关用提插捻转强刺激,留针至患者苏醒。十宣、十二井穴(除涌泉穴)均用短毫针点刺出血。②结合三棱针、灸法:在上述毫针刺基础上,委中可刺络出血;神阙、关元、气海重用灸法。

方义 水沟为督脉穴,督脉入络脑,中冲为心包经井穴,涌泉为肾经井穴,可醒神开窍;内关为心包经络穴,可调心气,助醒神。

2. 其他治疗

刮痧法 用刮痧板或边缘光滑的瓷汤匙,蘸少许植物油或清水,在脊柱两侧,颈项(哑门、风府上下),胸肋间隙(胸前第3、4、5肋间隙),肩胛上(左右两侧第7、8、9间隙)及肘窝、腘窝等处,自上向下或自背后向胸前刮之,先轻后稍重,以皮肤刮出紫色或红色痧点为止。

拔罐法 大椎、肺俞、脾俞、胃俞。拔罐法,留罐5~10分钟;或沿背部足太阳经走罐。适用于中暑轻症。

【按语】

1. 夏令高温季节,暑气当令或高温环境工作,注意通风散热,降温预防,劳逸结合。

2. 中暑发生后,及时将患者移到通风阴凉的地方,解开衣襟,让患者安卧,给予物理降温,如酒精擦浴、放置冰袋、打开风扇等。

3. 先兆中暑及轻症中暑可以针灸治疗为主,重症中暑患者,病情危急多变,除针灸治疗外,应及时采取补液、抗休克等中西医综合措施。

【古代文献摘录】

《针灸大成》:中暑不省人事,人中、合谷、内庭、百会、中极、气海。

《针灸逢源》:中暑人中百会搜,阳明合谷内庭求,热伤肺气膈胸满,列缺气海中极收。

《针灸集成》:中暑几死,急灸两乳头各七壮。

四、高热

发热作为一种症状,并不是独立的疾病,因此,应查清导致发热的原因和疾病。当体温超过37℃时则为发热;依据体温上升的程度可分为低热(38℃以内),中等度热(38~39℃),高热(39~41℃)和超高热(41℃以上)。高热常见于西医学的急性感染、急性传染病,以及中暑、风湿热、结核病、恶性肿瘤等病中。外源性致热源是导致发热的最常见原因,其引起发热的机制,总体上可概括为外源性致热源(病原体及其产物、免疫复合物、异性蛋白、大分子化合物或药物等)进入人体后,激活单核-巨噬细胞、内皮细胞和B淋巴细胞等,使后者释放内源性致热源(如白细胞介素-1、TNF、IL-6和干扰素)等。内源性致热源通过血液循环刺激体温调节中枢,释放前列腺素E2,后者把恒温点调高,使产热超过散热而引起体温上升。

中医学所称的"壮热""实热""日晡潮热"等,均属于高热的范畴。可由外感湿热之邪从口鼻而入,卫失宣散,肺失清肃,或温邪疫毒侵袭人体,燔于气分,或内陷营血引起。也有因外感暑热之邪,内犯心包而致者。

【辨病与辨证】

1. 辨病 高热是指体温超过39℃,作为一种症状常见于急性感染、传染病及其他疾病

笔记栏

中,临证应分清引起高热的病因。感染性疾病一般有明确的局部和全身性感染;非感染性疾病发热者常见于风湿性疾病、血液系统疾病、恶性肿瘤、内分泌疾病、中枢神经性疾病、外科手术后吸收热、出血后或组织坏死发热、药物和化学因素以及体液失衡等。

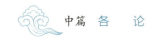

> **知识链接**
>
> ### 功能性发热
>
> 功能性发热常呈低热,在排除器质性低热后再考虑功能性低热,可能系机体体质异常或体温调节中枢功能障碍所致。主要包括:①神经功能性低热:多见于青年女性,体温多在 37.5~38℃,发热的体温夏季较高,冬季较低,但多不能恢复到正常水平。在清晨或卧床休息时体温正常,活动或精神紧张时出现低热,持续低热可长达数年。如部分学生考前低热、工人上夜班低热,个别人到医院测体温表现出低热等。②感染治愈后低热:在病原微生物感染后,原有病变基本治愈,仍持续一段时间的低热,此种发热系体温调节中枢功能尚未恢复正常之故。但必须除外原发病尚未治愈,又出现潜在病灶所致的发热。③月经前及妊娠期低热:发热随着月经周期体温发生变化,是生理现象。妊娠初期由于新陈代谢率增高或孕酮的致热作用可有发热,直至妊娠黄体由胎盘所代替后体温才下降,低热一般要持续 4~5 个月。④夏季热:以女性居多,多于夏季出现低热,伴有一些症状,不经治疗可自愈,可能与机体散热功能障碍有关。

2. 辨证 以体温升高,超过 39℃为主症。兼见高热恶寒,头痛,咳嗽,痰黄而稠,舌红,苔薄黄,脉浮数,为热在肺卫;高热汗出,烦渴引饮,舌红而燥,脉洪数,为热在气分;高热夜甚,斑疹隐隐,吐血、便血或衄血,心烦,舌绛,甚则出现神昏谵语,抽搐,为热入营血。

【治疗】

1. 基本治疗

治法 清泄热邪。以督脉、手太阴、手阳明经穴及井穴为主。

穴方 大椎 曲池 合谷 十二井穴或十宣 耳尖

肺卫热盛加尺泽、鱼际、外关;气分热盛加支沟、内庭;热入营血加内关、血海。抽搐加太冲、阳陵泉;神昏加水沟、内关。

操作 毫针刺结合刺络拔罐法。曲池、合谷毫针泻法;大椎刺络拔罐,十宣、井穴、耳尖等穴均可点刺出血。

方义 大椎属督脉,为诸阳之会,总督一身之阳,可宣散全身阳热之邪;十二井、十宣穴皆在四末,为阴阳经交接之处,配合耳尖,三棱针点刺出血,具有清热解毒、凉血退热作用。合谷、曲池清泄肺热。

2. 其他治疗

耳穴法 耳尖、耳背静脉、肾上腺、神门。耳尖、耳背静脉用三棱针点刺出血,余穴用毫针刺,强刺激。

刮痧 脊柱两侧和背俞穴。用特制刮痧板或瓷汤匙蘸食油或清水,刮脊柱两侧和背俞穴,刮至皮肤红紫色为度。

【按语】

针灸退热有很好的效果,但在针刺治疗的同时,须查明原因,明确诊断,并配以相应的基础治疗。

第六节　脾胃系病证

一、呃逆

呃逆是以胃中之气上冲喉间,呃呃连声,声短而频,不能自制为特征的病症,古称"哕",又称"哕逆",俗称打嗝。中医学认为,呃逆一证有虚实寒热之异。实者多气、寒、火、郁所致,虚者有脾胃阳虚和胃阴不足之别,《景岳全书》指出:"因其呃呃连声,故今人以呃逆名之……呃逆之大要,亦为三者而已,一曰寒呃,二曰热呃,三曰虚脱之呃"。常因饮食不节、情志不遂或正气亏虚而引起。病位在膈,与胃最为密切,涉及肝、脾、肾、肺。基本病机为胃失和降,气逆动膈。

西医学称之为膈肌痉挛,膈肌局部、膈神经或迷走神经受刺激皆可引起,可单独发生,亦可见于其他疾病当中。自限性呃逆见于健康人群,男性多于女性,常因进食、气温变化、情志因素等引起;持续性呃逆是指呃逆持续或反复发作达1周以上,患者多有器质性疾病基础,如胃扩张、胃肿瘤、肝炎、胆囊炎等,自行缓解者少见。现已发现至少有100种以上疾病可导致反复或持续性呃逆。

知识链接

呃逆的病因及分类

根据病因可将呃逆分为器质性与非器质性两类,器质性又包括中枢性和周围性呃逆。

1. 非器质性呃逆　吸入冷空气、吞咽过猛、进冷饮冷食,各种原因引起的胃扩张;大笑、体位改变,膈肌或肋间肌承受压力骤然改变;自主神经功能紊乱、癔症发作、神经质或精神过度紧张所致。

2. 器质性呃逆　①中枢性呃逆:由疾病累及第五颈髓以上的脑脊髓引起,包括颅内压增高、脑脊髓炎症、内源性或外源性毒素刺激、脑血管和循环障碍、癫痫、耳部异物。②周围性呃逆:颈胸部病变刺激相关周围神经,包括颈部疾病、纵隔疾病、心血管疾病、肺部疾病。横膈直接刺激所致反射性呃逆,腹部疾病、严重维生素缺乏症、痛风等。

【辨病与辨证】

1. 辨病　以喉间呃呃连声,声短而频,不能自制为主症,可诊断为中医的呃逆。本病多呈阵发性,每分钟数次,甚至10~20余次,间歇片刻又可再度发作。发作时,下胸突然收缩,腹外突,X线可见膈肌阵发性由上凸位变为平坦,多发生在吸气或呼气中期。若膈肌发生极快而有节奏的收缩,每分钟可达100~300次,称为膈肌扑动,此时患者常有气紧、胸痛之感。临床应明确是非器质性还是器质性呃逆,器质性呃逆一般可找到明确的疾病;非器质性要分析引起呃逆的原因。

2. 辨证

(1) 实证:以呃声响亮或沉缓、气冲有力,持续不止为主症。兼见呃声响亮有力,口臭烦渴,脘腹满闷,大便秘结,小便短赤,舌红,苔黄燥,脉滑数,为胃火上逆;兼见呃声沉缓有力,

183

胸膈及胃脘不舒,得热则减,遇寒则重,食少纳呆,口淡不渴,舌淡苔白,脉迟缓,为胃寒积滞;兼见呃逆连声,常因情志不畅而诱发或加重,胸胁满闷,脘腹胀满,纳减嗳气,肠鸣矢气,苔薄白,脉弦,为肝气郁滞。

(2)虚证:以呃声低弱、气冲无力、时断时续为主症。兼见脘腹不舒,喜温喜按,四肢不温,食少便溏,舌淡苔白,脉细弱,为脾胃阳虚;兼见口干咽燥,饥不欲食,或食后饱胀,大便干结,舌红少苔,脉细数,为胃阴不足。

【治疗】

1. 基本治疗

治法 理气和胃,降逆止呃。以任脉及手厥阴经穴为主。

穴方 天突 膈俞 膻中 中脘 内关 足三里

胃火上逆加内庭;胃寒积滞加胃俞;胃阴不足加胃俞、三阴交;脾胃阳虚加脾俞、命门;肝气郁滞加期门、太冲。

操作 ①毫针刺:天突先直刺0.2~0.3寸,再将针尖朝下,沿胸骨柄后缘刺入1~1.5寸;膻中向下平刺0.3~0.5寸;内关用快速捻转法,强刺激。行针时嘱患者配合深呼吸。余穴常规操作。②结合电针、灸法等:毫针刺基础上,可在双侧内关、足三里加用电针,每对电极同侧连接,用密波或疏密波交替,每次20分钟。胃寒积滞、脾胃阳虚者,中脘、胃俞、脾俞、命门等穴加艾条温和灸。

方义 天突为降气利膈止呃要穴;膻中穴位近膈,又为气会,功擅理气降逆,使气调则呃止;膈俞利膈止呃;内关为手厥阴心包经络穴,可宽胸利膈,畅通三焦气机,为降逆要穴;中脘、足三里和胃降逆。

2. 其他治疗

指压法 攒竹。医者用双拇指按压,力量由轻至重,使患者产生明显酸胀痛感,逐渐增加强度,刺激量以患者能忍受为度,同时让患者做深呼吸,按压可随患者呼吸一轻一重有节律的调节力度,持续操作3~5分钟;或以手指持续按压眼球,以呃逆立即停止为佳。

穴位注射法 内关、足三里。用甲氧氯普胺(胃复安)注射液2ml(20mg),或山莨菪碱注射液2ml(1mg),或盐酸氯丙嗪注射液25mg,分等量注入两侧穴位。多用于顽固性呃逆。

耳穴法 耳中、胃、神门、皮质下、交感。先用探棒在所选部位寻找压痛敏感点,然后毫针强刺激,并嘱患者配合深呼吸动作。或用压丸法,每日按压3~5次,呃逆明显时即时按压,3天更换1次,双耳交替。

3. 参考方法 颈3~5刺激点、迷走神经(扶突)、肋间神经刺激点、膈肌及肋间肌激痛点。由于膈神经自第3~5颈髓后根神经节接受感觉神经纤维,迷走神经可传递呃逆刺激,扶突下有迷走神经通过。颈项部刺激点,针尖向脊柱方向斜刺抵达椎间孔附近;扶突直刺,均行快速提插法;肋间神经沿肋骨边缘平行刺。颈部可用电针,以同侧刺激点分别接正负极,勿交叉接电针。膈肌、肋间肌激痛点可在胸廓下缘稍内侧寻找膈肌肋骨部的附着激痛点,以及第四、五肋之间后侧的肋间肌靠近小菱形肌处寻找激痛点,采用滞针法。

【按语】

1. 针灸治疗非器质性呃逆效果好,对器质性病变引起的呃逆也有一定的疗效,但应同时积极治疗原发病。

2. 年老体弱及重病、久病者见持续性呃逆,为胃气将绝的表现,预后较差。

【古代文献摘录】

《灵枢·口问》:人之哕者,何气使然? 岐伯曰:谷入于胃,胃气上注于肺。今有故寒气与新谷气,俱还于胃,新故相乱,真邪相攻,气并相逆,复出于胃,故为哕。补手太阴,泻足少阴……哕,以草刺鼻,嚏,嚏而已;无息而疾迎引之,立已;大惊之,亦可已。

《针灸资生经》:哕……灸中脘、关元百壮;未止,肾俞百壮。

《针灸集成》:气逆发哕取膻中,中脘肺俞三里行间。

《针灸正宗》:呃逆……针天突以降逆,针中脘以和胃。

二、胃痛

胃痛是以上腹胃脘部近心窝处疼痛为主症的病证,又称胃脘痛,古人统称"心痛",但与"真心痛"有显著区别。中医学认为,胃痛的病因主要有寒邪犯胃、饮食伤胃、情志不畅和脾胃素虚等,病位在胃,与肝、脾关系密切。病机分为虚实两端,实证为寒凝、食滞、气郁、血瘀,致胃气阻滞,不通则痛;虚证为中焦虚寒、抑或胃阴亏虚,胃腑失于温煦或濡养,不荣则痛。

胃痛作为一种症状可见于多种西医学疾病,如胃痉挛、胃神经症、慢性胃炎、消化性溃疡等。西医学认为,各种原因导致胃黏膜刺激、受损或胃平滑肌痉挛者,均可引起胃痛症状。

【辨病与辨证】

1. 辨病 凡以上腹胃脘部疼痛为主症者即可诊断为中医的胃痛。临床上应对有关疾病进行鉴别。相关疾病的确诊主要根据胃镜、X线钡餐检查,幽门螺杆菌检测则有助于慢性胃炎及消化性溃疡的病因诊断。

(1) 慢性胃炎:①缺乏特异性症状,疼痛无节律性,一般以食后为重,常伴食欲不振、饱胀、嗳气、泛酸、恶心等消化不良症状。②根据胃镜及组织学病理检查,分为浅表性胃炎和萎缩性胃炎。

(2) 消化性溃疡:①慢性病程、周期性发作、节律性上腹疼痛为其特点,上腹痛可为进食或抗酸药所缓解。②胃溃疡疼痛多在餐后1小时发生,经1~2小时后逐渐缓解,至下次进食后再重复上述节律;十二指肠溃疡疼痛多在两餐之间发生(饥饿痛),持续不减至下餐进食后缓解,部分患者疼痛还会在午夜发生(夜间痛)。

(3) 胃痉挛:以急性发作、胃痛剧烈为特点。①单纯性胃痉挛,有进食大量生冷食物或腹部受寒病史,也可在强烈的情绪变化后突然发作;②继发性胃痉挛,有明确的原发疾患,如胃炎、胃溃疡、胃癌等病。

(4) 胃神经症:①临床上常以持续或反复上腹部疼痛或不适、反酸、嗳气、厌食、饱胀、呕吐,并伴有失眠、焦虑、健忘等全身症状为主要表现。②精神因素为本病发生的主要诱因。③各种化验、检查均无异常,排除可解释症状的器质性疾病。

2. 辨证

(1) 实证:以上腹胃脘部暴痛,痛势较剧,痛处拒按,饥时痛减,纳后痛增为主症。若胃痛暴作,兼见恶寒喜暖,得温痛减,遇寒加重,口不渴,或喜热饮,舌淡苔薄白,脉弦紧,为寒邪客胃;胃脘胀满疼痛,嗳腐吞酸,或呕吐不消化食物,吐后或矢气后痛减,大便不爽,苔厚腻,脉滑,为饮食伤胃;胃脘胀痛,痛连两胁,每因情志因素而诱发或加重,嗳气泛酸,喜太息,大便不畅,苔薄白,脉弦,为肝气犯胃;胃痛拒按,多如刺痛,痛有定处,食后痛甚,或有呕血便黑,舌质紫暗或有瘀斑,脉涩,为瘀血停胃。

(2) 虚证:以上腹胃脘部疼痛隐隐,痛处喜按,空腹痛甚,纳后痛减为主症。兼见泛吐清水,脘腹喜暖,神疲肢倦,手足不温,大便溏薄,舌淡苔白,脉虚弱或迟缓,为脾胃虚寒;胃脘灼热隐痛,似饥而不欲食,口燥咽干,大便干结,舌红少津,脉细数,为胃阴亏耗。

【治疗】

1. 基本治疗

治法 和胃止痛。以胃的募穴、下合穴为主。

笔记栏

穴方　中脘　内关　足三里

寒邪客胃加胃俞、神阙;饮食伤胃加梁门、下脘;肝气犯胃加期门、太冲;瘀血停胃加膈俞、血海;脾胃虚寒加脾俞、胃俞;胃阴亏耗加胃俞、三阴交。急性胃痉挛痛甚加梁丘;胃神经症加神门、百会。

操作　①毫针刺:胃痛发作时,先针远端穴,提插捻转行较强刺激,持续运针1~3分钟,每隔5分钟行针1次;足三里、梁丘直刺得气后向上斜刺行针,以针感上传至腹部、胃部为佳;再针局部穴,平补平泻,刺激不宜过强。余穴常规操作。②结合灸法、拔罐法:在毫针刺基础上,脾胃虚寒及寒邪客胃者加用灸法,中脘、气海、足三里可用温针灸,或取腹部、背部穴用艾炷隔姜灸,每穴3~5壮。背部穴(脾俞、胃俞、肝俞、膈俞)可加拔罐,留罐10~15分钟。

方义　本病病位在胃,局部近取中脘(胃之募穴),循经远取足三里(胃之下合穴),"合治内腑",远近相配,疏调胃腑气机,和胃止痛。内关宽胸解郁,行气止痛。

2. 其他治疗

耳穴法　胃、十二指肠、肝、脾、神门、交感。疼痛剧烈时毫针刺以强刺激,双耳并用;痛缓时宜轻刺激,或用揿针埋藏,或压丸法,两耳交替。

穴位埋线法　中脘、足三里、胃俞、脾俞。用一次性无菌埋线针,将0~1号铬制羊肠线1~2cm,埋入穴位皮下,2周1次。适用于慢性胃炎、消化性溃疡。

3. 参考方法　星状神经节、左迷走神经干刺激点、耳迷走神经刺激点、胃在左胸部、左肩胛下区或背部肩胛之间的牵涉痛区,节段外异位肢体刺激点(足三里、上巨虚),颈1~3局部刺激点。或选胸部双侧竖脊肌激痛点、前锯肌激痛点,用滞针法。适用于慢性胃炎及消化性溃疡。

【按语】

1. 针灸对胃脘疼痛以及伴随的上腹胀满不适、嗳气、恶心等症状有明显改善作用。其疗效与发病原因、类型等密切相关。单纯性胃痉挛针灸疗效优越,多可立即见效而痉愈;由胃肠器质性病变所引起者,针灸也有良好的缓痛效果,但应积极治疗原发病。慢性浅表性胃炎的针灸疗效优于萎缩性胃炎;消化性溃疡,病程迁延,易于复发,针灸能有效缓解其临床症状,调节胃酸分泌,利于溃疡愈合。但要根治引起慢性胃炎和溃疡的幽门螺杆菌,必须针药结合,综合治疗。溃疡病出血、穿孔等重症时,应及时采取相应的急救措施。

2. 胃痛注意与肝胆病疾患、胰腺炎及心血管系统疾病相鉴别。饮食和情志因素是胃痛发生或加重的重要原因,故当注重调摄。

【古代文献摘录】

《灵枢·邪气脏腑病形》:胃病者,腹䐜胀,胃脘当心而痛,上支两胁,膈咽不通,食饮不下,取之三里也。

《针灸大成》:胃脘停食,疼刺不已,中脘、三里、解溪。

《标幽赋》:脾冷胃疼,泻公孙而立愈。

三、胃缓

胃缓多指胃腑弛纵不收或胃体下垂,排空延缓,从而出现脘腹痞满,食少易饱,嗳气不舒等临床症状的病证。中医学认为,胃缓的发生多因长期饮食失节,或七情内伤,或劳倦过度所致,基本病机为脾胃失和,中气下陷,升降失常。病位主要在胃,与脾关系密切,病性以虚为本,并可因虚致实,兼见气滞、痰饮等邪,呈现虚实夹杂之候。

根据其病理特征及临床表现,西医学的胃下垂、胃轻瘫综合征可归属中医学的胃缓范畴。胃下垂的发生多是由于膈肌悬吊力不足,肝胃韧带、膈胃韧带功能减退而松弛,腹腔压力降低及腹肌松弛等因素,加上体形或体质等因素,使胃呈基底低张的鱼钩状,即为胃下垂所见的无张力型胃。胃轻瘫综合征是指以胃排空延缓为特征的临床症状群,是各种因素引起的胃运动障碍;根据病因可分为原发性和继发性两类,原发性又称特发性胃轻瘫,病因不明,多发于年轻女性;继发性常见于糖尿病、胃手术后等。根据起病缓急及病程长短可分为急、慢性两种。临床上慢性多见,症状持续或反复发作常达数月甚至数年。

【辨病与辨证】

1. 辨病　以胃腑弛纵(运动减弱)或胃体下垂为主症,常伴脘腹痞满,嗳气不舒,食少易饱等,可诊断为中医学的胃缓。临床常见于胃轻瘫与胃下垂。

(1) 胃下垂:①站立位,胃的下缘(胃大弯)降至盆腔,胃小弯(弧线最低点)低于两髂嵴水平连线以下,X 线检查可确诊。②上腹不适,多在餐后、站立及劳累后加重,易饱胀、厌食、恶心、嗳气、便秘等。③根据下垂程度分为Ⅰ、Ⅱ、Ⅲ度。一般以小弯切迹低于两髂嵴连线水平 1~5cm 为轻度,6~10cm 为中度,11cm 以上为重度。

(2) 胃轻瘫综合征:①以胃排空延缓为特征的一组症状,临床表现为早饱、上腹胀满、恶心、呕吐、嗳气或上腹痛等;②相关检查未发现上消化道或上腹部有器质性病变;③胃排空试验以胃内测压或胃电图检查可予确诊。

2. 辨证　以脘腹痞满,食少易饱,嗳气不舒,胃脘疼痛为主症。兼见脘腹坠胀,食后尤甚,纳少便溏,面色萎黄,神疲倦怠,舌淡苔薄白,脉缓弱,为脾虚气陷;嘈杂似饥而不欲食,口燥咽干,面色略红,身体消瘦,大便干结,舌红苔少,脉细数,为胃阴不足;胸闷脘痞,恶心或呕吐,肠鸣辘辘,便溏,舌苔白滑或白腻,脉滑或濡,为痰饮停胃;胸胁胀闷或痛,嗳气频作,时或干呕,嘈杂吞酸,苔薄白或薄黄,脉弦,为肝胃不和。

【治疗】

1. 基本治疗

治法　健脾和胃,益气升阳。以胃的俞募穴及下合穴为主。

穴方　中脘　下脘　脾俞　胃俞　足三里

脾虚气陷加百会、气海;胃阴不足加三阴交、太溪;痰饮停胃加阴陵泉、丰隆;肝胃不和加肝俞、太冲。痞满、恶心加内关、公孙。

操作　①毫针刺:中脘透刺下脘,行针后使上腹部有胀闷沉重感,或捻转 360°,与皮肤呈 45°角缓慢上提,令上腹部有收缩上提感;足三里向上斜刺,促使酸胀感上传。②结合电针、灸法及拔罐法等:在上述毫针刺基础上,腹部穴可用电针,疏波或疏密波交替,强度以患者腹肌出现收缩且能耐受为度,持续刺激 20~30 分钟;百会宜用艾条灸,每次 10~15 分钟;脾虚气陷、痰饮停胃者,腹部及背俞穴针灸并用,可用温针灸或针后用隔姜灸法;背部、腹部穴位可加拔罐法。

方义　本病由脾胃受损,运化失司,升降失常所致,故取脾俞健运中州,益气升清,祛痰化浊;针对病位,近取胃俞、中脘(俞募相配)及局部下脘穴,远取胃之下合穴足三里,共奏调补胃腑、和中健脾、益气升阳、降浊之功。

2. 其他治疗

穴位埋线法　上脘透中脘、脾俞透胃俞、气海透关元、足三里。用一次性无菌埋线针将 0 号羊肠线埋置穴内,20 日 1 次。多用于胃下垂。

3. 参考方法

(1) 芒针透刺提胃治疗方案:①巨阙透肓俞。患者取仰卧位,选用长 175mm 芒针,自巨阙穴快速刺入皮下,针体沿皮下缓缓捻转进针透至左肓俞穴,医者手持针柄缓慢上提,以手下有重力感,患者脐周与下腹部有上提感为佳。提针速度宜慢,每次治疗提针 15 分钟,留针

10 分钟,出针后嘱患者平卧 30~60 分钟。隔日 1 次。②提胃(中脘旁开 4 寸)、升胃(下脘旁开 4 寸)。用长 125~145mm 的芒针,分别朝脐或脐下方向斜刺,得气后先用搓法,然后双手持针柄向上提拉 30~50 次。间歇 5 分钟再重复进行,反复操作 3~5 次。最后将针反方向单向捻转,待针体松动后即可出针。适用于胃下垂。

(2) 依据解剖学及生理学选穴治疗方案

1) 胃下垂:胃体刺激点(相当于上脘、中脘、或左上腹部的幽门、通谷、阴都等)、膈胃韧带和脾胃韧带刺激点(相当于不容、承满穴或上腹部近肋弓处)、迷走神经刺激点、节段外异位远端刺激点(足三里)。局部穴位针刺直刺以针下有柔韧感时不可再强行刺入,用弹针柄法刺激胃及韧带。其后上提针,斜刺留针,可用电针,断续波,20~30 分钟。

2) 胃轻瘫:迷走神经刺激点、节段外肢体刺激点(足三里等)、腹外斜肌、上腹直肌激痛点。

【按语】

1. 针灸治疗本病可明显减轻饱胀、厌食、嗳气等症状,并能增强胃动力,对原发性胃轻瘫疗效显著。胃下垂患者针灸可促进胃肌张力的提高,有利于胃复位。但本病病程较长,须坚持治疗。

2. 平时注意饮食有节,少食多餐,选择富有营养、易消化之品。胃下垂患者应戴胃托,加强腹肌锻炼,增强其张力。继发性胃轻瘫当积极治疗原发病。

四、痞满

痞满是指以心下痞塞、胸膈满闷、触之无形、压之无痛为主症的病症,临床包括胸部和腹部痞满,本节主要讨论腹部痞满。中医学认为,本病病因多为误下伤中、饮食内伤、情志失调;病机关键为中焦气机不利,脾胃升降失职。病性有虚、实之别,实为食积、痰湿、气滞等实邪内阻,虚则为脾胃虚弱。

西医学的功能性消化不良、胃肠胀气等疾病常可见痞满症状。功能性消化不良是具有胃和十二指肠功能紊乱引起的症状,经检查排除器质性病变的一组临床综合征,病因和发病机制并不清楚,目前认为可能与多种因素有关,已证明本病主要的病理学改变包括胃肠动力障碍、内脏感觉过敏、胃底对食物的容受性舒张功能下降。另外,一般认为社会心理因素与本病发病有密切关系。胃肠胀气是胃肠蠕动功能减弱,以致肠腔内的气体不能正常排出体外所致的腹胀。本节主要论述临床常见痞满症状的功能性消化不良和胃肠胀气,其他疾病引起的痞满可参照本节治疗。

【辨病与辨证】

1. 辨病

(1) 功能性消化不良:①有餐后饱胀、早饱、上腹痛和上腹灼热感症状之一种或多种,呈持续或反复发作的慢性过程;②上述症状排便后不能缓解(排除肠易激综合征);③排除可解释症状的器质性疾病。

(2) 胃肠胀气:①脘腹胀满、嗳气、矢气,甚或腹痛,腹部叩诊呈鼓音。②单纯性肠胀气与情绪刺激、不良生活习惯以及环境因素有关,除外器质性病变。

2. 辨证

(1) 实证:以痞满、食后尤甚,饥时可缓,多伴便秘,脉实有力为主症。兼见嗳腐吞酸、恶食呕吐,大便不调,矢气频作,味臭如败卵,舌苔厚腻,脉滑,为饮食内停;头晕目眩,身重困倦,呕恶纳呆,苔白厚腻,脉沉滑,为痰湿中阻;胸胁胀满,心烦易怒,呕恶嗳气,或吐苦水,苔薄白,脉弦,为肝胃不和。

（2）虚证：饥饱均满,时轻时重,食少纳呆,喜温喜按,神疲肢倦,懒言声低,大便清利,舌淡,苔薄白,脉细弱,为脾胃虚弱。

【治疗】

1. 基本治疗

治法　通调脾胃,行气除痞。以胃的募穴及下合穴为主。

穴方　膻中　中脘　腹结　天枢　内关　足三里

饮食内停加梁门、下脘;痰湿中阻加阴陵泉、丰隆;肝胃不和加肝俞、胃俞;脾胃虚弱加脾俞、气海。功能性消化不良伴失眠、焦虑等症加百会、神门;肠胀气甚者,加太冲、神阙。

操作　①毫针刺:常规操作,以平补平泻法、中等刺激量为宜。②结合电针及灸法等:在上述毫针刺基础上,痞满实证者,针刺得气后,在足三里、内关或中脘、天枢上连接电针仪,用疏密波,电刺激不宜过大。脾胃虚弱、痰湿中阻者,留针期间中脘、气海用温针灸,脾俞用艾条温和灸,每穴10分钟,也可出针后加隔姜灸,每穴4~5壮。神阙用灸法。

方义　中焦气机不利,脾胃升降失司是本病的基本病机,故取胃之下合穴足三里、募穴中脘,重在调理脾胃气机,健中除痞;腹结、天枢可通腑气,化滞除满;内关、膻中功善理气解郁,行气消胀。

2. 其他治疗

穴位埋线法　中脘、足三里、胃俞、脾俞、肝俞。用一次性无菌埋线针,将0号铬制羊肠线1~2cm,埋入穴位皮下,15日1次。适用于功能性消化不良。

穴位贴敷法　神阙、中脘。选醒脾开胃,消食导滞之品,如木香、麦芽、神曲、苍术、莱菔子、砂仁、鸡内金等,共研细末,用米醋或姜汁调成糊状外敷穴位。适用于饮食内停之痞满。

3. 参考方法　颈迷走神经干(左)、耳迷走神经刺激点,节段外远端刺激点(足三里、上巨虚、合谷、太冲),腹外斜肌、上腹直肌激痛点,烧心、嗳气加上胸椎旁肌激痛点。

【按语】

1. 痞满可由多种原因引起,针灸对功能性消化不良所致的上腹部饱胀,满闷不舒有良好疗效,本病目前西医尚无特效药,主要是经验性对症处理,而针灸治疗能明显改善胃肠症状以及焦虑抑郁等心理状态,值得临床推广应用。针灸对单纯性胃肠胀气及功能性厌食症亦可发挥良好的治疗作用。

2. 功能性消化不良应配合心理治疗,调畅情志。小儿厌食症当注意纠正患儿不良的饮食习惯,肠胀气患者要少食易产气的食物。因局部或全身性疾病所致的厌食症和胃肠胀气,应积极治疗原发病,消除病因。

【古代文献摘录】

《标幽赋》:心下痞满而井主。

《扁鹊心书》:若吐逆而心下痞,灸中脘五十壮。

《针灸大成》:凡治后症,必先取内关为主,次取各穴应之:中满不快,胃脘伤寒,中脘、大陵、三里、膻中。

五、呕吐

呕吐是指胃气上逆,胃内容物从口中吐出的病症。一般以有物有声谓之呕,有物无声谓之吐,无物有声谓之干呕。中医学认为,呕吐发生的原因主要有外邪犯胃、饮食不节、情志失调、体虚劳倦等,其病位在胃,与肝、脾关系密切,基本病机为胃失和降,胃气上逆。

西医学认为,引起呕吐的病因复杂,临床上通常分为反射性与中枢性两类。反射性呕吐主要见于消化系统疾病、内脏炎症(胆囊炎、胰腺炎等)及眼、耳疾病;中枢性呕吐主要见于颅脑疾病、药物反应或中毒及神经性呕吐、妊娠呕吐等。本节主要介绍消化系统以呕吐为主要症状的常见病,其他疾病所致的呕吐可参照本节进行针灸治疗。

【辨病与辨证】

1. 辨病　以呕吐为主要症状者可诊断为中医的呕吐。临床需对引起呕吐的常见疾病进一步鉴别。

(1) 急性单纯性胃炎:①急性起病,以恶心、呕吐及上腹饱胀、隐痛、食欲减退为主症;②由沙门菌或金黄色葡萄球菌致病者,常于进不洁饮食数小时或 24 小时内发病,多伴有腹泻、发热等。

(2) 贲门痉挛(食管-贲门失弛缓症):以食管缺乏蠕动,食管下端括约肌高压,对吞咽动作的松弛反应减弱为特征。①临床主症为食物反流性呕吐、吞咽困难和下端胸骨后不适或疼痛;②有典型的 X 线征象和食管测压特征性表现。

(3) 幽门痉挛:本病所致的呕吐通常于餐后几小时内发生,应用解痉药后幽门痉挛缓解,胃排空障碍排除则呕吐停止。

(4) 神经性呕吐:①呕吐发作与精神刺激密切相关;②呕吐在食后立即发生,不费力,每次吐出量不多,吐毕又可进食,虽长期反复发作而营养状况不受影响;③各种检查无器质性病变。

2. 辨证

(1) 实证:以发病急,呕吐量多,吐出物多酸臭味,或伴寒热为主症。呕吐清水或稀涎,喜暖畏寒,舌淡,苔白,脉迟,为寒邪客胃;因暴饮暴食而呕吐酸腐,脘腹胀满,嗳气厌食,苔厚腻,脉滑实,为饮食停滞;呕吐多因情志不畅而发作,嗳气吞酸,胸胁胀满,苔薄白,脉弦,为肝气犯胃;呕吐清水痰涎,脘痞纳呆,头眩心悸,苔白腻,脉滑,为痰饮内停。

(2) 虚证:以病程较长,发病较缓,时作时止,吐出物不多,腐臭味不甚为主症。若见饮食稍有不慎即发呕吐,面色无华,少气懒言,纳呆便溏,舌淡苔薄,脉弱,为脾胃虚寒;呕量不多或时作干呕,饥不欲食,咽干口燥,舌红少津,脉细数,为胃阴不足。

【治疗】

1. 基本治疗

治法　和胃降逆止呕。以胃的募穴、下合穴及八脉交会穴为主。

穴方　内关　中脘　足三里

寒邪客胃加胃俞、上脘;饮食停滞加梁门、下脘;肝气犯胃加太冲、期门;痰饮内停加丰隆、阴陵泉;脾胃虚寒加脾俞、胃俞;胃阴不足加胃俞、三阴交。急性胃炎伴胃痛者加梁丘;贲门痉挛加膻中、天突;幽门痉挛加膻中、上脘;神经性呕吐加神门、大陵、太冲;反酸呕甚加公孙。

操作　①毫针刺:呕吐发作时,内关强刺激,持续行针 1~3 分钟。中脘用平补平泻法,刺激不宜过强,以免引起胃脘部不适。神经性呕吐,可在进食后(30 分钟内),呕吐未出现之前针刺双侧内关,行针时嘱患者做深吸气和深呼气 2~3 次,有利于控制呕吐发作。余穴常规操作。②结合灸法:在上述毫针刺基础上,脾胃虚寒加用灸法,艾条温和灸,每穴灸 10~15 分钟,或施以隔姜灸,每穴 4~5 壮。

方义　内关功擅宽胸理气,和胃降逆,为止呕要穴。针对本病病位,取胃之募穴中脘,配以胃之下合穴足三里,"合治内腑",远近相伍,通降胃气,共奏和胃止呕之功。

2. 其他治疗

耳穴法　胃、贲门、食道、神门、交感、皮质下、肝、脾。用耳穴探棒找准穴位,毫针针刺,或用压丸法,每日按压 4~5 次,以耳郭胀、痛、发热为度,每次按压 1~2 分钟。

穴位贴敷法 内关、中脘、神阙。姜半夏、黄连、吴茱萸、柿蒂、苏梗、丁香、白术、党参各等量,研粉,使用时加入透皮吸收促进剂(冰片)、凡士林、香油、生姜汁调成膏剂,将药物(5g)平摊于医用敷贴内圈,清洁穴位皮肤,每穴贴敷 1 剂,每贴持续 8 小时。

3. 参考方法 $T_{6\sim9}$ 节段内刺激点(上脘、中脘)、腹外斜肌、上腹直肌内剑突周围、上胸椎旁肌激痛点,肢体正中神经刺激点(内关)。呕吐发作时,先刺内关,持续强刺激点;缓解后再刺其余刺激点。

【按语】

1. 针灸治疗呕吐效果良好,既有明显的止呕作用,又无不良反应,尤其对食入即吐,难以服药者针灸可发挥明显优势。穴位注射疗法提供了针药结合的特殊给药途径,既可避免药物内服对胃的不良刺激,又能发挥药物和针灸的双重作用,值得临床推广应用。

2. 因药物反应、妊娠、术后引起的呕吐也可参照本节治疗。但上消化道严重梗阻、癌肿引起的呕吐以及脑源性呕吐,针灸只能进行对症处理,应重视原发病的治疗。

3. 注意饮食调理,固护胃气,忌暴饮暴食及厚味油腻、生冷不洁、辛辣食物。保持心情舒畅,避免精神刺激。

【古代文献摘录】

《针灸资生经》:胃俞,主呕吐、筋挛、食不下。

《医学纲目》:刺呕吐,取中脘、三里也。

《针灸集成》:呕吐,中脘、内关并针,三阴交留针,神效。

六、腹痛

腹痛是指胃脘以下,耻骨毛际以上部位发生疼痛为主症的病症。因腹内有诸多脏腑,故内科、妇科、外科等多种内脏疾病均可出现腹痛。中医学认为,本病多与感受外邪、饮食所伤、情志失调、素体阳虚等因素相关,其病变涉及脾、大肠、小肠、肝、胆等多个脏腑,基本病机为寒凝、湿热、食积、气郁等邪阻滞气机,脉络痹阻,不通则痛,或脾阳不振,中脏虚寒,脏腑经脉失养,不荣而痛。

腹痛的病因十分复杂,本节主要论述西医学的肠痉挛、急性或慢性胰腺炎、腹型癫痫以及精神性腹痛等以腹痛为主要临床症状的疾病。其他疾病出现的腹痛症状,可参照本节治疗。

【辨病与辨证】

1. 辨病 以腹部疼痛为主症者可诊断为中医的腹痛。临床需进一步进行病因鉴别。

(1)肠痉挛:肠壁平滑肌阵阵强烈收缩而引起的阵发性腹痛,又称痉挛性肠绞痛,临床上小儿多见,成人也可因肠道疾病而发生。其特点为腹痛突然发作,以脐周为著,发作间歇时无异常体征。

(2)急性胰腺炎:腹痛为主要表现和首发症状,多在饱餐后突然发作,以剧烈而持续的中上腹痛、恶心、呕吐、发热和血、尿淀粉酶增高为特点,不能为一般胃肠解痛药缓解,进食可加剧。

(3)腹型癫痫:突然发作的腹痛,虽疼痛剧烈,但腹部柔软,无压痛、反跳痛和肌紧张,腹痛可在数分钟或数十分钟内自行缓解,且多数患者有其他类型癫痫发作病史,脑电图检查是诊断本病的重要依据。

(4)精神性腹痛:腹痛无明显诱因,部位不固定,有精神紧张、焦虑、恐惧情绪或癔症性表现,常有自主神经功能紊乱的多系统症状,排除器质性病变。

笔记栏

2. 辨证

(1) 实证:以腹痛发病急骤,痛势剧烈,拒按为主症。兼见腹痛拘急,遇寒更甚,得温痛减,口淡不渴,形寒肢冷,小便清长,舌淡苔白,脉沉紧,为寒邪内阻;腹痛拒按,胀满不舒,大便秘结或溏滞不爽,小便短赤,舌红、苔黄腻,脉濡数,为湿热壅滞;暴饮暴食后脘腹胀痛拒按,嗳腐吞酸,恶食呕恶,吐泻后痛减,舌苔厚腻,脉滑,为饮食积滞;腹痛胀闷,攻窜两胁,痛引少腹,嗳气或矢气则痛减,恼怒则剧,舌紫暗,或有瘀点,脉弦涩,为气滞血瘀。

(2) 虚证:腹痛隐隐,时作时止,喜温喜按,纳少便溏,神疲怯冷,面色无华,舌淡苔薄白,脉沉细,为脾阳不振。

【治疗】

1. 基本治疗

治法 通调腑气,缓急止痛。以大肠、小肠募穴及胃下合穴为主。

穴方 天枢 关元 足三里

寒邪内阻加神阙;湿热壅滞加阴陵泉、内庭;饮食积滞加梁门、下脘;气滞血瘀加太冲、血海;脾阳不振加脾俞、神阙。肠痉挛加上巨虚、合谷,若兼有胃痉挛加中脘、梁丘;急性胰腺炎加内关、公孙、太冲;腹型癫痫加鸠尾、内关、百会、大椎;精神性腹痛加神庭、神门、太冲。

操作 ①毫针刺:按虚补实泻原则常规针刺。腹痛发作较甚时,先刺远端穴,行强刺激,持续行针1~3分钟,以移神定痛,然后再针腹部穴,适当延长留针时间,至疼痛缓解为度。②结合灸法:在上述毫针刺基础上,寒邪内阻和脾阳不振者,腹部穴加灸法;神阙用隔盐灸,余穴用温针灸或隔姜灸;或在腹部施以温灸盒灸,以神阙为中心至脐周天枢、关元等穴缓慢移动灸盒,熨灸至腹部皮肤潮红,温热透至腹内为佳。

方义 天枢为大肠募穴,位于脐旁;关元为小肠募穴,位于脐下,穴位均分布于脐之周围,可疏调腹部气机,通腑止痛;足三里为胃之下合穴,"肚腹三里留",是通调胃肠,解痉止痛之要穴。

2. 其他治疗

耳穴法 胃、小肠、大肠、肝、脾、交感、神门、皮质下。每次3~5穴,腹痛发作时用毫针刺法,或皮内针埋压,疼痛缓解后用压丸法。

穴位贴敷法 神阙。用肉桂、高良姜、小茴香、白芍、木香共研细末,加醋调匀敷于脐部,以胶布固定,可配合热水袋保暖,每次敷贴4~6小时,每日1次。或选用大葱、生姜、麦麸、食盐各30g,切碎捣烂,炒热,贴于穴上,药凉后再加热外敷。用于寒性腹痛,对小儿患者尤为适宜。

【按语】

1. 针灸对于各种原因所致腹痛均有较好的缓解作用,尤其是急性单纯性肠痉挛等功能性的腹痛,针灸疗效优越。

2. 腹痛病因众多,应明确诊断。对于器质性原因所致者,针灸缓痛后应重视原发病的治疗。如属急腹症,在针灸的同时应严密观察病情变化,必要时及时采取其他治疗措施。

【古代文献摘录】

《备急千金要方》:吐血腹痛雷鸣,灸天枢百壮。

《济生拔粹》:凡刺腹痛诸穴,须针三里穴下气,良。

《肘后歌》:伤寒腹痛虫寻食,吐蛔乌梅可难攻,十日九日必定死,中脘回还胃气通。

《针灸大成》:腹内疼痛,内关、三里、中脘……如不愈,复刺后穴:关元、水分、天枢。

七、泄泻

泄泻亦称"腹泻",是以排便次数增多,粪便稀薄或完谷不化,甚至泻出如水样为主症的病证。大便溏薄而势缓者称为"泄",大便清稀如水而势急者称为"泻"。中医学认为,泄泻的发生常与感受外邪、饮食所伤、情志失调、病后体虚及禀赋不足等因素有关。病位在肠,主病之脏属脾,并与胃、肝、肾密切相关,脾病湿盛是致病关键,基本病机为脾失健运,肠道传导失司,清浊不分,相夹而下。

西医学认为,腹泻的发病基础是胃肠道的分泌、消化、吸收和运动等功能障碍,以致分泌量增加、消化不完全,吸收量减少和/或动力加速等,这些因素可互为因果。根据病理生理分类,可分为渗透性(由于食物消化和分解不完全或摄入大量不能吸收的溶质引起肠腔内渗透压增高,体液被动进入肠腔引起)、分泌性(由于肠黏膜受到刺激而致水、电解质分泌过多或吸收受抑)、渗出性(由于肠黏膜的完整性因炎症、溃疡等病变受到破坏,造成大量渗出)、吸收不良性(由于各种原因使肠吸收面积减少或吸收功能降低)和胃肠动力性(因胃肠蠕动增快,以致食糜没有足够的时间被消化和吸收)腹泻。按解剖部位结合病因分类,可分为胃原性、肠原性及功能性腹泻。根据病程长短,分为急性泄泻和慢性泄泻(超过2个月)。临床上腹泻最常见于各种肠道感染、炎症等疾病;功能性腹泻指无任何细菌、病毒感染的腹泻,一般由胃肠蠕动过快引起。本节主要讨论急性肠炎、功能性腹泻、吸收不良综合征、肠道菌群失调,以及溃疡性结肠炎出现的腹泻。其他类型的腹泻可参照本节治疗。

【辨病与辨证】

1. 辨病 以排便次数增多,粪便稀薄或完谷不化,甚至泻出如水样为主症者可诊断为中医的泄泻。临床需进一步对腹泻的病因、类型进行鉴别。

(1)急性腹泻:多见于急性肠炎。常在进食尤其是不洁食物后数小时突然发病,腹泻每日数次至10余次,呈黄色水样便,夹未消化食物,一般无黏液脓血。腹痛多位于脐周,呈阵发性钝痛或绞痛。病变累及胃有恶心呕吐、上腹不适等。伴发热、头痛、周身不适、四肢无力等全身症状。血常规中的白细胞可轻度增加;大便常规或培养多为正常,也可见到少量白细胞和红细胞,如系细菌感染可发现致病菌。

(2)慢性腹泻:①功能性腹泻:不伴有腹痛或仅腹部不适的少量多次排泄稀薄便,空腹症状加重。多见于青壮年女性,可长达数年至数十年,呈间歇性发作,常与情绪变化有关,如情绪性腹泻,多伴失眠、健忘、注意力不集中等。排除肠道器质性疾病。②溃疡性结肠炎:一种慢性非特异性结肠炎症,以持续或反复发作的腹泻、黏液脓血便、腹痛为主症;粪便检查无病原体,结合结肠镜检查及黏膜活检,组织学改变可确诊。③吸收不良综合征:小肠消化、吸收功能障碍,造成营养物质从粪便排泄,引起营养缺乏的临床综合征。典型的脂肪泻,粪便稀薄而量多、油脂状;体重减轻;维生素及矿物质缺乏表现。④肠道菌群失调:又称抗生素相关性腹泻。以严重腹泻或慢性腹泻为主要临床表现,在应用抗生素治疗过程中突然发生腹泻,或原有腹泻加重。腹泻多为淡黄绿色水样便,有时如蛋花样。大便直接涂片及培养有过剩菌显著繁殖。

2. 辨证

(1)急性泄泻:以发病势急,病程短,泄泻次数频多为主症,多属实证。兼见大便清稀或如水样,腹痛肠鸣,或恶寒、发热,肢体酸痛,苔白滑,脉濡缓,为寒湿内盛;泻下急迫,或泻而不爽,粪色黄褐,气味臭秽,肛门灼热,烦热口渴,舌红,苔黄腻,脉滑数或濡数,为湿热伤中;泻下恶臭,腹痛肠鸣,泻后痛减,嗳腐吞酸,脘腹胀满,不思饮食,舌苔垢浊或厚腻,脉滑,为食滞肠胃。

193

笔记栏

（2）慢性泄泻：以发病势缓，病程较长，泄泻呈间歇性发作为主症，多为虚证或虚实夹杂。兼见大便时溏时泻，迁延反复，稍进油腻食物则便次增多，面色萎黄，神疲倦怠，舌淡苔白，脉细弱，为脾胃虚弱；黎明前脐腹作痛，肠鸣即泻，完谷不化，泻后则安，腹部喜暖，形寒肢冷，腰膝酸软，舌淡苔白，脉沉细，为肾阳虚衰；泄泻肠鸣，腹痛攻窜，矢气频作，胸胁胀闷，嗳气食少，每因情志因素而发作或加重，舌淡，脉弦，为肝气乘脾。

【治疗】

1. 基本治疗

治法　运脾化湿，理肠止泻。以大肠俞募穴、下合穴及足太阴经穴为主。

穴方　神阙　天枢　大肠俞　上巨虚　阴陵泉

寒湿内盛加关元、水分；湿热伤中加内庭、曲池；食滞肠胃加中脘、下脘；脾胃虚弱加脾俞、足三里；肾阳虚衰加肾俞、命门；肝气乘脾加肝俞、太冲。久泻虚陷加百会。有明显精神心理症状加神门、内关；溃疡性结肠炎泻下脓血加曲池、合谷、三阴交、内庭。

操作　常规毫针刺法，小儿患者可浅刺疾出不留针；寒湿内盛、脾胃虚弱及肾阳虚衰者加用灸法，神阙用隔姜灸或隔盐灸，肾俞、命门用隔附子饼灸，百会用艾条温和灸；或腹部穴用艾灸盒灸，灸至皮肤潮红汗出，且热感向腹内深处透达为佳。急性泄泻可每日针灸2次。

方义　神阙为局部选穴，急、慢性泄泻用之皆宜，用灸法既可温阳散寒除湿，又可清利湿热，为治疗泄泻的要穴。本病病位在肠，故取大肠募穴天枢、背俞穴大肠俞，俞募相配，合以大肠下合穴上巨虚，调理肠腑而止泻；针对脾病湿盛之病机关键，取脾经合穴阴陵泉，健脾化湿。

2. 其他治疗

穴位贴敷法　①神阙。寒泻用吴茱萸、丁香、车前子、五倍子、肉桂，依据3∶2∶1∶2∶1比例进行配方；热泻选车前子、苍术、苦参，按2∶3∶1比例配方。将药研为细末，每次取10~20g药粉，以醋和蜂蜜调至糊状，敷于脐部。可配合艾条温和灸，每次10~15分钟，灸后纱布覆盖，医用胶带固定。②神阙、关元。用桂皮180g、车前子240g、陈皮90g、木香120g，研细混匀备用，治疗时取药末10g，以生姜汁调成药饼，贴于穴上。再将自发热包（主要成分为硅藻土、烧成硅藻土、还原铁粉、焦炭、食用盐）放置在药饼上，以医用敷贴胶布固定，保留12小时。适用于慢性腹泻及小儿腹泻。

3. 参考方法　局部 T_9~L_2 节段内腹部刺激点（中脘、天枢、神阙），腹斜肌、右下腹直肌激痛点，星状神经节刺激点。

【按语】

1. 针灸对急、慢性泄泻均有较好疗效，尤其对功能性腹泻疗效更好。对急性胃肠炎，针刺或配合穴位注射可迅速缓解腹泻、腹痛等症状。但腹泻病因复杂，要达到治愈目的必须结合病因治疗。对腹泻频繁，严重失水者，应采用综合措施。

2. 急性期须控制饮食，治疗期间应注意饮食调理，忌食生冷、辛辣、油腻之品，注意饮食卫生。

【古代文献摘录】

《针灸甲乙经》：飧泄，大肠痛，巨虚上廉主之。

《玉龙歌》：脾泄之症别无他，天枢二穴刺休差，此是五脏脾虚疾，艾火多添病不加。

《世医得效方》：泄利不止，灸脐中，名神阙穴。

《神灸经纶》：久泻滑脱下陷，百会、脾俞、肾俞。

八、便秘

便秘即大便秘结不通,主要表现为排便周期延长,或周期不长,但粪质干结,排出艰难,或粪质不硬,虽有便意,但便而不畅。中医学认为,便秘的发生多因饮食不节、情志失调、年老体虚、感受外邪所致;实则多由热结、气滞、寒凝,导致肠腑壅塞,邪阻行便;虚则常因气血阴阳亏虚,气虚则行便无力,阴虚、血虚,肠失濡润,无水行舟。病位主要在肠,与脾、胃、肺、肝、肾等脏腑功能失调有关;基本病机为脏腑功能失调,肠腑壅塞不通;或无力行便,或肠失滋润,大肠传导不利。

西医学认为,影响排便过程而发生便秘的因素众多,如不良的排便习惯或饮食习惯、幽门或肠道梗阻、结肠张力过低、乙状结肠过度和不规则的痉挛性收缩以及腹肌、膈肌、肛提肌及/或肠壁平滑肌收缩力减弱等。按病程或起病方式可分为急性和慢性便秘;按粪块积留部位分为结肠和直肠便秘;按有无器质性病变分为功能性与器质性便秘,功能性便秘主要见于单纯性便秘,由进食过少、食品精细缺乏残渣,对结肠运动缺乏足够的刺激;排便习惯受到干扰,常由于精神因素、生活规律改变、长途旅行、环境改变等未能及时排便;或长期滥用强泻药之后,使肠道的敏感性减弱,形成对泻药的依赖性。器质性便秘主要由结肠、直肠、肛门病变,或代谢性疾病、神经肌肉性疾病等引起排便的相关肌肉肌力减退所致。本节主要论述功能性便秘,器质性便秘以治疗原发病因为主,可参照本节治疗。

【辨病与辨证】

1. 辨病 以粪便干结,排便费力为主症。临床应首先分辨功能性和器质性便秘,排除引起便秘的器质性病因,如由胃肠道疾病、累及消化道的系统性疾病(糖尿病、神经系统疾病等)引起者之后,即可诊断为功能性便秘。慢性功能性便秘主要分为慢传输型、出口梗阻型和混合型3种类型,其病变部位和病理改变各不相同。

(1)慢传输型:又称排空迟缓型或结肠无力。①以结肠动力减弱、传输时间延长为主要特点;②表现为排便次数减少,缺乏便意或粪质坚硬;③影像学或实验室检测提示有全胃肠或结肠通过时间延缓或结肠动力低下。

(2)出口梗阻型:又称盆底功能障碍或盆底肌协调运动障碍,是指粪便堆积于直肠内而不能顺利从肛门排出。①表现为排便不尽感、排便费力或排便量少,肛门、直肠坠胀感;②排便时肛门外括约肌呈矛盾性收缩;③肛门直肠动力学检测、耻骨直肠肌电图显示功能异常。

(3)混合型:兼具以上两型的特点。

2. 辨证 以大便秘结不通,排便艰涩难解为主症。兼见大便干结,腹胀腹痛,面红身热,口干口臭,小便短赤,舌红,苔黄燥,脉滑数,为热秘;欲便不得,或便而不爽,嗳气频作,腹中胀痛,纳食减少,胸胁痞满,舌苔薄腻,脉弦,为气秘;大便艰涩,腹部拘急冷痛,四肢不温,畏寒喜暖,小便清长,舌淡苔白,脉弦紧或沉迟,为冷秘;虽有便意,但排出不畅,便质不干硬,临厕努挣乏力,面色无华,头晕心悸,舌淡苔薄,脉细弱,为虚秘。

【治疗】

1. 基本治疗

治法 理肠通便。以大肠俞募穴、下合穴为主。

穴方 天枢 大肠俞 上巨虚 支沟 足三里

热秘加合谷、曲池;气秘加太冲、中脘;冷秘加神阙、关元;虚秘加脾俞、气海,阴虚者加照海、太溪。慢传输型便秘加大横、腹结、归来;出口梗阻型便秘加八髎、长强、承山。

操作 ①毫针刺结合电针法:天枢、大横、腹结等腹部穴及八髎穴当酌情深刺1.5~2寸,至腹部或盆腔内有较强针感;并加用电针,慢传输型接双侧天枢、大横,出口梗阻型接双侧中

笔记栏

髎、下髎,选疏密波,频率 2Hz/15Hz,以患者局部肌肉轻微颤动为度,刺激 30 分钟。余穴常规毫针刺法,神阙只灸不针。②结合灸法:在毫针刺基础上,冷秘、虚秘可加灸法;神阙、天枢、关元、足三里及背俞穴,用艾条温和灸或温针灸;腹部及背部穴亦可使用艾灸盒,每次灸 20 分钟。

方义 本病病位在肠,故近取大肠募穴天枢与大肠俞同用(俞募配穴),远取大肠下合穴上巨虚,合治内腑,三穴同用通调大肠腑气,理肠通便;支沟宣通三焦,行气导滞,足三里调理肠胃,宣通阳明腑气以通便。

2. 其他治疗

耳穴法 大肠、直肠、三焦、腹、交感、皮质下。用探棒按压相应穴位确定敏感点,毫针刺,或压丸法,或埋针法。

穴位贴敷法 神阙。用生大黄、芒硝各 10g,厚朴、枳实、猪牙皂各 6g,冰片 3g。共研为细末,每取 3~5g,加蜂蜜调成膏状,敷贴于脐部,胶布固定。并可结合艾炷灸,先取药粉填入脐中,上置艾炷点燃施灸,每次 4~5 壮,灸毕用麝香膏封固药粉。若皮肤出现红、痒、水疱等过敏反应,则及时去除药贴。

3. 参考方法

(1) 腹部穴毫针深刺法治疗方案:天枢、腹结、上巨虚、足三里。天枢、腹结用 0.30mm×(50~75)mm 不锈钢毫针快速破皮,然后缓慢垂直深刺,通过脂肪层,直至腹膜壁层即止(此时患者感觉揪痛或较剧烈的刺痛,同时医者自觉针尖有抵触感),深度 40~50mm,不提插捻转,再接以电针仪,选疏密波;上巨虚、足三里用提插捻转法,留针期间每 10 分钟行针 1 次。每次治疗 30 分钟。

(2) 依据解剖学及生理学选穴治疗方案:骶$_{2~4}$骶后孔或皮节刺激点、或 T$_9$-L$_2$ 节段区域外刺激点、异节段远端刺激点(合谷、曲池、足三里、上巨虚)、迷走神经刺激点。

【按语】

1. 针灸治疗本病尤其对功能性便秘有较好效果,但对长期服用刺激性泻剂者疗效较差。如经治疗多次而无效者须查明原因。

2. 加强身体锻炼,避免久坐少动,多食粗粮蔬果,多饮水。养成定时排便习惯,并可配合每天以脐为中心顺时针方向按摩腹部。长期便秘患者常伴精神心理因素,当注意心身同治。

【古代文献摘录】

《针灸甲乙经》:腹中不便,取三里,盛则泻之,虚则补之。

《备急千金要方》:大肠俞、八髎主大小便不利。

《琼瑶神书》:支沟二穴……大小便闭塞,气不能通,泻之。

《针灸聚英》:照海、支沟,通大便之秘。

九、痢疾

痢疾以剧烈腹痛、腹泻、下痢赤白脓血、里急后重为主要特征,多发于夏秋季节。中医学认为,本病病因有外感时疫邪毒和饮食不洁之物两个方面。主要病机为邪蕴肠腑,气血壅滞,传导失司,肠络受伤而成痢。虽有外感、内伤之不同,但两者可相互影响,常内外交感,使寒湿、湿热、积滞、疫毒等壅塞肠中,气血与之搏结凝滞,肠道传化失司,脉络受伤,腐败化为脓血而成。病位在肠,与脾胃密切相关,可涉及肾。

本病相当于西医学的细菌性痢疾、阿米巴痢疾。细菌性痢疾是由痢疾杆菌引起的急性肠道传染病,以结肠化脓性炎症为主要病变特点,有全身中毒症状。临床根据病程可分为急性和慢性痢疾。急性细菌性痢疾,起病急,主要症状有全身中毒与肠道症状,潜伏期数小时至 7 天,多数为 1~2 天。慢性痢疾多由急性转变而来,或由于营养不良、合并慢性病、福氏志贺菌感染。阿米巴痢疾是溶组织阿米巴引起的肠道感染,以近端结肠和盲肠为主要病变部位,病情轻重不一,典型的以痢疾症状为主,易于复发,变成慢性。本节主要论述细菌性痢疾,阿米巴痢疾应配合杀虫,对于阿米巴痢疾的症状可参照本节治疗。

【辨病与辨证】

1. 辨病　以腹痛、下痢脓血黏液、里急后重为主要表现。急性病例白细胞总数及中性粒细胞中等度升高,粪便培养可检出致病菌。

(1) 急性菌痢:按临床表现分为 4 型。①普通型:急性起病,体温达 39~40℃,伴有恶心呕吐、腹痛腹泻。每日大便 10~20 次,初为稀便或呈水泻,继呈脓血便,左下腹压痛伴肠鸣音亢进,里急后重明显。②轻型:较普通型全身毒血症状和肠道症状表现轻,里急后重等症状不明显,易误诊为肠炎或结肠炎。③重型:高热、呕吐、腹痛、里急后重明显,排脓血便,每日达数十次,严重者出现脱水和酸中毒症状。④中毒型:多见于 3~7 岁儿童。起病急剧,体温迅速升至 40~41℃,伴有头痛、畏寒、惊厥或循环障碍等症状。常无上呼吸道感染症状,胃肠症状也不严重,且多在出现惊厥后 6~12 小时发生;多表现为以周围循环衰竭为主的休克型;以脑水肿与颅内压增加等脑部症状为主的脑型,以呼吸与循环衰竭同时存在为主的混合型。

(2) 迁延性菌痢:病程 2 周 ~2 个月,系急性菌痢迁延不愈所致。患者常无高热、腹痛或中毒症状,只表现为腹部不适、食欲不佳、大便次数多,有时脓血便和黏液便交替出现。便培养阳性率低于急性期。

(3) 慢性菌痢:病程在 2 个月以上,除腹泻外,其他症状不典型,病程久者可出现消瘦、乏力、轻度贫血等现象。

2. 辨证　以腹痛、腹泻、下痢脓血黏液、里急后重为主症。下痢赤白黏冻,白多赤少或纯为白冻,脘腹胀满,头身困重,苔白腻,脉濡缓,为寒湿痢;下痢赤白脓血,赤多白少,肛门灼热疼痛,小便短赤,苔黄腻,脉滑数,为湿热痢;发病急骤,腹痛剧烈,痢下鲜紫脓血,壮热口渴,头痛,甚至神昏谵语,痉厥,躁动不安,舌质红绛,苔黄燥,脉滑数,为疫毒痢;下痢赤白脓血,恶心呕吐,不能进食,苔腻,脉滑,为噤口痢;下痢时发时止,日久不愈,常因饮食不慎、受凉、劳累而发,发则大便次数增多,便中带有赤白黏冻,或伴有脱肛,舌淡苔腻,脉细,为休息痢。

【治疗】

1. 基本治疗

治法　理肠通腑,化湿导滞。以大肠的募穴、下合穴为主。

穴方　神阙　天枢　曲池　合谷　上巨虚　阴陵泉

寒湿痢加关元、三阴交;湿热痢加水分、内庭;疫毒痢加大椎、十宣;噤口痢加内关、中脘;休息痢加脾俞、足三里。久痢脱肛加长强、气海、百会。

操作　①毫针刺结合灸法:神阙施以隔盐灸或隔姜灸,以腹内感觉温热为度。急性菌痢多属实证,腹部穴(除神阙)及肢体主穴,用毫针深刺 1.5~2 寸,提插捻转泻法,反复行针,加强针感,使腹部穴针感向四周扩散,四肢穴针感上下传导,留针 40~60 分钟,并间歇行针;余穴常规毫针刺;每日可治疗 2~3 次,甚至 6 小时 1 次,以挫病势,症状缓解后逐渐减少治疗次数。慢性痢疾常规针灸操作。②结合刺络拔罐及灸法:在上述针灸治疗基础上,湿热痢、疫毒痢热重者,内庭、大椎、十宣用三棱针点刺出血,大椎加拔火罐。寒湿痢、休息痢、久痢脱肛者,头部、肢体穴可加温针灸或艾条灸,腹部穴可用隔姜灸、隔附子灸等。

方义　神阙用灸法,既可疏散肠腑之寒湿,又可清除肠腑之湿热,通调腑气,缓急止痛。

本病为邪滞肠腑,病位在肠,故取大肠募穴天枢、下合穴上巨虚,以及本经的原穴合谷和合穴曲池,四穴合用,以通调大肠腑气,使肠腑气调而湿化滞行;阴陵泉健脾化湿导滞。

2. 参考方法　局部 $T_9 \sim L_2$ 节段内腹部刺激点(中脘、天枢、神阙)、腹斜肌、右下腹直肌激痛点、星状神经节、耳迷走神经刺激点。

【按语】

1. 针灸治疗急性菌痢的普通型、轻型为主,有显著疗效,不仅能迅速控制症状,而且能通过提高机体免疫功能,缩短痢疾杆菌转阴的时间;对慢性菌痢也有一定疗效,但疗程较长。

2. 中毒性菌痢病情急重,需采取综合治疗措施。急性菌痢发病期间应进行床边隔离,注意饮食。

【古代文献摘录】

《丹溪心法》:久痢……灸天枢、气海。

《针灸逢源》:中气虚寒、腹痛泻痢,天枢、神阙。

《针灸集成》:赤白痢,脐中百壮,神效。

《神灸经纶》:久痢,中脘、脾俞、天枢、三焦俞、大肠俞、足三里、三阴交。

《灸法秘传》:凡初患赤白痢疾者,法当灸其天枢,兼之中脘。

十、肠易激综合征

肠易激综合征(IBS)是一组包括排便习惯改变(腹泻/便秘)、粪便性状异常(稀便、黏液便/硬结便)和腹痛及腹胀等临床表现的综合征,持续存在或间歇发作,经检查排除可引起这些症状的器质性疾病。其患病率欧美报道为 10%~20%,我国为 5.6%~7.3%。患者以中青年居多,女性高于男性,脑力劳动者高于体力劳动者。西医学对其病因及发病机制尚未明确,一般认为本病是与肠道平滑肌动力紊乱及内脏感觉异常(高敏感性)有关的功能性胃肠病,常与精神心理障碍、肠道感染后、对某些食物不耐受等多种因素相关。

本病可归属中医学"泄泻""便秘""腹痛"等范畴,主要与内伤情志、外感六淫、饮食不节、禀赋不足等因素有关。脾虚肝郁,肝脾不和,大肠传导失司是本病的基本病机。日久脾虚及肾,命门火衰,火不暖土。病位在肠,与脾、胃、肝、肾关系密切。

【辨病与辨证】

1. 辨病　以反复出现的腹痛或腹部不适、排便异常为主症。腹痛或腹部不适以下腹部为多,也可游走,发作和持续时间不定,常在排气或排便后缓解。排便常有窘迫感,腹泻多在晨起或餐后出现,一日 3~5 次,少数可达 10 余次,大便多呈稀糊状,也可为成形软便或稀水便,无血便;便秘往往伴有便后不尽感,便干量少,呈羊粪状或细杆状,表面可附黏液;部分患者出现腹泻与便秘交替。常兼有消化不良症状,伴不同程度的烦躁、易怒、失眠、健忘等精神症状。排除器质性疾病。

根据临床症状可分为 4 型:①腹泻型:至少 25% 的排便为松散(糊状)粪或水样粪,硬粪或干球粪 <25%;②便秘型:至少 25% 的排便为硬粪或干球粪,松散(糊状)粪或水样粪 <25%;③混合型:至少 25% 的排便为硬粪或干球粪,至少 25% 的排便为松散(糊状)粪或水样粪;④不定型:粪便的性状异常不符合上述三型。

 知识链接

IBS 的诊断

罗马Ⅲ诊断标准:在最近的 3 个月内,每月至少有 3 天出现反复发作的腹痛或不适症状,并具有下列中的 2 项或 2 项以上:①排便后症状改善;②发作时伴有排便频率的改变;③发作时伴有粪便性状(外观)的改变;④诊断前症状出现至少 6 个月,近 3 个月符合以上诊断标准。

支持诊断的症状有:①排便频率异常:每周排便 <3 次,或每日排便 >3 次;②粪便性状异常:干球粪或硬粪,或糊状粪 / 稀水粪;③排便费力;④排便急迫感、排便不尽、排黏液以及腹胀。

2. 辨证 以腹痛或腹部不适、排便异常为主症。兼见腹痛腹泻,发作常与情绪有关,大便溏而不爽,或时溏时干,或腹泻烂便,便后仍有坠胀感,食后腹胀,胸胁或少腹胀闷,纳少泛恶,舌苔薄,脉弦,为肝郁脾虚;大便溏泄,腹痛隐隐,劳累或受凉后发作或加重,神疲纳呆,四肢倦怠,舌淡边有齿痕,苔白腻,脉虚弱,为脾虚湿阻;泄泻日久不愈,多在黎明前发作,腹痛便溏或完谷不化,形寒肢冷,腰膝酸软,面色白或浮肿少尿,舌淡胖,苔白滑,脉沉细,为脾肾阳虚;大便干燥如羊屎,多日不便,腹胀作痛,便前少腹可触及条状包块,舌干少津,脉弦,为肠道津亏。

【治疗】

1. 基本治疗

治法 调神理气,和中通腑。以督脉、大肠俞募穴、下合穴为主。

穴方 百会 天枢 大肠俞 上巨虚 足三里

肝郁脾虚加太冲、公孙;脾虚湿阻加脾俞、阴陵泉;脾肾阳虚加神阙、命门;肠道津亏加三阴交、照海。便秘明显加支沟;精神症状明显加印堂、神门。

操作 ①毫针刺:常规操作。②结合电针、灸法:便秘者天枢可酌情深刺达 2 寸以上,并加用电针,疏密波,电流强度以患者腹部肌肉轻度颤动为度;脾虚湿阻、脾肾阳虚可加灸法,天枢温针灸或艾炷灸,神阙用艾炷灸(隔姜灸、隔附子饼灸)。此外,脾肾阳虚的腹泻型患者,可在三伏天施灸,于每年头伏、中伏、末伏的第 1 天进行隔姜灸,天枢、脾俞、肾俞,每穴 3 壮,灸后可配合穴位贴敷。

方义 百会调神理气,神动则气行,有助于调理肠胃气机;天枢、大肠俞、上巨虚分别为大肠的募穴、背俞穴和下合穴,以调节肠腑功能,既能止泻,又能通便;足三里为胃的下合穴,大小肠皆属于胃,疏调阳明腑气,和胃理肠。

2. 其他治疗

耳穴法 交感、皮质下、心、脾、脑点、肠胃。每次取 3~4 个穴,毫针强刺激,留针 20 分钟。

穴位埋线法 天枢、大肠俞、上巨虚、足三里、脾俞、胃俞。取 0 号羊肠线 1~1.5cm 长,装入埋线针针管内,脾俞、胃俞向脊柱方向斜刺,余穴直刺,将羊肠线埋植在穴内皮下组织或肌层内。10 日 1 次。

3. 参考方法

(1) 依据解剖学及生理学选穴治疗方案:①肠易激综合征便秘型。$S_2 \sim S_4$ 骶后孔或皮节刺激点、$T_9 \sim L_2$ 节段外刺激点(上胸、背部、下肢)、迷走神经刺激点。骶部刺激点可带电针(2Hz)。②肠易激综合征腹泻型。$T_9 \sim L_2$ 交感神经节或节段内刺激点(腹背部)刺激点、腹斜肌、右下腹直肌激痛点、星状神经节、迷走神经刺激点。腹部穴位可带电针(2Hz),激痛点用滞针法。

(2) 阳性反应点治疗方案:①脊柱两侧近夹脊穴处出现压痛、麻木、条状隆起等阳性反应点,尤以 T_{11}、T_{12} 及 L_1 两侧出现率为高。毫针直刺 20~40mm,得气后行均匀提插捻转法 2 分钟,并可加用电针,留针 30 分钟。②背俞穴(脾俞、胃俞、大肠俞)、下肢脾经、胃经及下合穴处的阳性反应点、腹部脐周围的压痛点等。

【按语】

1. 针灸对肠道功能紊乱有良好的双向调节作用,从而能有效缓解本病腹泻、便秘、腹痛等症状。治疗期间应结合心理疏导,解除患者心理障碍,保持心情舒畅。病情重者可配合药物治疗。

2. 注意饮食,避免生冷、辛辣、油腻食物,若因对某种食物不耐受而致病者,当戒除摄入;生活规律,适当参加体育活动以增强体质。气功六字诀对本病有一定的帮助。

第七节 肾系病证

一、水肿

水肿指体内水液潴留、泛溢肌肤或体内而引起的头面、眼睑、四肢、腹背甚至全身浮肿的一类病症,又称"水气"。中医学认为,水肿是全身气化功能障碍的一种症状表现,常因于风水相搏、水湿浸渍、湿热内蕴、脾虚湿困、阳虚水泛,致肺、脾、肾三脏功能失调,三焦水道失畅,水液停聚,泛溢肌肤而成。正如《景岳全书·肿胀》云:"凡水肿等证,乃肺脾肾三脏相干之病。盖水为至阴,故其本在肾;水化于气,故其标在肺;水唯畏土,故其制在脾。今肺虚则气不化精而化水,脾虚则土不制水而反克,肾虚则水无所主而妄行。"总体上可分为阳水和阴水两大类,另外又有肾水、脾水、肝水、心水和肺水之分。总之,其本在肾,其标在肺,其制在脾,可涉及肝、心。局限性水肿多由于局部经脉阻滞,络脉不畅,气血运行受阻,使水湿停聚局部而成水肿,即"血不利则为水"的一种表现。

西医学认为,人体血管外组织间隙体液积聚时则形成水肿,是多种疾病的一种症状,其发生的机制主要与钠和水的潴留、毛细血管滤过压降低、毛细血管内流体静力压升高或毛细血管壁通透性增高、血浆胶体渗透压降低、淋巴回流受阻及组织液压力降低等因素有关。水肿按波及的范围总体上可为局限性和全身性水肿两类,前者指体液聚集于局部组织间隙中,后者指身体各部的组织间隙均有体液聚集。水肿最常见于肾病、右心衰、肝硬化、营养障碍、内分泌失调、妊娠高血压等疾病;乳腺癌术后也常导致上肢淋巴水肿。

【辨病与辨证】

1. 辨病 以头面、眼睑、四肢、腹背出现水肿或全身浮肿为主症时,即可诊断为中医水肿。临床应进一步分清是全身性还是局限性水肿,并辨别导致水肿的病因及疾病。

(1) 全身性水肿:以对称性分布为特征,依病因或病变程度不同,轻者仅有晨间轻度眼睑水肿,或久坐久立后足背水肿、手指发胀;严重者延及会阴,可伴胸腹水。①内脏病:均在明确的基础病变后出现水肿,包括肾源性(在清晨有眼睑及颜面水肿,或踝部水肿,重者波及全身)、心源性(以重力性水肿为特点,主要表现在脚和下肢,严重者可出现胸水,颜面一般无水肿,活动后加重,休息晨起减轻)、肝源性(多出现腹水)。②内分泌障碍:黏液性水肿常见于甲状腺功能减退症,以黏液样面容为特征,面部呈"假面具样",以颜面和下肢出现水肿,压之无明显凹陷为特点。经前期综合征可出现眼睑、手部及踝部水肿,伴乳房胀痛。③特发性水肿:原因不明的全身性水肿,几乎只见于女性,往往和月经周期相关。水肿受体位影响,且呈昼夜周期性波动,在晨起时仅表现为轻微的眼睑、面部及两手水肿,随着起立及白日时间的推移,水肿将移行到身体下半部,足、踝部有明显凹陷性水肿,到傍晚时水肿最为明显。立卧位水试验有助于此病的诊断。④营养不良蛋白质缺乏:出现程度不同的浮肿,初期较轻,局限于下肢、面部等,血浆蛋白总量及白蛋白浓度可正常或稍低,机体消瘦明显;当血浆蛋白总量在 0.5% 以下,尤其是白蛋白逐渐降至 2%~3% 时,浮肿可发展至全身,并有胸水和腹水。⑤药物性水肿:可见于应用糖皮质激素、雄激素、雌激素、胰岛素、萝芙木制剂、甘草制剂等治疗过程中。

(2) 局限性水肿:①淋巴回流受阻:可引起该淋巴系统输纳区的局限性水肿。乳腺癌术后上肢淋巴水肿,发生率达 10%~37%,患者常在术后 1 年内患侧上肢出现不同程度的肿胀、胀痛麻木,易疲劳乏力、反复感染和活动受限,淋巴管造影即可确诊。丝虫病可引起淋巴管炎和淋巴结炎,出现局限性水肿,严重者出现皮肤粗糙增厚,如皮革样,以下肢象皮肿多见。②局部炎症:由于疖、痈、丹毒、蜂窝织炎等局部炎症所致的水肿,一般有局部潮红、压痛。③肢体静脉血栓形成或血栓性静脉炎:多见于下肢,表现为非对称性水肿,静脉造影可确诊。④慢性上腔静脉阻塞综合征:水肿出现于面、颈、上肢及上胸部,称为"披肩状"水肿,静脉造影可确诊。⑤慢性下腔静脉阻塞综合征:患者以腹胀、腹壁静脉曲张、下肢及阴囊水肿为特点,静脉造影可确诊。⑥血管神经性水肿:属第一型变态反应局部反应型,常突然发生局限性水肿,消退也较迅速,患者常有过敏史。多发于面部(口唇、眼睑)、耳垂、阴囊、舌、咽等组织疏松部位,手足也可发生。局部表现为广泛弹性水肿,光亮如蜡,扪之有韧性,无可凹性水肿,边界不清,皮肤颜色正常或微红,有灼热微痒或无不适。

2. 辨证

(1) 阳水:以急性发作,初起眼睑浮肿,继则遍及全身,肿势以腰部以上为主,皮肤光泽,按之凹陷易复,小便短少而黄为主症。兼有发热,咽痛,咳嗽,舌苔薄白,脉浮或数为风水相搏;浮肿较剧,肌肤绷急,腹大胀满,胸闷烦热,气粗口干,大便干结,小便短黄,舌红、苔黄腻,脉浮滑或滑数为湿热内蕴。

(2) 阴水:以慢性发病,下肢先肿,初起足跗微肿,逐渐肢体浮肿,下肢为甚,按之没指,凹陷难复,肿势时重时轻,尿少色清为主症。兼见面色萎黄,身重神倦,脘闷纳少,大便溏泄,舌淡、苔白,脉沉缓为脾虚湿困;兼见面色晦滞或苍白,全身高度浮肿,肢冷神疲,腰膝酸软,腹大胸满,卧则喘促,舌淡胖、边有齿印、苔白,脉沉迟或结代为阳虚水泛。

【治疗】

1. 基本治疗

(1) 全身性水肿

治法　疏风清热,健脾温肾,利水消肿。以任脉及三焦背俞穴、下合穴为主。

穴方　水分　水道　三焦俞　委阳　阴陵泉

阳水之风水相搏加肺俞、风池、少商,湿热内蕴加中极、曲池、丰隆;阴水之脾虚湿困加脾俞、足三里,阳虚水泛加肾俞、命门。心源性加心俞、内关;肾源性加肾俞、阴谷;肝源性加肝俞、期门;黏液性水肿加阿是穴(甲状腺局部)、鱼腰、承泣、颧髎、足三里、三阴交;经前期综合征性水肿加百会、印堂、神门、合谷、昆仑、照海;特发性水肿加脾俞、肝俞、肾俞、合谷、三阴交、足三里、照海;营养不良性水肿加气海、关元、脾俞、足三里、悬钟;腹水加中极;胸水加膻中、中府;面部浮肿显著加承泣、颧髎。

操作　①毫针刺:阳水以泻法为主,阴水以平补平泻补法为主。②结合刺络拔罐法及灸法等:在毫针常规操作基础上,阳水可在背部腧穴上行刺络拔罐法,肢体穴位可点刺出血。阴水可在下肢和腹部、后背部穴位针刺后,行温针灸或艾炷灸、艾条灸法;或在神阙、关元、肾俞、命门处行隔附子饼灸法。

方义　水分、水道通利水道,利尿行水;三焦俞配委阳,背俞穴配下合穴,利三焦,促气化;阴陵泉利水渗湿。

笔记栏

（2）局限性水肿

治法 通经活血,祛瘀消肿。

穴方 阿是穴

上肢肿胀加极泉、曲池、外关;手背肿胀加阳池、合谷、八邪;下肢肿胀加阳陵泉、足三里、三阴交、悬钟;足背肿胀加解溪、丘墟、八风。

操作 ①毫针刺结合刺络拔罐法:阿是穴,即在患肢最肿胀处,选择3~5个针刺点,用点刺法或散刺法浅刺出血,加拔罐,吸出瘀血或黄色液体1~2ml,除去火罐,用生理盐水棉球清洁拔罐面后,用无菌纱布湿敷创面。如局部肿胀明显,则在刺血后最肿胀部位分别拔1~3个火罐,每罐拔出1~2ml黄色液体后,换罐再拔,1个部位可连续拔1~3次,拔出液体3~15ml。余穴常规毫针刺法。②结合灸法:在毫针刺基础上,于肿胀明显部位(阿是穴)上行艾条温和灸,或温针灸法,使患者局部有温热感而无灼痛为宜,至皮肤出现红晕为度。亦可在上述刺络拔罐后,加灸法。

方义 于局部肿胀部位刺络拔罐可活血祛瘀,达到疏通经络,气血畅通,则水肿自消。在患处做艾条温和灸,有利于祛瘀通络,促进水肿消散。

2. 其他治疗

三棱针法 ①三焦俞、肾俞、阴陵泉、委中。以三棱针点刺出血数滴。适用于慢性肾炎的水肿。②用三棱针在患肢每个井穴上点刺,每穴挤出血液3~5滴,每周1次。适宜于肢体肿胀。

火针法 水肿明显处常规消毒,用1寸毫针1~2支,在酒精灯上烧至通红,快速刺入水肿处皮下5~10mm深,迅速拔针,快进快出,沿水肿处排刺,针间距可在1cm左右,可配合挤压,放出血水为宜。适宜于肢体部位水肿。

案例分析

古代医案的启示

案例:执中母氏常久病,夏日脚忽肿,旧传夏不埋足,不敢着艾,谩以针置火中令热,于三里穴刺之,微见血,凡数次,其肿如失去。执中素患脚肿,见此有效,亦以火针刺之,翌日,肿亦消,何其速也,后亦常灸之。凡治脚肿,当先三里而后阳跷等穴可也。(《针灸资生经》)

分析:本案为足肿,执中用火针刺足三里并出血,治疗数次则肿消。他也用此法治疗自己脚肿,获得良效,于是提出了足肿可在足三里、阳跷穴用火针或灸法治疗。本案的足肿推测可能是一种良性下肢血液循环问题,系静脉回流不畅所致局限性水肿。本案提示治疗局限性水肿,以局部或近部选穴为主,可用火针法或灸法。这种治疗思路值得我们在临床中参考。

【按语】

1. 针灸治疗水肿有一定疗效,尤其对局限性水肿疗效最好,对于全身性水肿的特发性水肿、经前期综合征出现的水肿也有很好疗效。对于有原发病的水肿,必须在治疗原发病的基础上,采用针灸治疗。当出现胸满腹大、咳喘、心慌神昏等水气凌心犯肺等急症时,要采用急救措施。

2. 水肿初期宜进无盐饮食,肿势消退后(约3个月)低盐饮食,待病情好转再逐渐增加盐量。患者应慎防感冒,避免劳倦。

【古代文献摘录】

《针灸甲乙经》：水肿大脐平，灸脐中，腹无理不治。

《针灸资生经》：有里医为李生治水肿，以药饮之，久之不效。以受其延待之勤，一日忽为灸水分及气海穴，翌早观面如削矣。信乎水分之能治水肿也……水肿，针水沟，灸水分。

《针灸聚英》：水肿，皮水、正水、风火、因气湿食，刺胃仓、合谷、石门、水沟、三里、复溜、曲泉、四满。

《景岳全书》：水肿，灸脾俞、水分、肝俞。

《神灸经纶》：腹面肿，取中府、间使、合谷。

二、癃闭

癃闭是指尿液排出困难，甚则小便闭塞不通为主症的病证。以病势较缓、小便不利、点滴而出为"癃"；病势较急、小便不通、欲解不得为"闭"，统称为"癃闭"。中医学认为本病的发生主要与外邪侵袭、瘀浊内停、久病体虚等因素有关。湿热下注、肝郁气滞、肾气亏虚以及尿路瘀阻等导致三焦气化不利，膀胱开合失司。其病位在膀胱，与肺、脾、肾、三焦关系密切。基本病机为膀胱气化功能失调。

西医学的尿潴留归属于癃闭范畴，是指膀胱内充满尿液而不能排出，常由排尿困难发展到一定程度引起。根据临床表现分为急性和慢性尿潴留。根据病因一般分为机械性梗阻和动力性障碍两类，其中以机械性梗阻多见，如良性前列腺增生、肥大、前列腺肿瘤；膀胱颈梗阻性病变如膀胱颈挛缩、局部肿瘤、尿道结石等。动力性梗阻是指膀胱出口、尿道无器质性梗阻病变，尿潴留系由排尿动力障碍所致，最常见原因为中枢和周围神经病变，如脑卒中、脊髓或马尾损伤、肿瘤，以及糖尿病等，造成神经源性膀胱功能障碍引起排尿困难；直肠或妇科手术损伤副交感神经分支，痔疮、肛瘘手术以及腰麻术后出现排尿困难，导致尿潴留。此外，各种松弛平滑肌的药物如阿托品等，以及妇女产后偶尔可见排尿困难引起尿潴留。

【辨病与辨证】

1. 辨病　以排尿困难，尿液在膀胱中潴留为主要临床表现。临床应分清急性、慢性尿潴留，以及机械性梗阻、动力性障碍等病因，并对相关疾病进行鉴别诊断。

（1）神经源性膀胱功能障碍：患者常有中枢或周围神经系统损害的病史和体征，如有下肢感觉和运动障碍，会阴皮肤感觉减退、肛门括约肌松弛或反射消失等；临床表现有排尿困难、残余尿量较多，常伴肾积水和肾功能不全。尿路造影显示上尿路有扩张积水，膀胱常呈"圣诞树"形；尿流动力学检查可明确诊断。

（2）前列腺增生症：是增生的腺体压迫膀胱颈部和后尿道引起的尿路梗阻。见于50岁以上男性，表现为尿频，尤其夜尿次数增多，渐有排尿困难，余溺不尽，严重时尿闭。直肠指检多数患者可触到增大的前列腺，表面光滑，质韧、有弹性，边缘清楚，中间沟变浅或消失；经腹壁B超扫描可清晰显示前列腺体积大小，增生腺体是否突入膀胱，还可以测定膀胱残余尿量。

（3）产后尿潴留：女性分娩6~8小时后仍然不能自己排尿或排尿不畅，致尿液在膀胱内积聚不能排出，膀胱有涨满感，且排除神经及尿路的创伤。

（4）术后尿潴留：腹部手术拔掉导尿管后，或肛肠手术后，出现排尿困难而致尿潴留。

2. 辨证　以排尿困难，伴小腹胀满为主症。兼见小便量少而灼热难出，点滴而下，严重时点滴不出，小腹胀满，口苦口黏，口渴不欲饮，或大便不畅，舌红、苔黄腻，脉沉数，为湿热下注；小便不通或通而不畅，小腹胀急，胁痛，口苦，多因精神紧张所致，舌苔薄白，脉弦细，为肝郁气滞；有外伤或手术史，或女性产后小便滴沥不畅，或尿如细线，或时而通畅时而阻塞，小腹胀满疼痛,舌紫暗或有瘀点,脉涩,为尿路瘀阻;小腹坠胀,小便欲解不得出,或滴沥不爽,排尿无力,面色㿠白,精神不振,腰膝酸软,舌淡,脉沉细弱,为肾气亏虚。

【治疗】

1. 基本治疗

治法 调理膀胱,行气利尿。以膀胱背俞穴、募穴及足太阳经穴为主。

穴方 中极 膀胱俞 水道 秩边 三阴交

湿热下注加曲骨、行间;肝郁气滞加太冲、支沟;尿路瘀阻加血海、次髎、石门;肾气亏虚加肾俞、太溪。神经源性膀胱功能障碍可根据损伤部位进行配穴,如中风后尿潴留加四神聪、百会,脊髓病变加局部夹脊穴、督脉穴。前列腺增生症加曲骨、会阴;产后尿潴留加会阴、子宫、曲骨、次髎;肛肠术后尿潴留加长强、次髎、承山;腹部手术拔掉尿管后心理原因导致的尿潴留加神门、三阴交。

操作 ①毫针刺:水道、中极、曲骨,提捏进针,针尖向下平刺1~1.5寸,不可过深,以免伤及膀胱,行捻转泻法1分钟,使针感向下传导;秩边深刺,提插法,以针感向前阴部放射为佳,可不留针;余穴常规操作,留针20~30分钟。②结合电针法、灸法:双侧水道,针尖向曲骨方向沿皮透刺1~1.5寸,接通电针,选疏密波,频率为20Hz,通电5~10分钟。肾气不足及神经源性尿潴留可加灸法;仰卧位,腹部中极、水道、曲骨处行大艾炷隔姜片或隔附子饼灸3~7壮,有尿意即可停止;侧卧位,腰部肾俞、膀胱俞,行艾条温和灸10~20分钟。

方义 中极、膀胱俞为俞募配穴,助膀胱气化功能;三阴交为足三阴经交会穴,疏肝、健脾、益肾,行气化瘀,通利小便;水道、秩边疏调膀胱,通利水道。

案例分析

古代医案的启示

案例:存人方云:尝记一人小便闭不通者三日,小腹胀几死,白药不效。余用甘遂末、大蒜,捣细和成剂,安脐中,令资以艾灸二七壮。随后通用此方,无不效。(《普济方》)

分析:本案病为小便不通,成因多为命门火衰。命门火旺,则膀胱之水通,命门火衰则膀胱之水闭,火衰本应小便大利,但命门之火要赖肾水滋养,无火之水,水欲通而反塞。本案借助了艾灸以补火之衰,火旺则膀胱之水易通,又有甘遂、大蒜助力,故速效。

2. 其他治疗

灸法 神阙。将食盐炒黄待冷放于神阙穴填平,再用2根葱白压成0.3cm厚的薄饼置于盐上,将大艾炷置葱饼上施灸,至温热入腹内有尿意为止。

指针法 中极、水道、曲骨。用手指轻轻点、按、压、揉,至有尿意。

穴位注射法 次髎或中极。以2ml注射器,5号封闭针头,用0.5mg新斯的明注射液,常规法操作。

3. 参考方法 腰神经丛、膀胱点、骶神经丛、膀胱下点。腰神经丛由腰椎2、3、4棘突中点旁开3cm进针,直刺1.5~2寸;骶神经丛由关元俞进针,针尖朝脊柱斜刺,穿过腰椎横突达神经根部;膀胱点位于耻骨联合上2cm,直刺1.5寸;膀胱下点位于耻骨联合上1cm,刺法同膀胱点。两组刺激点同时选用,针刺得气后接电针仪,断续波型,左右分别通电,电流强度以患者能耐受为宜,通电20~30分钟。或选S_2~S_4骶后孔刺激点(次髎、中髎、下髎)、会阴S_3~S_4皮节区刺激点、下肢部S_2~S_3皮节区刺激点、腹内斜肌下部、腹直肌下部激痛点。激痛点用滞针法。次髎、中髎、下髎沿骶后孔深刺进入骶骨前面有异感为佳,可带电针,低频(2Hz),低强度,以兴奋副交感神经。

【按语】

1. 针灸治疗癃闭疗效较好。若膀胱充盈过度,可在关元局部揉按并逐渐加压,经针灸治疗1小时后仍不能排尿者,应及时采取导尿措施。

2. 癃闭患者往往伴有精神紧张,在针灸治疗的同时,给予患者心理暗示和消除患者的紧张情绪有利于自主排尿,也可反复做腹肌收缩、松弛的交替锻炼。或用滴水疗法,将水龙头稍旋开,使水缓缓流出,让患者听到滴水声,以诱发排尿。

【古代文献摘录】

《针灸资生经》:胞肓、秩边,主癃闭下重、不得小便。

《备急灸法》:转胞不得溺,取关元、曲骨……转胞小便不通、烦闷气促欲死者,用盐填脐孔,大艾炷灸三七壮,未通更灸,已通即住。

《神灸经纶》:小便不通利,三焦俞、小肠俞、三阴交、中极、太冲、至阴,均灸。

三、淋证

淋证是以小便频数短赤,淋沥刺痛,欲出未尽,小腹拘急或痛引腰腹为主要特征的病症。中医学认为,淋证病因可归结为外感湿热、饮食不节、情志失调、禀赋不足或劳伤久病;其病位在肾与膀胱,且与肝、脾关系密切。主要病机为下焦湿热,热移膀胱,导致膀胱气化不利;或年老或劳伤,脾肾气虚失于固摄而膏脂下泄;或阴虚火旺,虚火灼伤脉络。根据淋证的症状和病因病机,一般多分为热淋、血淋、石淋、气淋、膏淋和劳淋六种。

西医学的尿路感染、尿路结石、急性或慢性前列腺炎、尿道综合征和乳糜尿等属于中医学的淋证范畴。临床上以尿路感染最为常见,是各种病原微生物引起的尿路感染性疾病,主要包括肾盂肾炎和膀胱炎,后者占尿路感染的60%以上。尿路结石包括肾结石、输尿管结石、膀胱结石和尿道结石,一般下尿路结石可见淋证的表现,由于尿路结石是淋证中较为特殊的一种,即石淋,将在本病后附的泌尿系结石与绞痛中详细论述。前列腺炎是由于致病菌感染和/或某些非感染因素刺激所导致的以骨盆区域疼痛不适、排尿异常、性功能障碍为主要表现的疾病。尿道综合征主要见于女性,主要由各种因素引起尿道括约肌不自主痉挛和收缩所致。乳糜尿属于中医学膏淋范畴,是由局部淋巴液渗出形成以"小便混浊"为主要特征的一类疾病,分为感染性和非感染性,感染性主要由丝虫病引起,非感染性不多见。

【辨病与辨证】

1. 辨病 以小便频急,淋沥不尽,尿道涩痛,小腹拘急或痛引腰腹,或浑浊如米泔水等为主症者,可诊断为中医学的淋证。临床应进一步辨别引起淋证的相关疾病。

(1) 尿路感染:典型的尿路感染有尿路刺激征(尿频、尿急、尿痛、排尿不适、下腹部疼痛)、感染中毒症状(发热)、腰部不适等,结合尿液改变和尿液细菌学检查,凡有真性细菌尿者,即可诊断为尿路感染,需定位诊断是上尿路(肾盂肾炎)或下尿路感染(膀胱炎)。急性肾盂肾炎起病较急,伴发热、寒战,体温多在38.0℃以上。慢性肾盂肾炎可有急性肾盂肾炎病史,常见程度不同的低热、间歇性尿频、排尿不适、腰部酸痛及肾小管功能受损表现,如夜尿增多、低比重尿等。膀胱炎表现为典型尿路刺激症状,部分患者迅速出现排尿困难,排尿终末时明显,膀胱区压痛,尿液常混浊,并有异味,约30%可出现血尿,少数患者出现腰痛、发热,但体温常不超过38.0℃。

(2) 膀胱结石:典型症状为排尿突然中断,疼痛放射至远端尿道及阴茎头部,伴排尿困难和膀胱刺激症状,跑、跳或改变排尿姿势后,能使疼痛缓解,继续排尿,常有终末血尿。

（3）尿道综合征：多见于女性，患者有尿频、尿急、尿痛及排尿不适等尿路刺激症状，但多次检查均无细菌尿。部分可能由于逼尿肌与膀胱括约肌功能不协调、妇科或肛周疾病、神经焦虑等引起，也可能是衣原体等非细菌感染造成。

（4）前列腺炎：急性前列腺炎起病急骤，有尿频、尿急、尿痛及直肠刺激症状，伴高热、寒战、厌食、乏力等。尿镜检可见大量白细胞及脓细胞，尿道分泌物检查及细菌培养可以发现致病菌。慢性多由急性迁延而来，有细菌性和非细菌性之分。一般均有前列腺的压痛，及会阴部、下腹部隐痛。

（5）乳糜尿：反复发作的乳白色尿，或伴血尿，在高脂肪餐或劳累后诱发或加重，或有其他丝虫病症状。淋巴造影可观察淋巴管与尿路的通道。

2. 辨证　以尿频、尿急、尿痛为主症，常伴有排尿淋沥不尽，小腹拘急或痛引腰腹等症状为主症。兼见小便频急，灼热刺痛，尿色黄赤，小腹拘急胀痛；或有恶寒发热，口苦呕恶，苔黄腻，脉滑数，为热淋；小便热涩刺痛，尿色深红或夹有血块，伴发热、心烦口渴、大便秘结，舌红、苔黄，脉滑数或弦涩，为血淋。小便艰涩，尿中夹有砂石，或排尿时突然中断，尿道窘迫疼痛，少腹拘急；或腰腹绞痛难忍，尿中带血，舌红、少苔，脉弦细，为石淋。小便涩滞，淋沥不畅，或尿后余沥，少腹满痛或坠胀，苔薄白，脉沉弦或沉缓无力，为气淋。小便浑浊如米泔水，置之沉淀如絮状，上有浮油如脂，或夹有凝块，或混有血液，尿道热涩，舌红、苔黄腻，脉濡数，为膏淋。小便赤涩不甚，但淋沥不已，时作时止，遇劳即发，腰膝酸软，神疲乏力。舌淡，脉虚弱，为劳淋。

【治疗】

1. 基本治疗

治法　清热化湿，利水通淋。以膀胱俞、募穴及足太阴经穴为主。

穴方　中极　膀胱俞　次髎　阴陵泉

热淋加行间、三阴交；血淋加血海、膈俞；石淋加水道、曲骨；气淋加期门、太冲；膏淋加气海、足三里；劳淋加肾俞、足三里。尿路感染加曲骨、曲池、血海、大椎、耳尖；尿道综合征加曲骨、会阴、神门、三阴交；前列腺炎加曲骨、大椎、曲池、秩边、水道；乳糜尿加脾俞、肾俞、足三里、三阴交。

操作　①毫针刺：腹部如中极、曲骨向下斜刺 1~1.5 寸，有强烈酸胀或放电感至阴部为佳；膀胱俞、膈俞、肾俞等针尖朝向脊柱方斜刺 0.8~1 寸；耳尖用短毫针点刺，放血 2~3 滴；余穴常规操作。急性期和症状较重者，每日治疗 2 次。②结合电针法：在上述毫针刺基础上，膀胱俞、次髎（或中极、曲骨）可接电针，疏密波，每次 20 分钟。

方义　中极、膀胱俞为膀胱之俞、募穴，疏利膀胱气机；阴陵泉、次髎清利下焦湿热，以助利水通淋。

2. 其他治疗

灸法　关元或神阙。可行艾条灸，或神阙隔盐大艾炷灸，关元隔姜灸，至皮肤潮红为度。适用于劳淋。

皮肤针法　关元、曲骨、水道、归来、三阴交、曲泉、第 3 腰椎至第 4 骶椎夹脊。用皮肤针轻刺激，至皮肤红润为度。

穴位贴敷法　甘遂 30g、麝香少许（也可用冰片代替）、面粉适量。将甘遂研细末装瓶备用，用时取 10g 药末兑入麝香或冰片、面粉，加温开水调成糊状，将之贴于中极穴处，药面直径约 2 寸，用保鲜膜覆盖，胶布固定。每日 1~2 次，排尿后取下。加热敷则效更佳。

【按语】

1. 针灸治疗淋证常可迅速缓解尿路刺激症状。注意局部卫生，多饮水、勤排尿，是有效的辅助治疗方法。

2. 膏淋、劳淋等气血虚衰者应适当配合中药治疗,以针药结合疗效更佳。

3. 前列腺炎是一种较顽固的疾病,针灸有较好疗效,但由于其病变部位较为特殊,需长期坚持治疗。

【古代文献摘录】

《外台秘要》:淋痛法,灸中封穴三十壮,亦随年壮。

《铜人腧穴针灸图经》:水泉,小便淋沥,腹中痛。

《太平圣惠方》:中极,主淋,小便赤,尿道痛。

《针灸大全》:血淋,取复溜、丹田……赤淋,取次髎……小便淋血不止、阴气痛,阴谷二穴、涌泉二穴、三阴交二穴。

《针灸大成》:小便淋沥,阴谷、关元、气海、三阴交、阴陵泉。

《神灸经纶》:淋痛,列缺、中封、膈俞、肝俞、脾俞、肾俞、气海、石门,均灸。

《医宗金鉴》:涌泉,血淋气痛疼难忍,金针泻动自安宁。

[附] 泌尿系结石与绞痛

泌尿系结石与绞痛是由泌尿系统各部位结石引发的剧痛症,包括肾、输尿管的上尿路结石和膀胱、尿道的下尿路结石。上尿路结石以腰腹部绞痛、尿血相继出现为主要临床特点,下尿路结石以排尿困难和尿流中断为主要特点。我国泌尿系结石发病率为 1%~5%,近年来有增加趋势。男性发病率高于女性,两者之比约为 3∶1。

本病属于中医学"石淋""砂淋""血淋"的范畴。中医学认为,饮食不节、下焦湿热、肾阳不足而致结石是本病的基础;机体排石过程中,结石刺激脏腑组织是发生绞痛的直接原因;结石伤及脏腑组织黏膜、血络则会出现尿血。本病主要病机是湿热蕴结下焦,肾与膀胱气化不利。病初多为实证,若病延日久,则从实转虚,而见虚实夹杂。

【辨病与辨证】

1. **辨病**　当患者以腰腹部阵发性绞痛,或小便时尿液突然中断,尿道剧烈刺痛、涩痛、有血尿等症状为主症即可考虑为泌尿系结石。临床应进一步分清结石的部位、大小等,不同部位的结石,疼痛的部位和性质可有不同。腹部 X 线、B 超、膀胱镜、CT、肾盂造影等检查可提示结石的部位、大小和形状。尿常规检查可见白细胞、红细胞。泌尿系结石患者出现绞痛时需与胆绞痛鉴别,右输尿管下段结石伴有绞痛需与急性阑尾炎鉴别。

(1) 上尿路结石(肾、输尿管结石):典型临床症状是一侧腰部突发性绞痛,疼痛为阵发性,沿输尿管向下放射至同侧下腹部、外阴和大腿内侧,疼痛剧烈时伴有恶心、呕吐等症状,肾区或输尿管走行区有叩击痛或压痛。绞痛发作后出现血尿,多为镜下血尿,或有排石。若结石在肾盂中,无感染且无活动时,可长期不引起症状,但多数患者表现为疼痛和血尿相继出现,与体力活动有关。肾结石梗阻在一定部位可引起肾积水,当积水较多时,可触摸到肾脏,并有肾区叩击痛。

(2) 膀胱结石:典型症状是排尿中断,排尿痛,并向阴茎头或远端尿道放射,改变体位可缓解疼痛,继续排尿。患者平时多有排尿不畅、尿频、尿急、尿痛和终末血尿,因继发感染可伴有脓尿。

(3) 尿道结石:较少见,多来自肾和膀胱,主要表现为排尿困难,排尿痛,尿流不畅,尿线细甚至点滴不下,导致尿潴留。结石损伤尿道时,可出现血尿。

2. **辨证**　腰腹疼痛如绞,牵引少腹及外阴,或尿流突然中断,尿频、尿急、尿痛,小便浑赤或尿血,或有砂石排出,可伴口苦,便秘,舌红、苔黄或黄腻,脉弦紧或弦数,为下焦湿热;腰腹或小腹胀痛、隐痛,排尿乏力,小便断续,甚则点滴而下,可伴四肢不温,神疲,少气,舌质淡、苔薄白,脉细,为肾气不足。

【治疗】

1. 基本治疗

治法　行气止痛,利尿排石。以足太阳及结石部位相关经穴为主。

穴方　①肾绞痛:肾俞　腰俞　次髎　足三里　三阴交　阿是穴

②肾、输尿管上段结石:肾俞　膀胱俞　三阴交

③输尿管下段结石:肾俞　水道　三阴交

④膀胱结石:中极　曲骨　横骨　膀胱俞　三阴交

⑤尿道结石:曲骨　会阴　三阴交

下焦湿热加阴陵泉、行间;肾气不足加命门、气海。恶心呕吐加内关,小便淋沥不畅加水分、三焦俞;尿血加膈俞、血海。

操作　①毫针刺:阿是穴在腹、背部、大腿内侧等疼痛部位选穴。在绞痛发作时先刺远端穴位,用泻法,强刺激,疼痛缓解时针刺局部穴位。中极向曲骨沿皮浅刺 1~1.5 寸,留针 20~30 分钟。余穴常规操作。②结合电针、灸法等:在上述毫针刺基础上,腰骶部、腹部穴位可加电针。肾、输尿管上段结石,肾俞接阴极,膀胱俞接阳极;输尿管下段结石,肾俞接阴极,水道接阳极;膀胱结石,中极接阴极,曲骨接阳极;尿道结石,曲骨接阴极,会阴接阳极;治疗前 30 分钟内令患者尽量多饮水,以高频率(密波)断续波,强度由弱到强,以患者能够耐受为度,持续刺激 30~60 分钟,以痛止为度。每日可治疗 2 次。肾气不足者,命门、气海可加艾灸或大艾炷隔姜灸或隔附子饼灸 5~7 壮。

方义　本病为砂石之邪并湿热毒邪客于尿道,气化失司,水道不利。穴位以局部选穴为主,配合远端选穴。局部穴位舒畅气机,化瘀通络,促进排石;远端穴位足三里、三阴交,可调和气血,行气止痛,以助利尿排石。现代研究表明,针刺可促进肾盂、输尿管的蠕动,推动结石排出。

2. 参考方法　奇穴疗法。精灵穴(位于手背第 4、5 掌骨间隙,腕背横纹与掌骨小头连线中点之凹陷处),针刺取双侧,强刺激。用于结石绞痛。

【按语】

1. 针灸(尤其是电针)治疗泌尿系结石与绞痛有较好的镇痛和一定的排石作用。尤其在绞痛发作时及时治疗,可促进排石,快速止痛。针刺疗效与结石的位置及形状、大小相关,相对而言结石在输尿管中下段,横径小于 1cm,较光滑的易于排出;结石在输尿管上段或肾盂内、有棱角者,或因结石日久有粘连者不易排出。一般结石 <0.6cm,光滑,无尿路感染、梗阻、纯尿素结石、胱氨酸结石,可先行保守治疗,尤其是直径 <0.4cm 的光滑结石,90% 能自行排出。

2. 针刺治疗期间,应鼓励多饮水,保持每日尿量达 2 000ml 左右,多做跑、跳运动。如出现腰腹部疼痛阵发性加剧,多为排石的先兆。对于绞痛持续发作不能缓解者,应明确病因,采取综合治疗。若结石体积较大,针灸难以奏效,则采用超声体外碎石及手术治疗。尤其石淋患者,以促进排石。平时多喝水,少静坐,防止复发。

【古代文献摘录】

《针灸资生经》:石淋,灸关元或气门或大敦各三十壮。

四、尿失禁

尿失禁是在清醒状态下尿液不能控制而自行流出的一种病症,可发生于任何年龄,但以女性和老年人为多。中医学称为小便失禁、小便不禁等,认为本病多由于禀赋不足、病后气

虚、劳伤、老年肾亏等,使下元不固、膀胱失约而致。其他如创伤瘀滞下焦、湿热下注积于膀胱等亦可致尿失禁。

西医学认为尿失禁是由于膀胱括约肌损伤或神经功能障碍而丧失排尿自控能力,使尿液不自主地流出。根据发病原因分为完全性尿失禁(又称真性、无阻力性尿失禁)、充溢性尿失禁(又称假性尿失禁)、压力性尿失禁、急迫性尿失禁、反射性尿失禁等类型。另外,亦有因精神、环境因素引起的精神性尿失禁,老年人因使用药物(镇静剂、抗胆碱能药、抗抑郁药和利尿剂)所引起的药物性尿失禁。

【辨病与辨证】

1. 辨病 以尿液不随意识控制而自行流出为主症,可诊断为尿失禁。临床应进一步分析引起尿失禁的原因。

(1)完全性尿失禁:尿道阻力完全丧失,膀胱内不能储存尿液,尿液持续不断地流出,膀胱呈空虚状态,常见于外伤、手术或先天性疾病引起的膀胱颈、尿道括约肌损伤。还可见于女性尿道口异位、膀胱阴道瘘等。

(2)充溢性尿失禁:膀胱功能完全失代偿,过度充盈而造成尿不断溢出。多见于各种原因所致的慢性尿潴留后,如下尿路有较严重的机械性(如前列腺增生)或功能性梗阻引起的尿潴留,膀胱呈膨胀状态,当膀胱内压上升到一定程度并超过尿道阻力时,尿液持续或间断地自尿道中溢出。

(3)压力性尿失禁:当腹压骤然增加时,如在用力咳嗽、打喷嚏、大笑、屏气、行走或跑步时,少量尿液不自主溢出。因膀胱与尿道之间正常解剖关系的异常,使腹压增高传导至膀胱和尿道的压力不等,尿道括约肌没有相应的压力增高所致;盆底肌松弛也为常见原因,如多次分娩、产伤的女性;也可见于妊娠子宫、盆腔肿瘤压迫等。临床根据症状程度分为三度:Ⅰ度:咳嗽、大笑、打喷嚏、剧烈活动时发生尿失禁。Ⅱ度:站立、行走、屏气等轻微用力时或由坐位站起时即可发生尿失禁。Ⅲ度:尿失禁与活动无关,卧位时亦可发生尿液不自主溢出。

(4)急迫性尿失禁:强烈的、不能控制的尿频、尿急等症状,但膀胱不受意识控制发生排空。其病因较复杂,一般可分为两类:①神经源性尿失禁,由于脊上神经系统病变(脑血管疾病、脑肿瘤、脑外伤等)引起的逼尿肌反射亢进,一旦括约肌神经损伤或疲乏,不能抵抗逼尿肌反射产生的压力所致,如大脑皮质感觉中枢功能完全受损,这类抑制性反应也将消失,从而加重尿失禁的症状。②非神经源性尿失禁,主要由膀胱感染、结石、肿瘤及间质性膀胱炎等刺激,增加膀胱的敏感性,引起逼尿肌的不稳定性收缩所致。

(5)反射性尿失禁:是由完全的上运动神经元病变引起,排尿完全依靠脊髓反射,患者不自主地间歇排尿(间歇性尿失禁),排尿没有感觉。

2. 辨证 以在清醒状态下尿液不能控制而自行流出,或因咳嗽、喷嚏、大笑、高声呼叫、行走、跑步、受到惊吓或听到滴水声时,小便自行流出等为主症。兼见小便失禁,尿液清长,因冷加重,腰膝酸软,两足无力,舌质淡、苔薄,脉沉弱,为肾气不固;小便失禁,尿意频急,气短懒言,身重乏力,舌胖大,脉沉缓,为脾肺气虚;小便失禁,小腹胀满隐痛,有阴部外伤史或阴部手术史,舌质暗或有紫斑、苔薄,脉沉涩,为下焦瘀滞。

【治疗】

1. 基本治疗

治法 益气化瘀,固摄膀胱。以任脉、足太阳膀胱经穴为主。

穴方 中极 气海 肾俞 膀胱俞 三阴交

肾气不固加太溪、命门;脾肺气虚加肺俞、脾俞、足三里;下焦瘀滞加水道、太冲。

操作 ①毫针刺:背俞穴向脊柱方向斜刺1~1.5寸,针刺中极等腹部穴位时,患者需排空小便,向曲骨方向斜刺 1~1.5 寸,使针感向阴部放散;余穴常规操作。②结合电针、灸法等:在上述毫针刺基础上,中极、三阴交,或中极、气海,或肾俞、膀胱俞,接通电极,用疏波,或疏密波交替,刺激 30 分钟。肾气不固和肺脾气虚可轮流选取背俞穴或者腹部穴位行艾灸或者针上加 2cm 长艾炷灸 30 分钟;或用大艾炷隔姜灸 3~7 壮,微微汗出即止,膀胱部位有热胀感为宜。

方义 膀胱俞配肾俞补肾固脬,膀胱俞配中极为俞募配穴法,可调理肾与膀胱气机,固摄膀胱,加强其对尿液的约束能力;中极、气海为局部取穴,调和气血,气海又可益气固摄膀胱;三阴交通络化瘀。

2. 其他治疗

埋线法 足三里、肾俞、三阴交、关元透中极。用注线法每次选穴 2~4 个,常规消毒后局麻,用套管穿入羊肠线 1.5~2cm,在局麻皮丘处快速刺入穴位,行针得气后埋入羊肠线,以无菌干棉球按压片刻,外敷创可贴。2 周 1 次。

头针法 取额旁 3 线、顶中线。虚证用进气法,实证用抽气法。均留针 15 分钟,每 5 分钟行针 1 次,行针时均让患者做约束膀胱动作。

3. 参考方法

(1) 毫针特殊刺法治疗方案:①睛明:针尖宜轻轻刺入皮内,然后缓缓直入,不能捻转提插,否则容易出血。深刺 2.5 寸左右时留针 30 分钟,再轻轻将针垂直拔出。②烧山火针法:关元、气海、归来、阴廉、手五里、曲骨。以上腧穴交替使用,采用烧山火手法。

(2) 电针法治疗方案:次髎、会阳。次髎用毫针向下斜刺入第 2 骶后孔内 3~4 寸,要求触电样针感放射至前阴,然后略提出针少许;会阳直刺 2.5 寸,局部酸胀样针感。分别接电针,频率选 50Hz,每次 20 分钟。

(3) 龟板灸法治疗方案:三伏天时,取生龟板 1 块(内置 100~150g 食盐),置于神阙穴,在食盐上放置底面直径为 5cm 的圆锥形大艾炷,每次 1 壮,隔日 1 次。龟板下放置一块无菌纱布或棉手帕,以便患者感到局部灼热刺痛时,在神阙穴周围缓慢移动龟板,每次艾灸约 1 小时。适用于老年性尿失禁患者。

(4) 依据解剖学及生理学选穴治疗方案:T_{11}~L_2 交感神经节或相应皮节区(关元、水道、肾俞)刺激点、L_1 节段感觉神经区(腹股沟部)刺激点、会阴穴皮肤区刺激点、S_2~S_3 皮节区(骶部)刺激点。骶区刺激点浅刺皮肤或进入骶后孔浅部,可带电针低频(100Hz)、高强度刺激。会阴穴皮肤区行轻中度刺激。

【按语】

1. 针灸治疗尿失禁以功能性效果最佳,器质性病因的尿失禁应结合原发病的治疗。我国学者在《美国医学会杂志》(JAMA)上发表的研究证实,与假电针相比,电针治疗 6 周,可以显著减少女性压力性尿失禁患者的漏尿量。

2. 多饮水能够促进排尿反射,并可预防泌尿系感染。如无禁忌,可嘱患者每日摄入液体量 2 000ml 左右。但应在入睡前限制饮水,以减少夜间尿量。

3. 指导患者进行收腹、提肛等骨盆底部肌肉的锻炼,即嘱患者做收紧肛门及阴道的动作,每次进行 3 秒钟后放松,连续 15~30 分钟,每日 2 次,以增强控制排尿的能力。训练间断排尿,即在每次排尿时停顿或减缓尿流,以及在任何"尿失禁诱发动作",如咳嗽、弯腰等之前收缩盆底肌肉,从而抑制不稳定的膀胱收缩,减轻排尿紧迫感和溢尿的症状。

【古代文献摘录】

《脉经》:尺脉实,小腹痛,小便不禁……针关元补之。

《备急千金要方》:小便失禁,灸大敦七壮;又灸行间七壮。

《针灸大成》：小便不禁，承浆、阴陵、委中、太冲、膀胱俞、大敦。

《古今医统》：小便失禁，阴陵泉、气海，病宜灸。

五、遗精及早泄

遗精是指不因性生活而精液频繁遗泄的病症，有梦而遗精，称为"梦遗"；无梦而遗精，甚至清醒时精液流出，称"滑精"。凡成年未婚男子，或婚后夫妻分居，长期无性生活者，一月遗精 1~2 次属于正常现象，属于"精满则溢"。如遗精次数较多，每周 2 次以上，或清醒时流精，伴有头昏耳鸣，健忘，心悸失眠，腰酸腿软，精神萎靡等症，则属于病态。中医学认为，遗精与所求不遂，情欲妄动，沉溺房事，精脱伤肾，或劳倦过度，气不摄精，或饮食不节，湿浊内扰等原因有关。劳心太过，心肾不交，水亏火旺，或欲念不遂，心动神摇，君相火旺，或饮食不节，湿热内生，均可引起热邪扰动精室；早婚、房劳过度，或频繁自慰，或纵欲无度，日久肾虚精脱，或相火扰动精宫，或肾不固精等均可导致遗精。早泄是指房事时过早射精而影响正常性交，中医学认为多与情志内伤，湿热侵袭，纵欲过度，心肾不交，久病体虚有关。遗精与早泄，由于其病位在肾，基本病机均为肾失封藏，精关不固，因此一并论述。

西医学认为，遗精是无性交活动时的射精，是青少年常见的生理现象，约有 80% 未婚青年都有过遗精。如一周数次或一夜数次遗精，或仅有性欲观念即出现滑精，则属病态。心理因素是引起遗精的主要原因，如缺乏正确的性知识，过于注重性问题；或性刺激环境影响，经常处于色情冲动中；或性要求过分强烈，不能克制，以及长期思欲未能发泄；或有长期自慰的不良习惯；上述因素对性活动中枢长期刺激，引起皮质、脊髓中枢的功能紊乱，性中枢持久的异常兴奋，导致频繁遗精。另外，生殖器官局部病变的刺激（如包茎、包皮过长、尿道炎症、前列腺炎、精囊炎等）、物理因素（被褥沉重压迫、穿紧身衣裤）刺激生殖器以及过度疲劳，睡眠深沉，大脑皮质对下级中枢抑制减弱（下级中枢活动增强）而致遗精。早泄是指持续的发生性交时，射精过早导致性交不满意，或阴茎未插入阴道时即射精；一般认为多与心理因素有关，如怀疑自己的性能力、对性生活的错误认识，由于自慰与遗精的心理恐怖如自罪感等；与性伴侣状态和性环境情况以及年龄、性活动过频、劳累体虚等也密切相关。近年发现早泄患者还存在阴茎感觉过敏，或由于包皮阴茎头炎、前列腺炎等疾病诱发。

需要指出的是，中医学与西医学对遗精及其危害问题认识有所不同，而且遗精的频度差别很大，正常未婚男子，有每月遗精达 2~8 次，但并无异常者；在有规律的性生活时，也可经常遗精或遗精次数增多。因此，对于生理性与病理性遗精的辨别，当以是否引起明显的神经衰弱或全身不适为主，如果患者遗精伴有明显的头晕头胀、乏力疲惫、失眠、情绪低落、疑虑焦躁等全身症状，应考虑为病理性遗精，当给予治疗。

【辨病与辨证】

1. 辨病

（1）遗精：非性交时发生精液外泄，每周 2 次以上，或在清醒时精自滑出，伴精神萎靡，头晕耳鸣，失眠多梦，神疲乏力，腰膝酸软，记忆力减退等。另外，前列腺炎、附睾炎、精囊炎、泌尿系感染等疾病以及男子性功能障碍等常可见遗精症状。

（2）早泄：为持续或反复地在阴茎插入前、插入时或插入后短时间受到微弱刺激即发生射精，无法控制，早于本人的意愿。临床上应考虑影响性兴奋持续时间的因素，如年龄、性伴侣的状态或情境的新异性及近期性活动的频度、劳累等因素。

知识链接

中国性学会性医学专业委员会男科学组制定的《早泄诊断治疗指南》中的标准

1. 原发性早泄 更多是由神经生理学原因所致,其临床特征是:①几乎每次性交都出现射精过早的情况;②(几乎)与任何性伙伴性交时均会出现;③大约从首次性生活后一直存在;④绝大多数(90%)情况下射精时间在30~60秒以内;⑤延迟射精控制能力差,在射精即将来临时抑制精液射出的能力低下或缺乏。

2. 继发性早泄 ①患者一生中的某个阶段发生射精过快;②早泄之前多数情况下射精潜伏期正常;③突然或逐步出现;④射精控制能力差,在射精即将来临时抑制射精的能力降低或消失;⑤射精障碍的出现可能与勃起功能障碍、慢性前列腺炎、甲状腺功能不全等疾病及心理或人际关系问题相关。

3. 自然变异早泄 仅偶然或条件性的发生射精过快,不应该被视为真正的病理性症状。其临床特征是:①没有规律的射精过快;②延迟射精能力低下,在射精即将来临时抑制射精的能力降低或消失;③在延迟射精能力降低的同时伴有射精潜伏期过短或正常。

4. 早泄样射精功能障碍 是指男性实际经历或主诉早泄,心理和/或人际关系问题可能是潜在原因,不应被视为病理性症状。其临床特征是:①性交时主观感受发生射精过快和射精缺乏控制;②实际阴道内射精潜伏期(IELT)在正常范围;③延迟射精能力低下,在射精即将来临时抑制射精的能力降低或消失;④对自己射精控制能力的认识并不是其他疾病所引起。

2. 辨证

(1) 遗精:以频繁遗精或者滑精,伴头晕、神疲乏力、精神不振等为主症。兼见多无梦而遗,甚则滑泄不禁,精液清稀而冷,形寒肢冷,面色少华,头晕目眩,腰膝酸软,夜尿清长,舌淡苔薄白,脉沉细而弱,为肾气不固;肾阴虚者,可见颧红盗汗,舌红少苔;肾阳虚者,阳痿,畏寒肢冷,阴部有冷感。遗精常因所欲不遂,思虑过多,情欲妄动所致,失眠多梦,面色萎黄,伴心悸、健忘,四肢倦怠,食少便溏,舌淡苔薄,脉细弱,为劳伤心脾;夜寐不实,阳事易举,多梦遗精,头晕目眩,口苦胁痛,小溲短赤,心中烦热,舌质红苔薄黄,脉弦数,为相火亢盛;梦遗频作,尿后有精液外流,小便短黄混浊且热涩不爽,口苦烦渴,舌红苔黄腻,脉滑数,为湿热下注。

(2) 早泄:以房事时过早泄精为主症。兼见阴茎易举,阴囊潮湿,瘙痒坠胀,口苦咽干,胸胁胀满,小便短赤,舌红苔黄腻,脉弦滑,为肝经湿热;性欲亢进,头晕目眩,腰膝酸软,时有遗精,五心烦热,潮热盗汗,舌红少苔,脉细数,为阴虚火旺;神疲乏力,形体消瘦,面色少华,心悸怔忡,食少便溏,舌淡,脉细为心脾亏损;遗精,性欲减退,面色㿠白,腰膝酸软,夜尿清长,舌淡苔薄,脉沉弱,为肾气不固。

【治疗】

1. 基本治疗

(1) 遗精

治法 益肾填精,固摄精宫。以任脉、足太阳经穴为主。

穴方 关元 志室 肾俞 次髎 三阴交

肾气不固加气海、命门,肾阳虚加腰阳关,肾阴虚加太溪;劳伤心脾加劳宫、心俞、脾俞;

相火亢盛加阴郄、太溪；湿热下注加中极、阴陵泉。

操作 ①毫针刺：关元等腹部穴位，针尖斜向下1~1.5寸，使针感向会阴部传导；背俞穴斜向脊柱方向1~1.5寸；余穴常规操作。②结合电针、灸法等：在上述毫针刺基础上，腰骶部穴位可加电针，用疏波，或疏密波交替，刺激20~30分钟。虚证者，肾俞、命门、志室等针刺得气后，可加艾灸或温针灸法。

方义 肾俞、志室、次髎调肾固精；关元、三阴交调脾、肝、肾之气而固摄精关。

(2) 早泄

治法 益肾固精，安神定志。以督脉、任脉穴为主。

穴方 关元 气海 肾俞 神庭 神门

肝经湿热加中极、行间；阴虚火旺加太溪、三阴交；心脾亏损加心俞、脾俞；肾气不固加阴谷、命门。

操作 ①毫针刺：气海、关元等下腹部穴位，针尖斜向下1~1.5寸，使针感向会阴部传导。余穴常规操作。②结合灸法：在上述毫针刺基础上，心脾亏损和肾气不固者，关元、气海、肾俞、命门等针刺得气后，行艾灸或温针灸。

方义 关元、气海、肾俞，益肾固本，固摄精关。神庭、神门安神定志，有助于精关的固摄。

2. 其他治疗

耳穴法 内生殖器、内分泌、神门、肝、肾。每次选2~4穴，毫针中度刺激；或用埋针、药丸按压法。

穴位敷贴法 神阙。露蜂房、白芷各10g，研末，醋调成饼，临睡前敷神阙穴，胶布固定，次晨取下。每日1次。适用于早泄。

3. 参考方法

(1) 会阴穴毫针强刺激治疗方案：先令患者平卧，毫针直刺入会阴穴1.5~2寸，不提插，视病情程度及治疗情况决定捻转力度。一般多单方向捻针以加强刺激，刺激强度以患者最大忍耐度，腹部产生电击感为限。留针30分钟，间歇行针，每日或隔日治疗1次。适用于顽固性的遗精。

(2) 列缺穴埋针法治疗方案：列缺穴常规消毒后，用28号1寸不锈钢针逆经脉循行方向平刺穴位，产生酸、麻、胀感后，令患者取不同姿势活动无影响时，用胶布固定，留针12~18小时，于晚6~7时埋针，至次日8~12时取下，睡前按压数次，左右交替取穴，每周埋针3次。适用于遗精。

(3) 依据解剖学及生理学选穴治疗方案：①遗精：T_1~T_9、L_5节段皮肤区域刺激点、下肢-L5分布区（足三里、解溪、太冲）刺激点、三叉神经分布区刺激点（印堂、百会、神庭、头维）、迷走神经刺激点、骶部及会阴部S_2~S_4皮肤区域刺激点。骶部、头面部刺激点可带电针（2Hz）。②早泄：T_1~T_{10}节段皮节刺激点、迷走神经及星状神经节刺激点、臀部及会阴部的阴部神经刺激点。背部穴位可带电针（2Hz）。星状神经节采用强烈连续刺激以抑制交感神经的活动。

案例分析

古代医案的启示

案例：有士人年少，觅灸梦遗。为点肾俞酸痛，其令灸而愈。则不拘老少，肾皆虚也。古人云百病皆生于心，又云百病皆生于肾。心劳生百病，人皆知之，肾虚亦生百病，人未知也。盖天一生水，地二生火，肾水不上升，则心火不下降，兹病所由生也。人不可不养心，不爱护肾乎。（《针灸资生经》）

分析:本案为遗精之梦遗案,年少初醒人事,心有妄思,夜有所梦,以致君火燥于上,相火炽于下,肾阴不足,相火妄动,扰动精室而致。案中首先采用寻找阳性点诊查法,在肾俞上点按发现有酸痛,随选肾俞,并采用灸法,获得良效。提示临证可在背腰部寻找阳性反应点;阴虚仍可用灸法。

【按语】

　　1. 针灸治疗功能性遗精、早泄可获得满意疗效,在治疗的同时应消除患者的思想顾虑,摒弃遗精恐惧感。对于器质性疾病应同时治疗原发病。

　　2. 节制性欲,禁看淫秽书刊和黄色录像。睡眠养成侧卧习惯,被褥不宜过厚,衬裤不宜过紧。早泄患者应克服心理因素,性交时可戴避孕套或阴茎局部喷涂利多卡因等以延长射精潜伏期。

【古代文献摘录】

　　《针灸大成》:遗精白浊,肾俞、关元、三阴交……梦遗失精,曲泉(百壮)、中封、太冲、至阴、膈俞、脾俞、三阴交、肾俞、关元、三焦俞。

　　《医学纲目》:遗精白浊,心俞、肾俞、关元、三阴交。

　　《针灸逢源》:遗精,膏肓俞、肾俞、中极(以上灸随年壮)、三阴交、曲泉(兼膝胫冷痛者效)、中封。

　　《针灸正宗》:病早泄……非灸关元、气海、中极、肾俞无功效也,且须灸至百壮。

六、男性不育症

　　凡育龄夫妇同居1年以上、性生活正常又未采用任何避孕措施,由于男方原因使女方不能受孕者称为男性不育症。中医学称为"无子""无嗣",认为本病与肾、心、肝、脾有关,尤其与肾的关系最为密切。多由于肾精亏虚、气血不足、肝郁血瘀和湿热下注等因素而致精少、精弱、精寒、精薄、精瘀等。

　　西医学认为,引起男性不育的原因和疾病非常复杂,主要有睾丸生精功能缺陷、内分泌功能紊乱、精子抗体形成、精索静脉曲张、输精管阻塞、外生殖器畸形和性功能障碍等。多数患者缘于精子数量少、质量差及活力低;部分患者因于射精障碍(不射精、逆行射精等)。按临床表现可分为原发性和继发性不育;按性器官病变部位可分为睾丸前性、睾丸性和睾丸后性;按生育能力分为绝对不育(无精子症)和相对不育(精子数量少或精子质量差)。另外,还有免疫因素,即男性在生殖道免疫屏障被破坏的条件下,精子、精浆在体内产生抗精子抗体,使射出的精子产生凝聚而无法穿过宫颈黏液。

　　本节主要介绍精液异常、精囊炎所致的男性不育症,其他原因引起的男性不育症也可参照本节进行针灸治疗。

【辨病与辨证】

　　1. 辨病　由于男方原因所导致的女性不能怀孕,可诊断为男子不育症。临床应进一步辨别导致不育症的病因。

　　(1) 精液异常:性功能正常,各种原因所致的精液异常,包括无精、弱精、少精、精子发育停滞、畸精症或精液液化不全。正常精液量为2~6ml,平均为3ml,pH值7.0~7.8;在室温下放置30分钟内液化;精子密度$(20~200)×10^9/L$;精子活率>50%;正常形态精子占66%~88%。通过精液检测诊断。

　　(2) 精囊炎:主要表现为性交射精后有明显的下腹会阴部胀痛,同时伴有血精或脓精。

直肠指检精囊有压痛及肿大。

2. 辨证 精冷量少,或精液黏稠不化,或死精过多,精神疲惫,腰膝酸软,畏寒肢冷,面色无华,头晕耳鸣,脉细弱,为肾精亏损;下腹、会阴部胀痛,睾丸坠胀,精索曲张,或有血精,胸闷不舒,舌质暗,脉沉弦,为肝郁血瘀;死精过多,射精后下腹、会阴部不适,尿道灼热或排尿不爽,尿后滴白,口苦咽干,舌红,苔黄腻,脉滑数,为湿热下注。

【治疗】

1. 基本治疗

治法 益肾填精,行气化瘀。以任脉、足太阳经腧穴为主。

穴方 气海 关元 肾俞 肝俞 脾俞 次髎 三阴交

肾精亏损加太溪、悬钟;肝郁血瘀加太冲、膈俞;湿热下注加阴陵泉、中极。

操作 ①毫针刺:次髎向前阴方向深刺1.5寸,使针感向前阴放散;背俞穴向脊柱方向斜刺1~1.5寸。余穴常规操作。②结合灸法、电针法:在上述毫针刺基础上,肾俞、三阴交,接电针,疏波,刺激20分钟。肾精亏损,气血不足者,气海、关元或肾俞,可加艾条或温针灸,或用大艾炷隔附子饼灸。

方义 气海、关元、肾俞,益肾填精;肝俞、脾俞、三阴交,疏肝健脾;次髎化瘀而清利下焦。

📖 知识链接

世界卫生组织(WHO)推荐男性不育病因诊断(4项16类)

1. 性功能障碍包括勃起功能障碍和射精功能障碍及性频率太少或性交时应用润滑剂等其他性问题造成不育。

2. 性功能正常,精子和精浆检查异常:①男性免疫性不育,50%以上活动精子有精子抗体包裹;②不明原因不育,精子和精浆检查正常;③单纯精浆异常,包括精液量、黏稠度、酸碱度、生化检查、白细胞计数以及精液培养,各项中有一项以上不正常者。

3. 具有肯定病因而使精液质量异常的男性不育病因分类:①医源性因素,由于医学或手术的原因造成精液异常。②全身性原因,如全身性疾病、酗酒、吸毒等。③先天性异常,如Klinefeltrer综合征、Y染色体缺陷、纤毛不动综合征、隐睾等。④后天性睾丸损害,如腮腺炎引起睾丸炎等。⑤精索静脉曲张。⑥男性附属性腺感染不育。⑦内分泌原因,下丘脑病变如Kallmann综合征;垂体病变包括垂体前叶功能不全、高催乳素血症;外源性或内源性激素水平异常、雌激素/雄激素过多、糖皮质激素过多、甲状腺功能亢进或减退等。

4. 其他表现为精液质量异常,但没有肯定病因的男性不育:①特发性少精子症,有精子,而精子密度<20×10⁶/ml;②特发性弱精子症,精子密度正常而快速前向运动的精子<25%或前向运动精子<50%;③特发性畸形精子症,精子密度和活力正常,但精子头部正常形态<30%;④梗阻性无精子症,精液检查无精子,输精管道有梗阻而睾丸活检证实有精子发生;⑤特发性无精子症,没有查明原因而精液中无精子。

---

2. 参考方法 毫针丛刺治疗方案。①项丛刺:下脑户、风府、哑门。再从下脑户分别至乳突根部分6个等份刺激点,共15个刺激点。用25mm毫针垂直进针4~8分,切忌捻转,只提插行针得气即可。②骶丛刺:位于八髎穴处,用40mm毫针,上髎、次髎针刺深度为1寸,中、

下髎为 0.5~1 寸。每穴针 3 针呈齐刺状,共 24 针。不做过重手法,不要求刺入骶孔内,也不要求针感向某处放射。

【按语】

1. 针灸治疗本病有较满意的效果。应戒烟戒酒,避免有害因素的影响,如放射性物质、毒品、高温环境。

2. 治疗期间宜节制房事,注意选择同房日期,以利受孕。

七、阳痿

阳痿是指成年男子性交时,由于阴茎痿软不举,或举而不坚,或坚而不久,无法进行正常性生活的病证。中医学认为,本病与手淫太过、房劳过度、思虑忧郁、饮食不节、惊吓紧张、劳伤久病及感受外邪等因素有关。先天不足或恣情纵欲,自慰、房事过度,或早婚,均可导致精气虚损,命门火衰,宗筋不振;或过于劳累、疲惫,久病伤及脾胃,或高度紧张损伤心脾,气血化源不足,宗筋失养;或情志不遂,肝失疏泄,宗筋所聚无能;或房事之中卒受惊恐,伤及心肾,气机逆乱,气血不达宗筋;饮食不节,嗜食肥甘,湿热内生,下注肝肾,阻滞经络,气血不荣宗筋;久居湿地或湿热外侵,蕴结肝经,下注宗筋,或寒湿伤阳,阳为阴遏等,均可导致阳痿。病位在宗筋,与肝、心、肾、脾密切相关。总之,由肝、肾、心、脾受损,气血阴阳亏虚,宗筋失荣;或肝郁湿阻,经络阻滞,宗筋失用所致。基本病机为宗筋失养,弛缓不振。

西医学称阳痿为阴茎勃起障碍,是男性性功能障碍最常见的一种类型,是指成年男性在性活动的场合下有性欲,但难以产生或维持满意的性交所需的阴茎勃起或勃起不充分或历时短暂,以致不能插入阴道完成性交过程。西医学认为,阴茎勃起受下丘脑性中枢调控和勃起的外周调控,勃起的基础是阴茎动脉和其海绵体小梁的舒张。临床上导致勃起障碍的常见因素包括年龄增长、躯体疾病、精神心理因素、用药以及不良生活习惯(过度劳累、吸烟、酗酒等)、外伤、手术及其他医源因素。80% 以上的勃起障碍都有一定的器质性病因存在。本病严重影响日常生活和夫妻感情,给患者带来极大的痛苦。临床上有多种分类方法,如根据有无器质性病变可分为心因性、器质性;根据阳痿发生的特点可分为原发性、继发性及境遇性。从未在性交时勃起者称为原发性阳痿;曾经有比较好的性功能,但后期出现的阳痿,称为继发性阳痿;仅在某种特定情况下出现的勃起障碍称为境遇性阳痿。

【辨病与辨证】

1. **辨病** 以持续或反复不能达到或维持足够阴茎勃起以完成满意性生活为主要临床表现,病程至少超过 3 个月以上,方可诊断为阴茎勃起障碍。全面了解性生活史、既往史和心理社会因素对本病诊断非常重要。临床应首先分清心因性与器质性,并进一步对病因进行分析。

(1) 心因性阳痿:指紧张、压力、抑郁、焦虑和夫妻感情不和等精神心理因素所造成的阳痿。通常由患者个性特点、生活经历、应激事件、心理社会因素等相互作用所致,临床检查生殖系统、神经系统、海绵体血管系统等无器质性病变。以在自慰时、睡梦中、早期醒来时等情况下可以出现勃起为特征。夜间阴茎勃起检测可明确诊断。最常见的境遇性阳痿则与性环境、性伴侣、性行为时的情绪状况、性的创伤经历等心理社会因素有关。

(2) 原发性与继发性阳痿:原发性阳痿多与躯体先天解剖结构异常或神经系统原发性损害有关,如泌尿生殖器畸形,治疗非常困难。继发性阳痿常与躯体疾病和药物有关,如内分泌失调导致睾酮水平不足,心血管病,神经源性中枢、外周神经疾病或损伤,手术与外伤,肝病、泌尿生殖系统疾病,放射线辐射、重金属中毒等,以及服用利尿剂、降压药、镇静药、抗抑郁药等常可导致阳痿,通过了解用药史及停药后症状缓解可予鉴别。

2. 辨证 以房事时阳事不举为主症。

(1)实证:精神抑郁,焦躁不安,少腹不舒,牵引睾丸,胸闷叹息,少寐多梦,舌边红、苔薄白,脉弦,为肝郁气滞;阴囊潮湿气臊,尿黄,舌红、苔黄腻,脉滑数,为湿热下注。

(2)虚证:面色淡白,腰膝酸软,头晕目眩,精神萎靡,畏寒肢冷,耳鸣,舌淡、苔白,脉沉细,为命门火衰;面色萎黄,食欲不振,精神倦怠,失眠健忘,心悸自汗,舌淡、苔薄白,脉细弱,为心脾亏虚;心悸易惊,胆怯多疑,夜多噩梦,常有被惊吓史,苔薄白,脉弦细,为惊恐伤肾。

【治疗】

1. 基本治疗

(1)实证

治法 疏肝利湿,通络起痿。以任脉、足厥阴经穴为主。

穴方 中极 曲骨 次髎 三阴交 太冲

肝郁气滞加期门、肝俞;湿热下注加阴陵泉、行间。

操作 ①毫针刺:中极、曲骨针尖向阴器方向斜向下刺,以针感向阴部放散为佳。余穴常规操作。②结合刺络拔罐法:在上述毫针刺基础上,肝俞可用三棱针点刺出血,加拔火罐,拔出瘀血 2~3ml;行间可用点刺出血 3~5 滴。

方义 中极、曲骨、次髎,清利下焦湿热,疏通经络;肝主筋,阴器为宗筋,足厥阴经络阴器,太冲疏肝理气,疏调宗筋,通络行滞;三阴交调理足三阴气血,有助于通络起痿。

(2)虚证

治法 益肾养心,荣筋起痿。以任脉穴、背俞穴及手少阴经穴为主。

穴方 关元 曲骨 肾俞 神门 三阴交

命门火衰加命门、气海;心脾亏虚加心俞、足三里;惊恐伤肾加百会、志室。

操作 ①毫针刺:关元、曲骨针尖向阴器方向斜向下刺,以针感向阴部放散为佳。余穴常规操作。②结合电针法、灸法:在上述毫针刺基础上,关元、三阴交可加电针,用疏波或疏密波交替,刺激 20~30 分钟。腹部、背部穴及足三里、百会可加艾条温和灸 30 分钟;命门火衰者,命门、气海均用大艾炷隔附子饼灸 3~7 壮,灸至皮肤潮红,全身微微汗出为度。

方义 关元、肾俞益肾固本,补益先天;曲骨可疏通经络;神门补益心神,神充则气行,气血能聚于宗筋,则痿可除。三阴交能调补肝、脾、肾,荣养宗筋。

2. 其他治疗

耳穴法 外生殖器、内生殖器、内分泌、肾、神门。每次选 2~4 穴,毫针中度刺激;或埋针、药丸按压。

穴位埋线法 肾俞、关元、中极、三阴交。每次选 1~3 穴,埋入 0 号医用羊肠线。每月 1~2 次。

3. 参考方法

(1)经验穴芒针深刺法治疗方案:代秩边、关元、大赫、肾俞、次髎、大敦。代秩边穴取法:患者侧卧位,伸下腿,屈上腿,上腿腘窝屈曲 130°,躯干部稍向前倾斜,以髂前上棘与股骨大转子连线,向后(背侧)划一等边三角形,三角形另外两边相交处即为本穴。以 5 寸芒针,针身向腹侧倾斜 10° 刺入,针感即可达会阴及阴茎,捻转刺激后不留针。关元、大赫进针 1.5~2 寸,得气后使针感传至阴茎;次髎须刺入骶孔,进针 2.5~3 寸,使针感传至会阴及阴茎。余穴常规操作。

(2)三阴交埋针法治疗方案:患者仰卧,穴位常规消毒,用左手拇指压着患者会阴,嘱其尽力吸气收肛,注意力集中在龟头上,右手持止血钳夹皮内针,从三阴交向上刺入,旋转揉动使有针感(左右两侧均埋),胶布固定,按压会阴约5分钟。埋针时间为3天,休息3天后再埋。

(3) 依据解剖学及生理学选穴治疗方案:S_2~S_4骶后孔或骶区皮节刺激点(次髎、中髎、下髎)、S_2~S_3皮节区的下肢刺激点(殷门、承山、太溪)、耳迷走神经刺激点。骶后区可带电针(2Hz)。

【按语】

1. 针灸治疗阳痿以心因性、功能性为主,有一定疗效,收到疗效后,仍要注意节制房事。对于继发性阳痿,以治疗原发病为主。

2. 夫妻按摩对治疗本病有相当好的疗效。在性生活中,男方要消除紧张心理,克服悲观情绪,树立信心。

【古代文献摘录】

《针灸大成》:阴痿丸骞,阴谷、阴交、然谷、中封、大敦。

《类经图翼》:阳不起,灸命门、肾俞、气海、然谷。

《神灸经纶》:阳痿,命门、肾俞、气海、然谷、阴谷,均灸。

[附] 阳强

阳强又称"强中",指男性阴茎久举不痿,经数小时、数日甚至逾月挺举持续不倒的症状,不受性欲影响或影响较小,排精之后尚不松软,触之则痛。中医学认为,本病多由于肝经湿热扰动精室,败精瘀阻宗筋脉道,或因房事不当,妄服壮阳之药,泄精耗阴,阴虚阳亢,相火亢盛无所制而导致。阴器为肾之所系,肝脉所络,故其病位在肾,与肝关系密切。

本病相当于西医学的阴茎异常勃起,是指与性欲无关的阴茎持续勃起状态。阴茎持续勃起超过6小时已属于异常勃起。原发性病因不明,继发性多由血栓性疾病、神经性疾病及创伤等引起。低血流量型因静脉阻塞所致,高血流量型由异常动脉血注入引起。本病须与性欲亢进相鉴别,后者阴茎易勃起,但无阴茎疼痛,得到性满足后,精液排出,阴茎可痿软,虽然受性刺激很快又能勃起,甚至性交,但是从射精到重复勃起,一般应有短暂的"不应期"。

【辨病与辨证】

1. 辨病 在无性刺激情况下突然发病,经常夜间发作,勃起持续几小时或数天,伴有阴茎、腰及骨盆部疼痛。查体见阴茎海绵体充血坚实,而尿道海绵体和龟头柔软。低血流量型若持续发作数小时则因组织缺血而疼痛较重,阴茎勃起坚硬。高血流量型则阴茎很少疼痛,不能达到完全勃起硬度,通常有会阴或阴茎外伤史。

2. 辨证 以不因性欲影响阴茎坚硬勃起,持续数小时乃至数日不痿软,行房无射精或射精量少,且射精后阴茎仍勃起不软,自感阴茎不适,甚至疼痛为主症。兼见阴茎长时间胀大不适或胀痛,口苦咽干唇燥,两颧红赤,舌红、少苔,脉弦细数,为阴虚阳亢;阴茎长时间坚挺胀痛或热痛,皮色紫暗,面红目赤,烦躁易怒,舌红绛或紫暗,苔黄腻,脉滑数或弦涩,为湿热瘀阻。

【治疗】

1. 基本治疗

治法 清肝泻火,化瘀软坚。以任脉、足厥阴经穴为主。

穴方 曲骨 会阴 气冲 蠡沟 行间 三阴交

阴虚阳亢加肾俞、太溪;湿热瘀阻加中极、阴陵泉。

操作 ①毫针刺:先刺肢体远端穴蠡沟、三阴交、行间,采用提插捻转相结合的强刺激手法,每穴持续操作1~3分钟;气冲、曲骨、会阴针尖斜向阴器方向刺1寸,使针感向前阴传导。余穴常规操作。②结合刺络拔罐、电针法:在上述毫针刺基础上,行间可用三棱针点刺出血3~5滴,或肾俞点刺出血后加拔火罐,拔出瘀血3~5ml;气冲、三阴交或曲骨、会阴,针刺后接电针仪,强刺激,用密波(频率60Hz/min),使阴茎痿软为佳。

方义 曲骨、会阴、气冲邻近阴器,可疏调气血,活血化瘀;行间、蠡沟均属足厥阴肝经,通于阴器,清肝泻火;三阴交调理前阴经气,化瘀软坚。

2. 其他治疗

皮肤针 重点叩刺腰骶部夹脊穴,配合刺激下腹部、腹股沟和阴茎根部,中度刺激(阴茎根部可重度刺激),使局部皮肤出现红晕为度。

【按语】

1. 针灸治疗本病效果较好。若疗效欠佳者可配合使用安定等镇静止痛药。但本病属急症,宜及时治疗,否则易致阴茎水肿或小便艰涩、癃闭。患者可配合运动下肢,通过下肢运动方法,使髂外动脉血流量增加,髂内动脉血流量相对减少而使阴茎痿软。

2. 保持乐观豁达的心境,善于调节控制不良情绪,节制房事和避免强烈的性刺激,远离声色刺激。不要滥用各种滋肾壮阳的补品,少吃肥甘厚味,少饮酒。

【古代文献摘录】

《灵枢·经脉》:足厥阴之别,名曰蠡沟……其别者,循胫上睾,结于茎。其病气逆则睾肿卒疝,实则挺长,虚则暴痒,取之所别也。

第八节 气血津液病证

一、贫血

贫血是指人体外周血红细胞容量减少,低于正常范围下限,不能对组织器官充分供氧的一类临床综合征。由于红细胞容量测定复杂,临床上常以血红蛋白(Hb)浓度、红细胞计数(RBC)及血细胞比容(HT)来代替,其中以血红蛋白浓度最为常用和可靠。国内诊断贫血的标准定为:成年男性 Hb<120g/L,RBC<4.5×10^{12}/L 及 HT<0.42;成年女性 Hb<110g/L,RBC<4.0×10^{12}/L 及 HT<0.37。孕妇因血浆量增加血液稀释,贫血的诊断标准为 Hb<100g/L,HT<0.30。血红蛋白浓度受年龄、性别、长期居住地海拔高度等诸多因素影响,如婴儿、儿童及孕妇血红蛋白浓度较成人低,久居高原地区居民的血红蛋白浓度较海平面居民高。临床常见有缺铁性贫血、巨幼细胞性贫血、溶血性贫血、再生障碍性贫血等。本节主要介绍因各种原因导致铁的摄入不足或丢失过多而引起缺铁性贫血、叶酸和维生素 B$_{12}$ 缺乏引起的巨幼细胞贫血,其他类型的贫血可参照本节针灸治疗。

本病归属于中医学的"虚劳""血虚""黄胖病"等范畴,认为本病主要责之于脾胃,所谓"饮食入胃,中焦受气取汁,变化而赤是为血",由于饮食中营养物质的缺乏,或脾胃失于健运而使气血生化无源;另外,精血同源,肾生髓藏精,肾气不足则生髓藏精的功能受损,精不足也可导致血虚。多种失血致血液损耗过多、妊娠、儿童生长期、诸虫症、毒性理化因素殃及诸脏虚损等也可致血虚。

【辨病与辨证】

1. 辨病

(1) 营养性巨幼细胞贫血:临床表现主要是贫血和消化道功能紊乱,维生素 B$_{12}$ 缺乏引起者还有神经系统症状。①贫血症状:虚弱无力、易疲劳、头晕、活动时心悸、气短、皮肤及黏膜苍白,可有轻微黄染,重者可发生心衰。②消化系统症状:食欲不振、恶心呕吐、腹泻、腹胀等其他消化不良症状。病情迁延较长者,舌面乳头萎缩、光滑,出现"镜面舌"。③神经系统症状:维生素 B₁₂ 缺乏导致的脊髓后、侧索周围神经受损所致,表现为乏力、手足对称性麻木、感觉障碍、下肢步态不稳、行走困难;小儿及老年人常表现为脑部受损后的精神异常、无欲、抑郁、嗜睡以及精神错乱;单独叶酸缺乏者无神经系统症状,多表现为精神症状。

(2) 缺铁性贫血:是体内铁的储存不能满足正常红细胞生成的需要而发生的贫血。形态学表现为小细胞低色素性贫血。①贫血表现:头晕、头痛、面色苍白、乏力、易倦、心悸、活动后气短、眼花及耳鸣等,症状和贫血严重程度相关。②组织缺铁表现:儿童、青少年发育迟缓、体力下降、智商低、容易兴奋、注意力不集中、烦躁、易怒或淡漠、异食癖和吞咽困难。③小儿可有神经精神系统异常。

2. 辨证 以面色无华,头晕眼花,心悸气短,疲乏无力,食欲不振,腹胀恶心,舌淡,脉细等为主症。若兼见面色苍白,失眠、多梦,舌胖而淡、脉濡细,为心脾两虚;面色萎黄或淡白,纳少便溏,舌质淡,苔薄腻,脉细弱,为脾胃虚弱;少气懒言,畏寒肢冷,自汗,腰酸腿软,遗精阳痿,月经不调,舌胖大而淡、苔薄白,脉沉细,为脾肾阳虚;两颧潮红,腰膝酸软,咽干喉燥,低热盗汗,五心烦热,失眠,舌质红、苔少,脉弦细,为肾阴亏虚。

【治疗】

1. 基本治疗

治法 健脾益肾,调养气血。以背俞穴及足太阴、阳明经穴为主。

穴方 脾俞 肾俞 膈俞 气海 血海 足三里 悬钟

心脾两虚加心俞、三阴交;脾胃虚弱加胃俞、太白;脾肾阳虚加命门、膏肓;肾阴亏虚加太溪、三阴交。头晕加风池;心悸加内关;纳差加中脘;潮热盗汗、五心烦热加太溪、复溜;遗精阳痿加关元、志室;月经不调加关元、三阴交。

操作 ①毫针刺:常规操作,补法为主。②结合灸法及电针法:心脾两虚、脾胃虚弱及脾肾阳虚,针后可加灸法;脾俞、肾俞,或脾俞、膈俞,或肾俞、膈俞,足三里、悬钟,分别接电针,疏波或疏密波交替,刺激 20~30 分钟。

方义 贫血以虚为本,补虚为治疗贫血的关键。气海、血海气血双补;配血之会穴膈俞、髓之会穴悬钟补血养髓;脾俞、肾俞滋养脾肾;足三里调理脾胃,以助气血生化之源。

2. 其他治疗

穴位注射法 血海、膈俞、脾俞、足三里。维生素 B₁₂ 注射液,每穴 100μg。

【按语】

1. 针灸有较好的改善贫血症状作用,但必须首先明确病因,在针灸治疗的同时采取针对性治疗。如缺铁性贫血适当补充铁剂,营养不良性贫血则补充营养,出血性疾病应及时止血等。

2. 对于中、重度贫血应采取综合治疗措施,必要时可予以输血。

【古代文献摘录】

《针灸资生经》:凡饮食不思,心腹膨胀,面色萎黄,世谓之脾肾病者,宜灸中脘。

《古今图书集成医部全录》:五劳羸瘦,取足三里。

《针灸集成》:虚劳羸瘦……昆仑、肾俞(年壮)、照海、绝骨。

二、白细胞减少症

白细胞减少症是指外周血白细胞绝对计数持续低于 $4.0 \times 10^9/L$ 者,可分为原发性和继发性两类。原发性是指尚未找到病因者;继发性多由理化因素(细胞毒性药物、化学毒物及电离辐射等)、感染以及相关疾病所致,通过人体变态反应和对造血细胞的直接毒性作用,或抑制骨髓的造血功能,或破坏周围血液的白细胞而引起。白细胞减少通常是因中性粒细胞减少引起,大多数表现为中性粒细胞比例的降低,根据病因和发病机制可大致分为三类,中性粒细胞生成缺陷、破坏或消耗过多以及分布异常。本病多为慢性发病,甚至不表现任何临床症状,只在检查血常规时才发现异常,多发生于青壮年。平素患者常有神疲乏力、头晕目眩、腰膝酸软、失眠多梦、心悸怔忡、低热恶寒等症状。因白细胞减少,患者易发生感染性疾病。若白细胞减少为严重感染所致,则为急性起病,表现为高热畏寒、周身酸楚,感染部位常呈迅速进行性坏死,预后不良。

白细胞减少症属中医学"虚劳""虚损"等范畴,多因脾胃气虚,气血生化无源,不能化血生精,益肾生髓,致使精血不足,机体失养所致。本病以本虚为主,由心、脾、肝、肾亏损所致,与脾肾关系最为密切。"血者,水谷之精也,生化于脾",若脾虚则血之生化无源。肾主骨,藏精生髓,血为精所化,若肾虚则髓不得满,血不能化。另外,血瘀在本病的发病中也有重要作用。

知识链接

各类中性粒细胞减少症

①感染相关性中性粒细胞减少症:病毒感染是粒细胞减少的常见原因,其他病原体如细菌、原虫、立克次体等感染也可引起。②药物相关性中性粒细胞减少:是骨髓造血能力下降的最常见原因,在美国有72%的粒细胞缺乏症与应用药物治疗有关。③慢性特发性中性粒细胞减少:是一类原因不明的慢性中性粒细胞减少症,病程超过3个月以上,任何年龄均可发病,以成年女性多见。④甲状腺功能亢进合并粒细胞减少:临床十分常见,其中近1/3的患者粒细胞减少出现在甲状腺功能亢进之前,也可同时发生或出现在甲亢之后,尤其是出现在抗甲状腺药物治疗之后。⑤免疫性中性粒细胞减少:主要见于自身免疫性疾病、新生儿同族免疫性粒细胞减少症、药物免疫反应性粒细胞减少症及免疫缺陷病伴粒细胞减少症。⑥遗传性中性粒细胞减少症:又名婴儿致死性粒细胞减少症,是一种少见的粒细胞减少症,为常染色体隐性遗传。⑦先天性粒细胞减少症:是先天性因素所致的中性粒细胞生成减少。

【辨病与辨证】

1. 辨病 外周血白细胞计数持续低于 $4.0 \times 10^9/L$ 者,统称为白细胞减少症。由于中性粒细胞是白细胞的主要成分,所以中性粒细胞减少常导致白细胞减少。当外周血中性粒细胞绝对值在成人低于 $2.0 \times 10^9/L$,在儿童≥10岁低于 $1.8 \times 10^9/L$ 或 <10岁低于 $1.5 \times 10^9/L$,为中性粒细胞减少症。按其减少程度可分为轻度 $[(1.0 \sim 1.95) \times 10^9/L]$,中度 $[(0.5 \sim 0.9) \times 10^9/L]$ 和重度($<0.5 \times 10^9/L$),重度减少也称粒细胞缺乏症。中性粒细胞减少的临床表现常随其减少程度和发病原因而异。除原发病和感染的表现外,中性粒细胞减少本身的症状往往不具有特异性,可见头晕、乏力、食欲不振等。临床上应分清病因,鉴别原发性和继发性。

(1)慢性特发性中性粒细胞减少症:中性粒细胞轻度减少者多见,无明确诱因,患者一般情况良好,只有少数患者引起感染,又称为原发性白细胞减少症。

(2)继发性白细胞减少症:常由感染、药物、甲状腺功能亢进及放疗等诱发,病因明确。

2. 辨证 以外周血白细胞数持续低于 $4.0 \times 10^9/L$,伴头晕、乏力为主症。兼见头晕目花,少气懒言,倦怠疲乏,面色淡白无华,唇、舌、指甲色淡,肌肤枯糙,舌淡少苔,脉细或虚大无力,为气血不足;全身乏力,反复外感,经久不愈,低热恶寒,咽干咽痛,周身不适,失眠盗汗,五心烦热,舌红苔薄,脉细数,为气阴两虚;心悸气短,身倦乏力,头晕失眠,纳呆便溏,面色不华,舌淡苔薄白,边有齿痕,脉沉细无力,为心脾两虚;头晕耳鸣,腰膝酸软,手足心热,失眠多梦,遗精早泄,舌红,脉细数,为肝肾阴虚;面色㿠白,精神萎靡,畏寒肢冷,少气懒言,腰膝酸软,舌体胖大,舌淡苔白,边有齿痕,脉沉细无力,为脾肾阳虚;神疲懒言,腹满纳差,面色晦暗,肢体麻木,肌肤甲错,舌有瘀点或瘀斑,脉沉涩或细涩无力,为气虚血瘀。

【治疗】

1. 基本治疗

治法 健脾益肾,补气生血。以任脉、督脉、足阳明经穴及背俞穴为主。

穴方 气海 膏肓 大椎 膈俞 脾俞 肾俞 足三里

气血不足加关元、胃俞;气阴两虚加关元、太溪;心脾两虚加心俞、太白;肝肾阴虚加肝俞、三阴交;脾肾阳虚加关元、命门;气虚血瘀加关元、血海。

操作 ①毫针刺:常规操作,用补法。②结合灸法:主穴可针后加灸,或者单用灸法,尤其是膏肓、大椎以灸法为主,每次重灸30分钟以上。脾肾阳虚,关元、命门重用灸法,或隔附子灸法。

方义 本病以本虚为主,故取气海、大椎补气通阳;脾肾之背俞穴健运脾土、益肾固本;膈俞乃血之会穴,与膏肓、足三里配合,益气补虚而生血。

2. 其他治疗

隔姜灸法 大椎、膈俞、胃俞、肾俞。每穴置生姜1片(直径2~3cm,厚0.3cm),上放一点燃艾炷(直径1.5cm,高2cm),至患者有烧灼感时,易炷再灸,每穴灸3壮。

穴位敷贴法 中脘、血海、脾俞、胃俞、肝俞、足三里。取红参15g,补骨脂、当归、红花各10g,干姜、血竭各6g,共为细末,以生理盐水搅拌成泥膏状,取适量置于穴位,以胶布固定。

【按语】

针灸对本病有一定疗效,但应同时治疗原发病。避免滥用药物,尽量减少理化因素的刺激。

三、多汗症

多汗症是指正常生活环境下患者局部或全身皮肤自发性异常出汗,属于中医学的汗证范畴。中医理论认为,汗液由机体津液化生,与血液有密切关系,所谓血汗同源。汗证的病因主要包括病后体虚、情志不调和嗜食辛辣等。病后体虚,肺卫不固,肌表疏松,腠理开泄,或表虚卫弱,复加微受风邪,营卫不和,卫外失司,汗液外泄;思虑烦劳过度,损伤心脾,血不养心,心不敛营,汗液外泄;或因耗伤阴精,阴虚火旺,扰动阴津,不能自藏而外泄;或忿郁恼怒,肝郁化火,逼津外泄;饮食不节,或素体湿热偏盛,邪热内生,熏蒸津液而外泄。总之,汗证的病机可归纳为各种内外因素导致的卫表不固,或心不敛营,津液自泄;虚火内生,或邪热郁蒸,逼津外泄。临床可分为自汗和盗汗两大类。汗症虚多实少,自汗多属阳虚气虚;盗汗多属阴虚血虚。实证者,多由肝火或湿热郁蒸所致。自汗、盗汗作为症状既可单独出现,也可伴随在其他疾病中出现。若因体质因素,平时易于出汗,而不伴有其他临床症状者,不做病态论。

西医学认为,汗腺受交感神经节后纤维的支配,任何导致交感神经兴奋性增强的病因均可导致多汗发生。多汗症可分为原发性和继发性,前者病因不明,多与精神心理因素有关;后者与神经系统器质性病变有关。此外,部分全身系统疾病如甲状腺功能亢进、结核病、围绝经期综合征可出现多汗,某些遗传病也可出现多汗症。

【辨病与辨证】

1. 辨病　以正常环境下,患者并无过度运动,汗出异常增多为主症者,可诊断为多汗症。若白昼时时汗出,动辄益甚为自汗;以寐中汗出,醒来自止者为盗汗。临床应分清原发性与继发性,并辨明病因。

(1) 原发性多汗症:为自主神经中枢调节障碍所致,也可能与遗传有关。常自少年期开始,青年时期明显加重。平时手心、足心、腋窝及面部对称性多汗,如在情绪激动、温度升高或活动后出汗量比正常明显增多,常见大汗淋漓,可湿透衣裤。

(2) 继发性多汗症:①某些神经系统疾病:间脑病变引起偏身多汗,脊髓病变引起节段性多汗,多发性神经炎恢复期出现相应部位多汗,颈交感神经节炎症或肿瘤压迫出现同侧面部多汗;面神经麻痹恢复期可出现一侧面部多汗,同时有流泪、颞部发红,称为鳄鱼泪征和耳颞综合征,系面神经中自主神经纤维变性再生错乱所致。②感染性疾病或慢性消耗性疾病:肺结核、骨结核、风湿热、癌症或部分慢性病及其恢复期等可出现多汗。③某些内分泌疾病或紊乱:围绝经期综合征、甲亢、肢端肥大症等可出现多汗。

2. 辨证

(1) 虚证:自汗,稍劳尤甚,汗出恶风,易感冒,或半身出汗或局部出汗,兼见体倦乏力,周身酸楚,面色㿠白,苔薄白,脉弱,为肺卫不固;自汗或盗汗,兼见心悸神疲,少寐多梦,面色不华,唇甲色淡,舌质淡,脉细,为心血不足;夜寐盗汗,或有自汗,兼见五心烦热,或午后潮热,两颧潮红,口干,舌红少苔,脉细数,为阴虚火旺。

(2) 实证:蒸蒸汗出,汗黏,汗液易使衣服黄染,兼见面赤烘热,烦躁口苦,小便黄,舌苔薄黄或腻,脉弦滑,为邪热郁蒸。

【治疗】

1. 基本治疗

治法　调和营卫,固表止汗。以手阳明、足少阴经穴及夹脊穴为主。

穴方　合谷　复溜　胸夹脊

肺卫不固加肺俞、气海;心血不足加心俞、膈俞;阴虚火旺加太溪、鱼际;邪热郁蒸加大椎、少商。间脑病变引起偏身多汗加风池、天柱、曲池、外关、足三里、三阴交;脊髓病变引起节段性多汗加病变部位的夹脊穴,并根据受累的部位及相关症状进行循经配穴;多发性神经炎引起的多汗加曲池、外关、内关、八邪、足三里、三阴交、悬钟、太冲、八风;颈交感神经节病变或引起的一侧面部多汗加颈夹脊、阳白、颧髎、颊车;面神经麻痹出现一侧面部多汗、流泪、颧红加阳白、承泣、颧髎、翳风、颊车、地仓;结核病汗多加膏肓、肾俞、肺俞、太渊;慢性消耗性疾病或病后恢复期加脾俞、足三里、关元、气海;围绝经期综合征汗多加心俞、肾俞、肝俞、三阴交;甲亢多汗加廉泉、天突、人迎、心俞、肝俞、太冲;自汗加肾俞、命门、大椎;盗汗加太溪、三阴交、关元。

操作　①毫针刺:先泻合谷后补复溜;夹脊穴向脊柱方向斜刺,余穴常规操作。②结合电针、灸法、拔罐及三棱针法:合谷、复溜,夹脊穴可加电针,疏密波交替;肺卫不固者,肺俞、气海可加灸法;自汗较重者,肾俞、命门、大椎加灸法;夹脊穴可加拔罐,以走罐法为佳;邪热郁蒸者,大椎、少商可点刺出血,大椎可加拔罐,出血 3~5ml。

方义　合谷为手阳明大肠经原穴,大肠主津,调控津液输布,通阳泄热;复溜是足少阴肾经经穴,五行属金,为水之母,补复溜,可益肾滋阴敛汗。又合谷、复溜分属大肠经和肾经,一阳一阴,一泻一补,可调营卫气血而和阴阳,故为治疗汗证的要穴。督脉主一身之阳气,胸夹脊穴纳督脉之气,可固表止汗。

> **案例分析**
>
> 古代医案的启示
>
> 案例：窦材治一人额上时时汗出，乃肾气虚也，不治则成劳瘵，先灸脐下百壮，再服金液丹而愈。又，一人每日四五遍汗出，灸关元穴亦不止。乃房事后冷饮，伤脾气，夏灸命门百壮，而愈。(《续名医类案》)
>
> 分析：二则病案均为自汗。自汗者，阳气多虚也。故治疗取脐下气海、关元、命门等穴，重灸，意在温养阳气，固涩止汗。本案提示，汗症临床虚多实少，针灸治疗宜温宜补，可用重灸法。

2. 其他治疗

拔罐法　背部膀胱经、夹脊。行走罐法，以背腰部皮肤出现潮红为度。

耳穴法　神门、枕、心、肺、内分泌、交感。毫针刺或王不留行籽压丸。

【按语】

1. 针灸治疗多汗症有较好的效果，尤其对于功能性的自汗、盗汗效果更优，对于继发性的多汗症也有良好的止汗作用，但要同时积极治疗原发病。

2. 味觉性局部型多汗为继发性多汗，多为反射性多汗，即当摄入过热或过于辛辣的食物时，出现额、鼻、颊部多汗，与延髓发汗中枢有关，此种多汗可通过调节饮食即可。

3. 青少年中较为常见的手汗症，也可参照本节治疗。同时应注意加强心理素质锻炼，减少紧张、焦虑等情绪的出现。

【古代文献摘录】

《名医指掌》："夫自汗者，朝夕汗自出也。盗汗者，睡而出，觉而收，如寇盗然。"

《针灸大成》：多汗：先泻合谷，次补复溜；少汗：先补合谷，次泻复溜；自汗：曲池、列缺、少商、昆仑、冲阳、然谷、大敦、涌泉。

四、消渴

消渴以多饮、多食、多尿、形体消瘦，或尿浊、尿有甜味为主症。中医学认为，消渴的发生多与禀赋不足、饮食不节、情志失调、劳欲过度等因素相关。本病病变脏腑主要在肺、胃、肾，又以肾为关键。基本病机是阴虚燥热，津液不足。临床上根据患者症状可分为上、中、下三消。上消属肺燥，中消属胃热，下消属肾虚。肺燥、胃热、肾虚亦可同时存在。

西医学的糖尿病属于消渴范畴，认为本病是一组代谢内分泌病，分原发性和继发性两类，前者占绝大多数，有遗传倾向，以绝对或相对胰岛素分泌不足和胰高血糖素活性增高所引起的代谢紊乱为基本病理；临床上又分为胰岛素依赖型(1型)、非胰岛素依赖性(2型)等多种类型，前者胰岛素分泌不足，后者常见胰岛素利用度不足，胰岛素抵抗。尿崩症因具有多尿、烦渴的临床特点，与消渴病有某些相似之处，亦可参考本节治疗。

【辨病与辨证】

1. 辨病　消渴以多饮、多食善饥、多尿、消瘦或尿浊、尿有甜味为临床特征。实验室检查糖化血红蛋白≥6.5%；空腹血糖≥7.0mmol/L或餐后2小时血糖≥11.1mmol/L。

(1) 1型糖尿病：发病年龄早，进展快，"三多一少"症状典型，易发生酮症酸中毒，大多数需要外源性胰岛素维持生存。

(2) 2型糖尿病：发病年龄迟，起病缓慢，大多数患者肥胖或超重，首发症状不典型，治疗可不依赖于外源性胰岛素。

（3）糖尿病并发症：糖尿病患者若长期血糖控制不佳，除血糖升高引起的症状外，还可伴有多种并发症，如周围神经病变、周围循环病变、眼底病变、胃轻瘫等。

2. 辨证　以多饮、多食、多尿，形体消瘦，或尿浊、尿有甜味为主症。兼见烦渴多饮，口干舌燥，尿量频多，舌边尖红，苔薄黄，脉洪数，为肺热津伤，属上消；多食善饥，口渴尿多，烦热多汗，形体消瘦，大便干结，苔黄，脉滑实有力，为胃热炽盛，属中消；尿频尿多，混浊如膏脂，或尿甜，腰膝酸软，乏力，头晕目糊，口干唇燥，皮肤干燥瘙痒，舌红，苔少，脉细数，为肾阴亏损，属下消；小便频数，混浊如膏，甚至饮一溲一，面容憔悴，耳轮干枯，腰膝酸软，四肢欠温，畏寒怕冷，阳痿或月经不调，舌淡，苔白而干，脉沉细无力，为阴阳两虚。

【治疗】

1. 基本治疗

治法　清热润燥，养阴生津。以背俞穴为主。

穴方　胃脘下俞　肺俞　胃俞　肾俞　三阴交　太溪

上消加太渊、少府；中消加内庭、地机；下消加复溜、太冲；阴阳两虚加关元、命门。合并眼病加球后、睛明；胃轻瘫加中脘、足三里；上肢疼痛或麻木加肩髃、曲池、合谷；下肢疼痛或麻木加风市、阳陵泉、解溪；皮肤瘙痒加风池、曲池、血海。

操作　①毫针刺：肺俞、胃俞用泻法；其余主穴用补法或平补平泻法。注意严格消毒，防止感染。②结合电针及灸法：在毫针刺基础上，肾俞、胃脘下俞可加电针，疏波或疏密波交替；阴阳两虚者，命门加灸法。

方义　胃脘下俞又称胰俞（位于第 8 胸椎棘突下旁开 1.5 寸），为治疗上中下三消的经验穴。上消宜清肺，取肺俞清肺降火；中消宜调脾胃，故取三阴交、胃俞补脾清胃以布津液；下消宜治肾，取肾俞、太溪补益肾阴。

2. 其他治疗

耳穴法　胰（胆）、内分泌、肾、三焦、耳迷根、神门、心、肝、肺、胃等。每次选 3~4 个穴，毫针用轻刺激，或用揿针埋藏，或用王不留行籽贴压。

3. 参考方法　耳迷走神经刺激点、T_8 或 T_6~T_{10} 节段内刺激点，或节段外选 T_1~T_4、T_{12} 节段内刺激点、星状神经节刺激点。T_8 或 T_6~T_{10} 节段内刺激点以高频（100Hz）强刺激，引发交感抑制。星状神经节采用持续高频率刺激，以抑制效应为宜；T_1~T_4、T_{12} 节段内刺激点以低频（10Hz）刺激为宜。

【按语】

1. 针灸治疗消渴，对 2 型糖尿病轻、中型患者有一定疗效。并有助于预防和治疗多种糖尿病并发症，如周围神经病变、周围循环病变、眼底病变、胃轻瘫等。因消渴患者的皮肤容易感染，故针刺当严格消毒。

2. 糖尿病患者应控制饮食，限制糖的摄入量，多食粗粮和蔬菜，适当参加体育锻炼。

3. 在正常血糖水平与达到糖尿病诊断标准的血糖水平之间，尚有"空腹血糖受损"和"糖耐量受损"两种糖尿病前期的病理状态，具有比糖尿病患者更大的人群，如不控制，极容易发展成糖尿病。此阶段针灸干预的效果良好，可参考本节针灸治疗，做到及早预防，控制发展，以降低糖尿病的社会医疗成本。

【古代文献摘录】

《备急千金要方》：消渴咽喉干，灸胃管下俞三穴百壮，穴在背第八椎下，横三间寸，灸之。

《针灸集成》：消渴饮水取人中、兑端、隐白、承浆、然谷、神门、内关、三焦俞；肾虚消渴取然谷、肾俞、腰俞、中膂俞……灸三壮；食渴取中脘、三焦俞、胃俞、太渊、列缺针皆泻。

笔记栏

五、瘿病

瘿病以颈前喉结两侧肿大结块、不痛不溃、逐渐增大、缠绵难愈为主症,又称"瘿气""瘿瘤"和"瘿囊"。本病以高原地带及山区多发,中青年女性多见。中医学认为,瘿病的发生多与情志内伤、饮食及水土失宜等因素有关。本病病位在颈部喉结两旁,颈部为多条经脉所过之处,病变脏腑涉及肝、脾、胃、肾、心,与肝脏关系尤为密切。基本病机是气(火)、痰、瘀互结于颈部。

西医学的单纯性甲状腺肿、甲状腺功能亢进症、单纯性甲状腺腺瘤等,可归属中医的瘿病范畴。甲状腺肿是指良性甲状腺上皮细胞增生形成的甲状腺肿大;单纯性甲状腺肿也称为非毒性甲状腺肿,是指非炎症、非肿瘤原因,不伴有临床甲状腺功能异常的甲状腺肿。甲状腺功能亢进症是指其产生过多的甲状腺激素引起的甲状腺毒症,出现以神经、循环、消化等系统兴奋性增高和代谢亢进为主要表现的一组临床综合征。单纯性甲状腺腺瘤是甲状腺组织的良性增生。遗传因素、缺碘和过碘、甲状腺组织过度增生、免疫炎症性反应、放射性接触史等因素是甲状腺肿大的常见病因。

【辨病与辨证】

1. 辨病　瘿病以颈前喉结两侧肿大结块为主症,临床应结合 T_3、T_4 和 TSH 检测及影像检查进一步明确诊断。

(1) 单纯性甲状腺肿:临床上一般无明显症状,甲状腺呈现轻、中度肿大,表面光滑,质地较软。重度肿大的甲状腺可引起压迫症状,如出现咳嗽、气促、吞咽困难或声音嘶哑。不伴甲状腺功能减退和亢进的表现,T_3、T_4 和 TSH 正常,T_4/T_3 比值常增高。

(2) 甲状腺功能亢进症:多数患者伴有不同程度的弥漫性甲状腺肿,伴有疲乏、多汗、心悸、消瘦、突眼、易激动、失眠、精神过敏等症状,T_3、T_4 升高。

(3) 单纯性甲状腺腺瘤:常见的甲状腺良性肿瘤,女性多见,甲状腺功能测定正常,超声、核素扫描、CT 和 MRI 检查可见增生的甲状腺结节,即可明确诊断。

2. 辨证　以颈前喉结两侧漫肿或结块,不痛不溃,随吞咽而上下移动,逐渐增大,缠绵难消为主症。兼见胸闷太息,喜消怒长,苔薄腻,脉弦滑,为气滞痰瘀;急躁易怒,五心烦热,心悸多汗,头晕,目胀眼突,手、舌震颤,舌红,少苔,脉弦细数,为阴虚火旺;神疲乏力,胸闷气短,呼吸不利,声音嘶哑,苔薄腻,脉细弦,为气阴两虚。

【治疗】

1. 基本治疗

治法　理气化痰,消瘀散结。以阿是穴、任脉和足阳明经穴为主。

穴方　阿是穴　天突　膻中　合谷　丰隆

气滞痰瘀加太冲、内关;阴虚火旺加太溪、行间;气阴两虚加气海、照海。单纯性甲状腺肿及腺瘤加水突、人迎;甲亢加平瘿穴(颈 4~5 椎间旁开 0.7 寸)。心悸加内关、神门;汗多加复溜。

操作　①毫针刺:天突穴先直刺 0.2~0.3 寸,然后针尖向下,沿胸骨后缘刺入 1~1.5 寸;瘿肿局部阿是穴选择 3~4 个,用 1 寸毫针以 45° 角围刺,再于囊肿顶部直刺一针,直达底部,小幅度捻转提插,注意勿伤及颈总动脉和喉返神经。②结合电针法:毫针刺基础上,局部阿是穴留针期间可加电针,疏波或疏密波交替。

方义　阿是穴、天突以疏通局部经气,化痰消瘿;膻中、合谷行气活血,化痰散结消肿;丰隆运脾化痰消瘿。

案例分析

古代医案的启示

案例:陶氏佃民有病瘿者,尝与陶仆输谷如市,道远劳极,瘿攖其颈,气几不接,陶仆素愚,匆遽间削竹为锐铦,刺之,瘿穿气溢,颈复完,复荷担而起,一无所苦。(《续名医类案》)

分析:本案病变局部取穴,直中病所,疗效显著。中医理论认为,瘿病以气、痰、瘀壅结于颈部为基本病机,取阿是穴可起到疏通局部经气、化瘀消瘿的功效。提示局部针刺尤其是刺络放血,在瘿病治疗中可起到良好效果。

2. 其他治疗

皮肤针法 瘿肿局部、胸 5~ 胸 11 夹脊穴、脊柱两侧膀胱经和翳风、肩井、曲池、合谷、足三里等穴。反复轻叩,以皮肤潮红为度。隔日 1 次。

耳穴法 神门、内分泌、皮质下、交感、对屏尖、颈、肝、胃。每次选用 2~3 个穴,毫针刺法,或埋针法、压籽法。适用于甲亢。

火针法 瘿肿局部采用细火针点刺,每周 1~2 次。适用于单纯性甲状腺肿、甲状腺腺瘤。

3. 参考方法 迷走神经、星状神经节刺激点,甲状腺局部刺激点、背部 $T_4 \sim T_{12}$ 节段内刺激点。星状神经节采用高频率持续刺激,以抑制其功能活动。$T_4 \sim T_{12}$ 节段内刺激点,可带电针(2Hz)。适用于甲亢。

【按语】

1. 针灸对单纯性甲状腺肿、单纯性甲状腺腺瘤、甲状腺功能亢进有一定疗效,必要时配合药物治疗。

2. 在缺碘地区,应注意饮食调摄,食用加碘食盐。患者应保持精神愉快,防止情志内伤。

3. 甲状腺明显肿大而出现压迫症状时应考虑手术治疗。甲状腺功能亢进出现高热、呕吐、谵妄等症状者应考虑甲状腺危象,须采取综合抢救措施。

【古代文献摘录】

《针灸甲乙经》:瘿,天窗及臑会主之……瘿瘤,气舍主之。

《针灸资生经》:臑会治项瘿气瘤……浮白疗瘿……肺俞疗瘿气。

《针灸大全》:五瘿,列缺、扶突、天突、天窗、缺盆、俞府、膺俞、膻中、合谷、十宣(出血)。

六、肥胖症

肥胖症是一种以体内脂肪过度蓄积和体重超常为特征的慢性代谢性疾病,是引起高血压、糖尿病、心血管病、肿瘤等非传染性疾病的危险因素和病理基础。肥胖病可分为单纯性和继发性两类,无明显的内分泌、代谢病病因者称为单纯性肥胖,约占肥胖患者总数的 95%;由其他疾病引起者称为继发性肥胖,约占 5%。

西医学认为,肥胖的发生机制是能量摄入超过能量消耗(脂肪堆积),是遗传因素、环境因素、内分泌调节异常、炎症、菌群失调等多种因素相互影响的结果。能量平衡和体重调节受神经系统和内分泌系统的双重调节,下丘脑是机体能量平衡调节的关键部位,下丘脑弓状核有各种食欲调节的神经元,因此,神经 - 内分泌调节中任何环节的异常,均可导致肥胖。大部分原发性肥胖为多基因遗传,部分肥胖由单基因突变引起。环境因素是肥胖患病率增高的主要原因,主要是热量摄入增多和体力活动减少,除热量摄入增加外,饮食结构也有一定影响,脂肪比糖类更易引起脂肪堆积;此外,多种环境内分泌干扰物对肥胖有促进作用,如双酚A、邻苯二甲酸、二噁英类似物及多氯联苯等,其机制与类雌激素样作用有关。近年来认为,肥胖是一种低度炎症反应,血清及脂肪组织中炎症因子升高,促进炎症细胞在脂肪组织中的浸润,可引起胰岛素抵抗。肠道菌群对脑-肠轴有条件作用,肥胖症患者常发生肠道菌群失调(有益菌和有害菌比例失调),引起肠道通透性增加,细菌的脂多糖吸收入血可引起内毒素血症,促进炎症反应。

中医学将肥胖称为"肥人""肥满",认为多与暴饮暴食、嗜食肥甘厚味、安逸少动、先天禀赋等因素有关;其病位主要涉及脾、胃、肾三脏,也与肝、心的功能失调有关。脾肾不足、胃肠腑热、水湿痰浊停滞为本病的基本病机。

【辨病与辨证】

1. 辨病　体重超过理想体重20%以上为肥胖症。临床需进一步明确是单纯性肥胖还是继发性肥胖。

(1)单纯性肥胖:病史、体检、实验室检查排除内分泌、代谢性疾病。单纯性肥胖可分为体质性肥胖(幼年起病)和获得性肥胖(成年起病)。

知识链接

单纯性肥胖病的诊断

1. 体重指数(body mass index,BMI):计算公式为:BMI= 体重(kg)/ [身高(m)]^2。中国肥胖问题工作组建议:BMI(kg/m^2)<18.5 为体重过低,18.5~23.9 为正常,24.0~27.9 为超重,大于等于 28 为肥胖。

2. 腰围和腰臀比值(WHR):腰围是与脐相平的腰腹围长度,臀围是与臀部向后最突出部位的水平围长(均以 cm 为单位)。WHR 即为两者之比所得比值。亚洲人男性腰围 >90cm,WHR>0.85 ;女性腰围 >80cm,WHR>0.80 为腹型肥胖。

3. 肥胖度:即(实测体重 - 标准体重)/ 标准体重 ×100%,人标准体重(kg)=(身高cm−100)× 0.9。如肥胖度 >20%,可定义为肥胖。

4. 体脂百分率(F%):指脂肪含量占总体重的百分比。一般不便直接测出,可以通过性别和体重资料作出评估。计算公式为:F% =(1.20 × BMI)+(0.23 × 年龄)−(10.8 × 性别)−5.4。其中男性性别为1,女性为0。男性 >25%,女性 >33% 为肥胖。

5. 内脏脂肪测量:双能 X 线吸收法和磁共振显像测定,在与脐或第 4、5 腰椎间水平处扫描测定内脏脂肪面积。亚洲人内脏脂肪 >100cm^2 为腹型肥胖,此法准确度高,但欠经济。

---

(2)继发性肥胖:继发于各种神经内分泌、代谢性疾病之后,如下丘脑疾病、库欣综合征、原发性甲状腺功能减退症等,也可由外伤或服用某些药物引起,常伴有原发疾病的临床特征。

2. 辨证　以形体肥胖为主症。轻度肥胖常无明显症状,重度肥胖多有胸闷,头晕,头重,疲乏无力,动则气促,易出汗,精神不振,易打瞌睡等。

(1)实证:肥胖伴渴喜冷饮,消谷善饥,怕热多汗,大便秘结,小便短黄,舌质红,苔黄腻,脉弦滑而数,为胃肠腑热;胸胁胀满,心烦易怒,喜叹息,得嗳气或矢气则舒,便秘,失眠多梦,舌暗红或有瘀斑瘀点,脉沉弦或涩,为肝郁气滞。

（2）虚证：肥胖伴肢体困重，脘腹胀满，尿少，舌淡胖边有齿印，苔薄白或薄腻，脉濡数，为脾虚湿阻；颜面虚浮，神疲嗜卧，气乏无力，腰膝酸软，下肢浮肿，尿昼少夜频，舌淡胖，苔薄白，脉沉细，为脾肾阳虚。

【治疗】

1. 基本治疗

治法　健脾祛湿，化痰消浊。以手足阳明、足太阴经穴为主。

穴方　中脘　天枢　曲池　丰隆　足三里　阴陵泉　太冲

胃肠腑热加合谷、内庭；肝郁气滞加期门、膻中；脾虚湿阻加脾俞、太白；脾肾阳虚加脾俞、命门。腹部肥胖较重加下脘、大横、带脉、归来、中极；便秘加支沟、上巨虚；尿少肢肿加水分、三阴交。

操作　①毫针刺：泻法为主，阴陵泉平补平泻。②结合电针及灸法：在毫针刺基础上，腹部、四肢穴位可加电针，连续波或疏密波，30分钟；脾虚湿阻、脾肾阳虚者，脾俞、命门、太白可加灸法。

方义　中脘乃胃募、腑会，天枢为大肠募穴，两穴合用可通利肠腑，降浊消脂；曲池、足三里分别为手足阳明经合穴，可清泄胃肠腑热；丰隆、阴陵泉健脾利水，化湿祛痰；太冲疏肝而调理气机。诸穴共用可收清热、健脾、通腑、化痰、消浊之功。

2. 其他治疗

耳穴法　外鼻、口、胃、脾、三焦、内分泌等。毫针刺，中强刺激，或用王不留行籽贴压，每次餐前30分钟压耳穴3~5分钟，有胀热感为宜。

穴位埋线法　天枢、滑肉门、大横、丰隆、曲池、足三里等。按埋线法常规操作，植入可吸收生物线，每2周1次。

3. 参考方法　星状神经节、迷走神经刺激点、腹部肌肉刺激点（如天枢、归来等）。星状神经节间断性轻刺激以兴奋为宜。腹部接电针，以肌肉抽动为度。耳迷走神经可用贴压法，每日自行按压数次。

【按语】

1. 针灸治疗单纯性肥胖疗效好，对于产后肥胖和肥胖后糖脂代谢紊乱也有良好疗效。

2. 针灸治疗期间，患者保持良好的生活方式，可提高疗效。如减少高糖、高脂食物的摄入，增加活动，不熬夜等。针灸治疗需坚持多个疗程，长时间治疗，疗效才能比较稳定。

（董　勤　袁锦虹　黎波　王涛　王维峰　王晨瑶
刘世敏　陈晟　陈利　李晓宁）

复习思考题

1. 中风的中脏腑和中经络鉴别要点是什么？简述针灸治疗中风后半身不遂、吞咽困难、肩手综合征的方法。

2. 帕金森病与特发性震颤的临床特征有哪些？简述颤证的针灸治疗方法。

3. 针刺治疗失眠的主穴有哪些？选穴的依据是什么？失眠和嗜睡的针灸治疗思路有何异同？

4. 针灸治疗痴呆的主穴有哪些？其选穴的依据如何？

5. 癫与狂在病机上有何区别和联系？简述针灸治疗癫狂的方法。

6. 郁证常见于哪些西医疾病？简述针灸治疗方法。

7. 简述幻肢痛的病机及针灸治疗方法。

8. 系统性眩晕和非系统性眩晕如何鉴别？常见的系统性眩晕有哪几种？针灸治疗的

主穴和辨病选穴有哪些？

9. 体表胁痛与内脏性胁痛在病机与针灸治疗上有何异同？

10. 中医的心悸与西医的心律失常是否完全相同？为什么？针灸治疗心悸如何选穴？

11. 中医的胸痹和西医的冠心病心绞痛有何异同？针灸如何治疗？

12. 低血压的分型有哪些？临床从哪些方面进行鉴别？低血压的治法和针灸基本处方是什么？

13. 简述针灸治疗高血压的基本处方。

14. 临床上咳嗽的常见证型有哪几种？针灸治疗咳嗽的肺阴亏耗与脾肾阳虚证选穴有何异同？

15. 针灸治疗哮喘在选穴上有什么规律？为什么背俞穴是必选穴位？

16. 在针灸治疗感冒中针对不同证型有哪些特殊的操作方法？

17. 疟疾的针灸治疗主穴及方义是什么？

18. 如何运用针灸处方的选穴原则指导胃痛的腧穴选用？

19. 胃痛与痞满在症状特点、基本病机及针灸选穴上有何异同？

20. 胃缓与痞满的病机特点各是什么？如何用针灸治疗？

21. 呕吐与呃逆在病机上有何异同？如何进行针灸治疗？

22. 如何根据慢性功能性便秘的不同类型进行针灸选穴治疗？请写出其处方及方义。

23. 简述痢疾的针灸治疗方法。

24. 肠易激综合征与普通腹泻和便秘有何不同？如何用针灸治疗？

25. 如何理解针灸治疗全身性水肿与局部水肿的选穴特点？

26. 癃闭与淋证有何区别与联系？针灸治疗各应选用哪些主穴？为什么？

27. 遗精与早泄的基本病机是什么？针灸治疗各选用什么腧穴？

28. 阳痿和早泄在针灸治疗上有何不同？

29. 多汗症中医病机、分类有哪些？如何用针灸治疗？

30. 简述对消渴针灸处方及加穴思路的理解。

31. 简述近部取穴与远部取穴在瘿病治疗中的作用。

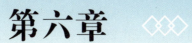

第六章

妇产科病证

笔记栏

PPT 课件

学习目标

1. 掌握月经不调(经早、经迟、经乱、经多、经少、经期延长及经间期出血)、痛经、闭经、崩漏、绝经前后诸证、胎位不正、产后缺乳的中医病因病机、辨病、辨证及针灸治疗方法。

2. 熟悉经前期综合征、带下病、不孕症、阴挺、妊娠恶阻、难产的诊断、辨证和针灸治疗方法。

3. 了解胞衣不下、恶露不绝、恶露不下、分娩痛、多囊卵巢综合征、人工流产综合反应的诊断和针灸治疗方法。

第一节　月　经　病　证

一、月经不调

月经不调是以月经周期、经期、经量、经色、经质等发生异常为主症的月经病。根据月经周期异常可分为月经先期(经早)、月经后期(经迟)、月经先后无定期(经乱);根据经量异常可分为月经过多(经多)和月经过少(经少);根据行经时间及经间期异常情况可分为经期延长和经间期出血。虽然月经不调有以上多种分类,但临床上也常可见到多种月经不调并见的情况。中医学认为,月经不调的主要病因为寒热湿邪侵袭,内伤七情,房劳多产,饮食不节,劳倦过度和体质因素等;上述因素使冲任二脉损伤,肾 - 天癸 - 冲任 - 胞宫轴失调,导致本病。主要病机为冲任失调,脏腑功能失常,气血不和。本病病位在胞宫,与冲任二脉及肾、肝、脾三脏密切相关。

月经周期异常是以行经的周期发生紊乱为主要症状的一类月经不调。经早以月经周期提前为特点,多因气虚不摄或血热内扰所致;经迟是指月经周期延后,多由于血亏或血瘀、寒凝所致;月经后期若伴经少,常可发展为闭经;经乱以月经周期紊乱,或提前或延后为特点,因血海蓄溢失常,多由肝气郁滞或肾气虚衰所致。西医学的功能失调性子宫出血常可出现经早、经迟、经乱,盆腔炎也可出现经早。

月经量异常是以行经的量发生异常为主要症状的月经不调。经多是指月经量较正常明显增多,因气虚、血热,或瘀血内阻,血不归经所致;常见于西医学的功能性子宫出血、子宫肌瘤、子宫肥大症、盆腔炎、子宫内膜异位症及宫内放置节育器等。经少是指月经量过少,系由血海不盈,阳虚血寒,或血瘀胞宫所致,常见于西医学的子宫发育不良、性腺功能低下及计划生育手术后等。

　　行经时间及经间期异常情况主要包括经期延长或经间期出血。经期延长是指月经周期基本正常,而以行经时间延长,主要由气虚冲任失约,或热扰冲任,或瘀阻冲任所致;西医学的排卵性功能性子宫出血病的黄体萎缩不全、盆腔炎等疾病及计划生育手术后可引起经期延长。经间期出血是指两次月经中间周期性少量阴道出血,主要由肾阴不足,或湿热内蕴,或血瘀胞络,当阳气内动之时,阴阳转化不协调,阴络易伤,损及冲任,血海固藏失职,血溢于外所致;常见于西医学的排卵期出血;经间期出血若出血量增多,出血期延长、失治误治则可发展为崩漏。

　　西医学认为,月经不调仅作为一种症状,可见于功能失调性子宫出血、盆腔炎等多种疾病,计划生育手术后也常导致各种形式的月经不调。本节主要介绍临床上最常见的功能失调性子宫出血的排卵性月经失调。计划生育术后及其他疾病所见月经不调,均可参照本节治疗,但应以治疗原发病为主。

 知识链接

异常子宫出血的病因分类

　　2011 年,国际妇产科联合会(FIGO)发布了 PALM-COEIN 分类系统,将异常子宫出血(abnormal uterine bleeding,AUB)的病因分为九大类别:息肉(P)、子宫腺肌病(A)、平滑肌瘤(L)、恶性肿瘤和增生(M)、凝血障碍(C)、排卵障碍(O)、子宫内膜性的(E)、医源性的(I)和未分类(N)。该分类系统的命名由其首字母缩写串联而成,前四项为结构性病因可以通过成像技术和 / 或组织病理学进行诊断,后五项为非结构性病因,均属于原先"功能失调性子宫出血"(dysfunctional uterine bleeding,DUB)的范畴,现需临床医生在诊断中进一步明确病因。

【辨病与辨证】

　　1. 辨病　以月经周期、经期、经量、经色、经质等发生异常为主症者均属于中医学的月经不调。月经不调的原因较多,临床应针对病因进一步诊断。功能性月经不调主要见于功能性子宫出血的排卵性月经失调。

　　(1) 黄体功能不足:月经周期缩短,有时月经周期虽在正常范围内,但卵泡期延长、黄体期缩短,以致患者不易受孕或易在早孕时流产。妇科检查无生殖器的器质性病变,基础体温双相型,但排卵后体温上升缓慢、上升幅度偏低,升高时间仅维持 9~10 日即下降,子宫内膜显示分泌反应不良。

　　(2) 子宫内膜不规则脱落:月经周期时间正常,但经期延长,长达 9~10 日,且出血量多,基础体温双相型,但下降缓慢。诊断性刮宫在月经期第 5~7 日进行,内膜切片检查仍能见到呈分泌反应的内膜,且与出血期及增生期内膜并存。

　　2. 辨证

　　(1) 月经周期异常:是以行经的周期发生紊乱为主要症状的一类月经不调。①月经先期(经早):以月经周期提前 7 天以上,甚至半月余一行,连续 2 个月经周期以上为主症。兼见月经质稀色淡,神疲乏力,气短懒言,小腹空坠,纳少便溏,舌质淡,脉弱,为气不摄血;月经量多,色红质黏,夹有小血块,烦热口渴,尿黄便干,舌质红,苔黄,脉滑数,为血热内扰。②月经后期(经迟):以月经周期超过 35 天,连续 2 个月经周期以上为主症。兼见月经量少,色暗有血块,小腹冷痛,得热减轻,畏寒肢冷,舌暗,苔白,脉沉紧,为血寒凝滞;月经量少,色淡无块,小腹隐痛,头晕眼花,心悸少寐,面色萎黄,舌质淡红,脉细弱,为脾虚血亏;月经量少,色暗红或有小血块,小腹胀痛或胸胁胀痛,舌暗,苔薄,脉弦,为肝郁气滞。③月经先后无定期(经乱):以月经周期或前或后,均超过7天以上,并连续2个月经周期以上为主症。兼见月经量或多或少,色紫红有块,经行不畅,胸胁及小腹胀痛,脘闷不舒,时叹息,苔薄白或薄黄,脉弦,为肝气郁滞;月经量少,色淡暗,质稀,神疲乏力,腰骶酸痛,头晕耳鸣,舌淡苔少,脉细尺弱,为肾气不足。

(2) 月经量异常:是以行经的量发生异常为主要症状的月经不调。①月经过多(经多):以月经周期基本正常,经量明显增多,在80ml以上,或时间超过7天为主症。兼见经色淡红,质清稀,或面色苍白,气短懒言,肢软无力,或小腹空坠,舌淡,脉细,为气不摄血;经色鲜红或深红,质稠黏,或有小血块,常伴心烦口渴,尿黄便秘,舌质红,苔黄,脉细数,为阴虚血热。②月经过少(经少):以月经周期基本正常,经量很少,不足30ml,甚或点滴即净为主症。兼见月经色淡无块,或伴头晕眼花,面色暗黄,胁痛烦躁,舌红苔少,脉弦细,为肝血亏虚;月经色淡红或暗红,质稀,腰脊酸软,头晕耳鸣,或小腹冷,夜尿多,舌质淡,脉弱或沉迟,为阳虚血寒;经色紫黑,有血块,小腹胀痛,拒按,血块排出后胀痛减轻,舌正常或紫暗,或有瘀点,脉细弦涩,为血瘀胞络。

(3) 行经时间及经间期异常:主要包括经期延长或经间期出血。①经期延长:以月经周期基本正常,行经时间超过7天以上,甚或淋沥半月方净为主症。兼见经量多,色淡质稀,倦怠乏力,气短懒言,小腹空坠,面色㿠白,舌淡苔薄,脉缓弱,为气虚;经量少,色鲜红质稠,咽干口燥,或见潮热颧红,手足心热,舌红苔少,脉细数,为虚热;经量或多或少,色紫暗,有块,经行小腹疼痛,拒按,舌质紫暗或有瘀斑,脉弦涩,为血瘀。②经间期出血:以两次月经中间,约在周期的第12~16天出现规律性少量阴道出血,出血持续2~3天,或数日为主症。兼见阴道出血量少或稍多,色鲜红,质稍稠,头晕腰酸,夜寐不宁,五心烦热,便艰尿黄,舌体偏小质红,脉细数,为肾阴不足;阴道出血量稍多,色深红,质黏腻,无血块,平素带下量多色黄,小腹时痛,神疲乏力,胸闷烦躁,口苦咽干,小便短赤,舌红苔黄腻,脉滑数或细弦,为湿热内蕴;阴道出血量少或多少不一,色紫黑或有血块,少腹胀痛或刺痛,情志抑郁,胸闷烦躁,舌质暗或有瘀斑,脉细弦,为血瘀胞络。

【治疗】

1. 基本治疗

(1) 月经周期异常

治法　调理冲任,益肾调经。以任脉穴及足太阴经穴为主。

穴方　子宫　关元　三阴交　交信

①经早:气不摄血加气海、足三里;血热内扰加中极、行间。②经迟:血寒凝滞加归来、神阙;脾虚血亏加归来、膈俞;肝郁气滞加归来、太冲。③经乱:肝郁气滞加期门、太冲;肾气不足加肾俞、太溪。

操作　①毫针刺:常规操作。于月经来潮前5~7天开始治疗,行经期间不停针,至月经结束为1个疗程。若经行时间不能掌握,可于月经干净之日起针灸,隔日1次,直到月经来潮。连续治疗3~5个月经周期。②结合电针及灸法、三棱针法:在毫针刺基础上,子宫穴(脐中下4寸,前正中线旁开3寸)、关元,或关元、三阴交分别接电针,疏波或疏密波交替,刺激20~30分钟;气不摄血、血寒凝滞、脾虚血亏、肾气不足者,腹部、背部穴可行灸法,温针灸或隔姜灸法;血热内扰者,行间可点刺出血。

方义　子宫、关元邻近胞宫,理冲任、通调胞宫气血;三阴交通于足三阴经,健脾疏肝益肾,为妇科理血调经要穴;交信为肾经穴,以调节经期恢复正常为特点。

(2) 月经量异常

治法 调理冲任,调和经血。以任脉及足太阴经穴为主。

穴方 子宫 气海 血海 三阴交

①经多:气不摄血加百会、足三里;阴虚血热加曲池、太溪。②经少:肝血亏虚加肝俞、膈俞;阳虚血寒加命门、神阙;血瘀胞宫加太冲、归来。

操作 ①毫针刺:于经前 5~7 天开始治疗,常规操作。亦可根据月经周期不同,经前期予轻按重提泻法,经间期予平补平泻法,经后期予重按轻提补法。②结合电针、灸法及三棱针法:在毫针治疗基础上,子宫、气海可加电针,疏波,刺激 20~30 分钟;气不摄血、阳虚血寒者,子宫、百会、气海、命门、神阙等可加灸法;阴虚血热者曲池可点刺出血。

方义 子宫、气海邻近胞宫,理冲任、通调胞宫气血;气海主气,血海主血,两穴配合既可调理冲任,又可调理气血。三阴交调理三阴,调和经血。

(3) 行经时间及经间期异常

治法 调理冲任,活血止血。以任脉及足太阴经穴为主。

穴方 子宫 气海 足三里 断红 三阴交

①经期延长:气虚加脾俞、关元;虚热加曲池、太溪;血瘀加血海、内关;②经间期出血:肾阴不足加肾俞、太溪;湿热内蕴加中极、阴陵泉;血瘀胞络加血海、太冲。

操作 ①毫针刺:于经前 5~7 天开始治疗,常规操作。断红穴定位:手背第 2、3 掌骨之间,指蹼缘后方赤白肉际处。②结合电针及灸法:在毫针治疗基础上,子宫、气海可接电针,疏波,刺激 20~30 分钟;气虚者,气海、关元、脾俞、足三里可加灸法。

方义 子宫、气海邻近胞宫,理冲任、通调胞宫气血;足三里、气海可益气摄血;断红为止经血的经验效穴;三阴交调理三阴,健脾疏肝益肾,活血止血。

2. 其他治疗

皮肤针法 在腰椎至尾椎、下腹部任脉、肾经、脾经、肝经循行线轻轻叩刺,以局部皮肤潮红为度。

耳穴法 肝、脾、肾、内生殖器、皮质下、内分泌。毫针中度刺激;亦可用药丸贴压法。

头针法 生殖区、足运感区。针尖与头皮呈 30° 角,先刺生殖区,再刺足运感区,双手同时快速捻转双侧头针 2~3 分钟,间歇行针 3~5 次,留针 20 分钟。

灸法 神阙、至阴、隐白。神阙行隔盐灸或隔姜灸,至阴、隐白用艾条温和灸。

刮痧法 刮痧部位为背部足太阳膀胱经第 1 侧线(膈俞至肾俞)、上髎、次髎、中髎、下髎、腹部任脉循行线(脐下至关元)。

3. 参考方法 密集型毫针排刺治疗方案。①耻骨联合上缘的腹直肌和棱锥肌附着处。自两侧耻骨结节连接上缘做出相应的一排针距为 1cm 的横向稍偏弧形的进针点群,均做直刺贯穿耻骨联合上缘直至两侧耻骨结节上方的肌附着处。②两侧腹股沟部和大腿根部后段的闭孔外肌、耻骨、股内收肌群上以及与下肢的附着处,做针距约为 1cm 的两排进针点群。③腰骶部位在腰 3 椎棘突到骶 4 中嵴部的腰部深层肌,于棘突(中嵴)—椎板(背面)—后关节附着处,做针距为 2cm 的进针点群。用 4 寸长的 26 号针,对上述 3 个有高敏度压痛点的部位做针距为 1~2cm 的密集型针刺,加温针灸。

【按语】

1. 针灸对功能性月经不调有较好的疗效。如是生殖系统器质性病变引起者应以治疗原发病为主,采取综合治疗措施。

2. 把握治疗时机有助于提高疗效。一般多在月经来潮前 5~7 天开始治疗,行经期间不停针,至月经结束为1个疗程。针灸治疗月经诸病时,应重视对患者诊疗和干预过程中的隐私防护措施。

3. 注意生活调养和经期卫生,如畅达情志、调节寒温、适当休息、忌食生冷和辛辣食物等。

【古代文献摘录】

《针灸甲乙经》:女子胞中痛、月水不以时休止,天枢主之。

《针灸资生经》:阴包、交信,疗月水不调……血海、带脉,治月经不调。

《丹溪心法》:夫人月经不调,刺窍阴三分,此穴大效,须待经完为度。

《针灸大成》:月经不调,气海、中极、带脉(一壮)、肾俞、三阴交。

《针灸集成》:经候过多,色瘀黑甚……风令客乘,胞中不能固之致,关元穴百壮。

二、痛经

痛经是指在行经前后或月经期出现下腹疼痛、坠胀,伴腰骶部酸痛或其他不适,程度较重以致影响生活质量者,又称"经行腹痛"。中医学认为,痛经常与寒邪饮冷、情志不调、起居不慎、先天禀赋、久病体虚等因素有关。情志不调,肝气郁结,血行受阻;或经期受寒饮冷,坐卧湿地,冒雨涉水,寒湿之邪客于胞宫,气血运行不畅而发病;或由脾胃素虚,或大病久病,气血虚弱,或禀赋素虚,肝肾不足,精血亏虚,加之行经之后精血更虚,胞脉失养而发病。其病位在胞宫,与冲、任二脉及肝、肾二脏关系密切。基本病机为冲任瘀阻,气血运行不畅,胞宫经血流通不畅,不通则痛;或冲任虚损,胞宫、经脉失于濡养,不荣则痛。

西医学将痛经分为原发性和继发性两类,原发性痛经是指生殖器官无器质性病变的痛经,占痛经的90%以上,主要由月经时子宫内膜及月经血中前列腺素含量增高,引起子宫平滑肌过强收缩、血管挛缩,造成子宫缺血乏氧状态,增高的前列腺素进入血液还可引起心血管和消化道的一系列症状。无排卵的增生期子宫内膜因无孕酮刺激,所含前列腺素浓度很低,因此,通常不发生痛经。继发性痛经系指由盆腔器质性疾病所引起的痛经。发生痛经的危险因素包括年龄小(<30岁)、初潮早(<12岁)、初产和体重指数低(<20)。同时有痛经家族史、月经量不规律或增多、月经出血发作时间过长也被认为是增加痛经的危险因素。也有研究表明抑郁和痛经之间存在正相关,但具体机制尚不清楚,有假设认为精神痛苦可以破坏几种神经内分泌反应,如卵泡发育障碍、孕酮合成、前列腺素活性以及肾上腺素和皮质醇的释放。另外,暂时没有一致的数据表明肥胖、饮酒或吸烟、教育程度或婚姻状况是危险因素。本节以讨论原发性痛经为主,继发性痛经可参照本节针灸治疗。

【辨病与辨证】

1. 辨病 以行经前后或月经期出现小腹疼痛、坠胀为主症者,可诊断为痛经。临床应分清原发性和继发性。

(1) 原发性痛经:青春期常见,多在初潮后1~2年发病;疼痛多自月经来潮后开始,最早出现在经前12小时,以行经第1日疼痛最剧烈,持续2~3日后缓解,疼痛常呈痉挛性,部位通常在下腹耻骨以上,可放射至腰骶部和大腿内侧;可伴恶心、呕吐、腹泻、头晕、乏力等症状,严重时面色发白、出冷汗;妇科检查无异常发现。

(2) 继发性痛经:在初潮后数年方出现症状,大多有子宫内膜异位症、子宫腺肌病、肿瘤、盆腔炎等器质性病变,或宫内节育器放置史,必要时行腹腔镜检查有助于鉴别诊断。

2. 辨证

(1) 实证:以经前或行经期小腹剧烈疼痛,痛处拒按,随月经周期而发作为主症。兼见小腹冷痛,可放射到股内侧及阴道和肛门,得热则舒,经血量少,色紫暗有血块,舌淡胖苔白,脉沉紧,为寒凝血瘀;小腹胀痛,可放射到胸胁、乳房,经行不畅,经色紫暗有血块,块下后痛减,舌紫暗或有瘀斑,脉沉细弦或涩,为气滞血瘀。

(2)虚证:以行经后期或经后小腹或腰骶部绵绵隐痛,痛处喜按,随月经周期而发作为主症。经行量少、色淡,腰膝酸软,伴头晕耳鸣,舌淡苔薄,脉沉细,为肾气亏损;小腹绵绵作痛,空坠不适,月经量少、色淡,伴神疲乏力,头晕眼花,心悸气短,舌淡苔薄,脉细弱,为气血不足。

【治疗】

1. 基本治疗

治法 调理冲任,温经止痛。以任脉、足太阴脾经穴及奇穴为主。

穴方 关元 子宫 十七椎 三阴交 合谷

寒凝血瘀加神阙、归来;气滞血瘀加太冲、血海;肾气亏损加肾俞、太溪;气血不足加气海、足三里。

操作 ①毫针刺:先针刺远端穴合谷、三阴交,用较强刺激持续行针1~3分钟,以疼痛缓解为佳;后取小腹及背腰部穴位。发作期每日可治疗2次,间歇期可隔日1次,月经来潮前5~7天开始治疗为佳。②结合灸法及电针法:在上述毫针治疗基础上,关元或子宫、三阴交可加电针,腹部穴接负极,三阴交接正极,密波(频率70~80Hz),每次20分钟;腹部穴位以及寒凝血瘀、肾气亏损和气血不足,可用灸法、隔姜灸或温针灸。

方义 关元邻近胞宫,通于足三阴经,与三阴交共同调理任脉及脾肝肾三脏,配合谷,通络化瘀,调和气血而止痛;子宫与十七椎均是奇穴,可疏调胞宫气血,为治疗痛经的经验效穴。

2. 其他治疗

电针法 大肠俞、秩边。深刺约3寸,秩边斜向内45°,使针感传至小腹及外生殖器,同时加电针,连续波(密波),频率80Hz,每次20分钟。

皮肤针法 叩刺腰骶部夹脊穴和下腹部相关腧穴。先上后下,先中央后两旁,中度刺激,以皮肤潮红为度。

耳穴法 内分泌、内生殖器、肝、肾、皮质下、神门。每次选3~5穴,毫针中度刺激,留针15~30分钟;也可行埋针、药丸贴压法。

3. 参考方法 腹直肌激痛点、T_{12}~L_1交感神经节或节段内刺激点、S_2~S_4骶后孔或皮节刺激点(次髎、承山等)、C_1~C_3节段颈后部刺激点、肢体刺激点(三阴交或合谷)、星状神经节刺激点。激痛点用滞针法。胸腰骶部刺激点可用电针(2Hz),远端穴采用强刺激以兴奋细纤维。疼痛发作时,应先针刺远端穴或激痛点以及时镇痛。

> 🔍 **知识链接**

原发性痛经病理生理与自我护理

原发性痛经是由于排卵期月经时前列腺素分泌过多所致。在排卵周期的后半段,黄体酮从正常参与的黄体中退出,导致磷脂的释放,特别是ω-6脂肪酸的释放,磷脂最初转化为花生四烯酸,然后转化为前列腺素。前列腺素的产生会导致宫内压升高和子宫异常收缩。此外,子宫血管收缩导致血流量减少、子宫肌肉缺血、疼痛感受器敏感性升高,均引起盆腔疼痛。另外,前列腺素也会转化成白三烯,白三烯与前列腺素$PGF_{2\alpha}$一起,也会导致全身症状,如恶心、呕吐、头痛和眩晕,这些症状可能会伴随痛经。原发性痛经发生以排卵周期为基础,部分解释了为什么大多数青少年在初潮时不会发展为痛经,但在初潮后几个月月经更加正常后可能会有疼痛。

研究显示,有痛经的女性比没有痛经的女性,对疼痛更加敏感,甚至即使是在没有经历经期疼痛的月经周期阶段,这表明长期的疼痛感知差异会延伸到痛经期之外,可能与中枢致敏作用有关。疼痛敏感性的增强可能会增加以后生活中患上其他慢性疼痛疾病的可能性,如痛经是纤维肌痛的危险因素。同时研究发现痛经的妇女在月经期间的生活质量、情绪和睡眠质量都较差。因此,限制痛经妇女中枢神经系统的有害输入势在必行,以防止中枢敏化的可能发展,以及任何可能的重复性痛经发展为其他慢性疼痛的情况。随着对痛经逐渐深入的认识,治疗方向可能会从控制疼痛扩展到防止疼痛发展。

痛经相关的一系列不适症状往往导致女性无法正常工作和学习,严重影响其生活质量。因此,指压三阴交穴、腹部按摩等一些简单可行的自我干预方式可有效缓解不适症状,同时还包括在饮食上忌生冷辛辣、保持充足睡眠、劳逸结合、情绪放松等,总之自我干预行为操作简便易行,并可最大限度减少痛经给生活造成的负面影响,改善生活质量。

【按语】

1. 针灸对原发性痛经有显著疗效。治疗宜从经前5~7天开始,直到月经期结束;连续治疗2~3个月经周期,一般连续治疗2~3个周期能基本痊愈。应重视精神心理治疗,阐明月经时轻度不适是生理反应,消除紧张和顾虑有缓解效果。

2. 对继发性痛经,运用针灸疗法减轻症状后,应及时确诊原发病变,施以相应治疗。经期应避免精神刺激和过度劳累,防止受凉或过食生冷。

【古代文献摘录】

《针灸甲乙经》:女子胞中痛,月水不以时休止,天枢主之……妇人少腹坚痛,月水不通,带脉主之。

《针灸大全》:女子经水正行,头晕、少腹痛,照海、阳交、内庭、合谷。

《针灸逢源》:经水正行,头晕、小腹痛,合谷、阳交、内庭……室女月水不调、脐腹疼痛,肾俞、关元、三阴交。

[附] 子宫内膜异位症

子宫内膜异位症是指具有生长功能的子宫内膜组织生长在子宫腔被覆黏膜以外的身体异常部位所引起的疾病,因其大多数病变出现在盆腔脏器和壁腹膜,以卵巢、宫骶韧带最常见,其次为子宫及其他脏腹膜、阴道直肠等部位,故常称盆腔子宫内膜异位症。本病多发于30~40岁女性,青春期发病少见,绝经后异位内膜可随之萎缩吸收,妊娠可使症状得到暂时或永久性缓解。中医文献中没有本病的名称,但据其临床表现可归属中医的"痛经""癥瘕""月经不调"或"不孕"等。各种原因导致瘀血阻滞胞宫、冲任脉是其基本病机。

【辨病与辨证】

1. 辨病 患者表现因人和病变部位的不同而异,症状特征与月经周期密切相关。临床常见症状:①继发性痛经,进行性加重是其典型症状。疼痛多位于下腹、腰骶及盆腔中部,有时可放射至会阴部、肛门及大腿,常于月经来潮时出现,并持续至整个经期。少数患者长期下腹痛,经期加重。②不孕。③月经量增多、经期延长或淋漓不断。④性交不适,尤其月经来潮前疼痛最为明显。⑤盆腔腹部常可触及触痛性结节或包块,腹腔镜检查最具诊断价值。

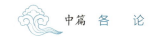

2. 辨证 可参照痛经进行辨证。

【治疗】

1. 基本治疗

治法 活血化瘀,调经止痛。以任脉、足太阴经穴及阿是穴为主。

穴方 关元 阿是穴 子宫 三阴交 合谷 断红

加减穴位可参照痛经。

操作 ①毫针刺:治疗宜从经前 5~7 天开始,直到月经期结束。痛经发作时,先刺远端穴合谷、三阴交,强刺激持续行针 1~3 分钟,以疼痛缓解为佳。刺关元针尖斜向下腹,有酸胀感为宜。阿是穴在盆腔腹部选取,可触及触痛性结节或包块,行提插泻法。②结合灸法及电针法:在上述毫针治疗基础上,腹部穴位可加灸法、温针灸或隔姜灸;关元、阿是穴、子宫可接电针,密波(频率 70~80Hz),每次 20 分钟。

方义 关元、子宫及阿是穴疏通腹部及局部气血,活血化瘀;三阴交、合谷调理气血,调经止痛。断红为治疗月经过多、经期延长的经验穴。

2. 其他治疗

耳穴法 内生殖器、内分泌、交感、脾、肾、子宫、卵巢、皮质下。毫针刺或压丸法,经前 1 周开始治疗。

穴位埋线法 三阴交、肾俞、次髎或血海、子宫、关元。常规消毒,将约 1cm 的(直径 0.04mm)羊肠线埋入穴内,胶布贴敷针孔 24 小时。经前 1 周内开始埋线,每个月经周期共进行 2 次穴位埋线。

【按语】

子宫内膜异位症应以原发病治疗为主,针药结合可获得更好疗效。子宫内膜异位症临床上常出现强烈的痛经,这种痛经属于继发性痛经范畴,针灸可缓解症状。

三、闭经

闭经是指女子年逾 16 周岁,月经尚未来潮,或月经周期已建立而后又中断 6 个月以上的一类病证。在中医文献中又称"女子不月""经水不通""月事不来"。中医学认为,本病与禀赋不足、七情所伤、感受寒邪、房事不节、饮食不节或过度节食、产育或失血过多等因素有关,上述因素引起血枯和血滞是导致闭经的基本原因。血枯者属先天不足,肝肾亏损;或后天失养,脾胃虚弱,精血不足,冲任失养,无血以行,发为经闭。血滞者多因情志不遂,肝气郁结,气滞血瘀;或脾失健运,痰湿阻滞;或经期感寒,寒凝胞脉,冲任不通,经血不行所致。本病病位主要在胞宫,与肝、脾、肾有密切关系。基本病机为血海(或胞脉)空虚(血枯),脉道(胞脉)瘀滞不通(血滞)。此外,闭经应与避年(指月经一年一行,无不适,不影响生育)、暗经(指终身不行经,但能生育,且无不适)相鉴别,两者均为极少见的月经特殊生理现象。

西医学认为闭经是一种症状,由于正常月经的建立和维持有赖于下丘脑 - 垂体 - 卵巢轴的神经内分泌调节、靶器官子宫内膜对性激素的周期性反应和下生殖道的通畅,因此,上述其中任何一个环节发生障碍均可导致闭经。根据既往有无月经来潮,又将闭经分为原发性和继发性两类。原发性闭经较少见,多为遗传学原因或先天性发育缺陷引起。继发性闭经发生率明显高于原发性,病因复杂,根据病变部位又分为下丘脑性、垂体性、卵巢及子宫性闭经,以下丘脑性闭经最常见。至于青春期前、妊娠期、哺乳期以及绝经期的闭经都属于生理现象。

【辨病与辨证】

1. 辨病 本病的诊断首先需明确是原发性闭经还是继发性闭经,并进一步寻找闭经原因,确定病变部位。同时应注意与月经后期、生理性闭经相鉴别。由于引起闭经的原因众多,故可从不同角度进行分类:①从生理与病理角度分类:生理性闭经(青春前期、妊娠期、哺乳期与绝经过渡期及绝经后期)、病理性闭经(真性闭经、假性闭经)。②从有无下丘脑-垂体-卵巢子宫轴病变分类:各种解剖上的缺陷、原发性卵巢功能衰竭、慢性无排卵。③从卵巢功能减退的严重程度分类:Ⅰ度闭经、Ⅱ度闭经。④从引起闭经主要病变涉及部位分类:子宫性闭经、卵巢性闭经、垂体性闭经和下丘脑性闭经。

(1) 原发性闭经:女性年龄超过 16 岁,第二性征已发育,月经还未来潮;或年龄超过 14 岁,第二性征尚未发育,且无月经来潮者。应注意检查乳房及第二性征、子宫的发育情况,了解生长发育史,有无先天缺陷及家族史。

(2) 继发性闭经:月经初潮 1 年余,或正常月经周期已建立,而后月经停止 6 个月以上;或按自身原有月经周期计算停止 3 个周期以上者。应通过妇科检查、性激素测定、内镜、宫腔镜等检查,明确病变部位和闭经类型。

2. 辨证

(1) 血枯闭经:以月经超龄未至,或经期错后,经量逐渐减少,终至经闭为主症。兼见头晕耳鸣、腰膝酸软、口干咽燥、五心烦热、潮热盗汗、舌红、苔少、脉沉细,为肝肾不足;面色无华、头晕目眩、心悸气短、神疲肢倦、食欲不振、纳呆便溏、舌淡、苔薄白、脉细弱无力,为气血亏虚。

(2) 血滞闭经:以既往月经正常,骤然经闭不行,并伴有腹胀、腹痛等其他实象。兼见情志抑郁、烦躁易怒、胸胁胀满、嗳气叹息、小腹胀痛拒按、舌质紫暗或有瘀斑、脉沉弦,为气滞血瘀;小腹冷痛、得热痛减、形寒肢冷、面色青白、舌苔白、脉沉迟,为寒湿凝滞。形体肥胖、胸胁满闷、神疲倦怠、白带量多、苔腻、脉滑,为痰湿阻滞。

【治疗】

1. 基本治疗

治法　调理冲任,活血通经。以任脉及足太阴、足阳明经穴为主。

穴方　关元　归来　子宫　肾俞　气冲　三阴交

肝肾不足加肝俞、太溪;气血亏虚加脾俞、足三里;气滞血瘀加太冲、血海;寒湿凝滞加神阙、中极;痰湿阻滞加丰隆、中脘。下丘脑性、垂体性闭经者加百会、风府、风池、颈夹脊;卵巢及子宫性闭经加阿是穴(子宫穴外 0.5~1 寸)。

操作　①毫针刺:常规操作。②结合电针、灸法及刺络拔罐法:在毫针刺基础上,归来、子宫可接电针仪,疏波或疏密波交替,每次 20 分钟;气血亏虚证、寒湿凝滞者,关元、子宫、肾俞等穴加灸,艾条温和灸或隔姜灸;气滞血瘀者,用三棱针点刺血海,加拔火罐。

方义　关元是任脉与足三阴之交会穴,补益肾元,通经行血,调理冲任;肾俞既可补益肾气,使肾气旺、精血充,又可温化寒凝,行血调经;三阴交为足三阴之交会穴,气冲为冲脉与足阳明的交会穴,两穴配伍能调冲任,理胞宫,行气血;子宫、归来通胞脉,调气血。

2. 其他治疗

穴位埋线法　子宫、气海、足三里、中脘、建里、天枢、血海、三阴交、脾俞、肾俞。每次取 2~4 个穴。取一段长约 1cm 的消毒羊肠线进行常规操作。每两周 1 次,避开月经期。

穴位注射法　肾俞、肝俞、脾俞、关元、归来、气海、三阴交、足三里。每次选 2~3 个穴,用当归、红花、黄芪等中药制剂,或维生素 B_{12}、胎盘组织液等,每穴每次注入 1~2ml,隔日 1 次。

【按语】

1. 闭经病因复杂,不同病因引起者,针灸治疗效果差异较大。一般针灸对精神因素及功能性原因所致的闭经,如卵巢功能早衰、垂体前叶功能减退疗效较好;而对结核病、子宫发育不全、肾病等器质性病变及原因引起的闭经效果较差。

2. 患者应注意情绪调节,保持乐观心态,加强体育锻炼,生活起居有节律,劳逸结合,并注意饮食调节。

3. 减肥是导致闭经比较常见的原因,其引起下丘脑功能紊乱从而引起闭经。应保持健康均衡的膳食结构,避免剧烈的运动。

【古代文献摘录】

《针灸甲乙经》:女子血不通,会阴主之;月水不通……气穴主之。

《针灸大成》:月经断绝,中极、肾俞、合谷、三阴交。

《神灸经纶》:经闭,腰俞、照海,均灸。

[附] 多囊卵巢综合征

多囊卵巢综合征(PCOS)是以月经失调、不孕、多毛、肥胖及黑棘皮症等为主症,是妇科较为常见的疾病之一,在青春期及育龄期妇女中发病率较高。西医学认为,本病是一种生殖功能障碍与糖代谢异常并存的内分泌紊乱综合征,持续性无排卵、雄激素过多和胰岛素抵抗是其重要特征,是生育期妇女月经紊乱最常见的原因,但病因至今不明。总之,本病的内分泌特征有:①雄激素过多;②雌酮过多;③黄体生成激素/卵泡刺激素(LH/FSH)比值增大;④胰岛素过多。产生以上变化的可能机制涉及下丘脑-垂体-卵巢轴调节功能异常;胰岛素抵抗和高胰岛素血症;肾上腺内分泌功能异常等。

本病属中医学闭经、不孕、癥瘕等范畴,认为多与禀赋不足、饮食不节、七情内伤等因素有关,基本病机以肾虚、冲任失调为本,痰湿、血瘀、湿热阻滞为标。

【辨病与辨证】

1. 辨病　①稀发排卵或无排卵:临床表现为闭经、月经稀发、初潮2~3年不能建立规律月经以及基础体温呈现单相。有时,月经规律者并非有排卵性月经。②高雄激素的临床表现和/或高雄激素血症:临床表现有痤疮、多毛。高雄激素血症者血清总睾酮、游离睾酮指数或游离睾酮高于检测单位实验室参考正常值。③卵巢多囊性改变:超声检查提示一侧或双侧卵巢直径2~9mm的卵泡≥12个,和/或卵巢体积≥10cm³。符合上述3项中任何2项者,即可诊断PCOS。

2. 辨证　以月经失调、不孕、多毛、痤疮、肥胖,黑棘皮症等为主症。兼见腰膝酸软,小腹或有冷感,子宫偏小,为肾气亏虚;口腻多痰,舌苔白腻,舌质淡暗,脉象细濡而滑,为痰湿内蕴;经行腹痛,烦躁易怒,胸胁胀痛,乳房胀痛,舌质紫暗,夹有瘀点,脉沉弦或沉涩,为气滞血瘀;经前胸胁乳房胀痛,大便秘结,小便黄,带下量多,阴痒,舌红苔黄厚,脉弦数为肝经湿热。

【治疗】

1. 基本治疗

治法　调理冲任,益肾疏肝。以背俞穴及任脉、足太阴经穴为主。

穴方　阿是穴　子宫　关元　肾俞　三阴交　丰隆

肾气亏虚加命门、太溪;痰湿内蕴加脾俞、阴陵泉;气滞血瘀加太冲、血海;肝经湿热加中极、行间。胸胁胀痛加内关、膻中。

操作　①毫针刺:常规操作。阿是穴在小腹部卵巢的体表投影区(大约在盆腔左右两侧,即脐下12~13cm处旁开5~6cm;或在子宫穴外0.5~1寸处),每侧各选择1~2个刺激点。②结合电针、灸法及刺络拔罐法:在上述毫针治疗基础上,阿是穴、子宫穴可接电针,疏波或疏密波交替,每侧20分钟;肾气亏虚、痰湿内蕴者,腹部及背部穴可加灸法,艾条温和灸或隔姜灸或隔附子饼灸,也可温针灸;气滞血瘀者,可加三棱针点刺血海,加拔火罐。

方义　阿是穴、子宫为局部选穴,重在疏通局部经络,调活气血;肾俞、关元,补益肾之精气以治其本,又可调理冲任;三阴交为足三阴经的交会穴,可健脾疏肝,理气化瘀,调理经血;丰隆化痰除湿。

2. 其他治疗

穴位注射法　选穴参照基本治疗处方。每次 2 个穴,以胎盘注射液、当归注射液等,每穴注入药液 1~2ml,隔日 1 次。

穴位埋线法　三阴交。按埋线法常规操作,植入羊肠线,每月 1 次。

【按语】

1. 针灸对本病引起的月经失调、闭经、不孕、肥胖等临床症状有一定疗效。

2. 适当运动控制体重,调整饮食。

四、崩漏

崩漏是指妇女不在行经期间阴道突然大量出血或淋漓不断的一种病症。其发病急骤、暴下如注、大量出血者为"崩";病势较缓、出血量少、淋漓不绝者为"漏"。两者虽有不同,但其发病机制相同,且常常交替出现或相互转化,故概称"崩漏"。本病是临床常见病、多发病,尤以青春期或更年期、产后最为多见。

中医学认为崩漏的发生与素体阳盛或脾肾亏虚、房劳多产、饮食不节、七情内伤、过度劳累等因素有密切关系。热伤冲任、迫血妄行;或瘀血阻滞、血不归经;或肾阳亏虚、失于封藏;或脾气虚弱、统摄无权,均可致冲任不固,以致经血从胞宫非时妄行。其病位在胞宫,病变涉及冲、任二脉及肝、脾、肾三脏。基本病机为实证因热、瘀阻滞冲任,血不归经;虚证系冲任不固,血失统摄。

崩漏常见于西医学的无排卵型功能失调性子宫出血,是由于调节生殖的神经内分泌机制失常引起的异常子宫出血,而全身及内外生殖器官无器质性病变存在。另外,其他原因如宫内节育环等所引起的阴道不规则出血也属于中医学的崩漏范畴。

📖 **知识链接**

西医对崩漏的认识

阴道出血是临床最常见的症状,妇女生殖道的任何部位,包括宫体、宫颈、阴道和外阴均可发生出血。虽然绝大多数出血来自宫体,但除正常月经外,无论其源自何处,均为病理性阴道出血。引起阴道出血的常见原因有:①卵巢内分泌功能失调:包括无排卵型功能失调性子宫出血、排卵性月经失调、月经间期卵泡破裂、雌激素水平短暂下降等。②与妊娠有关的子宫出血:流产、异位妊娠、妊娠滋养细胞疾病、产后胎盘部分残留、胎盘息肉、子宫复旧不全等。③生殖器炎症:外阴溃疡、阴道炎、急性宫颈炎、宫颈息肉、子宫内膜炎等。④生殖器肿瘤:子宫肌瘤、卵巢肿瘤及恶性肿瘤,如外阴癌、阴道癌、宫颈癌、子宫内膜癌、子宫肉瘤、绒毛膜癌等。⑤损伤、异物和外源性激素:生殖道创伤、暴力性交、宫内放置节育器以及雌激素、孕激素使用不当等。⑥内科出血性疾病:血小板减少性紫癜、再生障碍性贫血、白血病、肝功能损害等。

【辨病与辨证】

1. 辨病　妇女不在行经期间阴道突然大量出血或淋漓不断者,可诊断为中医的崩漏。

临床应对引起崩漏的原因进一步鉴别。

(1) 无排卵型功能失调性子宫出血(简称功血):临床表现各不相同,最常见的症状是子宫不规则出血,表现为月经周期紊乱,出血间隔长短不一,经量不定或增多,甚至大量出血。出血期间一般无腹痛或其他不适,出血量多或时间长时,常继发贫血,大量出血可导致休克。根据出血的特点,临床包括:①月经过多:周期正常,经期延长(>7 天)或经量过多(>80ml)。②子宫不规则出血:周期不规则,经期延长,经量过多或正常。③月经过频:月经频发,周期缩短(<21 天)。妇科检查子宫大小在正常范围,出血时子宫较软,除外全身性疾病及生殖道器质性病变。

(2) 避孕器致子宫出血:常发生于放置节育环后 1 年内,尤其是最初 3 个月内,表现为经量增多、经期延长或周期间点滴出血。

2. 辨证 以月经周期紊乱,出血时间长短不定,有时持续数日甚至数十日不等,出血量多如注或淋漓不断为主症。

(1) 实证:以经血非时暴下,量多势急,或淋漓不断,色红质稠或夹血块为主症。兼见经血色深红、质黏稠,气味臭秽,口干喜饮,舌红苔黄,脉滑数,为血热;出血量多、色紫红而黏腻,带下量多,色黄臭秽,阴痒,苔黄腻,脉濡数,为湿热;血色正常或带有血块,烦躁易怒,时欲叹息,小腹胀痛,苔薄白,脉弦,为肝郁;漏下不止,或突然下血甚多、色紫红而黑有块,小腹疼痛拒按,下血后疼痛减轻,舌质紫暗有瘀点,脉沉涩,为血瘀。

(2) 虚证:以久崩久漏,淋漓难尽,色淡质稀为主症。兼见经血色淡、质薄,面色萎黄,神疲肢倦,气短懒言,纳呆便溏,舌质淡而胖,苔白,脉沉细无力,为脾虚;出血量多、日久不止、色淡红,少腹冷痛,喜温喜按,形寒畏冷,大便溏薄,舌淡苔白,脉沉细而迟,为肾阳虚;经血量少、色红,头晕耳鸣,心烦不寐,腰膝酸软,舌红少苔,脉细数,为肾阴虚。

【治疗】

1. 基本治疗

治法 调理冲任,固崩止漏。以任脉及足太阴经穴为主。

穴方 子宫 关元 三阴交 隐白 断红

血热加血海、行间;湿热加中极、阴陵泉;肝郁加期门、太冲;血瘀加血海、太冲;脾虚加脾俞、足三里;肾阳虚加肾俞、命门;肾阴虚加肾俞、太溪。

操作 ①毫针刺:关元针尖向下斜刺,使针感传至耻骨联合上下为佳;余穴常规操作。②结合电针、灸法及三棱针法:子宫、关元可加电针,疏波,每次 20 分钟;无热象者,隐白可只用灸法,亦可在毫针刺基础上,加艾条灸法或温针灸;肾阳虚、脾虚者可在腹部和背部穴加灸法;血热、血瘀者,肢体穴位可点刺出血。

方义 子宫穴为局部选穴,可调理胞宫气血而固崩;关元属任脉,又与足三阴经交会,可通调冲任,固摄经血;三阴交为足三阴经交会穴,可疏调足三阴之经气,以健脾益胃,调肝固肾,理气调血;隐白为足太阴经井穴,可健脾统血;断红为治疗崩漏的奇穴和经验效穴。

2. 其他治疗

皮肤针法 腰骶部督脉、足太阳经,下腹部任脉、足少阴经、足阳明经、足太阴经,下肢足三阴经。由上向下反复叩刺 3 遍,中度刺激。每日 1~2 次。

头针法 额旁 3 线。头针常规刺法。

穴位注射法 气海、血海、膈俞、三阴交、足三里。每次选 2~3 个穴,用维生素 B_{12} 或黄芪、当归注射液,每穴注射 2ml。

【按语】

1. 针灸对本病有一定疗效。但对于血量多、病势急者,应采取综合治疗措施。绝经期妇女如反复多次出血,应做相关检查以明确诊断,排除肿瘤致病因素。

2. 要保证足够营养的摄入,避免生冷饮食。血热型崩漏饮食宜清淡,忌辛辣动火之品。多吃粗纤维食物和水果,保持大便通畅。

3. 避免精神刺激,注意调畅情志,保持乐观情绪,积极配合治疗。生活要有规律,保证充足的睡眠,防止过度劳累,注意保暖,避免受凉。保持外阴清洁。

【古代文献摘录】

《针灸甲乙经》:妇人漏下,月闭不通,逆气腹胀,血海主之……女子漏血,太冲主之……妇人漏血,腹胀满,不得息,小便黄,阴谷主之。

《神应经》:血崩,气海、大敦、阴谷、太冲、然谷、三阴交、中极。

《针灸大成》:女人漏下不止,太冲、三阴交;血崩,气海、大敦、阴谷、太冲、然谷、三阴交、中极。

《针灸集成》:崩漏,太冲、血海、阴谷、然谷、三阴交、肝俞、支沟。

五、绝经前后诸症

绝经前后诸症是指妇女在绝经前后,出现烘热,面赤汗出,头晕目眩,耳鸣心悸,烦躁易怒,失眠健忘,精神倦怠,腰背酸痛,手足心热,或伴有月经紊乱等与绝经有关的症状,又称"经断前后诸症"。这些证候常参差出现,轻重不一,发作次数和时间无规律性,病程长短不一,短者数月,长者可迁延数年至十数年不等。中医学认为,本病的发生与先天禀赋、情志所伤、劳逸失度、经孕产乳所伤等因素有关。妇女至绝经前后,肾气渐亏,天癸将竭,精血不足,阴阳平衡失调,出现肾阴不足,阳失潜藏,或肾阳虚衰,经脉失于温养等肾阴阳失调而发病。"肾为先天之本",肾阴阳失调,每易波及其他脏腑,而其他脏腑病变,久则必累及于肾,故本病病位主要在肾,与肝、脾、心三脏及冲任二脉关系密切。基本病机为肾精不足,冲任亏虚。

本病相当于西医学的围绝经期综合征,又称绝经综合征,是妇女在绝经前后出现性激素波动或减少所致的一系列躯体和精神心理症状。绝经是指月经完全停止1年以上,是妇女生命进程中必然发生的生理过程。我国城市妇女的平均绝经年龄为49.5岁,农村妇女为47.5岁。围绝经期指从接近绝经出现与绝经有关的内分泌、生物学和临床特征起至绝经1年内的期间,即绝经过渡期至绝经后1年。绝经过渡期是指从月经周期出现明显改变至绝经前的一段时期,通常在40岁后开始,历时约4年,长者可达10~20年。过去,人们一直用"更年期"来形容这一渐进的变更时期。由于更年期定义含糊,1994年WHO提出废弃"更年期",推荐采用"围绝经期"一词。绝经分为自然绝经和人工绝经,前者指卵巢内卵泡生理性耗竭所致,后者指两侧卵巢经手术切除或受放射性治疗所致的绝经,人工绝经较自然绝经者更易发生绝经综合征。绝经前后最明显的变化是卵巢功能衰退,随后表现为下丘脑-垂体功能退化,从而出现一系列临床症状。

【辨病与辨证】

1. 辨病 本病临床表现分为近期症状和远期症状。

(1) 近期症状:①月经紊乱:绝经过渡期出现月经周期不规则、经期持续时间长及经量增多或减少。②血管舒缩症状:主要表现为潮热,为血管舒缩功能不稳定所致,是雌激素降低的特征性表现,为反复出现短暂的面部和颈部及胸部皮肤阵阵发红,伴有烘热,继之出汗,一般持续1~3分钟。该症状一般持续1~2年,长者可达5年或更长时间。③自主神经失调症状:常出现如心悸、眩晕、头痛、失眠、耳鸣等自主神经失调症状。④精神神经症状:围绝经期妇女常表现为注意力不易集中,情绪波动大,激动易怒、焦虑不安或情绪低落、抑郁、不能自我控制及记忆力减退等。

(2) 远期症状:①泌尿生殖道症状:阴道干燥、性交困难及反复阴道感染、排尿困难、尿痛、尿急等;②骨质疏松:50 岁以上妇女约半数以上会发生绝经后骨质疏松(一般在绝经后5~10 年内),最易发生在椎体;③阿尔茨海默病:绝经后期妇女比老年男性患病风险高,可能与绝经后内源性雌激素水平降低有关;④心血管病变:绝经后妇女动脉硬化、冠心病发病率明显高于绝经前。

实验室检查:血清 FSH(促卵泡激素)值升高,或伴有血清 E_2(雌激素)值降低有助于诊断。

知识链接

围绝经期及绝经后女性泌尿生殖系统的特点及相关病症

随着雌激素水平的逐渐下降直到完全消失,阴道上皮和固有层的平滑肌萎缩,阴道区域的血流灌注减少,胶原和组织弹性丧失,导致了阴道黏膜苍白、变薄和脆弱。同时,雌激素缺乏导致子宫韧带胶原纤维比例失调,进一步削弱了盆底支持结构的力量。所以围绝经期及绝经后的女性易出现盆底功能障碍疾病(PFD)。2014 年由北美绝经学会提出了围绝经期生殖泌尿系统综合征(GSM)的概念,包括阴道干涩、瘙痒、烧灼感等,也包括尿频、尿急、尿失禁,多达 50% 的绝经后患者可出现 GSM。压力性尿失禁(SUI)是指在腹压增加的动作如咳嗽、跑跳时出现尿液的不自主流出,根据 2003 年一项 13 万人的横断面研究,53% 的 SUI 出现在围绝经期。膀胱过度活动症(OAB)是一种以尿急症状为特征的症候群,常伴有尿频和夜尿症状,可伴或不伴有急迫性尿失禁;尿急是指一种突发、强烈的排尿欲望,且很难被主观抑制而延迟排尿;成人排尿次数达到白天≥8 次,夜间≥2 次,每次尿量 <200ml 时考虑为尿频。急迫性尿失禁是指与尿急相伴随、或尿急后立即出现的尿失禁现象,OAB 随年龄和绝经时间的延长,发病率明显增加。盆腔脏器脱垂(POP)是指因盆底结构支持力下降,造成盆腔器官下降移位引发器官的位置及功能异常,发病率随年龄和绝经明显增加。

2. 辨证 以 40 岁左右妇女,绝经前后出现月经紊乱,阵发性潮热汗出,心悸心烦,性欲减退,情绪不稳定等为主症。兼见头晕耳鸣,烘热汗出,失眠多梦,五心烦热,口燥咽干,腰酸腿软,或皮肤瘙痒,月经周期紊乱,经量或多或少、色鲜红,舌红,苔少,脉细数,为肾阴不足;头晕耳鸣,形寒肢冷,精神萎靡,面色晦暗,腹冷阴坠,大便溏薄,腰酸尿频,甚者冷汗淋漓,面浮肿胀,小便失禁,月经不调,量多或少,色淡质稀,带下量多,舌淡,苔白滑,脉沉细而迟,为肾阳亏虚;若既有头晕耳鸣,烘热汗出,腰酸乏力等症,又有畏寒怕风,面浮肿胀,肢冷便溏,小便清长等症,经来无期,月经过多或过少,淋漓不断,或忽然暴下如注,色淡红或暗淡,质清,舌胖大,苔薄白,脉沉细,为阴阳两虚;心悸失眠,多梦盗汗,舌红少苔,脉沉细,为心肾不交;头晕目眩,烘热汗出,心烦易怒,腰膝酸软,性欲减退,月经紊乱,经来量多,或淋漓漏下,舌质红,脉弦细而数,为肝阳上亢;若形体肥胖,烘热汗出,胸闷痰多,脘腹胀满,恶心呕吐,纳少,便溏,月经紊乱,苔腻,脉滑,为痰气郁结。

【治疗】

1. 基本治疗

治法 滋肾固本,调理冲任。以任脉、足太阴经及背俞穴为主。

穴方 关元 肝俞 肾俞 三阴交 太溪

肾阴不足加照海、水泉;肾阳亏虚加命门、志室;肾阴阳两虚加命门、水泉;肝阳上亢加太冲、照海;痰气郁结加中脘、丰隆。失眠加四神聪、神门、安眠;汗多加合谷、复溜、夹脊;心悸加内关、神门。

操作 ①毫针刺:背俞穴向脊柱方向斜刺;肝阳上亢者,太冲可用短毫针点刺出血;余穴常规操作。②结合电针及灸法:在上述毫针刺基础上,三阴交、太溪可接电针,用疏密波,弱刺激,以患者稍有刺激感为度,刺激20~30分钟;肾阳虚者,腹部、背部穴可加艾条温和灸或温针灸法。

方义 任脉经穴关元,为任脉与足三阴经的交会穴,可益肾固本,调理冲任;三阴交为肝脾肾三经交会穴,与肝俞、肾俞、太溪,可调补肝肾脾以治本。

2. 其他治疗

耳穴法 内生殖器、内分泌、皮质下、神门、交感、肾、肝、脾、心。每次选一侧3~4个耳穴,毫针用轻刺激。也可用埋针或压籽法。

【按语】

1. 针灸治疗本病有较好疗效,但应注意配合心理疏导,使患者畅达情志,避免忧郁、焦虑、急躁情绪;要劳逸结合,多做户外活动,加强体育锻炼,增强体质。对重症患者,还应注意配合中药或其他疗法治疗。

2. 绝经前后是妇女多种肿瘤好发的时期,因此,在诊断本病时要详问病情,并可根据病情做一些必要的辅助检查,排除其他疾病,以免贻误病情。

3. 围绝经期女性的心理健康管理包括了促进保健的策略和精神心理疾病的诊治,需要妇女健康保健机构、医疗卫生机构和社会支持组织的共同配合,尤其是妇科内分泌、更年期专科、精神心理科、药学科等多学科的联合诊疗。

【古代文献摘录】

《百症赋》:妇人经事改常,自有地机、血海;女子少气漏血,不无交信、合阳;带下产崩,冲门、气冲宜审;月潮违限,天枢、水泉细详。

六、经前期综合征

经前期综合征(PMS)是指反复在经前期(黄体期)出现周期性以情感、行为和躯体障碍为特征的综合征,月经来潮后症状自然消失。病因尚不明确,可能与精神社会因素、卵巢激素失调和神经递质异常有关。本病多发于25~45岁的育龄妇女,临床表现各异,病情轻重有别,轻者可以忍受,重者影响工作和生活。

在中医古籍中,根据月经周期而出现的各种不同症状,分别有"经行头痛""经行眩晕""经行乳房胀痛""经行浮肿""经行吐衄""经行情志异常""经行泄泻"等记载,各症既可单独出现,又可同时出现。因此,本病应属于中医学"月经前后诸证"之范畴,多因情志失调、素体虚弱、饮食所伤、劳倦过度等因素,导致脏腑、气血、阴阳失调而发病。总之,本病与冲、任二脉及脾、肝、肾关系密切,其基本病机是冲任气血不和,脏腑阴阳失调。

【辨病与辨证】

1. **辨病** 以经前周期性反复出现典型临床表现为特征,症状出现于月经前1~2周,月经来潮后迅速减轻直至消失。主要症状包括:①躯体症状:头痛、背痛、乳房胀痛、腹部胀满、便秘或腹泻、肢体浮肿、体重增加、运动协调功能减退;②精神症状:易怒、焦虑、抑郁、情绪不稳定、疲乏及饮食、睡眠、性欲改变;③行为改变:注意力不集中、工作效率低、记忆力减退、神经质、易激动等。临床需与轻度精神病及心、肝、肾等疾病引起的浮肿相鉴别;必要时可同时记录基础体温,以了解症状出现与卵巢功能的关系。

2. **辨证** 以月经来潮前出现精神紧张、神经过敏、烦躁易怒、乳房胀痛等症状,呈周期性发作为主症。兼见心悸气短,失眠多梦,神疲肢倦,月经量少、色淡、质稀,舌淡、苔薄,脉细弱,为气血不足;乳房胀痛,两目干涩,咽干口燥,五心烦热,腰膝酸软,舌红少津,脉细数,为肝肾阴虚;头晕头重,胸闷呕恶,腹胀纳呆,甚则神志不清,平素带下量多,质黏色白,月经量少、色淡,舌体胖、苔厚腻,脉濡滑,为痰浊上扰;乳房胀痛连及两胁,疼痛拒按,经色紫暗或有块,舌质暗或有瘀点,脉沉弦有力,为气滞血瘀。

【治疗】

1. 基本治疗

治法 疏肝安神,调理气血。以足厥阴、手少阴经及督脉穴为主。

穴方 百会 神门 三阴交 太冲

气血不足加脾俞、足三里;肝肾阴虚加肝俞、肾俞;痰浊上扰加中脘、丰隆;气滞血瘀加期门、血海。头痛、眩晕加风池、太阳;失眠多梦加内关、四神聪;乳房胀痛加肩井、膻中;情志异常、烦躁易怒加水沟、神庭;腹泻加天枢、上巨虚。

操作 ①毫针刺:在月经来潮前2周开始治疗,直到月经来潮。主穴以平补平泻法或泻法为主,三阴交可行补法。余穴常规操作。②结合灸法及三棱针法:在上述毫针治疗基础上,气血不足者,脾俞、足三里可加灸法;气滞血瘀者,血海可点刺出血加拔罐。

方义 三阴交是脾、肝、肾三经交会穴,可健脾疏肝益肾,调理气血,为治疗妇科疾病的要穴;太冲为肝经原穴,可疏肝解郁;百会、神门可安神定志。

2. 其他治疗

耳穴法 内生殖器、内分泌、皮质下、肝、脾、肾。毫针中度刺激,留针15~30分钟;也可用埋针或压籽法。

皮肤针法 在下腹部任脉、肝经、脾经和腹股沟以及下肢足三阴经循行线上轻轻叩刺,以局部皮肤潮红为度。

3. 参考方法 耳甲腔迷走神经刺激点,头面部三叉神经区刺激点。毫针常规操作,耳部也可用埋针或压籽法。

【按语】

1. 针灸治疗本病有较好的临床疗效,治疗同时应调整生活状态,如合理的饮食及营养,适当的身体锻炼,戒烟、限制钠盐和咖啡的摄入。

2. 据报道经前期综合征患者对安慰剂治疗的反应率高达30%~50%,部分患者精神症状突出,情绪紧张时明显加重症状,因此,心理因素对本病影响较大,必须对患者做好心理疏导,消除紧张情绪,使其心态平和,保持心情舒畅。

第二节 带 下 病 证

一、带下过多

带下过多系指带下量明显增多,色、质、气味异常,或伴有全身及局部症状的一种病证,又称"带证""下白物""白沃""赤白沃""下秽物"等。若在月经期前后、排卵期及妊娠期带下量稍有增多,而无其他不适者,属正常生理现象。中医学认为,湿邪是导致带下过多的主要原因。若素体脾虚,或饮食所伤,或劳倦太过,使脾虚失运,湿浊内盛,流注下焦;或肾阳不足,气化失常,水湿内停;或久居湿地,冒雨涉水,或摄生不洁,湿毒外侵,均可使任脉受损,带脉失约,发为带下过多。本病病位在胞宫,与脾、肾及带脉、任脉关系密切。

西医学认为,白带是由阴道黏膜渗出液、宫颈管及子宫内膜腺体分泌液等混合而成,其形成与雌激素作用有关。正常白带呈白色稀糊状或蛋清样、高度黏稠、无腥臭味、量少,对妇女健康无不良影响,称为生理性白带。生殖道出现炎症,特别是阴道炎、急性宫颈炎或癌症、盆腔炎等,白带量显著增多且性状亦有异常改变,并伴有其他不适症状,称为病理性白带。西医学无带下病之病名,认为带下异常仅仅是多种疾病的一个症状,临床须根据病史、症状、体征及实验室检查做出进一步诊断。凡出现病理性白带的疾病,均可归属中医学带下病范畴。

🔍 知识链接

病理性白带的常见性状

1. 无色透明黏性白带　呈蛋清样,性状与排卵期宫颈腺体分泌的黏液相似,但量显著增多,一般应考虑慢性宫颈内膜炎、卵巢功能失调、阴道腺病或宫颈高分化腺癌等疾病的可能。

2. 凝乳状白带　为念珠菌阴道炎特征,常伴有严重外阴瘙痒或灼痛。

3. 白色或灰黄色泡沫状白带　为滴虫阴道炎的特征,可伴有外阴瘙痒。

4. 灰色均质鱼腥味白带　常见于细菌性阴道病。

5. 白带中混有血液　应考虑宫颈癌、子宫内膜癌、宫颈息肉或黏膜下肌瘤等。安放宫内节育器亦可引起血性白带。

6. 色黄或黄绿,黏稠,多有臭味　滴虫或淋菌等细菌所致的急性阴道炎、宫颈炎、宫颈管炎均可引起。宫腔积脓、宫颈癌、阴道癌或阴道内异物残留亦可导致脓样白带。

7. 持续流出淘米水样白带,且具奇臭者　一般为晚期宫颈癌、阴道癌或黏膜下肌瘤伴感染。阵发性排出黄色或红色水样白带应注意输卵管癌的可能。

【辨病与辨证】

1. 辨病　凡以带下量明显增多,色、质、气味发生异常,或伴有全身、局部症状者可诊断为中医学的带下过多。临床应进一步对引起带下异常的相关常见疾病进行鉴别诊断。

(1) 阴道炎:①细菌性阴道炎:带下色白,质稀,有腥臭味,或伴外阴瘙痒或灼热感,部分患者无症状;镜检可找到线索细胞,胺试验阳性,阴道清洁度检查Ⅲ~Ⅳ度。②萎缩性阴道炎:有绝经史,外阴灼热不适、瘙痒,阴道分泌物增多,质稀薄,呈淡黄色,严重者呈脓血性白带;妇检阴道呈萎缩性改变。

(2) 宫颈炎:阴道分泌物增多,呈乳白色黏液状,或呈淡黄色脓性,可伴外阴瘙痒及灼热感,腰骶部酸痛、下腹部坠痛;可有血性白带或性交后出血。妇科检查宫颈有不同程度的充血、水肿、糜烂、肥大,有黏液脓性分泌物附着甚至从宫颈管流出。

(3) 慢性盆腔炎:阴道分泌物增多,下腹部坠胀、疼痛及腰骶部酸痛,常在劳累、性交后及月经前后加剧;可伴月经失调,量增多,时有低热,易疲倦;部分患者可出现精神不振,周身不适,失眠等。妇科检查子宫常呈后倾后屈,活动受限或粘连固定。输卵管炎在子宫一侧或两侧可触及呈索条状的增粗输卵管,并有轻度压痛。输卵管积水或输卵管卵巢囊肿,在盆腔一侧或两侧触及囊性肿物,活动多受限。盆腔结缔组织炎时,子宫一侧或两侧有片状增厚、压痛,宫骶韧带常增粗、变硬,有触痛。腹腔镜、B超等有助于鉴别。

(4) 盆腔淤血综合征:临床特点为"三痛两多一少",即盆腔坠痛、低位腰痛、性交痛、月经多、白带多、妇科检查阳性体征少。常需盆腔静脉造影、腹腔镜检或手术证实有盆腔静脉增粗、迂回、曲张或成团,并除外生殖器官其他器质性病变。

(5)卵巢功能失调性白带异常:白带呈透明黏液性,外观与正常白带相似,量显著增多,但应排除宫颈癌高分化腺癌及阴道腺病。

2. 辨证 以阴道流出的黏稠液体增多,如涕如脓为主症。兼见带下色白或淡黄、无臭味、质黏稠、连绵不断,面色萎黄,食少便溏,神疲乏力,舌淡,苔白或腻,脉缓弱,为脾虚;带下色白,清稀如水,腰酸肢冷,小腹寒凉,尿频、便溏,舌淡,苔薄白,脉沉细,为肾虚;带下色黄、质稠、如脓如涕,或夹有血液,或混浊如米泔,气秽臭,阴中瘙痒,小便短赤,身热,口苦咽干,舌红,苔黄腻,脉濡数,为湿热下注。

【治疗】

1. 基本治疗

治法 利湿化浊,固摄任带。以任脉及足太阴经穴为主。

穴方 带脉 中极 白环俞 三阴交

脾虚加足三里、阴陵泉;肾虚加肾俞、关元;湿热下注加阴陵泉、行间。阴道炎加曲骨、会阴、太冲;宫颈炎加子宫、曲骨;慢性盆腔炎、盆腔淤血综合征加归来、曲骨、阿是穴(下腹部压痛点)、次髎;卵巢功能失调加子宫、阿是穴(子宫穴外0.5~1寸)。阴痒加蠡沟、太冲;带下色红加太冲、行间;腰部酸痛加肾俞、大肠俞;纳少便溏加中脘、天枢。

操作 ①毫针刺:带脉向前斜刺,不宜深刺;白环俞直刺,使骶部有酸胀感;中极针尖向下斜刺,使针感传至耻骨联合部,或会阴部。余穴常规操作。②结合电针、灸法及刺络拔罐法:在上述毫针刺基础上,腰骶部、腹部穴位可加电针,密波或疏密波交替,刺激20分钟;脾虚、肾虚可加灸法;湿热下注者,白环俞可刺络拔罐,行间点刺出血。

方义 中极为任脉与足三阴经的交会穴,可清利下焦,利湿化浊;三阴交乃足三阴之交会穴,有健脾益肾,固摄任带之作用。带脉是足少阳经与带脉的交会穴,可固摄带脉;白环俞为膀胱经穴位,可助膀胱之气化以化湿浊而止带。

案例分析

案例:有妇人患赤白带,林亲得予《针灸经》,初为灸气海穴未效。次日为灸带脉穴……自此有来觅灸者,每为之按此穴,莫不应手酸痛,予知是正穴也,令归灸之,无有不愈。其穴在两胁之下一寸八分。有此疾者,即速灸之。妇人患此疾而丧生者甚多,切不可忽。更灸百会尤佳,此疾多因用心便然故也。(《针灸资生经》)

分析:此案为王执中治疗带下病之验案之一,带脉是足少阳经与带脉的交会穴,可固摄带脉,调理经气,为治疗带下的重要穴位。百会为督脉穴,具有升阳固摄作用,又可调神。另外,古人用灸法治疗带下病,由于带下总归湿浊,因灸法化湿作用更强,故对于带下病尤为适宜。

2. 其他治疗

穴位注射法 关元、中极、三阴交、足三里。每次选用上下各一个穴。用黄芪注射液、当归注射液、胎盘组织液等。每穴注药1~2ml,隔日1次。

刺络拔罐法 十七椎、腰眼为主穴,配"八髎"周围之络脉。三棱针点刺出血,拔罐5~10分钟。每3~5日治疗1次。适用于湿热下注所致带下病。

耳穴法 内生殖器、内分泌、神门、脾、肾、肝、三焦。每次取3~4穴,毫针中等刺激,留针

笔记栏

15~30 分钟。每日或隔日 1 次,两耳交替施针。或用埋针法,或用压籽法。

雷火灸 神阙、关元、肾俞、命门。每次取腹面或者背面穴位,交替行雷火灸,每次 20~30 分钟,每日 1 次。

【按语】

1. 带下过多的病因复杂,一般而言针灸对卵巢功能失调性带下过多效果最好,对于阴道炎、宫颈炎、慢性盆腔炎及盆腔淤血综合征导致的带下病也有较好疗效,但要注意明确诊断,针对病因施治,可配合药物内服及外阴部药物洗浴等法,以提高疗效。长期坚持艾灸有很好的治疗效果,有利于提高免疫,促进炎症的消散。临证要注意排除癌性病变导致的带下过多。

2. 平素应养成良好的卫生习惯,勤洗勤换内裤,注意经期卫生及孕产期调护,经常保持会阴部清洁卫生,避免重复感染,防止菌群失调。

3. 饮食有节,忌食生冷、辛辣、厚味;调畅情志,避免精神刺激,清心寡欲,减少房事,注意劳逸适度,多行户外活动。

【古代文献摘录】

《素问·骨空论》:任脉为病,男子内结七疝,女子带下瘕聚。

《针灸甲乙经》:女子赤白沥,心下积胀,次髎主之……女子赤淫时白,气癃,月事少,中髎主之。女子下苍汁不禁,赤沥,阴中痒痛,少腹控䏚,不可俯仰,下髎主之。

《圣济总录》:"妇人血伤,带下赤白,灸小腹横纹,当脐直下,一百壮,又灸内踝上三寸左右,各一百壮,炷如半枣核大。

《百症赋》:带下产崩,冲门、气冲宜审。

《针灸大成》:赤白带下,带脉、关元、气海、三阴交、白环俞、间使……妇人赤白带下:气海、中极、白环俞、肾俞。

二、带下过少

带下过少是指带下量明显减少,导致阴中干涩痒痛,甚至阴部萎缩者。中医学认为,大病久病,年老体弱,肾精亏耗,气血枯滞,任带失养,阴液不足无以滋润阴窍,可导致带下过少。本病的主要病机为阴液不足,不能润泽阴户。肝肾亏损,血枯瘀阻是导致带下过少的主要原因。

带下过少可见于西医学的卵巢早衰、绝经后卵巢功能下降、盆腔放疗后、药物抑制卵巢功能等导致雌激素水平低落而引起的阴道分泌物减少,本病可影响妇女的生育和性生活质量。

【辨病与辨证】

1. 辨病 以带下过少,甚至全无,阴道干涩,重者阴部萎缩,或伴性欲低下,性交痛等为主症可诊断为带下过少。临床应进一步分析引起带下过少的病因。

(1) 卵巢功能早衰:女性 40 岁之前绝经,常伴绝经期症状,实验室检查可见雌二醇(E_2)下降,促卵泡生成素(FSH)、促黄体生成素(LH)、睾酮(T)升高。

(2) 绝经后:一般妇女在 45~54 岁自然绝经,因卵巢功能下降而出现带下过少,少数可出现阴道干涩不适等症状。

(3) 手术切除卵巢或盆腔放疗后:有明确的手术或放疗史,其后出现带下过少。

2. 辨证 以带下过少,甚至全无,阴中干涩为主症。兼见头晕耳鸣,腰膝酸软,烦热不安,舌红苔少,脉沉细,为肝肾亏损;头晕眼花,心悸失眠,神疲乏力,或经行腹痛,经色紫暗有血块,舌质暗,边有瘀斑,脉细涩,为血枯瘀阻。

【治疗】

1. 基本治疗

治法 养血滋阴,润养任带。以任脉、足阳明、足太阴经穴为主。

穴方　关元　带脉　血海　足三里　三阴交

肝肾亏损加肝俞、肾俞、太溪;血枯瘀阻加膈俞、归来、合谷。卵巢功能早衰加肾俞、阿是穴(子宫穴外0.5~1寸);绝经后加子宫、曲骨、太溪;手术切除卵巢或盆腔放疗后加子宫、次髎、气海。

操作　①毫针刺:常规操作。②结合电针及刺络拔罐法:关元、带脉可加电针,疏波刺激20分钟;血枯瘀阻者,膈俞可加刺络拔罐,血海点刺出血。

方义　关元、带脉调理任、带脉气血,活血通络;血海、足三里、三阴交健脾益肾养肝,可养血滋阴,润养任带。

2. 其他治疗

穴位注射法　关元、归来、三阴交、足三里。当归注射液或胎盘组织液,每穴注药1~2ml,隔日1次。

【按语】

1. 针灸治疗带下过少具有一定效果,但必须明确诊断,针对引起病因综合治疗,对于卵巢功能早衰的患者可同时配合中药及人工周期疗法等。

2. 治疗期间忌食辛辣、油腻、寒凉之品。合理调整生活状态,避免精神刺激,保持心情舒畅,适当进行身体锻炼,不可过度减肥。

第三节　妊娠病证

一、胎位不正

胎位是指胎儿在子宫内的位置,胎位不正是指妊娠30周后胎儿在子宫内的位置不正常,又称胎位异常。正常的胎位应为胎体纵轴与母体纵轴平行,胎头在骨盆入口处,并俯屈,颏部贴近胸壁,脊柱略前弯,四肢屈曲交叉于胸腹前,整个胎体呈椭圆形,称为枕前位,除此以外的胎位则均为异常胎位。妊娠30周以前,异常胎位发生率较高,但妊娠30周后多能自行转为正常胎位,但如妊娠后期仍为异常胎位者,则才诊断为胎位异常。

西医学对胎位异常的分类较为复杂,总体上分为头位置异常(枕后位、枕横位、面先露)、臀先露及肩先露。临床上常简单地以胎体在骨盆入口处的先露部位及胎儿纵轴与母体纵轴的相互关系来论述,如常见的胎位不正有横位又称肩先露(胎体纵轴与母体纵轴垂直,即胎儿横卧于骨盆入口处,先露部为肩),臀位又称臀先露(胎儿臀部在骨盆入口处)等,臀先露是最常见的异常胎位。引起胎位异常的原因较多,有母体因素如骨盆异常、子宫发育不良或畸形、前置胎盘、羊水过多、多次生产致腹肌松弛及子宫收缩乏力、胎膜早破;胎儿因素如胎儿畸形、过大等;以及头盆不称、脐带过短或绕颈等。异常胎位在分娩时可引起难产,因此,在妊娠期必须高度重视,早期纠正胎位。

中医古籍在难产的记述中已提到胎位异常方面的内容。如《保产要旨》云:"难产之故有八,有因子横、子逆而难产者……"这里的子横、子逆就是指胎位不正。中医学认为,本病与先天禀赋不足、情志失调、形体肥胖、孕期过于安逸少动或受惊、感受寒邪等因素有关。孕妇素体虚弱,正气不足,无力促胎转正;或平素过度安逸,气不运行,血不流畅;或感受寒邪,寒凝血滞,气滞血瘀;或孕期受惊,情志失调,气机失畅,均可导致胎位不正。病位在胞宫,与冲、任二脉及肾、肝、脾关系密切。基本病机为胎气失和,或气血亏虚,转胎无力,或气机不畅,胎位难转。

本节主要介绍臀位、横位两种常见的胎位异常,其他类型的胎位异常可参照本节治疗。

【辨病与辨证】

1. 辨病　妊娠 30 周后,胎儿在子宫体内的位置不正常,即可诊断为胎位不正。临床应进一步分清胎位异常的类型,腹部、阴道及 B 超检查有助于诊断。常见的胎位不正主要有臀位与枕后位,横位与颜面位少见。

(1)臀位:腹部检查子宫呈纵椭圆形,子宫底部可触到圆而硬、按压有浮球感的胎头;B 超检查胎头在肋缘下,耻骨联合上方为臀或为足。

(2)枕后位:可在腹部前方扪及胎儿肢体,胎背在腹部一侧,位置较靠后,胎心音在腹部侧方略遥远。阴道检查可发现胎头的矢状缝和母亲骨盆的斜径相一致,前囟在其前端,后囟在后。

(3)横位:子宫呈横椭圆形,胎头在母体腹部一侧触及,耻骨联合上方较空虚;胎心音在脐周两旁最清楚;B 超检查胎头在母体腹部的一侧。

2. 辨证

以胎位不正为主症,多无自觉症状,可在妊娠后期通过产前检查而发现。兼见神疲乏力,少气懒言,心悸气短,食少便溏,舌淡苔薄白,脉滑无力,为气血虚弱;情志抑郁,烦躁易怒,胸胁胀满,嗳气,苔薄白,脉弦滑,为气机郁滞。

【治疗】

1. 基本治疗

治法　调和气血,纠正胎位。以足太阳经井穴为主。针灸治疗期间应配合胸膝卧位矫正法。

穴方　至阴

气血虚弱加足三里、脾俞;气机郁滞加肝俞、膻中。

操作　单用灸法。孕妇排空小便,松开腰带,坐于靠背椅上或半仰卧于床上,两腿伸直。术者双手执艾条温和灸双侧至阴穴,艾火距离穴位 2~3cm,以孕妇不产生灼痛而有明显的温热感为度。每日施灸 15~20 分钟,3~5 日为 1 疗程;也可用麦粒大小的艾炷,直接置于至阴穴上施灸,至局部灼热难忍,即另换 1 炷,每日 4~5 壮;或隔姜灸,每日睡前灸至阴 30 分钟。

方义　至阴为足太阳经经气交入足少阴经的部位,胞脉者系于肾,肾气足则气血通畅而胎固气顺,故本穴能调理肾气,阳由阴中出,能使经脉阴阳协调,为转胎之效穴。

🔍 知识链接

胸膝卧位矫正胎位方法

让孕妇排空膀胱,穿着宽松的衣裤,松解裤带,双膝稍分开(与肩同宽),跪在床上,大腿与小腿成 90°。上半身向床面下俯,胸、肩紧贴在床上。头转向一侧,臀部抬高,双手向前平伸或放在头两侧,形成臀高头低位。每天做 2~3 次,每次 15 分钟,连做 1 周后复查。这种姿势可使胎臀退出盆腔,借助胎儿重心改变,使胎头与胎背所形成的弧形顺着宫底弧面滑动完成。

2. 其他治疗

耳穴法　内生殖器、交感、皮质下、肾、腹、肝、脾、内分泌。用探棒或耳穴探测仪仔细寻找穴区中的敏感点,以王不留行籽或磁珠贴压,并嘱孕妇每日早、中、晚、睡前半小时自行按压。按压时须配合姿势:如为横位,可取坐位;如为臀位,则取臀高头低仰卧位,下肢屈曲,臀部抬高 20~30cm,或平卧。每周 3 次或隔日 1 次。

穴位敷贴法 取新鲜老姜捣烂成泥状,于睡前敷贴于双侧至阴穴,包裹以塑料袋,防止干燥。

穴位激光照射法 至阴。氦氖激光治疗仪照射。治疗前孕妇排空小便,取坐位,松开腰带。管口距穴区 30cm,光斑直径 3mm,双侧穴位同时照射,每日照射 10~20 分钟。

3. 参考方法 三阴交灸法方案。孕妇排空小便,松开腰带,坐于靠背椅上或半仰卧于床上,两腿伸直。于三阴交行温针灸或艾条温和灸法,每次 20~30 分钟。据报道可有效改变臀先露的胎位,灸后 1 小时胎动达高峰。

【按语】

1. 艾灸至阴纠正胎位的疗效确切,多数观察统计的成功率在 85%~95%,一般 3 次左右即可纠正。矫正后的复变率约 10%,但再次治疗后仍能转为头位。国外报道异常胎位自然转正率为 60%,说明艾灸疗效确切,且无任何不良副作用。指导孕妇每天做胸膝卧位 10~15 分钟,能提高转正率。

2. 艾灸矫正胎位的最佳时机是妊娠 28~32 周。28 周以前,胎体相对较小,在子宫腔内活动范围较大,胎儿位置和姿势容易改变,即使胎位不正也可暂不处理。妊娠 32 周后,胎儿在子宫的位置及姿势相对固定,此期治疗效果较差。因子宫畸形、骨盆狭窄、盆腔肿瘤等因素导致的胎位不正,不适合针灸治疗。应尽早转妇产科处理,以免发生意外。

3. 妊娠 32~34 周时,若灸后胎位未转正,由医生给予外转胎位术。尤其是横位应选择剖宫产,做好分娩方式的选择,提前住院待产,以避免不良后果。

【古代文献摘录】

《类经图翼》:至阴,三棱针出血,横者即转直。

二、妊娠恶阻

妊娠恶阻,又称"孕吐""子病""病儿""阻病"等,以反复出现恶心呕吐、厌食甚至闻食即呕、食入即吐、不能进食和饮水为特征,是妊娠早期(6~16 周)的常见病症。中医学认为,恶阻即恶心而饮食阻隔之意,其病位在胃,主要病机是胃失和降,与肝、脾、冲、任脉有关。盖受孕之后,经血藏而不泄,阴血下聚胞宫以养胎,冲、任二脉气血偏盛,冲脉隶于阳明,脾胃之气相应不足,若孕妇胃气素虚,则中焦气机升降失常,浊阴之气不降,随冲气上逆犯胃;或孕妇素体痰盛,阻碍中焦气机,浊气不降,反随冲气上逆犯胃;或情志不畅或精神紧张,则肝郁气滞,肝脉挟胃贯膈,随冲气上逆犯胃,导致胃失和降而呕吐。其基本病机为冲气上逆,胃失和降。

西医学称本病为妊娠剧吐,是指少数孕妇早孕反应严重,频繁恶心呕吐,不能进食,以致发生体液失衡及新陈代谢障碍,甚至危及孕妇生命的病症,发生率为 0.35%~0.47%。本病病因尚未明确,一般认为可能与妊娠相关激素(人绒毛膜促性腺激素、雌激素、孕激素、胎盘生长激素)的急剧增加或持续高水平有关;或与孕妇精神紧张、情绪不稳,易受社会因素影响相关;或与大脑皮质及皮质下中枢功能失调致使下丘脑自主神经系统功能紊乱有关。近年研究还发现,妊娠剧吐可能与感染幽门螺杆菌相关,胃及肠道内的 pH 值会发生变化,加重妊娠呕吐。

【辨病与辨证】

1. 辨病 多见于年轻初孕妇,停经 40 日左右出现早孕反应,逐渐加重直至频繁呕吐不能进食。病轻者呕吐物较多(尤其进食后),伴有厌食、乏力、体重下降,嗜睡或失眠,尿酮体阴性;中度呕吐者呕吐频发,闻食亦吐,全身出现脱水症状,体温略升高,脉搏增快,血压降低,尿酮体阳性;重度呕吐者临床较少见,主要为持续性呕吐,不能进食和饮水,呕吐物多为黏液、胆汁或咖啡色血渣、尿少或无尿、体温升高、脉搏增快、血压下降,甚至嗜睡、休克、严重脱水和电解质紊乱,尿酮体阳性,尿素氮增高,血胆红素增高。妊娠剧吐可导致两种严重的维生素缺乏症:维生素 B_1 缺乏可导致 Wernicke 综合征,临床表现为中枢神经系统症状;维生素 K 缺乏可导致凝血功能障碍。妊娠剧吐主要应与葡萄胎及可能引起呕吐的疾病如肝炎、胃肠炎相鉴别;有神经系统症状者应与脑膜炎和脑肿瘤等鉴别。

2. 辨证　以妊娠早期恶心呕吐为主症。兼见不欲饮食,甚则食入即吐,呕吐痰涎或清水,神倦嗜卧,舌淡、苔薄白、脉滑无力,为脾胃虚弱;腹胀恶食,食入即吐,呕吐酸水或苦水,精神紧张或抑郁不舒,嗳气叹息,胁肋及乳房胀痛,心烦口苦,头胀目眩,苔薄黄,脉弦滑,为肝胃不和;脘腹胀满,恶食,闻食即吐(或持续性呕吐),呕吐痰涎或黏液,不能进食、饮水(晨起尤甚),体盛身倦,口淡而腻,舌胖大、苔白腻,脉濡滑,为痰饮阻滞。

【治疗】

1. 基本治疗

治法　调气和胃,降逆止呕。以任脉、手厥阴经及冲脉之八脉交会穴为主。

穴方　膻中　中脘　内关　公孙　足三里

脾胃虚弱加脾俞、胃俞;肝胃不和加期门、太冲;痰饮阻滞加阴陵泉、丰隆。眩晕加百会、风池;神倦嗜卧加百会、气海;厌食加四缝、天枢;少寐、多梦、心悸加心俞、神门。

操作　①毫针刺:以平补平泻法为宜,手法宜轻柔,不用泻法,恐伤胎气;腹部穴位不宜深刺,捻转手法为宜,慎用提插手法。呕吐时可先刺内关,行轻柔的平补平泻法持续 1~3 分钟,或持续行针至呕吐停止为佳。②结合灸法:在上述毫针刺基础上,脾胃虚弱者中脘、足三里及背俞穴可加灸法,艾条温和灸或隔姜灸或温针灸。每次施灸 30 分钟,以局部出现红晕、潮红为度。③可选主穴单用穴位贴敷法或皮肤针法:用生姜片先涂擦主穴局部至潮红,再将生姜片用胶布固定于穴上;或用皮肤针轻柔叩刺,至局部潮红为度。

方义　膻中为任脉穴,又为气会,既可宽胸理气,降逆平冲,又可调理任脉气血;中脘是胃募、腑会穴,功可通调胃腑、降逆止呕;内关通阴维,公孙通冲脉,二穴上下相合,宣上导下,既能健脾和胃,又能理气平冲。足三里是胃的下合穴,与中脘合用,合募配穴,健运脾胃,降逆止呕。

2. 其他治疗

耳穴法　脾、胃、肝、神门、内分泌、皮质下。每次选 4~5 个穴,埋王不留行籽或压磁珠治疗,强度以患者耐受为度。隔日 1 次。

穴位注射法　足三里。以维生素 B_1 注射液,每穴注入药液 1~2ml,隔日 1 次。

药艾条灸法　中脘、巨阙、内关、足三里。陈艾叶 250g,苍术 50g,研末后混匀,用细麻纸制成艾条,点燃后温和灸,皮肤潮红为度。

【按语】

1. 针灸治疗妊娠恶阻疗效明显。但妊娠早期,胞胎未固,针灸治疗时取穴不宜过多,手法不宜过重,以免影响胎气。

2. 饮食宜清淡易于消化,宜少吃多餐,避免异味刺激。呕吐剧烈的重症患者应避免电解质紊乱和代谢性酸中毒,若出现代谢紊乱者应进行静脉补液治疗。

3. 如果常规治疗无效,出现持续黄疸、持续蛋白尿、体温升高,持续在 38℃ 以上、心动过速(≥120 次/min)、伴发 Wernicke 综合征等危及孕妇生命时,需考虑终止妊娠。

【古代文献摘录】

《胎产心法》所云:恶阻者,谓有胎气,恶心阻其饮食也。

《校注妇人良方》中:妊娠呕逆者,乃水饮停积为痰,轻者妨食呕逆,甚者腹痛伤胎。

第四节 产科及产后病证

一、难产

难产又称"异常分娩",指胎儿不能顺利娩出者。西医学认为,影响分娩的主要因素为产力、产道、胎儿及精神心理因素,这些因素在分娩过程中相互影响,任何一个或一个以上的因素发生异常以及四个因素间相互不能适应,均可使分娩进展受到阻碍,导致异常分娩。难产常见于产力异常(主要是子宫收缩力异常)、产道异常(有骨产道异常及软产道异常,临床上以骨产道狭窄多见)、胎儿异常(胎位异常及胎儿相对过大)等原因。产力异常包括子宫收缩力、腹肌及膈肌收缩力和肛提肌收缩力异常,主要是子宫收缩力异常。子宫收缩力异常又分为子宫收缩乏力(协调性子宫收缩乏力及不协调性子宫收缩乏力)及子宫收缩过强(协调性子宫收缩过强及不协调性子宫收缩过强)。子宫收缩乏力可导致产程延长或停滞;子宫收缩过强可引起急产或严重的并发症。子宫收缩乏力常由头盆不称或胎位异常、子宫局部因素、精神因素、内分泌失调及大量使用镇静、镇痛剂、麻醉药所致,临床可分为协调性宫缩乏力和不协调性宫缩乏力。宫缩乏力可导致多种产程曲线异常,如总产程超过24小时称为滞产。由于针灸治疗主要对产力异常中宫缩乏力有良好的调节作用,而子宫收缩过强常导致严重的后果,如胎儿窒息、子宫破裂等,针灸不起主要治疗作用,因此,本节主要讨论宫缩乏力引起的难产。

难产,古多称"产难"。产难作为病名,首见于《诸病源候论》。中医学对难产的病因很早就有较为全面的认识,如《保产要旨》云:"难产之故有八,有因子横、子逆而难产者;有因胞水沥干而难产者;有因女子矮小,或年长遣嫁,交骨不开而难产者;有因体肥脂厚,平素逸而难产者;有因子壮大而难产者;有因气虚不运而难产者。"这些病因认识与现代医学的论述完全一致。总之,本病与产妇素体虚弱,或产时用力不当(过早)、精神过度紧张或产前过度安逸(少动)等因素有关,总因气血虚弱或气血瘀滞而致。气血虚弱者,患者素体虚弱,正气不足,或产时用力过早,耗气伤力;或胞水早破,浆血干枯,以致难产;气血瘀滞者,患者临产恐惧,过度紧张,或感受寒邪,以致气机不利,血运不畅;或妊娠期过度安逸,气血失于畅行,均可导致难产。病位在胞宫,与任、冲二脉及肾关系密切。基本病机为气血失调或气滞血瘀,碍胎外出;气血虚弱,不能促胎娩出。

知识链接

子宫收缩力异常的分类

子宫收缩力是分娩进程中最重要的产力,贯穿于分娩全过程,具有节律性、对称性、极性及缩复作用等特点。无论何种原因使上述特点发生改变,如失去节律性、极性倒置、收缩过弱或过强,均称为子宫收缩力异常,即产力异常。包括子宫收缩乏力及子宫收缩过强两种,每种又有协调性及不协调性之分。

$$
\text{子宫收缩力异常}\begin{cases} \text{子宫收缩乏力}\begin{cases} \text{协调性(低张性)}\begin{cases} \text{原发性} \\ \text{继发性} \end{cases} \\ \text{不协调性(高张性)} \end{cases} \\ \text{子宫收缩过程}\begin{cases} \text{协调性(急产)} \\ \text{不协调性}\begin{cases} \text{子宫痉挛性狭窄环} \\ \text{强直性子宫收缩} \end{cases} \end{cases} \end{cases}
$$

【辨病与辨证】

1. **辨病** 当孕妇临产时胎儿不能正常顺利娩出,即可诊断为难产。临床应进一步分清导致难产的原因,以下主要介绍产力异常中的宫缩乏力。

(1)协调性宫缩乏力:特点为子宫收缩具有正常的节律性、对称性和极性,但收缩力弱,宫腔内压 <15mmHg,收缩持续时间短、间歇时间长且不规则,宫缩 <2 次 /10min,当子宫收缩达高峰时,宫体隆起不明显,即腹部不隆起,不变硬。产科检查常见中骨盆与骨盆出口平面狭窄,胎先露部下降受阻,持续性枕横位或枕后位等。此种宫缩乏力对胎儿影响不大。

(2)不协调性宫缩乏力:常见于初产妇,特点为子宫收缩的极性倒置,子宫收缩波自下而上扩散,收缩波小而不规律,频率高,节律不协调,宫腔内压达 20mmHg,宫缩间歇期子宫壁也不完全松弛;产妇自觉下腹部持续性腹痛、拒按,烦躁不安,呼痛不已,但宫底收缩力不强,属于无效宫缩。产科检查可见下腹有压痛,宫颈扩张早期缓慢或停滞,胎先露部下降缓慢或停滞,潜伏期延长。

2. **辨证** 腹部隆起不明显或隆起时间短,坠胀阵痛不甚,面色苍白,神疲倦怠,气短而喘,脉沉细弱或脉大而虚,为气血虚弱;腹部持续隆起而不松软,腰腹疼痛剧烈、拒按,面色晦暗,烦躁不安,精神紧张、恐惧,脉沉实或弦紧,为气滞血瘀。

知识链接

宫缩乏力对产程及母儿的影响

1. 对产程的影响 宫缩乏力使产程进展缓慢或停滞。原发性宫缩乏力可致潜伏期延长,继发性宫缩乏力可导致第一及第二产程延长、停滞,甚至发生滞产。

2. 对产妇的影响 产程延长直接影响产妇的休息及进食,加上体力消耗和过度换气,可致产妇精神疲惫、全身乏力,严重者引起脱水、酸中毒或低钾血症,手术产率增加。第二产程延长产道受压过久致产后尿潴留,甚至发生尿瘘或粪瘘。亦可导致产后出血和产褥感染率增加。

3. 对胎儿的影响 不协调性宫缩乏力不能使子宫壁完全放松,对子宫胎盘循环影响大,易发生胎儿窘迫;产程延长胎头及脐带等受压机会增加,手术助产机会增高,易发生新生儿产伤,使新生儿窒息、颅内出血及吸入性肺炎等发病率增加。

【治疗】

1. 基本治疗

治法 调理气血,行滞下胎。以手阳明、足太阴经穴为主。

穴方 独阴 合谷 三阴交

气血虚弱加足三里;气滞血瘀加太冲;神疲、心悸加百会、神门;腹痛剧烈加地机。

操作 ①毫针刺:先针合谷、三阴交,合谷用补法,三阴交用泻法,独阴斜刺,行泻法。肢体远端穴宜行重刺激手法;采用间歇动留针法,5 分钟行针 1 次,至产妇宫缩规律而有力为止。②结合电针法:在毫针刺基础上,合谷、三阴交接电针仪,2Hz/50Hz 疏密波,强刺激 60 分钟左右或至产妇宫缩规律有力为止。

方义 合谷调气,补之以助气行;三阴交调血,泻之以助血行,二穴配合,则能行滞化瘀以催产。独阴调理胞脉,为催产下胎的经验效穴。诸穴合用,补则益气助力,泻则行滞化瘀,能使气血调和,胎儿顺利而下。

2. 其他治疗

电针法 至阴、独阴。各刺入 0.3 寸左右,接电针仪,2Hz/50Hz 疏密波,强刺激 60 分钟左右或至产妇宫缩规律有力为止。

耳穴法 子宫、神门、皮质下、内分泌、肾等穴。毫针中度刺激,每隔 5 分钟左右行针 1 次;也可用电针疏密波刺激 60 分钟左右或至产妇宫缩规律有力为止。

经皮电刺激法 合谷、内关、三阴交、太冲。应用经皮电刺激仪治疗,至产妇宫缩规律有力为止。

【按语】

1. 针灸对产力异常引起的滞产具有明显的催产作用。而因子宫畸形、骨盆狭窄等原因引起的滞产,不宜应用针灸治疗。滞产时间过长,对产妇和胎儿健康危害极大。因此,必要时应及时手术处理。

2. 对于协调性子宫收缩乏力,不论是原发性还是继发性,首先应寻找原因。发现头盆不称或胎位异常预计不能经阴道分娩者,应行剖宫产术。确认无头盆不称和胎位异常、胎儿窘迫征象,能经阴道分娩者,应采取加强宫缩的措施。对于不协调性子宫收缩乏力,应调节子宫收缩,使其恢复正常节律性及极性。在子宫收缩恢复为协调性之前,严禁使用缩宫药物,以免加重病情。

【古代文献摘录】

《针灸甲乙经》:女子字难,若胞不出,昆仑主之。

《类经图翼》:治横逆难产,危在顷刻,服药不灵者,急于本妇右脚小趾尖灸三壮,炷如小麦,下火立产如神。概此即至阴穴也。

《小品方》:可持粗针刺儿手足,入二分许,儿得痛惊转即缩,自当回顺。

《普济方》:治产生不顺,或横或逆,胎死腹中,胞衣不下,针太冲八分,补百会,次补合谷,次泻三阴交。立时分解,决验如神。

《针灸大成》:妇人难产,独阴、合谷、三阴交。

《针灸逢源》:难产,合谷、三阴交、昆仑⋯横逆难产,急于右足小趾尖头灸三壮,立产。

二、胞衣不下

胞衣不下又称"胎衣不下""儿衣不下""息胞",指胎儿娩出后 30 分钟以上,胞衣仍不能自然娩出。中医学认为,本病主要由各种因素导致气虚、血瘀、寒凝,使胞脉气血运行不畅,胞宫活动功能减弱,胞衣不能正常娩出。

本病相当于西医学的胎盘滞留,是产后大失血的主要原因之一。产后出血指阴道分娩胎儿娩出后 24 小时内失血量超过 500ml,剖宫产时超过 1 000ml,是分娩期严重并发症,居我国产妇死亡原因首位。国内外文献报道发病率为 5%~10%,由于临床上估计的产后出血量比实际出血量低 30%~50%,因此产后出血的实际发病率更高。正常情况下胎盘多在胎儿娩出后 15 分钟内娩出,若 30 分钟后胎盘仍不能排出,胎盘剥离面血窦不能关闭而导致产后出血,常见原因有:①膀胱充盈:使已剥离胎盘滞留宫腔;②胎盘嵌顿:子宫收缩药物应用不当,宫颈内口附近子宫肌出现环形收缩,使已剥离的胎盘嵌顿于宫腔;③胎盘剥离不全:第三产程过早牵拉脐带或按压子宫,影响胎盘正常剥离,胎盘已剥离部位血窦开放而出血。另外,西医根据子宫壁及胎盘的关系,分为胎盘全部剥离滞留、部分残留、胎盘嵌顿、粘连和植入。中医学的胞衣不下即指胎盘滞留,而西医学将胎盘滞留只作为产后出血的病因之一,不作独立疾病诊断。

【辨病与辨证】

1. 辨病 产后 30 分钟以上胎盘仍不能自然娩出,小腹或胀或痛,阴道出血(量多、色淡或量少夹有血块);产科检查见子宫略大,小腹压痛,按之有块,可诊断为中医的胞衣不下。西医诊断时,如因胎盘滞留,阴道分娩胎儿娩出后24小时内失血量超过500ml,剖宫产时超过1 000ml,可诊断为产后出血(胎盘滞留)。胎盘部分剥离、嵌顿、胎盘部分粘连或植入、胎盘残留等是引起产后出血的常见原因。胎盘娩出后应常规检查胎盘及胎膜是否完整,确定有无残留。胎盘胎儿面如有断裂血管,应想到副胎盘残留的可能。徒手剥离胎盘时如发现胎盘与宫壁关系紧密,难以剥离,牵拉脐带时子宫壁与胎盘一起内陷,可能为胎盘植入,应立即停止剥离。

2. 辨证　胎盘不出,小腹微胀,按之有块但不坚,阴道出血多、色淡,伴头晕神疲,气短心悸,面色㿠白,舌淡、苔薄白,脉细数无力,为气虚;胎盘不出,小腹刺痛,拒按,按之有硬块,阴道少量出血且有血块,伴胸腹胀满,舌紫暗、苔薄白,脉沉弦,为血瘀;胎盘不出,小腹冷痛,按之有包块,阴道少量出血且有血块,伴面色苍白,畏寒肢冷,舌淡、苔薄白,脉沉紧,为寒凝。

【治疗】

1. 基本治疗

治法　益气活血,温经散寒。以任脉、足太阴经穴为主。

穴方　子宫　气海　肩井　合谷　三阴交

气虚加关元、足三里;血瘀加血海、曲骨;寒凝加神阙、关元。

操作　①毫针刺:肩井平刺或斜刺,不可深刺,以免伤及肺尖导致气胸;余穴常规操作。②结合灸法及电针法:毫针刺基础上,腹部穴位可加灸法,艾条温和灸或温针灸;寒凝者,神阙则行隔盐灸30分钟;合谷、三阴交,双侧子宫分为两组,分别接电针仪,可用疏波或疏密波交替,刺激30分钟。

方义　子宫、气海为局部选穴,可疏导胞宫气血,下胞衣、化浊逐瘀,气海还可补益元气,扶正以祛邪;肩井、三阴交、合谷,行瘀导滞,为下胞衣之效穴。

2. 其他治疗

耳穴法　交感、皮质下、腹、内生殖器。毫针强刺激,或接电针。

【按语】

1. 针灸疗法对本病的轻症、短时间内出血不多者安全有效。病情较重、出血偏多者宜采用注射子宫收缩剂或手术剥离胎盘法。

2. 若大量出血并见虚脱晕厥者,应及时采取中西医结合急救措施。

【古代文献摘录】

《针灸资生经》:气冲,主胞不出。

《类经图翼》:诸证灸法要穴,胎衣不下,三阴交、昆仑。

《针灸大成》:胞衣不下,中极……照海、外关二穴,能下产妇之胎衣也。

《针灸逢源》:胎衣不下,肩井(产下厥逆者,针五分;若觉闷乱者,再针足三里)、中极、三阴交。

三、分娩痛

分娩痛是指产妇正式临产后,在产程中子宫阵发性收缩以及胎儿经产道娩出造成的疼痛,常伴有明显子宫及产道组织(特别是子宫下段、宫颈和阴道、会阴部)损伤。分娩是一个生理过程,一般疼痛孕妇能够忍受;而且正常分娩痛引起的痛反射对产程的进行等非常有益。但是,异常剧烈的分娩痛可导致一系列神经内分泌反应,使产妇发生血管收缩、胎盘血流减少、酸中毒等,对产妇及胎儿产生相应的影响。分娩镇痛的目的是有效缓解疼痛,同时可能有利于增加子宫血流,减少产妇因过度换气而引起的不良影响。因此,良好的分娩镇痛具有重要意义。

分娩痛属中医学的痛证范畴,中医学认为,妊娠后期,产妇久坐少动,气血疏于宣通,分娩时气血瘀滞胞宫,不通则痛;或平素气血虚弱,生产时气虚血瘀;或临产时精神过度紧张,神动则气机逆乱,均可产生异常疼痛。

【辨病】

孕妇临产或分娩时,情绪紧张,疼痛剧烈,难以忍受,叫喊不停,出汗伴肢冷,脉弦紧。若疼痛异常剧烈,可见产妇焦虑、恐惧,子宫收缩不协调,胎儿缺氧,产程延长等。产妇分娩的过程分为三个产程,疼痛也分为三个产程痛:

第一产程痛:第一产程是子宫收缩和宫颈扩张,规律的宫缩使子宫下段不断拉长和撕裂,肌壁变薄,并且在宫口扩张的过程中,宫颈内口的子宫纤维和周围的韧带受到牵拉,解剖结构发生改变形成了强烈的刺激,刺激分布于阴道和子宫的伤害性感受器。同时子宫在收缩时基层会出现缺血缺氧,使子宫和阴道等组织释放一些内源性致痛物质。而子宫旁器官如盆腔韧带、膀胱和直肠等,以及肌肉、坐骨神经和皮肤,也会被牵拉或受到压迫,在会阴部、臀部和腰骶部出现牵扯痛。所以第一产程痛范围较广泛,无法准确定位疼痛的部位和性质,属于"内脏痛"范畴,定位很不明确。产程开始时,出现伴有疼痛的子宫收缩,习称"阵痛"。随着产程的继续,疼痛不断加重,主要在下腹部、腰部,有时放射到髋、骶部和沿大腿向下传导,或髋、骶部出现牵拉感。在宫颈扩张期,由于宫缩频率增加,间隔缩短,疼痛较剧烈,尤其是宫颈扩张到 7~8cm 时,疼痛最为剧烈。

第二产程痛:第二产程是胎儿的娩出期,胎儿和胎盘下降,使阴道和会阴部组织持续扩张、伸展和牵拉。这种疼痛性质是确定的如刀割样的剧烈锐痛。性质属于典型的"躯体痛",定位明确,疼痛性质尖锐。疼痛部位主要在下腰部及骶区上部,同时,盆底肌的组织受到压迫,使肛提肌反射性收缩,出现不自主的"排便感"和不自主地向下屏气。

第三产程痛:第三产程是胎盘的娩出,这个过程中子宫继续收缩,使胎盘完全剥离而娩出,疼痛较小,通常可以忍受。

🔍 知识链接

分娩痛的原因及生理意义

分娩的过程,就是把胎儿从母亲子宫和生殖道中挤排出来的过程。而推动胎儿前进的动力,主要就是母亲子宫的收缩力,即分娩痛。它对母婴都有重要的生理意义。①对新生儿而言:在第 1 产程中,子宫收缩力可帮助胎儿扩充产道,推动胎儿前进;没有子宫收缩力,胎儿便不能够把产道扩开。在第 2 产程中,子宫收缩力又促使胎儿尽快娩出。由于产道弯曲、狭小,胎儿需要母亲的子宫收缩力和产道反作用力的合力才能及时变换姿势、顺利通过。同时,由于子宫节律性的收缩,可相应压缩和扩张胎儿胸廓,刺激新生儿肺泡表面活性物质加速生成,并有利于肺泡液和吸入的羊水挤出;此外,产道对新生儿头部的挤压,还有利于新生儿大脑和前庭功能的发育。②对产妇而言:分娩阵痛使子宫下段变薄,上段变厚,宫口扩张,产后子宫收缩力更强,既有利于排出恶露,也有利于子宫复原。

但是,剧烈的产痛可导致血管痉挛、外周阻力增高,子宫收缩不协调,产程受阻,胎儿宫内缺氧,严重威胁母婴安全。因此,目前选择既有镇痛作用,又不干扰产程的安全分娩方法成为产科学研究的热点之一。

【治疗】

1. 基本治疗

治法　通调气血,催产止痛。以手阳明、足太阴经穴为主。应积极引导,鼓励产妇,缓解产妇的紧张情绪。

穴方　合谷　三阴交

第一产程加百会、神门;进入第二产程再加太冲、昆仑。

操作　①毫针刺:补合谷,泻三阴交,根据产妇分娩的时间和疼痛情况,可持续行针或间断行针。②结合电针法:可以双侧合谷及双侧三阴交,或同侧合谷与三阴交分别接电针,或者在合谷、三阴交局部各选一个点作为参考电极(负极),连续波(密波),频率50~100Hz,持续治疗,以痛减或结束分娩为宜。

方义　合谷、三阴交通调气血,气行以助血行,二穴配合,则能行滞化瘀以催产。

2. 其他治疗

耳穴法　子宫、神门、皮质下、内分泌、交感,压磁珠或埋豆,持续或间断按压,至分娩结束。

揿针疗法　双侧合谷、内关、次髎、三阴交穴,将揿针揿入皮内,并用指腹按压,以无刺痛、有酸胀感为宜,每半小时进行一次穴位刺激,至分娩结束。

腕踝针疗法　采用0.25mm×25mm一次性无菌针灸针,以30°斜刺入腕部或(和)踝部皮下约23mm并将针柄固定。从第一产程潜伏期开始时进行针刺,留针至第三产程结束,原则上不超过24h。

【按语】

1. 分娩镇痛的必备条件　①对产妇、胎儿不良作用小;②起效快,作用可靠;③避免运动阻滞,不影响宫缩和产妇运动;④产妇清醒,能配合分娩过程。针灸则具有以上特点,因此能有效缓解分娩痛,对产妇和胎儿都是安全的,且不影响产程,甚至可加速产程。

2. 分娩痛的镇痛时机非常重要,一般以宫口开大3~5cm时开始治疗为佳,过早可能抑制必要的痛反射而影响产程,太迟常达不到满意的镇痛效果。

3. 分娩痛的强度除与个体痛阈有关外,尚与分娩次数有关。大多数初产妇自宫缩开始之初即出现疼痛,随着产程进展,疼痛加剧,难以忍受;而经产妇则多在第2产程后方见分娩痛。整个产程始终不出现分娩痛者极为罕见。

四、产后缺乳

产后缺乳是指妇女在产后哺乳期,乳汁分泌不足,甚至全无,不能满足哺乳需要的一种病证,又称"产后乳少""乳汁不足""乳汁不行"。多发生在产后数天至半个月内,也可发生在整个哺乳期,临床上以新产妇的缺乳最为常见。据统计产后缺乳的发病率约占产妇的20%~30%,且有上升趋势,由于母乳喂养对母婴健康均有重要意义,因此,预防和治疗产后缺乳值得重视。中医学认为,乳汁为气血所化生,气血来源于脾胃吸收的水谷精微,故中医有"乳房属胃"之说。本病与素体亏虚或形体肥胖、分娩失血过多,以及产后情志不畅、操劳过度、营养缺乏、哺乳不当等因素有关。若母体素虚,或产后营养缺乏,气血亏虚,乳汁化生不足而乳少。肝藏血,主疏泄,性喜条达,肝血充足,肝气条达则经脉通畅,载血上行化为乳汁;若情志不遂,肝郁气滞,气机不畅,或哺乳不当,乳络壅滞,使乳汁不行而乳少或无乳。病位在乳房,由于足厥阴经至乳下,足阳明经过乳房,足太阴经行乳外,故本病与肝、胃、脾关系密切。基本病机为气血不足、乳汁无以化生;或气机不畅、乳络不通。

西医学认为,产后泌乳是一系列内分泌调节的生理过程,胎盘娩出后致使血中激素及孕酮水平下降,解除了对泌乳素(PRL)的抑制,使 PRL 与肾上腺素皮质激素共同发生作用,促使乳腺泌乳;吸吮及哭声的刺激通过神经 - 体液 - 内分泌系统,使垂体后叶释放 PRL,直接作用于腺上皮,增加了乳腺管的内压,促使乳汁排出;腺管排空可作为一种机械刺激通过下丘脑 - 垂体通路促使 PRL 分泌。产后乳少则是垂体功能低下,或孕期胎盘功能不全,造成促性腺激素、促肾上腺皮质激素、生长激素以及雌孕激素分泌不足,阻碍乳腺的发育,影响产后分泌乳汁;此外,乳汁开始分泌后,如发生营养不良、精神恐惧或抑郁、焦虑,均可直接影响下丘脑,致使腺垂体催乳素分泌减少。哺乳不当,如哺乳次数太少,或乳汁不能排空,造成乳汁郁积,转而抑制乳汁的分泌。以上诸因素出现异常变化,可致使乳汁分泌过少,或不能泌乳。其次,决定泌乳量的多少还与全身因素有关,如年龄过大、贫血等。另外,哺乳中期(月经复潮后)乳汁减少,属正常现象。

【辨病与辨证】

1. 辨病 产后排出的乳汁量少、甚或全无,不够喂养婴幼儿;乳房检查松软,不胀不痛,挤压乳汁点滴而出,质稀或乳房丰满、乳腺成块,挤压乳汁疼痛难出、质稠;排除因乳头内陷和乳头皲裂造成的乳汁壅积不通,哺乳困难。

2. 辨证 新产后乳汁甚少清稀或全无,乳房柔软无胀感,兼面色无华,头晕目眩,心悸怔忡,神疲食少,舌淡、少苔,脉细弱,为气血亏虚;产后乳少而浓稠或乳汁不通,乳房胀满,乳腺成块而痛,兼见胸胁胀痛、嗳气,善太息,舌苔薄黄,脉弦,为肝郁气滞;乳房硕大,形体肥胖,食多膏粱,舌淡胖,苔腻,脉滑,为痰浊阻络。

【治疗】

1. 基本治疗

治法 行气活血,通络下乳。以任脉、足阳明及手太阳经穴为主。

穴方 膻中 肩井 乳根 少泽 足三里

气血亏虚加气海、三阴交;肝郁气滞加期门、太冲;痰浊阻络加丰隆、阴陵泉。精神因素所致加百会、肝俞、神门。

操作 ①毫针刺:膻中穴向下平刺 1~1.5 寸,或分别向两侧乳房方向平刺;乳根向乳房基底部平刺 1 寸左右,以乳房出现微胀感为宜;肩井向前斜刺 0.5 寸;少泽浅刺 2~3 分。余穴常规操作。②结合电针、灸法及拔罐法:在上述毫针刺基础上,同侧肩井、乳根或膻中与一侧乳根接电针,乳根均接负极,疏波或疏密波(弱刺激强度为宜),每次 20 分钟;乳根、膻中、肩井可加灸法,艾条温和灸或温针灸;亦可在肩井、乳根、膻中拔罐,或在上述穴位及乳房周围进行闪罐法,以局部潮红为度。

方义 膻中位于两乳之间,为八会穴之气会,可理气开郁通乳;乳根为多气多血的足阳明经腧穴,且位于乳房局部,可行气活血、通畅乳络;少泽为手太阳小肠经井穴,小肠主液,本穴善通乳络,为生乳、通乳之经验效穴;足三里为胃之下合穴,可化生气血以生乳汁。

2. 其他治疗

耳穴法 肝、脾、肾、内分泌、皮质下。毫针轻刺激;或用压丸、压磁法。

依据神经解剖学和生理学特点等选穴治疗方案 支配乳房的交感神经中枢位于第 2~6 胸髓段,由此发出的神经支配腺体分泌和平滑肌收缩,针刺 T_3~T_5 夹脊穴和捏脊疗法可刺激这些神经节、神经干,借助复杂的神经、体液作用,整体、双向调节器官功能,使乳汁正常分泌和排出。

【按语】

1. 针灸治疗产后乳少疗效明显。产后缺乳宜早期治疗,患者应积极配合,饮食上给予高蛋白流质食物,可多食猪蹄汤、鲫鱼汤等增强营养,同时应掌握正确的哺乳方法。对因乳汁排出不畅而有乳房胀满者,应及时用吸乳器排乳,以免罹患乳腺炎。

2. 患者应保持精神舒畅,切忌暴怒或忧思,保证睡眠充足,劳逸结合等。通过治疗调养,一般都能取得满意的效果,预后良好。

【古代文献摘录】

《千金翼方》:妇人无乳法:初针两手小指外侧近爪甲深、分,两手液门深三分,两手天井深六分,若欲试之,先针、指即知之,神验不传。

《普济方》:治乳汁少……妊脉滞无汁,下火立愈,穴膻中。

《针灸大成》:无乳,膻中(灸)、少泽(补),此二穴神效……妇人无乳,少泽、合谷、膻中。

《针灸逢源》:乳汁不通,膻中灸,少泽针。

《神灸经纶》:产后无乳:前谷。

五、恶露不绝

恶露是指产后胞宫内的余血浊液,正常情况下产后第2~4天血量较多,第2周血量减少,3周左右恶露排净,如产妇在分娩后3周以上仍有阴道出血、溢液、淋漓不净,称恶露不绝,又称"恶露不止""恶露不尽"。中医学认为,本病多由素体虚弱,或孕后脾虚,不能统摄冲脉之血;或情志不畅,气郁血滞,血不归经;或素体阴虚,产后阴亏,虚热内生;或产后过用辛热温燥之品,或产后胞脉空虚,温热之邪侵袭,或肝郁化热,热扰冲任,迫血下行。或产后胞宫、胞脉空虚,寒邪乘虚而入血为寒凝,继而为瘀;或七情内伤,气滞而血瘀,瘀阻胞脉,血不归经。因此,其基本病机为胞宫藏泻失度,冲任不固,气血运行失常,多因气虚失摄、血热内扰、气血瘀滞而引发。

西医学认为,恶露是产后随子宫蜕膜脱落,含有血液、坏死蜕膜等组织经阴道的排出物,因其颜色、内容物及时间不同,恶露可分为血性、浆性及白色恶露。血性恶露含大量血液,色鲜红,量多,持续3~4日,逐渐减少,浆液增加,转为浆性恶露;浆性恶露含大量浆液,色淡红,持续10日左右,逐渐减少,白细胞增多,变为白色恶露;白色恶露含大量白细胞,色泽较白,质黏稠,持续约3周干净。正常恶露有腥味,但无臭味,持续3周左右,总量250~500ml。

本病可见于西医学的晚期产后出血(分娩24小时后,在产褥期内子宫发生的大量出血),其原因与子宫胎盘附着面复旧不全、部分胎盘残留、胎膜残留、产褥感染等有关。需要指出的是,中医的恶露不绝主要指产后恶露时间超过3周以上,而西医的晚期产后出血主要指异常的出血,两者并不完全一致。

【辨病与辨证】

1. 辨病　以产后3周以上仍有阴道出血、溢液为主症者,可诊断为中医的产后恶露不绝。与本病相关的西医学晚期产后出血诊断要点为:①阴道出血:胎盘胎膜残留、蜕膜残留引起的阴道出血多在产后10日发生;胎盘附着部位复旧不良常发生在产后2周左右,可反复多次阴道流血,也可突然大量出血。②腹痛和发热:常合并感染,伴发恶露增加,恶臭,有低热和全身不适等症状。③全身症状:可继发贫血,严重者因失血性休克危及生命。④妇科检查:可见子宫大而软,宫口松弛,有时可触及残留组织。必要时需做子宫刮出物病理检查。

2. 辨证　恶露量多或淋漓不断,色淡、质稀、无异味,小腹空坠,神倦懒言,四肢无力,气短自汗,面色㿠白,舌淡、苔薄白,脉缓无力,为气不摄血;恶露量多,色红、质稠,有臭秽之气,面色潮红,身有微热,口燥咽干,舌红、苔薄黄,脉细数,为血热内扰;恶露量少,淋漓不爽,或突然量多色紫暗、有血块,小腹疼痛、拒按(按之有包块),舌有瘀点或紫斑,脉弦涩或弦紧,苔薄为气血瘀滞。

笔记栏

【治疗】

治法　调和气血,固摄冲任。以任脉和足太阴经穴为主。

穴方　子宫　曲骨　气海　断红　三阴交

气不摄血加足三里、关元;血热内扰加中极、行间;气血瘀滞加太冲、血海。小腹空坠者加百会;腹痛拒按者加归来。

操作　①毫针刺:常规操作。②结合灸法、电针及三棱针法:在毫针刺基础上,腹部主穴可加温针灸、艾条温和灸法;双侧子宫、曲骨、气海可加电针,疏密波,刺激20分钟;血热者行间点刺出血。

方义　子宫为疏调胞宫气血的奇穴;气海、曲骨近胞宫而属任脉,有固摄冲任之效,能调理胞宫,令血归经;急则治标,断红为止胞宫异常出血的经验奇穴;三阴交为调理胞宫气血的要穴。

【按语】

1. 针灸治疗产后恶露不绝疗效较好,但对重症宜查明原因,综合治疗。

2. 产后患者多虚,应卧床静息,安定情绪;饮食宜清淡而富含营养,忌食生冷;不宜过劳,禁忌房事。

【古代文献摘录】

《备急千金要方》:女人漏下赤白及血,灸足太阴五十壮,穴在内踝上三寸。足太阴经内踝上三寸名三阴交。

《针灸大成》:因产恶露不止,气海、关元。

《神灸经论》:产后恶露不止,中极。

六、恶露不下

产妇在胞衣娩出后,胞宫内的余血浊液停留不下,或下亦甚少,并伴小腹疼痛等症者称为恶露不下。中医学认为,本病多因临产时恐惧,或忧思怫郁,肝气郁结,疏泄失职,以致气血壅滞,阻碍恶血下行;或临产当风受寒或伤于生冷,以致恶露为寒所凝,瘀结不下;或素体虚弱,气血不足,产程过长,耗伤气血,以致气虚血少,无血可下。其基本病机为冲任瘀滞,胞脉气血运行不畅。恶露不下尚没有西医相对应的病名。

【辨病与辨证】

1. 辨病　产妇在胞衣娩出后3周内,残留于胞宫内的余血、浊液仍滞留于胞宫不能排出,或下之甚少,伴有血块,小腹疼痛;妇科检查见子宫略大、稍硬,触压疼痛。

2. 辨证　恶露量少,小腹胀满疼痛或胸胁胀满(胀甚于痛),嗳气,善太息,舌紫暗或有瘀斑、苔薄白,脉弦涩,为气滞血瘀;恶露量少,小腹冷痛,得热则减,面色苍白隐青,畏寒肢冷,舌紫暗或隐有瘀斑、苔薄白,脉弦涩,为寒凝血瘀。产后恶露极少,小腹微胀而不痛,体形较瘦,面色不华,头晕耳鸣,心悸气短,神疲肢软,舌淡脉细弱,为气血不足。

【治疗】

治法　疏通胞宫,理气化瘀。以局部穴、任脉和足太阴经穴为主。

穴方　子宫　中极　归来　血海　三阴交

气滞血瘀加太冲、膈俞;寒凝血瘀加神阙、天枢。小腹痛甚加天枢、归来;胸腹胀甚加内关、期门。

操作　①毫针刺:常规操作。腹部穴位宜行较强的刺激手法。②结合电针、刺络拔罐及灸法:在毫针刺基础上,子宫、归来可加电针,疏波或疏密波交替,强刺激20分钟;气滞血瘀者,膈俞加刺络拔罐;寒凝血瘀者腹部穴位均可加用艾条或温针灸。

方义　子宫、中极、归来为局部选穴,可调理胞宫、通胞脉、化瘀行血;血海、三阴交,理气行滞,活血化瘀。

【按语】

1. 产后恶露属余血、浊液,若停蓄胞宫不下,可引发多种产后杂证,故宜积极治疗。

2. 针灸治疗本病疗效较好。临床亦可配合中药调和气血,提高疗效。产后患者多虚多瘀,治疗以补虚化瘀为主,同时消除恐惧和精神紧张,注意保暖,切忌饮冷受凉。

七、人工流产综合反应

人工流产术是指妊娠14周以内,因意外妊娠、优生或疾病等原因而采用手术方法终止妊娠,是避孕失败的补救方法。人工流产综合反应是该手术常见的并发症之一。西医学认为,人工流产综合反应是手术时疼痛或局部刺激等引起的迷走神经兴奋症状,与受术者的情绪、身体状况及手术操作有关。

中医学认为,女性孕后血养胎元,或素体虚弱,气血不足,兼之恶阻等,致气血愈虚,加之手术时损伤胞络,精神紧张,故易于导致气血运行逆乱,遂出现本病。

【辨病】

在施行人工流产手术中或术后,受术者出现恶心、呕吐、头晕、胸闷、气喘、心动过缓、心律不齐、面色苍白、大汗淋漓,严重者出现四肢厥冷、血压下降、晕厥、抽搐等一系列症状,即可诊断为本病。

临床根据反应轻重程度分为3度:①重度:脉缓,轻度血压下降,面色苍白,大汗淋漓,抽搐,意识丧失;②中度:脉缓,面色白,胸闷,头晕,恶心,呕吐,大汗;③轻度:脉缓,出汗,面色红润,头晕,恶心。

知识链接

人工流产综合反应的判定标准

1. 全身反应　面色苍白、恶心、呕吐、心悸、胸闷、头晕及出冷汗,其中有3项以上表现者。

2. 心率≤55次/min或较术前下降≥20次/min,伴全身反应中的3项以上者。

3. 术中血压降低至80/60mmHg以下,或收缩压较术前下降≥20mmHg,伴全身反应中的3项以上者。

【治疗】

1. 基本治疗

治法　调神定志,益气固本。以督脉、心包经及足阳明经穴为主。

穴方　百会　内关　神门　足三里

恶心、呕吐加中脘;头晕加风池;胸闷加膻中;气喘加天突;四肢厥冷、血压下降、晕厥加水沟、神阙(灸法);抽搐加合谷、太冲。

操作　毫针常规操作,以轻柔平补平泻法或补法为宜。

方义　百会为督脉穴,神门为心经原穴,两穴可调神定志;内关可调补心气,足三里补益气血,益气固本。

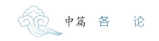

2. 其他治疗

耳穴法　交感、肾上腺、神门、心、胃。毫针刺法。

【按语】

针灸对人工流产综合反应有较好的防治效果。由于该反应的发生是神经、精神综合作用的结果,与心理因素关系密切,易发生在精神紧张,对人流手术惧怕的孕妇中,因此,要消除孕妇恐惧心理,避免精神过度紧张。

第五节　妇 科 杂 病

一、不孕症

不孕症是妇科常见的疑难病证,凡女子婚后未避孕,有正常性生活,配偶生殖功能正常,同居1年以上而未受孕者;或曾有过孕育史,而后未避孕,又连续1年未再受孕者,称不孕症。前者为原发性不孕,古称"全不产";后者为继发性不孕,古称"断续"。根据流行病学调查显示,我国不孕症发病率为7%~10%。

中医学认为,不孕症的发生常与先天禀赋不足、房事不节、反复流产、情志失调、饮食所伤等因素有关,其病因病机虽然较为复杂,但总不外乎脏腑、经络、冲任、气血病变。凡先天肾虚,或精血亏损,使冲任虚衰,寒客胞脉,而不能摄精成孕;情志不畅,肝气郁结,气滞血瘀,或经期产后,余血未净,不禁房事,瘀血停滞,冲任受阻,不能摄精成孕;或脾失健运,痰湿内生,滞于冲任,壅塞子宫,导致不孕。本病病位在胞宫,与任、冲二脉及肾、肝、脾关系密切。基本病机为肾虚胞寒,或肝气郁结、痰瘀互结、冲任气血失调。

西医学认为,受孕是一个复杂而又协调的生理过程,必须具备下列条件:卵巢排出正常卵子;精液正常,有正常性生活;卵子和精子能在输卵管内相遇并结合成为受精卵,并能顺利地输入子宫腔内;子宫内膜已准备充分,适合于受精卵着床。此环节中任何一个异常,便可导致不孕症。临床上将不孕分为绝对不孕和相对不孕,夫妇一方有先天或后天生殖器官解剖生理方面的缺陷,无法纠正而不能妊娠者称"绝对不孕";夫妇一方,因某些因素阻碍受孕,一旦纠正仍能受孕者称"相对不孕"。临床上导致不孕症的原因非常复杂,在男方生殖器官及精液正常的情况下,因女性因素导致不孕占40%~55%,包括如排卵障碍、输卵管因素、子宫因素和宫颈因素以及免疫因素等,临床常分为卵巢性不孕、阴道性不孕、宫颈性不孕、子宫性不孕、输卵管性不孕、染色体异常性不孕、免疫性不孕等。另外也有部分患者经临床系统检查仍不能确认不孕原因。

本节主要介绍排卵障碍所致不孕症的针灸治疗,其他原因导致的不孕症可参照本节治疗。排卵功能障碍导致不排卵的主要原因有:①下丘脑-垂体-卵巢轴功能紊乱;②卵巢病变,如卵巢早衰、多囊卵巢综合征、卵巢不敏感综合征;③肾上腺及甲状腺功能异常也可影响卵巢功能。

【辨病与辨证】

1. 辨病　不孕症指因女方原因导致的不能怀孕。本病诊断首先要排除男方因素。女方检查应详细询问与不孕有关的病史,注意检查第二性征及内外生殖器发育情况,有无畸形、炎症、包块、触痛及泌乳,并做特殊检查,如卵巢功能检查、输卵管通畅试验、宫腔镜、腹腔镜等,以分辨病属何种不孕。B超及磁共振成像对女性生殖道形态和畸形导致的不孕有较好的诊断价值。排卵障碍所致不孕症通过卵巢功能检查可以确诊,包括排卵检测和黄体功能检查,可用 B 超检测卵泡发育和排卵;基础体温检测、宫颈黏液检查、黄体期子宫内膜活组织检查、女性激素(促卵泡激素、黄体生成素、雌二醇、催乳素、睾酮、孕酮)的测定。在黄体中期测定黄体酮可反映是否排卵和黄体功能;在月经周期第 2~3 日测定促卵泡激素等,可反映卵巢的基础状态。

知识链接

排卵障碍性不孕的病因分类

　　根据 WHO 建议,排卵障碍性不孕可分为以下三型:① I 型:下丘脑垂体功能不足型(又称低促性腺激素性性腺功能减退),特点是内源性促性腺激素(Gn)包括卵泡刺激素(FSH)和黄体生成素(LH)水平降低,导致雌激素(E_2)水平低下,如下丘脑性无排卵垂体功能障碍引起的无排卵等。② II 型:下丘脑 - 垂体功能失调型,特点是 Gn 正常或 FSH 水平正常,而 LH 水平增高,造成 LH/FSH 比例失调,E_2 水平正常,包括无排卵性异常子宫出血,多囊卵巢综合征(PCOS)黄体功能不足等。③ III 型:卵巢功能衰竭型,又称高促性腺激素性性腺功能减退,其特点是 FSH 水平增高,内源性 E 水平低下,包括卵巢早衰、功能性卵巢肿瘤、卵巢对促性腺激素不敏感综合征。

　　目前大约 15% 的育龄妇女不孕症的发生是由卵巢早衰引起的。西医认为,卵巢早衰是指 49 岁以下的女性出现卵巢功能减退甚至丧失,临床上可有月经失调、性欲减退、潮热出汗、失眠、情绪波动等表现。研究表明,女性 40 岁以前卵巢早衰的发病率为 1%~3%。发病年龄也更趋于年轻化,卵巢早衰已逐渐成为目前临床上妇科内分泌方面的常见病。西医治疗卵巢早衰的主要方法为激素替代疗法(HRT)。虽然疗效尚可,但长时间使用可引发子宫内膜病变,乳房胀痛和头痛、抑郁、水肿等副作用,在临床治疗上仍有其局限性。

　　2. 辨证　以育龄妇女,未避孕,配偶生殖功能正常,婚后有正常性生活,同居 1 年以上而未怀孕为主症。兼见月经后期,量少色淡,面色晦暗,倦怠乏力,腰酸肢冷,小便清长,大便不实,性欲冷漠,舌淡苔白,脉沉细或沉迟,为肾虚胞寒;月经后期或经期先后不定,经来腹痛,量少色暗,经前乳房胀痛,精神抑郁,烦躁易怒,舌暗红,苔薄白,脉弦,为肝气郁结;形体肥胖,经行延后,甚或闭经,带下量多,色白黏稠,头晕心悸,胸闷泛恶,舌淡胖,苔白腻,脉滑,为痰湿阻滞;月经推后,经来腹痛,经量多少不一,经色紫暗或有血块,血块下痛减,舌质紫暗或有瘀斑,苔薄白,脉弦或细涩,为瘀滞胞宫。

【治疗】

　　1. 基本治疗

　　治法　补益肝肾,调理冲任。以任脉、背俞穴、足阳明、足太阴经穴为主。

　　穴方　关元　子宫　阿是穴　肾俞　次髎　三阴交

　　肾虚胞寒加太溪、命门;肝气郁结加太冲、期门;痰湿阻滞加阴陵泉、丰隆;瘀滞胞宫加血海、膈俞。

　　操作　①毫针刺:阿是穴在子宫外侧(0.5~1 寸,即相当于卵巢的体表投影);次髎深刺 2~2.5 寸,针感向少腹放射。选择排卵期之前(约月经周期第 12 天)开始治疗为宜,以促进排卵。余穴常规操作。②结合电针、灸法及刺络拔罐法:在毫针刺基础上,关元、子宫、肾俞穴可加艾条温和灸或隔附子饼灸、隔葱灸,或温针灸;子宫、阿是穴可接电针,疏密波,刺激 20

分钟;瘀滞胞宫可三棱针点刺血海、膈俞,加拔火罐,每周 2 次。

方义　肾主藏精,主生殖,肾气旺盛,精血充足,冲任调和,乃能摄精成子。关元为任脉穴,位近胞宫,与肾俞配用可益肾固本,调理冲任;阿是穴、子宫为局部取穴,可化瘀滞而通胞络;次髎位于骶部,邻近胞宫,能行瘀通络,调经助孕;三阴交为肝、脾、肾三经交会穴,可健脾化湿,补益肝肾,调理冲任。

2. 其他治疗

穴位埋线法　子宫、三阴交。按埋线法常规操作,植入羊肠线,每月 1 次。

穴位注射法　子宫、关元、归来、肾俞、三阴交。每次选 2 个穴,以当归注射液、人绒毛膜促性腺激素等,每穴注入药液 1~2ml,从月经周期第 12 天开始治疗,连续治疗 5 次。

灸法　取食盐末 15g 敷脐,取艾炷放于食盐上点燃灸 7 壮。每壮间隔 1~2min。每日或隔日 1 次,10 天 1 疗程。

【按语】

1. 引起不孕的原因很多,男女双方皆应查明原因,针对病因治疗。针灸主要对神经内分泌功能失调导致的不孕有较好的疗效,但其疗程较长,需要坚持治疗。

2. 现代研究证实针灸可增加卵巢血供,促进卵泡发育成熟并诱发排卵;同时降低子宫内膜血流阻抗,增加子宫内膜 E_2、P 受体,调节相关因子表达以改善子宫内膜容受性;从性腺轴、卵巢功能、子宫内膜水平的生殖三级靶点作用为妊娠提供良好基础。针灸还可纠正机体内分泌、免疫系统紊乱状态,恢复月经周期,改善体质等,为促排卵及受孕创造有利条件。

3. 患者应注意情志调节和经期卫生,加强运动,增强体质。

【古代文献摘录】

《针灸甲乙经》:绝子,灸脐中,令有子……女子绝子,虾血在内不下,关元主之。

《针灸大成》:绝子:商丘、中极。

《针灸资生经》:次髎、涌泉、商丘,治绝子。

《针灸大全》:女人子宫久冷,不受胎孕:照海二穴,中极一穴,三阴交二穴,子宫二穴。

《针灸集成》:催孕:下三里、至阴、合谷、三阴交、曲骨(七壮至七七壮即有子)。

[附] 针灸在体外受精 - 胚胎移植中的应用

辅助生殖技术(assisted reproductive technology,ART)是西医学治疗各种不孕症最行之有效的医疗干预手段。包括诱导排卵与宫腔内人工授精(COH+IUI)、体外受精 - 胚胎移植(in vitro fertilization-embryo transfer,IVF-ET)、单精子卵泡浆内显微注射(ICSI)、输卵管内配子移植(GIFI)等,为众多不孕患者及家庭带来福音。尽管辅助生殖技术发展很快,但仍有部分不孕不育夫妻未能通过 ART 达到生育目的。近年来,有关针灸在体外受精 - 胚胎移植中的应用报道日渐增多,显示了良好的助孕效果,如针灸能够改善卵子质量、促进卵泡发育及排卵,可有效预防或降低卵巢过度刺激综合征(OHSS)的发生;通过改善子宫血流及内膜厚度进而改善子宫容受性,可提高胚胎移植临床受孕率;提高受精率及优质胚胎率;在取卵过程中具有较好的辅助镇痛效果,并可缓解因药物引起的眩晕、恶心、呕吐等不良反应等诸多影响。

【辨病与辨证】

1. 辨病　因女方原因导致的不能怀孕且双侧卵巢存在,患者无先天性子宫畸形、子宫内膜息肉、宫腔粘连、输卵管积水、重度子宫内膜异位症、子宫腺肌病、卵巢子宫内膜异位囊肿、多囊卵巢综合征、甲状腺疾病、糖尿病等疾病;近 2 个月内没有应用激素类药物且夫、妇染色体无异常的患者,适合进行体外受精 - 胚胎移植(IVF-ET)。

2. 辨证　婚久不孕,月经错后,量少质稀薄,甚则闭经,腰酸腿软,舌质淡红、苔少或白滑,脉沉或细或沉迟无力,为肾虚;多年不孕,月经延期,经前乳房胀痛,胸闷不舒,精神抑郁,

笔记栏

舌红、苔薄、脉弦,为肝气郁结;婚久不孕,形体肥胖,经行延后,畏寒,手足欠温,带下量多,苔白腻,脉滑,为痰湿阻滞。

【治疗】

1. 基本疗法

治法　补肾助阳,引气归元。以任脉、冲脉为主。

穴方　关元　子宫　三阴交　神阙

肾虚加太溪;痰湿阻滞加丰隆;肝气郁结加太冲、合谷。

操作　在月经结束后,针刺关元、子宫、三阴交,腹部穴并可结合温针灸法;神阙行温和灸法;每日1次,每次20~30分钟,每周5次为一疗程,连续治疗3个疗程,直至进入IVF助孕周期行胚胎移植。通常可于移植前半小时追加治疗一次。

方义　关元为任脉穴,位近胞宫,可壮元阴元阳;子宫疏通腹部及局部气血;三阴交为肝、脾、肾三经交会穴,可健脾化湿,补益肝肾,调和冲任。神阙激发经气,调理冲任,助益受孕。

2. 其他治疗

耳穴法　神门　子宫　内分泌　脑。毫针刺法。移植前半小时开始治疗。

【按语】

针灸已逐渐应用到ART的不同阶段中,针刺辅助治疗在提高卵子质量,降低子宫内膜血流阻力、提高子宫内膜容受性,增加优质胚胎数量,提高活产率,降低和治疗并发症等方面均取得了显著的成效。

二、阴挺

阴挺是妇女阴中有物下坠,甚至挺出阴户之外,又称"阴挺下脱""阴脱""阴突"等。发病年龄多在40~70岁,多见于多产妇女。根据其脱出的不同形态,又有"阴菌""阴痔""阴痂"等名称。因本病多发生在产后,又称之为"产肠不收""子肠不收"。《医宗金鉴》曰:"妇人阴挺,或因胞络伤损,或因分娩用力太过,或因气虚下陷,湿热下注"。中医学认为,本病与产伤未复、房劳多产、禀赋虚弱、年老多病等因素有关。妇女产后因气虚而中气下陷,或产伤未复而操劳过度;或年老体衰,肾气不固,带脉失约,冲任不固;均可导致系胞无力而发病。亦有因脾虚聚湿,日久化热,湿热下注,或复感湿毒;或因久咳、便秘而致者。病位在胞宫,与任、督、冲、带脉及脾、肾关系密切。基本病机为气虚下陷,带脉失约,冲任不固,系胞无力。

本病相当于西医学的子宫脱垂。正常情况下子宫位于盆腔中部,呈前倾或后倾位,子宫纵轴与阴道纵轴成90°~100°角,子宫颈位于坐骨棘水平以上,子宫正常位置的维持,主要靠盆底肌肉和筋膜以及附着于子宫的韧带等的支持作用。当子宫从正常位置沿阴道下降,子宫颈外口达坐骨棘水平以下,甚至脱出阴道口外,则为子宫脱垂。本病病因主要为分娩损伤(经阴道助产或第二长程延长)致盆底肌、筋膜及子宫韧带过度伸展,甚至撕裂致组织松弛;产后过早参加体力劳动,特别是重体力劳动,将影响盆底组织张力的恢复;或腹腔内压增加(盆腔肿瘤、腹水、便秘、长期慢性咳嗽等);或雌激素水平下降(妇女哺乳期、更年期、老年期);或盆腔组织先天发育不良或退行性变,以及医源性原因(没有充分纠正手术时所造成的盆腔支持结构的缺损)等,致使盆底组织及子宫的韧带变薄弱,削弱其对子宫的支持力量,子宫失其正常位置而下垂。本病常并发阴道前、后壁膨出及膀胱膨出。

【辨病与辨证】

1. 辨病　当患者自诉有球形物自阴道内脱出,咳嗽,走路时加重,轻者肿物脱出不大,经平卧休息后能自动回纳,重者脱出肿物较大,平卧休息后亦不能自行回纳,多数患者伴腰

笔记栏

骶部酸痛,带下量多等症状,即可诊断为阴挺。临床应进一步分清子宫脱垂的程度。取截石位,嘱患者向下屏气,当腹压增加时,观察子宫颈的位置。①Ⅰ度轻型:宫颈外口距处女膜缘<4cm,未达处女膜缘;Ⅰ度重型:宫颈已达处女膜缘,阴道口可见子宫颈。②Ⅱ度轻型:宫颈脱出阴道口,宫体仍在阴道内;Ⅱ度重型:部分宫体脱出阴道口。③Ⅲ度:宫颈与宫体全部脱出阴道口外。

2. 辨证 阴中有物脱出,劳则加重,卧则回纳,小腹下坠,可伴身倦懒言,面色不华,四肢乏力,小便频数,带下量多,质稀色淡,舌淡苔薄,脉细弱,为气虚;阴中有物脱出,小腹下坠或伴冷痛,腰酸腿软,可伴头晕耳鸣,小便频数,入夜尤甚,带下清稀,舌淡,脉沉细,为肾虚。

【治疗】

1. 基本治疗

治法 益气升提,补肾固脱。以局部穴及任脉、督脉穴为主。

穴方 百会 气海 子宫 维道 曲骨 三阴交

气虚加足三里、脾俞;肾虚加肾俞、太溪。

操作 ①毫针刺:补法为主。维道、气海向曲骨方向斜刺2~2.5寸,使针感放散到会阴部,单方向捻转,使肌纤维缠绕针身后,缓慢提针柄,使患者有子宫上提收缩感为宜。留针过程中令患者收腹,深吸气,可增强针刺效果。余穴常规操作。②结合电针、灸法:毫针刺基础上,双侧子宫,气海、曲骨分别接电针仪,气海接正极,曲骨接负极,疏波或疏密波交替,刺激20分钟,强度以患者能耐受为度;百会先针后灸,或针灸同施,用艾条行温和灸,腹部穴、背俞穴及足三里可加艾条温和灸或温针灸。

方义 本方以升阳益气、固摄胞宫为目的。维道是足少阳、带脉之会穴,维系任、督、冲、带诸脉,固摄胞宫;子宫为经外奇穴,两穴配合有收摄胞宫之功效;气海、曲骨在小腹部,可益气固脱,提摄胞宫;百会有升阳举陷之用,是"下病高取","陷者举之"之意。

2. 其他治疗

穴位注射法 曲骨、双维胞(关元旁6寸)、双肾俞。催产素10μg加生理盐水至10ml,亦可选用维生素B₁、维生素B₁₂注射液,或当归注射液。每穴注入药液1~2ml,隔日1次。

【按语】

1. 针灸对于轻度阴挺有较好的治疗效果。对重度(Ⅱ度重、Ⅲ度子宫脱垂)疗效较差,应采取手术等综合方法治疗。

2. 针灸治疗的同时,应指导患者做提肛肌运动。方法:自然坐位,做肛门收缩的动作,继而放松,一松一紧,每日早晚各1次,每次5~15分钟。

3. 积极治疗引起腹压增高的病变,如慢性支气管炎、便秘等。产后3个月内应尽量避免久蹲及担、提重物。哺乳期不宜超过2年,以免导致子宫及其周围组织萎缩,引发阴挺。

【古代文献摘录】

《针灸甲乙经》:阴挺出:曲骨、照海、大敦、曲泉。

《针灸逢源》:"阴挺",又名"㿗",曲骨、太冲、照海。

(王朝辉 莫倩 林栋)

复习思考题

1. 月经不调常分哪几种类型?简述针灸治疗的主穴。当月经周期异常时应加什么穴?

2. 痛经除针灸治疗外还有什么其他疗法?

3. 痛经主要病因是什么?针灸治疗的主穴是什么?其方义是什么?

4. 气血亏虚型闭经在主穴的基础上,应配哪些腧穴?为什么?

5. 针灸治疗闭经的主穴是什么？为什么？肝肾不足型闭经在主穴的基础上,应配哪些腧穴？

6. 闭经的定义是什么？简述闭经针灸治疗的主穴和加穴。在处方中选"关元"的深刻含义是什么？

7. 崩漏与月经不调中的月经过多、经间期出血有何联系及区别？气滞血瘀型崩漏在主穴的基础上,应配哪些腧穴？

8. 崩漏的定义是什么？其主要病因是什么？在针灸处方中为何要选择"隐白"穴？

9. 绝经前后诸症临床如何辨证分型？针灸治疗的主穴及加穴是什么？

10. 经前期综合征治法是什么？简述针灸治疗主穴与加穴。

11. 经前期综合征有哪些症状,本病的病位在哪里？病机是什么？

12. 湿热下注型带下病针灸如何治疗？

13. 中医的带下病常见于西医的哪些病？针灸治疗带下过多的主穴及加穴是什么？

14. 针灸治疗胎位不正的主穴是什么？如何操作治疗？

15. 阴挺的主要病因是什么？如何应用针灸治疗阴挺？

16. 胎位异常如何定义？如何用针灸方法纠正胎位异常？

17. 简述妊娠恶阻的中医病因病机及辨证分型。本病与一般的呕吐在病机上有什么区别？在处方中选"公孙"的深刻含义是什么？

18. 如何辨别妊娠恶阻之轻重？针灸治疗的主穴及配穴是什么？

19. 针灸治疗的滞产主要针对哪种原因？针灸治疗的主穴是什么？

20. 如何鉴别难产与胞衣不下？针灸治疗分别治疗两病的主穴是什么？

21. 简述产后缺乳的中医病因病机及辨证分型。产后缺乳的针灸治法及主穴、加穴是什么？

22. 恶露不绝如何辨病与辨证？

23. 不孕症的发生与哪些因素有关？针灸治疗不孕症的主穴是什么？

◇◇◇ 第七章 ◇◇◇

儿 科 病 证

学习目标

1. 掌握积滞、疳证(疳气、疳积、干疳)、遗尿、惊风(急惊风、慢惊风)的中医病因病机、辨病、辨证及针灸治疗方法。

2. 熟悉抽动障碍(短暂性抽动障碍、慢性运动性抽动或发声抽动、发声与多种运动联合抽动障碍)、注意缺陷多动障碍、脑性瘫痪的诊断、辨证分型和针灸治疗方法。

3. 了解儿童孤独症、痄腮的诊断和针灸治疗方法。

第一节　脾胃系病证

一、积滞

积滞是指由乳食内积、脾胃受损而引起的胃肠病证,临床以不思饮食、食而不化、脘腹胀满、嗳腐吞酸、大便溏薄或秘结酸臭为特征。多由喂养不当,乳食过度,或过食生冷肥甘及难以消化食物,脾胃受损,致使脾胃运化失司,气机升降失常,而成积滞;或因小儿禀赋不足,脾胃素弱,或病后体弱,一旦饮食稍有不当,则停滞不消,而成虚中夹实的积滞。伤于乳者为乳积,伤于食者为食积。积滞与伤食、疳证等有密切关系。若伤于乳食,经久不愈,可发展为积;积久不消,迁延失治,可转化为疳。三者名异而源一,而病情有轻重深浅不同,故治疗可相互参考。本病病位在脾胃,基本病机是乳食停聚,积而不化,气滞不行。本病既可单独出现,也可夹杂于其他疾病中。

本病多见于西医学的婴幼儿单纯性消化不良症,某些慢性病,尤其是消化系统病也可出现消化不良。

【辨病与辨证】

1. 辨病　①不思乳食,脘腹胀痛,呕吐物酸臭,大便易稀,味臭如败卵。②烦躁不安,夜间哭闹或有发热等症。③有伤乳、伤食史。大便检查,有不消化食物残渣或脂肪球。

2. 辨证　以食欲不振,胃脘胀满或疼痛,呕吐酸馊乳食,大便酸臭,或溏薄或秘结,舌苔腻为主症。兼见腹痛胀满拒按,烦躁多啼,夜卧不安,纳呆,小便短黄如米泔,低热,手足心热,舌红,苔白厚或黄腻,脉滑数,指纹紫滞者,为乳食积滞;面色萎黄,形体较瘦,困倦乏力,夜卧不安,不思饮食,腹满喜伏卧,大便稀溏,夹有乳食残渣,唇舌淡红,苔白腻,脉细滑者,为脾虚夹滞。

【治疗】

1. 基本治疗

治法　消食化积,利气行滞。以足阳明经穴为主。

穴方　梁门　腹结　天枢　足三里

乳食内积加中脘、内庭;脾虚夹滞加胃俞、脾俞。腹胀痛加气海;呕吐加内关;积滞化热加曲池、内庭;烦躁不安加神门、三阴交。

操作　①毫针刺:常规操作。②结合灸法及拔罐法:主穴针刺后可加灸法,或可单用艾条温和灸法;腹部穴位、背俞穴可用小火罐拔罐或闪罐法。

方义　梁门、腹结分别位于上、下腹部,可疏调胃肠腑气,化积消食;天枢为大肠募穴,足三里为胃之下合穴,二穴配合能通调肠腑,健脾和胃,以消积滞。

2. 其他治疗

皮肤针法　脾俞、胃俞、夹脊(第7~17椎)。叩刺宜轻,以局部潮红为度,每次叩打20分钟。

耳穴法　胃、脾、大肠、皮质下、耳背脾。每次选3~4个穴,用药物压丸,每日按压3~5次。

【按语】

注意调节患儿饮食,合理喂养,乳食应定时定量,富含营养,易于消化。随着婴儿年龄的增长,应逐步供给相应的辅食;忌暴饮暴食,过食油腻、生冷及妄加滋补之品等。

二、疳证

疳证是由多种疾患引起的一种慢性疾病,临床以面黄肌瘦、毛发稀疏枯黄、腹部膨隆、精神萎靡等为特征。多见于5岁以下的婴幼儿。中医学认为,疳证的发生多因喂养不当、病后失调、禀赋不足、感染虫疾等所致;病位主要在脾、胃,可涉及心、肝、肺、肾。基本病机为脾胃受损,气血津液亏耗。

疳证可见于西医学的小儿严重营养不良、佝偻病、慢性腹泻等疾病中,是因能量或蛋白质不足引起的一种慢性营养缺乏性疾病。

【辨病与辨证】

1. 辨病　当患儿以面黄肌瘦、毛发稀疏等营养不良表现为主症者,可诊断为中医学的疳证。根据病程长短、病情轻重、虚实情况可分为三种常证:初期脾胃失和,纳化失健,属病情轻浅的虚证轻证(疳气);继之脾胃虚损,积滞内停,脾虚夹积,属病情较重的虚实夹杂证(疳积);后期脾胃虚衰,津液消亡,气血两败,终致虚证重证(疳干)。

临床上主要见于西医学的小儿营养不良,其主要诊断依据为:①有喂养不当、吸收不良或慢性疾病史。②消瘦,体重减轻,皮下脂肪减少或消失,甚至肌肉萎缩,生长发育停滞,同时可出现全身各脏器和免疫功能紊乱。按程度不同分为轻、中、重3度。③常有贫血、各种维生素缺乏症、营养不良性水肿,易并发各种感染和低血糖症。④根据WHO参考值(标准差法)进行体格测量,是评估营养不良的重要指标。

2. 辨证　以形体消瘦、精神疲惫、面色萎黄、毛发稀疏枯干、饮食异常为主症。初见形体略瘦,食欲不振,面色少华,精神欠佳,性急易怒,大便干稀不调,苔薄微腻,脉细有力,为疳气(脾胃失和);继之形体明显消瘦,面色萎黄,肚腹膨胀,甚则青筋暴露,毛发稀疏结穗,烦躁不宁,或见揉眉挖鼻,吮指磨牙,食欲不振,或善食易饥,或嗜食异物,舌淡苔腻,脉沉细而滑,为疳积(脾虚夹积);若病程久延失治,可见极度消瘦,精神萎靡,皮肤干瘪起皱,貌似老人,毛发枯黄,啼哭无力,腹凹如舟,杳不思食,大便稀溏或便秘,舌淡苔少,脉细弱,为干疳(脾胃衰败)。

【治疗】

1. 基本治疗

治法 健运脾胃,化积消疳。以奇穴、俞募穴及足阳明经穴为主。

穴方 四缝 中脘 脾俞 足三里

脾胃失和加章门、胃俞;脾虚夹积加腹结、痞根(奇穴,第 1 腰椎棘突下旁开 3.5 寸)、天枢、太白;脾胃衰败加神阙、气海、膏肓、三阴交。若见大便下虫加百虫窝;烦躁不安加神门;精神萎靡加神庭。

操作 ①毫针刺结合三棱针法:四缝用三棱针点刺,挤出黄白色黏液或少量血液;余穴常规毫针刺,对婴幼儿可采取速刺不留针。②灸法:在上述操作基础上,除四缝穴外其余穴可加灸法,或单用艾条温和灸法。

方义 本病发生关键在于脾胃运化功能失调,故取胃的募穴中脘、胃的下合穴足三里,合以脾的背俞穴脾俞,以健运脾胃,调理中焦,消食导滞,化积消疳;四缝为经外奇穴,是治疗疳积的经验效穴。

2. 其他治疗

皮肤针法 沿脊柱正中督脉、两旁胸 7~12 夹脊穴以及膀胱经穴。从上到下轻轻叩刺,至皮肤微红为度,隔日 1 次。

穴位割治法 鱼际。局部麻醉后,用手术刀切一长约 4mm 小口,深为 2mm,剪去少量脂肪,然后做外科包扎。

捏脊法 脊柱及其两侧。由下而上用两手行捏法 3~5 遍。

穴位敷贴法 神阙。用桃仁、杏仁、生栀子、大黄、芒硝各 6g,共研细末,葱白捣烂,加鸡蛋清、面粉适量,调成膏状贴敷,24 小时后取下。

【按语】

1. 针灸治疗小儿疳证有一定疗效。从文献报道和临床看,针灸疗效疳气优于疳积,疳积疗效优于疳干,而疳干疗效较差。多年的临床实践表明,四缝穴点刺是针灸治疗本病简捷而有效的方法。因其他慢性疾病所致者,如肠寄生虫、结核病等,应根治其原发病。

2. 提倡母乳喂养,注意饮食定时定量,合理补充营养,纠正不良饮食习惯,对本病康复至关重要。

【古代文献摘录】

《太平圣惠方》:小儿羸瘦,食饮少,不生肌肤,灸胃俞穴各一壮,在第十二椎下两傍各一寸半陷者中,炷如小麦大。

《类经图翼》:食积腹大,脾俞、胃俞、肾俞。

《针灸大成》:此子形羸,虽是疳证,而腹内有积块,附于脾胃之旁,若徒治其疳,而不治其块,是不求其本而揣其末矣。治之之法,宜先取章门灸针,消散积块。后次第理治脾胃。

第二节　肾系及外感病证

一、遗尿

正常幼儿在 2~3 岁时已能控制排尿,若 3 岁以上仍睡眠中小便自遗,醒后方知,称为遗尿,又称"尿床""夜尿症"。中医学认为,本病多与禀赋不足、久病体虚、习惯不良等因素有关;病位在膀胱,与肾关系密切,可涉及肺、脾、肝;多因肾气不足、下元虚寒,或脾肺气

272

虚,或肝经湿热等,导致膀胱约束无权而发病。基本病机为膀胱与肾气化功能失调,膀胱约束无权。

西医学认为正常排尿机制在婴儿期由脊髓反射完成,以后建立脑干 - 大脑皮质控制,至3岁已能控制排尿。临床按照病因可分为原发性和继发性两类,原发性遗尿症较多见,约占70%~80%,无明显尿路或神经系统器质性病变,男多于女(2~3):1,部分患者有家族史,多因控制排尿的能力发育迟滞所致。患者健康状况一般欠佳,疲倦、过度兴奋紧张、情绪波动等都可使症状加重,有时会自动减轻或消失,亦可复发。约50%患儿可于3~4年内发作次数逐渐减少而自愈,也有一部分患儿持续遗尿直至青春期,往往造成严重的心理负担,影响正常生活与学习。继发性遗尿症大多与神经系统疾病或泌尿系疾病有关。若小儿因贪玩少睡、过度疲劳、睡前多饮等偶然尿床者不作病论。

【辨病与辨证】

1. 辨病 若3岁以上小儿仍频繁发生睡眠中小便自遗,可诊断为遗尿。临床应分辨病因,鉴别原发性与继发性遗尿。

(1)原发性遗尿:患儿出现遗尿,但无明显尿路或神经系统等器质性病变。

(2)继发性遗尿:病因复杂,患儿遗尿是由明显的泌尿系统疾病或神经系统病变等所引起,如癫痫、脑病、脊膜膨出、腰骶椎隐裂等,以及泌尿道畸形、感染,尤其是膀胱炎、尿道炎等可引起继发性遗尿现象。实验室检查(尿常规、尿培养)以及X线平片观察有无脊柱裂,膀胱尿道造影观察有无下尿路梗阻等有助于诊断病因。继发性遗尿症在处理原发疾病后症状即可消失。

2. 辨证 以3岁以上幼童,在睡眠中不自主排尿,多发生于夜间,轻者数夜1次,重者一夜多次等为主症。兼见尿量多,色清,熟睡,不易叫醒,面色淡白,精神不振,反应迟钝,形寒肢冷,腰腿乏力,舌淡,脉沉迟无力,为肾气不足;疲劳后尿床加重,尿频而量多,面色无华,神疲乏力,食欲不振,大便溏薄,舌淡,脉缓而无力,为肺脾气虚;尿频量少,色黄腥臭,外阴瘙痒,性情急躁,面赤唇红,手足心热,舌质红,苔黄,脉弦滑数,为肝经湿热。

【治疗】

1. 基本治疗

治法 健脾益气,固肾止遗。以任脉、足太阴经穴及背俞穴为主。

穴方 气海 关元 肾俞 膀胱俞 三阴交

肾气不足加命门、太溪;肺脾气虚加肺俞、脾俞;肝经湿热加行间、阴陵泉。

操作 ①毫针刺:气海、关元直刺或向下斜刺,使针感下达阴部为佳;背俞穴向脊柱方向斜刺,余穴常规操作。②结合灸法:在毫针刺基础上,背、腹部穴可行温针灸或隔附子饼灸;或单用艾条温和灸法。

方义 气海、关元、肾俞,益气固肾,补养先天,增强膀胱之气化、固摄功能;膀胱俞调理膀胱,固脬止遗;三阴交健脾益气,补益后天以助膀胱之约束能力。

2. 其他治疗

皮肤针法 胸11~腰2夹脊、肾俞、气海、曲骨、三阴交。用皮肤针叩刺,至皮肤潮红为度。

头针法 额旁3线、顶中线。缓缓进针后,反复行针5~10分钟。

激光照射法 中极、关元、三阴交、膀胱俞、肾俞、足三里、脾俞。每次取4对穴位,用氦 - 氖激光治疗仪,每穴照射5分钟。

3. 参考方法 T_{11}~L_2交感神经节或节段内皮节刺激点,阴部会阴神经、骶区S_2~S_3皮节区刺激点、迷走神经刺激点、腹内斜肌下部及腹直肌下部激痛点。T_{11}~L_2皮肤区刺激点用低频(2Hz)电针,轻中度刺激。

笔记栏

【按语】

1. 针灸治疗本病疗效较好。绝大多数儿童遗尿的出现与疾病无关,多为心理因素或其他各种因素造成,属原发性遗尿,针灸有较好疗效。继发性遗尿应针对原发病积极进行治疗,单纯采用针灸,则疗效较差。

2. 治疗期间,嘱小儿白天勿过度疲劳,减少活动量,傍晚后控制饮水。应培养患儿白天有意识憋尿,控制排尿,以锻炼膀胱储尿功能。

3. 对患儿要耐心教育,鼓励其自信心,切勿嘲笑和歧视,避免其产生恐惧、紧张和自卑感。治疗初期夜间可按时唤醒患儿排尿,以后逐渐养成临睡前排尿及早起排尿的习惯。

【古代文献摘录】

《针灸甲乙经》:遗溺,关门及神门、委阳主之。

《备急千金要方》:阴陵泉、阳陵泉,主失禁遗尿不自知。

《类经图翼》:遗溺,气海、关元、阴陵泉、大敦、行间。

《采艾编翼》:遗溺,大敦、肾俞、气海。

二、痄腮

痄腮是以发热、耳下腮部漫肿疼痛为主要表现的疾病,又称"蛤蟆瘟",四季均可发病,以冬、春两季多见。中医学认为,本病是由于时行温热疫毒之气或外感风温邪毒从口鼻而入,夹痰火壅阻少阳、阳明之脉,郁而不散,结于腮部所致。病位在面腮颊部,与足少阳胆经及足厥阴肝经密切相关,涉及足阳明经。主要病机为邪毒壅阻少阳经脉,与气血相搏,凝滞耳下腮部。

本病相当于西医学的流行性腮腺炎,认为是病毒引起的急性腮腺非化脓性传染病,以耳下腮部肿胀疼痛为主要特征。主要通过飞沫传播。发病年龄以学龄前后的小儿为多。绝大多数患者可获得终身免疫,也有少数反复发作者。成人发病症状往往较儿童为重,如治疗不及时,部分患者可并发脑膜炎、睾丸炎、卵巢炎等。

【辨病与辨证】

1. 辨病　一般有 2 周左右的潜伏期。前驱症状可见发热,头痛,口干,纳差食少,呕吐,全身疲乏等。继而一侧耳下腮部肿大、疼痛,咀嚼困难,触之肿块边缘不清、中等硬度,有弹性,压痛,4~6 天后肿痛或全身症状逐渐消失。一般为单侧发病,少数也可波及对侧,致两侧发病。实验室检查:早期有血清和尿淀粉酶增高,补体结合试验、酶联免疫吸附法及间接荧光检查 IgM 抗体均呈阳性。

2. 辨证　以耳下腮部漫肿疼痛,皮色不红,压之有弹性感,张口困难,咀嚼不便为主症。兼见恶寒发热、咽红等全身轻度不适,舌尖红苔薄白或微黄,脉浮数,为热毒袭表;腮部漫肿疼痛较重、拒按,张口、咀嚼困难,伴壮热、头痛、烦躁、咽喉肿痛、大便干结、小便短赤,舌红苔黄腻,脉弦数或滑数,为火毒蕴结;腮部肿胀,高热头痛,烦躁不安,神疲嗜睡,颈项僵强,呕吐,甚则神昏不语,四肢抽搐,舌红绛、苔黄燥,脉弦数,为热毒攻心;腮部肿胀,发热烦躁,口苦咽干,男性睾丸肿痛,女性少腹痛,舌红苔黄,脉弦数,为毒邪下注。

【治疗】

1. 基本治疗

治法　泻火解毒,消肿止痛。以手足少阳、阳明经穴为主。

穴方　角孙　翳风　颊车　外关　合谷　关冲　内庭

热毒袭表加中渚、风池;火毒蕴结加大椎、曲池;热毒攻心加少冲、水沟;毒邪下注加行间、足临泣。高热加大椎、耳尖;睾丸肿痛加蠡沟、太冲。

笔记栏

操作 ①毫针刺:常规操作,泻法。②结合三棱针法:关冲、内庭、大椎、少冲、耳尖、行间、足临泣、太冲、曲池可点刺出血。

方义 角孙为治疗痄腮的效穴;翳风、颊车为局部取穴,分属手少阳和足阳明经,以疏调少阳、阳明经气;合谷、内庭、外关、关冲分别为手足阳明、少阳经远端腧穴,可清泄阳明、少阳之郁热,导热下行,通络消肿。

2. 其他治疗

灯火灸法 角孙。将穴区周围的头发剪去,用灯心草蘸麻油点燃后,对准穴位迅速点灸皮肤,一点即起,听到响声即可。若未出现响声,应复点灸 1 次。

皮肤针法 合谷、耳门、颊车、翳风、外关、胸 1~胸 4 夹脊。先叩刺耳门经过颊车至翳风,然后叩刺合谷、外关、胸 1~胸 4 夹脊,使皮肤潮红或微微出血。

3. 参考方法 火柴火灸结合三棱针点刺法治疗方案。角孙、耳尖、大椎、少商。将火柴点燃,对准角孙,迅速按其上,火灭,将炭灰及局部发灰按于穴上须臾。一般不需处理,如有轻度感染,涂龙胆紫即可。耳尖、大椎及少商,常规消毒后点刺出血。

【按语】

1. 针灸以本病初发时效果最佳,此时主要表现为腮腺的非化脓性肿胀,全身症状较轻,无并发症出现,针灸可较快见效,迅速改善症状,到达治愈。治疗时应重视预防可能出现的严重并发症。

2. 本病传染性很强,患病儿童应注意隔离。发病期间宜清淡饮食,多饮水,保持大便通畅。

【古代文献摘录】

《针灸资生经》:侠溪、和髎、颊车,治颔颊肿……少商治腮颔肿。

《医学纲目》:面赤、颊热、恶风寒、颔痛,攒竹、玉枕(灸三壮妙)、巨髎(灸五壮)

《针灸大成》:颐颔肿,阳谷、腕骨、前谷、商阳、丘墟、侠溪、手三里。

第三节 脑系病证

一、惊风

惊风又称惊厥,可发生于多种疾病的过程中,临床以抽搐可伴有神志障碍为特征。好发于 1~5 岁小儿,年龄越小,发病率越高。根据其临床表现分为急惊风与慢惊风两类,急惊风起病迅速,症情急暴,多为实证;慢惊风多由久病而来,也可由急惊风转变而来,多为虚证。中医学认为,急惊风的主要病因是外感时邪、内蕴痰热积滞、暴受惊恐。外感时邪,从热化火,热极生风;饮食不节,食滞痰郁,化火动风;暴受惊恐,气机逆乱,而发急惊风;热、痰、风、惊四证是急惊风的主要病理表现,热闭心窍、热盛动风、痰盛发搐。基本病机是热极生风,病位在脑,与心、肝二脏密切相关。慢惊风多由于禀赋不足、久病正虚而致;暴吐暴泻、久吐久泻,或温热病后正气亏损,脾肾亏虚,化源不足;或肝肾阴虚,虚风内动;或由急惊风转化而成;在多种疾病中出现以手足蠕动或抽搐时作时止、神疲面白、大便色青等为主症的痉病类疾病,预后一般较差。基本病机为肝风内动,其病位在脑,与肝、脾、肾三脏关系密切。

急惊风即西医学的惊厥,可见于多种疾病中。西医学认为惊厥是痫性发作的常见形式,以强直或阵挛等骨骼肌运动性发作为主要临床表现,常伴有意识障碍。一般将小儿惊厥的病因分为感染因素和非感染因素两大类。感染因素又分为颅内感染和颅外感染,如脑炎、脑膜炎及上呼吸道感染、肺炎等。非感染因素如颅内占位性病变、维生素缺乏、水电解质紊乱、脑缺血缺氧、患儿受惊吓后等。一般情况下,惊厥伴有发热者,多提示惊厥是感染性的;反之,则为非感染性的。小儿惊厥是儿科急症之一,在尽快控制抽搐的同时应积极找出病因。慢惊风可见于一些严重的慢性疾患的后期。

【辨病与辨证】

1. 辨病　以肢体抽搐或伴有神志障碍为主症,可诊断为中医学的惊风。临床应首先分清是急惊风还是慢惊风,再对病因进一步分析。西医称急惊风为惊厥,儿科以热性惊厥最为常见。

(1) 急惊风:多见于热性惊厥,发作与发热性疾病中体温骤然升高(大多为39℃以上)有关,70%以上由感染引起。发病急,多伴有高热,烦躁不安,随后多数呈全身性强直-阵挛性发作,少数也可有肌阵挛、失神等。持续数秒至10分钟,可伴有发作后短暂嗜睡。发作后患儿除原发病表现外,一切复常,不留任何神经系统体征。另外,非感染因素所引起者,多见于脑病或暴受惊恐等。

(2) 慢惊风:多有呕吐腹泻、急惊风、解颅、佝偻病等病史;起病缓慢,病程较长,面色苍白,嗜睡无神,抽搐无力,时作时止,或两手颤动,筋惕肉瞤等表现。根据不同疾病出现的证候,结合脑电图、CT等检查,以明确诊断。

2. 辨证

(1) 急惊风:以突然发生抽风,甚则神志不清为主症。兼见发热头痛,咳嗽咽红,鼻塞流涕,出现烦躁不安,继而神昏,四肢抽搐或颤动,舌苔薄白或薄黄,脉浮数,为外感惊风;壮热面赤,烦躁不宁,摇头弄舌,咬牙龂齿,呼吸急促,舌苔微黄,脉浮数或弦滑,为痰热惊风;暴受惊恐后惊惕不安,身体战栗,喜投母怀,夜间惊啼,甚者惊厥抽风,神志不清,大便色青,脉律不齐,指纹紫滞,为惊恐惊风。

(2) 慢惊风:以起病缓慢,抽动无力,时发时止为主症。兼见面色萎黄,形神疲惫,嗜睡露睛,四肢不温,阵阵抽搐,大便清稀水样或带绿色,舌质淡,苔白,脉沉弱,为脾虚肝旺;面色潮红,身热消瘦,手足心热,肢体拘挛或强直,时或抽搐,虚烦疲惫,大便干结,舌绛少津苔光剥,脉细数,为肝肾阴虚;面色㿠白或灰滞,精神委顿,沉睡昏迷,口鼻气凉,额汗不温,四肢厥冷,手足蠕动震颤,小便澄澈清冷,舌质淡,苔白,脉沉细,为脾肾阳虚。

【治疗】

1. 基本治疗

(1) 急惊风

治法　清热开窍,镇惊息风。以督脉及手阳明、手足厥阴经穴为主。

穴方　水沟　印堂　合谷　太冲　中冲

外感惊风加大椎、十宣或十二井穴;痰热惊风加丰隆、中脘;惊恐惊风加四神聪、神门。口噤加颊车、合谷;高热不退加耳尖。

操作　①毫针刺:泻法,水沟用雀啄泻法,以患儿抽风停止、神苏为佳。余穴常规操作。②结合三棱针法:在毫针刺基础上,中冲、大椎、十宣、十二井穴、耳尖可针后点刺出血,或单用点刺出血法。

方义　水沟、印堂为督脉穴,能开窍醒脑镇惊;合谷、太冲相配谓之四关穴,能息风止痉;中冲点刺可泄热清心。

(2) 慢惊风

治法　补益脾肾,镇惊息风。以督脉及背俞穴、足厥阴经穴为主。

穴方　百会　印堂　脾俞　肾俞　筋缩　合谷　太冲

脾虚肝旺加足三里、行间;脾肾阳虚加关元、命门;肝肾阴虚加肝俞、肾俞、太溪。潮热加太溪、三阴交;口噤加颊车、合谷。

操作　①毫针刺:背俞穴向脊柱方向斜刺,余穴常规操作。②毫针刺结合灸法:毫针刺基础上,脾肾阳虚背俞穴、命门可加灸法。

方义　百会、印堂为督脉腧穴,有醒神定惊之功。脾俞、肾俞益气培元;合谷、太冲平肝息风;筋缩可舒筋止搐。

2. 其他治疗

耳穴法　交感、神门、皮质下、心、肝。毫针刺,急惊风用强刺激,慢惊风用中刺激。

三棱针法　十二井穴。在手足上各选 2~3 个井穴,用三棱针点刺放血。适应于急惊风,尤其是高热所致者。

【按语】

针灸治疗小儿惊风,可起到镇惊止痉以救急,并对高热有一定的缓解作用。但由于惊风发生的病因较复杂,在针灸止痉之后,需查明病因,采用综合治疗措施。

【古代文献摘录】

《针灸大全》:小儿急惊风,手足搐搦。印堂一穴,百会一穴,人中一穴,中冲二穴,大敦二穴,太冲二穴,合谷二穴。

《医学入门》:小儿惊风少商穴,人中涌泉泻莫深。小儿急慢惊风皆效。

二、抽动障碍

抽动障碍是一组主要发生于儿童期,表现为运动肌肉和发声肌肉抽动的神经精神性疾病。临床以反复、迅速、无目的、不自主的单一或复合肌群的收缩运动为特征,可伴有诸多行为障碍。根据发病年龄、病程、临床表现和是否伴有发声抽动,可分为短暂性抽动障碍、慢性运动或发声抽动障碍和多发性抽动障碍(Tourette 综合征)。多数起病于学龄期,运动抽动常在 7 岁前起病,发声抽动多在 11 岁前发生;呈慢性病程,可自行缓解或加重。男孩发病率较女孩高,患病比例为(3~4)∶1。病因尚不清楚,可能与遗传、神经生化、心理因素及产伤、窒息、头部外伤等有关。近年来发现 50%~60% 的患儿可出现脑电图异常,表现为 β 慢波增多,部位在额叶中部;部分患儿常规脑电图正常,但在诱发实验时出现异常。10% 的 Tourette 综合征患者 CT 有特异性异常,PET 示脑基底核部位对葡萄糖的利用率较高。

本病属中医学"慢惊风""瘛疭""抽搐""筋惕目瞤"等范畴,认为发病与先天禀赋不足、产伤、窒息,以及感受外邪、情志失调、后天失养等因素有关,多由五志过极,风痰内蕴引起。小儿心、肝多有余,脾、肾常不足,个体禀赋不足是发病的重要内因,加之后天调护失宜,感受外邪、教养失当,遇惊吓、紧张、学习压力等致情志失调,五志过极,阴虚阳浮,肝风扰动而发病。引起本病之风阳,实者,气郁化火,引动肝风;虚者水不涵木,虚风内动,脾虚者亦可肝风夹痰为患。本病病位在脑,主要涉及肝,并与心、脾、肾密切相关;基本病机为痰热生风或虚风内动。

【辨病与辨证】

1. 辨病　以反复性、不自主、重复、快速、无目的动作为主要临床特征。抽动表现为运动或发声抽动,包括简单或复杂性抽动两种形式,可发生在单个部位或多个部位。运动抽动的简单形式是眨眼、耸鼻、噘嘴、耸肩、转肩或斜肩等,复杂形式如蹦跳、跑跳和拍打自己等。发声抽动的简单形式是清理喉咙、吼叫声、嗤鼻声、尖叫声等,复杂形式是重复语言、模仿语言、秽语(骂脏话)等。抽动症状的特点是不随意、突发、快速、重复和非节律性,可以受意志控制在短时间内暂时不发生,但却不能较长时间地控制自己不发生抽动症状。在受到心理

刺激、情绪紧张、躯体疾病或其他应激情况下发作频繁,睡眠时症状减轻或消失。根据临床症状和病程长短主要分为3类:

(1) 短暂性抽动障碍:又称一过性抽动障碍、抽动症,为最常见类型。主要表现为简单的运动抽动症状,多发于头面部,如眨眼、耸鼻、皱额、张口、侧视、摇头、斜颈和耸肩等。少数表现为简单的发声抽动症状,如清嗓、咳嗽、吼叫、嗤鼻、犬叫或"啊""呀"等单调声音。也可见多个部位的复杂运动抽动,如蹦跳、跑跳及拍打自己等。部分患儿抽动始终固定于某个部位,也有抽动部位变化不定,从一种形式转变为另一种。多起病于学龄早期,4~7岁儿童最常见,男性为多。抽动症状在一天内多次发生,至少持续2周,但不超过1年。

(2) 慢性运动性抽动或发声抽动:多数患者表现为简单或复杂的运动抽动,少数表现为简单或复杂的发声抽动,一般不会同时存在运动和发声抽动。抽动部位除面、颈部和肩部肌群外,常出现肢体或躯干肌群,且症状表现形式一般持久不变。某些患者的运动抽动和发声抽动在病程中可交替出现,如首发为简单的皱额、踢腿,持续半年后消失,继之出现清嗓声的发声抽动。抽动频率可每天发生,也可继续出现,但发作间歇期不会超过2个月,病程在1年以上。

(3) 发声与多种运动联合抽动障碍:又称Tourette综合征、多发性抽动障碍,曾称为抽动-秽语综合征。以进行性发展的多部位运动性抽动与一种或多种发声性抽动联合出现为特点;一般首发症状为简单运动抽动,以面部抽动最多,呈间断性,少数患者以简单的发声抽动为首发症状。随病程进展,抽动部位增多,逐渐累及肩、颈、四肢和躯干等部位,症状从简单抽动发展为复杂抽动,由单一的运动或发声抽动发展为两者兼有,发生频度也不断增加。约有30%患儿出现秽语症或亵渎行为。多数患儿每天都有抽动发生,少数呈间断性发作,其无抽动间歇期连续不超过2个月,病程在1年以上。部分患儿伴有强迫、攻击、情绪障碍,以及并发注意缺陷、多动症等行为障碍。

知识链接

抽动的分类

抽动被认为是固定或游走性的肌肉群出现不自主、无目的和快速的收缩动作,是在运动功能正常的背景下发生的,且非持久性存在。通常分为以下两类:

1. 运动性抽动 是指头面部、颈肩、躯干及四肢肌肉的不自主、突发、快速的收缩运动。

2. 发声性抽动 实际上是累及呼吸肌、咽喉肌、口腔肌和鼻肌的运动,由于肌肉收缩使鼻、口腔和咽喉产生气流而发声,如似动物的叫声、哼声、清嗓声等。复杂发声性抽动常表现为反复发出似有意义的语词声,包括秽语、模仿言语及重复言语。

2. 辨证 以皱眉眨眼,张口歪嘴,摇头耸肩等,或突发吼声,怪声连连等为主症。兼见喉中异声或秽语,挤眉弄眼,每于感冒后症状加重,常伴鼻塞流涕,咽红而痛,或有发热,舌淡红,苔薄白,脉浮数,为外风引动;摇头耸肩,挤眉弄眼,噘嘴踢腿,抽动频繁有力,不时喊叫,声音高亢,急躁易怒,自控力差,伴头晕头痛,面红目赤,或腹动胁痛,便干尿黄,舌红,苔黄,脉弦数,为肝亢风动;肌肉抽动有力,喉中痰鸣,异声秽语,偶有眩晕,睡眠多梦,喜食肥甘,烦躁易怒,口苦而干,大便秘结,小便短赤,舌红,苔黄腻,脉滑数,为痰火扰神;抽动无力,时轻时重,眨眼皱眉,噘嘴搐鼻,腹部抽动,喉出怪声,精神倦怠,面色萎黄,食欲不振,形瘦性急,夜卧不安,大便不调,舌质淡,苔薄白或薄腻,脉细或细弦,为脾虚肝旺;挤眉弄眼,摇头扭腰,肢体抖动,咽干清嗓,形体偏瘦,性情急躁,两颧潮红,五心烦热,睡眠不安,大便偏干,舌质红少津,苔少或花剥,脉细数或弦细无力,为阴虚风动。

【治疗】

1. 基本治疗

治法　平肝息风,调神止搐。以督脉及足厥阴、足少阳经穴为主。

穴方　百会　风池　筋缩　肝俞　太冲　合谷

外风引动加风府、风门;肝亢风动加行间、侠溪;痰火扰神加丰隆、内庭、神门;脾虚肝旺加脾俞、足三里、行间;阴虚动风加三阴交、太溪。根据抽动部位酌加局部穴,挤眉弄眼加太阳、四白、阳白;张口歪嘴加颊车、地仓;喉中声响加廉泉、颈夹脊;摇头耸肩加肩井、天柱。少寐多动加四神聪、神门;急躁易怒加神门、行间;胸胁胀满加期门、支沟。

操作　①毫针刺:常规操作。针刺刺激不宜过强,对抽动处穴位及不能配合的小儿,可采用快针不留针。症状完全缓解后,应再治疗1~2个疗程,每周1~2次,以巩固疗效,防止复发。②结合刺络拔罐、灸法:毫针刺基础上,可用三棱针点刺筋缩、肝俞,加拔罐,行间可点刺出血,每周2次;可在百会穴施温和灸法,每次施灸30分钟。

方义　脑为元神之府,百会、风池位居头部,能疏利脑窍,调神导气,平息风阳,镇静安神以止痉;太冲为疏肝之要穴,与合谷相伍为四关穴,功善息风定搐。肝主筋,抽动为筋脉失养或肝风所扰而出现的症状,因此,肝俞与善于治疗筋脉拘挛之筋缩穴配合,可疏肝而调理筋脉,止抽搐。

2. 其他治疗

拔罐法　背部膀胱经第一侧线为主,可加肢体经络。以闪罐为主,以背部为重点,向上向外闪拔1~3分钟。

头针法　额中线、顶中线、顶旁1线。频繁眨眼加枕上正中线、额旁1线,肢体抽动加顶颞前斜线,异常发音加颞后线等。毫针刺,留针30~60分钟。可酌加电针,密波刺激。

耳穴法　肝、肾、脾、心、神门、皮质下、相应抽动部位。在所选穴区探查最敏感点,抽动发作频繁者用毫针针刺,实证可加耳尖放血数滴;病情较缓者用压籽法。

埋针法　针刺结束后用皮内针埋入穴位,因留置里时间较长,故宜选肌肉浅薄,活动时肌肉舒缩幅度较小,又使针不易继续探入和妨碍活动的部位或穴位,如百会、肝俞等;延长穴位刺激时间。

3. 参考方法　三叉神经区刺激点(如百会、印堂、神庭、四神聪)、后头部高位颈髓感觉神经区刺激点(如风池、完骨、风府)、耳迷走神经;发声抽动加喉上神经刺激点,颈肩部抽动加胸锁乳突肌、肩胛提肌刺激点,上肢抽动加臂丛神经刺激点,下肢抽动加坐骨神经、腓神经刺激点,面部抽动加局部表情肌刺激点。头颈部刺激点可带电针(2Hz)。

【按语】

1. 短暂性抽动障碍预后良好,症状在短期内逐渐减轻或消失;慢性运动或发生抽动障碍的症状迁延,但对生活、学习和社会适应能力影响不大;而Tourette综合征预后较差,需较长时间治疗才能控制症状,且病情易反复,多数患者在少年后期逐渐好转,少数持续到成年甚至终身。

2. 针灸治疗本病起效较快,多在短期内症状即有不同程度的改善,但有起伏波动现象,因此治疗要持之以恒。随着病程的延长,伴发的行为问题则越多,针灸宜早期介入,有助于及时控制症状,缩短病程,改善预后。对抽搐频发、症状较重的患者,应考虑针药结合的综合治疗方案,以优势互补,增效减毒。精神心理因素常影响疗效,要减轻患儿心理负担,防止精神过度紧张,这对防止病情的复发和加重具有重要意义。

【古代文献摘录】

《外台秘要》:若风病大动,手足掣疭者,尽灸手足十指端,又灸本节后。

《针灸大全》:手足搐搦:印堂一穴、百会一穴、人中一穴、中冲二穴、大敦二穴、太冲二穴、合谷二穴。

《针灸逢源》:痉者,强也,百会、风池、曲池、合谷、复溜、昆仑、太冲。

三、注意缺陷多动障碍

注意缺陷多动障碍是儿童时期常见的一种行为障碍性疾病,主要临床表现为与年龄不相称的注意力不集中,不分场合的过度活动、情绪冲动,并伴有认知障碍或学习困难的一组综合征;常伴有对立违抗行为、品行障碍、焦虑障碍、抽动障碍。本病国内患病率为1.5%~10%,男童发病率明显高于女童,为(4~9):1。近半数患者在4岁以前起病,但很多患者在进入小学以后,因为注意力缺陷导致学习困难,或因表现出严重的行为问题而就诊。导致预后不良的因素有合并品行障碍、阅读困难、情绪障碍、智力低下,以及不良的家庭和社会心理因素等。目前认为,本病发病与遗传因素、脑额叶发育异常、神经递质失衡、环境因素及产伤等有一定关系。

本病归属于中医学"脏躁""躁动"等范畴,病因主要有先天禀赋不足,或后天护养不当,产伤、病后、情志失调。因人的情志活动与内脏有密切关系,以精气作为物质基础,五脏功能的失调,必然影响人的情志活动,使其失常。若心气不足,心失所养可致心神失守而情绪多变,注意力不集中;肾精不足,髓海不充,则脑失精明而不聪;肾阴不足,肝阳上亢,可有多动,易激动;脾虚失养则静谧不足,兴趣多变,言语冒失,健忘;脾虚肝旺,又加重多动与冲动之证。总之,本病病位在脑,涉及肾、肝、心、脾;以脏腑阴阳失调,阴失内守,阳燥于外,心神不宁为基本病机。

知识链接

成人是否也患注意缺陷多动障碍(ADHD)?

儿童ADHD已为大家所熟悉,成人是否患ADHD?从20世纪70年代初开始儿童精神病学家就关注到这个问题,研究显示对儿童ADHD不论治疗与否,其中60%~70%到了成人仍然有症状存在,目前成人ADHD已经得到精神病学界的认可。成人ADHD的临床表现与儿童相似,以注意缺陷和多动-冲动为主要表现,但形式上有所差异。研究发现成人患者的焦虑和抑郁情绪明显,部分合并反社会型人格障碍、酒精和物质依赖、躯体化障碍、情感性精神障碍。与一般人群比较,患者的辍学率、失业率、离婚率都高,受教育程度低,职业成功率低,人际交往技能差,躯体健康水平低,交通事故率高。

【辨病与辨证】

1. 辨病 本病多在4岁以前开始出现明显的注意不集中、活动过多及冲动任性,在学校、家庭等两个以上场合都存在临床表现,并持续6个月以上。患儿智力接近正常或完全正常,伴有学习成绩下降,少数有认知障碍等。患儿很难有始有终地完成一种任务,易受外来影响而激动,表现为难以控制的活动过多、说话过多、不守纪律、任性冲动、情绪不稳;参与事件的能力差,对社会功能(如学业成绩、人际关系等)产生不良影响。

2. 辨证 以好动、坐立不安、难以持久地集中注意力为主症。兼见多动不安,冲动任性,急躁易怒,注意力不集中,做事莽撞,或好惹扰人,常与人打闹,或面赤烦躁,大便秘结,小便色黄,舌质红或舌尖红,苔薄或薄黄,脉弦或弦数,为心肝火旺;多动多语,烦躁不宁,冲动任性,难以控制,兴趣多变,注意力不集中,胸中烦热,懊𢙐不眠,纳少口苦,便秘尿赤,舌质红,苔黄腻,脉滑数,为痰火内扰;多动难静,急躁易怒,冲动任性,难以自控,神思涣散,注意力不集中,难以静坐,或有记忆力欠佳、学习成绩下降,或有遗尿、腰酸乏力,或有五心烦热、盗汗、大便秘结,舌质红,苔少,脉细弦,为肝肾阴虚;神思涣散,注意力不集中,神疲乏力,形体消瘦或虚胖,多动而不暴躁,言语冒失,做事有头无尾,睡眠不实,记忆力差,伴自汗盗汗,偏食纳少,面色无华,舌质淡,苔薄白,脉虚弱无力,为心脾两虚。

【治疗】

1. 基本治疗

治法 育阴潜阳,安神定志。以手少阴、手厥阴及足三阴经穴为主。

穴方 四神聪 风池 神门 内关 三阴交 太溪 太冲

心肝火旺加少冲、行间;痰火内扰加丰隆、内庭;肝肾阴虚加肾俞、肝俞;心脾两虚加心俞、脾俞、足三里。

操作 ①毫针刺:常规操作。②结合电针、皮肤针法:毫针刺基础上,四神聪左右两穴分别与同侧风池接电针,密波刺激 20~30 分钟;可梅花针叩刺百会及四神聪。

方义 四神聪位于头部,可安神定志、益智健脑;神门为心经原穴,内关为心包之络,合用可宁心镇定安神;三阴交乃脾、肝、肾三经交会穴,合肾经原穴太溪,育阴潜阳宁神;风池、太冲镇肝息风。

2. 其他治疗

头针法 顶颞前斜线、额中线、顶中线、顶旁 1 线、顶旁 2 线、颞前线。头针常规操作。可加电针,密波,刺激 20 分钟。

耳穴法 皮质下、心、肾、神门。针刺、埋针或用王不留行籽贴压。每周 2 次。

拔罐法 以闪罐为主,主要拔背部膀胱经第一侧线,向上向外闪拔 1~3 分钟,每日 1~2 次。

3. 参考方法 头针联合脑电生物反馈疗法。顶中线、顶旁 1 线与百会、四神聪交替使用。针刺角度约呈 30°,进针 20~22mm 后进行快速捻转,每穴捻转 5~10 秒,留针 4~6 小时,隔日治疗 1 次。结合 VBFB3000 脑电生物反馈系统对 4~8Hz θ 波进行抑制,对 12~15Hz 感觉运动规律(SMR 波)进行强化。脑电图生物反馈系统是通过采集患儿脑电波以各种图像的方式进行实时反馈,治疗分为 6 部分,第一部分为基础状态检测及训练目标制定阶段,约为 2 分钟,中间四部分为反馈治疗阶段,需 20~30 分钟;第六部分为训练数据检测。治疗过程中对患者进行 1 对 1 监测,每次训练时间 30~40 分钟。

【按语】

1. 针灸对本病有较好的治疗效果,但需较长时间坚持治疗。约 30% 患者在青春期以后症状逐渐消失,但大部分患者的症状将持续进入青春期,成人期时 40%~50% 患者仍然存在临床症状,20%~30% 患者不仅有临床症状,而且合并反社会行为、物质依赖、酒精依赖等问题。因此,本病应积极治疗。

2. 在治疗期间,应帮助患儿培养良好的生活习惯,对不良行为要耐心教育,多加关怀和爱护,切忌打骂、歧视和不耐烦,以免患儿自暴自弃。学习困难者应予指导、帮助,做功课可分部逐一完成,成绩有进步就予以表扬、鼓励,不断增强其信心。

四、儿童孤独症

儿童孤独症，又称自闭症，是以不同程度的社会交往障碍、语言发育障碍、兴趣狭窄和行为方式刻板为主要特征的心理发育障碍，是广泛性发育障碍中最为多见的一种亚型，多数患者伴有精神发育迟滞。据统计，本病患病率为4.8/万，而近年来孤独症的患病率有增高趋势，2007年美国疾病预防控制中心根据14个州的数据公布最新患病率达6.6‰。男女比例为2.3∶1~6.5∶1。西医学认为，本病是起病于婴幼儿时期严重的慢性神经精神障碍病，其病因和发病机制尚不清楚，目前认为可能与遗传、环境因素共同作用有关。遗传因素对本病的作用已经明确，孤独症患者母亲再分娩第二胎孤独症的患病危险率为5%；另外，围生期因素（产伤、宫内窒息以及围生期并发症等）、感染（主要为病毒）及免疫系统异常、神经内分泌及神经递质异常可能与本病有关。

中医学无"自闭症"病名，根据本病的临床表现，可将其归入"语迟""胎弱""呆病""无慧"等范畴。中医学认为，本病主要由先天因素所致，病位在脑，与心、肝、肾三脏有密切联系。先天禀赋不足，肾精亏虚，脑髓不足，心窍不通，神失所养，或肝失条达，升发不利，发育迟缓，均导致神机失聪，发为本病。

【辨病与辨证】

1. 辨病　一般在3岁前缓慢起病，主要表现为以下几个方面：

（1）社会交往障碍：不能与他人建立正常的人际交往方式，如没有目光对视，表情贫乏，没有期待父母和他人的拥抱、爱抚的表情和姿势，或拒绝父母的爱抚拥抱等；在得到别人的关爱时也不流露出愉快满足感，分不清人与人之间的亲疏；尤其与同龄儿童之间难以建立正常的伙伴关系，孤僻独行，自我封闭。

（2）语言交流障碍：语言发育明显落后于同龄儿童，也是多数患儿就诊的主要原因。一般在两三岁时还不能说出有意义的单词和最简单的句子，不能用语言进行人际交流。四五岁时开始能说单词，然后说出简单句子，但仍然不会使用或错用代词，尤其是你、我、他等人称代词。患者可能突然讲出一些语句，但内容与当时的环境、与别人正在谈论的主题毫不相关。讲话时毫不在意别人是否在听，好像自言自语；常有模仿或刻板重复语言，如模仿曾经听到的句子，重复别人刚讲过的话，或反复询问同样一个简单的问题。当患者在不会使用语言时，往往以动作来表达自己的愿望和要求。

（3）兴趣范围狭窄、动作行为刻板：对于正常儿童所热衷的活动、游戏和玩具都不感兴趣，却喜欢玩耍一些非玩具性的物品，如一段废铁丝、一个瓶盖，或观察电风扇、下水道的流水等，而且可持续10分钟以上，甚至几个小时而不厌倦；对玩具整体独有的特点不感兴趣，却十分关注其某一个特征；经常固执地保持日常活动程序，如每天吃同样的饭菜；在固定时间和地点解便；定时睡觉，只用同样的被子和枕头；上学要走同样的路线等。若这些行为活动程序被改变，患者则焦虑不安、不愉快、哭闹，甚至有反抗行为。部分患者还有重复刻板地拍手、捶胸、转圈、舔墙、跺脚等动作。

（4）智能障碍：75%~80%患者伴有不同程度的精神发育迟滞。智能损害模式具有特征性，即智能的各方面发展不平衡，操作智商高于言语智商，在智力测试时运用机械记忆和空间视觉能力来完成的题目成绩较好，而依靠把握意义的能力来完成的题目成绩较差。由于代偿机制，部分患儿具有良好的机械记忆、空间视觉能力，记忆类似照相机，如对日历、火车时刻表的记忆力很好。智力水平正常或接近正常者，称为高智能型孤独症，有明显智能损害者称为低智能型孤独症。

（5）精神神经症状：多数患者有注意缺陷和多动症状，约20%合并抽动症状，其他症状有强迫行为、自伤行为、攻击和破坏行为、违拗、作态、性自慰、拔毛发行为；偏食、拒食及异食等；焦虑、恐惧、惊恐发作、幻觉、睡眠障碍、迷恋物品等。30% 患者脑电图异常，12%~20% 患者有癫痫发作。

2. 辨证　以性格孤僻固执，善于独行，语迟，兴趣范围狭窄和刻板重复行为，可伴智能低下等为主症。兼见急躁易怒，任性固执，听而不闻，不易管教，情绪不宁，高声叫喊，跑跳无常，面赤口渴，狂躁谵语，夜不成寐，时有便秘溲黄，口干，舌尖红，苔黄，脉弦数，为心肝火旺；神志痴呆，口角流涎，言语不清或喃喃自语，表情淡漠，对医生及父母的指令充耳不闻，舌体胖大，苔白腻，为痰迷心窍；神志不宁，心悸乏力，寐难梦多，反应迟钝，精神萎靡，纳呆便溏，舌淡，苔白，脉细缓，为心脾两虚；面色苍白，消瘦、营养发育欠佳，语言发育差，发育迟缓，身材矮小，囟门迟闭，骨骼痿软，智力低下，精神呆钝，动作迟缓，舌淡，为肾精亏虚。

【治疗】

1. 基本治疗

治法　调神通窍，益肾填精。以督脉、手足厥阴、足少阴经穴为主。

穴方　百会　四神聪　印堂　风府　神庭　灵道　太冲　悬钟

心肝火旺加劳宫、行间；痰迷心窍加丰隆、大陵；心脾两虚加心俞、脾俞；肾精亏虚加肾俞、太溪。语言障碍加廉泉、通里；焦虑不安加神堂、大陵；睡眠障碍加安眠、风池。

操作　①毫针刺：常规操作。②结合电针及灸法：毫针刺基础上，四神聪、百会、印堂、神庭、风府分别接电针，疏波或疏密波交替，每次 20 分钟；头部穴位及心脾两虚时心俞、脾俞可加灸法。

方义　脑为元神之府，督脉入络脑，百会、风府、印堂、神庭为督脉穴，调理脑神，通窍益聪；四神聪健脑益智；灵道为手少阴心经经穴，可通心窍、养心神；太冲为足厥阴肝经原穴，可疏理肝气、条达情志；悬钟为髓之会，可益肾填髓。

2. 其他治疗

头针法　额中线、顶颞前斜线、顶中线、颞前线。毫针刺，留针 1~2 小时，或接电针，疏密波，每次 20 分钟。

3. 参考方法　头部穴位为主电针法治疗方案。百会、四神聪、神庭、本神、印堂、脑户、脑空、内关、语言一区、语言二区、语言三区。毫针刺入，百会向后刺入 0.5~0.8 寸，四神聪向百会方向刺入 0.5~0.8 寸，得气后接通 SMS-03 型生命信息治疗仪，采用等幅疏密波，频率 1.25Hz，百会、四神聪用"+"字形铜片置正极，神门置负极。每次治疗 50 分钟。

【按语】

1. 目前尚无针对改变本病的病程和改善核心症状的特效药物，一般认为远期预后较差，47%~77% 预后不良，70% 社会适应障碍。西医治疗主要采用教育训练、心理治疗和改善精神神经症状的药物等综合治疗，尤其是良好的训练、教育有助于改善预后。随着诊断能力、早期干预、康复训练质量的提高，其预后正在逐步改善，部分患儿的认知水平、社会适应能力和社交技巧可以达到正常水平。近年来采用针刺治疗本病取得一些疗效，为自闭症的治疗提供了一个崭新的思路。

2. 孤独症的预后受到多种因素的影响，如诊断和干预的时间、早期言语交流能力、病情严重程度及智力水平以及有无伴发疾病。早期诊断并在发育可塑性最强的时期（一般为 6 岁以前）对患儿进行长期系统的干预，可最大程度改善患儿预后。本病预后不良相关因素包括女性、幼儿期重复刻板动作或异常行为突出、自伤行为、操作性智商低、少年期癫痫发作。5 岁时语言发育水平对预后影响很大，若仍缺乏有意义语言，不能会话，预后很差。

【古代文献摘录】

《幼幼新书》:小儿至五六岁不语,是心气不足,舌无力,发转难故也。灸心俞三壮,在第五椎下两旁各一寸五分。

《保幼新编》:如四五岁不言,足内踝尖各灸三壮。

五、脑性瘫痪

脑性瘫痪是指婴儿出生前到出生后 1 个月内,即指先天或围生期由多种原因造成的中枢神经系统损害,以非进行性损伤及缺陷所致的运动障碍及姿势异常为主的一组疾病(非进行性脑损害综合征),常称小儿脑瘫。临床主要表现为先天性运动障碍及姿势异常,包括痉挛性双侧瘫、手足徐动症等锥体系与锥体外系症状,可伴有不同程度的智力低下、语言障碍及癫痫发作等。本病发病率较高,国外为 1‰~5‰,我国为 1.8‰~4‰。脑瘫的病因很多,包括遗传性和获得性。后者又分为出生前、出生时和出生后病因等,但有许多患儿找不到原因。①出生前因素:胚胎期脑发育异常、母妊娠期患重症感染、服用药物、外伤、放射性照射等,影响了胎儿脑发育而致永久性损害。②出生时因素:早产及低出生体重、分娩时间过长、脐绕颈等致胎儿脑缺氧;产伤、难产、急产等致颅内出血;胆红素脑病等。③出生后因素:中枢神经系统感染、中毒、头外伤、严重窒息、持续惊厥、颅内出血及不明原因的脑病等。④遗传因素:部分患儿具有家族遗传史,近亲结婚出生的婴儿中脑瘫的发生率风险增高。我国脑瘫多发于早产、出生体重低、产时缺氧窒息及产后黄疸的婴儿。

本病可归属于中医儿科的"五软""五迟""胎弱""胎怯"等范畴。中医学认为,本病主要与先天不足或早产、产伤、后天失养、病后失调等因素有关。先天不足或病后失调,致使精血不足,脑髓失充,五脏六腑、筋骨肌肉、四肢百骸失养,形成亏损之证;感受热毒,或难产、产伤,或脐绕颈等损伤脑络,脑髓及四肢百骸、筋肉失养。脑为元神之府,脑髓不充,神失其聪,导致智力低下,反应迟钝,语言不清,四肢无力,手软不能握持,足软不能站立等,遂成本病。本病病位在脑,与五脏皆密切相关。基本病机是髓海失充、五脏不足。

【辨病与辨证】

1. 辨病 ①婴儿期出现的中枢性瘫痪;②可伴有智力低下、惊厥、行为异常、感知觉障碍及其他异常;③除外进行性疾病所致的中枢性瘫痪及正常小儿一过性运动发育落后。

临床分类方法繁多,目前主要按肌紧张、运动姿势异常症状分为 6 个类型:①痉挛型:表现为肢体的异常痉挛,下肢呈"剪刀状"交叉和马蹄内翻足,常伴智能、情绪、语言障碍和癫痫等,占脑瘫的 60%~70%,多数为大脑皮质运动区及锥体束受损。检查可见锥体束征,牵张反射亢进。常见于低出生体重和窒息儿。②强直型:肢体僵硬,活动减少,被动运动时四肢屈伸均有持续抵抗,牵张反射呈特殊亢进,常伴智能、情绪、语言障碍以及斜视、流涎等。③手足徐动型:又称不随意运动型,约占脑瘫的 20%。表现为难以用意志控制的四肢、躯干或颜面舞蹈样或徐动样的不随意运动,发声器官受累时可有语言障碍;病位主要在基底节、小脑齿状核等锥体外系,常见于新生儿窒息、胆红素脑病者等。④共济失调型:约占脑瘫的 5%。以小脑功能障碍为主要特点,表现为肌张力减低,步态不稳,肌肉收缩不协调,行走时躯干不稳伴头部略有节律的运动(蹒跚步态),可伴智能障碍及感觉异常。⑤肌张力低下型:随意运动和不随意运动均缺乏,肌张力低下,四肢呈软瘫状,关节活动幅度过大,运动障碍严重,不能竖颈和维持直立位;常伴智力和语言障碍,常为脑瘫婴儿早期症状,以后多转为不随意运动型。⑥混合型:以上两型或两型以上混合存在。

2. 辨证 以四肢运动障碍、姿势异常,可伴有不同程度的智力低下、语言障碍等为主症。兼见筋骨痿弱,发育迟缓,站立、行走或长齿迟缓,目无神采,面色不华,智力迟钝,舌质淡嫩,脉细弱者,为肝肾不足;筋肉痿软,头项无力,精神倦怠,智力不全,神情呆滞,语言发育迟缓,流涎不禁,食少,便溏,舌淡苔白,脉细弱,为心脾两虚;多有明显产伤史,反应迟钝,失语,痴呆,手足软而不用,肢体麻木,舌淡紫或边有瘀点,苔黄腻,脉弦滑或涩,为痰瘀阻络。

【治疗】

1. 基本治疗

治法 健脑益智,通经活络。以督脉、夹脊穴及手足阳明经为主。

穴方 百会 四神聪 风府 夹脊 合谷 悬钟 足三里

肝肾不足加肝俞、肾俞;心脾两虚加心俞、脾俞;痰瘀阻络加膈俞、丰隆。语言障碍加哑门、廉泉、通里;咀嚼乏力加颊车、地仓;涎流不禁者加承浆、地仓;舌伸外出加廉泉、金津、玉液;上肢瘫加肩髃、曲池;下肢瘫加环跳、阳陵泉;腰部瘫软加腰阳关;颈软加天柱。痉挛型、强直型加筋缩、肝俞、阳陵泉、太冲;手足徐动型加风池、颊车、外关、太冲;共济失调型加玉枕、脑户、风池、天柱;肌张力低下型加颈臂、极泉、委中、阳陵泉。

操作 ①毫针刺:四神聪沿头皮向百会平刺,夹脊向脊柱方向斜刺;主穴可分为两组,即夹脊穴为一组,其余穴为一组,可隔日交替使用。②结合电针法及灸法:毫针刺后,四神聪、风府,悬钟、足三里分别接电针,肌张力高用密波,肌张力低下用疏波,每次 20~30 分钟,强度以患者能耐受为度;头部穴位百会用艾条施雀啄灸,下肢穴位足三里、悬钟用温和灸或温针灸法,每次施灸 30 分钟,以局部出现红晕、潮湿为度。

方义 悬钟为髓会穴,"脑为髓之海,其输上在其盖(百会),下在风府",配合四神聪,可补益脑髓,健脑益智;夹脊穴通阳强脊壮筋;足三里培补后天之本,化生气血,滋养筋骨、脑髓。合谷调理气血,疏通经络。

2. 其他治疗

头针法 额中线、顶颞前斜线、顶旁 1 线、顶旁 2 线、顶中线、颞后线、枕下旁线。常规操作,留针 2~4 小时,留针时可鼓励患者自由活动。

3. 参考方法 聪脑通络针法治疗方案。①头穴线:顶中线、顶旁线、枕中线、枕旁线、颞线;②腰背部腧穴:大椎、筋缩、命门、腰阳关;③四肢部腧穴:合谷、内关、三阴交、脑清(位于踝关节前横纹中点直上 2 寸,即解溪上 2 寸)。操作:顶中线第 1 针从神庭进针,沿该线向后透刺 20mm;第 2 针从神庭与百会的中点处刺入,沿线向百会透刺 20mm;第 3 针从百会刺入,沿线向后顶透刺 20mm。顶旁线:第 1 针从承光进针,沿线向后透刺 20mm;第 2 针从该线中点处刺入,沿线向络却透刺 20mm。其余头穴线常规操作,均透刺 20mm;快速捻转手法,每穴行针 5~10 秒。头穴线每天针刺 1 次,腰背部、四肢部腧穴隔日交替。

【按语】

1. 脑性瘫痪迄今尚无特别有效的疗法,目前主张采用针灸疗法、物理疗法、康复训练、药物治疗和手术治疗等综合疗法,以降低痉挛肌肉的张力、改善运动功能。针灸治疗本病的轻型有一定效果,可以改善症状;针刺治疗的同时,要嘱咐家长配合患儿加强肢体功能锻炼、语言和智力训练,以提高疗效。

2. 本病智力正常的患儿较少,但通常预后较好;频繁癫痫发作可因脑缺氧而使智力障碍加重,预后较差。

(熊 俊)

复习思考题

1. 积滞与疳证有何区别?疳证不同期病机特点是什么?针灸治疗积滞与疳证的选穴是什么?

2. 小儿遗尿应该怎样选穴和加穴？为什么？治疗遗尿需要患儿配合的重要事项有哪些？

3. 小儿惊风的急惊风和慢惊风如何鉴别？简述针灸治疗方法。

4. 痄腮的临床特征是什么？如何用针灸治疗痄腮？

5. 儿童孤独症主要表现在哪几个方面？简述针灸治疗方法。

6. 抽动障碍与注意缺陷多动障碍如何鉴别？简述针灸治疗方法。

第八章

外 科 病 证

学习目标

1. 掌握丹毒、乳癖(乳腺增生症)、肠痈(急性阑尾炎、慢性阑尾炎)、脑损伤、脊髓损伤的中医病因病机、诊断和针灸治疗方法。

2. 熟悉疗疮、乳痈(乳腺炎)、脱肛、痔疮与肛痛(肛裂、肛门直肠痛及术后肛痛)的诊断和针灸治疗方法。

3. 了解浅表性血管瘤、疝气(腹股沟斜疝、鞘膜积液、附睾炎)的针灸治疗方法。

第一节　浅表性血管瘤与浅部组织化脓性感染病证

一、浅表性血管瘤

浅表性血管瘤是软组织中最常见的良性肿瘤,属于血管错构或血管发育不良,多为先天性,女性较多见。可发生于全身任何部位,多发生于头、颈部,四肢及躯干次之。根据其结构分为三类,临床过程和预后各不相同。毛细血管瘤为表浅的毛细血管扩张、曲折、迂回而成,它起源于残余的胚胎成血管细胞,多发于婴儿,多为女性,大部分为错构瘤,1 年内可停止生长或消退。海绵状血管瘤一般由小静脉和脂肪组织构成,它的形态和质地均像海绵,故称为海绵状血管瘤。蔓状血管瘤由较粗的迂曲血管构成,大多数为静脉,也可有动脉或动静脉瘘,除发生于皮下和肌肉,也可侵入骨组织,范围较大。

本病中医学称为"血瘤",是指体表血络扩张,纵横丛集而形成的肿瘤。多由先天因素所致的脉络畸形错构或发育不良,后天因素多因热毒炽盛,瘀血阻络导致。心主血脉,心火妄动,逼血入络,血行失常,脉络怒张,纵横丛集;日久则血瘀痰滞,脉络阻结;气为血之帅,血为气之母,血瘀可致气郁结聚;气郁及血瘀均可导致脉络阻滞,气血运行不畅,加重脉络盘曲怒张。

【辨病】

皮肤上有红色丘疹、红斑,或可见半球形或扁平状隆起的肿块、表面皮色呈红色、紫红色或正常肤色。压之肿块可暂时缩小及褪色,松手后又可恢复原来状态。行肿瘤穿刺可抽出血液。B 超检查可明确肿块的大小,并能明确肿块内有液体。

血管瘤按其结构分为以下三类:

1. 毛细血管瘤　多见于婴儿出生时(约 1/3)或出生后早期,皮肤有红点或小红斑,逐渐增大,红色加深并可隆起;大小不等,质软可压缩。如增长速度比婴儿发育更快,则为真性肿瘤。瘤体境界分明,色泽为鲜红色或紫红色,压之可稍退色,释手后恢复红色。大多数为错构瘤,1年内可停止生长或消退,部分在5岁左右可自行消失。大多数为女性,多发生在颜面、颈部、可单发,也可多发。

2. 海绵状血管瘤　一般由小静脉和脂肪组织构成。多数生长在皮下组织内,也可在肌内,少数可在骨或内脏等部位。皮下海绵状血管瘤可使局部轻微隆起,常呈局限性半球形、扁平或高出皮面的隆起物;皮肤正常,或有毛细血管扩张,或呈青紫色;肿块质地软似海绵,而境界不太清,有的稍有压缩性,可因体位下垂而充盈,或随患肢抬高而缩小;在瘤内有时可扪及颗粒状的静脉石硬结,为钙化结节,可触痛。肌海绵状血管瘤常使肌肥大、局部下垂,在下肢者久站或多走时有发胀感。外伤后可引起出血,继发感染,可形成慢性出血性溃疡。

3. 蔓状血管瘤　由较粗的迂曲血管构成,大多数为静脉,也可有动脉或动静脉瘘,多见于四肢。除发生于皮下和肌肉,还常侵入骨组织,范围较大,甚至可超过一个肢体。血管瘤外观常见蜿蜒的血管,即可见许多树枝状扩张的血管,迂回曲折呈蔓状,局部皮肤呈暗红色或蓝紫色,有明显的压缩性和膨胀性。有时可摸到血管搏动或听到血管杂音,或可触到硬结。下肢皮肤可因营养障碍而变薄、着色甚至破溃出血。当累及较多的肌群时可影响运动能力,累及骨组织的青少年,肢体可增长、增粗。

【治疗】

治法　活血化瘀,散结消瘤。以局部阿是穴为主。

穴方　阿是穴

操作　火针治疗。取病变局部,视瘤体大小确定刺激点。常规消毒,术者左手固定瘤体,右手持火针在点燃的酒精灯上烧红,刺入瘤体1~5 mm深,挤出血液少许,用干棉球按压针孔。每周治疗1次。

方义　局部阿是穴用火针法,可活血化瘀,散结消瘤。

【按语】

1. 火针疗法治疗本病简单易行,见效快,治愈率高,治愈后一般不留瘢痕。火针治疗时针体要烧至通红,快速准确地刺中瘤体。本疗法是利用火针的高温,直接灼伤瘤体组织,使其发生血栓并致无菌性炎症反应,最后结缔组织增生、纤维化,导致其萎缩、消退。

2. 在火针治疗时应注意患者体位要舒适,切忌针刺时乱动。蔓状血管瘤治疗时,要注意预防和控制大量出血。精神过于紧张、饥饿、劳累的患者不宜火针。针后不要洗澡,以免污水侵入针孔。

【古代文献摘录】

《针灸聚英》:凡块结积之病,甚宜火针。此非万效之功,火针甚妙,于结块之上,须停针慢出,仍转动其针,以发出污滞。

二、丹毒

丹毒又称急性网状淋巴管炎,是皮肤淋巴管的急性炎症感染,为乙型溶血性链球菌侵袭所致,以患部皮肤突然发红成片、色如涂丹为特点。本病发无定处,但好发于下肢及面部。患者常先有皮肤或黏膜的某种病损,如皮肤损伤、足癣、口腔溃疡、鼻窦炎等,发病后淋巴管网分布区域的皮肤出现炎症反应,色如涂丹,常会累及引流区的淋巴结,病变蔓延较快,常伴有全身反应症状,但很少有组织坏死或化脓。由于病原菌可潜伏于淋巴管内,治愈后在诱发因素作用下容易复发。常见于儿童和老年人,春、秋季多发。

中医学认为,本病属火毒为病,多因血分有热,外受火毒,热毒搏结,蕴阻肌肤,不得外泻;或肌肤破损处(如鼻腔黏膜、耳道皮肤或头皮等皮肤破伤,脚湿气糜烂,毒虫咬伤,臁疮等)有湿热火毒之邪乘隙侵入,郁阻肌肤而发。病机为血热火毒蕴结肌肤。病位在肌肤腠理,多与阳明经相关。根据其发病部位有不同的病名,生于躯干部(胸腹腰胯)者,称内发丹毒,多夹肝脾郁火;生于下肢者称"流火",多夹湿热;生于头面者称"抱头火丹",多夹风热;新生儿多生于臀部,称"赤游丹",多有胎热火毒。

【辨病与辨证】

1. 辨病　发病前多有皮肤、黏膜破损等病史。起病急,开始可有畏寒、发热、头痛、全身不适等症状。多发生于下肢,其次为头面部。局部皮肤忽然变赤,色如丹涂脂染,焮热肿胀,典型皮损为水肿性红斑,边界清楚,迅速扩大;局部有烧灼样疼痛,压之褪色,释手即恢复红色。部分可起水疱,附近淋巴结肿大,有触痛,但少见皮肤和淋巴结化脓破溃。一般数日内可逐渐痊愈,但容易复发。病情加重时可见全身性脓毒症加重。经治疗好转后,可因反复发作而出现淋巴管阻塞、淋巴瘀滞,尤其下肢丹毒反复发作可导致淋巴水肿、局部皮肤粗厚、肢体肿胀,甚至形成"象皮肿"。

辅助检查:血常规检查提示血白细胞总数及中性粒细胞比例明显增高。

2. 辨证　常发于头面部者,病损局部焮红灼热、肿胀疼痛,甚则发生水疱,伴恶寒发热、骨节疼痛、纳差、溲赤便秘、眼胞肿胀难睁,舌红苔薄黄,脉浮数,为风热上扰;多发于下肢者,病损局部焮红肿胀、灼热疼痛,亦可见水疱紫斑,伴发热、心烦口渴、胸闷、关节肿痛、小便黄赤,苔黄腻,脉浮数,如反复发作,可形成象皮腿,为湿热蕴结;常见于新生儿,多发生于脐周、臀腿之间,皮损局部红肿灼热,呈游走性,伴壮热烦躁、呕吐,舌红苔黄,指纹紫黑,为胎火蕴毒;突然出现胸闷呕吐,壮热烦躁,神昏谵语,属于火毒内陷,为危候之象。

【治疗】

治法　泻火解毒,凉血祛瘀。以皮损局部及手阳明经穴为主。

穴方　阿是穴　曲池　血海　委中

风热上扰加大椎、风门;湿热蕴结加阴陵泉、内庭;胎火蕴毒加中冲、大椎、水沟;火毒内陷加十宣或十二井穴。胸闷心烦加内关、膻中;呕吐加内关、中脘。

操作　阿是穴选病变部位,用三棱针散刺或梅花针叩刺出血,加拔火罐;委中、大椎、内庭、中冲、十二井穴均可点刺出血;余穴常规毫针刺用泻法。

方义　本病病在血分,诸经穴及皮损局部阿是穴点刺或散刺出血可直接清泄血分热毒,凉血解毒,使热毒出则丹毒自消,寓"菀陈则除之"之意;曲池为手阳明经合穴,清泄阳明之热毒;委中又名"血郄",凡血分热毒壅盛之急症,用之最宜,与血海合用可泄热解毒,活血化瘀。

【按语】

1. 针灸治疗本病有较好的疗效,尤其适用于下肢丹毒。头面部及新生儿丹毒病情一般较重,应采取综合疗法。大多数患者经治疗后预后好,5~6天后发生脱屑,逐渐痊愈,但本病易复发。

2. 治疗中被污染的针具、火罐等应严格消毒,防止交叉感染。

【古代文献摘录】

《针灸大成》:浑身发红丹,百会、足三里、曲池、委中。

《疮疡全书》:丹毒,用温水洗患处,三棱针刺毒上二三十针,或磁锋砭之亦妙。

三、疔疮

疔疮是好发于颜面、四肢,以形小、根深、坚硬及肿痛灼热,易于走黄,甚至损筋伤骨为主要表现的疮疡;因其初起形小根深,底部坚硬如钉,故名疔疮。疔疮的范围很广,名称繁多,证因各异,根据发病部位及性质不同,可分为颜面部疔疮、手足部疔疮、红丝疔、烂疔、疫疔等。发于颜面的疔疮,易走黄而有生命危险;发于手足部的疔疮,易损筋伤骨而影响功能。中医学认为,"膏粱厚味足生大疔",本病的发生多由恣食膏粱厚味、醇酒辛辣,脏腑火毒结聚;或感受火热之邪,或肌肤不洁邪毒外侵,流窜经络,使气血阻滞而成。若热毒亢盛,内攻脏腑则成危候。基本病机是火毒蕴结肌肤,经络气血凝滞。

本病相当于西医学的皮肤急性化脓性病变,如疖、痈、急性浅表性淋巴管炎、甲沟炎等,多由于皮肤不洁、擦伤、毛囊与皮脂腺分泌物排泄不畅、环境温度较高,或机体免疫力下降,病菌主要为葡萄球菌等从破损处侵入而导致急性化脓性感染。本节主要讨论疖、痈和急性浅表性淋巴管炎。疖和痈都是毛囊及其周围组织急性细菌性化脓性炎症,疖只累及单个毛囊和周围组织,而痈是多个相邻毛囊及其周围组织同时发生的急性化脓性感染,或由多个相邻疖融合而成,因此,痈比疖范围广,病变累及深层皮下结缔组织,自行破溃较慢,全身反应较重,甚至出现脓毒症。尤其是面部危险三角区的疖痈十分危险,处理不当,如被挤压碰时,病菌可经内眦静脉、眼静脉进入颅内海绵状静脉窦,引起严重的颅内化脓性海绵状静脉窦炎,出现颜面部进行性肿胀、寒战、高热、头痛、呕吐、昏迷甚至死亡。急性淋巴管炎是病菌从破损的皮肤、黏膜或其他感染病灶侵入,经组织的淋巴间隙进入淋巴管,引起淋巴管及其周围组织的急性炎症,好发于四肢。

【辨病、辨经与辨证】

1. 辨病 以头面、四肢部位多见,病变初起状如粟粒,色或黄或紫,或起脓水疱、脓疱,根结坚硬如钉,自觉麻痒而疼痛轻微,然后肿势逐渐增大,四周浸润明显,疼痛剧烈,经 5~7 天溃出脓栓,肿消痛止为主症者可诊断为中医学的疔疮。临床应分清病变性质、部位及西医相关疾病。

(1)疖:是毛囊深部及其周围组织的化脓性炎症,好发于头面部、颈部和臀部。皮损初起为毛囊性炎性丘疹,基底浸润明显,以后炎症向周围扩展,形成坚硬结节,伴红肿热痛,数天后中央变软,有波动感,顶部出现黄白色点状脓栓,脓栓脱出后有脓血和坏死组织排出,以后炎症逐渐消退而痊愈。其特点是肿势局限,范围多小于 2cm 左右,突起根浅,色红、灼热、疼痛,易脓、易溃。

(2)痈:系多个相邻毛囊及其周围炎症相互融合而形成的皮肤深部感染,好发于皮肤较厚的项、背部,初起皮损表现为局部小片皮肤硬肿、热痛,肤色暗红,其中可有数个凸出点或脓点,有畏寒、发热、食欲减退和全身不适,但一般疼痛较轻。随着局部皮肤硬肿范围增大,周围呈现浸润性水肿,引流区域淋巴结肿大,局部疼痛加剧,全身症状加重。继而病变部位脓点增大、增多,中心处可坏死脱落、破溃成脓,使疮口呈蜂窝状。周围皮肤可因组织坏死呈紫褐色,但疮口肉芽组织增生比较少见,难以自行愈合。严重者或延误治疗可伴全身中毒症状,可并发脓血症。

(3)急性浅表性淋巴管炎:皮肤破损部位红肿疼痛,从该处呈红丝显露,迅速向上走窜。轻者红丝较细,无全身症状,1~2 日可愈;重者红丝较粗伴发热、头痛等全身症状。有的还可出现结块,一处未愈,另处又起;有的 2~3 处相互串连。部位表浅者颜色较红,深在部位者皮色暗红,或不见红丝,但患者出现条索状肿块和压痛。

2. 辨经 根据患部辨经,面部疔疮多属手、足阳明经,人中部疔疮属督脉,背部多属足太阳经,下肢外侧属足少阳经等。

3. 辨证 以初起皮肤上出现粟粒样疔肿,色黄或紫,根深坚硬如钉,麻痒微痛,继之则红肿灼热,肿势迅速蔓延,疼痛剧增,常伴有恶寒发热为主症。兼见疔疮局部红肿热痛,伴口渴、便秘、溲黄赤,脉洪数等,为热毒炽盛;四肢部疔疮,局部红肿热痛,发病部位皮下隐约可见红丝状线条向远端表面延伸,为火毒流注经络;除疔疮局部症状外,患者出现壮热烦躁、头痛呕吐、神昏,此多见于发于面部、鼻、唇及其周围的疔疮(危险三角区),为疔疮内攻之象,属于疔疮走黄。

【治疗】

1. 基本治疗

治法　泻火解毒,消肿止痛。以督脉及足太阳经穴为主。

穴方　阿是穴　身柱　灵台　合谷　委中

热毒炽盛加曲池、大椎、曲泽;疔疮走黄加十二井穴、人中、十宣;红丝疔可沿红丝从选3~5个阿是穴。还可根据患部所属的经脉配穴,发于面部,属阳明经者加商阳、内庭;属少阳经加关冲、足临泣;属太阳经配少泽、足通谷;人中疔属督脉,加大椎;唇疔者可根据开窍于口、其华在唇,属足太阴,加隐白。发于手加足部同名经腧穴;发于足加手部同名经腧穴。或用经脉首尾配穴法,如发于迎香穴处可配对侧商阳。如系红丝疔,可沿红丝从终点依次点刺到起点,以泻其恶血。

操作　阿是穴在病变局部及周围选穴,采用毫针围刺法,或用隔姜灸法,或在疔疮周围点刺出血;身柱、灵台、委中、大椎、曲泽点刺出血或刺血后加拔罐;如系红丝疔,可沿红丝从终点依次点刺到起点,并可拔罐,以泻其恶血。

方义　疔疮为阳热过甚,火毒蕴结肌肤腠理之病,故治疗首当针泻阳气。局部阿是穴可清泄局部瘀滞火毒;身柱、灵台均为督脉经穴,可泻阳经郁热、火邪,为治疗疔疮的经验效穴;合谷泻阳明火毒;"血郄"委中可清泄血热,消肿止痛。

2. 其他治疗

挑刺法　在背部二肩胛区或脊柱两旁选丘疹样突起或阳性反应点,三棱针挑刺,每周2次。

火针法　病变局部。用于疔疮中心部位,火针点刺。适用于后期成脓。

【按语】

1. 针灸治疗疔疮效果较好,尤其对红丝疔采用沿淋巴管刺络放血法效果很好。疔疮初起,切忌挤压;后期成脓可手术切开排脓。

2. 疔疮走黄证候凶险,需及时采用综合方法治疗。疔疮患者应忌食辛辣、鱼虾等食物。

【古代文献摘录】

《神应经》:疔疮:生面上口角,灸合谷;生手上,灸曲池;生背上,灸肩井、三里、委中、行间……

《类经图翼》:又有疔疮一证……甚则以蒜膏遍涂四周,只露毒顶,用艾着肉灸之,以爆为度,如不爆者难愈。更宜多灸,百壮以上,无弗愈者。

《针灸大成》:疔疮以针挑,有血可治;无血不可治,合谷、曲池、三里、委中。

《针灸逢源》:疔疮,初期如粟米,次如赤豆,顶凹坚硬或痛痒麻木,或寒热头痛,面口合谷,手上曲池,背上肩井、委中、三里。

第二节　乳房病证

一、乳痈

乳痈是以乳房结块肿痛、乳汁排出不畅,以致结脓成痈为主症的乳房疾病。多发生于产后3~4周的哺乳期妇女,尤以初产妇为多见,又称"产后乳痈"。中医学认为,多因过食厚味,

笔记栏

胃经积热;初产妇人精神紧张,情志不遂,肝气郁结,或忧思恼怒,肝经郁火;或乳头皮肤破损,外邪火毒侵入乳房等,导致乳房脉络不通,排乳不畅,郁热火毒与积乳互凝,从而结肿成痈。此外亦有因断乳方法不当,致乳汁淤积,酿成乳痈者。其基本病机是胃热肝郁、火毒凝结。本病病位在乳房,足阳明胃经过乳房,足厥阴肝经至乳下,主要与胃、肝两经有关。

乳痈相当于西医学的急性乳腺炎,为乳腺的急性化脓性炎症,发病率约占产妇的10%,初产妇多见。多因产后免疫力下降,乳头破损,乳汁淤积,细菌沿淋巴管、乳管侵入乳房,继发感染而成。其致病细菌多为金黄色葡萄球菌,其次为白色葡萄球菌和大肠杆菌。乳汁淤积是本病的重要原因,产妇乳头发育不良妨碍哺乳、乳管不畅影响排乳,以及每次授乳未将乳汁完全排空均可引起乳汁的淤积,而淤积乳汁的分解物进一步成为细菌良好的培养基,有利于细菌的生长繁殖,进而引发急性乳腺炎。

【辨病与辨证】

1. 辨病　大多数为哺乳期妇女,尤以产后未满月的初产妇多见,部分可有乳头破裂糜烂。初起乳房局部肿胀疼痛,乳汁排出不畅,乳房可触及边界不清的肿块,表面皮肤发红或不变色,压痛明显,可伴有恶寒发热、头痛、周身不适等症。炎症继续发展时,局部红肿热痛等症状日趋严重,可伴有腋下淋巴结肿大压痛,高热不退。一般7~10天后,若感染逐渐局限,则形成脓肿,触诊可有波动感。脓肿位置愈浅波动愈明显,位置较深的脓肿,波动不明显。脓肿溃破或手术切开后,脓出通畅,肿消痛减,身热减退,疮口逐渐愈合;若溃后不收口,渗流乳汁或脓液,可形成乳漏。注意仔细检查乳头有无擦伤、皲裂。B超检查有助于对深部脓肿的定位。血常规检查可见白细胞总数及中性粒细胞数量明显增高。

2. 辨证　以乳房红肿疼痛、排乳不畅为主症。兼见乳房胀痛,结块或有或无,局部皮肤微红,乳汁排出不畅,伴恶寒发热,口渴,纳差,大便秘结,舌红苔黄,脉浮数或弦数,为气滞热壅(淤乳期);乳房胀痛剧烈,肿块逐渐增大,皮肤焮红灼热,触痛明显,经7~10天,脓肿形成,触之有波动感,可伴壮热口渴,小便短赤,大便秘结,舌红苔黄腻,脉洪数,为热毒炽盛(成脓期);经切开或自行破溃后肿消痛减,寒热渐退,疮口渐愈合,如脓肿破溃后,脓液排出不畅,或脓液稀薄,疮口经久不愈,亦可再现高热,伴周身乏力,面色少华,纳差,舌淡苔薄,脉沉缓无力,为正虚邪恋(溃脓期)。

【治疗】

1. 基本治疗

治法　清热散结,通乳消肿。以任脉及足阳明、足厥阴经穴为主。

穴方　膻中　乳根　期门　肩井　少泽　内庭

淤乳期加太冲、曲池;成脓期加阿是穴、大椎;溃脓期加三阴交、足三里。火毒甚者加大椎、行间;乳房胀痛甚者加肝俞、天宗。

操作　①毫针刺:膻中向患侧乳房横刺;乳根向上刺入乳房底部;期门沿肋间隙向外斜刺或刺向乳房;肩井针尖应向前或后方斜刺;期门、肩井切忌针刺过深,以免引起气胸。少泽用短毫针点刺出血。病情较重者每日可针2次。②结合火针点刺:毫针刺基础上,成脓期可在痈肿局部选阿是穴,用火针刺入,排尽脓血。

方义　膻中、乳根、期门三穴均邻近乳房,膻中为气之会穴,乳根属胃经,两穴合用可宽胸理气、疏通乳络,缓急止痛;期门善疏肝理气、化滞散结;肩井邻近乳房,为治疗乳疾的经验效穴;少泽可通乳,有助于乳络之通畅。

2. 其他治疗

灸法　适用于急性乳腺炎初发期。将葱白或大蒜捣烂,平铺在痛处阿是穴,点燃艾条灸

10~20分钟;而后温和灸肩井、乳根,每穴5~10分钟,每日2次。

挑治法 在肩胛骨下部或脊柱两旁寻找红色疹点,红疹直径约为0.5mm,不高出皮肤,颜色鲜红,指压不褪色,稀疏散在,数量不等。常规消毒,用三棱针挑破红疹,使之出血少许,后加拔火罐。

【按语】

1. 本病发病初期采用针灸治疗效果较好。针刺后可用大鱼际及手指指腹从乳房根部向乳头方向轻轻按摩,然后提拉乳头,轻揉乳晕以排出残乳。

2. 哺乳期妇女要避免挤压乳房,及时治疗乳头皲裂,养成良好的哺乳习惯,定时哺乳,每次哺乳应将乳汁吸尽,或用吸乳器抽吸干净,防止乳汁淤积。断乳时应先逐渐减少哺乳次数和时间,再行断乳。对于有乳头皲裂者要及时治疗。

3. 如有高热,乳房肿痛明显,局部检查有波动感,应考虑有脓肿形成,应立即抽吸排脓或手术切开引流,否则可能引起脓毒血症。

【古代文献摘录】

《针灸甲乙经》:乳痈,凄索寒热,痛不可按,乳根主之。乳痈有热,三里主之。

《备急千金要方》:神封、膺窗,主乳痈、寒热、短气卧不安。

《针灸资生经》:膺窗、足临泣、神封、乳根、足三里、下巨虚、天溪、侠溪,均治乳痈。

《针灸全书》:乳痈红肿痛,肩井、乳根、合谷、少泽、鱼际、太溪、足临泣。

《百症赋》:肩井乳痈而极效。

二、乳癖

乳癖又称"乳痰""乳核",以单侧或双侧乳房疼痛并出现良性肿块为特征,好发于25~45岁的中青年妇女,常与月经周期及情志变化密切相关;但文献报道也有极少数男性可患本病。其发病率占乳房疾病的75%,是临床上最常见的女性乳房疾病。中医学认为,本病多与情志内伤、忧思恼怒有关。足阳明胃经过乳房,足厥阴肝经至乳下,足太阴脾经行乳外,若情志内伤,忧思恼怒则肝脾郁结,气血逆乱,气不行津,津液凝聚成痰;复因肝木克土,致脾不能运湿,胃不能降浊,则痰浊内生;气滞痰浊凝结阻于乳络则成肿块引发疼痛。任脉隶于肝肾,冲脉隶于阳明,若肝郁化火,耗损肝肾之阴,则冲任失调。《圣济总录》云:"冲任二经,上为乳汁,下为月水。"因此,本病多与月经周期密切相关。其基本病机为气滞痰凝乳络,冲任失调。病位在乳房,与胃、肝、脾三经有关。

本病相当于西医学的乳腺囊性增生病、乳房纤维瘤等疾病。由于对乳腺囊性增生病的不同认识,曾有多种命名,如乳腺小叶增生症、乳腺结构不良症、纤维囊性病等。目前认为本病主要是由于卵巢功能失调,黄体酮分泌减少,雌激素分泌相对增高,雌激素长期刺激乳腺组织,而缺乏孕激素的节制和保护作用,即雌、孕激素比例失调,导致乳腺实质增生和复旧不全,日久而成;以及部分乳腺实质成分中女性激素受体的质和量异常,使乳房各部分的增生程度参差不齐所致。其病理形态呈多样性表现,增生可发生于腺管周围并伴有大小不等的囊肿形成,囊内含淡黄色或棕褐色液体;或腺管内表现为不同程度的乳头状增生,伴乳管囊性扩张;也有发生于小叶实质者,主要为乳管及腺泡上皮增生,又称小叶增生。本病是乳腺组织的非炎症、非肿瘤的良性增生性疾病,大部分患者较长时间内均属良性增生性病变,预后较好;部分年轻患者可能在乳腺增生病变基础上形成纤维腺瘤;少部分患者(2%~3%)有癌变的可能,因此,有乳癌家族史的患者更应引起重视。乳房纤维瘤为良性肿瘤,其病因与小叶内纤维细胞对雌激素的敏感性异常增高有关。

【辨病与辨证】

1. 辨病

(1) 乳腺囊性增生病:一侧或双侧乳房胀痛并可触及肿块,部分患者具有周期性表现。乳房疼痛以胀痛为主,或为刺痛或牵拉痛,一般多在月经前明显或加剧,月经后减轻,严重者整个月经周期都有疼痛;并常随情绪波动而变化或加剧。体检发现单侧或双侧乳房内(多位于乳房的外上象限)可有大小不一,质韧的单个或多个结节,可有触痛,表面光滑或颗粒状,与周围组织界限不清,亦可表现为弥漫性增厚,但与皮肤或深部组织不粘连,触摸可有移动和疼痛,肤色不变。腋窝淋巴结不肿大。少数患者可见乳头溢乳,多为浆液性或浆液血性液体。本病病程较长,发展缓慢。乳腺红外线热图像扫描、B超、乳房钼靶X线摄片有助于诊断,对于肿块较硬或较大者,可做组织病理学检查。

(2) 乳房纤维瘤:高发年龄为20~25岁,其次为15~20岁和25~30岁。好发于乳房外上象限,约75%为单发,少数多发。除乳房肿块外常无明显自觉症状。肿块增大缓慢,质似硬橡皮球的弹性感,表面光滑,易于推动。月经周期对肿块大小并无影响。

2. 辨证 以乳房出现单个或多个大小不等的肿块,增长缓慢,胀痛或压痛,表面光滑,推之可移,质地坚韧或呈囊性感为主症。兼见乳房胀痛,肿块随喜怒消长,伴急躁易怒,胸闷胁胀,心烦口苦,善太息,经行不畅,为肝郁气滞;乳房肿块坚实,胸闷不舒,伴恶心欲呕,头重身重,舌淡苔白腻,脉滑,为痰浊凝结;乳房肿块疼痛,月经前加重,经后缓减,伴神疲倦怠,腰酸乏力,经血量少、色淡,舌淡苔白,脉沉细,为冲任失调。

【治疗】

1. 基本治疗

治法 化瘀散结,调理冲任。以任脉、足阳明经穴及背俞穴为主。

穴方 ①乳腺囊性增生病:膻中 乳根 屋翳 天宗 期门 足三里 合谷 太冲
②乳腺纤维瘤:阿是穴

肝郁气滞加肝俞、内关;痰浊凝结加中脘、丰隆;冲任失调加关元、肝俞、肾俞。

操作 ①毫针刺:膻中向患侧乳房平刺,乳根、屋翳向乳房肿块方向平刺,期门沿肋间隙向外斜刺;诸穴不可直刺、深刺,以免导致气胸。余穴常规操作。若乳房胀痛与月经周期明显相关,应在月经周期前1周开始针刺治疗。②火针法:乳腺纤维瘤在局部肿块处,火针点刺。③结合电针、三棱针法等:毫针刺基础上,乳根、屋翳接电针,密波或疏密波交替,刺激20~30分钟;天宗用三棱针点刺后拔罐,每周2次。

方义 足阳明经为多气多血之经,经脉循行过乳房,故局部选乳根、屋翳可调和阳明之气血,疏通乳络,化痰散结消癖;膻中为气之会穴,位于两乳之间,具有理气解郁的功效;天宗位于背部,前应乳房,点刺出血有助于散结化瘀消癖;期门、太冲可疏肝理气化痰;足三里、合谷,远端选穴,重在疏导阳明气血。火针点刺局部阿是穴治疗乳腺纤维瘤,主要是通过高温破坏纤维瘤组织,使其萎缩、坏死而吸收。

2. 其他治疗

皮内针法 屋翳。将皮内针由内向外平刺入皮下,以患者活动两臂不觉胸部疼痛为宜,胶布固定。留针2~3天,留针期间每日按压2~3次。

耳穴法 内分泌、交感、皮质下、乳腺、垂体、卵巢、肝。毫针中等刺激或用王不留行籽贴压。

3. 参考方法 疏肝健脾、畅阳明之气针刺治疗方案。穴位分为两组:①屋翳、合谷、期门;②肩井、天宗、肝俞。将本病分为四个证型,肝火型加太冲、侠溪;肝郁型加阳陵泉;肝肾阴虚型去合谷,加肾俞、太溪;气血两虚型去合谷加脾俞、足三里;月经不调型去合谷,加三阴交。屋翳针刺呈 25°向外刺入 1.5 寸,期门沿肋间向外平刺 1.5 寸,均使局部产生胀感;肩井针尖向前斜刺 1 寸,使局部产生胀麻感并向肩前放射,天宗呈 25°向外下方刺入 1.5 寸,使产生胀重感。余穴常规操作,两组穴位交替使用。

【按语】

1. 针刺对乳腺囊性增生病有较好的止痛效果,可使乳房肿块缩小或消失。对针灸治疗后肿块不消或增大,质地较硬或不均匀,疑有恶性病变者,可考虑手术切除肿块送病理检查。乳腺纤维瘤在确诊的情况下,火针治疗疗效肯定。

2. 本病与情志密切相关,应保持心情舒畅。由于本病的变化常与月经周期密切相关,因此对兼有月经失调等妇科疾患及内分泌失调者,应同时积极治疗。

第三节 肛肠病证

一、肠痈

肠痈是外科常见的急腹症之一,临床以转移性右下腹持续性疼痛、右下腹局限而固定的压痛为特征。可发于任何年龄,多见于青壮年。中医学认为,本病发生多因饮食不节、寒温不适、饱食后剧烈运动或情志所伤,引起肠腑传导功能失常。基本病机为肠腑气滞血瘀,瘀久化热,热瘀互结,血败肉腐而成痈脓。本病病位在大肠。

本病相当于西医学的急、慢性阑尾炎,阑尾管腔阻塞是急性阑尾炎最常见的病因,其中约有 60% 是由于淋巴滤泡的明显增生所致,多见于年轻人群;约有 35% 是由于粪石阻塞引起;另外,还有极少部分是由于异物、炎性狭窄、食物残渣等原因引发。阑尾管腔阻塞,内压力升高,导致血液循环障碍,炎症加剧,细菌繁殖,分泌毒素,损伤黏膜上皮而形成溃疡,并侵犯肌层,阑尾壁间质压力增高,血液循环障碍,最终导致阑尾缺血、梗死或坏疽。慢性阑尾炎多数是由急性转变而来,但也有开始即呈慢性过程者。

【辨病与辨证】

1. 辨病

(1) 急性阑尾炎:①转移性右下腹痛:疼痛始于上腹,逐渐移向脐部,6~8 小时后移向并局限在右下腹;②伴纳差、恶心、呕吐、腹泻或便秘等胃肠道症状,体温随症状加重而升高;③右下腹麦氏点压痛、反跳痛及腹肌紧张;④外周血白细胞计数和中性粒细胞比例增高。可分四种病理类型:急性单纯性阑尾炎、急性化脓性阑尾炎、坏疽性及穿孔性阑尾炎、阑尾周围脓肿。

(2) 慢性阑尾炎:①既往多有急性阑尾炎发作病史;②症状不典型,常有右下腹疼痛或不适感,剧烈活动或饮食不节可诱发;③阑尾部位局限性压痛。

2. 辨证 以转移性右下腹疼痛,疼痛呈持续性,阵发性加剧为主症。若痛势不剧,拒按不明显,伴轻度发热恶寒或恶心呕吐,苔白腻,脉弦紧者,为肠腑气结;痛势剧烈,腹部皮肤拘急,拒按,局部或可触及肿块,壮热不退,恶心呕吐,便秘或泄泻,舌红,苔黄腻,脉洪数者,为热盛肉腐。

【治疗】

1. 基本治疗

治法 清热导滞,通腑止痛。以大肠募穴、下合穴为主。

穴方 天枢 上巨虚 阑尾 阿是穴

肠腑气结加合谷、足三里;热盛肉腐加曲池、内庭。呕吐加内关、中脘。

操作 ①毫针刺:急性阑尾炎多采用强刺激泻法,可先取远端穴,持续行针数分钟,再刺腹部穴,用捻转泻法,每日 2 次。阿是穴在腹部压痛点选穴。可留针 1~2 小时。②结合电针及灸法:毫针刺基础上,以天枢与腹部压痛点,上巨虚与阑尾分为两组,分别接电针,用密波或疏密波交替,每次 20~30 分钟,强度以患者能耐受为度;慢性阑尾炎以阑尾、阿是穴为重点,采用艾条雀啄灸,每穴灸 20~30 分钟,或隔姜灸每穴 5 壮。

方义 本病为大肠腑病,故取大肠募穴天枢、下合穴上巨虚(合治内腑)以通调肠腑,行气化滞,清泄积热;阑尾穴是治疗肠痈的经验效穴;腹部阿是穴直达病所,可畅通患部气血,导滞散结,消痈止痛。

2. 参考方法 $T_{10} \sim T_{11}$ 节段体表内刺激点、星状神经节、耳迷走神经刺激点、右侧腹直肌外缘激痛点、牵涉痛区刺激点、异位远端刺激点(如阳陵泉、足三里等)。疼痛较剧时,先刺远端穴,持续强刺激。激痛点用滞针法。

【按语】

1. 针灸对单纯性急、慢性阑尾炎未化脓者疗效较好,能有效缓解疼痛、呕恶等症状。若已化脓或有穿孔、坏死倾向者,宜及时转外科处理。对术后患者应用针灸可有效促进胃肠功能恢复。

2. 初期、酿脓期肠痈,可根据患者食欲情况给予流质或半流质;对于溃脓期肠痈应根据病情轻重给予流质或禁食。

【古代文献摘录】

《备急千金要方》:肠痈,屈两肘,正灸肘尖锐骨各百壮,则下脓血即瘥。

《针灸聚英》:肠痈痛治太白中,陷谷大肠俞与同。

二、脱肛

脱肛是指直肠壁部分或全层向下移位,脱出肛门之外。临床主症为有肿物自肛门脱出,常伴肛门坠胀,或瘙痒、糜烂,排便异常等。除小儿易发本病外,老人、多产妇女也常见发病者。中医学认为,脱肛的发生与久病体虚、劳伤过度、久泻久痢、恣食辛辣厚味等因素有关。虚证多因脾气亏虚,中气下陷引起;实证常由湿热下注,络脉瘀滞,肛门约束受损所致。基本病机是中气下陷或湿热下注。病位主要在大肠,并与脾等脏腑有关。督脉过直肠,膀胱经别入肛中,故本病与督脉、膀胱经关系密切。

本病相当于西医的直肠脱垂。西医学认为,直肠脱垂的病因尚不完全明了,一般认为与以下因素有关:①解剖因素,幼儿发育不良、营养不良患者、年老体衰者,易出现肛提肌和盆底筋膜薄弱无力;小儿骶骨弯曲度小、过直;手术、外伤损伤肛门直肠周围肌或神经等因素,均可减弱直肠周围组织对直肠的固定、支持作用,直肠易于脱出。②腹压增高,如便秘、腹泻、前列腺肥大、慢性咳嗽、排尿困难、多次分娩等,经常使腹压升高,推动直肠向下脱出。③其他因素,如内痔、直肠息肉经常脱出,向下牵拉直肠,诱发黏膜脱垂。目前,对引起直肠完全脱垂有滑动疝学说和肠套叠学说。

【辨病与辨证】

1. 辨病 排便不尽和下坠感,常见便秘或腹泻史,或有久病、营养不良、腹压增高的病史。排便时有黏膜脱出肛门外,一般为柔软团块,呈"放射状"或"同心环状"皱襞,黏膜表面充血、水肿、溃疡等,初起便后可自行复位,继而需用手托其回纳,最后甚或在咳嗽、喷嚏甚至搬物、行走时脱出肛门外,难以复位。部分患者直肠黏膜反复脱出,伴有流出黏液,刺激肛周皮肤潮湿或糜烂,引起瘙痒。指诊检查可见肛门括约肌松弛,收缩力减弱。

知识链接

直肠脱垂分类与分级

1. 直肠不完全与完全脱垂　直肠壁部分下移,即直肠黏膜下移,称为直肠不完全脱垂,或黏膜脱垂;若直肠全层下移,为直肠完全脱垂。

2. 直肠内脱垂与外脱垂　若下移的直肠壁在肛管直肠腔内为直肠内脱垂;若直肠壁下移到肛门外为直肠外脱垂。

3. 直肠脱垂的分级　分为三度。

Ⅰ度:为直肠黏膜脱出,呈淡红色,长 3~5cm,触之柔软,无弹性,不易出血,便后可自行回纳。

Ⅱ度:为直肠全层脱出,长 5~10cm,呈圆锥状,淡红色,表面呈环状而有层次的黏膜皱襞,触之较厚,有弹性,肛门松弛,便后有时需用手回复。

Ⅲ度:为直肠及部分乙状结肠脱出,长达 10cm 以上,呈圆柱形,触之很厚,肛门松弛无力。

2. 辨证　以肛内肿物脱出,轻重不一为主症。兼见脱出肿物淡红,肛门坠胀,大便带血,神疲乏力,食欲不振,舌淡,苔薄白,脉细弱,为脾虚气陷;脱出肿物色紫暗或深红,肛周湿疹、瘙痒,甚则肿物表面破溃、糜烂,肛门坠痛灼热,小便黄赤,舌红,苔黄腻,脉滑数,为湿热下注。

【治疗】

1. 基本治疗

治法　升提固脱。以督脉及膀胱经穴为主。

穴方　百会　长强　大肠俞　承山

脾虚气陷加脾俞、气海;湿热下注加次髎、委中。

操作　①毫针刺:长强斜刺,针尖向上与骶骨平行刺入 1 寸左右,慎勿刺破直肠壁;余穴常规操作,在行针过程中,可令患者同时做提肛动作。②结合灸法及电针法:百会、长强可针后加灸,或可单用灸法,艾条温和灸,每穴 10~15 分钟;大肠俞、承山,或大肠俞与长强,可接电针,疏波或疏密波交替,刺激 20~30 分钟。

方义　百会位居巅顶,为督脉与足太阳经的交会穴,灸之能益气升阳,升提举陷,收摄固脱;长强为督脉之别络,位近肛门,可疏调局部气血,增强肛门约束之力;本病病位在大肠,故取大肠俞调理大肠腑气;承山为膀胱经穴,足太阳经别入肛中,故可疏调肛部气血。

2. 参考方法　下秩边穴为主治疗方案。下秩边、长强、承山。下秩边穴位于秩边穴的外下方,让患者侧卧,伸下腿,屈上腿,上腿腘窝需屈曲为 130°,躯干部稍向前胸倾斜,其姿势体位必须正确。然后在髂前上棘与股骨大转子中点连线作为一边,划一等边三角形,在三角形的另外两边相交处即为本穴。用长 3.5~5 寸 28 号毫针,针身斜向后(背臀侧)倾斜 10°,行提插捻转手法,使针感达肛肠部,并有便意感。该穴针感强烈,传导明显,受针者常因得气感应而急呼。或致肢体猛动,刺时注意进针后,在轻微提插捻转得气后,迅速施用滞针手法,使针感速达病所,留 1~2 分钟时间即出针。如久留针后,常致明显的后遗症。余穴常规操作。

【按语】

1. 针灸治疗轻、中度脱肛效果较好,小儿脱肛的疗效优于成人、老年人。重度脱肛或局部感染者应综合治疗。

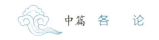

2. 积极治疗慢性咳嗽、慢性泄泻、便秘等,防止腹压增高而诱发或加重本病。治疗期间配合腹肌功能锻炼及提肛运动。

【古代文献摘录】

《千金翼方》:脱肛,灸尾翠骨七壮立愈,主脱肛,神良。又灸脐中,随年壮。

《针经摘英集》:治脱肛刺督脉百会一穴,在顶中央旋毛中可容豆,针入二分,可灸七壮至七七壮,即止。

《百症赋》:脱肛趋百会、尾翠之所。

《针灸大全》:大肠虚冷,脱肛不收,取内关、百会、命门、长强、承山。

《医学纲目》:脱肛,取大肠俞、百会、长强、肩井、合谷、气冲。

三、疝气

疝气是以少腹、睾丸、阴囊等部位肿大、疼痛为特点的病证,中医学又有"小肠气""偏坠"等名称。中医学认为,寒湿凝滞,或肝脾湿热下注,或年老体弱,小儿形体未充等,使肌弱筋缓,失于摄纳,均可导致疝气。任脉为病,内结七疝;足厥阴经脉过阴器、抵少腹,其病则少腹肿。基本病机是寒湿、湿热阻络或脉失所养。病位在少腹及前阴,与任脉和足厥阴肝经有关。

西医学的腹股沟斜疝、鞘膜积液、附睾炎等均属于中医学的疝气范畴。腹股沟斜疝是最常见的腹外疝,疝囊经过腹股沟管深环(内环)突出,向内、向下、向前斜行经过腹股沟管,再穿出腹股沟管浅环,并可进入阴囊,右侧比左侧多见,疝内容物以小肠、大网膜多见。鞘膜积液是指鞘膜囊内积聚的液体增多,并可形成囊肿,包括睾丸鞘膜积液和精索鞘膜积液。正常时鞘膜囊内仅有少量浆液,当鞘膜的分泌与吸收功能失去平衡,可形成鞘膜积液。急性附睾炎常由泌尿系感染和前列腺炎、精囊炎扩散所致,慢性附睾炎多由急性转变而来,也有呈慢性发病者,可伴有慢性前列腺炎。

【辨病与辨证】

1. 辨病

(1)腹股沟斜疝:腹股沟区有一突出的肿块。①易复性斜疝:肿块常在站立、行走、咳嗽或劳动时出现,多呈带蒂柄的梨形,并可降至阴囊;患者平卧休息或用手将肿块向腹腔推送,肿块可向腹腔回纳而消失。②难复性斜疝:疝块不能完全回纳,常伴有消化不良和便秘等。③嵌顿性疝:以强力劳动或排便等为诱因,有明显疼痛,平卧或用手推送不能使疝块回纳,肿块紧张发硬,且有明显触痛。

(2)鞘膜积液:一侧鞘膜积液多见,表现为阴囊内有囊性肿块,呈慢性逐渐增大。积液量少时无不适,积液量多时可感到阴囊下坠、胀痛和牵扯感。巨大睾丸鞘膜积液时,阴茎缩入包皮内,影响排尿、行走和劳动。检查可见外形呈球形或卵圆形,肿块局限在阴囊内,表面光滑,有弹性和囊样感,无压痛。

(3)附睾炎:①急性附睾炎:全身症状明显,可有畏寒、高热。患侧阴囊明显肿胀、皮肤发红、发热、疼痛,并沿精索、下腹部及会阴部放射。附睾、睾丸及精索均有增大或增粗,有时附睾与睾丸界限不清。②慢性附睾炎:阴囊轻度不适,或坠胀痛,休息后好转。附睾局限性增厚及肿大,与睾丸界限清楚,精索、输精管可增粗。

2. 辨证 以少腹胀痛、痛引睾丸,或阴囊肿胀疼痛为主症,常因久立、劳累、咳嗽等诱发或加重。兼见阴囊寒冷,皮肤增厚,少腹、睾丸及阴囊牵掣坠胀或肿胀冷痛,形寒肢冷,面色少华,舌淡、苔白,脉弦紧或沉伏,为寒疝;阴囊潮湿而热,睾丸或阴囊肿大、疼痛、灼热、拒按,伴恶寒发热、肢体困重、便秘、溲赤,舌苔黄腻,脉濡数,为湿热疝;少腹与阴囊部牵连坠胀疼痛,阴囊时大时小,立时睾丸下坠、阴囊肿大,卧则睾丸入腹、阴囊肿胀自消,重症以手上托方能回复,伴纳差、气短、神疲乏力、腰酸腿软、小便清长、舌淡、苔白、脉沉细,为狐疝。

【治疗】

1. 基本治疗

(1) 通治法

治法　散结消肿,升陷固摄。以任脉、足厥阴经穴为主。

穴方　关元　三角灸　气冲　三阴交　大敦

寒疝加神阙、气海;湿热疝加中极、阴陵泉;狐疝加急脉、归来、足三里。畏寒、高热加大椎、少商。

操作　①毫针刺:常规操作。②结合电针、灸法及三棱针法:毫针刺基础上,关元、气冲、三角灸穴分别接电针,疏波或疏密波交替,刺激 20~30 分钟;关元、三角灸可加灸法;大敦可点刺出血或雀啄灸,神阙单用灸法;大椎刺络拔罐,少商点刺出血。

方义　疝气与肝经、任脉密切相关,大敦疏肝理气,关元疏调任脉,两穴配合以行气止痛,消肿散结;三角灸位于下腹部,为治疗疝气的奇穴,用灸法可升提固摄;局部气冲配合远端三阴交,可疏导少腹及阴部气血,活血散结。

(2) 辨病治疗

1) 腹股沟斜疝:升陷固摄。以少腹、腹股沟部及其附近局部穴位为主,配合足厥阴、足太阴远端穴位。选三角灸、急脉、冲门、气冲、三阴交、大敦。急脉为肝经穴,正当腹股沟部;冲门、气冲分属脾、胃经,均在腹股沟稍上方,重在疏调局部气血,既可促进疝之回还,又可强健局部之筋肉以利于固摄;针刺结合灸法、电针。三角灸用灸法可升陷固摄;三阴交、大敦调肝脾、理气血,以增强气之固摄作用。

2) 鞘膜积液:运脾化湿,活血消肿。以阴器附近穴位为主,配合足厥阴、足太阴经远端选穴。选曲骨、会阴、阴廉、阴陵泉、大敦。曲骨、会阴为任脉穴,分别位于阴器之正上、下方,阴廉为肝经穴,位于阴器之两侧,针刺或用灸法。阴陵泉重在运脾化湿,消除积液。

3) 附睾炎:①急性附睾炎,中医认为不外乎湿热邪毒,循肝经下注,瘀结于肾所致。临床以肝经湿热、津液未伤和肝胆实火、内热炽盛二证多见。当以清利下焦,泄热化浊。以腹部穴及阴器附近穴位为主,配合足厥阴、足少阳经远端选穴。选中极、曲骨、横骨、会阴、行间、侠溪。因本病多由泌尿系感染、前列腺炎所致,因此,选中极重在清利下焦湿热浊邪;曲骨、横骨分属任脉及肾经穴,且位于下腹耻骨之上,接近阴器,因此既可清利下焦又可疏导阴部气血;会阴位于阴器之下,配合行间、侠溪可清泄肝经及阴器之热浊。②慢性附睾炎,中医辨证多为湿热蕴结下焦,病久入络,伤及肾阴,导致肝肾阴虚,气滞血瘀,湿热停聚。故宜清利湿热,行气活血。多以肝、肾二脏入手,取肝俞、肾俞、三阴交、根旁(阴茎根部两侧旁开 1 寸处),施提插捻转泻法,并接电针,选用疏波,频率 20Hz,缓缓增大电流至患者自觉微痛止,持续 20~30 分钟。电针后,用艾条灸囊中(阴囊前正中线的中点处)、阴中(囊中与会阴穴连线的中点处)等阿是穴。

2. 其他治疗

穴位贴敷法　神阙。吴茱萸、肉桂、丁香各 1g,研细末,白酒调成糊状填充脐内,外用胶布固定,2~3 天更换 1 次。适用于寒疝。

3. 参考方法　"疝气围刺穴"为主治疗方案。针刺前检查腹股沟管内有无肿物,如确定腹股沟管内有肿物,应先用轻柔按压手法,或配合针刺百会、下巨虚、维道等,使肠组织回纳腹腔。然后选百会、下巨虚、患侧"疝气围刺穴"(将气冲与维道间做一直线,分成五等分,每一等分两侧旁开各一寸取穴,总共 10 穴)。百会、下巨虚,用捻转、提插补法;"疝气围刺穴",每一等分两侧旁开的各对穴位,针尖相对呈 45° 角斜刺,深度 0.6~1.2 寸。

笔记栏

5 组穴位接入脉冲电,采用 80 次 /min 的连续波。每次 30 分钟,每周治疗 3 次。适用于易复性疝疝。

【按语】

针灸治疗本病有一定疗效。但狐疝如小肠坠入阴囊发生嵌顿而久不能回纳的病例,以及睾丸积液久治不愈,应采用手术治疗。治疗期间应避免劳累,调摄营养。

【古代文献摘录】

《世医得效方》:诸疝上冲气欲结,灸独阴神效……诸疝取关元,灸三七壮,大敦七壮。

《针灸聚英》:疝,有因寒、因气、因湿热痰积流下,灸大敦、三阴交、小腹下横纹斜尖,灸一壮,针太冲、大敦、绝骨。

《针灸大成》:若辛患小肠疝气,一切冷气,连脐腹结痛,小便遗溺,灸大敦三壮。

《医学纲目》:诸疝大法,取大敦、行间、太冲、中封、蠡沟、关元、水道。

四、痔疮

痔是指直肠下端黏膜下和肛管皮下的静脉扩大曲张形成的静脉团块,又称痔核,是最常见的肛肠疾病,通常称为痔疮。中医学认为,本病发生主要与先天性静脉薄弱,兼饮食不节、嗜食辛辣厚味,燥热下迫大肠;以及久坐久立、负重远行、长期便秘、久泄久痢、劳倦及妇女生育过多等因素有关,上述因素均可导致血行不畅,热与血相搏,筋脉交错,结聚不散而成。基本病机是湿热内生,络脉瘀结。其病位在肛肠,与膀胱经、督脉关系密切。

西医学认为其发病病因尚未完全明确,可能与多种因素有关,目前认为肛垫下移、静脉曲张可能为主要的病因;另外,长期大量饮酒、进食刺激性食物、肛周感染、营养不良等可诱发本病。

【辨病与辨证】

1. 辨病 临床分为外痔、内痔和混合痔三型。

(1) 外痔:①位于齿状线以下,为肛管皮肤所覆盖,是肛门外赘生皮瓣,逐渐增大,一般无痛,也不出血,仅觉肛门部有异物感;②体征:暴露肛门可见肛缘赘皮,质地柔软。

(2) 内痔:①位于齿状线以上,为直肠黏膜所覆盖,具有典型的疼痛、便血、脱出、瘙痒等临床表现;②体征:肛内指诊可触及柔软、表面光滑、无压痛的黏膜隆起。

(3) 混合痔:①齿状线上下都有且相通连;②体征:可见肛缘外痔增生,对应肛管齿状线上黏膜隆起。

2. 辨证 以肛门部有小肉状突出物、肿胀和便血疼痛为主症。兼见肛痛、肿胀,引起大便困难,小便不利,口渴,舌红,脉数,为湿热瘀滞;病久兼有脱肛,伴短气懒言,食少乏力,舌淡,脉弱,为气虚下陷。

【治疗】

1. 基本治疗

治法 清热利湿,化瘀止血。以足太阳经及督脉穴为主。

穴方 次髎 长强 会阳 承山 二白

湿热瘀滞加中极、阴陵泉;气虚下陷加百会、神阙。便秘加支沟、天枢。

操作 ①毫针刺:常规操作。②结合电针及灸法:毫针刺基础上,长强、承山穴接电针,2/100Hz 的疏密波交替,刺激 20~30 分钟;气虚下陷者灸百会、神阙。

方义 次髎、会阳、承山同属足太阳膀胱经,足太阳经别入于肛中,故取三穴清泄肛肠湿热;长强穴属督脉,位近肛周,刺之直达病所,清利湿热,化瘀止血;二白为治疗本病经验效穴。

📖 **知识链接**

1. 内痔分度

(1) Ⅰ度内痔:便时带血、滴血或喷射状出血,无内痔脱出,便后出血可自行停止。

(2) Ⅱ度内痔:便时带血、滴血或喷射状出血,伴内痔脱出,便后可自行回纳。

(3) Ⅲ度内痔:便时带血、滴血伴内痔核脱出,或久站、咳嗽、劳累负重时内痔脱出,需用手托回纳。

(4) Ⅳ度内痔:内痔脱出,不能回纳,内痔可伴发绞窄、嵌顿。

2. 外痔分型

(1) 炎性外痔:肛缘组织水肿如水疱,肿胀处疼痛明显。

(2) 血栓性外痔:肛缘皮下血栓形成,多因便秘或排便时用力而致肛门静脉丛破裂,血液漏出血管外引起。局部有肿胀、疼痛。

(3) 结缔组织性外痔:因慢性炎症的刺激,反复发炎、肿胀,致使肛门静脉丛周围结缔组织增生,形成皮垂。

(4) 静脉曲张性外痔:发生在肛管或肛缘皮下的静脉团瘀血,局部呈圆形或不规则突起,触之柔软。下蹲或排便时腹压增大,肿物增大,恢复体位后又恢复原状。一般无疼痛。

2. 其他治疗

挑治法 于大肠俞或第 7 胸椎至骶尾间寻找紫红色或粉红色丘疹,以腰骶部接近督脉的痔点疗效较好。局部常规消毒后,用粗针将皮下白色纤维样物挑断,每周 1 次,连续 3~4 次。

穴位埋线法 大肠俞、气海俞、承山。埋入羊肠线。每月 1 次。

火针法 龈交。持火针将针尖烧至白亮,快速轻轻点刺,使形成焦痂。隔日 1 次或 3 日 1 次。

🩺 **案例分析**

古代医案的启示

案例:辛未岁,浙抚郭黄厓公祖,患大便下血,愈而复作,问其致疾之由。予对曰……多是痔疾隐于肛门之内,或因饮食过伤,或因劳欲怒气,触动痔窍,血随大便而出。于长强穴针二分,灸七壮,内痔一消而血不出。但时值公冗,不暇于针灸。逾数载,升工部尚书,前疾大作,始知有痔隐于肛门之内,以法调之愈。(《针灸大成》)

分析:本案取长强穴治疗痔疮,疗效显著。长强穴属督脉,位近肛门,刺之直达病所,清利湿热,且配合艾灸活血化瘀,通络止痛,疗效显著。且本病发生与饮食不节、劳欲过度等因素相关,故应注重生活调摄。

【按语】

痔疮肿痛发作时,用针刺能迅速缓解症状,若求根治需专科处理。平素及治疗期间,应注意肛门部位的清洗,可进行热水坐浴,有助于改善局部循环及症状。

【古代文献摘录】

《备急千金要方》:飞扬主痔篡伤痛;商丘、复溜主痔血泄后重;劳宫主热痔;会阴主痔;承

笔记栏

筋、承扶、委中、阳谷主痔痛。

《类经图翼》：痔漏：命门、肾俞、长强（五痔便血最效，随年壮灸之）、三阴交（痔血）、承山（久痔）。

《古今医统》：命门一穴，在脊中与脐相对，灸七壮，治五种痔病。又法：长强一穴，在尾骶上，随年壮灸之。治五痔便血最效。

《玉龙歌》：痔漏之疾亦可憎，表里急重最难禁，或痛或痒或下血，二白穴在掌后寻。

《针灸大成》：五痔，委中、承山、飞扬、阳辅、复溜、太冲、侠溪、气海、会阴、长强。

五、肛痛

肛痛是肛门及直肠周围以疼痛为主的症状。中医学认为，肛痛主要为情志因素导致气血失调，局部脉络瘀阻；或创伤使络脉受损、气血瘀阻所致。其病位在肛肠，与膀胱经、大肠经及督脉关系密切。

肛痛多见于西医学的肛门直肠痛、肛裂、肛肠术后疼痛以及痔疮等病。肛门直肠痛包括肌肉痉挛痛和神经痛，前者主要指肛提肌痉挛、耻骨直肠肌痉挛、尾骨肌、梨状肌痉挛引起的直肠绞痛或钝痛、肛门有收缩感；后者主要包括阴部神经、尾骨神经、骶神经痛引起的肛痛，多由精神因素导致神经功能失调所致，女性多见。肛裂是齿状线下肛管皮肤层裂伤后形成与肛管纵轴平行的小溃疡，多见于青中年，主要由长期便秘、粪便坚硬所引起。肛肠术后疼痛是大肠肛门术后主要反应之一，由手术创伤所引起。痔疮引起的肛痛前节已述。

【辨病与辨证】

1. 辨病

（1）肛门直肠痛：肌肉痉挛痛多在夜间突然发生，直肠内绞痛或钝痛，持续5~30分钟，肛门部有收缩感，然后自行消退。发作无明显规律，可间隔数日或数月；指诊可见肛管和耻骨直肠肌痉挛。肛门神经痛主要是肛门和会阴区的阵发性剧痛、闪痛，女性多见，排除导致肛门、直肠疼痛的器质性病变可以确诊。

（2）肛裂：以肛部疼痛、便秘、出血为主要表现，疼痛较剧烈并由排便引起，在排便时常在粪便表面出现少量血迹，或滴鲜血数滴。可见肛管纵行裂口或纵行梭形溃疡，多位于截石位6点和/或12点处。

（3）肛肠术后疼痛：疼痛程度与手术部位和创伤大小有关，可为持续性或间歇性，结合手术史可明确诊断。

2. 辨证　以肛部疼痛为主症。兼见肛管有裂疮，每因排便而引起剧烈疼痛，便秘，腹胀满，溲黄，舌红苔黄，脉弦数，为血热肠燥；大便干结，伴口干咽燥，五心烦热，舌红少苔，脉细数，为阴虚津亏；有局部手术史，术后疼痛，或局部肿胀，为血瘀阻络；肛门部无明显变化，仅有肛痛或伴肛门收缩感，多由情志因素诱发，为肝郁气滞。

【治疗】

1. 基本治疗

治法　理气通络，安神止痛。以督脉、足太阳及手阳明经穴为主。

穴方　会阳　次髎　腰俞　百会　承山　合谷

血热肠燥加曲池、血海；阴虚津亏加三阴交、太溪；血瘀阻络加太冲、膈俞；肝郁气滞加太冲、肝俞。便秘加天枢、支沟。

操作　①毫针刺：常规操作。当肛痛发作时，先刺远端穴合谷或承山，行强刺激手法，持续行针1~3分钟，或持续行针待痛减，再针局部穴。②结合电针：毫针刺基础上，腰俞、承山、次髎、会阳可加电针，密波，刺激20~30分钟。

方义 会阳、次髎、腰俞为局部选穴,可疏导肛门气血,活血通络;百会安神止痛;足太阳经别入肛,承山可加强疏导肛部气血的作用。合谷调理气血以止痛。

2. 其他治疗

耳穴法 肛门、直肠、大肠、神门、脾、肾上腺。根据辨证,每次选取 2~3 穴,毫针刺,中等刺激强度,每次留针 20~30 分钟。适用于肛痛。

【按语】

针灸对早期肛裂、肛门神经痛非常有效,亦可明显减轻肛门术后疼痛。治疗期间患者应忌食辛辣刺激性食物,保持大便通畅。

第四节 脊髓与脑损伤

一、脊髓损伤

脊髓损伤是指由于外界直接或间接因素损伤脊髓,在损害的相应节段出现各种运动、感觉和括约肌功能障碍,肌张力异常及病理反射等的相应改变,常见于交通事故、高处坠落、体育意外、生活中损伤、锐器伤、火器伤等。按照损伤的程度及部位可分为:①脊髓震荡:最轻微的脊髓损伤,是脊髓受到强烈震荡后发生超限抑制,脊髓功能处于生理停滞,脊髓神经细胞结构正常,无形态学改变。②脊髓挫伤与出血:脊髓实质性破坏,外观完整但脊髓内部可有出血、水肿,神经系统破坏和神经传递纤维束的中断,预后与脊髓挫伤程度有关。③脊髓断裂:脊髓连续性中断,可为完全性或不完全性,预后差。④脊髓受压:是指骨折移位、碎骨片、破碎的椎间盘挤入椎管内直接压迫脊髓,或皱褶的黄韧带与急速形成的血肿压迫脊髓,若及时去除压迫物,脊髓功能可望部分或全部恢复,若压迫时间过久,预后差。⑤马尾神经损伤:马尾神经起自第二腰椎的骶脊髓,一般终止于第一骶椎下缘,第二腰椎以下骨折脱位可损伤本神经,完全断裂者少见。

根据脊髓损伤的临床表现,可归入中医学外伤所致"腰痛""痿证""癃闭"等范畴。中医学认为,督脉、肾经均贯脊,膀胱经位于脊柱两侧,因此该三经与脊髓关系极为密切,外伤等原因使脊髓受损,阻遏肾、督二脉,气血运行不畅,不达四末,筋脉肌肉失于气血濡养而致萎废不用,出现肢体瘫痪失用等;肾经受损,涉及膀胱,气化功能失常可出现排便功能障碍等。

【辨病与辨证】

1. 辨病 一般有明显的外伤史,急性损伤脊柱后出现肢体瘫痪、感觉障碍。确定患者感觉的异常平面,能初步判定患者脊髓损伤的节段。

(1)脊髓震荡:脊髓受到强烈震荡后立即发生弛缓性瘫痪,损伤平面以下感觉、运动、反射及括约肌功能暂时性丧失,在数分钟或数小时内即可完全恢复。

(2)脊髓损伤:在脊髓休克期间,受伤平面以下表现为弛缓性瘫痪,运动、感觉、反射及括约肌功能丧失,2~4 周后逐渐演变成痉挛性瘫痪,肌张力增高,腱反射亢进,并出现病理性锥体束征。依据损伤部位和程度不同,临床表现有一定差异:①高颈髓段损伤,损害平面以下各种感觉缺失,四肢表现为痉挛性瘫痪,括约肌障碍,四肢和躯干无汗;②颈膨大损伤,两上肢弛缓性瘫痪,双下肢痉挛性瘫痪,损伤平面以下各种感觉消失,可有尿便障碍;③胸髓损伤,损伤平面以下各种感觉缺失,双下肢呈痉挛性瘫痪,括约肌障碍,受损节段常有束带感;④腰膨大损伤,双下肢弛缓性瘫痪,双下肢及会阴部感觉障碍,括约肌障碍。一般认为腱反

笔记栏

射的恢复是脊髓功能趋于正常的表现。

（3）脊髓圆锥损伤：四肢表现正常，会阴部皮肤马鞍状感觉缺失，括约肌功能丧失致大小便不能控制（肛门反射消失）和性功能障碍。

（4）马尾神经损伤：损伤平面以下弛缓性瘫痪，肌张力降低，腱反射消失，病理征阴性；感觉功能障碍及括约肌功能丧失。

辅助检查：脊髓损伤的水平、椎体脱位情况一般只需X线片即能判断，而骨折类型有时还需参照CT片、MRI才能清楚观察脊髓形态。①X线检查：常规摄脊柱正侧位，必要时照斜位。阅片时测量椎体前部和后部的高度与上下邻椎相比较；测量椎弓根间距和椎体宽度；测量棘突间距及椎间盘间隙宽度并与上下邻近椎间隙相比较。测量正侧位上椎体高度，基本可确定骨折部位及类型。②CT检查：判定移位骨折块侵犯椎管程度，并确定脊髓的具体节段。③磁共振检查，可显示脊髓损伤早期的水肿、出血，并可显示脊髓受压、脊髓不完全性损伤或脊髓横断等损伤，直观反映患者脊髓损伤的具体情况。

2. 辨证　损伤肢体肌肉松弛或疼挛，痿废不用，麻木不仁，二便不通，舌苔黄腻，脉弦细涩，为经脉瘀阻；损伤肢体肌肉萎缩，拘挛僵硬，麻木不仁，头晕耳鸣，腰膝酸软，二便失禁，舌红少苔，脉象弦细，为肝肾亏虚。

【治疗】

1. 基本治疗

治法　调督强脊，疏通经络。以局部督脉及夹脊穴为主。急性损伤后应立即进行外科处理，针刺主要在术后恢复期应用。

穴方　损伤脊髓段相对应的上、下1~2个棘突的督脉穴及两侧夹脊穴

截瘫加环跳、阳陵泉、三阴交、悬钟、解溪、丘墟、太冲；四肢瘫，上肢加颈臂、极泉、肩髃、曲池、手三里、合谷，下肢加穴同截瘫。脊髓圆锥损伤加会阴、白环俞、会阳、肾俞、膀胱俞、大肠俞、中极、曲骨。马尾神经损伤加十七椎、次髎、会阳、肾俞、膀胱俞、大肠俞、环跳、中极、曲骨、阳陵泉、三阴交、解溪、丘墟、太冲。经脉瘀阻加阿是穴、膈俞、内关、血海；肝肾亏虚加肝俞、肾俞、膏肓俞、太溪。小便障碍加次髎、膀胱俞，大便障碍加足三里、大肠俞。

操作　①毫针刺：督脉穴向上斜刺1寸左右，如进针有阻力突然消失的感觉或出现触电样感向二阴及下肢放射，当终止进针，以免造成脊髓新的损伤；夹脊穴刺向椎间孔，使针感向脊柱两侧或相应肢体放射，或相应部位的体腔出现紧束感。②结合电针法：毫针刺基础上，督脉或瘫痪肢体选取2~3对穴位，针刺得气后接电针，以疏波之连续波或断续波中度刺激，以肌肉轻轻收缩为度，适用于弛缓性瘫痪。

方义　取损伤脊柱上、下1~2个棘突的督脉穴及其夹脊穴可激发受损部位的经气，调和气血，疏通经络，调督强脊。

2. 参考方法　损伤脊柱上、下1~2个棘突旁刺激点、脊神经根刺激点（椎间孔内）、臂丛神经或坐骨神经、腓神经刺激点。局部穴接直流脉冲电针仪，频率为2~10Hz，刺激强度以损伤平面以上感觉到电刺激为度，不宜过强。

【按语】

1. 针灸治疗脊髓损伤主要在术后的恢复期，对脊髓不完全损伤有一定的疗效，脊髓完全损伤者疗效差，其恢复的程度与损伤位置、程度、年龄、体质等多方面因素有关。

2. 治疗期间要注重自主锻炼和被动锻炼。病情严重者，要避免肺炎、压疮等并发症的发生。

【古代文献摘录】

《备急千金要方》：冲阳，三里、飞扬、复溜、完骨、仆参，主足痿失履不收。

《针灸聚英》：痿,有湿热、有痰、有无血而虚、有气弱,有瘀血、针中渎、环跳,灸三里、肺俞。

《针灸逢源》：痿躄,环跳、中渎,足三里;足不能行,三里、三阴交、复溜、行间。

二、脑损伤

脑损伤指暴力作用于头颅引起的脑组织损伤,常见于交通事故、工伤或火器伤等,可分为原发性和继发性脑损伤。原发性是指暴力作用于头部立即发生的脑损伤,继发性指伤后一定时间后出现的脑损伤病变,主要有脑水肿和颅内出血等。脑损伤后多有意识丧失,意识恢复后大多数患者遗留躯体和认知方面的障碍,其严重程度与脑损伤的严重程度、性质和临床合并症有关。脑损伤临床上很复杂,本节主要介绍原发性脑损伤及脑损伤后出现植物状态、脑震荡后遗症的针灸治疗。

原发性脑损伤主要包括脑震荡、弥散性轴索损伤和脑挫裂伤。脑震荡是指头部外伤引起短暂的脑功能障碍。弥散性轴索损伤是指头部遭受加速性旋转暴力时,由于脑的扭曲变形,脑内产生剪切或牵拉作用,造成脑白质广泛性轴索损伤。脑挫裂伤是指暴力打击头部造成脑组织器质性的损伤,脑挫伤脑组织损伤较轻,软脑膜尚完整,脑裂伤则指软脑膜、血管、脑组织同时有破裂,因两者常同时并存,不易区分,常合称脑挫裂伤。在重度脑损伤中,持续性植物状态占10%,是大脑广泛性缺血性损害而脑干功能仍然保留的结果。脑震荡后综合征是指脑震荡所见的部分症状持续数月乃至数年。

中医学认为,脑为元神之府,脑府受损后,脉络闭阻,气机逆乱,气乱则神乱,神乱则气血运行受阻加重,结合临床表现,本病初期以实证为主,病机特点为气滞、血瘀、痰凝、水停;病程迁延日久,致气血阴阳、脏腑功能失调,并呈现不同程度的虚证。针灸疗法主要用于脑损伤急性期促醒和恢复期康复。

【辨病与辨证】

1. 辨病

(1) 原发性脑损伤:①脑震荡:脑外伤后有短暂的意识丧失,可为意识不清或完全昏迷,但常为数秒至数分,一般不超过半小时;有逆行性遗忘,即清醒后不能回忆受伤当时乃至伤前一段时间内的情况;常伴有头痛头昏、恶心呕吐等症状,短期内自行好转。神经系统检查、CT检查均阴性,脑脊液检查无红细胞。②脑挫裂伤:脑外伤后意识障碍持续时间较长,超过半小时,从数小时甚至数月不等;有明显的阳性神经体征;继发颅内压增高,一般在伤后3~7天达到高峰,甚至发生脑疝;广泛脑挫裂伤可在数周后形成脑萎缩;CT对诊断损伤部位、范围、程度等有意义。③弥散性轴索损伤:创伤后持续昏迷超过6小时,CT可见大脑皮质与髓质交界处、胼胝体、脑干或第三脑室附近有多个点状或小片状出血灶,颅内压多正常,但临床状况差。

脑损伤后,患者可出现不同程度的偏瘫,根据Brunnstrom理论分为六期:Ⅰ期(弛缓期,肌肉弛缓,无反射)、Ⅱ期(轻度痉挛期,出现联合反应)、Ⅲ期(痉挛加剧期,可随意引起协同运动)、Ⅳ期(痉挛减弱期,出现分离性运动)、Ⅴ期(自主运动建立期)和Ⅵ期(运动接近正常期,协调运动接近正常,共同运动及痉挛消失)。

(2) 持续性植物状态:①认知功能丧失,无意识活动,不能执行指令;②保持自主呼吸和血压;③有睡眠-觉醒周期;④不能理解和表达言语;⑤能自动睁眼或刺痛睁眼;⑥可有无目的性眼球跟踪活动;⑦下丘脑及脑功能基本正常。以上7个条件持续1个月以上。

(3) 脑震荡后综合征:脑震荡半年以后仍有头昏、头痛、记忆力减退、耳鸣、失眠等症状;神经系统检查无明显阳性体征,或存在轻度精神、心理、感觉与运动障碍;CT或MRI检查,颅内一般无明显器质性病变。

2. 辨证 主要用于恢复期、后遗症期的辨证。急性期多有意识丧失,或认知障碍,可参见中风急性期灵活辨证。

(1) 实证:脑损伤恢复初期,可伴有认知障碍或肢体感觉、运动障碍等。兼见头痛,痛处固定,痛如锥刺,或伴头部青紫瘀肿,心烦不寐,舌质紫暗有瘀点,脉弦涩,为瘀阻脑络;头痛头晕,头重如裹,呆钝健忘,胸脘痞闷,或时作癫痫,舌胖苔白腻或黄腻,脉濡滑,为痰浊上蒙;眩晕头痛,耳鸣耳聋,每因烦躁、恼怒而加重,面色潮红,少寐多梦,泛泛欲吐,口干苦,小便黄赤,苔黄,脉弦数,为肝阳上扰。

(2) 虚证:脑损伤恢复后期或后遗症期,可伴有认知障碍或肢体感觉、运动障碍等。兼见眩晕,神疲倦怠,怔忡惊悸,心神不安,面色萎黄,唇甲无华,舌淡,脉细弱,为心脾两虚;眩晕健忘,耳聋耳鸣,视物模糊,神疲乏力,腰膝酸软,或发脱齿摇,或失语,或肢体痿软不用,舌淡或红,脉沉细,为肾精不足。

【治疗】

1. 基本治疗

(1) 急性期

治法 醒脑开窍。以督脉及手厥阴经穴为主。在外科急救基础上辅助针刺治疗,以促神志恢复。

穴方 水沟 内关 中冲 涌泉

操作 毫针刺强刺激,水沟行雀啄法。

方义 水沟为督脉要穴,督脉入络脑,可醒脑开窍;内关、中冲调心气、醒心神;涌泉为足少阴肾经井穴,肾生髓,脑为髓海,脑肾密切相关,针刺可调肾气,以激发脑神复苏。

(2) 恢复期及后遗症期

治法 化瘀通络,益神健脑。以督脉头部穴及髓之会穴为主。

穴方 百会 印堂 风府 风池 内关 悬钟

瘀阻脑络加阿是穴、合谷、膈俞;痰浊上蒙加丰隆、足三里;肝阳上扰加太溪、太冲;心脾两虚加心俞、脾俞;肾精不足加关元、太溪。失眠加四神聪、安眠;健忘加神门、四神聪;头痛甚加太阳、合谷;烦躁加肝俞、神门;上肢不遂加颈臂、尺泽、曲池、合谷;下肢不遂加环跳、委中、阳陵泉、足三里、三阴交、太冲;语言障碍加廉泉、通里。植物状态加水沟、井穴;脑震荡后遗症加太阳、神庭、合谷。

操作 ①毫针刺:常规操作。②结合电针及皮肤针法:毫针刺基础上,头部穴位可加电针,疏波或疏密波交替,刺激 20~30 分钟;阿是穴可梅花针叩刺。

方义 督脉入络脑,百会、印堂、风府为局部选穴,通络散瘀,益神健脑;风池疏调头部气血;内关调心气,以助气血运行;悬钟为髓之会穴,脑为髓海,可补益脑髓。

2. 参考方法 头面部三叉神经区刺激点(人中等)、高位颈节刺激点(风池、完骨、天柱或夹脊穴等),或星状神经节刺激点,手指、脚趾刺激点。颈后刺激点带电针(2Hz),轻中度刺激20~30 分钟。

【按语】

1. 脑损伤针灸治疗的效果主要取决于损伤的程度和治疗时机的把握,损伤程度越轻、病程越短,针灸疗效越好。

2. 临床上在针灸疗法的基础上,配合心理治疗、体育锻炼、中药等综合性治疗措施,能够增强治疗效果。

(李晓宁)

复习思考题

1. 简述浅表性血管瘤针灸治疗的操作要点。

2. 以肠痈为例,谈谈你对针灸疏通经络作用的理解。针灸治疗本病的主要适应证及作用特点是什么?

3. 简述针灸治疗丹毒的方法。

4. 针灸治疗脊髓损伤的思路是什么?

5. 急性乳腺炎与乳癖的针灸治疗方法有何区别?

6. 疝气与哪些经脉有关?怎样选穴和配穴治疗?

7. 简述经别理论在痔疮及肛痛针灸治疗中的应用。

第九章

◇◇◇   ◇◇◇

皮肤科病证

📝 学习目的

通过本章学习,要求掌握皮肤科常见病证的中医病因病机、辨病、辨证及针灸治疗方法。

学习要点

重点掌握神经性皮炎、痤疮、斑秃、蛇串疮(带状疱疹)、疣(扁瘊、疣目及跖疣)的中医病因病机、诊断和针灸治疗方法。熟悉瘙痒症、黧黑斑的诊断和针灸治疗方法。了解瘾疹(荨麻疹)、湿疮(湿疹)的针灸治疗方法。

第一节　瘙痒性皮肤病证

一、瘙痒症

瘙痒症中医学称为风瘙痒、痒风,是指皮肤无原发性损害,仅以瘙痒为主的一种皮肤病。中医学认为,禀赋不耐,血热内蕴,外感之邪侵袭,血热生风;或久病体虚,风邪侵袭,血虚生风;或饮食不节,损伤脾胃,湿热内生,化热生风,内不得疏泄,外不得透达,遏于肌表,发为瘙痒症。总之,内、外因素导致血热、血虚、湿热,使腠理失养或邪郁于肌表为其基本病机。

西医学对本病的发病机制尚未明确,一般认为瘙痒的发生直接或间接与神经精神因素密切相关,与体质、代谢等因素也有一定关系。临床可分为局限性和全身性瘙痒,局限性瘙痒多与局部摩擦刺激、细菌、寄生虫感染等有关;全身性瘙痒常与工作环境、气候变化、饮食、药物过敏等有关;另外,某些慢性疾患(如糖尿病、肝胆病、尿毒症等)常伴有继发性的全身性瘙痒。

【辨病与辨证】

1. 辨病　瘙痒为本病特征性临床表现,皮肤无原发性皮损,但由于搔抓可导致继发性皮损。根据瘙痒范围分为全身性和局限性瘙痒症。

(1) 全身性瘙痒:最常见的因素为皮肤干燥,其他如神经精神因素、系统性疾病、妊娠、药物或食物、气候改变(如温度、湿度)、工作和居住环境、生活习惯、贴身衣服等均可引起瘙痒发生或加重。临床表现为痒无定处,程度不同,常为阵发性且夜间为重。特发类型的全身瘙痒症包括:①老年性瘙痒症,多由于皮脂腺分泌功能减退,皮脂分泌减少、皮肤干燥和退行性萎缩或过度洗烫等因素诱发,四肢及躯干多见;②冬季瘙痒症,由寒冷刺激诱发,多发生于秋末及冬季气温急剧变化时,常伴皮肤干燥,由寒冷室外骤入室内或在脱衣睡觉时加重;③夏季瘙痒症,高热潮湿常为诱因,出汗常使瘙痒加重;④妊娠性瘙痒症,主要是由于雌激素增多引起肝内胆汁淤积所致,常发生于妊娠末期。瘙痒表现为弥漫性,部分患者伴有黄疸。多数患者分娩后瘙痒和黄疸可自行缓解或痊愈。本病一般不引起孕妇死亡,但可导致早产、胎儿窘迫,甚至死胎。实验室检查可见碱性磷酸酶、血清胆红素升高,转氨酶正常。

(2)局限性瘙痒:表现为局部阵发性剧痒,好发于女阴、阴囊、肛周、小腿和头皮部位。饮酒、情绪波动、温度变化、衣物摩擦,甚至某些暗示等刺激可引起瘙痒发作或加重。局部常见因搔抓引起的继发性皮损,如条状抓痕、血痂、色素沉着或减退,甚至湿疹样变和苔藓样变,还可继发各种皮肤感染如毛囊炎、疖、淋巴管炎、淋巴结炎等。

2. 辨证　以突然出现的皮肤瘙痒,部分患者可伴有烧灼感、蚁行感,反复出现,历时较久,由于经常搔抓,皮肤上可见抓痕、血痂等为主症。兼见皮肤瘙痒剧烈,遇热更甚,抓挠后弥漫潮红,可见抓痕、血痂,伴心烦口渴,溲黄,舌红,苔黄,脉浮数,为风盛血热;瘙痒不止,抓破后继发感染或湿疹样变,伴口干口苦,胸胁闷胀,纳谷不香,小便黄赤,大便秘结,舌红,苔黄腻,脉滑数或弦数,为湿热内蕴;病程较长,皮肤瘙痒,入夜尤甚,常见于老年形瘦患者,皮肤干燥多屑,伴腰酸膝软、夜寐不安、头晕眼花,舌红,少苔,脉细数或弦数,为血虚风燥;阵发性瘙痒,遇风触冷瘙痒加重,伴食欲不振,气短无力,时有便溏,舌淡,苔白,脉细弱,为脾虚卫弱。

【治疗】

1. 基本治疗

(1)全身性瘙痒

治法　疏风清热,润燥止痒。以足太阳、手阳明及足太阴经穴为主。

穴方　风门　风市　膈俞　曲池　血海　神门

风盛血热加风池、委中;湿热内蕴加尺泽、阴陵泉;血虚风燥加足三里、三阴交;脾虚卫弱加脾俞、肺俞。老年性瘙痒加养老、太溪;冬季瘙痒加大椎、三阴交;夏季瘙痒加水道、尺泽;妊娠性瘙痒加风池、足三里。

操作　①毫针刺,浅刺为宜。②结合三棱针及拔罐法:膈俞、血海、曲池、委中、尺泽可点刺出血,膈俞可加拔罐法;大椎可行灸法。

方义　风门、风市均为疏风之要穴;手阳明经穴曲池疏风清热止痒;血海与血会膈俞相配可养血活血,祛风润燥,所谓"治风先治血,血行风自灭";神门可安神止痒。诸穴合用,可达疏风清热,调和营卫,润燥止痒之功。

(2)局限性瘙痒

治法　活血散风,润燥止痒。以局部阿是穴及循经选穴为主。

穴方　阿是穴

前阴部瘙痒加曲骨、蠡沟、太冲;肛周瘙痒加长强、委中、通谷;小腿部瘙痒加承山、丰隆、三阴交;头皮瘙痒加百会、上星;躯干部等处的局部性瘙痒加局部经穴。

操作　①毫针刺:浅刺为宜。局部阿是穴围刺,亦可用细毫针在瘙痒局部行轻柔的点刺法。②皮肤针、拔罐法结合毫针刺:局部阿是穴(除阴部、肛周)用皮肤针叩刺,少量出血,可加拔火罐;余穴毫针刺,常规操作。

方义　局部选穴重在活血通络,调理皮部气血,血行风自灭。

2. 其他治疗

耳穴法　肺、皮质下、交感、神门、枕。毫针刺或压丸。

穴位注射法 膈俞、肺俞、风门、曲池、血海。用当归注射液或丹参注射液进行穴位注射，每穴1~3ml。适用于顽固性瘙痒。

刺络拔罐法 局部阿是穴、膈俞、肺俞、风门。用皮肤针叩刺，加拔火罐。适用于局限性瘙痒症(除阴部、肛周)。

3. **参考方法** 依据皮肤的神经支配规律选穴方案。头颈部皮肤感觉由脊髓颈2~3节段后支的皮质支配，头颈部瘙痒可选颈2~3夹脊穴、列缺、后溪；面部感觉由三叉神经感觉根支配，因此面部瘙痒选攒竹(眶上神经出颅处)、颧髎(眶下神经出颅处)、夹承浆(颏神经出颅处)、合谷；上肢皮肤感觉由脊神经颈5~胸2节段后支的皮支支配，上肢部瘙痒选局部阿是穴、颈夹脊4及胸2以上夹脊、曲池、合谷；下肢皮肤感觉由脊神经腰2~骶2节段后支的皮支支配，下肢部瘙痒可选胸10以下及腰夹脊、上髎、次髎、委中、阴陵泉、三阴交；会阴部皮肤感觉由脊髓骶3~5节段后支的皮支支配，因此，会阴部瘙痒选腰夹脊、中髎、下髎、蠡沟、血海、太冲。

【按语】

1. 针灸以治疗非器质性病变所出现的瘙痒症为主，对于因器质性病变或系统性疾病所导致的继发性瘙痒症，应以治疗原发病为主，针灸只作为辅助治疗缓解瘙痒症状。

2. 避免过度搔抓，以防皮损而继发感染。忌食辛辣刺激性食物及浓茶、烟、酒。宜多吃新鲜蔬菜、水果。可选择以保湿、滋润、止痒为主且刺激性小的制剂外搽，如低pH值清洁剂和润滑剂、止痒剂及表面麻醉剂，也可用免疫抑制剂或短期外用糖皮质激素以缓解症状。

3. 针灸治疗效果不佳时，可用抗组胺药、钙剂、维生素C、镇静安眠药、三环类抗抑郁药或试用普鲁卡因静脉封闭。老年性瘙痒症可用性激素治疗。抗癫痫和抗焦虑药物对部分患者有效。光疗对部分瘙痒症有效，皮肤干燥者可配合熏蒸，淀粉浴、矿泉浴均有一定疗效。

【古代文献摘录】

《针灸大全》：浮风，浑身搔痒，百会一穴、太阳紫脉、百劳一穴、命门一穴、风市二穴、绝骨二穴、水分二穴、气海一穴、血海二穴、委中二穴、曲池二穴。

《备急千金要方》：风痒赤痛，灸人中，近鼻柱二壮，仰卧灸之。

《针灸集成》：遍身痒如虫行不可忍，肘尖七壮，曲池、神门，针合谷、三阴交。

《针灸聚英》：浮风瘙痒筋挛，腿疼胁胀肋肢偏，临泣针时有验。

二、神经性皮炎

神经性皮炎是一种慢性炎症性皮肤神经功能障碍性疾病，临床以苔藓样皮损和阵发性瘙痒为特征，故又称慢性单纯性苔藓。本病病因尚不清楚，一般认为与大脑皮质兴奋和抑制功能失调有关。可能与神经精神因素(如性情急躁、情绪紧张、思虑过度、失眠、忧郁、过度疲劳等)、胃肠道功能障碍、内分泌失调、饮食(如饮酒、进食辛辣和鱼虾等)、局部刺激(如硬质衣领、毛织品、化学物质、感染病灶、汗水浸渍)等诸多内外因素有关。搔抓、慢性摩擦可能是主要的诱因或加重因素，病程中形成的瘙痒—搔抓—瘙痒的恶性循环，可造成本病发展并导致皮肤苔藓样变。依其受累范围的大小，本病在临床上可分为局限性和播散性。局限性仅见于颈项等局部，为少数境界清楚的苔藓样肥厚斑片；播散性分布较为广泛，以肘、腘、四肢、面部及躯干等处多见，甚至泛发全身各处。

本病属于中医学的牛皮癣、顽癣、摄领疮等范畴。中医学认为，情志内伤、风邪侵扰是本病的诱发因素，营血失和、气血凝滞则为本病的基本病机。病变初起为风湿热之邪阻滞肌肤，或硬领等外来机械刺激所引起;病久则耗伤阴液,营血不足,血虚生风生燥,肌肤无以濡养。情志不遂,肝郁化火;或紧张劳累,心火上炎;或思虑伤脾,脾失运化,湿邪内蕴等,均可导致气血运行失常,成为诱发本病的重要因素。本病初期以风热夹瘀的实证为主,后期以血虚风燥的虚实夹杂证为主。

【辨病、辨经与辨证】

1. 辨病 ①多发于中青年人,皮损好发于颈项、上眼睑处,也常发生于双肘伸侧、腰骶部、小腿、女阴、阴囊及肛周区等易搔抓部位,多局限于一处或两侧对称分布。②初起皮损为针尖至米粒大小的多形性扁平丘疹,呈淡红色、淡褐色或正常皮色,质地较为坚实,稍有光泽,表面可覆有少量糠秕状鳞屑,伴阵发性剧痒,夜间尤甚,影响睡眠;日久皮损可渐融合扩大,皮肤增厚,呈苔藓样变,直径可达 2~6cm 或更大,中央皮损较大而明显,边缘可见散在的扁平丘疹,境界清楚,患处皮损周围常见抓痕和血痂,部分患者皮损分布广泛。③常因局部刺激、精神烦躁或食辛辣、鱼虾类食物而诱发或加重。呈慢性病程,常年不愈或反复发作。

2. 辨经 根据皮损发生的部位进行归经,如皮损发生于肘部伸侧属手少阳经;颈部两侧属足少阳经;项背部、腰骶部属督脉、足太阳经;前阴部属足厥阴经;肛周属督脉。

3. 辨证 发病初起,仅有瘙痒而无皮疹,或丘疹呈正常皮色或红色,常因食辛辣食物诱发或加重,舌红,脉浮数,为风热侵袭;由情志不畅而诱发或加重者,皮疹色红,伴失眠多梦,口苦咽干,舌红,苔薄黄,脉弦数,为肝郁化火;皮损呈淡褐色,局部粗糙肥厚,剧痒时作,夜间尤甚,舌淡红,苔白腻,脉濡缓,为风湿蕴肤;病程日久,皮疹色淡或灰白,融合成片,状如枯木,肥厚粗糙如牛皮,常伴阵发性瘙痒,心悸怔忡,失眠健忘,女子月经不调,舌淡,苔薄白,脉细,为血虚风燥。

【治疗】

1. 基本治疗

治法 疏风清热,活血润燥。以局部穴及手阳明经穴为主。

穴方 阿是穴 曲池 血海 膈俞

风热侵袭加外关、合谷;肝郁化火加行间、侠溪;风湿蕴肤加合谷、阴陵泉;血虚风燥加足三里、三阴交。还可根据发病部位所属经脉,循经在邻近取 1~2 个腧穴,或循经远端配 1~2 穴。如发于后项部属足太阳经,可加天柱、风门;发于前阴部属足厥阴经,加蠡沟、太冲;发于肛周区属督脉,加长强,又由于足太阳经别入肛,可远端配承山;发于肘伸侧部属手少阳经,加外关、清冷渊等。慢性反复发作患者可加百会、神庭等。

操作 ①毫针刺:皮损部阿是穴用毫针浅刺、围刺,即针尖指向皮损中心平刺,亦可用毫针在局部点刺出血少许。余穴常规毫针刺法。②皮肤针、拔罐及灸法结合毫针刺:皮损部阿是穴可用梅花针轻轻叩刺,使局部潮红、微渗血;对于病程较长,局部皮损肥厚者可行刺络拔罐。可加用灸法,尤其适用于浸润肥厚、范围较小的皮损;用艾条悬起灸,围绕病灶从中心向外移动,每次灸 20 分钟,也可用温针灸;余穴毫针常规操作。

方义 局部阿是穴可疏通皮损局部络脉,活血化瘀,祛风泻火,润燥止痒;曲池疏风清热止痒;血会膈俞,配血海可养血活血,祛风止痒,达血行风自灭之功。

2. 其他治疗

拔罐法 皮损局部肥厚处。行走罐法,主要适用于躯干、四肢部位的皮损。

耳穴法 皮损相应区、肺、神门、枕、皮质下、内分泌、耳背静脉。每次选 3~5 个穴,毫针刺或耳穴压丸;耳背静脉用三棱针点刺放血数滴,隔日 1 次。

3. 参考方法 星状神经节、血海、合谷、曲池、三阴交。术者戴无菌手套,术区碘伏常规消毒,选用 3.4cm 长 7 号埋线针刀,用 2cm 长型号为 4-0 的 PGA 或 PGLA 线体,术者左手拇指与四指分开,四指紧靠于患者颈部,做卡颈动作,拇指轻轻触及皮肤,右手持针,刃口线与躯干纵轴平行,针体与皮肤垂直,拇指与针尖同时向下移动,拇指将胸锁乳突肌、颈总动脉、颈内静脉推向外侧触及颈动脉搏动,确认已把颈动脉控制在指腹下,继续向下移动,当到达 C6 横突前结节时有明显抵抗感,右手向下快速突破,直达第六颈椎横突前结节;退针 0.2cm,右手持针固定不动,左手拇指轻轻抬起,旋转埋线后出针,术毕,压迫针眼止血,创可贴贴敷针孔。其余穴以埋线方法穿刺进行操作。

知识链接

神经性皮炎湿疹样变

神经性皮炎主要表现为扁平丘疹及阵发性瘙痒,经反复搔抓后可因皮肤增厚出现苔藓样变,好发于项部、面部、四肢、躯干等处,而部分患者在苔藓样变的基础上伴有渗出、糜烂、结痂等类似湿疹样的皮损表现,称为湿疹样变,教科书上尚未明确定义这种特殊类型的神经性皮炎,在临床中应注意与单纯性湿疹进行鉴别。明代王肯堂《证治准绳》载:"夫疥癣者,皆由脾经湿热,及肺气风毒,客于肌肤所致也……久而不愈,延及遍身,浸淫溃烂,或痒或痛,其状不一。"论述了湿疹样变多责之于脾经湿热。因病久迁延,脾胃受损,湿停不运,蕴积生热,湿热相搏,泛溢肌肤,而成湿疹样变。治疗上,应以健脾祛湿、清热解毒为主,并根据患者禀赋异同随证加减,临床疗效显著。

【按语】

1. 本病病程较长,常年不愈或反复发作。针灸治疗本病主要针对局限性,有较好的近期疗效,可改善临床症状,尤其对于局限性初发者疗效较好。避免搔抓、摩擦、热水烫洗及刺激性药物外涂。忌食辛辣等刺激性食品,多食新鲜蔬菜、水果。必要时辅以心理治疗,阻断瘙痒—搔抓—瘙痒恶性循环。

2. 针灸治疗效果不佳时,应根据皮损类型、部位等,合理选用药物种类(如止痒剂、焦油类、糖皮质激素或钙调磷酸酶抑制剂)和剂型,封包疗法既可缓解瘙痒,又可防止受累部位进一步受到搔抓等刺激,此外还可在病损内注射糖皮质激素。可口服抗组胺药、钙剂、维生素 C,配合应用谷维素和 B 族维生素等。如影响睡眠者于睡前加用镇静安眠类药物(如地西泮或多塞平等),严重者可用普鲁卡因静脉封闭,皮损泛发者口服雷公藤多苷片或者物理治疗(如光疗、药浴、矿泉浴等)。

【古代文献摘录】

《针灸集成》:治疮疥顽癣,取绝骨、三里、间使、解溪、委中,或针或灸。

第二节 皮肤附属器病证

一、痤疮

痤疮是一种毛囊皮脂腺单位的慢性炎症性皮肤病,好发于面颊、额部,亦可发生在胸部、背部及肩部,多为对称性分布,在毛囊口处可呈现粉刺、炎性丘疹、脓疱以及结节、囊肿及瘢痕等多种皮损表现,常伴有毛孔粗大及皮脂溢出。各年龄段人群均可患病,但以青少年发病率最高。青春期过后,大部分可自然痊愈或减轻。本病具有一定的损容性。

中医学称之为"皶""痤",认为本病发生与风热、湿热及痰瘀密切相关,主要涉及肺、脾、胃等脏腑。素体阳热偏盛,肺经蕴热,复受风邪,熏蒸面部;或恣食膏粱厚味、辛辣之品,助湿化热,肠胃蕴热;或脾虚湿浊内停,郁久化热,热灼津液成痰;上述病因使肌肤毛窍阻滞,导致肌肤疏泄失常发为痤疮。如《黄帝内经》云:"寒薄为皶,郁乃痤。"另外,冲任失调,以及化妆品等引起肌肤毛窍疏泄失常,也常是导致本病的因素。

痤疮以寻常痤疮多见,西医学认为其主要与雄激素、皮脂分泌增加、毛囊皮脂腺导管过度角化和痤疮丙酸杆菌感染等四大因素相关,部分患者还与遗传、免疫、内分泌障碍、情绪及饮食等因素有关。毛囊皮脂腺作为皮肤独立的内分泌组织,受性激素调控,青春期后体内雄激素增高,或雄、雌激素水平失衡,使皮脂腺增大及皮脂分泌增加,为毛囊内寄生菌的生长提供厌氧环境,导致毛囊皮脂腺开口处受阻,排泄不畅,皮脂、角质栓等瘀积于毛囊口即形成粉刺;同时使局部产生炎症反应,出现从炎性丘疹到囊肿的一系列临床表现。月经前痤疮是指女性在经前发生痤疮或痤疮加重,主要与月经来潮前女性体内雌激素水平下降,雄激素水平相对增高有关。另外,尚有许多特殊类型的痤疮,如聚合性痤疮、暴发性痤疮、婴儿痤疮、药物性痤疮、化妆品痤疮等。本节主要介绍寻常痤疮、月经前痤疮,其他类型痤疮可参照本节治疗。

【辨病、辨经与辨证】

1. 辨病

(1)寻常痤疮:①好发于面部、胸、背部,15~30岁的青少年为多发人群。②皮损初起为与毛囊一致的圆锥形丘疹粉刺,分为开放性的黑头粉刺和闭合性的白头粉刺,同时伴有炎症损害,如炎性丘疹、脓疱、结节、囊肿等。③一般局部无自觉症状,少部分患者可有轻微痒、痛,病情时轻时重,呈慢性经过,可遗留色素沉着、瘢痕。

(2)月经前痤疮:是痤疮的一种特殊类型,发生于女性,以痤疮的发生或加重与月经周期密切相关为特点。

> **知识链接**
>
> ### 痤疮分级
>
> 临床根据皮损性质将痤疮分为4级三度(强调皮损的性质,不考虑皮损的数量)。
> Ⅰ级(轻度):仅有粉刺。
> Ⅱ级(轻至中度):除粉刺外还有炎性丘疹。
> Ⅲ级(重度):除粉刺、炎性丘疹外还有脓疱。
> Ⅳ级(重度):除粉刺、炎性丘疹及脓疱外还有结节、囊肿、或瘢痕。

2. 辨经　根据痤疮发生部位进行归经,发生于面部属手足阳明经,背部属足太阳经及督脉,胸部属手太阴、足阳明经及任脉。

3. 辨证　以皮肤初期出现粉刺或黑头丘疹,可挤出乳白色粉质样物,后期可出现脓疱、硬结、囊肿、瘢痕等为主症。兼见皮损以黑头、白头粉刺为主,皮疹色红或有轻微痒痛,多发于颜面、胸背的上部,面红,苔薄黄,脉数,为肺经风热;皮损除粉刺外尚有脓疱、

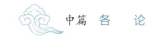

结节,伴口臭、便秘、尿黄,舌红,苔黄腻,脉滑数,为湿热蕴结;皮损以脓疱、结节、囊肿、瘢痕等多种损害为主,或伴有纳呆,便溏,舌苔腻,脉滑,为痰湿瘀结;女性发病,痤疮发生或加重与月经周期密切相关,可伴有月经不调、痛经,舌暗红,苔薄黄,脉弦数,为冲任失调。

【治疗】

1. 基本治疗

治法 清泄肺胃,活血散结。以局部穴及手足阳明经穴为主。

穴方 阿是穴 四白 颧髎 肺俞 大椎 曲池 内庭

肺经风热加少商、尺泽;湿热蕴结加中极、阴陵泉;痰湿瘀结加丰隆、膈俞;冲任失调加三阴交、公孙。脘腹胀满加中脘、天枢;便秘加天枢、支沟。另外,可根据痤疮发生的具体部位,选局部经穴及循经远端选穴。

操作 阿是穴可在皮损明显的局部选择,也可在肩背部选择阳性反应点。①毫针刺:面部穴位毫针浅刺、围刺,余穴常规针刺,泻法或平补平泻法。②结合三棱针法:肩背部阳性反应点、肺俞、大椎,用三棱针点刺后加拔火罐,每罐出血3~5ml;少商、尺泽可点刺出血3~5滴;余穴毫针刺法同前。

方义 痤疮好发于面部,四白、面部阿是穴、颧髎疏通面部气血,活血散热;肺俞、曲池、内庭分别清泄肺胃之郁热;大椎为督脉经穴,又为"诸阳之会",泻之可清一身之郁热,透热外出。

2. 其他治疗

耳穴法 面颊、肺、内分泌、肾上腺、耳尖。毫针刺或压丸法,耳尖可点刺出血。

火针法 痤疮结节或囊肿顶部中央、基底部及肺俞、脾俞。速刺速出,皮损较大者,可连续点刺;囊肿者用棉签轻轻挤出囊内物,碘酒或酒精消毒,每周1~2次。适用于结节、囊肿性痤疮。

皮肤针法 大椎、肺俞、膈俞。梅花针叩刺,中等刺激,以局部潮红微微渗血为度,可加拔罐,出血量为1~3ml,2天1次。

【按语】

1. 针灸治疗本病效果较好。患者应注意皮肤清洁,经常用温水或者合适的洁面产品去除皮肤表面多余的油脂、皮屑和细菌混合物,但不能过度清洗,注意控油保湿,外用温和滋润乳。严禁用手挤压、搔抓皮损,以免引起炎症扩散,尤其是危险三角区的痤疮。

2. 适当限制可能诱发或加重痤疮的高升糖指数食物及牛奶的摄入,保持大便通畅避免熬夜。治疗期间不用油腻或油性较重护肤品,不可滥用化妆品,尤其是粉质的化妆品容易堵塞毛孔,造成皮脂淤积。

3. 必要时,可根据医嘱服用药物,如抗生素、异维A酸、抗雄激素药物及糖皮质激素等。

【古代文献摘录】

《扁鹊神应针灸玉龙经》:肺风满面赤疮暴生者,少商、委中泻,其疮年深者,合谷泻。

《儒门事亲》:一省掾,背项常有痤疖,愈而复生。戴人曰:太阳血有余也。先令涌泄之,次于委中以鈚针出紫血,病更不复作也。

二、斑秃

斑秃中医学称"油风",俗称鬼剃头,是一种精神因素主导、自身免疫相关的非瘢痕性毛发脱失性疾病,可发生于身体任何部位,头部多见。一般无自觉症状,多在无意中发现,常在过度劳累、睡眠不足、精神紧张或受刺激后发生。中医学认为"发为血之余",由于肝肾不足或脾胃虚弱,营血不能荣养皮毛,以致毛孔开张,风邪乘虚袭入,风盛血燥;或肝气郁结,气机不畅,以致气滞血瘀,发失所养而成。病位在头部毛发,与肝肾密切相关。基本病机为精血亏虚或气滞血瘀,血不养发。

目前西医学对该病发病机制的认识尚不明确,一般认为与情绪应激、内分泌失调、免疫炎症及遗传等多因素有关,可能属于多基因疾病范畴。遗传易感性是斑秃发病的一个重要因素,约25%的患者有家族史;此外,神经精神因素被认为是重要的发病诱因。近年来,相当多证据提示,本病与免疫机制相关,如斑秃常与一种或多种自身免疫性疾病并发,桥本甲状腺炎、糖尿病、白癜风患者及其亲属患本病的概率比正常人增高;毛囊是一个独特的免疫赦免器官,斑秃患者体内存在针对毛囊自身抗原的免疫反应,生长期毛囊免疫赦免丧失,进展期或早期脱发及再生毛发毛囊周围有 Th 细胞为主的炎症细胞浸润。本病可发生于任何年龄,但以青壮年多见。临床按病期可分为进展期、静止期及恢复期。本病病程可持续数月至数年,毛发多数能再生,但也可复发,脱发越广泛,病程越长,再生机会越少。头皮边缘部位(尤其是枕部)毛发再生较难。斑秃继续发展出现头发全脱称为全秃,严重者出现眉毛、睫毛、阴毛和胡须等毛发全脱者称为普秃。全秃和普秃病程可迁延,且发病年龄越小,恢复可能性越小。

【辨病与辨证】

1. 辨病 突然出现的圆形、椭圆形或不规则形直径 1~10cm、数目不等、边界清楚的脱发区,患处皮肤光滑、无炎症、鳞屑和瘢痕。少数患者可出现全秃,甚至其他部位体毛也脱落。进展期脱发区边缘头发松动,易于拔出(轻拉试验阳性),如损害继续扩大,掉发数目增多,可互相融合成不规则的斑片;静止期脱发区边缘的头发不再松动,大部分患者在脱发 3~4 个月后进入恢复期;恢复期则有新毛发长出,最初出现细软色浅的绒毛,逐渐增粗,颜色变深,最后完全恢复正常。

2. 辨证 以头发突然成片脱落,边界清楚,皮肤光滑等为主症。兼见头晕耳鸣,失眠健忘,腰膝酸软,舌红少苔,脉弦细,为肝肾不足;病程日久,面色晦暗,舌质暗或有瘀斑,脉弦涩,为气滞血瘀;头皮瘙痒或油脂较多,失眠多梦,面色少华,舌淡,苔薄白,脉细弱,为血虚风燥。

【治疗】

1. 基本治疗

治法 养血祛风,活血化瘀。以局部阿是穴、督脉及手太阴经穴为主。

穴方 阿是穴 百会 风池 膈俞 太渊

肝肾不足加肝俞、肾俞;气滞血瘀加太冲、血海;血虚风燥加足三里、血海;与情绪应激关系密切者加神门、太冲。

操作 ①毫针刺:阿是穴在斑秃局部取穴,用短毫针围刺,或点刺整个区域,微微出血。余穴常规毫针刺。②皮肤针、灸法结合毫针刺:斑秃局部用梅花针叩刺,从脱发边缘呈螺旋状向中心区叩刺,使之潮红或微出血;之后用艾条温和灸 5~10 分钟;余穴毫针刺常规操作。

方义 头为诸阳之会,百会为足阳经与督脉之交会穴,配风池可疏散在表的风邪;太渊为肺经原穴,又"肺主皮毛",膈俞为血会,二穴相配,补能益气养血,泻能活血化瘀;局部阿是穴针刺或叩刺或灸法,可疏通患部气血,促新发生长。

2. 其他治疗

耳穴法 枕、肺、肾、交感。毫针刺,或用压丸法。

皮肤针法 斑秃局部、头皮部足太阳膀胱经。用梅花针叩刺,使局部皮肤微出血,每天或隔日 1 次。

3. 参考方法　斑秃局部、夹脊穴或背俞穴。斑秃局部用梅花针叩刺后,局部外擦斑蝥酊剂(或墨旱莲酊剂,或生姜片外擦);或加艾条温和灸 5~10 分钟。夹脊穴或背俞穴叩刺宽度为 5~10cm,中度叩刺至局部皮肤微出血,隔日 1 次。

【按语】

1. 去除可能诱发因素,注意劳逸结合,特别注意调畅情志,减少精神因素刺激。

2. 斑秃绝大多数患者预后良好,可在 6~12 个月内自然恢复。全秃、普秃病程可迁延,对于此类患者,治疗期间宜戴假发以减轻心理负担,有利于疾病的恢复。

3. 针灸治疗本病有较好的效果,可促进局部皮肤充血,改善斑秃局部血液循环,促进毛发生长。一般经过治疗 2~3 个月,可有毛发新生。

4. 患者不宜用碱性强的洗发液洗头;应向患者解释病程及预后,使其减轻顾虑,保持心情舒畅及乐观情绪。

【古代文献摘录】

《医宗金鉴》:此证毛发干焦,成片脱落,皮红光亮,痒如虫行,俗名鬼剃头……若耽延年久,宜针砭其光亮之处出紫血,毛发庶可复生。

第三节　湿疹及荨麻疹类病证

一、湿疮

湿疮是以皮损对称分布,多形性皮肤损害,剧烈瘙痒,有明显浆液性渗出倾向,常反复发作为特征的皮肤病。中医学认为,本病是由多种内外因素合而为患,内因主要是先天禀赋不足,外因为风湿热邪侵袭肌肤,郁于腠理而发。急性者以湿热之邪与风邪相搏于肌肤为主;慢性者反复发作,迁延日久,多为湿热之邪耗伤阴血,血虚生风化燥,使肌肤失于濡养。病位在皮肤,基本病机为湿热相搏,化燥生风,皮肤受损。中医临床又根据患病部位不同而冠以不同病名,如发于头面部者称面游风;发于耳后者称旋耳疮;发于四肢肘膝关节屈曲部位者称四弯风;发于阴囊部者称肾囊风;发于脐部者称为脐疮;婴幼儿发生在面部者称为奶癣。根据皮损的表现不同,如浸淫全身、滋水较多者称为浸淫疮;以丘疹为主者称为血风疮或粟疮。

本病相当于西医学的湿疹,病因目前尚不清楚。一般认为是一种由多种内、外因素引起的真皮浅层及表皮炎症。内因可能与慢性感染病灶(如慢性胆囊炎、扁桃体炎、肠寄生虫病等)、内分泌及代谢改变(如月经紊乱、妊娠)、血液循环障碍(如小腿静脉曲张等)、神经精神因素、遗传等因素有关;而外因如食物(鱼、虾等)、吸入物(花粉、尘螨等)、生活环境(日光、炎热、干燥等)、动物皮毛等可诱发和加重本病。临床上急性期皮损以丘疱疹为主,有渗出倾向;慢性期以不同程度苔藓样变、色素沉着或色素减退为主,病情易反复发作。

【辨病与辨证】

1. 辨病　根据临床症状和发病缓急可分为急性湿疹、亚急性湿疹和慢性湿疹三型。急性湿疹常好发于面、耳、手、足、前臂、小腿等外露部位;慢性湿疹除发生在手、足、小腿等部位外,还常好发于肘窝、膝弯、股部、外阴、肛门、乳房等部位。

(1)急性湿疹:起病急,皮损呈多形性。初起常在红斑的基础上出现针头至粟粒大小丘疹、丘疱疹或水疱,水疱破溃后出现点状糜烂、渗出,皮损常融合成片并向周围蔓延,边界不清,伴剧烈瘙痒。

（2）亚急性湿疹：皮肤红肿、渗出等症状减轻，但仍可有少量水疱，糜烂逐渐好转，渗出减轻，皮损呈暗红色，可有少许鳞屑及轻度浸润，仍自觉有剧烈瘙痒。

（3）慢性湿疹：常由急性或亚急性湿疹迁延不愈而成，也可由刺激轻微、持续而一开始就表现为慢性化。少数发病即为慢性起病。患部皮肤暗红色斑上有少量丘疹、抓痕、鳞屑，局部皮肤肥厚、粗糙、皲裂及苔藓样变，伴不同程度瘙痒。

2. 辨证 以皮肤呈多形性损害，并向周围蔓延，边界不清，伴瘙痒为主症。兼见发病较急，皮损潮红，丘疹、疱疹糜烂渗出，奇痒，伴口渴心烦、尿赤便秘，甚至身热，舌红，苔黄腻，脉滑数，为湿热浸淫；皮损暗红，丘疹、疱疹破溃糜烂，渗出较多，瘙痒，伴神疲纳呆、便溏或大便黏滞不爽，舌淡胖，苔白腻，脉滑或濡，为脾虚湿蕴；病情缠绵，反复发作，患部皮肤色暗，粗糙肥厚，瘙痒、脱屑甚至皲裂，可伴有头昏乏力、口干，舌淡，苔薄白，脉弦细，为血虚风燥。

【治疗】

1. 基本治疗

治法 清热化湿，祛风止痒。以局部穴及手阳明、足太阴经穴为主。

穴方 阿是穴 曲池 风市 血海 阴陵泉

湿热浸淫加水道、肺俞；脾虚湿蕴加脾俞、足三里；血虚风燥加膈俞、三阴交。阴囊湿疹加箕门、曲泉、蠡沟；肛门湿疹加长强、承山；肘、腘窝湿疹加尺泽、委中；面部湿疹加风池、颧髎。

操作 ①毫针刺：浅刺为宜，常规操作。皮损局部采用围刺法，即向皮损中心平刺。②结合皮肤针法：皮损局部可单行皮肤针叩刺，亦可在毫针围刺基础上行皮肤针叩刺。急性湿疹宜轻叩刺，若急性湿疹局部渗液、糜烂较重者，只轻叩皮损周围；慢性湿疹皮损以增厚、苔藓样变为主，皮肤针宜重度叩刺出血（每周2~3次），可加拔火罐，出血1~3ml。

方义 皮损部阿是穴浅刺、叩刺可疏通局部经络，以祛风渗湿止痒；曲池泄热疏风，风市祛风止痒，可治一身之瘙痒，阴陵泉运脾化湿，血海活血行血以祛风。

案例分析

古代医案的启示

案例：一女子，年十五，两股间湿癣，长三四寸，下至膝发痒，时爬搔，汤火俱不解，痒定，黄赤水流，痛不可忍。灸满熏蜴、硫磺、桐茹、白僵蚕、羊蹄根之药，皆不效。其人姿性妍巧，以此病不能出嫁，其父母求疗于戴人。戴人曰："能从余言则瘥。"父母诺之。戴人以铔针磨令尖快，当以痒时，于癣上各刺百余针，其血出尽，煎盐汤洗之，如此四次，大病方除。（《儒门事亲》）

分析：患者当属急性湿疹，发于二股间，伴剧烈瘙痒，搔抓后流黄赤水表明皮损局部糜烂、渗出。治疗取皮损局部阿是穴，在局部针刺百余针以出尽恶血，可起到清热祛湿、活血通络、祛风止痒作用。本案提示：①急性湿疹多伴剧烈瘙痒；②阿是穴在湿疹的治疗中具有重要意义；③梅花针、刺络等刺灸法是湿疹治疗的常用方法。

2. 其他治疗

三棱针法 尺泽、委中。消毒后以三棱针点刺出血少许，隔日1次。

皮肤针法 背部夹脊穴、膀胱经第一侧线（大杼至白环俞）。皮肤针叩刺，以局部潮红为度。

【按语】

1. 针灸治疗本病有一定的疗效，能较好地缓解症状。慢性湿疹病情迁延，易反复发作，难以根治，治疗应有足够的疗程。

2. 应注意皮损部位的清洁、干燥，尽量减少搔抓，防止继发感染。局部忌用热水烫洗，或用肥皂等刺激物洗涤，避免外界刺激。饮食宜清淡，忌食鱼、虾等过敏性食物；加强体育锻炼，增强抗病能力。

二、瘾疹

瘾疹是皮肤出现红色或苍白色风团、时隐时现的瘙痒性皮肤病，俗称"风疹块""风团疙瘩"，任何年龄均可发病。中医学认为，本病由先天禀赋不耐，表卫不固，腠理开泄，风寒、风热之邪乘虚侵袭，遏于肌肤，营卫失调所致；或因饮食不节，胃肠积热，复感风邪，郁于肌表而发为疹块。此外，情志内伤、冲任不调、肝肾不足，血虚生风化燥，阻于肌肤，以及对食物等过敏也常导致本病。病位在肌肤腠理。基本病机为营卫失和，邪郁腠理。

本病西医学称为荨麻疹，认为是皮肤、黏膜的一种过敏性疾病，是致敏后皮肤黏膜的小血管反应性扩张及通透性增加而产生的一种局限性水肿反应。临床分为四种类型：①急性荨麻疹：数分钟至数小时内水肿减轻，风团变为红斑并逐渐消失，不留痕迹，皮疹持续时间一般不超过24小时，但新皮疹可此起彼伏，不断发生。②慢性荨麻疹：皮疹反复发作，超过6周以上，且每周发作至少两次者称为慢性荨麻疹。③物理性荨麻疹：包括皮肤划痕症、寒冷性荨麻疹、日光性荨麻疹、压力性荨麻疹、热性荨麻疹、震颤性荨麻疹。④特殊类型荨麻疹：胆碱能性荨麻疹、接触性荨麻疹、水源性荨麻疹、运动性荨麻疹。

【辨病与辨证】

1. 辨病

（1）急性荨麻疹：起病急，皮肤突然瘙痒，随之出现大小不等的红色或淡红色风团，孤立或融合成片，皮损局部皮肤凹凸不平，呈橘皮样外观；皮损骤起骤停，反复发生，消后不留痕迹。病情严重者可伴有心慌、烦躁，甚至血压降低等过敏性休克症状；胃肠道黏膜受累时可出现恶心、呕吐、腹痛、腹泻等；呼吸道黏膜受累时可出现呼吸困难，甚至窒息。一般可在数日内痊愈。

（2）慢性荨麻疹：皮损反复发作超过6周以上者。患者全身症状一般较轻，风团时多时少，反复发生，常达数月或数年之久，偶可急性发作，表现类似急性荨麻疹。

2. 辨证 以皮肤出现风团疙瘩，大小不等，形状不一，高出皮肤，边界清楚，瘙痒等为主症。兼见皮疹突然出现，以颜面及四肢暴露部位多见，疹块色白，遇寒诱发或加重，舌淡，苔薄白，脉浮紧，为风寒束表；疹块色红，灼热剧痒，甚至发热咽痛，苔薄黄，脉浮数，为风热犯表；皮疹出现与饮食有明显关系，伴有腹痛腹泻或恶心呕吐等胃肠道症状，偶有大便秘结，舌苔黄腻，脉滑数，为胃肠积热；皮疹反复发作，迁延日久，午后或夜间加剧，伴心烦口干，手足心热，舌红少津，脉沉细，为血虚风燥。

【治疗】

1. 基本治疗

治法 疏风止痒，养血和营。以足太阳经、手足阳明经穴为主。

穴方 肺俞 风池 膈俞 曲池 合谷 血海

风寒束表加风门、列缺;风热犯表加风门、大椎;胃肠积热加内庭、天枢;血虚风燥加三阴交、风市。皮疹发于上半身加内关、商阳;发于下半身加风市、足三里;皮肤瘙痒甚者加神庭、神门;恶心呕吐加中脘、内关;呼吸困难加气舍、天突。

操作　①毫针刺:浅刺为宜,常规操作。急性瘾疹治疗可每日1~2次,慢性者可隔日1次。②结合刺络拔罐及灸法:肺俞、膈俞、大椎、内庭、商阳、尺泽,可点刺出血;大椎刺络后可加拔火罐,出血1~3ml;风寒束表证,风门可温针灸或隔姜灸。

方义　本病主要是风邪遏于肌肤,或胃肠积热,郁于肌表。肺俞、风池可疏风透疹;曲池、合谷同为阳明经穴,肺与大肠相表里,故可疏风清热;血海、膈俞活血祛风止痒,此乃"治风先治血,血行风自灭"之意。

2. 其他治疗

耳穴法　神门、肾上腺、耳中、肺、胃、大肠、风溪。毫针刺,或埋针、压丸法。或在耳背部选择瘀滞的静脉,用三棱针点刺出血,每周2次。

拔罐法　神阙。先闪罐3次,然后留罐5分钟左右,至局部充血。

皮肤针法　风池、血海、曲池、风市、颈至骶夹脊。用梅花针重叩至皮肤隐隐出血为度。

穴位埋线法　大椎、肺俞、膈俞、曲池、血海、三阴交。每次在背部、肢体部各选1~2个穴,常规消毒后,用可吸收性外科缝线进行穴位内埋藏。每2~4周埋线1次。

【按语】

1. 针灸治疗急性荨麻疹效果较好,对于反复发作的慢性荨麻疹应积极查找发病原因,进行针对性治疗。对于伴有急性呼吸困难或过敏性休克等重症患者应中西医配合积极抢救。

2. 本病发作期间忌食鱼虾、蟹贝等食物。

3. 西医学的风疹是由风疹病毒引起的一种常见的急性传染病,以发热,全身皮疹为特征,常伴有耳后、枕部淋巴结肿大。应注意与本病所称的"风疹块"概念区别。

【古代文献摘录】

《针灸资生经》:合谷、曲池,疗大小人遍身风疹……肩髃,治热风瘾疹。曲池,治刺风瘾疹。

《神应经》:热风瘾疹:肩髃、曲池、曲泽、环跳、合谷、涌泉。

《针灸集成》:热风瘾疹:曲池、曲泽、合谷、列缺、肺俞、鱼际、神门、内关。

《神灸经纶》:瘾疹:曲池、阳溪、天井。

第四节　病毒性及色素性皮肤病证

一、蛇串疮

蛇串疮又称蛇丹、缠腰火丹等,是一种以皮肤上突然出现成簇水疱,呈带状分布,并伴强烈痛感为主症的皮肤病证。因疱疹常累如串珠,呈带状,状如蛇行,故名蛇串疮;每多缠腰而发,故又称缠腰火丹。本病多见于成年人,好发于春秋季节。中医学认为,发病的内因为机体素有蕴热,情志内伤,肝郁气滞,久而化火,肝经蕴热;或饮食不节,脾失健运,湿邪内生,蕴而化热,湿热内蕴。当机体正气不足时,外感毒邪,内外因素导致湿热火毒蕴结于肌肤,发为本病。年老体虚者,常因血虚肝旺,湿热毒盛,气血凝滞,以致疼痛剧烈,病程迁延。总之,本病为外感火热湿毒之邪所致,并与情志、饮食、起居等因素诱发有关。病位在皮部,主要涉及肝、脾。基本病机为火毒湿热,蕴蒸于肌肤、经络。

本病相当于西医的带状疱疹,是由水痘 - 带状疱疹病毒(varicella-zoster virus,VZV)经呼吸道进入人体,引起的一种以簇集状丘疱疹、局部刺痛为特征的急性疱疹性皮肤病。该病毒潜伏于脊髓后根神经节的神经元中,当机体细胞免疫功能下降时被激活,在神经所支配区域的皮肤内复制,产生水疱,同时使受累神经发生炎症、坏死,产生神经痛。如上呼吸道感染、劳累过度、精神创伤、恶性肿瘤放射治疗或应用皮质类固醇激素及一些免疫抑制剂等均可成为本病诱因。

知识链接

发生在特殊部位的带状疱疹

带状疱疹最常见的部位为肋间神经分布区域,但也有一些发生在特殊部位的带状疱疹。

①眼带状疱疹:系病毒侵犯三叉神经眼支所致,多见于老年人,疼痛剧烈,表现为单侧面的额部、头皮红斑水疱,眼周可明显肿胀,结膜潮红充血,在结膜及至角膜上出现水疱,可累及角膜形成溃疡性角膜炎,愈后形成角膜云翳而影响视力,还可波及眼底引起急性视网膜坏死综合征。②耳带状疱疹:系病毒侵犯面神经及听神经所致,表现为患侧面瘫、耳聋症状,在外耳道及鼓膜上有疱疹。膝状神经节受累同时侵犯面神经的运动和感觉神经纤维时,可出现面瘫、耳痛及外耳道疱疹三联征。③播散性带状疱疹:指在受累的皮节外出现 20 个以上的皮损,主要见于机体免疫力严重低下的患者。

【辨病与辨证】

1. 辨病　①前驱症状:发疹前 1~5 天,患者可有轻度乏力、低热、纳差等全身症状及患处皮肤灼热、疼痛感,触之有明显的痛觉敏感。②皮损特征:患处皮肤潮红、灼热刺痛,常先出现红斑,继而出现粟粒至黄豆大丘疹,水疱簇拥密集,疱液澄清,各簇水疱间可见正常皮肤,皮损沿周围神经支配区域呈带状分布;多发生在身体的一侧,一般不超过前后正中线,好发部位依次为肋间神经、颈神经、三叉神经和腰骶神经分布区域。③伴随症状:伴有较剧烈的神经痛,疼痛可在发病前或伴随皮损出现,老年患者较重。但疼痛程度不一,且不与皮损严重程度成正比,少数患者皮疹完全消退后仍遗留有神经痛。

2. 辨证　以初起患部皮肤灼热刺痛、发红,继则出现成簇集性粟粒大小丘状疱疹,多呈带状排列,出现在身体某一侧为主症。兼见皮损鲜红,疱壁紧张,灼热刺痛,口苦咽干,烦躁易怒,大便干,小便黄,苔黄,脉弦滑数,为肝经郁热;皮损色淡,疱壁松弛,口渴不欲饮,胸脘痞满,纳差,大便时溏,舌红,苔黄腻,脉濡数,为脾经湿热;皮疹消退后局部仍疼痛不止,伴心烦不寐,舌紫暗,苔薄白,脉弦细,为瘀血阻络。

【治疗】

1. 基本治疗

治法　泻火解毒,通络止痛。以局部阿是穴、手少阳、足太阴经穴及相应夹脊穴为主。

穴方　阿是穴　支沟　阳陵泉　行间　夹脊

肝经郁热加太冲、侠溪;脾经湿热加大都、血海;瘀血阻络加合谷、血海。可根据皮疹部位不同加相应的穴位,颜面部加阳白、太阳、颧髎;胸胁部加期门、大包;腰腹部加章门、带脉。

笔记栏

便秘加天枢;心烦加神门。

操作 ①刺络拔罐结合毫针刺:首先于疱疹及其周围选择数个点作为阿是穴,用三棱针点刺后拔火罐,每罐出血 3~5ml。余穴毫针刺泻法,夹脊穴向脊柱方向斜刺 1.5 寸,捻转泻法。②毫针刺或结合电针:先于皮损局部阿是穴采用平刺、浅刺,针尖指向皮损中心;或围刺法,在疱疹带的头、尾各刺一针,两旁则根据疱疹带的大小选取 1~3 个进针点,向疱疹带中央沿皮平刺。余穴操作同上。亦可毫针刺后结合电针治疗,选夹脊穴与相应皮损刺痛部位阿是穴,接电针,密波或疏密波交替,每次 20~30 分钟,强度以患者能耐受为度。

方义 皮损局部围刺及刺络拔罐,可活血通络、祛瘀泻毒;支沟为手少阳三焦经穴,阳陵泉为足少阳经合穴,两穴相配能清泄少阳邪热,健脾化湿;行间为足厥阴肝经荥穴,具有疏肝泄热之功;相应夹脊穴以调畅患部气血;诸穴合用以清热泻火、通络止痛。

2. 其他治疗

灸法 皮损局部。①艾灸法:用艾条回旋灸,以热引热,外透毒邪。每个部位施灸 3~5 分钟。②敷棉灸法:将药棉撕成薄薄的一块,面积同疱疹大小,置于疱疹之上,覆盖疱疹,从一边点燃。注意棉花片要足够薄,操作时不要灼伤局部皮肤。③灯火灸法:以最早出现的疱疹或大疱疹为重点,用灯心草蘸麻油,点燃后吹灭迅速在疱疹头部中央点灸,听到水疱破裂发出"啪"声即可,疱疹处用碘伏消毒。

火针法 疱疹及疼痛点。以碘伏消毒,在疱疹起始两端及中间选择治疗部位,根据疱疹簇的大小确定所刺针数,每次以簇中疱疹数量或面积的 1/3~1/2 为宜。进针深度以针尖刺破疱疹,达到其基底部为度;对于直径大于 0.5cm 的较大疱疹,用粗火针点刺;刺后用消毒棉签轻轻挤尽疱液。患者就诊的前 3 日可每日 1 次,之后隔日 1 次。适应于本病的疱疹期。

3. 参考方法

(1) 按照解剖分布特点选穴治疗方案:在带状疱疹皮损区相对应的神经节段取夹脊穴;发于胸背部者,取 T_4~T_{11} 夹脊穴;发于面颊部者,取 C_2~C_4 夹脊穴;发于腰腹部者,取 T_{10}~L_2 夹脊穴;发于下肢者,取 L_1~L_5 夹脊穴;发于上肢者,取 C_5~T_2 夹脊穴;有明显痛点者,取局部阿是穴 3~8 个,从痛点向外围刺。

(2) 刺血疗法:以皮损局部、曲泽、委中、大椎为穴方。在疱疹的起止部位及分布区用三棱针点刺数处使出血,加局部拔罐,每罐出血 3~5ml;其他穴每次可酌选 1~2 个穴,用三棱针点刺出血;每日或隔日 1 次。

【按语】

1. 针刺治疗本病疗效肯定,一般针灸治疗 1~3 次后,临床症状即有显著改善,尤其对缓解神经痛效果较好。针灸可促进水疱与红斑的消退,对缩短疗程,预防带状疱疹后遗留神经痛均有一定意义。

2. 带状疱疹的预后良好,一般患者病程为 2~3 周,老年人则为 3~4 周,水疱逐渐干涸、结痂脱落,愈后不留瘢痕,仅有暂时性淡红斑或色素沉着。部分患者在皮疹完全消退后(通常 4 周后)神经痛持续存在,则称为带状疱疹后遗神经痛,神经痛可达数月至数年。

3. 治疗期间不宜食辛辣食品和鱼虾蟹等动风发物。疱液未破时可外用炉甘石洗剂、阿昔洛韦乳膏或喷昔洛韦乳膏;疱疹破溃后可酌情用 3% 硼酸溶液或 1:5 000 呋喃西林溶液湿敷,外用 0.5% 新霉素软膏或 2% 莫匹罗星软膏。可结合物理治疗,如紫外线、频谱治疗仪、红外线等局部照射,可促进水疱干涸结痂,缓解疼痛。

【古代文献摘录】

《医宗金鉴》:缠腰火丹蛇串名,干湿红黄似珠形。肝心脾肺风热湿,缠腰已遍不能生。

《外科备要》：丹上小泡，用针穿破，外用柏叶散敷之。

二、疣

疣是一种发生于皮肤浅表的良性赘生物，因其皮损形态及发病部位不同而名称各异。如发于颜面、手背、前臂等处者称扁瘊；发生于手背、手指、头皮等处者称千日疮、疣目或瘊子；发于足跖部者称跖疣等。中医学认为本病多与外感风热毒邪、情志不畅等因素有关，病位在肌肤腠理，以风热毒邪搏结于肌肤，或气滞血瘀、毒聚瘀结，肌肤失润为基本病机。跖疣多由局部气血凝滞而成，外伤、摩擦常为其诱因。

西医学认为疣是由人类乳头瘤病毒（HPV）感染皮肤黏膜所引起的良性赘生物，一般潜伏期 6 周~2 年，临床常见有寻常疣、扁平疣、跖疣及尖锐湿疣、疣状表皮发育不良等。本节主要论述前三种疣类。寻常疣中医称为疣目、千日疮等，俗称"刺瘊""瘊子"，多由 HPV-2 所致，以丘疹表面粗糙、质地坚硬，可呈乳头瘤状增生为特征，多发于 5~20 岁；由于自身接种感染关系，可发生在身体的任何部位，但以手部最为多见，手外伤或水中长期浸泡是常见的诱发因素。扁平疣中医学称为扁瘊，多由 HPV-3 所致，以扁平隆起性丘疹、表面光滑为临床特征，好发于儿童和青年人。跖疣是发生在足底部的寻常疣，多由 HPV-1 所致，外伤、摩擦、足部多汗等均可促进其发生。

【辨病与辨证】

1. 辨病

（1）寻常疣：典型皮损为黄豆或更大的灰褐色、棕色或皮色丘疹，表面粗糙，质地坚硬，可呈乳头瘤状增生。发生于甲周者称甲周疣；发生在甲床者称甲下疣；疣体细长突起伴顶端角化者称丝状疣，好发于颈、额、眼睑及腋下；疣体表面呈参差不齐的突起者称指状疣，好发于头皮及趾间。寻常疣可以自然消退，5 年自然清除率可达 90%。

（2）扁平疣：皮肤上出现粟粒至黄豆大小的扁平隆起性丘疹，圆形或椭圆形，表面光滑，质硬，正常肤色或淡褐色，扁平坚实的小疣体高出皮肤，多见于颜面、手背和前臂部，多骤然出现，数目较多，密集。伴有不同程度的瘙痒，常因搔抓后接种成串珠状排列，即自体接种反应。病程缓慢，愈后不留瘢痕，有时可自行消退，少数患者可复发。

（3）跖疣：皮损可发生于足底的任何部位，但以足部压力点，特别是掌跖前部为多。皮损初起为细小发亮的丘疹，渐增至黄豆大小或更大，因受压而形成淡黄色或褐黄色胼胝样斑块或扁平丘疹，表面粗糙，界限清楚，边缘绕以稍高的角质环，去除角质层后，其下方有疏松的角质软芯，可见毛细血管破裂出血形成小黑点。皮肤镜检查可见皮损中央褐色或黑褐色线状或点状出血征。患者可自觉疼痛或无任何症状。

2. 辨证 主要针对疣目和扁瘊。

（1）疣目：疣体结节如豆，坚硬粗糙，高出皮肤，大小不一，色黄或红，舌红苔薄，脉弦数，为风热血燥；结节疏松，色灰或褐，舌暗红苔薄，脉细，为湿热血瘀。

（2）扁瘊：发病初起，疣体淡红或红褐色，伴微痒，口干，舌红苔黄，脉浮数，为风热蕴结；病程较长，疣体较硬，大小不一，呈灰色或黄褐或暗褐色，舌暗或有瘀斑，脉弦，为热瘀互结。

【治疗】

1. 基本治疗

治法 疏风清热，解毒散结。以局部穴及手阳明经穴为主。

穴方 ①疣目、扁瘊：阿是穴　曲池　合谷

②跖疣：阿是穴

风热血燥加风池、膈俞；湿热血瘀加尺泽、阴陵泉；风热蕴结加风池、尺泽；热瘀互结加血海、太冲。扁平疣个数较多或全身泛发者加肺俞、风池、血海、膈俞。疣体局限者可根据所在部位的经络选邻近穴 1~2 个。

操作 ①毫针刺:母疣(指最先长出或体积最大者)及疣体,用 26~28 号 0.5~1 寸较粗之毫针,在母疣及疣体中心快速进针至疣底部,大幅度捻转提插数次,然后摇大针孔,迅速出针,放血 1~2 滴,再压迫止血;若疣体较大,再于疣体上下左右四面与正常皮肤交界处各刺 1针,以刺穿疣体对侧为度,施用同样手法。每周 2 次,余穴常规毫针刺。②结合火针法:以母疣、疣体为阿是穴,用火针速刺,达疣体基底部即可,不可深刺,以免损伤真皮层,每周 2 次;余穴常规毫针刺。以上操作不论是火针还是毫针,均以损毁疣体为目的,每次以疣体数量或总面积的 1/3~1/2 为宜,分 2~3 次将所有疣体治疗完毕,然后根据情况可继续治疗;每次治疗时均应选母疣并作为重点治疗部位。

方义 火针刺疣体局部或毫针透刺并放血,可解毒散结。合谷、曲池可疏风清热。另外,根据西医学的认识,针刺疣体可破坏基底部供应疣体营养的血管,使之出血、阻塞,断绝疣体的血液供应,从而使疣体枯萎脱落。

2. 其他治疗

激光针法 疣体局部。用 7~25mV 的氦-氖激光治疗仪,散焦进行局部照射 20~30 分钟。

艾灸法 疣体局部。疣目少者可用艾炷着疣上灸之,每次 3~5 壮,持续治疗至疣体枯萎脱落为止。

穴位贴敷法 疣体局部。将鸦胆子仁捣烂贴敷于疣体局部,注意不能损伤到正常皮肤,用玻璃纸及胶布固定,3 天换药 1 次,主要适用于疣目。亦可用鸦胆子仁油于扁瘊上涂抹。可用千金散或乌梅肉于跖疣局部贴敷。

【按语】

1. 针灸治疗本病有较好疗效,治疗以局部选穴为主。若在治疗期间出现局部色泽发红,瘙痒明显,往往是经气通畅之象,为转愈之征兆,应坚持治疗。

2. 不宜采用物理治疗的患者,可根据不同情况选择外用药物及使用方法。常用药物包括:①0.05%~0.1% 维 A 酸软膏,每天 1~2 次,适用于扁平疣;②氟尿嘧啶软膏,每天 1~2 次,可遗留色素沉着,面部慎用;③3% 酞丁胺霜或 3% 酞丁胺二甲基亚砜溶液;④5% 咪喹莫特软膏,每周 3 次,扁平疣、寻常疣有一定疗效。

3. 避免摩擦、挤压疣体,防止继发感染。

【古代文献摘录】

《备急千金要方》:疣目,着艾炷疣目上,灸之三壮即除。

《医宗金鉴》:灸瘰疬及赘疣诸痣奇穴,其穴在左右手中指节宛宛中,俗名拳尖是也。

《五十二病方》:"取敝蒲席若籍之蒻,绳之,即燔其末,以灸疣末,热,即拔疣去之。

三、黧黑斑

黧黑斑是由于皮肤色素沉着而在面部呈现局限性褐色斑的皮肤病,因常呈对称性片状、蝴蝶状分布,又称为蝴蝶斑,好发于中青年女性。中医学认为情志不畅,肝郁气滞;冲任不调,肝肾亏虚,阴虚内热,或久病气血亏虚,营卫失和,面失所养;或饮食不节,忧思过度,损伤脾胃,脾虚湿困,痰瘀互结均可导致本病。本病的发生与肝、脾、肾三脏关系密切,气血不能上荣于面部为主要病机。

本病相当于西医学的黄褐斑,认为发生与内分泌失调、紫外线照射、化妆品应用、妊娠、内分泌紊乱、过度疲劳、种族及遗传等多种因素有关,尤其是雌激素、孕激素在体内增多,刺激黑色素细胞分泌黑色素和促进黑色素沉着堆积可能是主要原因。黑色素代谢障碍、表皮通透屏障功能受损、炎症反应、血流淤积是本病发生的主要机制。妊娠引起者称"妊娠斑",分娩后可消失。黄褐斑在一些慢性疾病特别是妇科病(如月经失调、痛经、子宫附件炎、不孕症等)、肝病、慢性酒精中毒、甲亢、结核病以及内脏肿瘤的患者中也常发生,其中因肝病引起者称为"肝斑";此外,氯丙嗪、苯妥英钠及口服避孕药等也可诱发黄褐斑。

【辨病与辨证】

1. 辨病 面部色斑呈黄褐色、淡褐色或咖啡色,好发于两颧、额及鼻部,常呈对称性片状、蝴蝶状分布,边界清楚,受紫外线照射后颜色可加深,常在春夏季加重,秋冬季减轻。好发于中年已婚女性,偶有男性患者。皮损局部无不适症状,病程不定,可持续数月或数年。

2. 辨证 以面部出现黄褐色等色斑为主症。多见于女性,斑色深褐,弥漫分布,伴烦躁不安,胸胁胀满,急躁易怒,喜叹息,月经前乳房胀痛,或痛经或月经不调,舌红苔薄,脉弦,为肝郁气滞;斑色褐黑,面色晦暗,伴失眠多梦,腰膝酸软,甚至五心烦热,或伴有月经不调,舌红少苔,脉细,为肝肾不足;斑色灰褐,状如尘土附着,伴神疲乏力,纳呆困倦,月经色淡,白带量多,舌淡胖、边有齿痕,脉濡或细,为脾虚湿困;斑色呈黑褐色,伴月经色暗、有血块或痛经者,或有慢性肝病者,舌暗红,脉涩,为气滞血瘀。

【治疗】

1. 基本治疗

治法 调和气血,化瘀消斑。以面部穴位及手足阳明经穴为主。

穴方 阿是穴 颧髎 膈俞 肝俞 合谷 三阴交

肝郁气滞加太冲、膻中;肝肾不足加肾俞、太溪;脾虚湿困加脾俞、阴陵泉;气滞血瘀加太冲、血海。

操作 ①毫针刺:皮损局部用细毫针浅刺,色素沉着较重之处可围刺,或用毫针点刺出血。余穴常规毫针刺。②结合三棱针及拔罐法:在上述毫针刺基础上,膈俞可行刺络拔罐法,出血 3~5ml;面部用小火罐行闪罐法,以面部色斑沉着处潮红为度。

方义 "阳明主面",近取阳明经穴颧髎,远取合谷可疏通阳明之经气,配合局部阿是穴调和面部气血;膈俞、三阴交可养血活血化瘀;肝俞疏肝理气,化瘀消斑。

2. 其他治疗

耳穴法 面颊、内分泌、肺、肝、脾、肾。毫针刺或王不留行籽贴压法。

皮肤针法 黄褐斑局部。用皮肤针轻轻叩刺,以局部皮肤潮红为度,每周 1~2 次。

【按语】

1. 针灸治疗黄褐斑有一定的效果,但需较长疗程。

2. 诱发黄褐斑的因素较多,因此,要注意戒除诱发病因,如由药物或化妆品所致者,应立即停用。治疗期间应减少紫外线照射,在春夏季外出时面部应外用遮光剂。

(赵 凌)

复习思考题

1. 血虚风燥型瘙痒症针灸治疗的处方是什么?如何理解"治风先治血,血行风自灭"在瘙痒症治疗中的体现?

2. 针灸治疗神经性皮炎的主穴、配穴及具体操作是什么?神经性皮炎治疗期间有哪些注意事项?

3. 针灸治疗斑秃的主穴、加穴及操作方法是什么?

4. 针灸治疗痤疮的处方及方义是什么?简述火针治疗痤疮的方法。

5. 瘾疹针灸治疗的主穴及方义是什么？

6. 湿热浸润型湿疮的治疗在主穴的基础上应配哪些腧穴？其方义是什么？

7. 蛇串疮针灸治疗的主穴和操作是什么？简述针灸治疗本病的其他方法。

8. 简述扁瘊的针灸治疗主穴及操作方法。

9. 黧黑斑的辨证分型有哪些？脾虚湿困型黧黑斑的针灸治疗处方是什么？

第十章

口腔科及耳鼻喉科病证

学习目标

1. 掌握牙痛、耳鸣耳聋、鼻鼽、鼻窒、鼻衄、鼻渊、喉痹的中医病因病机、辨病、辨证和针灸治疗方法。

2. 熟悉乳蛾、喉喑的辨病、辨证和针灸治疗方法。

3. 了解咽神经运动性障碍及感觉性障碍的诊断针灸治疗方法。

第一节 牙 痛

牙痛是指因各种原因引起的牙齿和牙龈组织的疼痛,为口腔科最常见的症状,属中医学"牙宣""骨槽风""牙槽风"等范畴。中医学认为,牙痛发生多与外感风火邪毒、过食膏粱厚味、体弱过劳等因素有关,其基本病机为风火、胃火或虚火上炎。本病病位在齿、牙龈。肾主骨,齿为骨之余,手足阳明经分别入下、上齿,故牙痛与胃、肾关系密切。

牙痛可见于西医学中的急性牙髓炎、急性根尖周炎、急性冠周炎等。

【辨病与辨证】

1. 辨病 临床应分清引起牙痛或牙龈肿痛的相关疾病。

(1)急性牙髓炎:自发性疼痛,阵发性发作,向颌面部、头颈部放射,冷、热刺激可引起或加重疼痛,结合病史和齿科检查可确诊。

(2)急性根尖周炎:局部患牙松动,有触痛,疼痛剧烈,根尖部牙龈潮红,扪及根尖肿胀处疼痛,结合病史和齿科检查可确诊。

(3)急性冠周炎:发现有阻生智齿,局部冠周软组织红肿和压痛,伴有面颊部充血和水肿,结合病史、X 线等可确诊。

2. 辨证 以牙齿疼痛,或牙龈肿痛为主症。兼见痛甚而龈肿,形寒身热,舌红,苔薄黄,脉浮数等,为风火牙痛;牙痛甚剧,牙龈红肿甚至出血,口臭,口渴,便秘,尿赤,舌红,苔黄,脉洪数等,为胃火牙痛;牙齿隐隐作痛,时作时止,日久不愈,口不臭,齿浮动,伴腰膝酸软,手足心热,头晕眼花,舌尖红,少苔或无苔,脉细数,为虚火牙痛。

【治疗】

1. 基本治疗

治法 祛风泻火,通络止痛。以手、足阳明经穴为主。

穴方 颊车 下关 合谷

风火牙痛加外关、风池;胃火牙痛加内庭、二间;虚火牙痛加太溪、行间。上牙痛加厉兑,下牙痛加商阳。

操作　①毫针刺:合谷持续行针1~2分钟,余穴常规操作。②结合三棱针法:内庭、厉兑、商阳可点刺出血。

方义　合谷为远道取穴,可疏通阳明经络,并兼有祛风作用,可通络止痛,为治疗牙痛之要穴;颊车、下关为近部选穴,属足阳明胃经,能疏通阳明经气血,消肿止痛。

2. 其他治疗

耳穴法　上颌、下颌、神门、上屏尖、胃、肾、牙痛点。每次取2~3个穴,毫针刺,强刺激,留针20~30分钟。

3. 参考方法

(1) 牙过敏性牙痛:咬肌或颞肌激痛点、上肢远端刺激点(如合谷),激痛点用滞针法,或接电针。

(2) 炎症所致牙痛:耳迷走神经、耳尖或耳后静脉、三叉神经下颌支或上颌支刺激点,$C_{2~4}$节段刺激点,肢体远端刺激点(合谷),牙龈肿胀者局部选刺激点。耳尖或耳后静脉、点刺出血;合谷持续强刺激;牙龈肿者在局部点刺出血。

【按语】

针刺除龋齿为暂时止痛外,对一般牙痛、牙龈肿痛效果良好。对龋齿、坏死性牙髓炎、智齿难生等病,应针对病因治疗。平时注意口腔卫生。

【古代文献摘录】

《针灸大成》:上牙痛:人中、太渊、吕细、灸臂上起肉中,五壮。下牙痛:龙玄(在侧腕交叉脉)、承浆、合谷、腕上五寸,两筋中间,灸五壮。

《类经图翼》:肾虚牙痛出血不止:颊车、合谷、足三里、太溪。

《针灸资生经》:翳风治牙车痛,曲鬓治频颌肿,引牙车不得开;正营治牙齿痛,齿龋痛;阳谷、悬颅、手三里治齿痛;商阳治齿痛恶寒;兑端治齿龈痛;小海治寒热齿龈肿;厥阴俞疗牙痛。

第二节　耳鸣及耳聋

耳鸣、耳聋是指听觉异常的两种症状。耳鸣以外界无相应的声源存在而自觉耳内鸣响为主症;耳聋则以听力减退或丧失为主症,其轻者称为"重听",重者则称为"耳聋"。耳聋往往由耳鸣发展而来,两者在中医的病因病机及针灸治疗方面大致相同,故合并论述。中医学认为,本症病因可分内因、外因,内因多由恼怒、惊恐,肝胆风火上逆,以致少阳经气闭阻,或痰火壅结耳窍;或因肾精亏损,脾胃虚弱,精气不能上濡于耳而成。外因多由风邪侵袭,壅遏清窍,亦有因突然暴响震伤耳窍引起者。临床中耳鸣、耳聋可以单独出现、先后发生或者同时并见。本病病位在耳,足少阳、手少阳及手太阳经均与耳联系,肾开窍于耳,因此,各种内外因素导致上述经脉功能失调或气血瘀阻均可发生耳鸣、耳聋。

西医学认为,各种因素导致听神经损伤或先天听觉障碍可致耳聋,病变部位发生于外耳、中耳及内耳的传音装置者为传导性聋;发生在内耳耳蜗螺旋器者为感觉性聋;发生在螺旋神经节至脑干耳蜗核者为神经性聋;发生在耳蜗核至听觉皮质者为中枢性聋(其中也包括一部分癔症性聋)。目前按病变部位主要分为传导性聋、感音神经性聋(感音性与神经性聋的统称)和混合性聋。此外,根据病变性质可分为器质性和功能性耳聋,按发病时间特点分为突发性、进行性和波动性耳聋。一些耳部相邻组织病变或全身疾病均可引起耳

笔记栏

鸣,尚有部分耳鸣目前找不到实质性病变依据,常与劳累、情绪变化有关,而内耳的血管痉挛常被认为是耳鸣发生的重要原因。各种耳病、脑血管疾病、高血压、动脉硬化、贫血、糖尿病、感染性疾病、药物中毒及外伤性疾病等均可出现耳鸣、耳聋,可参照本节进行治疗。

【辨病与辨证】

1. 辨病

(1) 耳鸣:以外界无相应的声源存在而自觉耳内鸣响为主症,传导性耳聋患者的耳鸣为低音调如机器轰鸣,感音神经性耳聋患者的耳鸣多为高音调如蝉鸣。总体上耳鸣可分为客观性和主观性。①客观性耳鸣:又称他觉性耳鸣,发病率不高,耳鸣患者及他人均能听到的耳鸣,主要由血管性、肌源性、气流性病变及其他病因引起。②主观性耳鸣:患者的一种主观症状,耳鸣可为一侧性或双侧性,其性质多样,可呈铃声、嗡嗡声、哨声、汽笛声、海涛声、咝咝声、吼声等,也可呈各种音调的纯音或杂音,杂音耳鸣占59%,纯音耳鸣占35%,混合性耳鸣占6%;主要由耳部疾病、全身疾病或其他因素等引起。

(2) 耳聋:耳聋是耳的传音和感音系统发生病变所致的听力障碍。听力发生不同程度的障碍但未丧失者称重听或难听,听力严重减退,出现听不到声音时,即称为聋。分为以下几种:①传导性聋:病变主要在外耳和中耳,气导听力损失一般≤60dB,骨导听力基本属正常范围;在噪声较大的环境中接受语言的能力往往和正常者相仿。②感音神经性聋:因内耳、蜗神经、中枢通路及听觉中枢的病变致使不能感受声音而导致听力损失。有听觉过敏现象,即对突然出现的过响的声音不能耐受,听力检查有重振现象,其对响度增加的感受大于正常耳;以耳蜗性聋最为常见,单纯的神经性聋较为少见,脑干性聋不多见,单纯的中枢性聋也很少见。感音神经性聋主要包括老年性耳聋、突发性耳聋、药物性耳聋、噪声性耳聋、创伤性耳聋、病毒或细菌性耳聋、自身免疫性耳聋、蜗后性耳聋、全身慢性疾病相关性耳聋。③混合性耳聋:兼见传导性及感音神经性聋双重成分。④精神性耳聋:由精神因素导致的听力下降或丧失。

知识链接

耳聋程度的分级

正常:<25dB。①轻度聋:听微弱语声有困难,听力计检查听阈在25~40dB;②中度聋:听普通言语有困难,听阈在40~55dB;③中重度聋:听较响语声亦有困难,听阈在55~70dB;④重度聋:只能听大声喊叫,听阈在70~90dB;⑤极度聋:残存听力一般不能利用,儿童则为聋哑,听阈>90dB。

2. 辨证　以耳鸣、耳聋为主症,有虚实之分。

(1) 实证:以起病较急,但症状较轻微,耳内憋气作胀和阻塞感较明显,有外声难闻而自声增强为主症。伴发热恶寒、头痛恶风、舌质红、苔薄白或薄黄、脉浮数,为风邪侵袭;症状与情志变化有关,常在郁怒之后发生或加重,常伴有头痛、面赤、口苦咽干、心烦易怒、大便秘结、舌红苔黄、脉弦数,为肝火上扰;耳鸣如蝉,闭塞如聋,常伴有头晕目眩、胸闷痰多、舌红苔黄腻、脉弦滑,为痰火壅结;耳鸣耳聋,多有爆震史,舌质暗红或有瘀点,脉细涩,为气滞血瘀。

(2) 虚证:以耳鸣、耳聋时轻时重,遇劳加重,休息则减为主症。伴神疲乏力、面色无华、食少腹胀、大便时溏、心悸失眠、舌淡、苔薄白或微腻、脉细数,为气血亏虚;听力逐渐下降,耳鸣夜间尤甚,常伴有虚烦失眠、头晕、腰膝酸软、舌红苔少或无、脉细弦或细弱,为肾精亏虚。

【治疗】

1. 基本治疗

（1）实证

治法　疏风泻火，通利耳窍。以耳局部穴及手、足少阳经穴为主。

穴方　听宫　翳风　听会　中渚　侠溪

风邪侵袭加风池、外关；肝火上扰加行间、足窍阴；痰火壅结加丰隆、内庭；气滞血瘀加内关、太冲。

操作　①毫针刺：常规操作。耳周腧穴的针感以向耳底或耳周传导为佳。②结合电针及三棱针法：听宫或听会与翳风，接电针，密波，刺激 10~20 分钟；行间、内庭、太冲可点刺出血。

方义　听宫、翳风、听会分属手太阳、手少阳、足少阳经穴，三经均入于耳，穴位均位于耳周，可疏利耳部经气，通窍聪耳；中渚、侠溪可加强疏调少阳经气血，疏风清热。

（2）虚证

治法　益肾养窍。以耳局部穴及足少阴经穴为主。

穴方　听会　翳风　肾俞　照海　太溪

气血亏虚加气海、足三里；肾精亏虚加悬钟、三阴交。

操作　①毫针刺：听会、翳风等耳周的腧穴宜深刺至 1.5 寸，手法宜轻柔，针感以向耳底或耳周传导为佳。余穴常规操作。②结合电针及灸法：毫针刺基础上，听会与翳风接电针，疏波，每次 10~20 分钟，强度以患者耐受为度；肾俞、气海、足三里加灸，艾条温和灸，或温针灸。

方义　听会、翳风分属足、手少阳经穴，二经均入于耳，穴位均位于耳周，可疏利耳部经气，通窍聪耳；肾俞、照海、太溪可益肾养窍。

2. 其他治疗

头针法　颞前线（胆经颔厌穴与悬厘穴的连线）、颞后线（胆经率谷穴与曲鬓穴的连线）；伴眩晕者，加晕听区、平衡区。毫针快速刺入头皮至一定深度，快速捻转约 1 分钟，或连接电针，疏密波，每次 10~30 分钟，强度以患者能耐受为度；隔日一次。

耳穴法　内耳、外耳、脾、肝、胆、肾、皮质下、三焦、交感、神门。每次取 3~5 个穴，每次留针 30~60 分钟，间歇运针；或用王不留行籽贴压。

3. 参考方法

（1）颈夹脊排刺法为主治疗方案：颈夹脊、风池、完骨、天柱。颈夹脊穴位直刺 1~1.5 寸，捻转补泻，虚补实泻，不可进行强刺激的提插手法；也可在 C_4~C_7 夹脊进行穴位埋线治疗，按穴位埋线常规操作。通过针刺颈夹脊穴位以兴奋外周听觉神经纤维，通过听觉通路中的丘脑外系传导至中枢，调节听觉中枢。同时，改善听觉通路中的丘脑外系部分的功能状态。

（2）依据解剖学及激痛点选穴治疗方案：①耳鸣。耳迷走神经、耳周围刺激点（如听宫、听会、耳鸣）、C_1~C_6 节段刺激点、椎动脉刺激点。颈部刺激点在脊柱两旁向横突间斜刺。耳周刺激点向内耳方向深刺。或咬肌、翼内肌激痛点，颞下颌关节部有压痛者加局部刺激点；咬肌激痛点上带电针，强度应逐渐增加，直到患者感到一阵刺痛感，但肌肉尚未处于收缩的程度。②耳聋。耳迷走神经、C_1~C_6 刺激点、舌咽神经、星状神经节、椎动脉刺激点。星状神经节用持续高频率刺激以抑制效应为宜。

【按语】

1. 针灸治疗耳鸣、耳聋有一定疗效，尤其适用于精神性耳鸣耳聋、感音性耳聋（突发性耳聋）、神经性或功能性的耳鸣、耳聋；病程短（发病 1 周内），症状轻，年龄小，若医者掌握好耳周穴位的刺入深度,针感向耳底或耳周传导则疗效佳。引起耳鸣、耳聋的原因十分复杂,在治疗中应明确诊断,配合病因及原发病的治疗。对鼓膜损伤致听力完全丧失者疗效不佳。

2. 生活规律和精神调节对耳鸣、耳聋患者具有重要意义,应避免劳倦,调适情绪,保持耳道清洁。

3. 突发性耳聋可配合高压氧治疗,每日 1 次。

【古代文献摘录】

《素问》:邪客于手少阳之络,令人耳聋,时不闻音。

《针灸甲乙经》:中渚主耳聋,两颞颥痛。

《席弘赋》:耳内蝉鸣腰欲折,膝下明存三里穴。

《玉龙歌》:耳聋之症不闻声……宜从听会用针行。

第三节 鼻部病证

一、鼻鼽

鼻鼽是指以突然或反复发作的鼻痒、喷嚏、流清涕、鼻塞等为主要特征的鼻病,可常年性发病,亦可呈季节性发作。中医学认为,本病的发生常与正气不足,外邪侵袭等因素有关。病位在鼻,与肺、脾、肾三脏关系密切。基本病机是脾肾亏虚,肺气不固,邪聚鼻窍。

西医学的变应性鼻炎、血管运动性鼻炎、酸性粒细胞增多性非变应性鼻炎均属于鼻鼽的范畴。变应性鼻炎是发生在鼻黏膜的变态反应性疾病,超敏状态下的鼻黏膜在变应原的刺激下发生 I 型变态反应,冷热刺激也易于诱发;临床可分为常年性和季节性变应性鼻炎(又称花粉症);根据发病时间特点又可分为间歇性和持续性鼻炎;本病发生与遗传和环境因素密切相关,已证实空气污染和发病有明显的关系。血管运动性鼻炎,又称血管舒缩性鼻炎、神经反射性鼻炎,是鼻部自主神经平衡失调,血管反应性增强所致的一种应激性疾病。嗜酸性粒细胞增多性非变应性鼻炎,病因不明,但发病多与环境气候、湿度等非特异性因素有关。

【辨病与辨证】

1. 辨病

(1)变应性鼻炎:突然阵发性发作,先有鼻内刺痒,打喷嚏,随之流大量清水样稀涕及鼻塞等症状,可呈季节性或常年性发作,或发作有明确诱因、阳性家族过敏史合并其他过敏疾患等。鼻腔检查:常年性者鼻黏膜苍白、充血或呈灰蓝色,季节性者以明显水肿为特点。变应原皮肤试验阳性,鼻分泌物嗜酸性粒细胞阳性,血清特异性 IgE 升高。

(2)血管舒缩性鼻炎:临床症状与变应性鼻炎极为相似,表现为阵发性鼻痒、打喷嚏、流清涕、鼻塞,常在清晨起床时突然发作,并与情绪变化有关。鼻黏膜色泽变化较大,有时苍白,有时红润,鼻分泌物嗜酸性粒细胞阴性,变应原皮肤试验阴性,特异性 IgE 正常。

(3)嗜酸性粒细胞增多性非变应性鼻炎:临床表现及鼻腔检查与变应性鼻炎相同,鼻分泌物中可找到较多的嗜酸性粒细胞,但变应原皮肤试验阴性,特异性 IgE 正常。

2. 辨证 以鼻痒,连续打喷嚏,流清涕,鼻塞为主症。兼见畏风怕冷,自汗,气短懒言,语声低怯,自汗,面色苍白,或咳嗽痰稀,嗅觉减退,舌质淡,苔薄白,脉虚弱,为肺气虚寒;面色萎黄无华,消瘦,食少纳呆,腹胀便溏,舌体胖,边有齿痕,苔薄白,脉弱无力,为脾气虚弱;病久体弱,形寒肢冷,腰膝酸软,神疲倦怠,面色苍白,小便清长,夜尿频多,或见遗精早泄,舌质淡,苔白,脉沉细无力,为肾阳亏虚;禀赋不足,或劳倦过度,或见咳嗽,咽痒,多梦少寐,口干烦热,舌红,苔少,脉细数,为肺肾阴虚。

【治疗】

1. 基本治疗

治法　益肺健脾,宣通鼻窍。以局部穴、肺之背俞穴及足阳明经穴为主。

穴方　迎香　印堂　阿是穴　肺俞　足三里

肺气虚寒加太渊、气海;脾气虚弱加脾俞、气海;肾阳亏虚加命门、肾俞;肺肾阴虚加太溪、三阴交。

操作　①毫针刺:迎香宜向内上斜刺,捻转泻法,持续行针,使局部有强烈的酸胀感,患者即刻感觉鼻腔通畅为度,留针期间多次行针。阿是穴在颧髎外,沿颧骨弓下缘与下颌骨冠状突之间的缝隙(约颧骨下缘向外后 1cm)为进针点,选用 0.35mm 毫针,将针向上后方刺入,做小幅度的捻转,进针 2 寸左右,进针过程中应阻力较小,当针尖触及蝶腭神经节时,患者面部有发麻或放电样感觉,同时鼻通气立刻改善,若无此针感,可小幅度调整方向和深度,直至出现上述针感为度,不留针。余穴常规操作。②结合灸法:印堂、迎香可针后灸法,或单用灸法(雀啄灸),数次雀啄后以手按压穴位,以利于热量渗入;肺俞、脾俞、足三里、气海可加隔姜灸或悬灸。

方义　迎香、印堂均为局部选穴,可宣通鼻窍;阿是穴疏通鼻部经络,调和气血;肺俞、足三里益肺健脾,补气固卫,扶正以治本。

2. 其他治疗

穴位贴敷法　迎香、印堂、肺俞、脾俞、风门、大椎。每次选 2~3 穴,将白芥子、细辛、麻黄、冰片等药物研成细末,以姜汁调成泥状,稍干后取直径 1cm 左右的药饼贴敷于穴位上,胶布固定,2~3 小时后去除。儿童贴敷时需用医用凡士林稀释药泥。

耳穴法　肺、内鼻、风溪、脾、肾。毫针刺或埋针或压丸。

皮肤针法　取颈椎夹脊 1~4、背部第 1 侧线、前臂部手太阴肺经。叩刺至局部皮肤潮红。

艾灸法　采用脐灸,隔 2~3 日一次,每周 2 次;或督脉灸,每周 1 次,均有良好效果。

拔罐法　首先在大椎、风门、脾俞、肾俞等穴处各闪罐 5~6 次,再沿膀胱经第一侧线走罐,从风门至肾俞来回走罐,至皮肤呈深红色并出现点状紫瘀为度,约需 15 分钟。每周 2~3 次。

3. 参考方法　蝶腭神经节、耳迷走神经、星状神经节刺激点、面部鼻周三叉神经区刺激点。

📖 **知识链接**

针刺蝶腭神经节治疗变应性鼻炎

解剖学表明,鼻部的自主神经为蝶腭神经节的节后神经纤维,它对鼻部的分泌功能和微血管功能都具有调节作用,因此,临床上有大量的针刺蝶腭神经节治疗变应性鼻炎的报道。关于针刺蝶腭神经节的有关参数,有学者在人尸体上进行了解剖学研究,科学地总结了体表进针点、针刺方向和深度。

进针点:经眶外缘向下引一条垂线,与颧骨下缘相交后 1cm 处,约 80% 的人为该点,约 20% 的人为与上颌骨颧突下缘相交点后 1cm 处。

进针角度和深度:以针柄与颧骨表面皮肤的夹角为针刺角度,上角为 116.8°±1.7°(115°~120°),后角为 101°±2.3°(98°~105°),按照以上参数针尖均可达蝶腭神经节附近,稍调针体即可刺中神经节。进针深度为 5.4±0.1(5.2~5.6)cm。(《针灸处方学》)

【按语】

1. 针灸治疗本病有较好疗效,经针灸治疗可控制症状,但容易反复。烟酒过度可影响鼻黏膜血管舒缩而发生障碍,所以治疗期间,应忌烟酒。

2. 患者应避免或减少粉尘、花粉、羽毛、兽毛、蚕丝等变应原的刺激,尤其是有过敏史的患者,应避免接触或服用易引起过敏的食物、药物,如鱼虾、海鲜等。平时应加强锻炼,增强体质。

3. 对于季节性变应性鼻炎,在发作前2周开始治疗效果显著。

【古代文献摘录】

《针灸玉龙经》:鼻酸多嚏、流清涕:囟会、风门(灸)。

《备急千金要方》:神庭、攒竹、迎香、风门、合谷、至阴、通谷,主鼻齆,清涕出。

《针灸大成》:鼻流清涕:人中、上星、风府。久病流涕不禁:百会(灸)。小儿多涕,是脑门被冷风拍著及肺寒也:灸囟会三壮。明堂:疗头风多鼻涕,鼻塞。

《普济方》:穴禾髎,治鼻齆,出清涕。穴神庭,治鼻齆清涕出。穴风门,主鼻不收涕,不知香臭。

《针灸问答》:问:鼻流清涕及不闻香臭,当取何穴? 答:迎香、禾髎、上星、人中、风府、风池、风门、百会。

《针灸资生经》:前顶,治小儿鼻多清涕。神庭,治头风目眩,鼻出清涕不止,目泪出。水沟、天牖,主鼻不收涕,不知香臭。若鼻涕多,宜灸囟会前顶。大人小儿之病,初无以异焉耳。

二、鼻窒

鼻窒是指以经常性鼻塞、经久不愈,甚则嗅觉失灵为主要特征的鼻病,多因正气虚弱,伤风鼻塞反复发作,余邪未清而致。鼻窍及其邻近病灶的影响,不洁空气,过用血管收缩剂滴鼻等亦可导致本病发生。其病机多与肺、脾功能失调,邪滞鼻窍,或邪毒久留、气滞血瘀有关。中医理论认为肺主气,开窍于鼻;督脉"至鼻柱"、手阳明经"上挟鼻孔"、足阳明经"起于鼻"、手太阳经"抵鼻"等。因此,当各种内外因素,导致上述经脉气血失调,犯及鼻窍,则均可发生本病。

本病相当于西医学的慢性鼻炎,是鼻窍黏膜和黏膜下层的慢性炎症性疾病。西医学认为本病病因未明,可能与多种因素如鼻局部原因、职业及环境、全身因素及其他因素等有关。一般认为本病不是感染性疾病,即使有感染存在,也是继发性。

【辨病与辨证】

1. 辨病

本病以经常性鼻塞为突出症状,多呈间歇性或交替性鼻塞,甚至呈持续性鼻塞,鼻涕较少,久病者可有嗅觉减退。检查可见:早期鼻黏膜色红或暗红,下鼻甲肿胀,表面光滑,触之柔软,弹性好,久病者见下鼻甲肥大,呈桑葚或结节状,触之有硬实感,弹性差,部分患者可见严重的鼻中隔偏曲。

(1)慢性单纯性鼻炎:一般为黏液涕,继发感染时为脓涕;呈交替性、间歇性鼻塞,昼轻夜重,夏轻冬重,有时可伴头痛、头昏、咽干及咽痛,嗅觉减退不明显。鼻腔检查可见黏膜充血、下鼻甲肿胀、表面光滑而柔软富有弹性。

(2)慢性肥厚性鼻炎:单侧或双侧持续性鼻塞,无交替性特点;鼻涕不多,黏液性或黏脓性、不易擤出;常有闭塞性鼻音、耳鸣、耳闭塞感以及头痛、头晕、咽干、咽痛,少数患者有嗅觉减退。检查可见下鼻甲黏膜肥厚、鼻甲骨肥大、黏膜表面不平,呈结节状或桑葚样,鼻黏膜弹性差。

2. 辨证　鼻塞时轻时重,或交替性鼻塞,鼻涕色黄量少,鼻气灼热,常有口干,咳嗽痰黄,鼻黏膜充血,下鼻甲肿胀,表面光滑,柔软有弹性,舌尖红,苔薄黄,脉数,为肺经蕴热;交替性鼻塞,或鼻塞时轻时重,流稀涕,遇寒加重,头部微胀不适,鼻黏膜、鼻甲肿胀淡红,伴有恶风自汗,易患感冒,咳嗽痰稀,纳差便溏,舌淡,苔白,脉浮无力或缓弱,为脾肺气虚;持续性较重的鼻塞,涕多或黄稠或黏白,嗅觉迟钝,语言有鼻音,头痛头胀,咳嗽多痰,耳鸣,鼻甲肿实色暗,舌质红或有瘀点,脉弦细,为血瘀鼻窍。

【治疗】

1. 基本治疗

治法　通利鼻窍。以局部穴及手阳明经穴为主。

穴方　迎香　鼻通　内迎香　阿是穴　合谷

肺经蕴热加商阳、尺泽;脾肺气虚加脾俞、肺俞;血瘀鼻窍加鼻甲肿厚部阿是穴。

操作　①毫针刺:迎香宜斜向上透刺鼻通穴,捻转泻法,持续行针,使局部有强烈的酸胀感,患者即刻感觉鼻子通畅为度,留针期间多次行针;阿是穴在颧髎外,沿颧骨弓下缘与下颌骨冠状突之间的缝隙(约颧骨下缘向外后 1cm)为进针点,操作可参照"鼻衄"中的刺激方法;内迎香及鼻甲肿厚部阿是穴用短毫针点刺出血,不留针。余穴常规操作。②结合电针、三棱针法、皮肤针及灸法:毫针刺基础上,迎香、鼻通可加电针,疏波或疏密波交替,刺激 20 分钟;内迎香、商阳、鼻甲肿厚部阿是穴亦可用三棱针点刺出血少许;对于鼻塞症状严重者,迎香、鼻通可用梅花针轻轻叩刺,以局部潮红为度;脾肺气虚者,脾俞、肺俞可用灸法,隔姜灸或悬灸,每次施灸 30 分钟,以皮肤红晕,深部组织发热为度。

方义　迎香、鼻通、内迎香为局部选穴,可疏调鼻部气血,通利鼻窍;颧髎外阿是穴可疏通鼻窍经络,调和气血;远取合谷可活血通络,以助通利鼻窍。

2. 其他治疗

耳穴法　内鼻、外鼻、肾上腺、肺,毫针刺或埋针或压丸。

刺络拔罐法　内迎香、大椎、肺俞。内迎香用三棱针点刺出血,大椎、肺俞用三棱针点刺或梅花针重叩出血,加拔罐,隔日一次。

【按语】

1. 针灸治疗慢性鼻炎有一定疗效,尤其是改善鼻塞症状。单纯性鼻炎针灸疗效优于肥厚性及萎缩性鼻炎。慢性肥厚性鼻炎一般由单纯性鼻炎发展而来,故应早发现、早治疗以免延误治疗时机。

2. 应避免局部长期使用血管收缩剂滴鼻,鼻塞严重时,不可强行擤鼻,以免邪毒入耳。

三、鼻衄

鼻衄即鼻腔出血,是多种疾病的常见症状之一,约占耳鼻咽喉科急诊的 33.2%,可由鼻部损伤引起,亦可因脏腑功能失调而致,本节主要讨论后者所引起的鼻衄。中医学认为鼻衄乃鼻中络脉损伤,血液溢于脉外所致。其病机有虚实两方面,实证常见于外感热邪、过食辛辣及暴怒等,引起肺热、胃火、肝火、心火等火热实邪循经上炎,迫血妄行;虚证常见于肝肾阴虚,虚火上炎或脾气虚弱,统血失司等导致血不循经,脱离脉道。鼻衄严重者又可称为"鼻红""鼻洪""脑衄",妇女经期鼻衄又叫"倒经"。

西医学认为鼻出血,可单侧由鼻腔、鼻窦疾病引起,也可由某些全身性疾病所致,但以前者为多见。临床可见间歇性反复出血,亦可呈持续性出血;出血量多少不一,轻者仅鼻涕带血或倒吸血涕,重者可达数百毫升。病因可分为局部因素和全身因素,前者如鼻外伤、炎症等,后者如营养障碍或维生素缺乏、急性发热性传染病、心血管疾病、内分泌失调、血液病等。另外,临床上又将原因不明的鼻出血称为特发性鼻出血。鼻出血的部位多在鼻中隔前下方的易出血区,儿童、青少年的鼻出血多在该部位,中老年则多发生在鼻腔后段,出血多凶猛,不易止血。

> **知识链接**
>
> ### 经 行 鼻 衄
>
> 经行鼻衄又称"倒经"或"逆经",是指妇女在月经来潮时或经前,出现周期性的鼻出血并伴有月经量少甚至不行等临床表现的一种疾病。其主要原因是在鼻中隔前下方,有一个对雌激素较为敏感的血管丰富而脆弱的区域,月经期间或月经前,女性体内雌激素增多,该区域受到增多的雌激素刺激,会出现鼻黏膜血管增生、肿胀充血的症状,最后破裂流血。对于子宫内膜异位症的患者,其脱落的子宫内膜可经过血液转移到鼻黏膜处,形成小血肿,受到卵巢激素变化的影响,血肿可突破布满毛细血管网的脆弱的鼻黏膜,从而引起出血。

【辨病与辨证】

1. 辨病   当患者以鼻腔出血为主诉时即可诊断为中医的鼻衄,临床应分清鼻出血部位和原因。除了寻找出血点外,并做必要的全身检查(测量血压、血常规检查、出血时间及凝血时间测定、毛细血管脆性试验及血小板计数等)。以下介绍针灸临床常见的几种鼻出血:

(1)炎症性鼻出血:多见于伤风、感冒或鼻炎、鼻窦炎;是鼻腔、鼻窦的特异性或非特异性感染,出现鼻黏膜充血、干燥、糜烂,血管增多、脆性增高,引起的鼻出血。出血多为单侧、量少,常为涕中带血或少量滴血。

(2)高血压性鼻出血:多见于中老年人。常因血压骤然升高而引起,在出血之前,一般会感觉头昏、头痛,出血来势较猛且不易止,多为单侧,部位多在鼻后孔及鼻咽静脉丛,量多少不一,轻者仅少量出血,重者可发生失血性休克。

(3)维生素缺乏性鼻出血:维生素 C、维生素 P 缺乏可增加毛细血管脆性和通透性,导致鼻出血。

(4)内分泌失调性鼻出血:主要见于女性,青春期的月经期可发生鼻出血和先兆性鼻出血,绝经期或妊娠的最后 3 个月亦可发生鼻出血,可能与毛细血管脆性增加有关。

(5)特发性鼻出血:在疾病全过程未能找到明确病因,以小儿和青年多见,主要是鼻中隔前部出血。

2. 辨证   本病以鼻出血或涕中带血为主症,有虚实之分。

(1)实证:以鼻血点滴而出,量多或量少,色鲜红为主症,兼见鼻燥咽干或鼻塞涕黄、咳嗽黄痰或少痰,口干身热,舌质红、苔薄黄,脉数或浮数,为肺经风热;鼻血量多,血色鲜红或深红,伴烦渴引饮,口臭,或齿龈肿胀、出血,大便秘结,小便短赤,舌质红、苔黄厚而干,脉洪数或滑数,为胃热炽盛;鼻出血来势急骤,量较多,色深红,伴烦躁易怒,眩晕,头痛,耳鸣,口苦咽干,胸胁胀满,面红目赤,舌质红、苔黄,脉弦数,为肝火上逆;身热口渴,尿赤,口舌赤烂,舌红苔黄,脉数,为心火亢盛。

（2）虚证:以鼻出血时作时止,量少,色淡红为主症,兼见口燥咽干,五心烦热,舌红少苔,脉细数,为阴虚火旺;面色少华,头昏眼花,神疲倦怠,少气懒言,食少便溏,舌淡苔白,脉缓弱,为脾虚气弱。

【治疗】

基本治疗

治法 清热肃肺,凉血止血。以局部穴及督脉、手太阴经穴为主。

穴方 迎香 上星 印堂 天府 孔最

肺经风热加少商、尺泽、大椎;胃热炽盛加内庭、合谷;肝火上逆加行间、侠溪;心火亢盛加少府、阴郄;阴虚火旺加太溪、太冲;脾虚气弱加足三里、脾俞、关元。

操作 ①毫针刺:常规操作,迎香宜斜向上平刺。②结合三棱针法及拔罐法:热邪较盛者,上星、印堂、少商、内庭可点刺出血;尺泽、大椎刺络拔罐。

方义 迎香、印堂为局部选穴,可调和鼻部气血,清热凉血;上星为督脉穴,可清泄鼻窍之火,凉血止血;孔最为手太阴肺经郄穴,配本经天府,肃肺清热,为治疗鼻衄之要穴。

案例分析

古代医案的启示

案例:执中母氏忽患鼻衄,急取药服,凡平昔与人服有效者皆不效。因阅《集效方》云:口鼻出血不止,名脑衄,灸上星五十壮。尚疑头上不宜多灸,只灸七壮而止。次日复作,再灸十四壮而愈。有人鼻常出脓血,予教灸囟会亦愈,则知囟会、上星皆治鼻衄云。（《针灸资生经》）

分析:督脉循行过鼻,上星与囟会皆属督脉,可调理鼻窍之气血,治鼻疾。本案没有说明鼻衄之证型,若为脾虚气弱,则用灸法可益气而摄血。但是,后有鼻出脓血者,一定有热邪,也用灸法。一般鼻衄多热邪为患,因此多采用针刺泻法或放血疗法,本案则用灸法治疗鼻衄,对于临床颇有启示,说明灸法亦具有引热邪外出的作用,对鼻衄亦可用之。另外,本案"灸七壮而止,次日复作,再灸十四壮而愈",也说明灸法量效关系的重要性。

【按语】

1. 针灸治疗鼻衄常与其他方法配合使用,如应用简易的指压鼻翼止血法、局部冷敷止血法。出血量大时应配合局部填塞止血,以防出血过多造成贫血等不良后果。对于反复小量出血且能找到固定出血点者。用30%~50%硝酸银或30%三氯醋酸烧灼出血点,应避免烧灼过深,烧灼后局部涂以软膏。此外,还可用电灼法或YAG激光、射频烧灼出血点。

2. 在止血的同时还应查明病因,积极治疗原发病。由血液病引起者,多选用灸法。治疗期间忌食辛辣香燥之品。

【古代文献摘录】

《针灸甲乙经》:鼻鼽衄,上星主之,先取譩譆,后取天牖、风池……衄血不止,承浆及委中主之……衄,腕骨主之。

笔记栏

《千金翼方》:鼻衄不止,灸涌泉二穴百壮……衄时痒,便灸足大指节横理三毛中十壮,剧者百壮……

《神应经》:衄血,风府、风池、合谷、三间、二间、后溪、前谷、委中、申脉、昆仑、厉兑、上星、隐白……鼽衄,风府、二间、迎香……鼽衄,上星、绝骨、囟会……灸颈后发际两筋间宛宛中。

《针灸聚英·百症赋》:天府、合谷,鼻中衄血宜追。

四、鼻渊

鼻渊以鼻流浊涕,量多不止为主要特征,常伴有头痛、鼻塞、嗅觉减退等症状,又称"脑漏""脑砂""脑渊"。中医学认为,鼻渊的发生,多因外感风热邪毒,或风寒侵袭久而化热,邪热循经上蒸鼻窍;或胆腑郁热,循经上犯,蒸灼鼻窍;或脾胃湿热,邪毒循经上扰等引起;或久病体弱,肺气虚损,肺卫不固则邪毒易于滞留,上结于鼻而为病;或饮食不节,劳作太过,思虑忧伤,损伤脾胃,精微生化不足,清阳不升,鼻失濡养而发。本病与肺、脾胃、胆关系密切。基本病机是邪壅鼻窍。

本病相当于西医学的急性或慢性鼻窦炎,是鼻窦黏膜的化脓性炎症,与局部因素及全身因素有关。我国城市人口鼻窦炎的发病率在5%~15%。急性鼻窦炎多继发于急性鼻炎,以鼻窦黏膜的急性卡他性炎症或化脓性炎症为主;慢性鼻窦炎多因急性鼻窦炎反复发作、迁延日久所致,可单侧、单窦发病,而双侧、多窦发病极为常见。

【辨病与辨证】

1. 辨病 当患者以鼻流浊涕,量多不止,伴头痛、鼻塞、嗅觉减退为主症者可诊断为中医的鼻渊。临床应进一步分清急性鼻窦炎、慢性鼻窦炎。

(1)急性鼻窦炎:多发生于急性鼻炎之后,出现发热、精神不振等症状;鼻内分泌物增多,鼻塞,暂时性的嗅觉减退或丧失,并伴有头痛较剧,以及局部的压痛和叩痛。成人以急性额窦炎和上颌窦炎较重。

(2)慢性鼻窦炎:多为急性鼻窦炎迁延日久所致。主要症状为鼻流大量脓浊涕,且有臭味,患侧鼻塞,嗅觉减退,少数可导致永久性失嗅,常伴有头部闷胀痛或钝痛,记忆力减退。

🔍 知识链接

鼻窦炎的头痛部位

鼻窦是上颌窦、筛窦、额窦、蝶窦的总称。它们既可以单独发生病变,也可多个或全部出现炎症,通称为鼻窦炎。头痛是鼻窦炎的常见症状,其头痛发生的部位和时间与解剖位置有着密切的关系。

(1)上颌窦炎:前额部疼痛,在眉弓及面颊部可有压痛,上午轻,下午重,急性者可伴有上列磨牙痛。

(2)筛窦炎:在眼内角处的鼻梁部可有压痛或疼痛,头痛较轻,前组筛窦炎的头痛性质有时与额窦炎相似,后组筛窦炎的头痛性质有时与蝶窦炎相类似。

(3)额窦炎:主要为前额部疼痛,并在前额眉弓处有压痛,上午重,到中午时疼痛最剧,午后减轻,至晚上则全部消失。

(4)蝶窦炎:在眼后部及头深部疼痛,还可引起晨起轻、午后重的枕部疼痛。

2. 辨证 本病以鼻流浊涕、色黄腥秽,鼻塞不闻香臭为主症。

(1)实证:病变初发,黄涕量多,或伴头痛,发热,咳嗽,咯痰,舌红,苔薄黄,脉浮数,为肺经风热;涕下黏稠如脓,色黄或黄绿,鼻塞较重,伴头痛,口苦,咽干,目眩,心烦易怒,大便干燥,小便黄赤,舌红,苔黄或腻,脉弦数,为胆腑郁热;鼻涕黄浊而量多,鼻塞重而持续,伴头昏闷或重胀,胸脘胀满,纳呆食少,倦怠乏力,小便黄,舌质红,苔黄腻,脉滑数,为脾胃湿热。

(2)虚证:鼻涕黏白量多、无臭味、鼻塞,遇风冷则加重,喷嚏时作,伴自汗畏寒,头昏,头胀,气短乏力,慢言声低,面色苍白,咳嗽痰多,舌质淡,苔薄白,脉缓弱,为肺气虚寒;鼻涕白黏或黄稠,量多,鼻塞较重,伴头重眩晕,食少纳呆,腹胀便溏,肢体倦怠乏力,面色萎黄,舌淡胖,苔薄白,脉细或缓弱,为脾气虚弱。

【治疗】

1. 基本治疗

治法 宣肺化浊,通利鼻窍。以局部穴、手太阴及手阳明经穴为主。

穴方 迎香 印堂 鼻通 通天 列缺 合谷

肺经风热加尺泽、少商;胆腑郁热加侠溪、头临泣;脾胃湿热加曲池、阴陵泉;肺气虚寒加肺俞、气海;脾气虚弱加百会、足三里。上颌窦炎出现前额痛,在眉弓及面颊部有压痛者,加阳白、攒竹、鱼腰、颧髎;筛窦炎在眼内角处的鼻梁部可有压痛或疼痛,加痛点阿是穴;额窦炎主要为前额部疼痛,并在前额眉弓处有压痛,加攒竹、鱼腰;蝶窦炎在眼后部及头深部、枕部出现疼痛,加球后、风池、脑户、玉枕。

操作 ①毫针刺:常规操作。②结合三棱针法及灸法:毫针刺基础上,少商、头临泣可点刺出血;百会、肺俞、足三里可加灸。

方义 迎香、印堂、鼻通为局部选穴,可疏调鼻部气血,通达鼻窍;邻近选通天善通鼻窍;列缺、合谷为表里经配穴,可宣肺化浊,有助于通利鼻窍。

2. 其他治疗

耳穴法 内鼻、肾上腺、下鼻尖、额、肺。每次选2~3个穴,毫针刺,间歇捻转,留针20~30分钟,或用埋针法或王不留行籽压丸。

熏鼻法 用芳香通窍,行气活血的药物,如苍耳子散、川芎茶调散等,放入砂锅中,加水2 000ml,煎至1 000ml,倒入合适的容器中,先令患者用鼻吸入热气,从口中吐出,反复多次,待药液温度降至不烫手时,用纱布浸药热敷印堂、阳白等穴位。

3. 参考方法 蝶腭神经节、三叉神经区刺激点(如印堂、迎香、四白、上星)、耳迷走神经;前组鼻窦炎出现额痛,选眶上神经、眶下神经刺激点;后组鼻窦炎出现枕部痛,选枕大神经、枕小神经刺激点。

【按语】

1. 针灸为治疗鼻渊的一种辅助手段,对鼻渊引起的额痛、面颊痛、鼻塞、嗅觉减退等有较好效果,临床常与其他方法配合使用。鼻塞涕多者切忌用力擤鼻。

2. 部分鼻渊,可引起脑病,或听、视力下降,故本病应及早防治。慢性反复发作者,应配合专科检查,及时排除肿瘤。

【古代文献摘录】

《张氏医通》:鼻出浊涕,即今之脑漏是也……是皆阳明伏火所致。

《针灸大成》:鼻渊鼻痔:上星、天府。问曰:针此穴未效,复刺何穴? 答曰:更刺后穴:禾髎、风池、人中、百会、百劳、风门。

《类经图翼》:鼻渊:上星、曲差、印堂、风门、合谷。

第四节 咽喉部病证

一、喉痹

喉痹是以咽部红肿疼痛,或干燥、异物感、咽痒不适,吞咽不利等为主要表现的一类咽部病证,又称咽痹、咽喉肿痛等。喉痹一词,首见于长沙马王堆帛书《阴阳十一脉灸经》,《黄帝内经》多次论述了喉痹,如《素问·阴阳别论》:"一阴一阳结,谓之喉痹。"历代医家对喉痹的认识不尽一致,其范围甚广,与本节所论喉痹的含义不尽相同。中医学认为,喉痹多由外感风热或风寒,或肺胃积热,或虚火上炎,或痰瘀阻滞等因素所致。外感病邪,侵袭咽部;或肺、胃郁热循经上扰,蕴结于咽,而致咽喉肿痛,属实热证;如体虚、劳累、久病,肺肾阴虚,不能上润咽喉,虚火上炎,灼于咽部,亦可致咽痛,属阴虚证。本病病位在咽,涉及肺、胃、肾等脏腑。以外邪或内热犯咽,或痰瘀阻咽,或咽喉失润为基本病机。

西医学的急、慢性咽炎及某些全身性疾病在咽部的表现,可归属于中医学的喉痹范畴。急性咽炎为咽黏膜、黏膜下组织的急性炎症,多累及咽部淋巴组织;可单独发病,也常为上呼吸道感染的一部分,可继发于急性鼻炎、急性扁桃体炎。慢性咽炎多为急性咽炎反复发作、各种呼吸道慢性炎症及烟酒、粉尘、辛辣等刺激所致。

【辨病与辨证】

1. 辨病 当患者以咽部不适或疼痛为主症时可诊断为中医的喉痹,如果咽部肿痛明显者也可诊断为咽喉肿痛。临床应进一步分清常见的相关疾病,如急性咽炎与慢性咽炎。

(1) 急性咽炎:起病急,初起时咽部干燥,灼热;继而疼痛,吞咽唾液时咽痛往往比进食时更为明显,可伴发热、头痛、食欲不振和四肢酸痛等全身症状;侵及喉部,可伴声嘶和咳嗽。若无并发症,一般1周内可愈。咽部检查可见黏膜呈弥漫性充血、肿胀,咽后壁淋巴滤泡隆起,下颌下淋巴结肿大、压痛。

(2) 慢性咽炎:发病缓慢,一般无明显全身症状,咽部异物感、痒、灼热、干燥感或微痛感;常有黏稠分泌物附着于咽后壁,使患者晨起时出现频繁的刺激性咳嗽,伴恶心;在说话稍多、食用刺激性食物后、疲劳时加重。①单纯性咽炎:黏膜充血、血管扩张,咽后壁有散在的淋巴滤泡;②肥厚性咽炎:黏膜充血增厚,咽后壁淋巴滤泡显著增生;③萎缩性与干燥性咽炎:临床少见,黏膜干燥,或萎缩变薄明显,色苍白发亮,常附有黏稠分泌物或带臭味的黄褐色痂皮。

2. 辨证

(1) 急性喉痹:以急性发病,咽部红肿疼痛为主症。兼见发热恶风,头痛咳嗽,痰黄稠,舌苔薄黄,脉浮数,为风热喉痹;恶寒发热,身痛,咳嗽痰稀,舌质淡红,脉浮紧,为风寒喉痹;咽部疼痛较剧,吞咽困难,兼见发热,口渴喜饮,口气臭秽,大便燥结,小便短赤,舌质红,舌苔黄,脉洪数,为肺胃热盛。

(2) 慢性喉痹:以慢性病程,咽部干燥,灼热微痛不适,午后较重,或咽部异物感为主症。兼见干咳痰少而稠,或痰中带血,午后潮热,盗汗颧红,手足心热,舌红少津,脉细数,为虚火上炎;咽部异物感、痰黏着感或焮热感,咽干不欲饮,微痛,可伴有恶心呕吐,胸闷不适,舌胖大,质淡或暗,或有瘀点,苔白或腻,脉弦滑,为痰瘀阻滞。

【治疗】

1. 基本治疗

(1) 急性喉痹

治法 清热泻火,利咽止痛。以任脉及手太阴经穴为主。

穴方 廉泉 阿是穴 天突 少商 关冲 内庭

风热喉痹加风池、商阳;风寒喉痹加肺俞、风门;肺胃热盛加鱼际、厉兑。口苦咽干、牙龈红肿加侠溪、曲池;发热甚者加耳尖。

操作 ①毫针刺:阿是穴在咽喉壁红肿处选穴,用粗长毫针于局部黏膜浅表点刺5~6次,出血少许;用短毫针点刺少商、关冲、商阳、耳尖、鱼际,出血少许。余穴常规操作。②结合刺络拔罐法:对于热盛者,上述少商等穴可用三棱针点刺出血,肺俞、风门可刺络拔罐。

方义 廉泉、天突、阿是穴为局部选穴,可利咽宣痹;少商、关冲及局部阿是穴点刺出血可清热泻火,利咽止痛;内庭清泄阳明之热。

(2) 慢性喉痹

治法 滋阴降火,利咽通痹。以任脉及足少阴经穴为主。

穴方 廉泉 阿是穴 天突 太溪 照海 列缺

虚火上炎加鱼际、三阴交;痰瘀阻滞加丰隆、血海。咽干重者加三阴交、金津、玉液。

操作 毫针刺。阿是穴在咽后壁上选数个点,用长毫针轻轻点刺;金津、玉液用毫针点刺;太溪、照海用重补手法;余穴常规操作。

方义 廉泉、天突、阿是穴为局部选穴,可利咽宣痹。照海、太溪属足少阴肾经穴,可滋阴降火;列缺通任脉,照海通阴跷,二穴为八脉交会穴相配,善治咽喉疾患。

案例分析

古代医案的启示

案例:一男子咽喉肿闭,牙关紧急,针不能入,先刺少商二穴,出黑血,口即开;更针患处……大抵吐痰针刺,皆有发散之意,故多效。尝见此证,不针刺多致不救(《外科发挥》)。

分析:此男子乃因外邪侵袭,邪气由口鼻而入,与正气搏结于咽喉,而导致喉痹。对于外邪侵袭之证,大多使用汗法,而本案采用刺络放血之法却获奇效,此因血汗同源,通过放血之法以达发汗祛邪之功,且咽喉之病可于少商穴放出瘀血,达到清热泻火,利咽止痛之效。另外,本案也提示在咽喉局部针刺或点刺出血也非常有效。

2. 其他治疗

三棱针法 少商、商阳、耳背静脉。用三棱针点刺出血。适用于急性喉痹出现的咽喉肿痛。

灸法 主要用于体质虚寒者,选合谷、足三里、肺俞等穴,悬灸或隔姜灸,每次2~3穴,每穴20分钟。

按摩 于喉结旁开1~2寸,亦可沿颈部第1~7颈椎棘突旁开1~3寸,用食指、中指、无名指沿纵向平行线上下反复轻轻揉按,或可用一指禅推法,每次10~20分钟。

3. 参考方法 咽后壁刺激点、耳迷走神经、C_2~C_4节段刺激点;急性咽炎加耳尖或耳后静脉刺激点、舌咽神经刺激点,远端刺激点(如合谷)。咽后壁用长毫针点刺放血,耳尖或耳后静脉点刺出血;合谷持续强刺激。慢性咽炎咽后壁用细火针点刺,破坏增生的滤泡。

【按语】

1. 针灸尤其是刺络放血对于急性喉痹有较好的疗效。慢性喉痹针灸也可改善症状。

2. 治疗期间应忌食辛辣等刺激性食物,戒烟酒,注意休息。应积极治疗邻近器官的疾病以防诱发本病。

【古代文献摘录】

《针灸甲乙经》:喉痹咽肿、水浆不下,璇玑主之……喉痹咽如梗,三间主之。

《儒门事亲》:夫男子妇人,喉闭肿痛不能言,微刺两手大拇指去爪甲如韭叶,是少商穴。少商是肺金之井穴也,以针刺,血出立愈。

《针灸大成》:喉痹……刺宜少商、合谷、丰隆、涌泉、关冲……咽喉肿痛、闭塞、水粒不下,合谷、少商,兼以三棱针刺手大指背头节上甲根下,挑刺三针。

《针灸聚英》:喉痹,针合谷、涌泉、天突、丰隆。

《类经图翼》:喉痹、喉癣,天柱、廉泉、天突、阳谷、合谷、后溪、二间、少商、关冲、足三里、三阴交、行间。

二、乳蛾

乳蛾是以发热、咽喉两侧喉核红肿疼痛,形似乳头,状如蚕蛾,喉核表面或有黄白色脓点;或喉核肿大、质硬、暗红等为主要表现的喉核疾病。发于一侧者为单乳蛾,发于两侧者为双乳蛾。多发于儿童及青年。急性发病者,多为实热证,好发于春秋两季,有一定传染性,偶可流行暴发;病程迁延、反复发作者,多为虚证或虚实夹杂证。中医将本病分为风热乳蛾和虚火乳蛾,风热乳蛾多为风热之邪乘虚侵袭咽部,火热邪毒搏结喉核而致;虚火乳蛾多因病久体弱,肺肾两虚,虚火上炎,熏灼喉核而致。此外,尚可见邪热传里、肺胃热盛,脾胃虚弱、喉核失养及痰瘀互结、凝聚喉核等所致者。

西医学的扁桃体炎属中医乳蛾范畴,急性扁桃体炎相当于风热乳蛾,慢性扁桃体炎相当于虚火乳蛾。急性扁桃体炎是腭扁桃体的急性非特异性炎症,主要由乙型溶血性链球菌等感染所致。当机体免疫力下降时,存在于咽部和扁桃体窝内或从外界侵入的病原体开始大量繁殖,侵入其实质而发生炎症。受凉、潮湿、过度劳累及上呼吸道有慢性病灶存在等均可诱发,本病有传染性,患者需适当隔离。慢性扁桃体炎是由急性扁桃体炎反复发作,使隐窝内上皮坏死,细菌与炎性渗出物聚集其中,隐窝引流不畅而演变为慢性炎症;亦可继发于流感、鼻腔感染等,通常认为与机体免疫力下降、自身变态反应有关。

【辨病与辨证】

1. 辨病　临床以咽喉两侧喉核红肿疼痛,表面或有黄白色脓点;或喉核肿大、质硬暗红等为主症即可诊断为中医的乳蛾。临床应分清急性和慢性扁桃体炎。

(1)急性扁桃体炎:起病急骤,以剧烈咽痛为主,常放射至耳根部,伴有吞咽困难,可伴有畏寒、高热、头痛、食欲下降、乏力、全身不适、便秘等症状。检查可见扁桃体、两腭弓及咽部呈弥漫性充血,扁桃体肿大且表面可有黄白色脓点。临床上可分为急性卡他性扁桃体炎和急性化脓性扁桃体炎,后者包括急性滤泡性和隐窝性扁桃体炎两种。

(2)慢性扁桃体炎:常有咽痛,急性扁桃体炎和易感冒病史,可有咽干、咽痒、咽部异物感、刺激性咳嗽等症状,亦可出现口臭、呼吸及吞咽障碍、语言含糊不清、打鼾以及消化不良、头痛、乏力、低热等症状。检查可见扁桃体和舌腭弓呈慢性充血,黏膜呈暗红色,挤压舌腭弓时,隐窝口有时可见黄白色干酪样点状物溢出。

2. 辨证

(1) 风热乳蛾：咽部红肿疼痛逐渐加重，吞咽或咳嗽时尤甚，咽喉干燥灼热，全身可见头痛、发热、微恶风、口渴引饮、咳痰黄稠、腹胀便秘、小便短赤、舌质红、苔薄黄、脉浮数等；检查见喉核红肿，连及周围咽部，喉核表面有少量黄白色腐物。

(2) 虚火乳蛾：咽部干痒不适，疼痛轻微，干咳少痰，全身可见午后颧红、手足心热、失眠多梦、耳鸣眼花、腰膝酸软、大便干、舌红少苔、脉细数。检查见喉核肥大或干瘪，表面不平，色潮红，或有细白星点，喉核被挤压时，有黄白色腐物自隐窝口溢出。

【治疗】

1. 基本治疗

(1) 风热乳蛾

治法　疏风清热，消肿利咽。以局部穴及督脉、手太阴经穴为主。

穴方　天容　大椎　风池　尺泽　合谷　少商

外感风热加曲池、商阳；肺胃热盛加内庭、鱼际。喉核红肿疼痛、高热加耳尖、耳背静脉、商阳；腹胀便秘加天枢；成脓后可加局部阿是穴。

操作　毫针刺结合三棱针法。大椎、尺泽、少商、商阳、耳尖、耳背静脉点刺出血，余穴毫针刺泻法。当扁桃体化脓成熟后，用三棱针点刺局部排脓。

方义　天容为局部选穴，可宣导咽喉部气血，清热消肿。大椎、少商、尺泽，点刺出血，可清泄肺热，泻火。合谷、风池疏风清热。

(2) 虚火乳蛾

治法　滋阴降火，清利咽喉。以局部穴及足少阴、手太阴经穴为主。

穴方　天容　太溪　照海　合谷　鱼际

肺阴虚加肺俞、三阴交；肾阴虚加肾俞、三阴交。失眠多梦加神门、四神聪。

操作　毫针刺，常规操作。

方义　天容为局部选穴，可宣导咽喉部气血；太溪为足少阴肾经的原穴，照海为足少阴经和阴跷脉的交会穴，两脉均循行于喉咙，二穴能滋阴降火，导虚火下行，为治虚热咽痛的要穴；鱼际、合谷，可清热利咽。

2. 其他治疗

耳穴法　风热证选咽喉、扁桃体、肺、胃、轮 1~6，毫针浅刺，中强度刺激；虚火证选咽喉、肾上腺、皮质下、神门、肾等穴，用王不留行籽贴压。

刺血法　耳尖、扁桃体等耳穴或耳背静脉放血；每穴放血数滴。主要适用于风热乳蛾。

烙治法　适用于久病乳蛾、喉核肥大者，经多次烙治后可使喉核逐渐缩小，并消除咽喉不适的症状，从而免于手术。

啄治法　用镰状刀在扁桃体上做雀啄动作，每刀深度 2~4mm，每侧扁桃体 3~5 次，啄治后扁桃体表面会少量出血，每次治疗以吐 2~3 口血为适度。每周 1 次，5 次为一个疗程。

【按语】

1. 针灸治疗本病效果较好，但对急性发作者应彻底治愈，以免迁延日久，缠绵难愈。

2. 针灸治疗期间，如患者扁桃体周围脓肿，出现不能进食、呼吸困难等严重情况时，宜尽快转专科治疗。禁烟酒，避免过食辛辣及肥甘厚腻等食物。

3. 本病常被视为全身感染的"病灶"之一，如发作次数频繁，则应考虑手术摘除扁桃体。病灶型扁桃体炎一经确诊，以早期手术切除为宜。

【古代文献摘录】

《外科正宗》：凡喉闭不刺血，喉风不倒痰，喉痛不放脓，喉痹、乳蛾不针烙，此皆非法。

《外科发挥》:一男子乳蛾肿痛,饮食不入,疮色白,其脓已成。针之,脓出即安。

《仁斋直指方论》:吹喉散,治咽喉肿痛、急慢喉痹、悬痈、乳蛾,咽物不下。

三、喉喑

喉喑以语声嘶哑或语声不出为特征。其起病急骤者,称"暴喑""卒喑";反复发作或迁延不愈者,称"久喑""久无音"。中医学认为,喉喑有虚实之分,本病病位在咽喉,声音出于肺系而根于肾,故与肺肾关系密切。《景岳全书》指出:"声由气而发,肺病则气夺,此气为声音之户也;肾藏精,精化气,阴虚则无气,此肾为声音之根也","声音出于脏气,凡脏实则声弘,脏虚则声怯。"实证者多由风寒、风热犯肺,肺气失宣,邪气凝滞于喉,或情志不舒、肝气犯肺,气滞痰凝,阻滞喉窍,导致"金实不鸣";虚证者多因肺肾虚损,喉窍失养,导致"金破不鸣"。

西医学的急性或慢性喉炎、喉返神经麻痹、声带麻痹或声带小结及癔症性失音等疾病均可见失音。根据失音的原因,又可分为功能性和器质性失音。前者多由精神刺激引起,如癔症性失音等;后者多由喉部炎症、肿瘤及支配声带神经损伤引起。各种原因引起的失音可参考本节进行辨证施治。

【辨病与辨证】

1. 辨病　当患者以语声嘶哑或语声不出为主症者可诊断为中医的喉喑。临床应进一步分清常见的导致喉喑的疾病。

(1) 慢性喉炎:多因急喉炎反复发作而转化为慢性,亦有长期发声过度,缓慢起病者。以声嘶为主,可伴有喉部不适和干燥感,声嘶的程度轻重不等。部分患者晨起时发声正常,但讲话多后出现声嘶;有些患者晨起时声嘶较重,持续发致喉部分泌物咳出后反而减轻;大多数患者禁声一段时间后声嘶可缓解,但讲话多后又可加重。喉部检查,黏膜多有暗红色充血、肿胀或萎缩,声带肿胀、肥厚,声门闭合不密,或有室带肥厚、超越。

(2) 声带小结:主要为声嘶,早期程度较轻,声音稍粗或基本正常,仅用声多时感觉疲劳,时好时坏,呈间歇性。以后逐渐加重,发展为持续性声嘶。多因长期用声过度或不当而致,从事教师、演员等用嗓较多职业者易患本病。检查可见两侧声带边缘在前中 1/3 处有对称性隆起,早期小结柔软而带粉红色,病程长者小结变得坚实而呈苍白色。

(3) 喉返神经麻痹:单侧不完全麻痹,症状不著,有短时期声嘶,随即恢复,除在剧烈运动时可出现气促外,常无呼吸困难;双侧不完全麻痹可引起喉阻塞,严重者可引起窒息;单侧完全麻痹出现发声嘶哑、易疲劳,说话和咳嗽有漏气感;双侧完全麻痹,发声嘶哑而弱,说话费力,自觉气促,但无呼吸困难,误呛时可导致排痰困难、呼吸有喘鸣音。

(4) 癔症性失音:多有精神刺激史,也可由受凉、感冒而诱发。症状为突然声嘶、失音、声调改变,重者耳语,很少完全无音,但咳嗽、哭笑声却正常。还可伴有不同程度的精神症状,如精神不振、淡漠等。

2. 辨证　本病以声音嘶哑为主症,有虚实之分。

(1) 实证:声哑喉痒,兼恶寒发热,头痛鼻塞,流清涕,舌苔薄白,脉浮紧,为风寒袭肺;伴咽喉干痛,微恶寒,发热,头痛,舌边微红,苔薄黄,脉浮数,为风热犯肺;声哑日久,或逐渐加重,伴咽干而痛,声带肥厚,或有小结,或有息肉,或喉间肿物,舌色紫暗,苔薄,脉弦细,为血瘀痰凝;突然音哑,常由情志不舒而诱发,伴心烦易怒,胸闷,喜叹息,舌质暗淡,脉弦,为肝郁气滞。

(2) 虚证:声音嘶哑日久,咽喉干燥,痒而干咳,痰少而黏,虚烦少寐,手足心热,头晕耳鸣,盗汗、腰膝酸软,舌红无苔,脉细数,为肺肾阴虚;声嘶日久,语音低沉,伴倦怠乏力,少气懒言,纳呆便溏,舌体胖有齿痕,苔白,脉细弱,为肺脾气虚。

【治疗】

1. 基本治疗

治法　通利喉窍,利关开音。以局部穴及手足少阴经穴为主。

穴方　廉泉　人迎　水突　照海　通里

风寒袭肺加列缺、肺俞;风热犯肺加少商、风池;血瘀痰凝加丰隆、膈俞;肝郁气滞加太冲、内关;肺肾阴虚加列缺、太溪;肺脾气虚加太渊、足三里。喉炎加天突;声带小结加上廉泉;喉返神经麻痹加扶突;癔症性失音加水沟。

操作　①毫针刺:廉泉向咽喉部深刺,行提插手法,以咽喉部有较强针感为度。余穴常规操作。②结合刺络拔罐法及灸法:肺俞、膈俞可刺络拔罐;少商点刺出血;足三里可加艾灸。

方义　廉泉、人迎、水突为局部选穴,可活血行气、通利喉窍;照海属足少阴肾经,通于阴跷,善治咽喉疾患;通里为手少阴心经络穴,手少阴经"却上肺""上夹咽",故此穴具有利咽开音的作用。

案例分析

古代医案的启示

案例:一男子,年近五十,久病痰嗽。忽一日,感风寒,食酒肉,遂厥气走喉,病暴瘖。与灸足阳明别丰隆二穴,各三壮;足少阴照海穴,各一壮,其声立出。信哉! 圣经(《内经》)之言也。(《名医类案》)

分析:从表面上看,此男子为风寒袭肺,导致肺气壅遏不宣,以致金实不鸣,应当用泻肺之法。而本案不泻肺而求之于胃,灸丰隆与照海二穴乃获良效。此因患者久病痰嗽,乃有痰湿,更加食酒肉,使痰湿更盛,《医学摘粹》有云:气之所以病者,由已土之湿,土湿而生痰已。故其病之本应为痰湿壅肺,阻遏气道所致,遂用丰隆穴以化痰利湿。本案提示我们辨证之时应紧密结合患者的病史,详析其病因病机,掌握发病之本,才能够有的放矢,以达立起沉疴之效。

2. 其他治疗

耳穴法　咽喉、声带、肺、神门、内分泌、皮质下。毫针刺或埋针或王不留行籽压丸。

3. 参考方法　①声带小结:颈部喉上神经、声带肌肉刺激点、$C_2\sim C_4$ 节段刺激点、颈迷走神经刺激点。声带肌肉刺激点紧贴甲状软骨外侧缘,顺其侧缘进针,边捻转边缓缓向深处直刺,刺入 2~3cm。②慢性喉炎、癔症性失音:咽后壁、耳迷走神经、舌咽神经刺激点。③喉返神经麻痹:颈迷走神经、喉上神经刺激点。

【按语】

1. 针灸治疗失音疗效较好,同时还应针对其诱因进行相关治疗。临床也常配合清利咽喉的中药制剂含服,或用中药蒸汽吸入法、喉局部直流电离子导入法等。

2. 在治疗期间应避免用声过度,暴瘖者宜禁音,久瘖者可进行适当的发声训练,有助于发声功能的恢复。忌烟酒,饮食宜清淡,少食辛辣油煎等刺激性食品。

【古代文献摘录】

《灵枢·寒热病》:暴瘖气硬,取扶突与舌本出血。

《马丹阳天星十二穴治杂病歌》:通里……欲言声不出……暴喑面无容。

《玉龙歌》:偶尔失音言语难,哑门一穴两筋间,若知浅针莫深刺,言语音和照旧安。

四、咽神经运动性及感觉性障碍

咽的神经支配来自咽丛,咽丛由迷走神经、舌咽、副神经及颈交感干的分支等诸多神经构成,有运动神经和感觉神经。因此,咽的神经障碍往往是感觉性和运动性障碍两者混合出现。

1. 运动性障碍 咽部的运动性神经障碍主要分为瘫痪和痉挛两种,前者包括软腭瘫痪、咽缩肌瘫痪,后者为咽肌痉挛。软腭瘫痪的病因分为中枢性或周围性两类,可以单独或合并其他神经瘫痪出现。中枢病变引起者,常见于各种原因引起的延髓病变,常伴有同侧的唇、舌和喉肌瘫痪。周围性病变者以多发性神经炎较多见,故常伴有感觉性障碍,多见于白喉之后。颈静脉孔附近的病变,如原发性肿瘤、血肿的压迫等引起的软腭瘫痪,常合并出现第Ⅳ、Ⅴ、Ⅵ等对脑神经的麻痹。

咽肌痉挛病因大多和软腭瘫痪相同,节律性咽肌痉挛大多原因不明,慢性咽炎、长期烟酒过度、鼻分泌物长期刺激咽部及外界理化因素刺激等均可引发咽肌痉挛,且咽肌痉挛可为咽肌瘫痪的先兆。强直性咽肌痉挛较少见,常发生于狂犬病、破伤风和癔症等疾病。咽肌痉挛在阵挛发作时,患者及旁人常可明显听到"咯咯"的肌肉收缩声。

2. 感觉性障碍 咽部感觉性障碍多为全身其他疾病引起,且常与运动性障碍同时出现。若单独出现,多为功能性障碍。发生原因可分为中枢性和周围性病变。中枢性病变,多因脑干和延髓病变引起,周围性病变可由颈静脉孔周围病变累及第Ⅸ、Ⅹ、Ⅺ对脑神经而引起,也可由流感或白喉后神经炎所致。

本类病属于中医学声嘶、吞咽困难、呛食喉风等范畴,中医学认为,各种因素如瘀血、痰饮、肿瘤或外邪、疫毒等,内外邪毒客于经脉,经气失畅,咽隘络脉痹阻,或咽部肌膜失约,导致上述咽部疾病。

【辨病】

1. 运动性障碍

(1) 软腭瘫痪:单侧瘫痪可无临床症状,双侧者症状明显。由于软腭不能上举,鼻咽不能闭合,患者说话呈开放性鼻音,言语及歌唱咬音不准;吞咽时食物易反流到鼻腔,偶可经咽鼓管进入中耳;患者不能做吸吮、吹口哨或鼓腮等动作。检查可见:若一侧软腭瘫痪,则悬雍垂偏向健侧,发声时悬雍垂和软腭向健侧移动,患侧不能上举;若两侧瘫痪,则软腭松弛下垂,不能做动作;若影响咽鼓管功能,可出现中耳的症状和体征。

(2) 咽缩肌瘫痪:单侧肌瘫痪可见吞咽不畅,梗阻感,尤以进食流质饮食为著,易发生咳呛。双侧肌瘫痪者可见明显的吞咽困难,甚至完全不能吞咽。该病初起进食流质困难,但固体食物则能吞咽。若合并喉部感觉或运动功能障碍,则易将食物误食入下呼吸道。检查可见:单侧肌瘫痪时患侧咽后壁如幕布样下垂,并拉向健侧;双侧肌瘫痪时咽后壁皱襞消失,咽反射消失。

(3) 咽肌痉挛:分为强直性和节律性咽肌痉挛。①强直性咽肌痉挛:患者有吞咽障碍、咽喉不适、反复作呕和局部痛感等症状,严重者出现牙关紧闭、张口困难等。②节律性咽肌痉挛:常在患者不知不觉中出现,软腭和咽肌发生规律或不规律的收缩运动,甚至可达60~100 次/min,与脉搏、呼吸无关;入睡后或麻醉时,也不能停止。常规咽、喉部检查不易发现,X 线吞钡透视有时可发现因痉挛引起的吞咽困难;喉镜或食管镜检查可排除器质性病变引起的阻塞。

笔记栏

2. 感觉性障碍

(1) 咽感觉减退或缺失：口咽部感觉减退，患者多无明显症状；如感觉完全丧失，患者咬破舌头或颊结膜而无痛觉，故常伴有口腔黏膜糜烂。若累及喉咽或喉部，进食或饮水时常被误咽入气管，引起反呛和咳嗽。用压舌板试触腭弓、咽后壁，咽反射明显减退或消失。

(2) 舌咽神经痛：一侧咽部、舌根部及扁桃体区域发作性疼痛，为针刺样剧痛，可放射到同侧舌和耳深部，持续数秒至数十秒，伴唾液分泌增加。说话、吞咽、触摸患侧咽壁及下颌角均可诱发，如丁卡因麻醉咽部可减轻或制止疼痛发作，有助于对本病的诊断。

(3) 咽异感：患者自觉咽部或颈部中线有异物阻塞、烧灼感、痒感、紧迫感、黏着感等。位置常在咽中线上或偏于一侧，多在环状软骨或甲状软骨水平，其次在胸骨上区，较少在舌骨水平，吞咽饮食无碍。病程较长的患者常伴焦虑、急躁、紧张等精神症状，其中以恐癌症较多。咽部检查、邻近器官检查、必要的全身检查及喉镜、食管镜等有助于明确病因。

【治疗】

1. 基本治疗

治法 疏调气血，通咽利窍。以局部穴、颈夹脊及手太阴经穴为主。

穴方 廉泉 天突 人迎 阿是穴 颈夹脊 风池 列缺

软腭瘫痪中枢性加天柱、风府；周围性加少商、曲池；咽缩肌瘫痪加照海、合谷；咽肌痉挛加太冲、合谷；舌咽神经痛加翳风、天容、太溪；咽感觉减退加扶突、通里；咽异感加通里、神门；焦虑急躁、紧张加百会、印堂、风府；张口困难加颊车、地仓。

操作 ①毫针刺：廉泉、风池均向舌根咽喉方向深刺2~3寸，用轻柔的捻转提插手法，使咽部产生酸胀感。阿是穴依不同情况而选，软腭瘫痪选软腭部，咽异感或感觉减退可选咽后壁部、环状软骨或甲状软骨旁，用长毫针点刺3~5次。余穴常规操作。②结合电针法：毫针刺基础上，廉泉、天突，风池、颈夹脊，分别接电针，咽部肌肉瘫痪者用疏波，痉挛者用密波，刺激20~30分钟。

方义 廉泉、天突、人迎、阿是穴均为局部取穴，可疏通局部经络气血，通咽利窍；颈夹脊、风池为邻近选穴，可导气调血，以促进咽部经络气血之运行；列缺通任脉，任脉循咽，可治咽疾。

2. 参考方法 咽后壁刺激点、迷走神经、舌咽神经、喉上神经、副神经、星状神经节刺激点。

【按语】

1. 针灸治疗咽部神经性运动、感觉障碍有一定效果。但需请相关科室协助诊断，对于病因明确者，必须及时治疗原发病。如果患者病情严重，在针灸治疗的同时，选用相关西药治疗。

2. 戒烟酒，避免食用辛辣等刺激性食物；吞咽易呛咳者，应细嚼慢咽，少进食流质饮食。

（杨继国）

复习思考题

1. 牙痛如何辨证分型？简述针刺治疗牙痛的主穴、加穴及操作要点。

2. 针刺治疗耳鸣、耳聋的主方及辨证加穴是什么？

3. 鼻衄常见哪些西医疾病？针灸如何治疗？主穴中的阿是穴如何定位及操作？

4. 针灸治疗鼻窒的主穴有哪些?

5. 鼻衄的常见病因有哪些?肝火上逆的鼻衄选穴及其方义是什么?

6. 针刺治疗鼻渊的主穴有哪些?不同鼻窦炎的头痛部位和时间有什么特点?

7. 虚火上炎型喉痹应如何选穴?

8. 风热乳蛾和虚火乳蛾在治疗上有何区别?

9. 喉喑的病因病机是什么?针灸治疗喉喑的主穴及方义是什么?

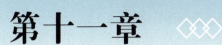

第十一章

眼 科 病 证

第一节　眼睑与结膜病证

一、目赤肿痛

目赤肿痛是以眼部红赤而痛、羞明多泪为主症的常见急性眼科病证,又称"天行赤眼""风热眼""暴风客热"。中医学认为,目赤肿痛的发生多与感受时邪疫毒或素体阳盛、脏腑积热等因素有关;风热时邪侵袭目窍,或肝胆火盛,循经上扰,以致经脉闭阻,血壅气滞而发病。本病病位在眼胞睑,与肝、胆二经关系密切,基本病机是热毒蕴结目窍。

目赤肿痛可见于西医学的多种眼病,尤其是各种因素导致的急性结膜炎。急性或亚急性细菌性结膜炎具有很强的传染性,俗称"红眼病",多见于春秋季节,可散发感染,也可在学校、工厂等集体生活场所流行,主要由肺炎双球菌、金黄色葡萄球菌及流感嗜血杆菌等所致。流行性出血性结膜炎主要是由 70 型肠道病毒引起的一种暴发性流行的自限性眼部传染病。本节主要论述常见的上述两种急性结膜炎,其他类型的结膜炎及眼病出现的目赤肿痛可参照本节针灸治疗。

【辨病与辨证】

1. 辨病

(1)急性或亚急性细菌性结膜炎:又称急性卡他性结膜炎。发病急骤,潜伏期 1~3 天,两眼同时或相隔 1~2 天发病,发病 3~4 天炎症最重,以后逐渐减轻,病程多少于 3 周。以眼结膜急性充血和结膜脓性、黏液性或黏液脓性分泌物增多,涩痛刺痒为主要临床表现。分泌物涂片或结膜刮片有助诊断。

(2)流行性出血性结膜炎:发病急,潜伏期短(14~48 小时),病程 5~7 天,传染性强,刺激症状重,如眼痛、畏光、异物感、流泪、眼睑水肿等。结膜下出血呈片状或点状,多数患者有结膜滤泡形成,伴有上皮角膜炎及耳前腺肿大;部分患者可有发热不适及肌肉痛等全身症状。

2. 辨证 以目赤肿痛,羞明,流泪为主症。兼见起病急,患眼灼热,痒痛皆作,眵多黄黏,伴头痛、发热、恶风、舌红、苔黄、脉浮数等,为外感风热;病初眼有异物感,视物不清,畏光羞明,涩痛,白睛混赤肿痛,伴口苦咽干,烦热,便秘,耳鸣,舌边尖红,苔黄,脉弦数,为肝胆火盛。

【治疗】

1. 基本治疗

治法 清泄风热,消肿定痛。以局部穴、手足少阳及足厥阴经穴为主。

穴方 攒竹 太阳 风池 耳尖 关冲 行间

外感风热加外关、少商;肝胆火盛加太冲、侠溪。

操作 点刺出血结合毫针刺。太阳、耳尖、关冲、少商用短毫针点刺出血,对于热邪较重者,可用三棱针点刺出血3~5滴;其中以耳尖为重点,先将耳轮从耳垂向耳尖方向揉按2分钟,使耳尖处血脉充盈,行常规消毒后,左手折耳,右手持三棱针,对准耳尖穴迅速刺入后快速退出,出针后用双手拇、食两指包裹棉球将血挤出,使其出血10滴左右,用消毒干棉球压之片刻。余穴毫针常规操作,泻法。

方义 目赤肿痛属于热证,太阳、攒竹位于眼旁,点刺出血及针刺泻法可清泄眼部之郁热,消肿止痛;耳尖为奇穴,点刺出血具有清泄目窍火毒的作用。目为肝之窍,行间、风池分属肝胆两经,上下相应,导肝胆之火下行,行间又为肝经荥穴,可加强泄热作用;关冲为手少阳经井穴,三焦经抵目外眦,可宣泄眼部之风热。

案例分析

古代医案的启示

案例:昔一士人赵仲温,赴试暴病,两目赤肿,睛翳不能识路,大痛不任,欲自寻死。一日,与同侪释闷,坐于茗肆中,忽钩窗脱钩,其下正中仲温额上,发际长三四寸,紫血流数升,血止自快,能通路而归。来日能辨屋脊,次见瓦沟,不数日复故。此不针不药,误出血而愈矣。(《儒门事亲》)

分析:本病发生,多因外感风热时邪或肝胆火盛致血壅气滞,经脉闭阻。治疗方法为清泄风热,消肿定痛。本案虽为意外收获,但提示放血疗法可起到清泄郁热,消肿定痛的作用,因此刺络放血治疗目赤肿痛应为首选的针刺治疗方法。

2. 其他治疗

三棱针法 在肩胛间按压过敏点,或大椎两旁0.5寸处选点。用三棱针挑刺,本法适用于急性结膜炎。

耳穴法 眼、肝、胆、耳尖。毫针刺,间歇运针;亦可在耳尖或耳后静脉点刺出血。

刺络拔罐法 大椎或太阳。用三棱针点刺出血后拔罐。

【按语】

1. 针刺治疗目赤肿痛效果较好,可明显缓解症状。由于传染性结膜炎可造成流行性感染,因此要做好预防,患者应隔离,患者用过的盥洗用具必须采取隔离和消毒处理。医者检查患者后,要及时洗手消毒,防止交叉感染。

2. 大多数类型的结膜炎痊愈后不遗留并发症,少数因并发角膜炎可影响视力。严重或慢性结膜炎可发生局部永久性改变,如结膜瘢痕导致睑球粘连、眼睑变形或继发干眼等。

3. 由于本病以点刺出血为主要方法,施治前应询问患者有无血液系统疾病。

笔记栏

【古代文献摘录】

《针灸玉龙经》:眉目疼痛不能当,攒竹沿皮刺不妨。若是目疼亦同治,刺入头维疾自康。

《针灸大全》:眼赤肿痛,风泪下不已,攒竹二穴,合谷二穴,小骨空二穴,临泣二穴。

《杨敬斋针灸全书》:赤炎肿痛,睛明、攒竹、丝竹空、合谷。

《玉龙歌》:两睛红肿疼痛难熬,怕日羞明心自焦,只刺睛明鱼尾穴,太阳出血自然消。

《针灸聚英》:凡人目赤目窗针……上星丝竹空攒竹……目风赤烂阳谷烧,赤翳攒竹后高,再兼液门通三穴,斯病可待无根苗。

二、针眼

针眼又称土疳,以眼睑边缘生小疖,形如麦粒,赤肿疼痛,继之成脓为主要表现的眼病。中医学认为,本病与外感风热、饮食不节、素体虚弱及病后余邪未尽、热毒蕴伏胞睑有关。多因风热之邪客于胞睑,火灼津液,变生疖肿;或脾虚湿热,心火上炎,又复感风热,积热与外风相搏,气血瘀阻,火热结聚,上攻于目,热毒壅于胞睑,而发硬结肿痛,甚者腐熟化为脓液;余邪未尽,热毒蕴伏,或素体虚弱,卫外不固,易感风邪者,常反复发作。本病病位在眼胞睑,与脾胃密切相关。基本病机为风热、火邪或湿热之热毒壅于胞睑。

本病相当于西医学的外睑腺炎,多发于单侧眼睑,且有多次发作的特点,以青少年为多发人群。西医学认为,睑腺炎是化脓性细菌(大多为葡萄球菌)侵入眼睑腺体而引起的一种急性炎症,如果是睫毛毛囊或其附属的皮脂腺或变态汗腺感染,则称为外睑腺炎,以往称为麦粒肿;发生于睑板腺的感染称为内睑腺炎。本节主要论述外睑腺炎,内睑腺炎可参照本节治疗。

【辨病与辨证】

1. 辨病　本病初起,胞睑微痒痛,近睑弦部皮肤微红肿,继之形成局限性硬结,并有压痛,硬结与皮肤相连;若病变发生于靠外眦部,红肿焮痛较剧。严重者可伴有耳前或颌下淋巴结肿大及有压痛,甚至伴有恶寒发热、头痛等症状。轻者可于数日内自行消散;重者3~5日后于睑弦近睫毛处出现黄白色脓头,形如麦粒;待脓头溃破后,炎症明显减轻,1~2天逐渐消退,多数在1周左右可痊愈。

2. 辨证　针眼初起,痒痛微作,局部硬结微红肿,触痛明显,伴头痛发热、全身不适,苔薄黄,脉浮数,为风热外袭;胞睑红肿,硬结较大,灼热疼痛,有黄白色脓点,白睛壅肿,口渴喜饮,便秘溲赤,舌红、苔黄或腻,脉数,为热毒炽盛;针眼反复发作,但症状不重,面色少华,腹胀便结,舌红、苔薄黄,脉细数,为脾虚湿热。

【治疗】

1. 基本治疗

治法　祛风清热,解毒散结。以眼区局部穴及手足阳明经穴为主。

穴方　攒竹　太阳　耳尖　二间　内庭

风热外袭加风池、合谷;热毒炽盛加大椎、曲池、行间;脾虚湿热加曲池、阴陵泉。麦粒肿在上睑内眦加睛明;在外眦部加瞳子髎、丝竹空;在两眦之间上睑加鱼腰,下睑加承泣、四白。

操作　毫针刺结合三棱针法。针刺攒竹宜透向鱼腰,太阳、二间、内庭均用强刺激重泻手法,留针30分钟;耳尖用三棱针点刺出血;或主穴均用三棱针点刺出血3~5滴,耳尖可适当多出血,参照"目赤肿痛"中的操作方法;大椎可刺络拔罐,曲池、行间可点刺出血。

方义　攒竹、太阳均位于眼区,长于清泄眼部郁热而散结;耳尖清泄目窍热毒;二间、内庭分别为手、足阳明经的荥穴,以加强清热散结的作用。

2. 其他治疗

挑刺法　在肩胛区第1~7胸椎棘突两侧查找淡红色丘疹或敏感点,用三棱针点刺,挤出黏液或血水(反复挤 3~5 次);亦可挑断疹点处的皮下纤维组织。

耳穴法 眼、肝、脾、耳尖。毫针强刺激,动留针 20 分钟;亦可在耳尖、耳背小静脉刺络出血。

【按语】

1. 针灸治疗本病初期疗效肯定,成脓之后宜切开排脓。麦粒肿初起至酿脓期间,切忌用手挤压患处,以免引起脓毒向眼眶或颅内扩散,导致严重后果。

2. 早期睑腺炎应给予局部热敷,每次 10~15 分钟,每日 3~4 次,以促进眼睑血液循环、缓解症状、促进炎症消退。平时应注意眼部卫生,患病期间饮食宜清淡。

【古代文献摘录】

《针灸聚英》:偷针眼,视其背上有细红点如疮,以针刺破即瘥,实解太阳之郁热也。

《针灸易学》:偷针,视背上有点刺破出血,皆治……小骨空、合谷、攒竹、二间、后睛明、行间、光明、太阳。

三、胞轮振跳

胞轮振跳指上胞或下睑不能自控地搐惕瞤动,又称"眼睑瞤动""目瞤""脾轮振跳",俗称眼皮跳或眼眉跳,是因眼部经脉气血不和而致眼睑不自主牵拽跳动的病症。中医学认为,本病与久病、过劳、情志不遂等因素有关。上述因素损伤心脾,气血两虚,筋肉失养,以致筋惕肉瞤;或因肝脾血虚,日久生风,牵拽眼睑而跳动。病位在眼胞睑(以下睑多见),与肝、脾、心密切相关。基本病机为气血衰弱、筋脉失养、血虚生风。

本病相当于西医学的眼睑痉挛,正常眨眼是一种保护性功能,是由眼轮匝肌(闭眼)和上睑提肌(睁眼)互相协调来完成的,眼睑痉挛是由眼轮匝肌不自主收缩引起的。从病因上可分为原发性和继发性,前者是指没有查到任何原因,又称特发性眼睑痉挛,是一种较常见的局灶性肌张力障碍;但近年国外研究表明,特发性眼睑痉挛 90% 以上与颅内血管硬化压迫面神经有关,即病因常为面神经在小脑桥脑角被血管或肿瘤压迫所致。继发性则指有明确的病因,如眼局部炎症、屈光不正、外伤、脑炎、脑肿瘤等所致者。良性原发性眼睑痉挛多以单眼快速颤动为主,不引起眼的闭合,一般难以察觉,患者自感眼睑跳动而心烦,这种情况多与精神紧张、过度疲劳、不良情绪等因素有关。偶尔出现、且能短时间自行停止者,无需治疗;若跳动过频,久跳不止者则须治疗。少数病例日久不愈,眼睑跳动时连同半侧面部肌肉抽动者,可波及面肌而诱发面肌痉挛。本节主要介绍良性原发性眼睑痉挛,其他病因所引起者可参照本节治疗。

【辨病与辨证】

1. 辨病 患者上胞或下睑不自主地牵拽跳动,或波及眉际、面颊,不能随意控制,且胞睑皮肤正常,无红肿热痛,眼外观无损;久视、过劳、睡眠不足时,则跳动频繁加重,休息之后症状可以减轻或消失。

2. 辨证 胞睑跳动,时疏时频,劳累或紧张时加重,怔忡健忘,纳差乏力,面白无华或萎黄,唇色淡白,舌淡,苔薄白,脉细弱,为心脾两虚;病程较长,胞睑振跳频繁,牵拽面颊口角,眉紧肉跳,头昏目眩,心烦失眠,舌淡,苔薄,脉弦紧,为血虚生风。

【治疗】

1. 基本治疗

治法 补益心脾,养血息风。以眼区局部和手、足阳明经穴为主。

穴方 鱼腰 承泣 神门 合谷 太冲 足三里

心脾两虚加心俞、脾俞;血虚生风加膈俞、肝俞。上胞振跳加攒竹、丝竹空;下胞振跳加四白、颧髎。

操作 ①毫针刺:鱼腰可向攒竹和丝竹空透刺。余穴常规操作。②结合灸法:心脾两虚心俞、脾俞、足三里可加灸法。

方义　鱼腰、承泣均为上胞、下胞部穴,可疏调胞轮气血以息风止痉;合谷属手阳明多气多血之经,可通行面部气血;合谷配太冲谓之"四关",可息风止痉;神门为心经原穴,可益心安神;足三里补脾胃以促气血化生。

2. 其他治疗

耳穴法　眼、肝、肾、心、神门。每次选 2~3 个穴,毫针中等刺激,动留针 30 分钟,隔日 1次;或埋针、药丸贴压。

皮肤针法　眼周局部穴位及风池。轻度或中度叩刺,以皮肤微红为度。

3. 参考方法　眼睑、眼轮匝肌刺激点、眶上神经(攒竹)、眶下神经刺激点(四白)、面神经刺激点(翳风)、T_1~T_2 节段刺激点、C_2~C_3 刺激点。

【按语】

1. 针灸对单纯性功能性的眼睑痉挛有肯定的疗效,但对病程较长及重症者需配合其他治疗。

2. 伴有脑神经受损症状者为继发性面肌痉挛,应查明原因,对症治疗。特发性眼睑痉挛经多次治疗无效者可进行肉毒素 A 注射及手术治疗。

四、上胞下垂

上胞下垂古称"睢目",又名"眼睑垂缓",重者称"睑废",是上睑提举无力,或不能抬起,以致睑裂变窄,甚至遮盖部分或全部瞳仁,影响视力的一种眼病。中医学认为,本病有先天、后天之分,先天多与禀赋不足有关;后天多因风邪外袭、气血不足有关。先天禀赋不足,肝肾两虚;肌腠空疏,风邪客于胞睑,阻滞经络,气血不和;脾虚气弱,中气不足,筋肉失养,经筋弛缓,以致胞睑松弛无力而下垂。病位在眼上胞睑,与脾、肝、肾密切相关。基本病机为气虚不能上提,血虚不能养筋。

西医学称本病为上睑下垂,是指提上睑肌(动眼神经支配)和 Müller 肌(颈交感神经支配)功能不全或丧失,导致上睑部分或全部下垂,即目向前方注视时,上睑缘遮盖上部角膜超过 2mm。病因可分为先天性和获得性,先天性由于动眼神经核或提上睑肌发育不良所致,可有遗传性。获得性因动眼神经麻痹、提上睑肌损伤、颈交感神经病变、重症肌无力及机械性开睑运动障碍等所致,常见于糖尿病、高血压动脉硬化、脑梗死、血管性疾病、炎症感染,外伤,颅底动脉瘤或肿瘤术后损伤,以及多种脑神经损害综合征(如海绵窦综合征、眶上裂综合征、眶尖综合征、一侧颅底综合征等)。

本节主要介绍针灸治疗获得性上睑下垂,先天性应以手术治疗为主,术后康复时可参照本节治疗。

【辨病与辨证】

1. 辨病　当患者以上睑提举无力、不能抬起为主症即可诊断为中医的眼睑下垂。临床应首先分清是先天性还是获得性眼睑下垂,并辨明病因。

(1) 先天性疾病:常为双侧,但两侧不一定对称,有时也可为单侧,常伴有眼球上转运动障碍。

(2) 获得性疾病:多有相关病史或伴有其他症状。①机械性:由于眼睑本身的病变,如炎性肿胀或新生物等,使开睑运动障碍;②肌源性:提上睑肌损伤有外伤史,进行性眼外肌麻痹有相应症状;③神经源性:动眼神经麻痹可能伴有其他眼外肌麻痹,交感神经麻痹有 Horner综合征;④癔症性;⑤全身性疾病:可伴重症肌无力、糖尿病、高血压动脉硬化、脑梗死、炎症感染等病相关症状;重症肌无力眼肌型具有朝轻暮重的特点,注射新斯的明后可明显好转。

2. 辨证　自幼上睑下垂,不能抬举,眼无力睁开,眉毛高耸,额部皱纹加深,小儿可伴有五迟、五软,舌淡苔白,脉弱,为肝肾不足;起病缓慢,上睑提举无力,遮掩瞳仁,妨碍视瞻,朝轻暮重,休息后减轻,劳累后加重,伴有面色少华、眩晕、食欲不振、肢体乏力甚至吞咽困难等症,舌淡苔薄,脉弱,为脾虚气弱;上睑下垂,起病突然,重者目珠转动失灵,或外斜,或视一为二,伴眉额酸胀或其他肌肉麻痹症状,舌红苔薄,脉弦,为风邪袭络。

【治疗】

1. 基本治疗

治法　调和气血,疏调经筋。以眼区局部取穴为主。

穴方　鱼腰　阿是穴　攒竹　丝竹空　昆仑

肝肾不足加肝俞、肾俞;脾虚气弱加足三里、脾俞;风邪袭络加合谷、风池。机械性炎性肿胀加少商、耳尖;肌源性加阳白;神经源性动眼神经麻痹参照麻痹性斜视中的配穴;交感神经麻痹加颈夹脊;癔症性加水沟、神门;全身性疾病的重症肌无力加脾俞、肝俞、足三里。

操作　①毫针刺:鱼腰、攒竹、丝竹空既可相互透刺,也可其余二穴均向鱼腰透刺;阿是穴在上眼睑选 1~2 个点,提起上眼睑平刺法,勿伤眼球。余穴常规操作。②结合电针及三棱针法:毫针刺基础上,攒竹、丝竹空,两个阿是穴点,分别接电针,可用疏波(2Hz),强度以患者耐受为度,每次 30 分钟;少商、耳尖可用三棱针点刺出血。

方义　攒竹、丝竹空、鱼腰及阿是穴均为局部选穴,可调和局部气血,疏调经筋而升提眼睑;太阳为目上冈,故选昆仑疏调膀胱经气,而使目上冈升提。

2. 其他治疗

皮肤针法　攒竹、眉冲、阳白、头临泣、目窗、目内眦 - 上眼睑 - 瞳子髎连线。轻度叩刺,以皮肤微红为度。

3. 参考方法

(1) 神经干电刺激法治疗方案:眶上神经、面神经刺激点(耳上切迹与眼外角连线中点)、眼眶上缘下刺激点。眼眶上缘下在眶缘下中点用细毫针深刺 2~3 寸,针刺后眶上神经、面神经刺激点接电针,眶上神经接负极,面神经接正极,疏波(2Hz),电流强度以患者耐受为度。

(2) 眼部经筋刺法:目上筋点 1:面部,目内眦角稍上 0.5 分,内直肌止端;目上筋点 2:面部,眉弓中点垂线鼻侧移 0.5 分,眶上缘凹陷中取穴,上直肌及提上睑肌止端;目上筋点 3:上眼睑中线,眼轮匝肌。操作:患者仰卧位,选用细毫针,进针 15~25mm,刺中内部眼肌,产生酸胀重感,留针 30 分钟;禁止大幅度提插,起针时按压局部 2~3 分钟,以防出血。

【按语】

本病病因复杂,针灸主要针对获得性疾病因素所致的眼睑下垂。针灸对本病有一定的疗效,但需明确诊断,查明眼睑下垂的原因,对症治疗。

第二节　斜视与视力障碍性病证

一、麻痹性斜视

麻痹性斜视是由于支配眼球运动的神经核、神经干或肌肉本身病变,使单条或多条眼外肌完全或部分麻痹,引起眼球向麻痹肌作用相反方向偏位的疾病。本病有先天性及后天性两类,前者为先天性发育异常,后天性多为急性发病,由感染、炎症、中毒、血循环障碍、代谢病、外伤及肿瘤等引起,临床表现为突然偏斜,眼珠转动受限。眼外肌共有 6 条,都是骨骼

笔记栏

肌,为视器的运动装置,司眼球的运动;4条直肌是上直肌、下直肌、内直肌和外直肌;2条斜肌是上斜肌和下斜肌。滑车神经支配上斜肌,展神经支配外直肌。动眼神经分为上、下两支,上支细小,支配上直肌和上睑提肌;下支粗大,支配下直、内直和下斜肌。斜视的患病率约为3%,病因及临床类型复杂,目前尚无完善的分类方法。本节主要讨论后天性即获得性麻痹性斜视常见的类型,其他斜视均可参照本节治疗。

本病属中医学的"风牵偏视""目偏视""神珠将反"等范畴,认为主要和风邪袭络、肝风内动及外伤等有关。患者素有脾胃之气不足,络脉空虚,风邪乘虚侵袭,气血不和;或肾阴亏虚,肝风内动,或风痰上扰入络;或外伤,经络受损,气血瘀阻;均可导致本病。病位在眼之筋肉,与脾、肾、肝密切相关。基本病机为协调目珠的经筋弛缓或挛急,使目珠维系失衡。

【辨病与辨证】

1. 辨病　后天性麻痹性斜视最常见的类型为展神经麻痹、上斜肌麻痹和动眼神经麻痹。

(1) 展神经麻痹:可见大度数的内斜视,受累眼外转受限,严重时外转不能超过中线;有代偿头位。

(2) 上斜肌麻痹:复视是其主要临床特征,受累眼出现上斜视,向鼻下运动不同程度的受限制;有代偿头位,但不如先天性者典型;出现过指现象(投射失误)。

(3) 动眼神经麻痹:受累眼上睑下垂,大度数外斜视,瞳孔正常或散大;受累眼内转明显受限,向上、外上、外下运动均有不同程度受限,开启时有复视。

2. 辨证　以目偏斜为主症。兼见复视,或伴上胞下垂,发病急骤或有眼疼,头痛发热,舌红苔薄,脉弦,为风邪袭络;复视,头晕,呕恶,舌红苔腻,脉弦,为风痰入络;突发目偏斜,伴头晕耳鸣,面赤心烦,肢麻,舌红苔黄,脉弦,为肝风内动;外伤后目偏斜,或有胞睑、白睛瘀血,眼疼,活动受限,视一为二,舌红苔薄,脉弦,为瘀血阻络。

【治疗】

1. 基本治疗

治法　疏调经筋,化瘀通络。以局部穴为主。

穴方　① 展神经麻痹(外直肌麻痹):阿是穴(在眼球与目外眦之间)

② 滑车神经麻痹(上斜肌麻痹):增明1(上明外侧2分)

③ 上直肌麻痹:上明(眉弓中点、眶上缘下)

④ 下直肌麻痹:球后

⑤ 内直肌麻痹:睛明

⑥ 下斜肌麻痹:球后　阿是穴(球后内1分)

⑦ 动眼神经麻痹:上明　睛明　球后

风邪袭络加风池、合谷;风痰入络加风池、丰隆;肝风内动加风池、太冲;瘀血阻络加风池、内关。外直肌麻痹加瞳子髎;上斜肌麻痹加丝竹空;上直肌麻痹加鱼腰;下直肌麻痹加承泣;内直肌麻痹加攒竹、印堂;下斜肌麻痹加上迎香;动眼神经麻痹加鱼腰、攒竹、承泣、上迎香。

操作　①毫针刺:针刺眼部穴位,尤其是眼眶内的腧穴,应固定眼球,以捻转平补平泻为主,手法宜轻柔,避免伤及眼球或引起眼内出血,出针时较长时间按压针孔。余穴常规操作。②结合电针法:选攒竹与瞳子髎、光明与足三里、合谷与外关等,分别接电针,可用疏波(2Hz),强度以患者耐受为度,每次30分钟。

方义　眼区局部选穴可疏调经筋,化瘀通络,调和气血,使目珠维系之经筋重归平衡。

2. 参考方法

(1) 眼部内刺法治疗方案:根据动眼神经眼外肌肌腹生理解剖位置在体表的投影定位为内直肌穴、上直肌穴、下直肌穴、下斜肌穴,手法宜轻柔,避免伤及眼球或引起眼内出血。伴有上睑下垂,取阳白、鱼腰、攒竹、丝竹空、风池、合谷,相近穴位可采用透刺法。

(2) 眼三针治疗方案:眼针Ⅰ:睛明穴上2分,向眼底进针1.2~1.5寸;眼针Ⅱ:眶下缘中点,向眼底进针1.2~1.5寸,将眼球向上推;眼针Ⅲ:眶上缘中点,向眼底进针1.2~1.5寸,将眼球向下推。深刺达眼底,不提插,不捻转,不使用电针,只可向上刮针。

【按语】

1. 斜视一旦确诊即应开始治疗,研究表明2岁左右矫正斜视预后较好,年龄越大,感觉异常的恢复越难。外斜视即使在年龄较大时手术,也有恢复双眼视觉功能的机会,但发病早的内斜视如果未能在5岁前双眼视觉发育尚未完成时矫正眼位,则几乎不能恢复双眼视觉功能。针刺治疗后天性麻痹性斜视有较好疗效,对病程短者疗效较为满意,针刺治愈后,远期疗效也较稳定。

2. 对获得性麻痹性斜视应尽量进行病因检查,以避免漏诊误诊。病因清楚,病情稳定,治疗半年后不能恢复的斜视可以手术矫正。对于偏斜度较大、复视持续存在者也需手术治疗。

二、近视

近视古称能近怯远症,至《目经大成》始称近视,是指视近物清晰,视远物模糊的眼病。中医学认为,本病常与禀赋不足,劳心伤神和不良用眼习惯有关。青少年学习、工作时不善使用目力,劳瞻竭视;或禀赋不足,先天遗传,均可引起近视。病机多系心阳衰弱,神光不得发越于远处;或为肝肾两虚,精血不足,以致神光衰微,光华不能远及。病位在眼,肝经、心经均连(系)目系,肾为先天之本,脾为气血生化之源,故本病与心、肝、脾、肾关系密切。基本病机为目络瘀阻,目失所养。

西医学认为,当调节放松时,平行光线经过眼的屈光系统后聚焦在视网膜之前,称为近视;近视眼的远点在眼前某一点。近视的发生与遗传有一定关系,但其发生和发展与环境、用眼习惯等后天因素亦密切相关,可能受多种因素的综合影响,目前其确切发病机制仍不清楚。大部分近视发生在青少年时期,在发育生长阶段度数逐年加深,到发育成熟以后即不发展或发展缓慢;其近视度数很少超过6D,眼底不发生退行性变化,视力可以配镜矫正,称为单纯性近视。另一种近视发生较早(在5~10岁之间即可发生),且进展很快,25岁以后继续发展,近视度数可达15D以上,常伴有眼底改变,视力不易矫正,称为病理性近视。近视发生的原因大多为眼球前后轴过长(称为轴性近视),其次为眼的屈光力过强(称为屈光性近视)。

知识链接

青少年近视的有效预防措施

1. 每天保证1小时以上室外活动是预防近视最有效的方法。

2. 合理的采光 学生在室内学习时,窗户的透光面积与室内地面之比不低于1:6,另外窗外不应有高大的遮挡物。黑板表面避免直射光反射及眩光,室内灯具不要过低,一般不低于1.7m,否则易产生眩光。桌面的平均光照度值不低于300lx,避免晚上开灯睡觉。

3. 提高印刷品的明度和字体的黑度,提高亮度对比度以及清晰度。假如纸不白、字不黑、字迹模糊,则会动用更多的调节,容易导致近视。

4. 阅读时的坐姿 书桌椅的高低设计须符合人体工程学的要求,阅读时坐姿要端正、持续时间不宜太长。

5. 阅读距离不宜太近,不要在走路或在运动的交通工具内阅读,否则由于字体不稳定,容易引起调节紧张而形成近视。

【辨病与辨证】

1. 辨病 临床表现为远距离视物模糊,近距离视力好,集合功能相应减弱,使用的集合也相应减少。初期常有远距离视力波动,注视远处物体时眯眼。由于看近时不用或少用调节,所以易引起外隐视或外斜视。近视度数较高者,还常伴有夜间视力差、飞蚊症、眼前漂浮物或闪光感等,并可发生不同程度的眼底改变。

(1) 根据调节性分类:①假性近视:又称调节性近视,常见于青少年学生在看近物时,由于使用调节的程度过强和持续时间太长,造成睫状肌的持续性收缩,引起调节紧张或痉挛,因而在转为看远时,不能很快放松调节,从而造成头晕、眼胀、视力下降等视力疲劳症状。这种由于眼的屈光力增强,使眼球处于近视状态,属功能性改变,并无眼球前后径变长。②真性近视:也称轴性近视,其屈光间质的屈折力正常,眼轴的前后径延长,远处的光线入眼后成像于视网膜前,近视程度多为中、高度近视,发生发展时间较长,眼球外观不同程度的外凸,难以自我调整恢复。

(2) 根据屈光成分分类:①屈光性近视:由于角膜或晶状体曲率过大,屈光能力超出正常范围,而眼轴长度在正常范围;②轴性近视:眼轴长度超出正常范围,角膜和晶状体曲率在正常范围。

(3) 根据近视度数分类:①轻度近视:<-3.00D;②中度近视:-3.00D~-6.00D;③高度近视:>-6.00D。

2. 辨证 以视近清楚,视远模糊为主症。兼见面色苍白,心悸神疲,舌淡,苔薄,脉弱,为心阳不足;视物易疲劳,食欲不振,腹胀腹泻,四肢乏力,舌淡,苔白,脉弱,为脾气虚弱;视物昏暗,眼前黑花飞舞,头昏耳鸣,夜寐多梦,腰膝酸软,舌偏红,少苔,脉细,为肝肾亏虚。

【治疗】

1. 基本治疗

治法 健脾益肝,养血明目。以眼区局部和足阳明、足少阳经腧穴为主。

穴方 睛明 承泣 太阳 风池 养老 光明

心阳不足加心俞、膈俞;脾气虚弱加脾俞、足三里;肝肾亏虚加肝俞、肾俞。

操作 ①毫针刺:睛明、承泣位于目眶部,针刺应注意选择质量好的细针,固定眼球,手法宜轻柔,出针时较长时间按压针孔,以免引起出血,出现黑眼眶。余穴常规操作。②结合灸法:脾俞、心俞、膈俞、足三里、风池可加用灸法。

方义 睛明、承泣、太阳穴均位于眼区,通经活络、益气明目;风池为足少阳与阳维之交会穴,内与眼络相连,光明为足少阳胆经络穴,与肝相通,两者相配,可疏通眼络、养肝明目;小肠主液,养老为小肠经郄穴,可养阴润目。

2. 参考方法 局部睫状神经节刺激点、眼周刺激点、颈部 C_2~C_3 刺激点、背部 T_1~T_2 节段刺激点。睫状神经节针刺法,嘱患者将眼球转向鼻侧上方,在眶下缘的外 1/3 与内 2/3 交界处,用 4~5cm 长针刺入皮下,沿眶壁垂直刺入 1.5cm 深,然后将针头略斜向鼻侧上方即眶尖方向前进,当针尖至直肌间筋膜时,有少许阻力,穿过此筋膜进入肌圆锥时有落空感,继续缓缓推进约 3cm,一般进针总深度 44~47mm 时,患者会不自主地有仰头动作,并有眼胀感,即达到了睫状神经节,小幅度轻柔捻转,留针 20 分钟。退针时压紧针头周围皮肤,缓缓退出。

【按语】

1. 针灸对轻度、中度近视有一定的改善作用,尤其对青少年假性近视疗效显著。一般而言,近视起初常是由眼睛疲劳引起的假性近视,逐渐地,部分真性近视与假性近视同步,近视度数不断加深的人都是属于混合性近视。因此,积极防治假性近视意义重大。

笔记栏

2. 在针灸治疗的同时,必须注重用眼卫生。在用眼时间较长后,应闭目养神或向远处眺望;坚持做眼保健操等。

三、青盲

青盲是指眼外观正常,出现视力逐渐下降,或视野缩小,甚至失明的内障疾病,多由视瞻昏渺、暴盲等病日久失治转变而来。中医学认为本病多与先天禀赋不足、情志内伤、外伤等因素有关。上述因素使肝肾亏损、精血不足、目窍萎闭、神光不得发越于外;或玄府郁闭、气血瘀阻、光华不能发越;或目系受损、脉络瘀阻、精血不能上荣于目所致。此外,头眼部外伤,或肿瘤压迫,致脉道瘀阻、玄府闭塞亦可导致青盲。病位在眼(目系),与肝、肾密切相关。基本病机为精血不足,目窍目系失养;或脉络瘀阻,神光不得发越于外。

西医学的视神经萎缩属于中医学的青盲范畴,是指任何疾病引起视网膜节细胞及其轴突发生的病变,一般为发生于视网膜至外侧膝状体之间的神经节细胞轴突变性。本病主要由视网膜或视神经病变、颅内高压或炎症、颅脑与眶部外伤或肿瘤及出血压迫、代谢病、遗传病及维生素 B 缺乏等引起。

【辨病与辨证】

1. 辨病　临床上根据眼底表现,分原发性与继发性视神经萎缩两类。

(1)原发性视神经萎缩:为筛板以后的视神经、视交叉、视束以及外侧膝状体的视路损害,其萎缩过程是下行的。多见于视神经乳头炎、视网膜色素变性、青光眼等眼底病变之后期。眼底检查可见视盘色淡或苍白,边界清楚,视杯可见筛孔,视网膜血管一般正常。需做辅助检查以确诊,如视野、视力、视觉电生理、CT 或 MRI,必要时进行神经科检查,以寻找病因。

(2)继发性视神经萎缩:原发病变在视盘、视网膜脉络膜,其萎缩过程为上行。眼底检查可见视盘色淡、晦暗,边界模糊不清,生理凹陷消失,视网膜动脉变细,血管伴有白鞘,后极部视网膜可残留硬性渗出或未吸收的出血,筛板不显。

2. 辨证　以视力下降或视野缩小为主症。兼见情志不舒,急躁易怒,郁闷胁痛,口苦,舌红、苔薄,脉弦,为肝气郁结;有头或眼部外伤史,伴见头痛健忘,舌色瘀暗,脉涩,为气血瘀滞;双眼干涩,头晕耳鸣,咽干颧红,遗精腰酸,舌红、苔薄,脉细数,为肝肾亏虚。

【治疗】

1. 基本治疗

治法　通络活血,养精明目。以眼区局部穴及足少阳经穴为主。

穴方　球后　睛明　翳明　风池　商阳　光明

肝气郁结加肝俞、太冲;气血瘀滞加合谷、膈俞;肝肾亏虚加肝俞、肾俞。

操作　①毫针刺:球后、睛明均位于眼眶内部,应注意避免伤及眼眶内重要组织和血管;商阳浅刺 0.1 寸。余穴常规操作。②结合刺络拔罐法:商阳可点刺出血,膈俞可刺络拔罐。

方义　球后、睛明皆位于眼部,旨在通调眼部气血;风池为足少阳与阳维之会穴,通络明目;光明可养精明目;翳明为治疗目疾之奇穴;商阳为治疗青盲之效穴。

2. 其他治疗

灸法　在眼周、风池、风府、心俞、肝俞、肾俞等穴区,寻找热敏点。用热敏灸法,适用于临床各型。

3. 参考方法　眼神经刺激点(即球后穴)、颈部 $C_2 \sim C_3$ 刺激点、背部 $T_1 \sim T_2$ 刺激点。球后穴用细毫针,在眶下缘外 1/4 与内 3/4 交界,深刺 2~3cm。

【按语】

1. 视神经萎缩的病因非常复杂,因此要在诊断明确的前提下,首先及时针对病因治疗。一旦视神经萎缩,要使之痊愈几乎不可能,但是使其残余的神经纤维恢复或维持其功能是完全可能的。目前西医治疗本病缺乏有效的方法,针刺可作为首选方法之一。相对而言,针刺对血管性病因效果最好,其余病因所致者在去除病因后的恢复期可采用针刺治疗。

2. 本病的针灸治疗周期较长,需要向患者做好解释,按疗程规范治疗才能取得较好的疗效。眼区周围穴位出针时要注意按压,以免内出血。

【古代文献摘录】

《针灸甲乙经》:青盲远视不明,承光主之……青盲,商阳主之。

《备急千金要方》:商阳、巨髎、上关、承光、瞳子髎、络却,主青盲无所见。

《针灸大成》:青盲无所见,肝俞、商阳(左取右,右取左)。

《针灸集成》:青盲,灸巨髎;又取肝俞、命门、商阳得效。

四、暴盲

暴盲是指突然出现一眼或两眼视力急剧下降,甚至失明的严重眼病。本病眼球外虽无明显异常,但瞳内病变却多种多样,病因病机则更为复杂。中医学认为,肝开窍于目,与目直接联系的经脉有心经、任脉、肝经。本病多因暴怒惊恐,气机逆乱,血随气逆;或情志抑郁,肝失调达,气滞血瘀,以致脉络阻塞;或嗜好烟酒,恣食肥甘,脾胃失运,痰热内生,上壅目窍;或外感热邪,内传脏腑,致邪热内炽,上攻于目;或肝肾阴亏,阳亢动风,风阳上旋;或阴虚火旺,上扰清窍。

西医学的多种急性视力障碍性眼病可导致暴盲,如视网膜自身血管病变是导致视力急剧下降的重要原因。视网膜血管病分为动脉阻塞、静脉阻塞及视网膜静脉周围炎,视网膜动脉阻塞包括急性阻塞(中央动脉阻塞、分支动脉阻塞、睫状视网膜动脉阻塞及毛细血管前动脉阻塞)和慢性中央动脉供血不足。视网膜静脉阻塞可分为中央静脉、分支静脉阻塞。视网膜静脉周围炎是导致青年人视力丧失的重要病变。另外视神经病变也是导致视力障碍的常见病因,如视神经炎及前部缺血性视神经病变等。本节主要介绍视网膜中央血管阻塞、视网膜静脉周围炎、视神经炎及前部缺血性视神经病变等导致的暴盲,其余眼病所致暴盲可参照本节治疗。

【辨病与辨证】

1. 辨病 以视力突然出现严重下降,甚至失明为主症可诊断为中医的暴盲。临床应进一步分析病因,常见导致暴盲的疾病如下:

(1) 视网膜中央血管阻塞:①中央动脉阻塞:患眼突发性无痛性视力丧失,瞳孔散大,直接对光反射极度迟缓,间接对光反射存在。眼底表现:视网膜弥漫性浑浊水肿,以后极部为著,呈苍白色或乳白色,中心凹呈樱桃红斑,动脉变细,高度弯曲,呈线状或串珠状,甚至呈白色线条状,或部分动脉呈间断状,静脉亦变细;数周后水肿、红斑消失,遗留苍白色视盘和细窄的视网膜动脉。②中央静脉阻塞:多为单眼视力不同程度急剧下降。眼底各象限的视网膜静脉迂曲扩张,视网膜内出血呈火焰状,沿视网膜静脉分布,视盘及视网膜水肿,黄斑区尤为明显,久之多形成黄斑囊样水肿。

(2) 视网膜静脉周围炎:多为青年男性,双眼多先后发病。早期表现视物模糊和眼前漂浮感,患眼可突然无痛性视力急剧下降,仅有光感或指数。出血可快速吸收,视力部分恢复,但玻璃体积血常反复发生,最终导致视网膜脱离而失明。眼底检查:病变主要位于周边区,视网膜小静脉迂曲扩张,管周白鞘,伴视网膜浅层出血。

(3) 视神经炎:常为单眼发病,炎性脱髓鞘性视神经炎患者表现为视力急剧下降,可在1~2 天内视力严重障碍,甚至无光感,通常在 1~2 周时视力损害最严重,其后视力逐渐恢复,多数患者在 1~3 个月恢复正常。感染性及自身免疫性疾病引起的视神经炎临床表现与前者相同,但无明显的自然缓解和复发的病程,通常随原发病的治疗而好转。眼底检查:①乳头炎表现为视盘充血,轻度水肿,视盘表面或周围有小出血点,但渗出物较少,视网膜静脉增粗。②球后段视神经炎眼底多无明显异常改变。

(4) 前部缺血性视神经病变:突然发生无痛、非进行性的视力减退,开始为单眼发病,数周至数年可累及另侧眼,发病年龄多在 50 岁以上。眼底检查:视盘多为局限性灰白色水肿,周围可见线状出血,后期出现视网膜神经纤维层缺损;若早期视盘轻度肿胀呈淡红色者为毛细血管扩张所致。

2. 辨证 以突然视力丧失为主症。兼见暴怒、惊恐之后突然发病,视力骤然丧失,情志郁结、头晕头痛、耳鸣、胸胁胀满,舌紫暗苔薄,脉弦细,为气滞血瘀;突然失明,继而视力恢复,可反复发作,伴手足麻木、头晕耳鸣、面时潮红、烦躁易怒,舌红苔薄,脉弦,为肝阳化风;视力缓慢或急剧下降,直至失明,伴头晕乏力、面色淡白,或自汗,舌淡苔薄,脉细弱,为气血两虚。

【治疗】

1. 基本治疗

治法 活血通络,清肝明目。以眼周局部穴及足厥阴、足少阳经穴为主。

穴方 睛明 球后 承泣 太阳 上星 翳明 风池 光明 太冲

气滞血瘀加合谷、膈俞;肝阳化风加行间、太溪;气血两虚加三阴交、足三里。

操作 毫针刺。眼区穴位操作要轻柔,防止伤及眼球或致眼眶内出血,余穴常规操作。

方义 睛明、球后、承泣、太阳位于眼部,为治眼病的要穴,具有活血通络、行气明目的作用;目为肝之窍,肝经原穴太冲配胆经风池穴,可清肝活血明目;上星清利头目;光明以疗眼疾为专长;翳明为治疗目疾之奇穴。

2. 其他治疗

穴位注射法 ①球后、合谷;②睛明、外关;③光明、风池。用维生素 B_1 或 B_{12} 加 0.5% 盐酸普鲁卡因 0.2ml 三组穴交替注射。

案例分析

古代医案的启示

案例:戴人女僮至西华,目忽暴盲不见物。戴人曰:此相火也。太阳阳明,血气俱盛,乃刺其鼻中、攒竹穴与顶前五穴,大出血,目立明。《儒门事亲》

分析:五脏藏于内,五脏精气通过所属的经脉上通头面七窍,而一旦五脏不和就可导致七窍不通,对此《杂病源流犀烛》也认为"热郁于目,目无所见"。刺鼻中、头前部穴位出血,可泻火明目。

【按语】

1. 本病发生后应及早明确诊断。因病情急重,为及时抢救视力,应由眼科专业人员主诊治疗,针灸可作为有效的治疗方法之一。

2. 避免惊恐,克制恼怒,可相应减少本病的发生。

【古代文献摘录】

《针灸集成》:暴盲不见物,攒竹、太阳、前顶、上星、内迎香,俱针出血。

第三节 视疲劳综合征

视疲劳综合征又称视力疲劳、眼疲劳综合征,是一种患者在用眼后出现自觉眼胀、头痛、头晕、眼眶胀痛等症状的疾病。西医学认为,视疲劳不是独立的一个疾病,而是由于各种原因引起的一组疲劳综合征,原因非常复杂,常见的有眼睛本身的原因,如屈光不正、调节功能障碍、眼肌因素、眼病(如原发性开角型青光眼早期)、所戴眼镜不合适等;全身因素如神经衰弱、过度疲劳、癔症或更年期的妇女;环境因素如光照不足或过强,光源分布不均匀或闪烁不定,注视的目标过小、过细或不稳定等。总之,本病由视觉器官长期过度的紧张活动超过其代偿能力而引起。

中医学认为,肝开窍于目,故本病属于肝劳范畴,多由久视劳心伤神,耗气伤血,目中经络气血空虚或运行不畅,目睛失于濡养所致。劳瞻竭视,经筋张而不弛,或肝肾精血亏耗,精血不足,筋失所养,调节失司,发为本病。

【辨病与辨证】

1. 辨病 患者用眼后自觉眼部不适,轻者视物模糊或昏花、眼珠胀痛、眼部干涩、烧灼感、压迫感、轻度钝痛、畏光、流泪、视物双像、睑重欲闭,鼻根部或颞部酸胀感等;重者自觉眼痛、头额闷痛,眼眶、眉棱骨痛,甚至胸部胀痛、面色苍白、心动徐缓、肩部酸痛、心烦恶心、眩晕或呕吐;常有精神萎靡、思睡、记忆力减退和失眠等精神症状。检查眼部无明显异常,或有近视、远视、老花眼或隐斜视等,眼压不高,视野正常。

2. 辨证 以久视后出现视物模糊、眼胀头晕为主症,可伴有近视、远视等屈光不正或老视等。兼见心悸,健忘神疲,便干,舌淡苔白,脉沉细,为气血亏虚;久视后眼胀痛干涩,头晕目眩,耳鸣,腰膝酸软,舌淡苔少,脉细,为肝肾不足。

【治疗】

1. 基本治疗

治法 疏调眼络,益肝养血。以眼区局部穴及手阳明、足太阴经穴为主。

穴方 晴明 瞳子髎 翳明 合谷 养老 三阴交

肝肾亏虚加肝俞、肾俞;气血不足加气海、膈俞。头额闷痛加头维、印堂;眼眶、眉棱骨痛加攒竹、鱼腰、丝竹空;心烦欲呕加内关、劳宫;头晕目眩加风池、百会;心悸加内关、神门;眼睛干涩加太溪、水泉。

操作 毫针刺,常规操作。眼区穴操作手法宜轻柔,出针后用干棉球按压以防出血。

方义 晴明、瞳子髎局部取穴,可疏导眼络气血;翳明为治疗眼疾的奇穴;养老为治疗虚劳所致目花的要穴;合谷调理气血,三阴交滋补肝肾,以养眼目。

2. 其他治疗

耳穴法 肝、肾、眼、神门等穴。每次选2~3个穴,王不留行籽或磁珠贴压。

按摩疗法 眼睑、眼周穴如攒竹、晴明、承泣、瞳子髎、丝竹空、阳白、鱼腰,用手指轻揉及指压,每次10~20分钟。

🔍 **知识链接**

针灸治疗视疲劳的可能机制

1. 改善眼区循环　针刺可调节眼区的微血管舒缩功能,改善眼神经、视网膜及睫状肌等的血氧供应,促进其代谢,同时可将局部代谢产物迅速疏散,有助于眼疲劳的恢复。

2. 解除眼区的肌肉紧张　针刺眼部可产生较强的针感,可通过神经-肌肉接头反射性调节眼部肌肉的紧张性痉挛,从而使睫状肌和晶状体的疲劳得到改善,最终达到治疗眼疲劳的目的。(《中华针灸临床诊疗规范》)

【按语】

1. 针刺治疗视疲劳综合征有良好疗效,能够迅速缓解眼肌疲劳,尤其对神经衰弱、过度疲劳等引起的功能性视疲劳疗效优越。视疲劳由多种因素所致,治疗时要全面分析,首先应找出引起视疲劳的原因,并给予针对性治疗。

2. 视疲劳与不科学的用眼关系密切,因此,在治疗期间患者要劳逸结合,避免长时间过度用眼,用眼感觉疲劳时应闭目养神,同时可在眼区自行按摩,或用热毛巾热敷眼部,这些都对于预防视疲劳具有重要意义。

● (施 静　王开龙　惠建荣)

复习思考题

1. 针刺治疗目赤肿痛的取穴、操作要点是什么?

2. 中医的针眼和西医的睑腺炎有何异同? 针灸如何治疗?

3. 胞轮振跳如何用针刺治疗?

4. 常见的上胞下垂有哪几种类型? 重症肌无力所致上胞下垂在主穴的基础上,应加哪些腧穴? 配合这些腧穴的意义是什么?

5. 麻痹性斜视临床常见哪几种类型? 分述展神经麻痹、上斜肌麻痹的针灸主穴和加穴。外伤后所致斜视在主穴的基础上,应加哪些腧穴?

6. 青少年假性近视在主穴的基础上,应加哪些腧穴? 为什么?

7. 视神经萎缩针灸如何治疗? 其中的关键主穴是什么? 如何操作?

8. 暴盲常见于哪些西医疾病? 如何用针灸治疗?

9. 视疲劳综合征的病因病机是什么? 为何将本病称为"肝劳"? 简述其针灸治疗方法。

第十二章

其 他 病 证

学习目标

1. 本章主要介绍近年来针灸临床常见的一些新的病证,通过本章学习,可开拓学生的知识面,扩大针灸适宜病证的范围。

2. 熟悉戒断综合征(戒烟、戒酒、戒毒)、肿瘤(疼痛、发热、放疗或化疗后副反应)。

3. 了解慢性疲劳综合征的针灸治疗方法。

第一节 肿瘤疼痛、发热、放疗或化疗后不良反应

肿瘤疼痛系指肿瘤压迫、侵犯有关组织神经所产生的疼痛,多为持续性疼痛,是中晚期肿瘤最重要的症状之一,据统计临床发病率达 70% 以上,大致分为两种,一种为局部性,可定位;另一种则为弥漫型,疼痛部位不清。肿瘤发热是指肿瘤本身引起的非感染性发热,是中晚期恶性肿瘤常见症状之一。肿瘤发热是指肿瘤本身引起的非感染性发热,是中晚期恶性肿瘤常见症状之一。放疗、化疗后副反应非常复杂,主要有骨髓抑制和胃肠道反应,其他还有顺铂肾毒性、肝毒性、呼吸系统毒性、神经毒性、脱发和皮肤反应、过敏反应等,本节主要介绍骨髓抑制和胃肠道反应。

中医学认为,肿瘤疼痛主因痰湿、瘀血阻滞经脉,不通则痛而致。肿瘤发热应属内伤发热范畴,分虚实两端;肿瘤阻碍气血运行,进而使气机郁滞而化热,机体正气奋起与邪抗争,为实性发热;肿瘤损伤机体正气,产生气血阴阳虚衰,从而引起虚性发热。放疗、化疗属于中医"热""毒"范畴,癌肿患者正气已亏,若再经受放疗、化疗后,更致体内"热邪""大毒"内聚,耗气血、伤脏腑,并致脏器功能受损;其中放疗的毒副反应则以"热毒"伤阴耗气,并损伤脏器局部黏膜为最;而化疗因于"药毒"随血直入脏腑,既损气血,更伤脏腑及其功能,而以脾胃、肠道和肝肾损害为著。

知识链接

放疗、化疗后不良反应

1. 化疗后不良反应 ①血管外渗漏:渗漏部位皮肤红、肿,皮下硬结、疼痛,重者皮肤组织坏死。②消化道毒性:恶心呕吐、味觉改变、口炎、食管炎、腹泻、便秘。③骨髓抑制:白细胞减少以中性粒细胞减少为主。血小板减少为辅。④泌尿系统毒性:顺铂肾毒性最突出。⑤肝毒性:乏力,恶心、厌食,有时全身黄疸,严重者肝大、肝区疼痛、腹水。

⑥呼吸系统毒性:疲劳、干咳,呼吸困难,伴发热、胸痛等,胸片和肺功能异常。⑦神经毒性:周围神经炎和高频区听力缺损,意识模糊,甚至轻度偏瘫,癫痫发作等。⑧脱发和皮肤反应:脱发、斑丘疹或荨麻疹、色素沉着。⑨过敏反应:沿静脉出现的风团、荨麻疹或红斑,低血压,发绀等,严重可引起休克等。

2. 放疗后不良反应 ①全身不良反应:全身性的疼痛、发热、乏力等症状,并伴随白细胞、血小板数量的减少,容易并发感染;②皮肤不良反应:被照射部位出现红肿、湿疹,部分患者出现脱皮的现象,严重者出现腐烂、溃疡;③胸部不良反应:气管黏膜红肿、分泌液增多、呼吸不畅。

【辨病与辨证】

1. 辨病 患者有原发的恶性肿瘤,出现发热或病变部位的疼痛症状;在放疗、化疗后出现胃肠道反应,包括食欲下降、恶心呕吐、腹胀腹泻等症状;骨髓抑制包括白细胞减少、贫血、血小板减少等。

2. 辨证 以确诊肿瘤后,出现疼痛、发热、恶心、呕吐、纳呆为主症。兼见腹胀腹痛,肢体重着,口苦口黏,咳痰黏滞,大便不爽,舌红苔黄腻,脉沉濡,为痰凝湿聚;兼见发热较重,痛为固定刺痛,腹胀痞满,夜间痛甚,舌暗红或有瘀点,脉涩,为热毒瘀滞;兼见神疲乏力,消瘦,口干烦热,潮热盗汗,心烦心悸,腰膝酸软,舌红绛少苔,脉沉细,为气阴两虚;兼见全身乏力,气短,头晕目眩,面色无华,虚烦不寐,自汗,甚则大肉脱,舌淡苔白,脉细无力,为气血亏虚。

【治疗】

1. 基本治疗

(1) 肿瘤疼痛

治法 活血祛瘀,通络止痛。以疼痛部位选穴为主。

穴方 阿是穴 合谷 太冲 血海 神门

可根据不同疾病加选相应的背俞穴,如肺癌加肺俞、胃癌加胃俞等。痰凝湿聚加丰隆、阴陵泉;热毒瘀滞加大椎、膈俞;气阴两虚加气海、三阴交;气血亏虚加气海、足三里。

操作 ①毫针刺:在疼痛部位选取 3~5 个压痛最明显的点作为针刺治疗点,针刺点可随着疼痛部位的变化而调整,但每次治疗都选择最明显的压痛点,采用提插和捻转相结合的平补平泻法。②结合电针法:毫针刺基础上,阿是穴、合谷、太冲分别接电针,密波或疏密波交替,刺激 20~30 分钟。

方义 肿瘤疼痛局部正虚邪盛,正气虚于内,邪气亢盛于外,邪气积聚于局部导致经络不通而发为疼痛,所以针刺局部的压痛点,可以起到直接疏通局部经气的作用,从而达到通则不痛的治疗目的;针对肿瘤患者的整体状况,选血海养血活血;合谷、太冲为四关穴,具有行气止痛的功效;神门安神止痛。

(2) 肿瘤发热

治法 扶正清热。以任脉、督脉及手阳明经穴为主。

穴方 关元 大椎 曲池 合谷 足三里

实性发热加耳尖、内庭;虚性发热加太溪、三阴交。

操作 ①毫针刺:关元、足三里用补法,其余主穴用泻法。②结合三棱针法:毫针刺基础上,大椎刺络拔罐;耳尖点刺出血。

方义 大椎、合谷、曲池清泄热邪;足三里、关元固本益气,扶正退热。

(3) 放疗、化疗后副反应

1) 胃肠道反应

治法 和胃降逆,健脾益气。以胃、大肠募穴及足阳明经穴为主。

穴方 中脘 天枢 内关 足三里

食欲下降加胃俞、脾俞;腹泻加脾俞、神阙;口腔咽喉反应加列缺、照海、廉泉。

操作 ①毫针刺:常规操作。②结合电针及灸法:毫针刺基础上,内关、足三里可接电针,密波或疏密波交替,刺激 20~30 分钟;神阙可用灸法。

方义 中脘、天枢调理胃肠;足三里健脾益气;内关和胃降逆止呕。

2) 骨髓抑制

治法 益气养血,补肾填精。以任脉、督脉、足阳明经穴及背俞穴为主。

穴方 气海 膈俞 脾俞 肾俞 大椎 足三里 悬钟

操作 ①毫针刺:针刺用补法为主,手法宜轻。②结合电针及灸法:毫针刺基础上,悬钟、足三里,膈俞、肾俞(或脾俞)接电针,疏波,刺激 20~30 分钟;可单用灸法或针后加灸,尤其是以大椎、膈俞、悬钟、足三里为重点,行重灸法。

方义 气海益气,膈俞养血;脾俞、足三里健脾生血;肾俞、悬钟补肾填精。大椎振奋督脉之阳气,促进气血之化生。现代研究表明,大椎有提高人体免疫功能的作用;足三里为人体第一保健要穴,对放疗、化疗后提高人体血细胞数量具有明显效果。

2. 其他治疗

腕踝针法 依据肿瘤及疼痛部位的分区,选取与病变部位相应的腕踝针刺激区。毫针刺入皮下后平行进针,不要求针感,以无酸、麻、痛、胀感为佳,一般可留 24~72 小时。用于肿瘤疼痛。

耳穴法 肿瘤相应耳穴部位压痛点、枕部、皮质下、神门等。用毫针刺,中等强度刺激,留针 1 小时至数小时,可间歇行针。也可耳穴埋丸,疼痛时强力按压耳穴。用于肿瘤疼痛。

灸法 大椎、足三里、三阴交、膈俞、脾俞、胃俞、肾俞、命门、气海、关元。用艾条温和灸,每次选用 2~3 穴,每穴施灸 15~20 分钟。或用隔姜灸,艾炷如枣核大,每穴施灸 7 壮。用于放疗、化疗后副反应。

【按语】

1. 针灸治疗肿瘤疼痛、发热、放疗或化疗后副作用有一定疗效,但对于肿瘤本身,针灸只作为一种辅助治疗方法,在提高患者生活质量、延长生存期方面有一定意义。

2. 放疗、化疗患者应均衡营养,摄入高热量、高蛋白、富含膳食纤维的各类营养食品,多饮水,多进食水果、蔬菜。忌辛辣、油腻等刺激性食物及煎烤、腌制、霉变食物。

3. 负面情绪对机体免疫系统有抑制作用,可促进肿瘤的发生和发展,故肿瘤患者应保持乐观开朗的心境,避免情绪刺激,积极配合治疗,应早期进行功能锻炼。

第二节 戒断综合征

戒断综合征指停用或减少酒精、阿片类、大麻等精神活性物质的使用后所致的综合征,临床表现为精神症状、躯体症状或社会功能受损,不同类型的精神活性物质的戒断症状有所不同。中医学无此病名,从临床表现和慢性成瘾损伤来看,属外毒直接侵袭血脉脑髓,扰乱气血精化生,进而影响脏腑功能和精神状态,导致正常脏腑功能低下甚至痿废不振的状态,以虚损为特征,涉及五脏、脑等多个脏腑器官。

笔记栏

知识链接

精神活性物质的分类

精神活性物质指来自体外、影响大脑精神活动并导致成瘾,产生戒断综合征的依赖性药物,主要包括以下几类:

1. 中枢神经系统抑制剂 能抑制中枢系统,如巴比妥类、苯二氮䓬类、酒精等。

2. 中枢神经系统兴奋剂 能兴奋中枢神经系统,如咖啡因、苯丙胺类药物、可卡因等。

3. 大麻 大麻是世界上最古老、最有名的致幻剂,适量吸入或食用可使人欣快,增加剂量可使人进入梦幻,陷入深沉而爽快的睡眠之中。

4. 致幻剂 能改变意识状态或感知觉,如麦角酸二乙酰胺(LSD)、仙人掌毒素(mescaline)、苯环利定(PCP)、氯胺酮(ketamine)等。

5. 阿片类 包括天然、人工合成或半合成的阿片类物质,如海洛因、吗啡、鸦片、美沙酮、二氢埃托啡、哌替啶(杜冷丁)、丁苯诺啡等。

6. 挥发性溶剂 如丙酮、汽油、稀料、甲苯、嗅胶等。

7. 烟草

【辨病与辨证】

1. 辨病

(1) 戒烟综合征:有较长时间吸烟史,每日吸 10~20 支或 20 支以上,一旦中断吸烟会出现强烈的吸烟欲望,如不能满足,则会出现精神萎靡,疲倦乏力,焦虑不安,呵欠连作,流泪流涎,口淡无味,咽喉不适,胸闷,恶心呕吐,甚至出现肌肉抖动、感觉迟钝等症状。

(2) 戒酒综合征:有长期大量饮酒史,中断饮酒后出现全身疲乏,软弱无力,呵欠,流泪,流涕,厌食,恶心呕吐,烦躁不安,精神抑郁等一系列的瘾癖症状。

(3) 戒毒综合征:患者吸食或注射阿片类毒品 2~3 次以上,戒断症状通常发生于停药 4~16 小时以后,36~72 小时内达到高峰。最初表现为呵欠,流泪流涕,出汗等类似感冒的卡他症状,随后各种戒断症状陆续出现,包括打喷嚏,寒战,厌食,恶心呕吐,腹绞痛,腹泻,全身骨骼和肌肉抽动,软弱无力,失眠或夜寐易醒,心率加快,血压升高,情绪恶劣易激惹,烦躁不安或精神抑郁,甚至出现攻击行为。以上症状同时伴有强烈的心理渴求,大部分症状在 7~10 日内逐渐消失。

2. 辨证 主要用于戒毒综合征。患者于戒毒后出现性情暴躁,烦扰不安,抽搐谵妄,毁衣损物,碰伤头身,彻夜不眠,眼红口苦,涕泪而下,腹痛腹泻,舌红,苔黄,脉弦滑数,为肝风扰动;精神疲乏,肢体困倦,萎靡不振,口流涎沫,不思饮食,头晕不寐,心慌气促,腹痛腹泻,汗出流泪,肌肉震颤甚或发抖,虚脱,卧床不起,遗屎遗尿,舌淡,苔白,脉沉细弱,为脾肾两虚;精神恍惚,烦扰不安,眠而易醒,多梦,头晕心悸,耳鸣,目眩,口干,不思饮食,腰膝酸软,舌红,少苔,脉弦细,为心肾不交。

【治疗】

(一) 戒烟综合征

1. 基本治疗

治法 宣肺化痰,宁心安神。以手太阴、手少阴经穴及奇穴为主。

穴方 百会 尺泽 丰隆 合谷 神门 戒烟穴(列缺与阳溪连线的中点)

胸闷、气促、痰多加膻中、内关;咽部不适加天突、列缺、照海;心神不宁、烦躁不安加水沟、内关;精神萎靡加脾俞、足三里;肌肉抖动加风池、阳陵泉、太冲。

操作 ①毫针刺:戒烟穴直刺 0.3 寸,强刺激,每日 1~2 次;余穴常规操作。②结合电针法:毫针刺基础上,戒烟穴、合谷接电针,密波或疏密波交替,刺激 20~30 分钟。

方义 尺泽、丰隆、合谷宣肺化痰,疏通头部经脉,调和气血;百会、神门宁心安神除烦;戒烟穴为戒烟的经验穴,能改变吸烟时的欣快口感而使其产生口苦、咽干、恶心欲呕等不适感,导致对香烟产生厌恶感而停止吸烟。

2. 其他治疗

耳穴法 肺、口、内鼻、皮质下、交感、神门。毫针强刺激,留针 15 分钟,每日 1 次,两耳交替应用;也可埋针或用王不留行籽贴压,每日按压 3~5 次,特别是有吸烟要求时应及时按压,能抑制吸烟的欲望。

电针法 穴位分为两组:①内关、神门;②戒烟穴、列缺。可交替使用,针刺后接电针,以密波或疏密波交替,刺激 20~30 分钟,可每天 2 次。

(二) 戒酒综合征

1. 基本治疗

治法 健脾益胃,安神定志。以督脉、手少阴及脾胃背俞穴为主。

穴方 百会 脾俞 胃俞 神门 足三里 三阴交

烦躁不安、精神抑郁加水沟、心俞、内关;头昏、腰膝酸软加肝俞、肾俞;恶心呕吐加内关、中脘;腹痛、腹泻加天枢、上巨虚。

操作 ①毫针刺:常规操作。②结合电针法:毫针刺基础上,脾俞、胃俞,百会、神门,接电针,密波或疏密波交替,刺激 20~30 分钟。

方义 百会位于头部,属督脉要穴,内通于脑,有镇静宁神之功;神门乃心经原穴,宁心安神;脾俞、胃俞分别为胃的背俞穴,配脾经三阴交、胃经足三里健脾和胃、调和气血。

2. 其他治疗

耳穴法 胃、口、内分泌、皮质下、神门、咽喉、肝。每次选 3~5 个穴,毫针浅刺,留针 30 分钟,每日 1 次;或用王不留行籽贴压,每日自行按压 3~5 次,如酒瘾发作时,可随时按压耳穴。

(三) 戒毒综合征

1. 基本治疗

治法 调神定志,息风化痰。以督脉、手足阳明经穴为主。

穴方 百会 印堂 水沟 风池 内关 神门 合谷 丰隆

肝风扰动加侠溪、太冲;脾肾两虚加脾俞、肾俞;心肾不交加心俞、太溪。腹痛、腹泻加天枢、上巨虚;烦躁惊厥加中冲、涌泉。

操作 ①毫针刺:水沟向鼻中隔斜刺,雀啄手法,强刺激;余穴常规操作。②结合电针法:毫针刺基础上,百会、印堂,内关(或神门),合谷,分别接电针,用疏波(1~2Hz),刺激 30 分钟。

方义 百会、印堂、水沟为督脉要穴,督脉内通于脑,可调理脑神以定志;风池活血通络、息风镇静;内关乃心包经络穴,神门为心经原穴,可宁心安神、清心除烦;合谷调和气血;丰隆化痰通络。

2. 其他治疗

刺络拔罐法 督脉、夹脊穴及膀胱经背俞穴。用皮肤针重叩,然后加拔火罐并行推罐法。

耳穴法 肺、口、内分泌、肾上腺、皮质下、神门;肝胆火盛加耳尖、肝、胆;脾肾两虚加脾、肾、艇中、腰骶椎;心肾不交加心、肾、交感;腹痛加交感、腹、胃、大肠。每次选用 3~5 个穴,毫针浅刺留针 30~60 分钟,每日 1~2 次,或用王不留行籽贴压,2~3 日更换 1 次。

电针法 内关、外关、劳宫、合谷,常规针刺,得气后分别接电针,选用 1~2Hz 的低频电脉冲,刺激 30 分钟。

【按语】

1. 针灸(尤其是耳针)戒烟效果较好,对自愿接受戒烟治疗者,大多可以达到预期的效果。对于烟龄较长、平时每日吸烟量较大或因职业及环境造成吸烟习惯者,效果较差。运用耳压或耳穴埋针戒烟时,要求戒烟者在饭后或用脑工作中抽烟欲望最强时,自行按压已贴好的耳穴以加强刺激。

2. 针灸戒酒效果明显,对自愿接受戒酒治疗者,大多可以达到预期的效果。对于酒龄较长、饮酒量较大或因职业环境造成饮酒习惯者,效果较差。运用耳压或耳穴埋针戒酒时,要求患者在酒瘾发作时,自行按压已贴好的耳穴以加强刺激。

3. 针灸戒毒有一定疗效,可有效缓解戒毒过程中出现的各种症状。在治疗过程中要对患者进行严密监护,防止其自杀以及伤人毁物。本病易复发,应在病症缓解后的间歇期继续治疗,以巩固疗效。在进行戒毒治疗前要详细了解患者吸毒的原因和方式,有的放矢地进行宣传教育和心理疏导。对于因病(如肿瘤、呼吸系统、消化系统疾病及各类神经痛)而吸毒者,要给予相应的治疗,以免出现意外。对出现惊厥、虚脱等病情较重者,应及时采取静脉输液、支持疗法等综合治疗措施。家庭及社会的配合是巩固疗效、断绝复吸必不可少的因素,应高度重视。

第三节 慢性疲劳综合征

慢性疲劳综合征(CFS)是以不明原因引起的极度疲劳而休息后不能缓解且反复或持续发作 6 个月及以上为典型临床表现,可伴随低热、头痛、咽痛、淋巴结痛、关节疼痛、肌肉酸痛、睡眠障碍、焦虑抑郁等多种躯体及精神神经症状的临床综合征。因慢性疲劳综合征病因不明,其诊断缺乏特异性的检查指标,且与纤维肌痛综合征、肌筋膜综合征、抑郁症之间有很多的重叠;而作为一个症状,慢性疲劳又可见于多种疾病之中,故鉴别诊断对于明确慢性疲劳综合征的诊断尤其重要。

本病症状表现见于中医学的"头痛""失眠""心悸""郁证""眩晕""虚劳"等病症之中。中医学认为本病主要由劳役过度、情志内伤或复感外邪,致肝、脾、肾等功能失调所致。肝主疏泄,肝气条达与否影响到情志与心理活动;肝主筋而藏血,人之运动皆由乎筋力,故肝又与运动、疲劳有关。肝气不疏,失于条达,肝不藏血,则筋无所主。脾为后天之本,主运化,主四肢肌肉,若脾气虚弱,失于健运,精微不布,则肌肉疲惫、四肢倦怠无力。肾为先天之本,藏精、主骨、生髓,肾精不足则骨软无力,精神萎靡。慢性疲劳综合征属慢性劳伤导致的以元气不足、经络阻滞为特征的多脏腑功能失调状态。

【辨病与辨证】

1. 辨病 临床评定的不能解释的持续或反复发作的慢性疲劳,该疲劳是新发的或有明确的开始,不是持续用力的结果;经休息后不能明显缓解;导致工作、教育、社会或个人活动水平较前有明显的下降。下述的症状中同时出现 4 项或 4 项以上即可诊断为本病。这些症状已经持续存在或反复发作 6 个月或更长的时间,但不应该早于疲劳:①短期记忆力或集中注意力的明显下降;②咽痛;③颈部或腋下淋巴结肿大、触痛;④肌肉痛;⑤没有红肿的多关节疼痛;⑥一种新类型、程度重的头痛;⑦不能解乏的睡眠;⑧运动后的疲劳持续超过 24

小时。

2. 辨证　以极度的疲劳持续达半年以上,休息不能缓解,可见轻度发热,头晕目眩,肌肉疲乏无力或疼痛,咽痛不适,颈前后部或淋巴结疼痛,失眠,健忘,心悸,精神抑郁,焦虑,情绪不稳定,注意力不集中等为主症。兼见神疲乏力,少气懒言,语声低微,纳谷不馨,面色苍白,头晕目眩,心悸自汗,舌淡苔白,脉虚无力,为脾气虚弱;神疲乏力,胸胁胀满,喜太息,精神抑郁,食少纳呆,腹胀便溏,或腹痛欲泻,泻后痛减,苔白或腻,脉弦,为肝脾不调;神疲乏力,面色白,形寒肢冷,腰酸膝冷,腹部冷痛,下利清谷,或五更泻,面浮肢肿,阳痿遗精,宫寒不孕,舌淡胖,苔白滑,脉沉细,为脾肾阳虚。

【治疗】

1. 基本治疗

治法　疏肝健脾,益肾养神。以督脉、任脉及足三阴经穴为主。

穴方　百会　四神聪　关元　肾俞　足三里　三阴交　太冲

脾气虚弱加气海、脾俞;肝脾不调加肝俞、脾俞;脾肾阳虚加脾俞、命门。失眠、多梦易醒加安眠、神门;心悸、焦虑加内关、心俞;头晕、注意力不集中加风池、悬钟。

操作　①毫针刺:常规操作。②结合电针、灸法:毫针刺基础上,四神聪、足三里、太冲,可加电针,疏波或疏密波交替,刺激 20~30 分钟;百会、四神聪、足三里、气海、肾俞、命门、脾俞可加灸法。

方义　百会、四神聪位于头部,可升举阳气,清利头目,健脑益神;关元鼓舞先天元气;神门为心经原穴;太冲、三阴交、足三里疏肝理气、健脾益肾,恢复体力,消除疲劳。

2. 其他治疗

皮肤针法　督脉、夹脊和背俞穴。用梅花针轻叩,每次 15~20 分钟。

耳穴法　心、肾、肝、脾、脑、皮质下、神门、交感。每次选 3~5 个穴,用王不留行籽贴压。两耳交替使用。

拔罐法　背部膀胱经的两条侧线。行闪罐、走罐法。

灸法　①任脉灸法:选中脘、建里、神阙、关元、气海等穴,隔姜或附子饼灸 40 分钟左右,每周 1~2 次。②督脉灸法:用生姜捣烂如泥敷于督脉,姜泥上铺附子、桂枝等辛温通络药物,再将适量艾绒敷于药物之上,点燃艾绒,待艾绒燃尽,取下姜泥。每周 1 次,每次 40 分钟左右。

【按语】

1. 针灸治疗本病,可以较好地缓解躯体疲劳的自觉症状,能调节患者的情绪和睡眠,并在一定程度上改善患者体质虚弱的状况。除针灸治疗以外,还应配合饮食疗法,补充维生素和矿物质;必要时服用中药以及西药抗抑郁剂、免疫增强剂等。

2. 保持情绪乐观,避免精神刺激;日常生活要有规律,勿过于劳累;参加适当的体育锻炼,坚持八段锦锻炼及六字诀训练,对本病的康复十分有益。

（施　静）

复习思考题

1. 简述肿瘤放疗、化疗后胃肠道反应的针灸治疗方法。

2. 简述戒断综合征的针灸治疗方法。

3. 简述针灸治疗慢性疲劳综合征的方法。

下 篇

附 论

第十三章

子午流注针法与灵龟八法

第一节 子午流注针法

子午流注针法是以井、荥、输、经、合五输穴配合阴阳五行为基础,运用干支配合脏腑,干支纪年、纪月、纪日、纪时,以推算经气流注盛衰开合,按时取穴的一种治疗方法,分为纳甲法和纳子法。

"子午"具有时辰、阴阳和方位等多种相对的含义,所涉及的概念比较广泛。从时辰上分,古人将一天分为十二个时辰,用子午以分昼夜,子时是夜半,午时为日中;从阴阳变化而分,子时为阴盛之时,阴极生阳,是一阳初生的夜半,午为阳盛之时,阳极生阴,是一阴初生的日中。"流注"一词中"流"指流动,"注"指输注,古人将人体的气血循环比喻成水流,在经脉中川流不息地流动输注,由于一日十二时辰的阴阳消长有一定的规律性,人体的气血及各种功能也随着时辰的转换发生周期性变化,故针刺治疗亦应依据气血盛衰的周期变化规律而循经取穴。

子午流注针法源于《黄帝内经》中天人相应的思想,古人认为人体气血的运行与自然界的周期变化规律密切相关,因此针灸治疗与取穴亦当与之相应,从而可提高疗效。《灵枢·顺气一日分为四时》云:"春生夏长,秋收冬藏,是气之常也,人亦应之,以一日分为四时,朝则为春,日中为夏,日入为秋,夜半为冬。"如果生病,也会因时间变化而产生"旦慧、昼安、夕加、夜甚"的病情变化。《灵枢·九针十二原》说:"知机之道者,不可挂以发,不知机道,叩之不发。知其往来,要与之期。"《素问·刺法论》中"木欲发郁,亦须待时,当刺足厥阴之井……火欲发郁,亦须待时,君火相火,当刺包络之荥"等记载是按时取穴法的最早运用。《素问·六微旨大论》云:"天气始于甲,地气始于子,甲子相合,命曰发立,谨候其时,气可与期。"提出了以干支顺序纪年,形成60环周的岁次,并强调了时气与疾病治疗的密切关系。子午流注、气血运行学说及《难经》对五输穴的阴阳、五行配属为子午流注针法的创立奠定了基础。子午流注针法创立于宋金,此时干支学说盛行,推动了时间医学的发展,子午流注逐渐从理论走向临床实践。窦汉卿所著《标幽赋》中的"一日取六十六穴,方见幽微",是"纳支法"的具体提出;徐凤的"子午流注按时定穴歌"是"纳干法"的具体推法。

一、子午流注针法的基本组成

天干、地支、阴阳、五行、脏腑、经络及五输穴等是子午流注针法的基本组成内容,可概括为天干地支配合脏腑时辰、五输穴配合阴阳五行两大部分。

(一) 天干、地支配合

天干共十个,起于甲而终于癸,即甲、乙、丙、丁、戊、己、庚、辛、壬、癸;地支共十二个,起于子而终于亥,即子、丑、寅、卯、辰、巳、午、未、申、酉、戌、亥。古人将天干和地支结合,用于纪年、月、日、时,天干第一为甲,地支第一为子,干支配合后,便形成甲子、乙丑、丙寅、丁卯等,由于天干是 10 数,地支是 12 数,两者配合后,以六轮天干、五轮地支,便成六十环周,称为一个甲子,具有周期循环的意义。干支配合形成六十环周见表 13-1。

表 13-1　干支配合六十环周

甲子	乙丑	丙寅	丁卯	戊辰	己巳	庚午	辛未	壬申	癸酉
甲戌	乙亥	丙子	丁丑	戊寅	己卯	庚辰	辛巳	壬午	癸未
甲申	乙酉	丙戌	丁亥	戊子	己丑	庚寅	辛卯	壬辰	癸巳
甲午	乙未	丙申	丁酉	戊戌	己亥	庚子	辛丑	壬寅	癸卯
甲辰	乙巳	丙午	丁未	戊申	己酉	庚戌	辛亥	壬子	癸丑
甲寅	乙卯	丙辰	丁巳	戊午	己未	庚申	辛酉	壬戌	癸亥

(二) 天干、地支在子午流注针法中的应用

1. 天干、地支代数分阴阳　干支分阴阳,具有两方面的含义。一是按代数的奇偶分阴阳,天干 10 数及地支 12 数中分别按顺序进行代数,奇数为阳,偶数则为阴。二是在十二经开井穴时,提出阳进阴退,详见"纳干法"的临床运用。干支代数及阴阳属性见表 13-2。

表 13-2　天干地支代数及阴阳属性

干支数											
1	2	3	4	5	6	7	8	9	10	11	12
天干 甲	乙	丙	丁	戊	己	庚	辛	壬	癸	甲	乙
地支 子	丑	寅	卯	辰	巳	午	未	申	酉	戌	亥

2. 天干配属五行　天干合化五行,是根据刚柔相济的原理,按五行相生排列,它是纳干法合日互用的依据。天干配属五行见表 13-3。

表 13-3　天干配属五行

天干	甲	乙	丙	丁	戊	己	庚	辛	壬	癸
五行	土	金	水	木	火	土	金	水	木	火

3. 天干、地支配属脏腑、经脉　天干有阴阳之分,脏腑、经脉有阴阳表面关系,因此将阴干配属脏和阴经,阳干配属腑和阳经。由于天干为 10 数,而脏腑、经脉为 12 数,在配属上将心包经及三焦经分别归属于心及小肠。《素问·脏气法时论》说:"肝主春,足厥阴少阳主治,其日甲乙⋯⋯心主夏,手少阴太阳主治,其日丙丁⋯⋯脾主长夏,足太阴阳明主治,其日戊己⋯⋯肺主秋,手太阴阳明主治,其日庚辛⋯⋯肾主冬,足少阴太阳主治,其日壬癸。"天干配脏腑是"纳干法"的基础之一,在逐日开穴时,按照井、荥、输、经、合的流注次序,根据当时的天干,依次取所属脏腑腧穴。

地支配脏腑,是以一天十二地支与脏腑相配,是"纳支法"的基础之一。人身气血运行,从中焦开始,上注于肺经,经过大肠、胃、脾、心、小肠、膀胱、肾、心包、三焦、胆、肝,再流注于肺,这个流注,是从寅时开始的。由于地支配属脏腑、经脉是将十二个时辰的推移和十二经脉气血流注相结合,两者数字相等,因此次序排列固定不变。天干、地支与脏腑经脉的配属关系见表 13-4。

表 13-4　天干地支配属脏腑、经脉

天干	甲	乙	丙	丁	戊	己	庚	辛	壬	癸	甲	乙
经脉	胆	肝	小肠	心	胃	脾	大肠	肺	膀胱	肾	胆	肝
地支	子	丑	寅	卯	辰	巳	午	未	申	酉	戌	亥
经脉	胆	肝	小肠	心	胃	脾	大肠	肺	膀胱	肾	心包	三焦

附:天干地支配属脏腑、经脉歌诀

甲胆乙肝丙小肠,丁心戊胃己脾乡,庚属大肠辛属肺,壬属膀胱癸肾脏,三焦也向丙中寄,包络从阴丁火旁。肺寅大卯胃辰宫,脾巳心午小未中,申膀酉肾心包戌,亥焦子胆丑肝通。

4. 五输穴配合阴阳五行　《黄帝内经》中提出的五输穴配合阴阳五行为后世创立子午流注针法奠定了基础。《灵枢·本输》说:"肺出于少商,少商者,手大指端内侧也,为井木……大肠上合手阳明,出于商阳,商阳,大指次指之端也,为井金。"首次提出了"阴井木,阳井金"的五输穴配合阴阳五行的原则,《难经·第六十四难》又做了进一步的补充。十二经五输穴与脏腑阴阳五行配合关系见表 13-5。

表 13-5　五输穴与脏腑阴阳五行配合表

阳经五输穴						阴经五输穴					
五输穴 经脉	井(金)	荥(木)	输(水)	经(火)	合(土)	五输穴 经脉	井(木)	荥(火)	输(土)	经(金)	合(水)
胆经(木)	足窍阴	侠溪	足临泣	阳辅	阳陵泉	肝经(木)	大敦	行间	太冲	中封	曲泉
小肠经(火)	少泽	前谷	后溪	阳谷	小海	心经(火)	少冲	少府	神门	灵道	少海
胃经(土)	厉兑	内庭	陷谷	解溪	足三里	脾经(土)	隐白	大都	太白	商丘	阴陵泉
大肠经(金)	商阳	二间	三间	阳溪	曲池	肺经(金)	少商	鱼际	太渊	经渠	尺泽
膀胱经(水)	至阴	通谷	束骨	昆仑	委中	肾经(水)	涌泉	然谷	太溪	复溜	阴谷
三焦经(相火)	关冲	液门	中渚	支沟	天井	心包经(君火)	中冲	劳宫	大陵	间使	曲泽

二、子午流注针法中时间干支推算方法

包括年、月、日、时干支推算(表 13-6、表 13-7)。

1. 年干支推算法　年干支推算,天干从甲开始顺序下数,地支从子开始顺序下数,干支配合后年干支始于甲子,按照 60 环周循环。

计算公式 =(当年的公元数 –3)÷60,余数即为年干支数。

如计算 2011 年的干支数:(2011–3)÷60=33……28(余数),28 在六十甲子中是辛卯,故 2011 年是辛卯年。

笔记栏

表 13-6 公元 2011—2038 年的元旦干支

闰年		平年					
年份	元旦干支	年份	元旦干支	年份	元旦干支	年份	元旦干支
2011	丙辰	2012	辛酉	2013	丁卯	2014	壬申
2015	丁丑	2016	壬午	2017	戊子	2018	癸巳
2019	戊戌	2020	癸卯	2021	己酉	2022	甲寅
2023	己未	2024	甲子	2025	庚午	2026	乙亥
2027	庚辰	2028	丙戌	2029	辛卯	2030	丙申
2031	辛丑	2032	丁未	2033	壬子	2034	丁巳
2035	壬戌	2036	丁卯	2037	癸酉	2038	戊寅

表 13-7 日干支各月加减数

月份	1月		2月		3月		4月		5月		6月		7月		8月		9月		10月		11月		12月	
	干	支	干	支	干	支	干	支	干	支	干	支	干	支	干	支	干	支	干	支	干	支	干	支
平年	减一	减一	加零	加六	减二	加十	减一	加五	减一	减一	加零	加六	加零	加零	加一	加七	加二	加二	加八	加三	加三	加三	加三	加九
闰年							余数加一																	

2. 月干支推算法　按照农历计算。一年有 12 个月,正好与十二地支相配,每年的 1 月均为寅,2 月即为卯,依次循序类推,月与地支配合固定不变。天干与地支的配合,则需按特点记忆进行推算,"甲己之年丙作首,乙庚之年戊当头,丙辛之年庚寅上,丁壬壬寅顺行流,若言戊癸何方起,甲寅之上去寻求"。即甲年、己年的正月是丙寅,余月顺序类推。如 2011 年是辛卯年,1 月的干支即为庚寅,其余各月的干支可依次推算。

3. 日干支推算法　由于农历存在大小月、闰月不固定情况,而阳历除每 4 年有 1 次闰 2 月(为 29 天)外,每年的大小月都固定不变,因此通常采用阳历进行推算。平年可利用当年元旦干支代数作为基础,加上所求的日数,然后再按各月或加或减,再除干支的周转数,所得商之后的余数即为所求的日干支代数。逢闰年时,因 2 月份多 1 天,故自 3 月起应在求出的代数上加 1,即为闰年所求日干支的代数。当年元旦的干支除参考干支分阴阳外,可在元旦干支列表中查阅。

例如:1984 年元旦(查元旦干支表)为甲午,甲的代表数是 1,午的代表数是 7,因为 1984 年是闰年,便可求出本年 12 个月的第一日干支。如计算 2 月 1 日的干支,干:1+1+0=2,为乙;支:7+1+6=14,为丑,1984 年 2 月 1 日的干支为乙丑。

4. 时干支推算法　一日始于子时,所以时干支也从子时开始推算。由于每日子时的时干与日干相关,即甲己起甲子,乙庚起丙子,丙辛起戊子,丁壬起庚子,戊癸起壬子。其意思是甲日、己日的十二时辰,都是从甲子开始,同样,乙日庚日从丙子开始,丙日辛日从戊子开始,丁日壬日从庚子开始,戊日癸日从壬子开始。由于时干支的推算是建立在日干的基础上,十二地支、十二个时辰是固定不变的,每天都是从夜半子时开始。每天子时应配什么天干,用前面歌诀可以很快推算出来。

古人将一天分为十二个时辰,由于每天是 24 小时,用十二地支来代表,每一个时辰便是 2 小时。子时是夜半,代表 23~1 点钟,依此顺推。以上的时间,是以当地时间为准,因为各个地区时间有差异。1884 年在华盛顿举办的国际经度会议上制定了划分时区的办法,规定每

笔记栏

隔经度 15°算一个时区,全球分 24 个时区,把通过英国伦敦格林尼治天文台原址那条经线定为 0°经线,作为 0°中央经线,从西经 7.5°至东经 7.5°为中时区,向东划分 12 个时区,向西划分 12 个时区。地理经度和时间有特定的关系。因地球每 24 小时自转 1 周(360°),则每小时自转 360°÷24=15°,每经度 1°时刻差为 60÷15=4 分钟,此为地区时差计算的基础。我国使用全国统一的标准时即北京时间,但作为时空影响人体的自然变化,则应以当地时间为准,即以北京时间为基础,按照时区加以运算。例如:北京约位于东经 116°,哈尔滨是东经 126°,则两地时差为(126–116)×4=40 分钟;成都位于东经 104°,与北京的时差为(116–104)×4=48 分钟。

三、子午流注针法的临床运用

临床应用上分"纳干法""纳支法"两大类。

(一)子午流注纳干法

子午流注纳干法又称"纳甲法",是运用天干配脏腑的一种按时开穴的子午流注针法。在应用时首先将患者就诊的年、月、日、时干支推算出来,结合十二经脉的流注和五输穴的相生规律依次开穴。

1. 阳进阴退 在天干配脏腑的基础上,按照阳进阴退规律,开取各经井穴的方法。这里的阳指天干,阴指地支,就是说天干为阳主,按顺序推进;而地支为阴主,则从戌时起,按酉、申、未、午、巳、辰、卯、寅、亥的倒退次序与天干配合。如表 13-8 所示,甲日的甲戌时则开胆经的井穴足窍阴。

表 13-8 子午流注按时开井穴表

日干	甲	乙	丙	丁	戊	己	庚	辛	壬	癸
时辰	甲→ 戌⋯→	乙→ 酉⋯→	丙→ 申⋯→	丁→ 未⋯→	戊→ 午⋯→	己→ 巳⋯→	庚→ 辰⋯→	辛→ 卯⋯→	壬→ 寅⋯→	癸 亥
经脉	胆	肝	小肠	心	胃	脾	大肠	肺	膀胱	肾
井穴	足窍阴	大敦	少泽	少冲	厉兑	隐白	商阳	少商	至阴	涌泉

注:→阳进 ⋯→阴退

需要注意的是,流注从甲日起开穴,至癸日而终,至癸日肾经开涌泉穴,则不按阴退的原则,而在癸亥时开涌泉。原因是每日每经值 11 个时辰,10 日值 110 个时辰,10 日应相差 10 个时辰,故不在癸丑时开穴而推后 10 个时辰在癸亥时开穴,这样使甲日戌时相交的流注循环不受影响。

2. 经生经、穴生穴 按上述继每日开取井穴之后,而当日以后时辰开穴时则可按照经生经、穴生穴规律推演。阳日阳时开阳腑井穴,转注阴日,按井、荥、输、经、合次序继续开阳时。例如:甲日甲戌时开胆经井穴足窍阴,下一时辰乙亥为阴时不开穴,甲日十二时辰已完,便应转注到乙日开丙子阳时,继续开小肠经荥穴前谷。阴日阴时开阴脏井穴,转注阳日,按五输穴次序继续开阴时。例如:乙日乙酉时开肝经井穴大敦,下一阴时是丁亥,开心经荥穴少府,乙日十二时辰已完,便应转注丙日己丑继续开脾经输穴太白。

3. 返本还原、逢输过原 "本"指当日的值日经,"原"指值日经的原穴。阳经在开输穴的同时,必须同开原穴,开取原穴的时间是在开取井穴后的四个时辰,例如胆经在甲日甲戌时开取井穴足窍阴,到乙日戊寅时则应开取该经的原穴丘墟。阴经每逢开输穴的同时,就要开井穴所属经脉的原穴,例如丙日己丑时开脾经的输穴太白,因为是从乙日乙酉时开肝经的井穴大敦而来,所以这时就要开肝经的原穴太冲(阴经以输为原)。

4. 气纳三焦　三焦主持诸气，气为阳，所以凡是阳经开到合穴，下一阳时便应气纳三焦，开生我穴。这里"我"指"井"穴所属的经。例如甲日戌时开胆经井穴足窍阴，转注乙日继续开阳时，到了壬午开合穴，下一阳时甲申，便要开三焦属水的荥穴液门，因为胆属木，水生木就是生我的关系。余可类推。

5. 血归包络　血为阴，所以凡是阴经开到合穴，下一阴时就要血归包络，开我生穴。例如乙日酉时开肝经井穴大敦，下一阴时丁亥开心经荥穴少府，转注丙日继续开阴时，到癸巳时开肾经合穴阴谷后，下一阴时己未，便要血归包络，开心包经我生穴，因肝属木，木生火，所以开心包经荥穴劳宫。余可类推。

开取三焦经、心包经的五输穴都在日干重见时，也就是主经（值日经）开井穴之后的五个时辰。此外，在壬、癸日开值日经原穴时，应同开三焦经或心包经的原穴。

一、四、二、五、三、〇反克取穴法：根据六甲周期，阳进阴退开井穴，阳日阳时开阳经，阴日阴时开阴经，和地支顺时推进等基础，进行推算，解决癸日十时不开的不足。此法系运用反克规律推算而来，其开穴规律见表13-9。

表13-9　一、四、二、五、三、〇反克取穴表

常规		一	四	二	五	三	〇
五输纳穴		井	经	荥	合	输	纳、归
甲	干支	甲日,甲戌	己日,甲子	戊日,甲寅	丁日,甲辰	丙日,甲午	乙日,甲申
	穴名	窍阴	阳辅	侠溪	阳陵泉	临泣	液门
乙	干支	乙日,乙酉	己日,乙亥	己日,乙丑	戊日,乙卯	丁日,乙巳	丙日,乙未
	穴名	大敦	中封	行间	曲泉	太冲	劳宫
丙	干支	丙日,丙申	庚日,丙戌	庚日,丙子	己日,丙寅	戊日,丙辰	丁日,丙午
	穴名	少泽	阳谷	前谷	小海	后溪	中渚
丁	干支	丁日,丁未	辛日,丁酉	庚日,丁亥	庚日,丁丑	己日,丁卯	戊日,丁巳
	穴名	少冲	灵道	少府	少海	神门	大陵
戊	干支	戊日,戊午	壬日,戊申	辛日,戊戌	辛日,戊子	庚日,戊寅	己日,戊辰
	穴名	厉兑	解溪	内庭	足三里	陷谷	支沟
己	干支	己日,己巳	癸日,己未	壬日,己酉	辛日,己亥	辛日,己丑	庚日,己卯
	穴名	隐白	商丘	大都	阳陵泉	太白	间使
庚	干支	庚日,庚辰	甲日,庚午	癸日,庚申	壬日,庚戌	壬日,庚子	辛日,庚寅
	穴名	商阳	阳溪	二间	曲池	三间	天井
辛	干支	辛日,辛卯	乙日,辛巳	甲日,辛未	癸日,辛酉	壬日,辛亥	壬日,辛丑
	穴名	少商	经渠	鱼际	尺泽	太渊	曲泽
壬	干支	壬日,壬寅	丙日,壬辰	己日,壬午	甲日,壬申	癸日,壬戌	癸日,壬子
	穴名	至阴	昆仑	通谷	委中	束骨	关冲
癸	干支	癸日,癸亥	戊日,癸丑	丁日,癸卯	丙日,癸巳	乙日,癸未	甲日,癸酉
	穴名	涌泉	复溜	然谷	阴谷	太溪	中冲

（二）子午流注纳支法

子午流注纳支法又称"纳子法"，是以一天十二时辰配合脏腑（见前地支配脏腑）按时开穴的方法。临床上有两种运用方法，即补母泻子法和一日六十六穴法。纳支法的运用比较

笔记栏

灵活而简便,在临床上应用较为广泛,可根据病因、病性、病势,在相关经络经气旺盛时,灵活取用本经五输穴进行治疗。

1. 补母泻子取穴法 以本经经脉的五行属性和五输穴的五行属性为基础,推算母子关系,按照"虚则补其母,实则泻其子"进行按时取穴。例如手太阴肺经生病,肺属金,它的母穴是属土的太渊穴,子穴是属水的尺泽穴。如果肺经邪气实,就在肺气方盛的寅时,取尺泽穴行泻法;如果正气虚,又应当在肺气方衰的卯时取太渊穴行补法。若本经开穴时间已过,或不虚不实的病证,可取本经同一属性的经穴,又称本穴,或取本经原穴进行治疗。例如肺经本穴为经渠,原穴为太渊。十二经补母泻子取穴见表13-10。

2. 一日六十六穴法 按照上述补母泻子法取穴尚不完善,因阴经一天只取20穴,阳经一天只取24穴,还有22穴没有取用。根据窦汉卿在《标幽赋》里提出了"一日取六十六穴之法,方见幽微",应按十二时辰所属脏腑,阴经开井、荥、输、经、合五穴,阳经开井、荥、输、原、经、合六穴。

表 13-10 十二经补母泻子、本穴、原穴表

经脉	五行	流注时辰	病候举例	补法		泻法		本穴	原穴
				母穴	时辰	子穴	时辰		
肺	辛金	寅	咳嗽、心烦、胸满	太渊	卯	尺泽	寅	经渠	太渊
大肠	庚金	卯	牙痛、咽喉痛	曲池	辰	二间	卯	商阳	合谷
胃	戊土	辰	腹胀、腹痛	解溪	巳	厉兑	辰	三里	冲阳
脾	己土	巳	腹胀满、腹泻	大都	午	商丘	巳	太白	太白
心	丁火	午	咽干、舌痛、掌热	少冲	未	神门	午	少府	神门
小肠	丙火	未	项强、颔肿	后溪	申	小海	未	阳谷	腕骨
膀胱	壬水	申	头痛、目眩、癫疾	至阴	酉	束骨	申	通谷	京骨
肾	癸水	酉	心悸、腰痛	复溜	戌	涌泉	酉	阴谷	太溪
包络	丁火	戌	痉挛、心烦、胁痛	中冲	亥	大陵	戌	劳宫	大陵
三焦	丙火	亥	耳聋、目痛	中渚	子	天井	亥	支沟	阳池
胆	甲木	子	头痛、胁痛	侠溪	丑	阳辅	子	临泣	丘墟
肝	乙木	丑	胁痛、疝气	曲泉	寅	行间	丑	大敦	太冲

第二节 灵 龟 八 法

灵龟八法又称"奇经纳甲法""奇经纳卦法",是运用古代哲学的八卦九宫学说,结合人体奇经八脉气血的会合,取其与奇经八脉相通的八个穴位,按照日时干支的推演数字变化,采用相加、相除的方法,作出按时取穴的一种针刺法。灵龟八法是在窦汉卿著《针经指南》中所运用的八脉八穴基础上发展起来的,到宋、元时代干支盛行时才配以八卦九宫,到明代徐凤所著《针灸大全》中才正式提出"灵龟八法"一词。临床上常和子午流注针法相辅相成,配合应用。

一、灵龟八法的组成

灵龟八法的组成包括九宫八卦、八脉交会穴、八法逐日干支代数及八法临时干支代数。

1. 九宫八卦与八脉交会穴 八卦是古人取阴阳之象,结合自然界的天、地、水、火、风、雷、山、泽构成。即:乾为天作☰形,坤为地作☷形,坎为水作☵形,离为火作☲形,巽为风作☴形,震为雷作☳形,艮为山作☶形,兑为泽作☱形。把八卦的名称和图像结合四方,即成九宫。由于八卦各有方位,配合九宫,根据戴九履一、左三右七、二四为肩、八六为足、五十居中的九宫数字。每宫再配上奇经八脉中的一条及其配属的穴位,就成为:坎一联申脉,照海坤二五,震三属外关,巽四临泣数,乾六是公孙,兑七后溪府,艮八系内关,离九列缺主。此八穴的代表数字,在灵龟八法的推算中极为重要(表13-11)。

表 13-11 八卦、九宫、八穴关系表

八卦	乾	坎	艮	震	巽	离	坤	兑
九宫	六	一	八	三	四	九	二、五	七
八脉交会穴	公孙	申脉	内关	外关	足临泣	列缺	照海	后溪

附:九宫歌及八法歌

九宫歌:戴九履一,左三右七,二四为肩,八六为足,五十居中,寄于坤局。

八法歌:坎一联申脉,照海坤二五,震三属外关,巽四临泣数,乾六是公孙,兑七后溪府,艮八系内关,离九列缺主。

2. 八法逐日干支代数 八法逐日干支代数的由来,是根据五行生成数和干支顺序的阴阳定出的,它是演算灵龟八法穴位的基本数字,日时的干支数字作为八法取穴的依据(表13-12)。

表 13-12 八法逐日干支代表数

代数	10	9	8	7
天干	甲己	乙庚	丁壬	戊丙辛癸
地支	辰戌丑未	申酉	寅卯	巳亥午子

3. 八法临时干支代数 每日每个时辰的干支,亦各有一个代数,这个代数与逐日干支的代数有着同样的意义,是推演八法必须掌握的内容(表13-13)。

表 13-13 八法临时干支代数表

代数	9	8	7	6	5	4
天干	甲己	乙庚	丙辛	丁壬	戊癸	己亥
地支	子午	丑未	寅申	卯酉	辰戌	

二、灵龟八法的开穴法

将日、时的干支数字加起来,得出四个数字的和数,然后按照阳日用9除,阴日用6除的公式,所得商之外的余数,就是八卦所分配的某穴的代数,也就是当时应开的腧穴。

公式 =(日干 + 日支 + 时干 + 时支)÷9(阳)或6(阴)= 商…(余数)

凡除尽不余,遇到这种情况,阳日作9计算,应开的是列缺;阴日则作6计算,应开的穴是公孙。

附:八法临时干支歌

甲己子午九宜用,乙庚丑未八无疑,丙辛寅申七作数,丁壬卯酉六顺和,戊癸辰戌各有

五,巳亥单加四共齐,阳日除九阴除六,不及零余穴下推。

三、灵龟八法的临床应用

灵龟八法的应用主要包括八穴配对选用、定时取穴与配穴、按时取穴与配合病穴、流注、八法联合应用。由于灵龟八法选用的穴位只有八个,而且每次开穴仅有一个穴位,因此在临床应用时常结合其他选穴方法以提高疗效。

1. 八穴配对选用　除选用根据公式计算所开的穴位外,可用父母、夫妻、男女、主客等八穴的配用关系进行配穴,就是公孙配内关,临泣配外关,后溪配申脉,列缺配照海。

2. 定时取穴与配穴　就是定时选取与病情相适应的八法开取的穴位,再配以适当的其他经穴进行治疗。例如胃心胸部疾患是公孙、内关的适应证,可在其开穴时间进行治疗;头面之疾可分别选后溪、列缺、足临泣、照海的开穴时间定时治疗。

3. 按时取穴与配合病穴　就是除选用患者就诊时间所开的八法穴外,再配合与疾病相适应的穴位进行治疗。例如厥心痛,适逢丙申日己丑时,即先开公孙、内关,再配合厥阴俞、巨阙针刺,以提高疗效。

4. 流注、八法联合应用　子午流注法、灵龟八法两者以"时穴"为主,两者可联合应用,可先开八法穴,再配纳干按时取穴或纳支取穴;也可先根据病情,预定八法开穴时间再配纳干定时取穴。

●（惠建荣）

第十四章

常见激痛点及神经刺激点

第一节 激 痛 点

由美国学者 Janet G.Travell 博士提出的关于"肌筋膜激痛点"的概念,以及对其进行的电生理学、组织病理学及临床表现、诊断和治疗方面的一系列研究,使我们对肌肉骨骼疼痛从基础到临床有了一个全新的认识。尤其是近年来,针刺激痛点的方法方兴未艾,为针灸学的发展注入了新的活力。本节将简要介绍激痛点的有关知识和常见激痛点的定位与主治。

一、肌筋膜激痛点及其相关概念

激痛点又称扳机点或触发点,肌肉的激痛点最常出现在深层肌筋膜部位,因此,通常称为肌筋膜激痛点。激痛点是肌肉等软组织中最常生成穴位的部位,可分为肌筋膜激痛点和非肌筋膜激痛点,前者主要是指激痛点位于肌筋膜部位,后者指激痛点位于皮肤、韧带、筋膜(非肌筋膜)、骨膜、关节囊等非肌筋膜部位。激痛点与通常所说的压痛点不同,激痛点是可引发远端引传痛的敏感点,而压痛点强调的是局部按压出现的局部痛反应。

1. 肌筋膜激痛点的概念 肌筋膜激痛点有许多类型,其概念以中心激痛点为主,是指骨骼肌的过度应激点,位于深筋膜部位,伴随着紧绷肌带内可触摸的过度敏感结节。当受到压迫时会引起疼痛,并引发特征性引传痛、引传压痛、运动功能障碍和自主神经现象。肌筋膜激痛点(中心激痛点)的病原学定义为骨骼肌内一群电活性点,每个点都与一个收缩结和一个功能障碍的运动终板相关。

2. 肌筋膜激痛点的相关概念 ①紧绷肌带:是指一组从激痛点延伸到肌肉附着的紧张的肌纤维,纤维张力由位于激痛点区域内的收缩结节产生,肌带内纤维的反射性收缩会导致局部抽搐反应。②激痛点引传现象:由激痛点引起的感觉性、运动性或自主神经性现象,通常远离激痛点,例如疼痛、压痛、运动单位增加(痉挛)、血管收缩和过度分泌等。③激痛点引传痛:由激痛点引起的疼痛,感觉上在远处,通常远离其根源,引传痛模式与激痛点之间的联系是可复现的。激痛点引传痛的分布,很少与外周神经或皮区节段的分布重合,这是激痛点最为重要的引传痛特征,因此,激痛点不是基于神经系统的人体联系规律的体系。④引传性自主神经现象:由激痛点引起的、出现在激痛点所在区域之外的某些现象,包括血管收缩(使变苍白)、发冷、流汗、立毛反应、上睑下垂(Müller 肌,颈交感神经支配)和过度分泌等,出现这种症状的区域通常就是该激痛点传导疼痛的区域。⑤激痛点引传区:是指远离某激痛点、但能观察到该激痛点引传现象(包括感觉性、运动性、自主神经性)的特定身体区域。⑥运动终板:运动神经元轴突的终末分支与横纹肌纤维(细胞)发生突触接触的终板末端。⑦激痛点主要疼痛区和溢出疼痛区:前者指激痛点活化时出现引传疼痛的区域;后者指部分患者感受到的引传痛,位于活化激痛点主要疼痛区之外的区域。⑧激痛点的活性点:指肌肉内出现自发性电活动(常具有终板噪声的特征)、但未必会出现单纤维动作电位的特征性峰电位活

笔记栏

动的一个微小区域。

二、肌筋膜激痛点的类型

肌筋膜激痛点包括活化激痛点、相关激痛点、附着激痛点、中心激痛点、关键激痛点、潜伏激痛点、活性激痛点、原发性激痛点和卫星激痛点等。肌筋膜激痛点应该与表皮激痛点、韧带激痛点、骨膜激痛点或任何其他非肌肉的激痛点相区别(表14-1)。

表14-1　肌筋膜激痛点分类表

激痛点分类名称	定义
中心肌筋膜激痛点	与发生功能障碍的终板密切相关的肌筋膜激痛点,位置靠近肌纤维中央
关键肌筋膜激痛点	导致一个或多个卫星激痛点活化的激痛点,临床上如果对某激痛点去活化同时使其卫星激痛点去活化,就可确认该激痛点为关键激痛点
附着肌筋膜激痛点	位于肌肉肌腱联合处或肌肉的骨骼附着处的激痛点,如果中心激痛点的紧绷带的特征性张力不能得到缓解,附着激痛点就会导致起止点病
相关肌筋膜激痛点	某块肌肉内与其他肌肉激痛点同时出现的激痛点,两者可能由一个引发另一个,也可能都源于相同的机械性或神经性因素
卫星肌筋膜激痛点	由关键激痛点的神经性或机械性活动引发的中心激痛点,单凭检查很难区分造成关键激痛点和卫星激痛点关系的机制。这种关系通常可通过对关键激痛点去活化的同时使卫星激痛点去活化来确认。卫星激痛点可能出现在关键激痛点引传区域内,因对生有关键激痛点的肌肉起代偿作用而超负荷的协同肌肉内、对抗紧张关键肌肉的拮抗肌内,或与关键激痛点表面上只有神经性联系的肌肉内,过去曾认为只有在另一个激痛点的引传痛区内生成的激痛点才被认为是卫星激痛点
潜伏肌筋膜激痛点	在临床上未表现出自发性疼痛,只有在触诊时才表现出疼痛的激痛点,潜伏激痛点可能具有活化激痛点的其他所有临床特征,并总是具有使肌肉张力增加、活动范围受限的紧绷肌带
活化肌筋膜激痛点	引起患者临床疼痛主诉的肌筋膜激痛点,其特点包括压痛、限制肌肉完成伸长、造成肌肉无力、受到直接压迫时能传导患者可识别的疼痛、受到充分刺激时能引发肌纤维的局部抽搐反应、当压迫力度在患者疼痛耐受度内时会产生引传性运动现象,并经常出现自主神经现象(通常发生在引传痛区内),以及引起引传痛区内的压痛
原发性肌筋膜激痛点	因所在肌肉的急性或慢性超负荷或反复过度使用而活化、并非因其他肌肉内激痛点活动而活化的中心激痛点
继发性肌筋膜激痛点	目前已很少用,现已被归类为卫星激痛点。过去的定义为含有关键激痛点的肌肉的协同肌或拮抗肌内生成的激痛点

三、非肌筋膜激痛点

非肌筋膜激痛点是指在正常皮肤、瘢痕组织、筋膜、韧带和骨膜等软组织上也可能生有致痛的激痛点。这些部位产生伤害感受的原因需要进一步澄清,但肯定与中心激痛点机制不同,因为肌筋膜激痛点的机制与运动神经终板有密切关系。

1. 皮肤激痛点　是指在皮肤上出现的高度局化的激痛点部位。皮肤激痛点通常会向局部或远处传导一种中度的尖锐刺痛,激痛点受刺激时,引传区域内也会表现出感觉调节的现象(引传性的压痛或触物感痛),有些引传区位于相同的节段分布内,但有些与皮肤激痛点所在的节段没有任何关系。有些皮肤激痛点可向附近或远处传导疼痛或麻木感。研究显示皮肤激痛点不像肌筋膜激痛点一样具有固定的引传痛模式,也没有发现皮肤激痛点的引传区与下层肌肉内激痛点的引传区之间存在任何关系。位于皮肤或黏膜内的瘢痕激痛点传导的是一种灼烧、针刺或电击样的疼痛感。

2. 筋膜与肌腱激痛点　是指在某些筋膜或筋膜性肌膜上或肌腱上出现的激痛点。如在臀中肌的筋膜性肌外膜上注射生理盐水,可引发疼痛传导到几厘米之外。对胫前肌肌腱内一个压痛点进行刺激,可产生疼痛向踝关节内侧和脚背传导。肌肉肌腱联合的压痛可能是继发于腹肌的激痛点紧绷肌带的起止点病,但也可能是局部的肌腱激痛点。膝关节内侧自发性疼痛的患者在半膜肌附着处的点状压痛点,附着处的局部压力或紧张都可使疼痛复现。

3. 关节囊激痛点　是指出现在关节囊部位的激痛点。如踝关节急性扭伤后,在关节囊内可产生 4 个激痛点,每个激痛点都可向踝关节和足部传导疼痛。另外,膝关节、踝关节、腕关节和拇指腕指关节等处扭伤后也可引起激痛点而出现引传痛。

4. 韧带激痛点　是指在韧带上出现的激痛点。骨折或扭伤后可在韧带部位出现激痛点,韧带激痛点很容易定位。髂腰、骶髂、骶棘和骶结节等处的韧带很容易形成激痛点,并发生引传痛。有学者临床上发现骶髂、骶棘和骶结节这三种骨盆韧带上常出现激痛区,当这些韧带损伤时,激痛区在触诊时有压痛,并能传导疼痛。

5. 骨膜激痛点　是指在骨膜上刺激时也会出现像肌肉一样传导疼痛,该部位就是骨膜激痛点。研究者发现,如果用针头划擦、注射 6% 生理盐水或压迫等方法对骨膜进行伤害性刺激都能引发严重的引传痛,而且有时会放散到很远处,压痛会传导到引传区内的肌肉和骨凸。反复刺激同一骨膜,会使疼痛向同一方向传导,放散的范围随刺激的强度而变化。

总之,激痛点的本质是肌纤维上运动终板区的功能障碍,是激痛点的病理生理学基础。引传痛的强度和范围取决于激痛点的敏感程度,而不是肌肉的大小。激痛点的直接活化因素包括急性超负荷、过度疲劳、直接撞击造成的创伤或神经根病变等;间接因素包括其他激痛点、内脏疾病、关节炎、关节功能障碍及情绪紧张等。

第二节　常见激痛点定位

一、头颈部激痛点

1. 颞肌激痛点(4 个)　①第 1 激痛点:耳尖与目外眦连线 4 等分,前 1/4 点处。②第 2 激痛点:耳尖与目外眦连线 4 等分,中点处。③第 3 激痛点:耳尖与目外眦连线 4 等分,后 1/4 的前一个端点处。④第 4 激痛点:耳尖直上的颞肌肌腹中部。

2. 咬肌激痛点(7 个)　①第 1、2 激痛点(浅层上部激痛点):前侧为颧骨直下咬肌最前缘与上牙平行处;后侧位于前侧激痛点外上方 1cm 处。②第 3、4 激痛点(浅层中部激痛点):前侧为咬肌最前缘颧骨与下颌角连线下 1/3;后侧为位于前侧激痛点外上方 1cm 处。③第 5、6 激痛点(浅层下部激痛点):下颌角咬肌附着处,分为前后两点。④第 7 激痛点(深层激痛点):深层肌肉后上部,下颌骨与颧弓交界处,颞下颌关节前方。

3. 眼轮匝肌激痛点　目眶上缘外 1/3 处。

4. 颈阔肌激痛点(3 个)　覆盖于胸锁乳突肌之上,共有 3 个激痛点。①胸锁乳突肌胸骨头的中点处(浅表层)。②胸锁乳突肌胸骨头的下 3/4 处(浅表层)。③胸锁乳突肌锁骨头,锁骨上约 2cm 处,与第二激痛点在一个水平线上(浅表层)。

5. 颊肌激痛点　在颊中部、嘴角和下颌支正中间;或口角后颊肌的中部;或口角与耳垂下连线前 1/4 处。

6. 额肌激痛点　目眶上缘内 1/3 直上 2cm 处。

7. 枕肌激痛点　正中线一侧旁开 4cm 处,上项线稍上方的小凹陷处。

8. 胸锁乳突肌激痛点(7 个)　(1)胸锁乳突肌胸骨部激痛点(4 个):①第 1 激痛点:胸锁乳突肌胸骨部上 1/3 处。②第 2 激痛点:胸锁乳突肌胸骨部中点处。③第 3 激痛点:胸锁乳突肌胸骨部下 1/3 处。④第 4 激痛点:胸锁乳突肌胸骨部连接处与第三激痛点连线中点。(2)胸锁乳突肌锁骨部(3 个):①第 5 激痛点:胸锁乳突肌锁骨部上 1/3 处。②第 6 激痛点位置:胸锁乳突肌锁骨部中点。③第 7 激痛点:胸锁乳突肌锁骨部下 1/3 处。

9. 斜角肌激痛点(4 个)　①前斜角肌第 1 激痛点:45° 位置取第 3 颈椎横突前结节与锁骨中点连线上 1/3 处。②前斜角肌第 2 激痛点:上述连线上的下 1/3 处。③中斜角肌激痛点:第 7 颈椎横突后结节表面处。④后斜角肌激痛点:中斜角肌后方第 7 颈椎横突后结节与第二肋骨之间,平第一肋骨处。

10. 斜方肌激痛点(7 个)　①斜方肌第 1 激痛点(上斜方肌):大致位于上斜方肌最前缘中部。②斜方肌第 2 激痛点(上斜方肌):肩峰与第 5 颈椎棘突连线中点处。③斜方肌第 3 激痛点(下斜方肌):第 12 胸椎棘突与肩胛骨内上角连线上 1/3 处。④斜方肌第 4 激痛点(下斜方肌):肩胛冈下与肩胛骨内侧缘交接处。⑤斜方肌第 5 激痛点(中斜方肌):肩胛骨内上角处。⑥斜方肌第 6 激痛点(中斜方肌):肩峰位置。⑦中斜方肌皮肤激痛点:有时在中斜方肌中上部出现。

二、上背、肩和上肢部激痛点

1. 肩胛提肌激痛点(2 个)　①肩胛提肌第 1(主要)激痛点:肩胛骨内上角与第 4 颈椎横突连线中点处(斜方肌深部)。②肩胛提肌第 2(次要)激痛点:肩胛骨内上角内侧缘肩胛提肌附着处。

2. 冈上肌激痛点(3 个)　①冈上肌第 1 激痛点:肩胛冈内缘冈上肌起点与肩峰连线内 1/3。②冈上肌第 2 激痛点:肩胛冈内缘冈上肌起点与肩峰连线外 1/3。③冈上肌第 3 激痛点:肩峰直下,冈上肌与肱骨大结节附着处。

3. 冈下肌激痛点(3 个)　①冈下肌第 1 激痛点:肩胛冈内 1/4 外侧点直下 1cm。②冈下肌第 3 激痛点:第一激痛点下 1cm 稍外侧。③冈下肌第 2 激痛点:肩胛冈中点直下 1cm 处。

4. 小圆肌激痛点　肩胛骨外侧缘盂肱关节处,小圆肌中点,距肩胛冈 2~3 横指。

5. 背阔肌激痛点　肩胛下角向前外侧旁开 2 横指。

6. 大圆肌激痛点(2 个)　①大圆肌第 1 激痛点:肩胛下角外侧肩胛骨外缘大圆肌附着处。②大圆肌第 2 激痛点:腋后纹头直下两横指,大圆肌肌腹处。

7. 肩胛下肌激痛点　肩胛骨外侧缘中点处,肩关节外展 90° 选取。肩胛下肌还有另外 2 个激痛点,但禁止针刺。

8. 大菱形肌激痛点(2 个)　①大菱形肌第 1 激痛点:T_5 棘突平行线和肩胛骨内缘的交点内侧 1cm。②大菱形肌第 2 激痛点:T_6 棘突平行线和肩胛骨内缘的交点内侧 1cm。

9. 小菱形肌激痛点(1 个)　肩胛骨内侧缘平肩胛冈高度内侧 1cm。

10. 三角肌激痛点(4 个)　①三角肌前部激痛点:锁骨外 1/3 与肱骨三角肌粗隆连线中点。②三角肌后部激痛点:肩胛冈外 1/3 与三角肌粗隆连线中点。③三角肌中部 2 个激痛点:肩峰直下,将中部三角肌三等分,位于上 1/3、上 2/3 处。

11. 喙肱肌激痛点　喙突与肱骨干中点稍内侧连线中点。

12. 肱二头肌激痛点(2个) ①肱二头肌长头激痛点:肘横纹外侧端与肩峰连线上平短头激痛点。②肱二头肌短头激痛点:肘横纹内侧端与腋横纹头连线中点。

13. 肱肌激痛点(2个) ①肱肌第1激痛点:肘窝正中直上2cm,位于肱二头肌深层。②肱肌第2激痛点:肘窝正中与肩峰连线,大致位于下1/3处。

14. 肱三头肌激痛点(2个) ①肱三头肌第1激痛点:肩胛冈外1/3与肘尖连线中点位置上下1cm。②肱三头肌第2激痛点:肱骨外上髁上2~3cm。

三、躯干部激痛点

1. 胸大肌激痛点(5个) ①胸大肌锁骨部激痛点(2个):锁骨中点与肱骨大结节嵴连线三等分,上1/3与下1/3处。②胸大肌胸骨部激痛点:锁骨部中点下缘与胸骨部交界处。③胸大肌胸肋部激痛点:胸骨柄下缘水平线与肩锁关节下垂线交点。④胸大肌部心律失常激痛点:位于右侧第5肋下缘,乳头与胸骨连线中垂线上。

2. 锁骨下肌激痛点 锁骨内侧1/3下,胸骨柄旁开1~2cm。

3. 胸小肌激痛点 ①在胸大肌锁骨部深层,大致位于乳头与锁骨中点连线的上1/3处(朝喙突方向平刺)。②第4肋与锁骨内1/3下垂线的交点(针刺时,与肋骨平行)。

4. 胸骨肌激痛点 常见部位为胸骨上2/3,胸骨正中线稍偏左(激痛点可出现在该肌的任何部位,高至胸骨柄、低至剑突,任意一侧或双侧,包括两侧肌肉横越胸骨正中线的任何处)。

5. 肋间肌激痛点 ①相应肋间肌的肌肉前外侧或后外侧(通常可发现肌肉张力增加而出现肋间隙狭窄处为激痛点位置,带状疱疹后形成的激痛点多局限于胸部后外侧)。②第4、5肋之后侧的肋间肌靠近小菱形肌处。

6. 膈激痛点 膈肌肋骨部附着处,胸廓(肋廓)下缘稍内侧处。

7. 胸腰浅椎旁肌(竖脊肌,胸椎、腰椎旁肌激痛点)(5个) ①胸髂肋肌中部激痛点:第6胸椎水平线与肩胛骨交点稍内侧。②胸髂肋肌下部激痛点:第十一胸椎水平线与肩胛骨下角下垂线相交处。③腰髂肋肌激痛点:髂嵴最高点直上与肋骨相交处。④第1胸最长肌激痛点:第10胸椎棘突与第十一胸椎棘突中间水平线与肩胛骨最内侧缘下垂线相交处。⑤第2胸最长肌激痛点:第12胸椎棘突与第1腰椎棘突中间旁开1cm,第十二肋内下方。

8. 胸腰深椎旁肌(多裂肌与回旋肌)激痛点 取上一椎体棘突与下一椎体横突连线中点。

9. 腰方肌激痛点(4个) ①腰方肌内侧深部第1激痛点(头侧点):第三腰椎横突处髂腰纤维附着点。②腰方肌内侧深部第2激痛点(尾侧点):最内侧髂腰纤维与第四腰椎横突连接中点处。③腰方肌外侧浅表第2激痛点(头侧点):髂肋纤维最外侧靠近第12肋骨起始部位。④腰方肌外侧浅表第2激痛点(尾侧点):最外侧髂肋纤维与髂腰纤维在髂骨相结处。

10. 髂腰肌激痛点(3个) ①髂腰肌第1激痛点(上侧):脐旁大约2~3cm处,腰大肌与耻骨连接上1/4处,按压时可引起腰椎压痛。②髂腰肌第2激痛点(中部):髂前上棘上内侧1~2cm处,髂肌最上外侧方。③髂腰肌第3激痛点(下侧):腰大肌与股骨小转子连接处,体表位置在股骨大转子与耻骨联合中外1/3处。

11. 臀大肌激痛点(3个) ①臀大肌第1激痛点:S_3骶后孔旁开1~2cm,臀大肌与骶髂关节连接处。②臀大肌第2激痛点:坐骨结节上1~2cm。③臀大肌第3激痛点:臀大肌最内下侧肌纤维处,与尾骨连接处。

12. 臀中肌激痛点(3个) ①臀中肌第1激痛点:髂后上棘外侧2cm,臀中肌后束附着髂骨处,将髂后上棘与髂前上棘沿髂骨画一圆形弧线,大致位于内1/4与外3/4交界处。②臀中肌第2激痛点:髂骨最高点直下1~2cm。将髂后上棘与髂前上棘沿髂骨画一圆形弧线,大

笔记栏

致位于中点处。③臀中肌第 3 激痛点:臀大肌中束与髂骨附着处,将髂后上棘与髂前上棘沿髂骨画一圆形弧线,大致位于外 1/4 与内 3/4 交界处。

13. 臀小肌激痛点(7 个)　①臀小肌前侧激痛点(2 个):第 1 激痛点(下侧激痛点)在股骨大转子向上引直线至髂嵴的连线上,下 1/3 与上 2/3 交点处;第 2 激痛点(上侧激痛点)在前述连线的上 1/3 与下 2/3 交点处。②臀小肌后侧激痛点(5 个):第 3~7 激痛点分别位于臀小肌附着髂骨处,在大致呈背弓朝上的曲线上由前向后平均分布,最常见的是大转子与髂嵴中点连线的中点处。

14. 梨状肌激痛点(2 个)　①梨状肌第 1 激痛点:由髂后上棘与大转子做一连线为梨状肌的上缘线,在外 1/3 与内 2/3 交界处。②梨状肌第 2 激痛点:梨状肌与骶骨外缘相交处。

15. 腹外斜肌激痛点(5 个)　①腹外斜肌上部激痛点(烧心激痛点):乳头之下与第七肋相交稍靠内侧肋间隙。②腹外斜肌后部激痛点(嗳气激痛点):第十二肋游离缘下端,肋角或稍下方。③腹外斜肌侧腹壁下部激痛点:髂前上棘前缘附近 1~2cm 处。④腹外斜肌腹股沟激痛点:髂前下棘上缘附近 1~2cm 处。⑤腹外斜肌下方腹部侧部刺激点(腹泻激痛点):在侧腹壁部即下腹两侧多个部位。

16. 腹内斜肌下部激痛点(排尿障碍激痛点)　耻骨上缘或腹股沟韧带外侧。

17. 腹直肌激痛点(7 个)　①腹直肌第 1 激痛点(上腹直肌):剑突直下 1cm 旁开 1~2cm (腹直肌肌腹),或上腹直肌内剑突周围(腹胀、烧心激痛点)。②腹直肌第 2 激痛点(下腹直肌):耻骨联合上缘旁开 1~2cm(腹直肌肌腹)。③腹直肌第 3 激痛点(阑尾炎样内脏绞痛激痛点):脐下 2cm 右侧旁开 2cm(腹直肌肌腹)。④腹直肌第 4 激痛点(痛经激痛点):髂棘最高点连线与脐下垂线相交左右各 1cm 处;或腹直肌内脐和耻骨联合连线中点附近。⑤下腹直肌耻骨上激痛点(排尿障碍激痛点):腹直肌内耻骨稍上方。⑥右下腹直肌激痛点(腹泻、妇科病激痛点):右侧下腹直肌内。⑦脐周腹直肌激痛点(肠绞痛激痛点):脐附近的腹直肌外缘处。

四、髋部及下肢部激痛点

1. 缝匠肌激痛点(3 个)　缝匠肌激痛点沿缝匠肌体表投影走行,将其分为 4 等分。①第 1 激痛点(上激痛点):位于上 1/4 与下 3/4 交界处。②第 2 激痛点(中激痛点):位于其正中位置。③第 3 激痛点(下激痛点):位于下 1/4 与上 3/4 交界处。

2. 耻骨肌(第四内收肌)激痛点　腹股沟稍下方,股动脉搏动靠内侧 1cm。

3. 股四头肌群 - 股直肌、股内侧肌及股中间肌激痛点(4 个)　①股直肌激痛点:股骨大转子与耻骨联合连线,外 1/3 与内 2/3 交界处。②股内侧肌第 1 激痛点:髌骨外上缘,大致在第二激痛点与髌骨内下缘连线中点。③股内侧肌第 2 激痛点:髂前下棘与髌骨内下缘连线中点。④股中间肌激痛点:股中间肌近端起始处,股骨颈直下 2~3cm 处。

4. 股四头肌群 - 股外侧肌激痛点(9 个)　①股外侧肌第 1 激痛点(2 个):股骨大转子与胫骨平台处连线,股外侧肌远端起始处靠近髌骨处,平行于髌骨上缘以及高于髌骨上缘 1~2cm。②股外侧肌第 2 激痛点(2 个):股骨大转子与胫骨平台处连线,股外侧肌远端起始处远离髌骨处,平行于髌骨上缘及高于髌骨上缘 1~2cm。③股外侧肌第 3 激痛点(1 个):沿股骨大转子与胫骨平台处连线中点做一垂线与股外侧肌最下缘交点处。④股外侧肌第 4 激痛点(3 个):股骨大转子与胫骨平台处连线中点作为中间激痛点定位,前后各 1cm 处作为其他两个激痛点定位。⑤股外侧肌第 5 激痛点(1 个):股骨大转子下缘 1~2cm,股外侧肌近端起始处。

5. 半腱肌、半膜肌激痛点(5 个)　①半腱肌激痛点:大腿后面自坐骨结节与胫骨上端内侧面(胫骨粗隆内侧面)连一直线,在线上的上 1/3 与中 1/3 交接处、中点及下 1/3 处(3 个)。

②半膜肌激痛点:大腿后部靠内侧,自坐骨结节与胫骨内侧髁内侧面连一直线,在中点及其上 1~2cm 处(2个)。

6. 股二头肌激痛点(4个) 大腿后面外侧,自坐骨结节与腓骨头连一直线,在上 1/3 与中 1/3 交接处、中点及中点上 2cm、4cm 处(4个点),应在肌腹上选择,连线仅作为参考。

7. 胫前肌激痛点 胫骨结节与外踝尖连线,上 1/3 与中 1/3 交接处。

8. 腓骨肌激痛点(4个) ①腓骨长肌激痛点:腓骨头直下 2~3cm 处。②腓骨短肌激痛点:腓骨头与外踝尖连线,中 1/3 与下 1/3 交接处。③第三腓骨肌激痛点(2个):外踝尖直上 2、3cm 处各一个。

9. 腓肠肌激痛点(4个) ①腓肠肌第 1 激痛点:腓肠肌外侧头,腓肠肌肌腹上 1/3 处。②腓肠肌第 2 激痛点:腓肠肌内侧头,肌腹中点处。③腓肠肌第 3 激痛点:腘窝中点内侧旁开 1cm。④腓肠肌第 4 激痛点:腘窝中点外侧旁开 1cm。

10. 胫后肌激痛点 腘窝中点与足跟连线上 1/3 处,胫腓骨之间。

11. 比目鱼肌激痛点(3个) ①比目鱼肌第 1 激痛点:腘窝到足跟连线下 1/3,内侧旁开 1~2cm。②比目鱼肌第 2 激痛点:腘窝中点直下 2~3cm 处。③比目鱼肌第 3 激痛点:腘窝与足跟连线中点处。

12. 姆外展肌激痛点(3个) 第一跖骨底部与跟骨内侧连线进行四等分,在两个端点之间的 3 个等分点上。

13. 跖方肌激痛点 跟骨中点最前缘与二三跖骨基底连线中点。

第三节 常见神经刺激点定位与操作

神经根、神经干与分支及神经节刺激方法是现代针灸学的重要内容之一,是现代针灸临床常用的选穴方法之一,与传统选穴方法相互补充,可明显提高疗效,刺激神经的基本要求是部位精准,并且要求出现异感(通常为放射感),但应掌握刺激量,每次找到异感即可,不可反复刺激,以免损伤神经。本节主要介绍临床常用的神经刺激点定位、操作。

一、头面部神经刺激点

(一) 枕部神经刺激点

1. 枕大神经刺激点

【定位】枕外隆凸中点外侧 2.5cm 的上项线上,如能触及枕动脉时则由其内侧刺入。或在枕外隆凸与乳突尖连线的中、外 1/3 交界处(相当于风池穴附近)。

【操作】患者取坐位或俯卧位,用毫针从刺激点直刺,提插手法,当出现放电感向枕、头顶部放射时,将针上提改变方向,向上沿枕大神经走行平刺;可加电针,在刺激点沿枕大神经的分布区任选一个点作为参考电极(接负极),用密波或疏密波交替,每次 20 分钟。可用灸法。

2. 枕小神经刺激点

【定位】枕大神经刺激点外侧 2.5cm 处的上项线(即枕外隆凸中点外侧 5.0cm 的上项线上),此处常有压痛点。或乳突后方的胸锁乳突肌附着点后缘处(相当于翳明穴)。

【操作】在刺激点毫针直刺,放电感向枕外侧、乳头及耳壳后侧面上部放射。可加电针,具体操作参考枕大神经针刺方法。可用灸法。

3. 耳大神经刺激点

【定位】胸锁乳突肌的后缘中点,即距颈外静脉横越胸锁乳突肌后缘的交点以上 1~

2cm 处。

【操作】毫针直刺,提插手法,放电感向耳垂、耳后、下颌角部位放射。可加电针,操作参考枕大神经针刺方法。可用灸法。

(二) 三叉神经刺激点

1. 三叉神经第一支眼神经及其分支刺激点

(1) 眼神经刺激点

【定位】将眶下缘三等份,眶下缘外 1/3 与内 2/3 交界处。

【操作】患者仰卧位,头下枕薄枕,眼前视;选眶下缘外 1/3 刺入,针刺时让患者眼球视向内下方;术者左手示指保护眼球,右手持毫针穿过眼睑,朝眶顶进针,深度不超过 3cm,行轻柔的小幅度捻转;退针后要用干棉球按压针孔以免眶内出血形成黑眼圈。

注意事项:在操作过程中,针体沿眼球和眼眶下壁之间进针,一定保持针尖沿眶壁进针,避免损伤视神经;进针时不应有任何异常阻力,第 1 次穿过眶中隔和肌锥时会感到阻力消失感;针刺过程中遇到阻力及时调整进针方向,球后出血或血肿应该进行冷敷;进针深度不得超过 3cm。

(2) 眶上神经刺激点

【定位】眶上切迹处,距离正中线耳侧约 2.5cm;或眶上缘内 1/3 处;或在眉中间可触及眶上切迹,或用手指或圆珠笔尖诱发出疼痛扳机点作为针刺点。

【操作】先在眼眶上缘中间偏内侧部摸出切迹,此处多数有压痛点。毫针直刺,如有骨孔可将针尖刺入少许,一般不超过 0.5cm;针尖触及骨质之前可有放射异感,如果先碰到骨质无异感,针的方向应轻轻做扇形移动,寻找异常感觉或诱发出疼痛扳机点,轻柔地提插手法,有放电样感觉向前额放射即止,留针。可加电针,在额部或前头部选一参考电极(负极),疼痛用密波,麻木用疏波,或疏密波交替,刺激 20 分钟。麻木可加灸法。

注意事项:由于眶上孔变异较大,仅有 20% 左右的操作可以刺进眶上孔;大多数操作只要找到异常感,即证实刺中眶上神经。

(3) 滑车上神经刺激点

【定位】鼻背根部与眉弓部交汇点,即眶上孔内侧的额切迹处,其距正中线约 2cm 处。

【操作】患者仰卧,头正中位,眼前视。针刺入鼻背根部与眉弓部交汇点,进针深度1~1.5cm;当针前行进入软组织时可能引出异常感。

(4) 额神经刺激点

【定位】眶上缘内 1/3 与外 2/3 交界处,在眼球与上眼眶骨壁之间(偏向眶顶)。

【操作】患者仰卧位,头下枕薄枕,眼前视。术者左手示指保护眼球,右手持毫针沿眶上缘刺入眼睑,朝眶顶方向进针,深度为 1.5~2cm;针沿眼球和眼眶骨壁间前行时,边进针边行轻柔小幅度捻转,进针时不应有任何异常的阻力,如遇异常阻力,很有可能是针尖碰到肌肉、眼球或眶壁。这时应重新调整进针方向;退针后用干棉球按压针孔以免眶内出血形成黑眼圈。

2. 三叉神经第二支上颌神经及其分支刺激点

(1) 上颌神经刺激点

【定位】①外耳孔前 3cm,颧弓下缘中点,从侧方看在下颌的髁状突和喙突之中间点。②下颌骨喙突与颧弓下缘交点。

【操作】①侧入法:患者仰卧位,头稍转向健侧,从刺激点垂直进针 4.5~5cm 即可达蝶骨的翼突外侧板,将针拔至皮下,再将针的方向改为向前上方 1cm 处刺入,使针尖进入翼腭窝,轻柔地提插手法,使上唇及牙龈、颊部出现放电感为度,稍上提留针。②侧前入法:体位同上,由刺激点向前方眼窝尖部刺入 4~5cm 深度,针尖可触及颌骨后面(当针尖过于向前方)或触到蝶骨的翼突外侧板的根部(当针尖过于向后方),经几次试验使针尖对准两者的中间点约5~5.5cm的深度,轻柔提插手法,使上唇及牙龈、颊部出现放电感为度,稍上提留针。

(2) 眶下神经刺激点

【定位】眶下孔处,一般在鼻翼旁0.5cm处;或确定眶下缘,正下方1cm处,距鼻中线3cm处。或者从直视瞳孔至同侧口外角做一垂直线,再从眼外侧联合或眼外眦至上唇中点做一连线,两线交叉点即为针刺点;或直接于瞳孔和唇角连线上的眶下嵴下方可触及一凹陷处,即为眶下孔,同时用左手示指触及并重压凹陷处患者有酸胀感。

【操作】患者取卧位或坐位,用手可摸到眶下孔,常有压痛。用左手示指触在眶下孔以指引针尖方向,直刺1.5~2cm即达到眶下孔边缘,提插手法,放电感从鼻翼向上唇放射。

或在该点内上方1cm为进针点,针向外上方,刺入0.5~1cm深,即可达眶下孔,出现落空感,即表明针尖进入眶下孔内,此时患者出现放射至上唇异常感。可加电针,在上颌支分布区选一点作为参考电极,疼痛用密波,麻木用疏波,或疏密波交替,刺激20分钟。麻木可加灸法。如出现局部肿胀,嘱患者不要进行局部热敷而应间断予以冷敷,直至肿胀消失。

3. 三叉神经第三支下颌神经及其分支刺激点

(1) 下颌神经刺激点

【定位】耳屏软骨前缘前方2cm,颧骨中点下方,位于下颌骨髁状突与喙突的中间。

【操作】从刺激点垂直进针4~4.5cm,达蝶骨翼突外板,再将针退回皮下,使针尖方向指向原接触点后方0.5cm及稍上方刺入5cm左右,轻柔提插手法,使下颌、牙龈部出现放电感为度。

(2) 颏神经刺激点

【定位】颏孔处,即下颌部第二双尖牙下1cm与面部前正中线旁2.5cm交点处,大约在嘴角稍下方;或下颌体上下缘连线的中点,距正中线2.5cm处。

【操作】患者坐位或仰卧位,在刺激点部直刺进针,当针尖触及下颌骨,改变针刺角度与皮肤呈45°向颏联合方向进针,向前或正中方向寻找颏孔,轻柔提插手法,使下颌出现放电感为度。或在刺激点(颏孔)外0.5cm,再上移0.5cm作为进针点,术者在患者仰卧位时,若病变在右侧则立于左侧,病变在左侧时则立于右侧。患者头转向健侧,用左手示指从第二双尖牙向下滑动即可触到颏孔,作为针尖进针方向,在刺入点与皮肤成45°角刺向前下方直达骨面,再滑向左手示指所指的颏孔,轻柔提插手法,使下唇部出现放电感为度。

(3) 耳颞神经刺激点

【定位】外耳道与下颌关节间,或近耳颧弓端后侧(可触及颞动脉轻微搏动)。

【操作】患者取坐位或仰卧位,头转向健侧,垂直刺入0.5~1cm,至颧弓根部。

【附注】反复刺激易误入颞动脉,当针下出现有韧度的阻力,为触及颞动脉,勿强行刺入,应调整针尖方向。

(4) 下齿槽神经和舌神经刺激点

【定位】术者先用左手示指探入口腔内确定下颌骨升支前缘,其位置高于下颌骨的最后磨牙处。

【操作】仰卧、眼前视位,让患者尽量将口张大;在示指触及的部位稍高处,将针刺入下颌支的内侧面与口腔黏膜之间,当针尖触及下颌骨内侧壁后,沿着下颌支的内侧面继续向后进针约2~3cm,以患者牙和舌的前部出现异感为度。

【附注】下齿槽神经和舌神经可以用同一方法进行刺激操作。针刺后应用干棉球压迫,以免针刺部位出现黏膜下血肿。

(5) 颊神经刺激点

【定位】唇结合处。

【操作】坐位或仰卧位,眼向前直视,于唇结合处刺入皮肤,从皮下到颊部的刺激,有异感为度。

(三) 面神经及分支刺激点

1. 面神经干刺激点

【定位】乳突尖前方0.5cm处,或下颌角与乳突连线的中点。

【操作】患者仰卧位,面偏向健侧,前面观下则针尖与正中线呈30°角,沿乳突前壁进针,深度2.5~5cm,平均4cm,轻柔提插手法,以出现向面部放电感为度,稍上提,留针。

2. 面神经末梢支刺激点

【定位】耳屏前缘向目外眦及口角各引一条线,由两线构成角的等分线上耳侧1~2cm处;或在颧弓中央下方。

【操作】①在刺激点直刺进针,刺入深度个体差异较大,为0.5~1.5cm,提插手法,以出现放电感向眼部、面部放射为度。②在颧弓中央下方,直刺约0.5~1.5cm,操作同上。

(四) 迷走神经及其分支刺激点

1. 迷走神经干刺激点

【定位】乳突前缘和外耳道口下方。或颈部胸锁乳突肌后缘,中1/3与下1/3交界处,颈总动脉搏动处外侧。

【操作】患者取仰卧位,头转向健侧。确定乳突前缘和外耳道下方作为进针点,常规消毒皮肤后,用3.5cm长毫针,与皮肤垂直刺入,进针约1.5cm左右,可触及茎突。稍退针后沿着茎突后缘继续进针,共进针深度约3~3.5cm时,针尖基本抵达颈静脉孔下方,轻提插找到异感为度。颈部刺激点,于进针点沿颈总动脉外侧垂直刺入约2cm。

【附注】由于迷走神经分左右两支,右迷走神经纤维主要分布于窦房结,而左迷走神经主要分布于房室结和房室束,此外,迷走神经还可能支配心房肌,其作用就是减慢心率,延缓传导。因此,一般对于房颤、心动过速(窦性),以刺激右侧迷走神经为佳,但对于治疗其他疾病时,通常应选择左侧迷走神经为宜,以免出现心脏骤停,或对窦房结的功能影响。

2. 喉上神经刺激点

【定位】甲状软骨角和舌骨软骨角两点之间;或颈总动脉内侧,舌骨大角尖端下缘。或舌骨大角与甲状软骨上角中央点。

【操作】患者取仰卧位,头稍后仰。面部微偏健侧,右侧进针时术者站于患者右侧,左侧进针时术者站于患者左侧,左手轻压甲状软骨使之固定。在颈外侧可触及甲状软骨角和舌骨软骨角,在这两个点之间,用3.5cm长毫针垂直刺入皮肤,当刺破甲状舌骨韧带时,稍有突破感,轻柔提插获得异感为度。或者先确定颈总动脉内侧,触及舌骨大角尖端,在其下缘向前、内、下方缓慢进针约1cm,抵达舌骨大角和甲状软骨上角间隙中点,即喉上神经入口处,获得异感为度(有放电感向咽喉部传导为度)。

3. 耳甲迷走神经感觉分支刺激点

【定位】位于耳甲内,任意一个点。

【操作】毫针刺,或耳针、压丸、电针等。

(五) 面部的神经节刺激点

1. 蝶腭或翼腭神经节刺激点

【定位】经眶外缘向下引一条垂线,与颧骨下缘相交后1cm处,约80%的人为该点,约20%的人为与上颌骨颧突下缘相交点后1cm处。

【操作】沿颧骨弓下缘与下颌骨冠状突之间的缝隙为进针点,将针向上后方刺入,作小幅度的捻转,进针约5~5.5cm,进针过程中应阻力较小,当针尖触及蝶腭神经节时,面部有发麻或放电样感觉,同时鼻通气立刻改善,若无此针感,可小幅度调整方向和深度,直至出现上述针感为度,不留针。

【附注】蝶腭神经节由副交感根、交感根和感觉根组成,与面神经、三叉神经、自主神经及垂体有密切联系。

2. 睫状神经节刺激点

【定位】眶下缘中 1/3 与外 1/3 交界处稍上方。或从眶下缘中外 1/3 交点向鼻侧水平移动 18mm,然后从此点垂直再向上移动 20mm 处。

【操作】沿体表进针点垂直刺入 30~40mm。

二、颈项部神经刺激点

1. 舌咽神经刺激点

【定位】下颌角与乳突连线的中点。

【操作】患者仰卧位,头尽量转向健侧。毫针垂直刺入约 2mm 时可触及茎突,将针稍上提,改变方向即朝向茎突前方刺进约 0.5cm,轻柔提插手法,以放电感向舌咽部放射为度。

2. 喉黏膜神经刺激点

【主治】甲状软骨下部和环状软骨间隙。

【操作】仰卧位,头稍后仰,术者站立于患者头部左侧,用左手示指确定甲状软骨下部和环状软骨间隙,并用拇指和示指固定气管。右手持针,经环甲膜垂直稍向尾侧刺入气管内,嘱患者深吸气,在呼气末、吸气开始之际,快速刺激。

【附注】刺激时会出现呛咳,操作过程应准确、快速,并迅速退针。

3. 副神经刺激点

【定位】自乳突尖与下颌角连线中点,经胸锁乳突肌后缘上、中 1/3 交点,至斜方肌前缘中、下 1/3 交点连线的中点。

【操作】患者取仰卧位,头朝健侧。进针 1~1.5cm 左右,获得异感为度。

4. 膈神经刺激点

【定位】胸锁乳突肌外侧缘锁骨上 2.5~3cm;或第 6 颈椎横突水平线与胸锁乳突肌外侧缘交点下方 1.5cm 处。

【操作】患者仰卧位,两臂贴身旁,头偏向健侧,嘱患者抬头以显示出胸锁乳突肌,术者站于患侧,用左手示、拇指轻轻将胸锁乳突肌提起,可使颈部大静脉与膈神经分开,用毫针从进针点垂直刺入,向胸锁乳突肌与斜角肌间推进约 2cm,感到穿越椎体前肌膜时,轻柔提插,有放电感为度。

5. 星状神经节刺激点

【定位】第 7 颈椎横突基部和第 1 肋骨颈之间的前方,椎动脉的后方,斜角肌群内侧。

【操作】① 前侧入路:患者取仰卧,目前视,双肩下垫一薄枕,使颈部尽量前凸,术者站于患者患侧;术者用左手食指、中指将颈总动脉及胸锁乳突肌推向外侧,在食管旁和胸锁乳突肌前缘,胸锁关节上方约两横指处,用毫针垂直刺入,一般的患者用食指尖可触及第 7 颈椎横突,进针 2~3cm 时可触及骨质,说明针尖触及颈 7 横突根部即前外侧,然后将针尖退 0.2~0.4mm,行轻柔的提插手法,以患者同侧面部、上肢有发热感为佳。普通患者针进入约 2cm 左右,针尖触及横突时患者不出现异感,对肥胖和颈短粗患者,可能深到 2.5~3cm。如果发现进针比这更深,则有可能针尖刺进两个横突之间。应立即将针退出,再调整针尖向头侧或尾侧方向针刺,直至针尖触及横突骨性感觉。

② 高位侧入路:患者仰卧,头转向对侧,术者在患侧,在胸锁乳突肌与颈外静脉交叉处,

相当于环状软骨或第 6 颈椎横突水平,毫针直刺进入,针尖抵达第六颈椎横突时,退针少许,针尾再向头端呈 45° 倾斜,针尖在第 6 颈椎横突前侧通过,向着第 7 颈椎横突方向刺进约 1cm,有骨性感觉后,稍退针尖,作小幅度轻柔地提插。

注意事项:针尖不可越过第 7 颈椎向下刺过深,以免伤及肺尖导致气胸。有出血倾向者忌用。

6. 颈椎椎间孔内 $C_2 \sim C_8$ 脊神经根刺激点

【定位】依据相关的颈椎横突及椎间孔定位。

① C_2 神经刺激点:颈 2 横突位于胸锁乳突肌后缘,乳突下 1cm、后 1cm 处,相当于下颌角水平,刺激点在颈 2 横突上。

② C_3 神经刺激点:颈 3 横突位于颈 2 横突与颈 4 横突在胸锁乳突肌后缘连线中点处,相当于舌骨水平或颈 2 横突下方 2cm 处,刺激点在颈 3 横突上,颈 2 与颈 3 横突间的椎间孔内。

③ C_4 神经刺激点:颈 4 横突位于胸锁乳突肌后缘与颈外静脉相交点上 1cm 左右处,相当甲状软骨上缘,刺激点在颈 3 与颈 4 横突间的椎间孔内。

④ C_5 神经刺激点:颈 5 横突位于颈 4 横突与颈 6 横突在胸锁乳突肌后缘连线中点,刺激点在颈 4 与颈 5 横突之间的椎间孔内。

⑤ C_6 颈神经根刺激点:颈 6 横突处为颈椎中最为明显、最易扪及的横突,紧靠锁骨上方,相当环状软骨水平。刺激点在颈 5 横突与颈 6 横突之间的椎间孔内。

⑥ C_7 神经根刺激点:在颈 6 横突下,颈 6 与颈 7 横突之间的椎间孔内。

⑦ C_8 神经根刺激点:在颈 7 横突与胸 1 之间的椎间孔内。

依上述横突位置确定拟刺激的椎间孔内颈脊神经刺激点,并画上标志。

【操作】先令患者抬头,摸清胸锁乳突肌位置,于胸锁乳突肌后缘画一线。通常以颈椎横突位置来反映颈脊神经的体表标志。用手指按压可触摸到横突,同时患者可有酸胀感。确定刺激点位置后,用左手固定好皮肤,右手持长 5cm 的毫针,在颈部侧面与皮肤垂直进针,直至触及横突后结节,即最接近皮肤的骨性标记。一般进针 2~3cm,此时患者多有酸胀感觉,稍将针退出 2~3mm,再沿颈椎后结节向前呈 15°~30° 角缓慢进针 5mm,如接近或刺中神经根时可出现异感,即可。颈 2 横突位置较深(3~4cm),遇肥胖患者进针可能更深,但均以手感刺中横突后结节为准,在按上述操作方法寻找到异感为度。

【附注】颈神经有 8 对,其中第 1 颈神经由第 1 颈椎和枕骨之间出椎管,第 2~7 颈神经从同序数椎骨上位椎间孔穿出,第 8 颈神经则从第 7 颈椎与第 1 胸椎之间的椎间孔出走。临床上常用 $C_2 \sim C_8$ 脊神经刺激,以椎体横突为刺激点参照定位,针刺入椎间孔以刺激颈神经根。

7. 颈椎椎旁 $C_2 \sim C_8$ 脊神经根刺激点

【定位】①颈后入路刺激点:在拟刺激的颈神经之相应颈椎棘突,旁开 3cm(距中线旁 3cm)为刺激点,如颈 3 神经根刺激点,在颈 3 棘突旁开 3cm 处进针。②颈侧入路法刺激点:先确定颈 3~7 之横突,遇肥胖或不易触及横突患者时,可在乳突和颈 6 横突之间画一线,在此线后 0.5cm 再画一条平行直线,由于颈 2 横突不易触及,常位于第二条线的乳突尖下方 1.5cm 左右,以每个横突依此向尾侧移动约 1.5cm 即为各椎旁进针点,遇身材高大或颈部过长患者相邻横突间距可相应增大。

【操作】①颈后入路法:俯卧位,胸下垫一薄枕,颈部前屈。双手持针从体表刺激点处刺入皮肤,稍斜向中线方向进针,直至触及骨样物,即为颈椎椎板后侧,将针退至皮下,改针尖稍向外上进针,沿第一次触及椎板外缘,继续缓慢进针,在第一次针刺深度基础上再进入

390

1cm,针尖进入颈椎椎旁间隙,轻提插找到异感为度。②颈侧入路法:仰卧位,头转向健侧,肩下垫一薄枕以突出颈椎。针刺时先摸清进针部位横突后,用左手固定皮肤,右手持针垂直刺入皮肤后,稍斜向尾侧进针,一般进针2.5~3cm即可触及横突后结节或引出异感,应特别注意针刺不要过深,防止刺入椎动脉。

【附注】第1~2颈脊神经是从椎板间隙中出来,其余颈脊神经则是从相应的椎间孔出走。颈部椎旁针刺后入路法较侧入路法安全,只要保持针沿椎板外缘垂直刺入不会损伤椎动脉。侧入路进针不宜过深(进针深度不能超过横突),应警惕误刺入椎动脉。

8. 臂丛神经刺激点

(1) 斜角肌肌间沟刺激点

【定位】前斜角肌与中斜角肌之间的肌间沟内,从环状软骨水平(相当颈6水平)向后画一水平线,与肌间沟相交点,即为刺激点。

【操作】去枕仰卧位,头偏向对侧并略后仰,手臂放松平贴身旁。先令患者抬头,显露胸锁乳突肌锁骨头,在锁骨头后缘可触摸到一条小肌肉即前斜角肌,在前斜角肌外缘还可摸到另一条小肌肉为中斜角肌,在两肌肉之间仔细触摸可触到一凹陷的间隙,即前、中斜角肌肌间沟,当患者头部偏向对侧时该肌间沟的走向多与颈外静脉走向一致。术者以左手示指沿肌间沟下移,直至触及锁骨下动脉搏动,同时向沟内重压,可诱发患者手臂麻木和异感,即证实定位准确。术者右手持针,从刺激点垂直刺入皮肤后,取向对侧脚跟方向(向内、向后、向下)进针,一般进针2cm左右常可引发异感出现,如进针至3cm时或触及横突而仍无异感时,不可再进针,(除非患者过胖)应退针至皮下调整方向重新针刺寻找异感。

(2) 锁骨下血管旁刺激点

【定位】斜角肌肌间沟最低处摸清锁骨下动脉搏动处,在其搏动处外侧(相当锁骨中点上方1~1.5cm处)为刺激点。

【操作】仰卧位头偏向对侧,手臂平贴身体旁并尽量下垂,以使锁骨和肩部压低。令患者抬头确定斜角肌肌间沟位置,用左手示指沿肌间沟下摸,在肌间沟最低处摸清锁骨下动脉搏动处,在其搏动处外侧。术者左手示指放在锁骨下动脉明显搏动处,右手持针从锁骨下动脉搏动点外侧刺激点处,(紧贴左手示指)进针,并朝下肢方向直刺,沿中斜角肌内缘推进,可出现异感。若未引出异感可稍改变进针方向,朝对侧足跟方向缓慢进针,常可获得异感。如进针2~3cm碰到骨质即为第1肋骨,此时不应再深刺,以防损伤胸膜、肺尖。穿刺准确时,异感应放射至整个手的手指,若异感仅及拇指及示指,提示尺侧刺激不全,应调整方向在内侧下方寻找异感。初学者,可先垂直皮肤进针,也可获得异感,再向下调整角度,谨慎刺激。

【附注】针刺不要过于向内进针过深。否则有误入胸膜腔引起气胸或肺尖损伤之危险。

(3) 腋下刺激点

【定位】腋窝腋动脉搏动处最高点外侧。

【操作】仰卧位,头偏向对侧,被阻滞上臂外展90°前臂外旋屈肘位,手背近头部,似行军礼状。先在腋窝触摸到腋动脉搏动,再沿动脉走向向上摸到胸大肌下缘,动脉搏动消失处,略向下取腋动脉搏动最高点。术者左手示指、中指固定腋动脉,右手持针,在动脉搏动最高点外侧垂直刺入皮肤,穿刺针与动脉呈10°~20°夹角,获得异感为度。当针尖接近神经丛时会可引起相应支配的肌肉抽动。

【附注】由于本方法位置表浅、腋动脉搏动明显、标志清楚、所以易于进行刺激,为常用之方法。也不会导致气胸,引致膈神经、迷走神经、喉返神经、交感神经刺激所发生的症状,因此使用上较为安全,但刺激桡神经和肌皮神经效果较弱。

(4) 锁骨下前方刺激点

【定位】首先确定在锁骨的外侧肩峰腹侧骨突 A,在锁骨内侧端颈静脉切迹中点 B,两者之间做一连线,取其中点 C,在 C 点下方紧贴锁骨为刺激点。

【操作】仰卧位、针刺侧手臂置于腹部。术者右手持针于刺激点垂直进针 3~4cm 可触及臂丛神经,诱发传至上肢、手部的放电样异感。亦可诱发出肱二头肌抽动和手部 1~3 指的指伸肌或指屈肌抽动。表明针接近桡神经和正中神经。如果无异感,一般多因为太靠内侧,针应向外调整 0.5~1cm,针应靠向肩关节方向不要偏向内侧。

【附注】进针部位或方向不当,可能误入胸腔、锁骨下动脉、锁骨下静脉等。所以确定进针点非常重要,对肩峰的腹侧骨突 A 必须在腹侧,为了排除误将肱骨头当作肩峰骨突,可在肩关节处活动患者上肢,同时触摸刚确定的肩峰骨突,该处必须不随肩关节活动而移动,才能确认。

三、肩与上肢及下肢部神经刺激点

(一) 肩与上肢神经刺激点

1. 肩胛上神经刺激点

(1) 肩胛上神经主干刺激点

【定位】①先确定肩胛骨之肩胛冈,从肩胛骨脊柱缘至肩峰顶端,在冈上缘画一线,并将肩胛骨下角的分角线延长与冈上线交叉,此两线形成的外上角再作两等份,在此分角线上 1.5cm,此点相当肩胛上的切迹处。②将冈上线两等份,在中间画一垂直线,再将上外角两等份,在此分角线上 1.5cm 处,也相当于肩胛上切迹的部位。

【操作】患者坐位,背朝术者,双肩放松,手臂自然下垂。毫针从体表刺激点垂直刺入,缓慢进针至遇有骨性物,即为肩胛骨缘突根部,记录针刺深度,再将穿刺针退至皮下取向前、内、下方向再次进针(在第一次针刺深度基础上)0.5~1cm,此时多有落空感,说明已刺入肩胛上切迹处,患者同时主诉有酸胀或向上臂放射感觉即可。

【附注】警惕气胸的发生,进针不要过深,遇进针过程中患者突然呛咳时多为针尖触及胸膜顶或肺尖,应密切观察患者,必要时拍摄 X 线片以明确诊断。

(2) 冈上肌支刺激点

【定位】自锁骨外侧端斜向上方呈 30° 角做一直线至冈上肌中点。

【操作】患者坐位和俯卧位,于刺激点直刺或斜刺,提插手法找到异感为度。

(3) 冈下肌支刺激点

【定位】自锁骨外侧端斜向下方呈 45° 角做一直线至冈下肌中点。

【操作】患者坐位和俯卧位,于刺激点直刺或斜刺,提插手法找到异感为度。

2. 腋神经刺激点

【定位】①肩峰背侧下方约 4cm 处,深压此点可有酸胀、疼痛,并可摸到一凹陷处,相当于三角肌后缘,冈下肌和小圆肌外下缘及肱三头肌长头外侧缘之间。②确定肩峰为 A 点,大圆肌与肱三头肌长头交点为 B 点,A、B 两点连线中下 1/3 交点处。③在肩峰角直下三横指,约相当于三角肌后缘中点处。④由肩胛骨上角划一至三角肌后缘中点向外 2cm 处的连线,该线即为腋神经主干的体表投影。

【操作】患者端坐,背靠术者,患肩外展 45°。于刺激点皮肤垂直进针后,对准喙突方向刺入,进针约 4cm 左右,患者即可有酸胀感觉,即达四边孔附近,提插出现异感为度,或诱发三角肌和小圆肌抽搐,说明针尖接近腋神经。

【附注】注意误入胸腔可导致气胸或肺损伤,多为进针偏向内侧、进针过深所致。穿刺时应切记针尖应直对喙突方向进针,不要过深。

3. 尺神经刺激点

(1) 尺神经肱部刺激点

【定位】上臂肱二头肌内侧沟中点可触及肱动脉搏动,在搏动点内侧为刺激点。

【操作】仰卧或坐卧,患臂伸直,置于治疗台或托手板上。在刺激点进针后,向肱动脉内侧方寻找异感,直至出现向小指放射性异感为度。

(2) 尺神经肘部刺激点

【定位】在肱内上髁与尺骨鹰嘴之间的尺神经沟内、用手指触压,可诱发出异感处刺激点。

【操作】仰卧或坐卧,患臂肘关节屈曲90°。手持毫针刺入皮肤后,针与神经平行沿神经沟向心推进,深达0.7~2.5cm时,常可出现放射至小指的异感。或直刺提插法,有放射至小指的异感为度。

(3) 尺神经腕部刺激点

【定位】由尺骨茎突引一与尺骨长轴垂直的横线横过腕部,令患者屈腕握拳,可显示在此线上的尺侧屈腕肌肌腱。在其桡侧可触及尺动脉搏动。在尺侧屈腕肌肌腱和尺动脉之间即为刺激点。

【操作】仰卧或坐卧,前臂伸直,掌心向上。在刺激点垂直进针寻找异感为度。

4. 桡神经刺激点

(1) 桡神经上臂部刺激点

【定位】于肱骨外上髁上方10cm处为刺激点(相当桡神经绕过肱骨部分)。

【操作】坐位或卧位,上臂平伸。从刺激点处垂直进针,直达肱骨,并在其上寻找异感。

(2) 桡神经肘部刺激点

【定位】在肱骨内、外髁做一连线,横过肘窝,该线与肱二头肌腱外缘交点处。

【操作】仰卧或坐位,手臂伸直,掌心向上。毫针在肱二头肌外缘刺入,待将接触肱骨时可诱出异感。

(3) 桡神经腕部刺激点

【定位】腕背桡凹(鼻咽窝)处。

【操作】前臂伸直,掌心向上。于刺激点垂直刺入,提插法找到异感为度。由于桡神经在腕部分支多且细,临床也常于腕部桡侧作环形散刺。腕背桡凹(鼻咽窝)处是大多数桡神经经过之处,故于此处刺激可获得满意效果。

5. 正中神经刺激点

(1) 正中神经肘部刺激点

【定位】①于肱骨内、外髁之间做一连线,在该线上肱二头肌腱内侧缘与内上髁之间中点处。②确定平肱骨内、外髁两点之间处,术者左手示指触及肱动脉搏动处,在其稍内侧为刺激点。

【操作】仰卧,前臂平伸,掌心向上。针垂直刺入,直至出现异感,若无异感,将针退至皮下再略偏向桡侧寻找异感,通常反复小范围扇形刺激多可找到异感。

【附注】正中神经的不完全性损伤可出现灼性神经痛,原因在于正中神经中含有丰富的交感神经感觉纤维。

(2) 正中神经腕部刺激点

【定位】在桡骨茎突水平横过腕关节做一横线令患者握拳、屈腕,可在横线上清楚显示桡侧腕屈肌腱和掌长肌腱,以横线与该二肌腱之间交点为刺激点。

【操作】仰卧,前臂平伸,掌心向上。针垂直刺入1cm左右,穿过筋膜后缓慢进针少许即可出现异感,并向手掌桡侧放射。

6. 指根神经刺激点

【定位】于掌指关节远端1cm处的指背外侧为进针点。

【操作】坐位、手平伸,掌心朝下,手指略分开。手持针与手背成45°角进针,刺入0.3cm深以刺激背侧神经,再将针抵住指骨根部侧面,滑至掌侧根部,以刺激掌侧神经。对侧以同样方法。每个手指(双侧)共刺激4条神经。

(二) 下肢神经刺激点

1. 股神经刺激点

【定位】沿腹股沟韧带中点下方约1~2cm,首先触及股动脉搏动明显处,在其外侧2cm处为刺激点。

【操作】患者仰卧位,双下肢稍分开,患侧足向外旋。术者左手示指按压在股动脉搏动处,于其外侧所做标记处进针,垂直皮肤刺入后缓慢进针,分别穿过脂肪层、筋膜层诱发出沿股神经分布区域内的放散性异感(由于穿刺针经过阔筋膜和髂腰筋膜时会有两次落空感)。

2. 股外侧皮神经刺激点

【定位】首先确定髂前上棘,于髂前上棘内下方2cm处为刺激点。

【操作】患者取仰卧位,下肢稍分开。术者位于患肢侧。用3cm短针,垂直刺入皮肤后,缓慢边进针边注意患者反应,当进针2~3cm深,针尖到达筋膜下时可诱发异感。未诱发出异感,应退针至皮下,向左至右扇形反复刺激,直至找出异感为度。

3. 闭孔神经刺激点

【定位】①耻骨结节外下方1.5~2cm处;②耻骨联合外缘旁开2.5cm处。

【操作】患者仰卧位,患肢轻度外展。①于刺激点垂直进针,深3.5~6cm,找到耻骨下支后,再退针至皮下,调整针尖方向,向外向头侧针体与皮肤夹角80°进针3~4cm,可滑入闭孔内,诱发异感或大腿内侧肌肉抽动。②于刺激点垂直皮肤刺入,深1.5~2.5cm直至触及耻骨下支前缘。再退针2cm左右,将针尖调向头侧进针,滑过耻骨下支2.5~3cm,找到异感即可。

【附注】定位务必准确,术者应熟悉局部解剖。针刺应轻柔,缓慢进针,且勿过深,以免损伤盆腔脏器,尤其是膀胱、子宫。

4. 隐神经刺激点

【定位】大腿内侧中、下1/3处,确定股内侧肌与缝匠肌之间隙,于此处用指端深压可出现向小腿放射的异感,即为刺激点。

【操作】患者仰卧位,患肢外旋。左手固定股内侧肌、缝匠肌间隙,右手持针,针头与皮肤垂直穿破皮肤,继续进针3~5cm处,引出向小腿内侧放射性异感,即刻停针。

5. 坐骨神经刺激点

(1) 坐骨神经臀部刺激点

【定位】①于髂后上棘和股骨大粗隆连线中点,做一向下90°的垂直线,在此连线中点下方5cm处。②髂后上棘与尾骨尖做连线,该线上1/3处与股骨大粗隆相连,在此连线中点下方1cm处。

【操作】俯卧位或侧卧位,患肢在上,屈髋屈膝,健侧在下伸直位。用12cm长毫针垂直穿过皮肤缓慢进针。穿过臀大肌,梨状肌深5~7cm,出现向下肢放射性异感为度。由于坐骨神经解剖部位较深,个体差异较大,针刺过程中寻找异感应轻柔,找到异感为度,忌粗暴反复刺激以免损伤神经、血管或组织。

（2）坐骨神经盆腔出口刺激点

【定位】坐骨结节与同侧股骨大粗隆两点连线之内 1/3 处，相当于同侧臀皱褶下缘为进针点。

【操作】取俯卧位，双下肢伸直，双足内旋，使臀部肌肉松弛。术者位于患侧，左手固定（紧绷）皮肤，垂直皮肤刺入皮下，缓慢进针 4~6cm，直至出现向下肢放射性异感为度。

（3）坐骨神经前路 -Meier 法刺激点

【定位】自髂前上棘与耻骨结节连线为 A 线，在此线之内 1/3 处，垂直向下引一条线为 B 线。此线再与 A 线平行从股骨大粗隆向内处长线（C 线），当 B 线与 C 线相交处。

【操作】患者仰卧位，下肢平伸。术者左手示指沿股直肌与缝匠肌之间隙下压，将股动脉、静脉和神经血管束推向内侧。针体沿手指外侧向内与皮肤呈 75°~85° 刺入皮下，经股直肌与缝匠肌间隙缓慢进针 6~10cm 时，针尖穿刺耻骨肌、短收肌和大收肌后到达股后间隙，再稍进针可触及坐骨神经而引出向下放射性异感或小腿、足部抽搐，颤动即刻停针。本方法针刺部位较深，成功率低于其他入路，无绝对适应证者慎用。进针前仔细定位，务必将股动、静脉及神经推至内侧，以免被损伤。进针应缓慢，体会进入肌间隙的落空感，针尖延股动脉外侧深入，勿过于向内以免损伤股动、静脉。

6. 腓总神经刺激点

【定位】确定腓骨小头，在体表最突出之下方一横指，及腓骨小头与腓骨颈之间为刺激点。

【操作】患者侧卧，患肢在上，膝关节略屈曲位。垂直皮肤进针，此处皮下脂肪甚少，针尖刺入皮下即触及骨质，在进针过程中即可出现向下放射性异感为度，或针体与下肢呈 45° 向前下方刺入，提插获得异感为度。

7. 踝部腓浅神经刺激点

【定位】外踝上方 10cm 左右，先嘱患者足背屈以显示趾长伸肌外侧缘，再令足趾跖屈外翻，确定腓骨长肌，在此两肌间隙为刺激点。

【操作】患者侧卧，患肢在上，屈膝，踝关节功能位。针垂直皮肤刺入，继续进针 1~3cm，可诱发出足背部异感即停针。如找不出异感，可在此处行扇形刺激寻找异感。

8. 足背腓深神经刺激点

【定位】令患者用力足背屈、背伸患足踇趾，确认踇长肌腱，在该肌腱内缘，踝关节上方为刺激点。

【操作】仰卧位，下肢伸直。针头垂直皮肤刺入，当针触及胫骨时，可引出放射至足趾的异感。如找不出异感，可将针进至胫骨骨面处寻找异感。

9. 胫神经刺激点

（1）膝部胫神经干刺激点

【定位】令患膝屈伸，确认腘窝皱褶，在其上方，股二头肌内缘于半腱肌外缘上部之三角形的顶角处为刺激点。

【操作】①俯卧、膝关节伸展位。术者左手拇指轻压腘窝皱褶，右手持针，沿股二头肌内侧缘或半腱肌外侧缘垂直皮肤穿刺至皮下，调整针尖稍斜向腓侧缓慢进针 3~5cm，出现向小腿后下部放射性异感为度。②仰卧位，术者左手将患者抬高 45°，并将腘窝部绷直（注意下肢必须绷直，如膝关节屈曲时，腘窝部松弛，难以准确找到刺激点），针垂直进入，提插手法，找到异感为度。如肥胖或肌肉发达者，寻找异感困难时，可将针头触及股骨下端髁间隙上部的腘平面，再退针 0.5cm，再次用提插法寻找异感。

（2）踝部胫神经刺激点

【定位】于内踝后侧触及胫后动脉，在其后缘为刺激点。

【操作】患者取侧卧位患肢在下屈膝、踝功能位。暴露内踝和跟腱。术者左手示指扪及胫后动脉并按压之下，右手持针，自胫后动脉后侧垂直皮肤刺入，常可引发异感。当不能引发异感时，可将针尖刺至骨质，然后退出少许，行扇形刺激。

10. 腓肠神经刺激点

【定位】于患肢外踝后缘外踝旁沟确定跟腱前外缘为刺激点。

【操作】针头垂直皮肤进针，在未触及骨质之前常可出现异感。

四、躯干部（胸背腰骶阴部）神经刺激点

1. 肋间神经刺激点

（1）肋间神经肋角处刺激点

【定位】确定刺激节段范围后，在相应的骶棘肌外侧缘与肋骨下缘相交处。

【操作】肋角处肋间神经刺激法：双侧刺激时可采用俯卧位，腹部垫枕，单侧刺激或俯卧位困难者可采用健侧卧位或卧位，屈颈弓背以增大后肋间隙，利于操作。术者用左手拇指、示指固定进针点，右手持针垂直进针至肋骨外侧面，然后使针尖滑至肋骨下缘，阻力消失后再稍进针 0.2~0.3cm（为了更加安全，可斜向脊柱方向），出现酸胀或异感为度。

（2）肋间神经腋后线和腋前线刺激点

【定位】确定刺激节段范围后，在相应的肋骨下缘与腋前线或腋后线的交点处。

【操作】腋后线和腋前线刺激法：体位同前。于刺激点进针时，针尖与肋骨平行，触及肋骨下缘骨面后针尖稍下滑，继续进针 0.2~0.3cm，有阻力消失感时，针尖即进入肋间内外肌之间。自第 9 肋起，肋间神经不再位于肋沟内，而位于下一肋骨上缘内侧。因此，在做第 9、第 10 肋间神经刺激时，应在下一肋骨上缘进针。针刺时一定要首先确定骨性（肋骨）标志，禁忌盲目进针。操作时应严格掌握进针深度和角度，以防刺破胸膜发生气胸。

2. T_1~T_{12} 神经根刺激点

（1）胸椎椎间孔胸神经根刺激点

【定位】拟针刺之棘突间隙，并向外做水平延长线至距正中线 4~6cm 处为刺激点。由于肋间神经富有交通支，应再依据患者疼痛范围上、下各增加一个穿刺间隙。

【操作】患者患侧朝上侧卧位，呈屈颈、屈背、屈髋、屈膝状。或俯卧位，双上肢垂放于身体的两侧。于刺激点垂直皮肤刺入皮下，一般情况下进针 3.5~4cm，针尖触及横突，然后稍退针，再向内、向上倾斜 20°~25°进针，即朝椎间孔方向，再进针 1.5~2cm，便可到达椎间孔附近。此时患者述有放射性异感为度。

（2）胸椎椎旁胸神经根刺激点

【定位】①卧位刺激点：在胸椎棘突上缘旁开 2~3cm 处。②坐位刺激点：相应部位棘突外侧 3cm 处。

【操作】①侧卧或俯卧位，针垂直刺入皮肤，直到针尖触及椎板外侧，然后将针退至皮下，改变进针方向沿椎板外缘或向外移 0.5cm，在第一次深度的基础上再进针 1~1.5cm，一旦针尖刺透肋横突韧带进入椎旁间隙，右手即刻感觉阻力消失，获得异感为度。②将胸部及双上肢伏在固定支撑物上，以防针刺期间患者移动。先在胸部触及上一个棘突，与该棘突对应的是下一个脊椎横突。确定针刺部位棘突后，在其外侧 3cm 处进针，垂直刺入直至触及骨性物即椎板，应标记好进针深度，通常深度为 3~4cm。再将穿刺针退至皮下，向头侧方向再次刺入，在第一次基础深度上再进针 1.5cm，这一过程可反复操作直至针尖清楚确认在横突间

韧带内,并感到刺入椎旁间隙后阻力消失感,这表明针尖已刺入椎旁间隙内,获得异感为度。

【附注】为了保证本技术的准确性和安全性,宜在影像显示器引导下进行操作,因误入胸腔可导致气胸。

3. 腰椎椎间孔神经根刺激点

【定位】确定针刺间隙棘突中线,于患侧棘突间隙距中线 2.5~4.5cm(上腰椎为 2.5~3cm,下腰椎为 3~4.5cm)处。

【操作】患侧向上侧卧位或俯卧位,腹部垫一个薄枕。垂直进针刺向横突,进针约 3~4cm 针尖触及横突(如未到达横突,可在附近试探)。然后退针少许做 25°角向上(到上一个椎间孔)或向下(到下一个)并向内侧倾斜约 20°角,沿着横突的上缘或下缘进针约 1~1.5cm,即达到椎间孔附近,此时如果针尖触及神经根,患者出现同侧臀部或下肢放射样异感为度。

【附注】腰椎椎间孔刺激在有条件的情况下应在影像显示器引导下进行操作,以提高准确性。

4. 腰椎旁神经根刺激点

【定位】先确定针刺部位的腰椎棘突,刺激点选在患侧距棘突尖旁开 1.5~2cm 处。

【操作】患侧向上侧卧或俯卧位。针垂直刺入,一直触及同侧椎板外侧部位。一旦触及椎板,记下针刺深度,退针至皮下且将针稍向外斜,或将针平行向外移动 0.5cm,重新刺透横突间韧带,进入椎间孔外侧的椎旁间隙,针尖沿椎板外侧缘进针超过椎板,一般在第一次深度基础上再进针 1~1.5cm 即可获得异感为度。

【附注】由于腰神经粗大,很容易触及并诱发异感。该针刺部位位于腰椎间孔刺激点和腰神经丛点之间。

5. 胸交感神经节刺激点

【定位】相应节段,在棘正中线旁开 3~4cm。

【操作】该操作必须在影像显示器引导下进行,患侧向上侧卧位,屈颈弓背,腋下垫一薄枕,以便将胸椎展平。先朝椎体方向进针,在影像显示器引导下确定针尖的方向、位置和距离后,调整针体深度和进针方向,继续进针深 6~8cm 时,针尖触及椎体前外侧缘,即达到交感神经节部位,出现异感为度。

【附注】针刺过程一定要紧贴椎体前外缘,针刺过于向外可误入胸腔引发气胸。

6. 腰交感神经节刺激点

【定位】侧卧位,确定相应节段的棘突正中线,旁开 6~7cm。

【操作】针体与皮肤呈 60°角,朝脊柱中线方向进针。推进 3~4cm 左右,可能针尖触及腰 1 椎体横突,或推进 6~7cm 针尖触及椎体外侧缘。再次调整穿刺针的进针方向、深度,直至确认针尖触及椎体前外侧的交感神经节,找到异感为度。

【附注】本方法比胸部安全,误刺可进入蛛网膜下隙和硬膜外隙。有条件者应在在影像显示器引导下操作。

7. 骶骨后孔神经刺激点

【定位】 在双侧髂后上棘做一连线,在连线上 1.5cm 与正中线旁开 1.5~2.0cm 相交处,为第 1 骶后孔(骶 1 后支,孔径约 1cm)神经刺激点;其下 2cm 稍靠近正中线为第 2 骶后孔(孔径约 0.8cm);正中线旁开 1.5cm,第二骶后孔下 2cm 为第三骶后孔(孔径约 0.6cm);第三骶后孔下 1.5cm,正中线旁开 1.0cm 为第 4 骶后孔(孔径约 0.5cm)。

【操作】俯卧位,经皮针刺出现落空感或异感,表明针刺进骶骨后孔。第一骶后孔一般进针 2~3cm 出现阻力消失后,可有异感;其余骶后孔刺入深度依次减少 0.5cm 为宜,一般第四骶后孔进针 1cm 即可有针感。

8. 骶 5 和尾神经刺激点

【定位】骶角下缘。

【操作】俯卧位,下腹垫一个薄枕,双下肢略外展。短针垂直向中间刺入,当进针抵达尾骨时,可散刺寻找异感;将针再向头侧、稍中线处进针,深达骶骨角外前侧,寻找异感。第 1 次可刺激尾神经,第 2 次刺激骶 5 神经。

【附注】注意进针用力过大、过深刺透骶尾韧带可能进入腹腔。

9. 臀上皮神经刺激点

【定位】髂骨嵴中点下方 2 或 3 横指处;也可在臀上部找到明显的压痛点为刺激点;或由骶脊肌外侧缘与髂嵴交角处为一点,于臀中部距后正中线第 3 骶椎棘突外开 13cm 为一点,两点的连线及其延长线至腹股沟外,为臀上皮神经终支的投影点。

【操作】俯卧位,垂直刺入皮肤,缓慢边进针,边注意胀感出现,有时可深至髂骨翼板,获得异感。或针尖朝上逐渐向髂骨嵴下缘斜刺,由浅入深,由皮下向筋膜下肌肉浅层作扇形刺激,寻找异感。

10. 阴部神经刺激点

【定位】一侧坐骨结节和肛门之间。

【操作】取截石位,经会阴软组织沿坐骨棘,将针刺达坐骨内棘下方,寻找可传导到会阴部的异感,为刺激股后侧皮神经的会阴支。将针触及坐骨,在退针途经坐骨棘时,再行散刺获得异感。

(杜元灏)

第十五章

针 灸 病 谱

世界卫生组织于1979年曾向世界推荐43种疾病可采用针灸治疗,有力地推动了针灸学的普及和应用。近年来,随着针灸临床研究的深化和临床证据的积累,针灸适宜病症的范围不断扩大,由我国学者提出并开展的针灸病谱研究取得了较大的进展。最新研究发现,针灸可对16个系统的532种病症发挥不同程度的治疗作用。本章将介绍针灸病谱概念、研究方法及结果,以及针灸病谱研究方法思考。

第一节　针灸病谱概念

针灸作为一种自然疗法,其治疗本质是完全依赖于人体自我调节功能和康复能力而干预疾病,这也就决定了它的适宜范围。由于疾病的病因、类型、发展阶段及发病机制千差万别,因此,针灸治疗疾病的疗效也就不同。从目前针灸临床治疗疾病的实际情况看,针灸治病的机制在宏观上可分为三大类,即局部的刺激性治疗,远端反射性定向性调节性治疗,以及整体的调节性治疗。比如在针灸治疗肩关节周围炎时,针灸的局部治疗作用是主要的;在治疗单纯性胃肠痉挛时,针刺足三里就是远端反射性定向性调节性治疗;而治疗疟疾、感冒等疾病时,整体的调节性治疗就是主要的作用。从临床实际看,局部治疗作用更突出,远端反射性定向性调节性治疗有较好的疗效,整体性调节作用相对要弱些。这不是否定针灸的整体性调节作用,只是三种情况相对而言。显然,局部治疗的刺激直接到达病所,刺激量直接施加到病变局部,有效的刺激治疗量是针灸发挥作用的核心环节,这从理论上是很容易理解的。正是基于针灸疗法的自身特点,我们就很有必要把针灸适宜病症进行科学而客观地总结分类。于是我国学者于1999年首次提出了"针灸病谱"和"针灸等级病谱"的概念。针灸病谱和等级病谱概念的提出,是为了更好地发挥针灸疗法的优势,总结临床研究的成果;对疾病的等级划分是基于目前的临床实际情况,针灸病谱也会随着医学的发展不断变化,我们要不断开发新的针灸病谱。

一、人类疾病谱

人类疾病谱有两种含义,一是指由固定的谱阶组成的疾病过程。疾病谱的变化及趋势预测疾病从发生、发展到结束的自然史是一个连续的过程,这个过程中有很多表现形式,我们将疾病的所有表现形式,即疾病从亚临床表现或先兆表现到临床表现和结局所呈现的所有表现形式称为疾病谱。疾病谱的另一种含义是,某一地区危害人群健康的诸多疾病中,可按其危害程度的顺序排列成疾病谱带。不同地区,疾病的谱带组合情况不尽相同,疾病的这种排列如同光谱谱带一样,能反映某地危害人群疾病的组合情况。

人类疾病谱随着社会的发展也表现出发展变化的趋势,据世界卫生组织制定的疾病和有关健康文献的国际统计分类(ICD-10)可知,人类疾病和有关健康问题被分为二十一章,除

第二十章疾病和死亡的外因以及第二十一章影响健康状态和与保健机构接触的因素两章不算疾病统计外,其余十九章均为疾病的分类和统计。第一章为某些传染病和寄生虫病,编号A00~B99,大约有200种(类);第二章肿瘤,编号C00~D48,约147种(类);第三章血液及造血器官疾病和某些涉及免疫机制的疾患,编号D50~D89,约40种(类);第四章内分泌、营养和代谢病,编号E00~E90,约91种(类);第五章精神和行为障碍,编号F00~F99,约100种(类);第六章神经系统疾病,编号G00~G99,约100种(类);第七章眼和附器疾病,编号H00~H59,约60种(类);第八章耳和乳突疾病,编号H60~H95,约36种(类);第九章循环系统疾病,编号I00~I99,约100种(类);第十章呼吸系统疾病,编号J00~J99,约100种(类);第十一章消化系统疾病,编号K00~K93,约94种(类);第十二章皮肤和皮下组织疾病,编号L00~L99,约100种(类);第十三章肌肉骨骼系统和结缔组织疾病,编号M00~M99,约100种(类);第十四章泌尿生殖系统疾病,编号N00~N99,约100种(类);第十五章妊娠、分娩和产褥期,编号O00~O99,约100种(类);第十六章起源于围生期的某些情况,编号P00~P96,约97种(类);第十七章先天性畸形、变异和染色体异常,编号为Q00~Q99,约100种(类);第十八章症状、体征和临床与实验室异常所见,编号为R00~R99,约100种(类);第十九章损伤、中毒和外因的某些其他后果,编号S00~T98,约199种(类)。十九章的病症共计1 964种(类)。ICD-10中疾病的统计比较细化,如一个疾病病因不同就被变成不同的编号,总体上从ICD-10归纳的疾病实际情况看,人类目前的疾病数量大约可划分为1 964种(类)。

二、针灸病谱概念

针灸病谱有广义和狭义之分。广义的针灸病谱是指针灸疗法所适宜的疾病谱。狭义的针灸病谱是依据针灸疗法治疗病种的广泛性(频次)、效能程度和临床证据强度等,对针灸适宜病症的分类和顺序排列形成的疾病谱体系。针灸病谱是以研究针灸疗法所适宜的疾病谱为目的,与人类疾病谱的研究目的既有区别,又有联系。针灸病谱的研究能反映针灸疗法适宜人群疾病的种类、分型及针灸疗法的效能等级,归纳针灸有效性临床证据的分布强度情况,能有效地指导应用针灸疗法防治疾病。针灸病谱根据不同的划分原则,可分为针灸基本病谱、针灸等级病谱。针灸等级病谱又划分为效能针灸等级病谱和循证等级病谱。

(一) 基本针灸病谱

基本针灸病谱是指采用针灸治疗可达到治愈、临床治愈或缓解症状,或改善生活质量的病症。即针灸干预后只要有效就可纳入的病症,不管是独立针灸治疗还是针灸为主或为辅助性治疗手段,只要针灸介入疾病的治疗能产生效果就是针灸病谱。因此,这一概念只勾画出针灸治病的基本范围。针灸能否治疗某病,从理论上讲,由以下几方面所决定:第一是疾病的性质和针灸的自身效能,即是否是针灸疗法的适应证,这决定了针灸对某些疾病能否发挥有效的治疗作用。第二是技术层面问题即"医师因素",即所谓的"未得其术"。第三是患者自身的问题即"患者因素",包括对针灸治疗的敏感性和依从性。由于疾病的情况千差万别,轻重不同,对人体的生命健康危害程度不同,即使同一个疾病也可分为不同的类型,同一疾病同一类型也存在不同的发展阶段,这直接关系到针灸的疗效和介入时机问题,显然针灸病谱必须进一步细化才更符合实际情况,才更加科学。为此,我国学者提出了"针灸等级病谱"的概念。从我国学者研究的结果看,目前针灸临床研究报道的基本病谱,已涉及十六个系统的532种病种,国外针灸治疗的病谱也达到了120多种,这也是针灸医学对人类的巨大贡献。从病谱研究的结果看,肌肉骨骼系统与结缔组织、神经系统、精神和行为障碍、泌尿生殖系统、消化系统、眼和附器、皮肤和皮下组织等病症是针灸治疗最主要的病谱范围,尤其以前两个系统的针灸病谱最多。

（二）等级针灸病谱概念

所谓等级针灸病谱，又称针灸等级病谱，就是按照一定的规则把针灸治疗的疾病进行等级划分，根据规则的不同，提出两个等级病谱的划分体系，即效能等级针灸病谱和循证等级针灸病谱。这两个划分体系均具有各自的意义和特点，效能等级针灸病谱重在研究针灸治疗某种疾病的效能总趋势；而循证等级针灸病谱重在按照目前最高的临床证据等级对疾病的分类。效能等级针灸病谱对临床理性选用针灸疗法更具有指导性，循证等级针灸病谱对研究的选题更有参考价值。同时随着针灸循证证据的不断完善，针灸等级病谱也将不断完善和更加科学化，因此，两种等级分法均具有重要意义。

1. 效能等级针灸病谱　效能等级针灸病谱就是根据针灸自身治疗的某种疾病的效能总趋势，我国学者曾将针灸治疗的病症划分为针灸独立治疗、针灸主治疗、针灸辅助治疗和针灸疗效尚不确切等四个等级。即Ⅰ级病谱、Ⅱ级病谱、Ⅲ级病谱和Ⅳ级病谱。但在实际操作中Ⅱ级、Ⅲ级病谱在划分时存在一些新问题，原来的概念界定主要是从理论上阐述，实际应用中不能涵盖部分临床病症的具体情况，因此，在原来概念基础上对等级病谱的内涵又进行了丰富和完善。

（1）Ⅰ级病谱：系指可以独立采用针灸治疗并可获得治愈、临床治愈或临床控制的疾病，针灸能使本类疾病得到本质性治疗，治疗具有实质性意义，即针灸的作用性质和作用量足以对疾病发病环节进行良性干预或消除，如周围性面瘫、癔症等。即针灸对本类疾病能发挥完全治疗作用，可称为"针灸完全治疗病谱"或"独立针灸治疗病谱"。

（2）Ⅱ级病谱：系指以针灸治疗为主，对其主要症状和体征能产生明显治疗作用的疾病，针灸可发挥主治疗作用，但难以达到疾病的完全治疗作用，或称为"针灸部分治疗病谱"或"针灸主治疗病谱"。根据临床实际情况，Ⅱ级病谱概念内涵从以下几个方面界定：

1）Ⅱ$_a$级病谱：针灸对本类疾病的本质治疗有明显促进作用，治疗具有实质性意义，针灸在本类疾病的治疗中可发挥主导性作用，但针灸的作用性质和作用量难以对疾病的关键环节给予完全良性干预或消除，仅用针灸疗效有限，有结合其他疗法的必要性。如腰椎间盘突出症，以腰痛或坐骨神经痛为主要症状和体征，针灸可很好地缓解其主要症状和体征，而且对于局部软组织、神经根水肿的吸收有一定促进作用；但是针灸的效能有限，某些情况下有必要配合牵引等方法治疗；部分神经根水肿严重，疼痛剧烈的患者，也有必要采用内科治疗；轻中度的胃下垂，针灸可增加胃平滑肌和韧带的张力，但必须配合戴胃托带疗法。如中风病急性期和恢复期治疗情况明显不同，而且发病环节复杂，针灸难以对中风病的治疗达到Ⅰ级病谱的"完全治疗"，只能是"部分治疗"。因为，中风恢复期患者的高血脂、高血压、高血糖、高黏血症等都常关系着本病的疗效，肢体功能康复训练也直接关系着疗效，但是在中风恢复期，针灸对肢体功能的恢复这一主要体征能发挥主导性治疗作用，而且效果肯定，因此，恢复期中风可纳入Ⅱ$_a$级病谱。

2）Ⅱ$_b$级病谱：目前某些疾病保守治疗（西医和中医的药物疗法）等缺乏有效的治疗方法，针灸可作为主要治疗方法，甚至可独立应用针灸治疗，疗效确切但有限，难以达到Ⅰ级病谱的疗效，而且甚至疗效不及Ⅱ$_a$级病谱的疗效满意度，但在目前医疗水平情况下不失为一种有用的主要治疗方法，或首选的治疗方法。如视神经萎缩，目前没有可靠的治疗方法，针灸对提高视力确有较好疗效，但难以治愈，使视力恢复正常，因此视神经萎缩可归入Ⅱ$_b$级病谱。或者某些疾病目前保守治疗方法缺乏高效的针对性治疗，西医也仅仅对症处理，针灸有较好的疗效，但本类疾病可能会出现严重的后果，以针灸治疗为主的多种综合治疗比较符合目前的临床实际，如眼底病变，针灸疗效较好，但有出现视力减退或失明的危险性，因此，归入Ⅱ$_b$级病谱。

（3）Ⅲ级病谱：Ⅲ级病谱系指针灸治疗处于从属和辅助地位的疾病或某些疾病目前尚不清

笔记栏

楚病因,病情顽固,而目前处于综合性治疗探索性阶段,针灸可缓解部分症状,但仅能作为综合治疗中的一种方法,难以发挥主导性治疗作用,可称为"针灸辅助或协同治疗病谱"。其内涵包括:

1)Ⅲₐ级病谱:针灸的作用效能对本类疾病的本质缺乏确切、足够的治疗意义,针灸的作用性质和作用量难以实现本类疾病的实质性治疗,而仅仅对疾病的非实质性问题或症状起到有限的缓解,如恶性肿瘤,针灸可对癌痛、发热、疲劳等症状有缓解作用,对肿瘤本身缺乏治疗意义;蛔虫症在腹痛、胆绞痛发作时针灸可缓解疼痛,但难以起到杀虫的作用。

2)Ⅲᵦ级病谱:疾病危急,后果严重,针灸只能在其他治疗方法保证生命安全的基础上应用以缓解症状,如心肌梗死出现的心绞痛、中枢性呼吸衰竭。

3)Ⅲᵪ级病谱:疾病情况复杂,目前西医也无法治愈,但是目前以西医为主要治疗方法,针灸可能对副作用有一定减轻作用,或可有限地降低西医用量,针灸只能作为药物应用基础上的辅助治疗,针灸疗法从客观上可促进、辅助、协同主要疗法,如帕金森病等。

(4)Ⅳ级病谱:系指针灸针对疾病本身治疗疗效尚不确切或其治疗已有明确的高效手段,很少再用针灸治疗的疾病,前者如各种癌症,后者如肺结核等。

2. 循证等级针灸病谱 所谓循证等级针灸病谱是指基于现有最好的证据,按照循证医学证据等级,将针灸病谱相应进行等级划分。目前美国等国家在制定有关疾病的指南时,通常把证据等级分为3个等级,强证据、中证据和弱证据,强证据是指荟萃分析的结果阳性或1项以上随机对照临床试验(RCT)的结果一致为阳性;中证据是指1项随机对照临床试验的结果阳性或多项RCT的结果主要为阳性或多项非RCT研究的结果一致为阳性;弱证据是指描述性研究和病例研究的结果阳性,或RCT结果不一致,或同时两者。在这一证据等级划分标准基础上,我国学者依据目前临床证据支持针灸有效性的强度情况,将针灸病谱细分为5个等级,即循证Ⅰ级、Ⅱ级、Ⅲ级、Ⅳ级、Ⅴ级针灸病谱,分别指强证据、强中等证据、弱中等证据、弱证据及极弱证据支持针灸有效的病症。根据上述循证等级针灸病谱的分级,可将其归纳如下:

肯定有效病谱:为极力推荐病谱,指强证据表明针灸治疗疗效确切的病症。

很可能有效病谱:为推荐病谱,指强中等证据表明针灸治疗有效病症。

可能有效病谱:为试用病谱,指弱中证据表明针灸治疗有效的病症。

或许有效病谱:为探索性病谱,指弱证据、极弱证据表明针灸治疗有效病症。

如果按照循证医学中的证据等级划分目前的针灸病谱,可能会对世界范围内的针灸疗法推广应用产生推动作用,而且这种等级病谱随着研究的不断深入一定是一个不断变化的病谱。因此,本等级病谱要不断跟踪临床研究的最新证据,不断修改和完善。

总之,效能针灸等级病谱和循证针灸等级病谱是两个不同的病谱划分体系,各有侧重点和不同用意,前者主要是基于针灸自身的效能特点,对针灸适宜的每个疾病的治疗程度、范围和治疗最具意义的环节进行分析,后者则主要根据文献的证据可靠性对针灸治疗病症的可能疗效进行评价和分析,因此,这两个病谱划分体系可以相互补充,相互为用。

第二节 针灸病谱研究方法及结论

一、效能等级针灸病谱研究

(一)研究方法

通过问卷调查的形式向全国范围内的针灸临床专家获取意见信息,以期从专家的针灸临床实践经验角度总结效能针灸等级病谱。研究以抽样调查的形式,在具有专业背景的特殊人群中,通过自填式问卷,实施描述性的专业横剖调查。

1. 问卷的条目设计 问卷以封闭式题目为主,结合开放式问题为辅的设计原则。以前期文献研究确定的 16 个系统 461 种针灸治疗病症为基本条目。每一个病症条目如有具体分期、分型或病因分类,则按照权威通用的临床分期或分型制定亚条目(称为疾病亚型),有 239 种病症设立了亚型,最后共设立了 1 104 个(病症 + 亚型)条目。

每个疾病及亚条目包含的要素有针灸防治病症的结局层次(治愈、整体好转、部分缓解、无效、不清楚)、干预层次(单用针灸、针灸为主、针灸为辅)、结论意向来源(直接经验、间接经验)。同时在每一个病症系统后设置开放式条目,咨询未能涵盖的病症以求完善。格式与内容举例见表 15-1、表 15-2。

表 15-1 肌肉骨骼和结缔组织系统病症专家问卷调查表

病症名称	病症具体信息	您认为针灸治疗本病的结局					您认为针灸治疗本病可			得出前面的结论是基于	
西医病名	分型、分期或病因	治愈	有效		无效	不清楚	单用针灸	针灸为主	针灸为辅	直接经验	间接经验
			整体好转	部分缓解							
颈椎病	颈型										
	椎动脉型										
	神经根型										
	脊髓型										
	交感型										
	混合型										

表 15-2 开放式调查表(如果您认为上表还有一些针灸适宜病症没有罗列,可在下表补充)

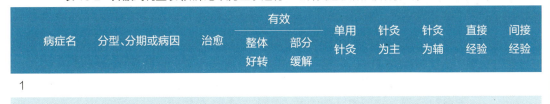

病症名	分型、分期或病因	治愈	有效		单用针灸	针灸为主	针灸为辅	直接经验	间接经验
			整体好转	部分缓解					
1									
2									

2. 关于问卷中基本术语的说明

(1) 疗效结局栏中的治愈:包括痊愈、临床痊愈或临床控制。治愈亦作"痊愈",是指经过针灸治疗后,致病因素以及疾病过程中发生的各种损害性变化完全消除或得到控制,机体的功能、代谢活动完全恢复正常,形态结构的破坏得到了充分修复,一切症状体征均先后消失,机体的自身调节以及机体对外界环境的适应能力,社会行为包括劳动力也完全恢复正常。临床治愈是指经过针灸治疗后,患者的症状、体征全部消失,但患者组织器官不能恢复到原来的结构,却不影响功能活动、日常生活。临床控制主要指针灸治疗可使病情得到明显控制,从而使疾病不影响患者的生活质量。目前有很多疾病难以根治,经常反复发作或发展,常需要终身治疗,要注意不同疾病其临床治愈或临床控制的标准也不尽相同。

(2) 疗效结局栏中的有效:包括临床上的整体好转(显效)和部分缓解(有效)。整体好转是指针灸治疗后,可使病情从整体上得到明显好转,但难以达到治愈(痊愈、临床痊愈和临床控制)的目标。部分缓解主要针对难治性疾病或病情复杂或危重性疾病,针灸能使该类疾病的部分症状或枝节症状得到缓解,甚至是短期临时缓解,但对于疾病本身从总体上难以起到本质性治疗和控制其发展。

(3) 疗效结局栏中的无效:是指针灸治疗前后病情没有明显的变化。不清楚是指答卷者对于针灸治疗本病不了解。

(4) 针灸疗法干预层次栏:包括单用针灸、针灸为主和针灸为辅。单用针灸是指仅用针灸治疗可使本类病症获得治愈、临床治愈或临床控制。针灸为主是指针灸对本类病症的主要问题可发挥主要治疗作用,但针灸的作用难以达到本类疾病的治愈、临床治愈或临床控制的目标;或临床上以针灸为主有必要结合其他疗法可获得更好疗效已成为共识。针灸为辅是指针灸对本类病症难以发挥主要的治疗作用,常常需要其他方法作为基本治疗,针灸只能作为辅助手段;或本类病症发病机制不清,目前没有可靠的治疗方法而以综合疗法进行探索性治疗,针灸也只能作为综合疗法中的一种,起到缓解部分症状或枝节问题。

3. 调查专家样本数的估算

(1) 调查对象的总体估算:按照国家中医药管理局发布的数据表明,2007 年全国拥有中医类医院共 3 165 个,其中中医医院 2 720 个、中西医结合医院 245 个,民族医医院 200 个。一项全国医院针灸科发展现况调查报告显示,平均每所中医医院拥有针灸医师 5.64 名。另有一项全国针灸临床研究调查表明,平均针灸医师的各级职称比例为初级 30.6%、中级 32.8%、高级 36.6%。估算出全国高级职称针灸医师约为 2 720×5.64×36.6%=5 614 名。

(2) 全国针灸临床专家抽样数的估算:采用最小样本量的计算公式 $n=Z^2 p(1-p)/e^2=Z^2/4e^2$,其中 Z:置信区间,p:推测总体的比值,e:抽样误差。规定比例 p 为 50%,查得正态分布表可知 Z 值为 1.96,抽样误差定为 ±5%。从而得出最小样本 n=384。考虑到问卷回收的脱失率,扩大样本量,我们初步确定样本量为 500 名。

(3) 全国针灸专家分配名额的估算与调整:全国的 31 个省、直辖市、自治区市的专家分配名额,根据国家中医药管理局发布的 2007 年全国中医类执业医师的分布情况。以各地的执业中医师人数与全国执业中医师的总人数(70 727 名)相比,获得每个省的构成比,然后乘以初步确立的 500 名总数,即得到该省的接受调查专家人数。

由于各地针灸发展的不平衡,在初步预算各省的专家人数后,再结合实际情况适当进行调整。天津、上海、北京三个直辖市均调整为 30 名;其余各地区预算名额,当 5<n<10,调整为 10 名;n<5,调整为 5 名;最后实际确立的专家人数为 561 名。

(4) 各地专家抽样的具体标准和专家抽取

1) 专家资格的标准:①专家职称:一直从事针灸临床的副主任医师、主任医师。②执业年限:必须在针灸临床上工作 10 年及以上年限。③学术影响:在本地区或全国有一定影响(如兼任各级学术组织理事,或为学科带头人);或在患者中有较高的知名度,有较多的就诊患者(三级医院平均每日门诊量不少于 50 人次,二级、一级医院及无级别的门诊部每日不少于 30 人次)。

2) 专家抽取过程:每个省、自治区、直辖市,聘请一位负责人,依托当地针灸学会,将符合条件的专家进行汇总编号,随机抽取确定的名额。每个省自治区的专家应至少来源于三个医院。

4. 统计方法

自填式部分测量的结局主要有两项,即针灸疗效结局和针灸干预层次。采用模糊综合评判技术(众数集成有效性识别指数及加权平均法)对问卷结果进行分析。模糊综合评判技术对评语集的评判结果依赖于模糊识别,也是对评价函数具体化的体现。首先按照最大隶属原则进行判断,最大的构成比对应的评语集元素就是众数,也就是最大隶属原则的最终评价结局。众数集成有效性的识别指数 a 按照公式 $a=\dfrac{N\beta-1}{2\gamma(N-1)}$,N 指选项的分组数,β 指构成比最高的数,γ 指构成比次高的数,当 4<N<9 时,如 β≥0.7 时,则不需计算 a 值,而直接运用最大隶属原则进行判定。如果 β<0.7 时,则需要比较 a 与其最小可接受阈值 a* 进行判定,a* 的计算公式为 $\dfrac{N}{2(N-1)}$,按照其中 N=3 或 5,其阈值分别为 0.75、0.625。

如果 a 值 <a* 时,说明众数集成有效性识别检验失效,则进一步用加权平均原则,求 A 值。由于加权法是在几个连续的同质的序列中进行应用,因此,当应用该方法时,不清楚选择将被剔除,因为在疗效等级上,不清楚与治愈、整体好转、部分缓解和无效不具有同质性。将疗效四个等级选项赋予权重值,即治愈 1、整体好转 2、部分缓解 3、无效 4;针灸干预层次中,单用针灸 1、针灸为主 2、针灸为辅 3。A= 治愈选项专家构成比×1+ 整体好转选项专家构成比×2+ 部分缓解选项专家构成比×3+ 无效选项专家构成比×4。或 A= 单用针灸选项专家构成比×1+ 针灸为主×2+ 针灸为辅选项专家构成比 ×3。最后计算被评价对象所隶属等级值 A,通常是一个非整数,依次判定被评价对象偏向的等级,以 1.55 为例,如果 A 值为 1.55,说明意见处于第一、第二选项之间,如果大于该值,说明专家研究趋向于第二选项,如果小于该值说明意见趋向于第一选项,其余者依次类推。在自填式答案中,调查问卷首先要处理的是针灸疗效结局的模糊判定,然后以此为基础判断该结局类别所属的干预层次的情况。

(二)研究结果

1. 问卷回收情况 按照预算专家总数和各省、直辖市、自治区分配名额进行问卷发放,共发放 561 份问卷,共回收 537 份,问卷回收率为 95.72%;脱失 24 份,脱失率为 4.28%,31个省、自治区和直辖市的各地脱失率在 0~12% 之间,均小于 15%,因此,本次问卷调查有效。其中 13 份问卷不合格,给予剔除,最终合格问卷为 524 份,合格问卷占收回问卷的 97.58%(有效率),回收的合格问卷占总发放问卷的 93.40%。

2. 参与专家基本信息 有效问卷的 524 名专家中,主任医师 271 名,占 51.72%;副主任医师 253 名,占 48.28%。

3. 专家分布地域及医院级别情况 本次涉及全国的 31 个省、直辖市和自治区的 110个行政区、县、市的 226 家医院,其中三甲中医院 78 家,二甲中医院 28 家,三乙中医院 15 家,二乙中医院 2 家,无级别中医院或门诊部 7 家;三甲西医院 62 家,二甲西医院 14 家,一甲西医院 1 家,三乙西医院 6 家,二乙西医院 3 家;三甲中西医结合医院 6 家,二甲中西医结合医院 2 家,三乙中西医结合医院 1 家;三甲藏医院 1 家。

4. 效能针灸病谱结果 根据以上效能等级针灸病谱概念,对全国 31 个省、直辖市、自治区的 524 名副主任医师职称及以上针灸医生的问卷结果,采用模糊综合评判技术进行统计分析,最终对最常见的针灸适宜病症中的 249 种进行了效能等级病谱的划分,其中 128种病症还包括有 327 种亚型,独立病症名 + 亚型病症名共计 448 种。Ⅰ级病谱有 28 种病症和 35 种病症的 40 种亚型,病症 + 亚型共计 68 种。Ⅱ级病谱 84 种病症和 125 种病症的234 种亚型,病症 + 亚型共计 318 种。Ⅲ级病谱包括 4 种病症和 42 种病症的 60 种亚型,病症 + 病症的亚型总计 64 种。另外Ⅳ级(系指针灸效能总趋势尚不清楚,需要进一步研究的病症)包括 163 种病症和 150 种病症的 483 种亚型,病症 + 亚型总计 646 种(详细结果见表15-3)。

表 15-3　效能等级针灸病谱

系统	疾病
肌肉骨骼系统及结缔组织疾病	效能Ⅰ级针灸病谱:系指针灸治疗以获得临床治愈结局为主要趋势,在本类病症治疗中针灸效能可发挥足够的治疗效应,可采用单用针灸疗法。肱骨外上髁炎、腱鞘炎、腱鞘囊肿、下颌关节炎、肱骨内上髁炎、肌肉劳损(腰肌劳损等)、单纯性腓肠肌痉挛、落枕、颈椎病(颈型)、肩关节周围炎(早期、恢复期)、腰椎间盘突出症(Ⅰ期)、原发性梨状肌综合征 效能Ⅱ级针灸病谱:针灸治疗以获得整体好转结局为主要趋势,在本类病症治疗中针灸效能可发挥主要的治疗效应,可采用针灸为主要治疗方法,或为了进一步提高疗效,可结合其他疗法。第三腰椎横突综合征、肌筋膜炎、髌下脂肪垫劳损、增生性脊柱炎、脊柱小关节紊乱症、肌腱炎、肋软骨炎、纤维肌痛综合征、多发性肌炎、棘上韧带炎、创伤性关节炎、隐性脊柱裂、跟腱周炎/跟腱炎、冈下肌综合征、前斜角肌综合征、肩胛肋骨综合征、尾骨痛/尾骨综合征、骨质增生症、膝内侧副韧带慢性劳损、颈椎后纵韧带骨化症、骨科手术后部位疼痛、颈椎病(椎动脉型、神经根型、交感型、混合型)、肩关节周围炎(冻结期)、腰椎间盘突出症(急性期、恢复期、Ⅱ期)、膝关节骨性关节炎(早期)、类风湿关节炎(早期)、梨状肌综合征(继发性)、强直性脊柱炎(早期)、风湿性关节炎(急性、慢性)、肩手综合征(Ⅰ期、Ⅱ期)、斜颈(肌性、痉挛性)、髌骨软化症(Ⅰ期、Ⅱ期)、滑膜炎(急性、慢性)、滑囊炎(急性、慢性)、骨膜炎(运动损伤性骨膜炎)、股骨头坏死(0期)、髋关节骨性关节炎(早期)、冈上肌肌腱钙化症(早期)、骨质疏松症(老年性、绝经后) 效能Ⅲ级针灸病谱:针灸治疗以获得部分症状缓解结局为主要趋势,在本类病症治疗中针灸效能发挥着辅助的治疗效应。这类疾病多为疾病的严重型或晚期;或发病机制不清楚,病理机制复杂;或疾病危及患者生命安全;或针灸治疗并非针对原发病而是针对部分症状或并发症等。目前针灸在治疗效能上难以对疾病本身起到主要的治疗作用,在治疗上目前以综合治疗为主,针灸仅可作为治疗方法之一;或应以其他治疗方法为基础,针灸起到配合治疗作用。 椎管狭窄、颈椎病(脊髓型)、腰椎间盘突出症(Ⅲ期)、膝关节骨性关节炎(晚期)、类风湿关节炎(晚期)、强直性脊柱炎(晚期)、髌骨软化症(Ⅲ期)、髋关节骨性关节炎(晚期)、骨质疏松症(继发性)、肩手综合征(Ⅲ期)
神经系统疾病	Ⅰ级:未特指的功能性头痛、股外侧皮神经炎、枕神经痛、臀上皮神经炎、眶上神经痛、周围性面神经麻痹(急性期、恢复期)、原发性坐骨神经痛、偏头痛(轻度、中度)、原发性三叉神经痛(轻度)、面肌痉挛(1级)、肋间神经痛(原发性) Ⅱ级:桡神经麻痹、带状疱疹后遗神经痛、不宁腿综合征、臂丛神经麻痹、椎-基底动脉综合征、腕管综合征、腓神经麻痹、脑膜炎后遗症、正中神经麻痹、股神经/闭孔神经痛、非典型面痛、舌咽神经痛、假性球麻痹、脑鸣、急性脑血管病(短暂性脑缺血发作、急性脑血管病恢复期、后遗症期)、周围性面神经麻痹(贝尔面瘫后遗顽固面瘫、亨特面瘫、外伤性面瘫)、坐骨神经痛(继发性)、小儿脑瘫(痉挛型、手足徐动型、肌张力低下型)、偏头痛(重度)、原发性三叉神经痛(中度、重度)、面肌痉挛(2级)、癫痫(原发性癫痫大发作、原发性癫痫缓解期、原发性癫痫小发作、原发性癫痫简单部分发作、继发性癫痫发作、继发性癫痫缓解期)、截瘫(不完全型)、震颤麻痹(早期)、吉兰-巴雷综合征(恢复期、后遗症)、多发性末梢神经炎(中毒性、营养代谢障碍性、变态反应性、感染性)、重症肌无力(Ⅰ型、ⅡA型)肋间神经痛(继发性)、紧张性头痛(反复发作性、慢性)、脊髓炎(恢复期)、丛集性头痛(急性发作、缓解期)、昏厥(反射性)、小儿惊风(急惊风、慢惊风) Ⅲ级:脊髓空洞症、脑萎缩、小脑共济失调、急性脑血管病(急性期)、周围性面神经麻痹(后遗症倒错现象)、小儿脑瘫(共济失调型)、面肌痉挛(3级、4级)、癫痫(复杂部分性发作)、震颤麻痹(晚期)、吉兰-巴雷综合征(急性期)、多发性末梢神经炎(结缔组织病等致末梢神经炎)、运动神经元病(肌萎缩侧索硬化症、进行性脊肌萎缩症、原发性侧索硬化症、进行性球麻痹)、重症肌无力(ⅡB型)、脊髓炎(急性期)
消化系统疾病	Ⅰ级:颞下颌关节紊乱综合征、功能性消化不良、胃肠痉挛(单纯性功能性)、肠胀气(功能性、手术后)、腹泻(功能性)、胃痛(功能性)、小儿疳积(轻度疳气)、膈肌痉挛(呃逆、功能性)

续表

系统	疾 病
消化系统疾病	Ⅱ级:消化性溃疡、小儿厌食症、急性胃肠炎、慢性肠炎、贲门失弛缓症、牙龈炎及牙周炎、反流性食管炎、急性胃炎、胆胃综合征、幽门痉挛、功能性便秘、胃下垂(轻度、中度)、慢性胃炎(浅表性、萎缩性)、胆石症(结石<1cm左右)、慢性溃疡性结肠炎(轻型、中型)、胆囊炎(急性胆囊炎伴结石、急性胆囊炎不伴结石、慢性胆囊炎)、肠梗阻(单纯性不完全性粘连肠梗阻)、直肠肛门脱垂(Ⅰ度)、阑尾炎(单纯性急性阑尾炎、单纯性慢性阑尾炎)、胃轻瘫(原发性、继发性)、肠麻痹(手术后)、腹部手术后诸症(疼痛、腹胀、消化不良)、胃肠痉挛(胃肠疾病出现的胃肠痉挛)、肠粘连(手术后肠粘连、腹部炎症所致肠粘连)、肛肠手术后诸症(疼痛)、唾液分泌障碍(流涎、口干)、胃手术后诸症(残胃排空延迟症、消化不良)、腹泻(肠道疾病出现的腹泻)、胃痛(胃部病变出现的胃痛)、小儿疳积(中度疳积、重度干疳)、口臭(消化不良所致)、膈肌痉挛(器质性或其他疾病伴发呃逆) Ⅲ级:胃下垂(重度胃下垂)、胆石症(结石>2cm的胆石症)、慢性非特异性溃疡性结肠炎(重型)
泌尿生殖系统疾病	Ⅰ级:小儿非器质性遗尿症、痛经(原发性)、尿潴留(产后、手术后)、月经不调(功能性) Ⅱ级:围绝经期综合征、尿道综合征、经前期综合征、慢性附件炎、遗精、水肿(特发性、经行或绝经期局限于面部、肢体)、乳痛(经行或功能性)、前列腺术后并发症(尿频遗尿)、功能性夜尿增多症、痛经(继发性痛经)、慢性前列腺炎(无菌性、细菌性)、乳腺增生病(小叶增生型)、急性乳腺炎(早期)、尿石病(输尿管中下段结石横径<1cm)、慢性盆腔炎(初期)、前列腺肥大(单纯性尿路梗阻症状)、子宫脱垂(Ⅰ度)、泌尿系感染(膀胱炎、尿道炎)、闭经(功能性)、尿潴留(药物性尿潴留)、尿失禁(膀胱及尿道炎致尿失禁、前列腺肥大所致尿失禁、老年性尿失禁)、泌尿系结石碎石后并发症(腰腹痛)、月经不调(妇科疾病导致的月经不调) Ⅲ级:暂无结果
眼和附器病	Ⅰ级:近视(青少年假性近视)、麻痹性斜视(功能性)、外睑腺炎、视疲劳综合征(环境因素所致)、眉棱骨痛(感受风寒或疲劳等所致) Ⅱ级:麻痹性斜视(炎症、外伤引起的麻痹性斜视)、睑腺炎(内睑腺炎)、视神经萎缩(视神经炎性、缺血性视神经萎缩)、视疲劳综合征(眼部因素所致、全身因素所致)、眼睑下垂(动眼神经麻痹、提上睑肌损伤、交感神经损伤、重症肌无力致眼睑下垂)、复视(集合功能不足麻痹性斜视致复视)、眼球运动障碍(脑血管病所致眼球运动障碍)、眉棱骨痛(额窦炎引起、眼病引起) Ⅲ级:近视(轴性、屈光性近视)、青光眼(高眼压症)、眼球运动障碍(重症肌无力致眼球运动障碍、糖尿病眼肌麻痹致眼球运动障碍)
精神和行为障碍	Ⅰ级:胃肠神经官能症、梅核气、癔症、失眠症(轻度)、抑郁症(原发性轻度)、抽动障碍(短暂性) Ⅱ级:肠易激综合征、神经衰弱、神经官能症、心脏神经症、脑震荡综合征、神经性呕吐、神经性尿频(精神性)、精神性肩背痛、睡眠障碍(中度、重度失眠症、嗜睡症、梦魇)、痴呆症(轻度血管性痴呆、轻度阿尔茨海默病)、性功能障碍(阳痿、早泄)、抑郁症(原发性抑郁症中度、继发性抑郁症轻度、继发性抑郁症中度)、戒毒综合征(戒烟)、多动障碍(注意力缺陷为主型)、抽动障碍(慢性运动或发声性)、慢性疲劳综合征(儿童青少年型、成人型)、焦虑症(广泛性焦虑症、急性焦虑症) Ⅲ级:血管性痴呆(中度、重度)、抑郁症(重度原发性、重度继发性)
皮肤和皮下组织疾病	Ⅰ级:浅层急性淋巴管炎、寻常痤疮(Ⅰ度)、荨麻疹(急性)、局限性脱发(精神因素引起)、湿疹(急性) Ⅱ级:黄褐斑、寻常痤疮(Ⅱ度、Ⅲ度寻常痤疮)、荨麻疹(慢性荨麻疹)、局限性脱发(脂溢性)、皮肤瘙痒症(功能性皮肤瘙痒)、神经性皮炎(局限性神经性皮炎)、湿疹(亚急性湿疹)、汗症(多汗症、自汗、盗汗) Ⅲ级:寻常痤疮(Ⅳ度)、皮肤瘙痒症(其他疾病伴发皮肤瘙痒)、神经性皮炎(泛发性)、白癜风(寻常型不完全性白斑)
某些感染性疾病和寄生虫病	Ⅰ级:流行性腮腺炎(无并发症)、细菌性痢疾(急性菌痢轻型和普通型无脱水)、带状疱疹 Ⅱ级:病毒性脑炎恢复期、风疹、脊髓灰质炎(后遗症)、细菌性痢疾(慢性) Ⅲ级:暂无结果

续表

系统	疾　病
呼吸系统疾病	Ⅰ级：上呼吸道感染（普通感冒）、急性扁桃体炎（单纯性）、嗅觉障碍（癔症性） Ⅱ级：变应性鼻炎、慢性咽炎、流行性感冒、反复呼吸道感染、慢性气管炎、血管舒缩性鼻炎、急性咽炎、声带麻痹、急性喉炎（轻症）、支气管哮喘（支气管哮喘急性发作、非急性发作期间歇出现、非急性发作期轻度支气管哮喘、非急性发作期中度支气管哮喘）、慢性鼻炎（单纯性、肥厚性）、支气管炎（急性、慢性）、扁桃体炎（化脓性扁桃体炎）、鼻窦炎（急性、慢性）、嗅觉障碍（炎症性、神经性） Ⅲ级：支气管哮喘（重度非急性发作期支气管哮喘）
循环系统疾病	Ⅰ级：无 Ⅱ级：冠心病、雷诺病、脑供血不足、心悸惊悸、低血压（体质性低血压、体位性低血压）、高血压（Ⅰ期、原发性高血压头疼眩晕症状）、心律失常（阵发性室上性心动过速、室性早搏、窦性心动过速） Ⅲ级：高血压（Ⅱ期、Ⅲ期）
损伤中毒和外因的某些后果	Ⅰ级：急性腰扭伤（不包括韧带完全撕裂或骨折）、踝关节扭伤（不包括韧带完全撕裂或踝尖部撕脱骨折）、中暑先兆（热痉挛） Ⅱ级：晕动病、髌骨劳损、半月板损伤、颅脑损伤并发症后遗症（急性期轻型颅脑损伤、急性期中型颅脑损伤、颅脑损伤致排尿障碍、颅脑损伤致面瘫、颅脑损伤致偏瘫、颅脑损伤致失语、颅脑损伤致智能障碍、颅脑损伤致神经衰弱、颅脑损伤致头痛）、骨折及并发症（腰椎骨折后腹胀便秘、骨折后关节僵直、骨折后屈肌功能障碍、踝关节骨折术后功能障碍）、脊髓损伤及并发症后遗症（脊髓震荡、脊髓损伤马尾综合征、脊髓损伤致大便困难、脊髓损伤致排尿障碍、脊髓损伤并发抑郁症、脊髓损伤致疼痛、脊髓损伤致肌痉挛）、中暑（轻症热衰竭）；药物导致的消化系统副反应（恶心呕吐、流涎） Ⅲ级：脊髓损伤（脊髓完全性损伤截瘫、四肢瘫）
内分泌及营养代谢障碍	Ⅰ级：无 Ⅱ级：肥胖症（单纯性、药源性、内分泌代谢遗传病等引起肥胖）、糖尿病并发症（胃轻瘫、周围神经炎、腹泻）、痛风（原发性痛风急性发作期、原发性痛风间歇期或慢性期、继发性痛风急性发作期、继发性痛风间歇期或慢性期）、原发性高脂血症 Ⅲ级：糖尿病（2型糖尿病）
肿瘤	Ⅰ级：无 Ⅱ级：无 Ⅲ级：胃癌术后残胃功能障碍、胃癌化疗后腹泻、乳腺肿瘤术后上肢水肿、乳腺肿瘤放疗或化疗后白细胞减少、肺癌患者免疫功能低下、放疗或化疗后白细胞减少症
妊娠分娩及产褥期病症	Ⅰ级：胎位不正、急性乳汁淤积症（未出现乳腺炎） Ⅱ级：妊娠剧吐（未出现脱失及电解质紊乱）、产后乳汁分泌不足、滞产难产（低张性宫缩乏力所致）、剖宫产术后诸症（肠蠕动障碍、腹胀） Ⅲ级：暂无结果
耳和乳突病症	Ⅰ级：无 Ⅱ级：梅尼埃综合征（发作期、间歇期）、耳聋（突发性耳聋）、耳鸣（功能性、神经性、其他疾病非耳源病引起的耳鸣） Ⅲ级：耳聋（传导性、中毒性、老年性、其他神经性耳聋）、耳鸣（耳源性疾病引起的耳鸣）
血液及造血器官病症	Ⅰ级：无 Ⅱ级：原发性及非放疗或化疗等所致白细胞减少症、营养性贫血 Ⅲ级：暂无结果

二、循证等级针灸病谱研究

(一) 研究方法

1. 检索源　以计算机检索为主,以中国生物医学文献数据库(1978-2008,CBM)、中国知网(1978-2008,CNKI)、万方数字化期刊数据库(1994-2008,WF)和重庆维普数据库(1989-2008,VIP),以及国外三大英文数据库 Cochrane Library、Medline 和 Embase 为检索源,全面收集有关的针灸临床研究文献。所有检索均截至 2008 年 12 月 30 日。

2. 循证证据等级划分标准

(1) 文献分级标准:在参照经典的循证医学五级分类法,标准如下:

①系统评价、meta 分析或大规模多中心随机对照(A 级);②单个随机对照试验(RCT)(B 级);③随机字样的对照试验、半随机对照试验、非随机对照试验(C 级);④无对照的病例系列观察(D 级)。⑤个案报道、专家经验等(E 级)。

(2) 循证证据等级强度综合分析标准

Ⅰ级:即强证据,至少有 1 项研究的 A 级文献为阳性结果。

Ⅱ级:即强中证据,至少有 1 项高质量 RCT(B 级)文献为阳性结果,或两项及以上低质量 RCT 为阳性结果。另外对于系统评价中结论认为由于纳入文献质量不高,需要进一步验证的结论,也降为强中证据。

Ⅲ级:即弱中证据,仅有 1 项低质量 RCT 为阳性结果,或 RCT 结果不一致,但大部分RCT 结果为阳性;或没有 B 级文献,至少有两项及以上 C 级文献结果为一致阳性。

Ⅳ级:即弱证据,仅有 1 项 C 级文献,或者有多篇 C 级文献,但文献结果不一致,大部分结果为阳性。

Ⅴ级:极弱证据,仅有 D 级文献(大于 10 例),或其他非以上情况者。

(二) 研究结果

通过对国内外针灸临床证据进行分析和归纳,发现针灸治疗病种达 16 个系统的 532 种,按照证据的循证等级将其分类,获得循证等级针灸病谱系统,Ⅰ级病谱 28 种,Ⅱ级病谱 82 种,Ⅲ级病谱 185 种、Ⅳ级病谱 89 种、Ⅴ级病谱 148 种(详细结果见表 15-4)。

表 15-4　循证等级针灸病谱

系统	病　症
肌肉骨骼系统及结缔组织疾病	循证Ⅰ级针灸病谱:强证据支持针灸有效的病症。颈椎病、肩周炎、腰椎间盘突出症、肱骨外上髁炎、膝骨性关节炎
	循证Ⅱ级针灸病谱:强中等证据支持针灸有效的病症。类风湿关节炎、强直性脊柱炎、髌骨软化症、纤维肌痛综合征、骨质疏松症、落枕、运动性疲劳
	循证Ⅲ级针灸病谱:弱中等证据支持针灸有效的病症。第三腰椎横突综合征、梨状肌综合征、腱鞘炎、腱鞘囊肿、筋膜炎、增生性脊柱炎、风湿性关节炎、小关节紊乱症、斜颈、膝关节滑膜炎、膝关节滑囊炎、股骨头坏死、颞下颌关节炎、干燥综合征、胫骨骨膜炎、髋关节骨关节炎、骨质增生症、慢性肌肉劳损、椎管狭窄、非特异性腰痛、颈肩综合征、颈椎后纵韧带骨化症
	循证Ⅳ级针灸病谱:弱证据支持针灸有效的病症。髌下脂肪垫炎、肋软骨炎、白塞病、跟腱周围炎、髂腰三角综合征、青少年特发性脊柱侧弯、氟骨症
	循证Ⅴ级针灸病谱:极弱证据支持针灸有效的病症。创伤性关节炎、骶髂筋膜脂肪疝、腓肠肌痉挛、肱骨内上髁炎、骨骺炎、肌腱炎、棘上韧带炎、隐性脊柱裂、前斜角肌综合征、尾骨痛、腘窝囊肿、系统性红斑狼疮、尺骨茎突炎、陈旧性三角纤维软骨复合体损伤、跗骨窦综合征、致密性骨炎、股四头肌腱

续表

系统	病症
肌肉骨骼系统及结缔组织疾病	末端病、棘突过敏症、冈下肌综合征、退行性跖趾关节炎、肘关节炎、儿童生长痛、脊源性胸痛、十一肋尖综合征、跗管综合征、骨科手术后部位疼痛、内侧副韧带损伤、风湿性肌炎、股内收肌肌管综合征、肩胛肋骨综合征、早期脓性指头炎、挥鞭综合征
神经系统疾病	Ⅰ级：周围性面瘫、坐骨神经痛、未特指的功能性头痛
	Ⅱ级：小儿脑瘫、偏头痛、震颤麻痹、带状疱疹后遗神经痛、椎 - 基底动脉供血不足综合征、紧张性头痛、假性球麻痹、睡眠呼吸暂停综合征、小儿惊厥
	Ⅲ级：脑血管病、原发性三叉神经痛、面肌痉挛、癫痫、非典型面痛、股外侧皮神经炎、枕神经痛、吉兰 - 巴雷综合征、桡神经麻痹、臀上皮神经炎、不安腿综合征、臂丛神经痛、重症肌无力、眶上神经痛、腕管综合征、腓神经麻痹、肋间神经痛、脑积水、脊髓炎、植物状态、昏厥、幻听、小脑共济失调、真性延髓麻痹、肌萎缩性侧索硬化症
	Ⅳ级：多发性(末梢)神经炎、脊髓空洞症、脊髓蛛网膜炎、周期性麻痹、丛集性头痛、胸廓出口综合征、脑萎缩、尺神经炎(麻痹)、肝性脑病、延髓背外侧综合征、脊髓亚急性联合变性
	Ⅴ级：四边孔综合征、发作性睡病、运动神经元病、舞蹈病、幻肢痛、多发性硬化、跗管综合征、股神经痛及闭孔神经痛、正中神经麻痹(垂腕症)、大脑脚综合征、视神经脊髓炎、脑鸣、Meige 综合征、尺神经麻痹、胫神经麻痹、舌咽神经痛
消化系统疾病	Ⅰ级：消化性溃疡、小儿疳积
	Ⅱ级：慢性结肠炎、胆石症、肠梗阻、功能性消化不良、胃轻瘫综合征、脂肪肝、腹泻、便秘、肛肠术后诸证、膈肌痉挛
	Ⅲ级：颞下颌关节紊乱综合征、胃下垂、慢性胃炎、口腔溃疡、小儿厌食、胆囊炎、慢性肠炎、急性胰腺炎、急性牙髓炎、胃食管反流性疾病、胆绞痛、肠麻痹、胃肠痉挛、灼口综合征、肝硬化、牙痛、颞下颌关节炎、急性冠周炎、淤胆型肝炎(胆小管性)、腹水
	Ⅳ级：阑尾炎、新生儿黄疸、急性胃肠炎、肠粘连、肠胀气、胆汁反流性胃炎、肝纤维化、结肠息肉、肠套叠、牙本质过敏、大便失禁(功能性)、溃疡病穿孔、慢性肝病综合征、上消化道出血、唾液分泌障碍、慢性胰腺炎
	Ⅴ级：幽门痉挛、胆胃综合征、直肠及肛门脱垂、胃扭转、疝(腹部、腹股沟)、肛裂、贲门失弛缓症(贲门痉挛)、先天性巨结肠、舌炎、肛门神经痛、胃石症
泌尿生殖系统疾病	Ⅰ级：慢性前列腺炎、围绝经期综合征
	Ⅱ级：痛经、乳腺增生病、泌尿系结石、不孕症、慢性盆腔炎、不育症、前列腺增生症、经前期综合征、慢性肾功能衰竭、月经不调、多囊卵巢综合征、遗尿症、尿潴留、尿失禁
	Ⅲ级：功能性子宫出血、尿道综合征、闭经、慢性附件炎、慢性肾炎、卵巢早衰、子宫内膜异位症、卵巢囊肿、硅胶囊假体隆乳术后包膜挛缩、神经源性膀胱、泌尿系结石体外碎石后并发症、经行头痛
	Ⅳ级：急性乳腺炎、外阴营养不良、子宫脱垂、未破裂卵泡黄素化综合征、泌尿系感染、慢性附睾炎、药物性乳溢症、盆腔瘀血综合征、小儿神经性尿频、器质性勃起功能障碍
	Ⅴ级：宫颈炎(糜烂)、阴道炎、精索静脉曲张、遗精、男性阴部神经痛综合征、睾丸炎、肾下垂、乳糜尿、盆底肌痉挛综合征、经行乳房胀痛、睾丸鞘膜积液尿失禁、外阴痛、外阴前庭炎
眼和附器病	Ⅰ级：无
	Ⅱ级：近视、眼肌麻痹、急性结膜炎
	Ⅲ级：睑腺炎、视神经萎缩、白内障(早期)、青光眼、脉络膜及脉络膜视网膜炎、视网膜色素变性、弱视、视网膜血管闭塞、缺血性视神经病变、视神经炎、视疲劳综合征、复视、干眼症、色觉障碍、准分子激光角膜切除术后炎症及免疫反应
	Ⅳ级：皮质盲、泪溢症、眼肌痉挛、角膜炎(单纯疱疹型)
	Ⅴ级：玻璃体混浊、虹膜睫状体炎、老年性黄斑变性、眼球运动障碍、眼底出血、视网膜静脉周围炎、暴盲、巩膜炎、角膜溃疡、中心性浆液性视网膜炎、眼睑下垂、眼炎

笔记栏

系统	病症
精神和行为障碍	Ⅰ级:睡眠障碍、血管性痴呆 Ⅱ级:老年性痴呆、抑郁症、肠易激综合征、抽动障碍、焦虑症、强迫症、精神分裂症、戒断综合征 Ⅲ级:心因性性功能障碍、多动障碍、精神发育迟滞、慢性疲劳综合征、胃肠神经官能症、心脏神经症、癔症、唐氏综合征、儿童孤独症、梅核气、创伤后应激障碍、慢性酒精中毒精神症状 Ⅳ级:恐惧症 Ⅴ级:竞技综合征、睡行症、反应性精神病、神经性呕吐、成人夜磨牙、不定陈诉综合征、精神性肩背痛、酒后狂躁症、脑震荡综合征
皮肤和皮下组织疾病	Ⅰ级:寻常痤疮 Ⅱ级:局限性脱发、皮肤瘙痒症、神经性皮炎、面部色素沉着、湿疹 Ⅲ级:鸡眼、白癜风、银屑病、压疮、增生性瘢痕症、酒糟鼻、玫瑰糠疹、疖痈、皮肤表浅溃疡、局限性硬皮病 Ⅳ级:腋臭、结节性红斑、接触性皮炎、药疹、自发性多汗症、异位性皮炎、扁平苔藓、汗疱疹 Ⅴ级:毛囊炎、皮脂腺囊肿、甲沟炎、进行性色素性皮病、疔疮、脚气感染、急性淋巴结炎、汗管瘤、脐茸(新生儿脐息肉)、外阴硬化萎缩性苔藓、隐翅虫皮炎、颈项部皮赘、急性淋巴管炎
某些特定感染传染性疾病和寄生虫病	Ⅰ级:无 Ⅱ级:带状疱疹、流行性腮腺炎 Ⅲ级:病毒性疣、病毒性肝炎、胆道肠道蛔虫症、颈淋巴结核、艾滋病、百日咳、肺结核、疟疾、尖锐湿疣、丹毒、单纯疱疹、病毒性脑炎及后遗症、细菌性痢疾 Ⅳ级:癣、破伤风、流行性出血热 Ⅴ级:脊髓灰质炎后遗症、脑脊髓膜炎及其后遗症、风疹、传染性软疣、鹅口疮、钩虫病、霍乱、淋菌性关节炎、阿米巴痢疾、结核性瘘管、霉菌性肠炎、类丹毒、登革热
呼吸系统疾病	Ⅰ级:变应性鼻炎、上呼吸道感染 Ⅱ级:支气管哮喘、声带小结、支气管高原反应 Ⅲ级:慢性鼻炎、慢性咽炎、支气管炎、急性扁桃体炎、支气管扩张症、鼻窦炎、肺炎、急性喉炎、流行性感冒、呼吸道易感儿、慢性阻塞性肺疾病、急性咽炎、中枢性呼吸衰竭、咯血、嗅觉障碍、咳嗽、发热、喉肌弱症、功能性失音 Ⅳ级:声带麻痹、单纯性鼻出血(鼻衄)、鼻前庭炎、高通气综合征、胸膜炎 Ⅴ级:肺脓疡、喉痉挛、气管炎、血管舒缩性鼻炎
循环系统疾病	Ⅰ级:高血压、冠心病(心绞痛)、休克(轻中度) Ⅱ级:心律失常、痔疮、动脉硬化症、静脉炎 Ⅲ级:雷诺病、闭塞性血栓性脉管炎、慢性肺源性心脏病、心肌梗死、多发性大动脉炎、低血压、慢性心力衰竭、心脏骤停、慢性心肌炎、慢性脑供血不足、心脏外科手术后并发症 Ⅳ级:下肢静脉曲张、高黏血症、低脉压综合征 Ⅴ级:惊悸、红斑性肢痛、末梢循环不良(厥证)、风湿性心脏病、脑动脉炎
妊娠分娩及产褥期病症	Ⅰ级:胎位不正、乳汁过少(缺乳)、分娩痛、滞产难产(宫缩乏力所致) Ⅱ级:医疗性流产及并发症、妊娠恶阻、妊娠骨盆痛 Ⅲ级:剖宫产术后诸症、子宫复旧不全、产后出血、急性乳汁淤积症 Ⅳ级:过期妊娠、习惯性流产、产后身痛、先兆流产、女性胚胎移植受孕 Ⅴ级:妊娠水肿、产后耻骨联合分离症、胎盘滞留

系统	病 症
内分泌及营养代谢障碍	Ⅰ级：高脂血症
	Ⅱ级：肥胖症、糖尿病及并发症、甲状腺功能亢进、痛风
	Ⅲ级：单纯性甲状腺肿、高催乳素血症、甲状腺炎、代谢综合征
	Ⅳ级：尿崩症
	Ⅴ级：脚气病（干脚气）、甲状腺功能减退、低血糖
损伤中毒和外因的某些后果	Ⅰ级：手术胃肠道反应
	Ⅱ级：急性腰扭伤、踝关节扭伤、脑外伤及并发症、骨折手术后康复及并发症、脊髓损伤、药源性便秘及流涎、手术后疼痛
	Ⅲ级：CO中毒迟发型脑病及后遗症、有机磷农药和慢性酒精中毒迟发性周围神经病、关节错缝、中暑、晕动病、输液反应、肌内注射后疼痛及硬结、烧伤疼痛
	Ⅳ级：慢性酒精中毒性脑病、食物中毒、冻疮、静脉复合全麻患者术后中枢抑制、宫内避孕器所致子宫出血、肩撞击综合征
	Ⅴ级：髌骨劳损、半月板损伤、喉返神经损伤、慢性正己烷中毒、辐射性肠炎及膀胱炎、输血反应、盆腔术后淋巴水肿
肿瘤	Ⅰ级：放疗或化疗后外周血象异常、放疗或化疗后恶心呕吐
	Ⅱ级：癌症疼痛
	Ⅲ级：子宫肌瘤、肿瘤性厌食症、乳腺癌术后上肢淋巴水肿、放疗或化疗后胃肠道副反应、放疗或化疗后疲劳
	Ⅳ级：肿瘤术后下肢深静脉血栓形成、癌症高热
	Ⅴ级：神经纤维瘤、血管瘤、良性甲状腺瘤、乳腺纤维瘤、乳腺癌潮热
耳和乳突疾病	Ⅰ级：无
	Ⅱ级：梅尼埃综合征
	Ⅲ级：小儿聋哑、耳聋、耳鸣、前庭中枢性平衡障碍
	Ⅳ级：中耳炎、耳郭浆液性软骨膜炎、外耳炎
	Ⅴ级：化脓性耳软骨炎
血液及造血器官疾病	Ⅰ级：无
	Ⅱ级：原发性及非放疗、化疗等所致白细胞减少症
	Ⅲ级：血小板减少性紫癜
	Ⅳ级：变应性紫癜、再生障碍性贫血、营养性贫血、白血病
	Ⅴ级：镰状细胞病（所致痛症）

主要参考书目

1. 王华,杜元灏. 针灸学[M]. 3版. 北京:中国中医药出版社,2012.

2. 杜元灏,董勤. 针灸治疗学[M]. 2版. 北京:人民卫生出版社,2016.

3. 葛均波,徐永健,王辰. 内科学[M]. 9版. 北京:人民卫生出版社,2018.

4. 陈孝平,汪建平,赵继宗. 外科学[M]. 9版. 北京:人民卫生出版社,2018.

5. 张学军,郑捷. 皮肤性病学[M]. 9版. 北京:人民卫生出版社,2018.

6. 郝伟,陆林. 精神病学[M]. 8版. 北京:人民卫生出版社,2018.

7. 杨培增,范先群. 眼科学[M]. 9版. 北京:人民卫生出版社,2018.

8. 黄晓琳,燕铁斌. 康复医学[M]. 6版. 北京:人民卫生出版社,2018.

9. 乐杰. 妇产科学[M]. 7版. 北京:人民卫生出版社,2008.

10. 贾建平,陈生弟. 神经病学[M]. 7版. 北京:人民卫生出版社,2013.

11. 吴江,贾建平. 神经病学[M]. 3版. 北京:人民卫生出版社,2015.

12. 丁文龙,刘学政. 系统解剖学[M]. 9版. 北京:人民卫生出版社,2018.

13. 中华医学会. 临床技术操作规范(疼痛学分册)[M]. 北京:人民军医出版社,2004.

14. 杜元灏. 现代针灸病谱[M]. 北京:人民卫生出版社,2009.

复习思考题
答案要点

模拟试卷